中文翻译版

躯体功能障碍作业治疗

Occupational Therapy for Physical Dysfunction

原书第 7 版

下　册

主　编　〔美〕玛丽·维宁·拉多姆斯基
　　　　　　(Mary Vining Radomski)
　　　　〔美〕凯瑟琳·A. 特隆布利·莱瑟姆
　　　　　　(Catherine A. Trombly Latham)

主　审　陈立典

主　译　陶　静　郑慧慈

科 学 出 版 社

北 京

图字：01-2022-0947 号

内 容 简 介

本书为康复医学有关作业治疗部分的经典专著，由著名康复医学专家陈立典教授主审，陶静、郑慧慈等多名康复医学专家共同参与翻译。作业治疗是康复医学的重要组成部分，也是健康中国实现全周期健康、全方位健康的重要康复手段。本书系统阐述了作业治疗的理论基础、评估理论与实践、治疗机制与方法，以及常见躯体功能障碍和当今常见健康问题的作业治疗，包括脑卒中、脑外伤、脊髓损伤、神经退行性病变等常见神经系统问题，手外伤、关节炎、截肢、烧伤等骨骼肌肉问题，心肺疾病、免疫性疾病等慢性疾病，以及失语症、癌症等，体现了作业治疗领域的最新研究和成果。书中配有大量的图片、表格和知识架构图，章节提供了规划性的学习指引、学习总结和针对性的临床案例分析。内容丰富实用，阐述深入浅出。

本书是康复医学尤其是作业治疗从业人员的重要专业参考书籍，也可供康复医学临床爱好者参阅。

图书在版编目（CIP）数据

躯体功能障碍作业治疗 ：原书第 7 版 ：全 2 册 ／（美）玛丽·维宁·拉多姆斯基 (Mary Vining Radomski)，（美）凯瑟琳·A.特隆布利·莱瑟姆 (Catherine A. Trombly Latham) 主编 ；陶静，郑慧慈主译. -- 北京 ：科学出版社，2024. 11. -- ISBN 978-7-03-080377-1

Ⅰ．R745.1

中国国家版本馆 CIP 数据核字第 2024DP5943 号

责任编辑：郭海燕　丁晓魏　王立红　白会想／责任校对：贾娜娜
责任印制：徐晓晨／封面设计：陈　敬

Mary Vining Radomski, Catherine A. Trombly Latham
Occupational Therapy for Physical Dysfunction
ISBN 978-1-4511-2746-1

科 学 出 版 社 出版

北京东黄城根北街 16 号
邮政编码：100717
http://www.sciencep.com

北京中科印刷有限公司印刷
科学出版社发行　各地新华书店经销
*
2024 年 11 月第 一 版　开本：787×1092　1/16
2024 年 11 月第一次印刷　印张：93 1/2　插页：1
字数：2 321 000

定价：568.00 元（全 2 册）
（如有印装质量问题，我社负责调换）

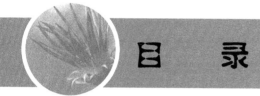

目　录

第一篇　作业功能：定义与流程

第二篇　作业功能评估

第三篇　治　疗　机　制

第四篇　治　疗　技　术

第五篇　作业功能干预

第六篇　促进特定病种的作业功能康复

第五篇　作业功能干预

第二十四章　优化认知表现

原作者：Mary Vining Radomski and Gordon Muir Giles
译者：周　晶　岳　光

学习目标

通过本章的学习，读者将能够：
（1）讨论认知康复的基本领域。
（2）能分辨作业治疗师使用的认知康复方法与其他专科的区别。
（3）能描述作业治疗为残障/年老人士提供的认知干预的理论方针。
（4）能应用理论和循证研究支持的具体临床干预方法。

一、概　述

很多与外伤、疾病、疼痛、情绪压力或衰老相关的认知障碍患者会被转介到作业治疗科。因为一个人的专注力、记忆力以及问题解决能力是人们履行有价值的生活角色的核心［在第一章中提到，有价值的生活角色包括自我维护（self-maintenance）、自我进步（self-advancement）、自我增强（self-enhancement）］，认知障碍通常是作业治疗干预的焦点。

本章的中心目标是推进有循证依据的，且能体现作业治疗师注重作业表现的认知干预方法。为此，我们首先重点介绍认知康复领域的发展里程碑，然后介绍以作业表现（occupational performance）为导向的认知康复的理论和实践。

二、认　知　康　复

尽管定义各不相同，但"认知康复"一词通常描述的是一个多学科领域，是指"为那些可能受一个或多个认知领域障碍影响的群体改善认知功能和活动参与而设计的治疗性干预方法"（美国脑损伤协会，n.d.，p.1）。许多康复学科，包括作业治疗、语言病理学（speech-language pathology）、特殊教育以及神经心理学都会帮助优化患者的认知功能，其中以作业治疗师和语言治疗师提供的认知康复服务最为常见（Stringer，2003）。

历史视角　人们对"再教育"大脑受损者的兴趣可追溯到 19 世纪初（Finger，1994），Broca 作为开创者将语言表达定位到大脑额叶区域（Boake，1991；Finger，1994）。在 20 世纪，认知心理领域不断发展很大程度上也推动了世界各国广泛开展认知科研和临床

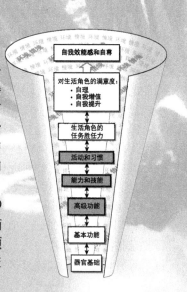

干预以改善颅脑贯穿伤后的认知障碍。最值得注意的是，为了帮助脑损伤的老兵康复，开展了广泛和跨学科的认知康复项目，着重于患者的认知及行为障碍（Boake，1989）。受这个项目的影响，美国也开展了类似的认知康复项目（Boake，1989）。

三、认知康复方法

自 20 世纪 70 年代以来，认知康复领域有了相当大的发展，关于干预目标应该在多大程度上重建或代偿（用新的方法来规避或"解决"问题）大脑功能的争论仍在继续［医学研究所（Institute of Medicine），2011］。针对这两个主要目标，本章回顾了认知康复的五种方法：技能-任务-习惯训练（skill-task-habit training）、策略训练（strategy training）、任务-环境改造（task-environment modification）、认知刺激疗法（cognitive stimulation therapy，CST）和特定过程训练（process-specific training）。由于关于认知康复方法的分类和构成尚无共识，因此读者在阅读更多相关文章时可能会发现其他的分类方法。每种方法的最佳证据描述可见证据列表 24-1。证据表明，前三种方法（技能-任务-习惯培训、策略训练、任务-环境改造）可以提高作业表现，因此对作业治疗师的临床实践尤为重要。这三种方法的有效性与治疗中所采用的教与学概念和方法有关联，部分概念和方法在定义 24-1 中有描述。读者也可参考本书第十三章的内容。

（一）技能-任务-习惯训练

人们普遍认为，人类有两个控制和执行行为的系统：一个是有意识的、受控制的、缓慢的、需努力和深思熟虑的认知系统，用于解决问题；另一个是快速的、相对不费力的、习惯性的或自动的系统，用于经常执行的技能、任务和习惯（Schneider et al.，1984）。这两个系统类似于第十三章中所描述的内隐记忆系统和外显记忆系统。解决新问题只占人们生活中相对小的一部分，而人类的大多数行为都是自动的（Muraven et al.，1998）。自动的习惯及常规使人们不费太多精力就能执行复杂的技能和日常任务，便于人们自由地思考和应对环境中的新事件（Jog et al.，1999）。例如，大多数人在日常活动（如洗澡、刷牙、过马路和上班）中使用相对一致的程序。这些活动因为自动化可以毫不费力地进行，于是大脑就可以将精力放在不相关的即将发生的事件上（这种能力使人们在执行任务时几乎或根本不需要有意识的思维）。只有当自动系统无法应对的问题出现时，自动活动才切换为有意识的状态。事实上，当许多人发现自己开车上学或上班，却记不起开车的流程时，他们多少会对这种状况感到不安，因为他们几乎需要完全依赖这种自动技能。

帮助患者培养新的习惯和常规，以提高特定的技能/行为的方法（有时称为特定技能或特定任务训练）（Mastos et al.，2007）是提高作业表现潜在的有效手段（Giles，2011；Spikeman & van Zomeren，2010）。技能-任务-习惯训练能够帮助患者解决因残疾、衰老和生活变化而造成的长期的习惯和日程被打乱和中断的问题（Dyck，2002；Wallenbert & Jonsson，2005）。以前的自动技能和任务可能需要有意识的控制，并且变得费时和费力。一旦丧失预测自身表现的能力，个体的能量水平、连续性、能力感以及自我意识会受到很大影响（Charmaz，2002）。

除了教给患者新的技能-任务-习惯的方法以外，治疗师还可使用其他不同的方法来教患者使用新的认知策略（将在下一节讨论）。策略训练依赖于有意识的控制系统，通常适用于有轻度到中度损伤，有相对完整的自我意识的人。技能-任务-习惯训练依赖于程序性和无错性学习，常用于有严重障碍或自我意识受损的人（Giles，2011）和（或）在日常生活活动（activities of daily living，ADL）或工具性日常生活活动（instrumental activities of daily living，IADL）中存在问题的人（Giles，2010）。技能-任务-习惯训练并不仅限于残疾人，对于那些有兴趣将复杂技能训练为自动化（如高尔夫挥杆）或建立新的健康行为（如日常锻炼计划）的人而言，这种认知康复训练方法对他们也是有益的［见 Duhigg（2012）］。

认知康复的作业治疗循证依据

证据列表 24-1

干预措施	所检测干预措施的描述	参与者	治疗量	最佳证据的类型和证据等级	益处有效性	结果的统计概率和效应大小	参考文献
技能-习惯训练（skills-habit training）	认知-教学与功能-体验康复治疗 [神经功能疗法（neurofunctional approach, NFA）] 的比较，纳入跨学科急性期住院患者计划，每天再进行2~2.5小时标准的作业治疗和物理治疗	成年退伍军人或现役军人（360人），中度至重度脑外伤	1.5~2.5小时的干预，根据需要提供20~60天的干预	水平：IA2b 单盲，多中心随机对照试验	两组在结果测量方面总体上无显著差异。回顾性分析显示，年轻组（<30岁）和教育程度较低、参与认知干预的组在1年的随访中相关结果优于NFA组。另外，年龄较大的组（>30岁）和受教育程度较高的组（NFA干预组）在1年的随访中独立生活结局优于认知-教学组	两组1年期随访的主要测量结果无组间差异	Vanderploeg et al.（2008）
元认知策略指导（metacognitive strategy instruction, MSI）	指导使用元策略，如时间压力管理或目标管理训练。控制干预的例子包括集中力训练和运动技能训练	165名受试者参与了5项综合研究；受试者损伤严重程度不同（轻度至重度损伤）	5项研究的干预强度和持续时间各不相同，从一次3~4小时干预到每周治疗2~3小时，持续24周	水平：I 荟萃分析包括15项研究，其中5项是MSI的随机对照试验。本文对5项研究的结果进行了综合评述	活动参与的即时效应量MSI组显著大于对照组 MSI和对照组干预后即时损害结果的效应量相似（两者均显著大于偶然性）	活动及参与结果：$P < 0.05$；ES均值=0.57	Kennedy et al.（2008）
任务-环境改造训练（task-environment modification training）	作业治疗师提供居家的照护者教育、实体环境和社会环境改造服务 对照组：常规护理	202位照护者（其中177位完成试验）与患有阿尔茨海默病（AD）的或有类似疾病的患者 回顾分析显示，其中66.1%（113）的照护者为女性	每隔1周进行5次，每次时长为90分钟的干预，为期3个月	水平：IA2a 没有控制治疗师的时间和注意力；非盲法评价	3个月后的评估中，与对照组相比，接受干预的照护者，他们照顾的AD患者的工具性日常生活活动（IADL）下降较少 照护者性别与干预的交互作用据报道，被女性照护者护理，患者情绪低落的情况有所减少，行为管理能力和功能独立性有所改善	$P = 0.030$；$r = 0.21$ 患者的不安情绪减少（$P=0.049$）；行为管理（$P=0.038$）；管理人的功能性依赖（$P=0.049$）（数据还计算了效应大小）	Gitlin et al.（2001）

干预措施	所检测干预措施的描述	参与者	治疗量	最佳证据的类型和证据等级	益处有效性	结果的统计概率和效应大小	参考文献
认知-刺激疗法（cognitive stimulation therapy）	结合现实定向和回忆疗法的干预。它由四个阶段构成：感官（涉及多感官刺激）、回忆过去、识别人物和物体、一般定向（认识金钱、周边道路）(详见 Spector et al., 2001)	从 23 家日间照护中心及疗养院招募了 201 位智能障碍患者（干预组 115 人，对照组 86 人）	14 次为时 45 分钟的团体治疗，每周 2 次，共 7 周	水平：IA2b 单盲，多中心随机对照试验	在随访中，干预组与对照组相比，在认知和生活质量方面存在统计学显著差异	MMSE（Mini-Mental Status Exam）（$P=0.044$；$r=0.156$），阿尔茨海默病评估量表-认知（Alzheimer's Disease Assessment Scale-Cognition）（$P=0.014$；$r=0.19$）阿尔茨海默病生活质量评估（Quality of Life-Alzheimer's Disease scales）（$P=0.028$；$r=0.171$）	Spector et al. (2003)
特定过程训练（process-specific training）	3 个干预组+1 个无治疗组：记忆训练 推理训练 处理速度训练（speed of processing training, SOPT）	2832 位 65～94 岁功能及认知良好的能独立生活的老年人	在 5～6 周的时间内，以小组形式提供 10 次 60～75 分钟的干预	水平：IA1b 随机对照的单盲四组设计（包含一个无接触的对照组）	接受特定过程训练的参与者在测试后的 1 年和 2 年分别在各自的培训领域表现出统计学意义上的显著改善 各组在 1 年和 2 年后测中，日常功能变化无统计学意义，只有 SOPT 组后测中有显著改善	所有组在 1 年或 2 年后的后测中各领域（效应大小不可用）P 值<0.001，SOPT 在后测中对日常处理速度的测量（无法计算效应大小）$P=0.02$ 提高培训对日常功能没有影响	Ball et al. (2002)

📖定义 24-1

认知康复教与学的核心理念和方法

1. 无错性学习（errorless learning）

在教与学的过程中采用无错性学习时，治疗师需要对训练和练习过程进行策划，使患者始终正确地执行所期望的行为或策略。在试错学习（trial-and-error learning）中错误会得到纠正；在无错性学习中要避免错误。治疗师提供足够的支持（即，给予环境的、实体的和口头语言的提示，暗示性的指导），以防止错误的蔓延，随着学习的进展，提示逐渐减少。分级提示的详细信息，请参阅实践程序 24-1。

无错性学习是适用于不同人群（如健康成年人、老年人以及轻度/重度神经认知功能障碍患者）（Kessels & de Haan，2003；Kessels & Olde Hensken，2009）、不同年龄段（Kessels & de Haan，2003）和不同类型学习素材（如单词列表学习、面孔-姓名关联、程序化技能）（Kessels & de Haan，2003；Kessels & Olde Hensken，2009）的一种可行的干预措施。推荐将无错性学习作为"向严重记忆障碍患者提供所有信息的基础"（Haskins，2011），部分原因是这些人可能无法识别他们何时犯了错误和（或）陷入早期反应错误的"困境"（Baddeley & Wilson，1994）。从实际情况来看，虽然无法完全避免所有错误，但是可以将错误控制在最低限度。Giles 等（1997）关于洗漱和穿衣训练的报告，是无错性学习技术应用于临床实践的实例，可以作为干预指南。文献综述表明该技术是有效的（Ehlhardt et al.，2008）。在认知康复中，无错性学习在技能—任务—习惯训练方法中尤为重要。

2. 间隔检索（spaced retrieval）

间隔检索是指要求患者回忆信息的时间间隔逐渐延长，用于帮助严重记忆障碍患者最大限度地回忆相对有限的信息（Cermak et al.，1996；Davis et al.，2001）。这项技术主要用于面部-姓名关联训练，因为这方面的记忆损伤可能对患者产生较大不良影响，若能改善则对患者自尊心有积极的影响（Davis et al.，2001）。

下面举一个例子来具体说明如何使用间隔检索来帮助一名患者记起他在日间治疗时遇到的一个朋友的名字。记忆障碍对这个患者有很大的不良影响，因为当他每天在康复中心见到朋友时，他都记不起对方的名字，这让他很尴尬。治疗师可以给患者看一张照片，上面写着："这是玛丽。她叫什么名字？"15 秒后，提问患者朋友的名字。如果患者正确地说出了朋友的名字，治疗师就会逐步延长间隔时间，先是 15 秒，然后是 30 秒、45 秒、2 分钟、5 分钟，依此类推，失败则要重新开始这个过程。该技术的有效性已在脑外伤、脑卒中与阿尔茨海默病的病例中得到证实（Clare et al.，2000；Davis et al.，2001；Thivierge et al.，2008）。这些技术并不是用来重新训练抽象意义上的记忆，而是通过训练促进特定信息的记忆。间隔检索适用于策略训练的技能获取阶段。

3. 多情景方法（multicontext approach）

Toglia（2011）的动态认知交互模型（dynamic interactional model of cognition）认为，认知是人（个人的能力、自我意识和个人背景）、正在进行的活动、使用的策略和活动所处环境之间的动态互动的产物。认知功能障碍被视为个人（如认知能力）、任务、策略和环境变量之间的不匹配。这种方法强调在各种活动和环境中建立转移标准和实践（见表 24-1）。选择或设计患者特定的处理策略，然后在不同难度任务和环境中进行实践。治疗师通过要求患者首先在相似的任务中使用新的技能或策略，然后在越来越不同的情景中使用新的技能或策略来引导学习效果的转移（Toglia，1991）。

📖 **实践程序 24-1**

分 级 提 示

在认知康复过程中，逐渐减少提示，提高任务难度级别，使患者最终以最少的提示完成任务（Dougherty & Radomski，1993）。以下术语在制定目标和记录进展时会有帮助［来自 Sohlberg & Mateer（1989）］。

一般或非特定的提示　可提醒患者监督自己的表现，通常的语句和形式为："您要确保在下一次治疗前记得这样做。"如果患者不能识别采取代偿策略或行为的情形或环境状况，治疗师或患者家属就会提供一般的提示。

特定的提示　如果患者对一般的提示没有反应，治疗师就应给出一个特定的提示，提醒患者必须采取行动，通常的形式为："你需要做什么来确保你能记得在下次治疗之前完成你的作业（homework）？"

明确的指示　当患者收到一般提示和特定提示后，没有主动采取所需的策略或行为，治疗师就应提供明确的指示，这是分级提示中最直接的指示。例如，要求患者拿出计划表并记录下任务，以确保在下一次治疗前完成指定任务。

1. 此方法的临床实例　康复文献中大量的案例分析和个案研究描述了采用应用行为分析方法（applied behavioral analysis）为认知障碍患者建立或重建自我照顾和（或）家庭管理常规（family management routine）和习惯序列（habit sequence）（Giles & Clarke-Wilson，1988；Giles et al.，1997；Giles & Shore，1989；Schwartz，1995；Zanetti et al.，2001）。使用以下应用行为分析的原则来构建作业治疗干预手段，从而建立常规和习惯。然而，事实上有些患者可能还没有准备好建立新的做事方式，治疗师应当留意这一点。Wallenbert 和 Jonsson（2005）的研究表明，一些脑卒中患者不愿意养成新的习惯和常规，他们认为这样做会妨碍躯体功能的恢复。因此，发展新的习惯和常规是推进患者从疾病或损伤中恢复的关键方法。

● 在患者（在适当的情况下与照护者一起）的指导下，治疗师选择一个关键的行为序列，作为干预的目标（Giles，1998；Parish & Oddy，2007）。Giles 强调，与患者合作，选择患者认为具有临床和个人意义的行为及预期的惯例是非常重要的。

● 治疗师分析预期发生常规或序列的实体和社会环境，以识别环境中可用的线索或决定在何处创建新的线索（Schwartz，1995）。常规和习惯序列是有特定情景的，因此如果能在患者真实的生活环境中进行日常惯例训练，那么训练效果是最好的（Giles，1998）。

● 对目标行为常规或序列进行任务分析（Giles，1998；Parish & Oddy，2007）。任务分析包括检查任务的每个步骤以及环境、刺激事件和结果（Gelfand & Hartmann，1984）。（请参见本书第十二章关于活动分析的更进一步讨论。）

● 治疗师和患者决定最佳的步骤序列，并在每次执行该步骤序列时使用**链接**（**chaining**）、提示和强化（Giles et al.，1997）。Giles 等（1997）提出"［日常］任务可以看作是复杂的刺激-反应链，完成每一项活动会刺激该反应链的下一步骤"（257 页）。他们还建议使用全任务法，在这种方法中，反应链的每个步骤都要进行针对性训练。治疗师通常会创建一个检查清单，列出任务的每个组成部分以确保步骤序列保持不变（Davis & Radomski, 1989）（图24-1）。

清晨计划清单

使用方法：在每一步骤完成后勾选。

	周一	周二	周三	周四	周五	周六	周日
1）早餐后，打开昨天的计划表							
2）为昨天完成的所有任务打勾							
3）在未做或未完成的任务前画一个箭头							
4）在今天的任务清单上再写下这些任务							
5）将书签移到今天的计划页面							
6）回顾你的时间表							
7）问问你的妻子，今天有什么任务和约会需要写下来的							
8）写下至少3个你今天想要完成的任务							

夜间休息程序

使用方法：在每一步骤完成后勾选。

	周一	周二	周三	周四	周五	周六	周日
1）当你的「提醒助手」（MotivAider；一种电子提醒设备）在晚上9:00震动时，停下你现在的活动							
2）在停止的地方做上笔记							
3）穿上睡衣							
4）刷牙							
5）洗脸							
6）把杂志收起来，到躺椅上去							
7）将「提醒助手」设置为30分钟，开始阅读							
8）当提醒助手提示时间结束，随即上床睡觉							

图24-1 检查清单可以用来帮助患者重建常规和习惯序列

对于某些患者，建立程序提示和强化刺激（reinforcer）。当患者检查核对每一个已完成的步骤时，检查清单本身就可以作为一个即时的提示（如果放在一个显眼的位置）和强化刺激，在这个过程中也可以使用辅助科技。Schwartz（1995）报道了使用一种每日自动按时播放的语音来提示受试者进行日常自我照顾常规。此外，NeuroPage™ 是一种特定时间和任务的振动传呼系统，用于帮助建立与服药和使用检查清单相关的常规（Wilson et al., 2001）。家庭成员也可参与提供提示和鼓励（尤其是给予赞赏）。

表 24-1 多情景治疗的构成成分

成分	定义	举例
考虑个人的背景	了解患者发病前的性格特征、看重的作业活动和以前的生活方式	询问患者在发病前的日常常规,探索这些常规在受伤或患病后的改变,并利用这些信息进行作业治疗的评估和干预
强化自我意识和自我监督	旨在强化患者对自己的长处和局限性的理解,并将其纳入每次的治疗过程	● 让患者预期并确定在执行治疗性任务中会出现的具体的挑战或障碍 ● 口头指导患者观察治疗师在演示执行任务过程中是否出现与患者相关的错误(如注意力分散)。要求患者识别这类问题,并提出策略建议
策略训练	使用体现内部或外部认知策略的行为小单元,帮助提升作业表现	● 心中重复演练,视觉想象(例如,内部处理策略) ● 记忆笔记本,提醒提示设备,使用清单法(例如,外部处理策略)
活动分析	识别、操作和(或)稳固重要的活动参数(例如,物理特征、项目数量、任务中涉及的步骤或选择的数量)	作为治疗的一部分,一位难以注意到视觉细节的家庭主妇把汤匙放在一个抽屉里,抽屉里有未分类的勺子、叉子和刀子。随着治疗的进展,她将在一个没有分类的抽屉里找到一组汤匙,抽屉里有各种大小的汤匙。区分不同大小的勺子比区分勺子、叉子和刀子需要更多的视觉注意力
建立转移的标准	识别和确立在物理因素和概念上与最初任务相似度逐渐降低的系列任务	任务:在治疗区穿上套头 T 恤
	近转移:只改变一到两个表面特性	穿套头毛衣(颜色和质地与 T 恤不同)
	中等转移:改变三到六种表面特征,任务的物理因素仍保持一定的相似性	在患者的房间里穿一件有纽扣的棉质衬衫(衣服的类型、颜色和质地、对精细运动的要求和环境发生变化) 穿外套(外套、夹克)、睡衣、汗衫或背心(不同类型的上半身服装)
	较远的转移:任务在概念上相似;表面特征是不同的,或者只有一个表面特征是相似的	穿裤子(下身穿衣策略保持不变,先穿患侧)
	更远的转移:泛化,将学到的东西自发地应用到日常生活中	
多样环境下的实践	策略可用于各种情况(例如任务和位置),以证明其对患者的适用性和使用情况	从左到右扫描的策略是在划消字母的任务中进行训练,然后用于寻找药柜中的物品或清点书架上的书籍

改编自 Toglia, J. P.(1991). Generalization of treatment: A multi-contextual approach to cognitive perceptual impairment in the brain-injured adult. *American Journal of Occupational Therapy, 45*, 505-516; Toglia, J. P.(2011). The dynamic interactional model of cognition in cognitive rehabilitation. In N. Katz(Ed.), *Cognition and occupation across the life span*(pp. 161-201). Bethesda, MD: American Occupational Therapy Association.

治疗师促使患者持续重复那些超出患者掌握的行为常规或序列,从而促进超量学习(Parish & Oddy, 2007)。神经损伤的患者通常需要尽可能多地练习以真正巩固学习(并最大限度地减少技能丢失),使患者能够可靠地执行这些技能(Driskell et al., 1992)。当患者频繁且持续地执行行为序列时,学习就发生了,之前被分解的步骤开始合并成一个整体,提示逐渐合并程序可以缩短(Giles, 2011)。治疗师持续追踪患者执行目标行为序列的依从性,留意患者在执行这些行为时的难易度、准确度和速度(自动化程度提高的表现),与患者共同决定何时使用应用行为分析方法来建立另一个重要行为常规。

2. 假定的机制 虽然确切的机制尚不明确,但是行为自动化是在大脑处理特定刺激编码、存储和提取的效率越来越高时发生的（Logan，1988a，1988b；Logan et al.，1999）。练习通过记忆中额外的心理表征从而逐渐增强行为表现的自动化；因此，100 次重复练习后的表现会比练习 50 次后的更加趋于自动化。练习使目标反应（target response）更容易出现，自动化的动作序列取代了有意识的决策过程（Kramer et al.，1990）。当一项技能变得自动化时，它就会较其他行为更易出现，减少了错误的产生，并且更加省力。然而，自动化是一个相对的现象，有时可能仅仅经过几次练习后便可发生，但它也可能永远不会完成（Logan，1988b）。

3. 转移-泛化的预期　内隐记忆（implicit memory）是指一种行为上的无意识变化，这种变化源于先前的经验（Eldridge et al.，2002）。内隐记忆与最初的学习情境密切相关，因此不太适用于新的情境（Reber et al.，1996）。培养习惯是内隐学习的一种形式（Squire et al.，1993），因此将技能泛化到新的刺激环境下可能会遇到一些问题。

为了实现泛化，需要变化的刺激条件。随机练习计划，即在一个练习计划中穿插许多不同的任务。可以把不同的任务随机分配在练习计划中，从而促进技能的转移（Giuffrida et al.，2009）（详见第十三章）。例如，一个患有严重脑外伤的患者正在努力达成独立安全地过马路的目标。在作业治疗中，她学习了一套技能，包括找到十字路口，按下红绿灯的按钮，绿灯并且车辆停止后才走下路肩。在作业治疗师的监督和引导下，她反复练习穿越不同的街道，将过马路的技能泛化到日常生活中的不同情境中，最终习得了安全过马路的技能。那些每天或频繁执行的任务（如洗衣服和穿衣服），一旦学会，便很可能会自我维持。那些不经常参与的任务学习起来会更慢，更不稳定，更容易被遗忘。

4. 符合作业治疗理论与目标　技能-任务-习惯训练是一种值得推荐的、以作业为导向的认知康复方法。然而，对于神经损伤患者来说，认知干预过去比功能干预更受青睐，这是基于"修复"认知会自动带来功能改善的错误假设（Giles，2010；Vanderploeg et al.，2008）。根据这一逻辑，若认知功能能够得到完全修复，那么针对作业表现缺陷的治疗就是不必要的：认知功能的康复将"自动"带来功能行为的改善（Giles，2010）。因此，尽管技能-任务-习惯训练与作业治疗理论和目标上一致，作业治疗师们轻视了前者所提供的直接解决作业表现问题的方法。治疗师关注是否有足够的时间与患者充分接触并实施技能-任务-习惯的训练和（或）泛化，也许这个问题可以在家庭成员或辅助科技的帮助下解决。

（二）策略训练

在认知康复中，代偿性认知策略（compensatory cognitive strategy）是指在认知障碍存在的情况下，为了优化行为表现而采用的一系列策略。认知策略有很多种形式，包括：使用普适元认知策略（global metacognitive strategy）来组织日常活动以管理执行功能障碍；使用辅助设备（例如，日记或智能手机）记录信息，以防遗忘；采用任务特异性策略，如用手机设置闹铃提醒早上和下午在短休结束时及时回归到工作状态；选择噪声和视觉干扰小的工作场地来管理注意力障碍的问题。虽然策略的转移和泛化会因每个患者的情况而不同，但代偿性策略训练的有效性常常取决于患者将临床治疗中所学的技能转移到日常活动的能力。目前，人们对训练元认知策略非常感兴趣，因其可以帮助人们形成自己的方法来克服 ADL 或 IADL 中的问题，而不用对每项技能——培训。策略训练的目的不是重新学习具体的任务，而是教患者用新方法来应对认知障碍带来的各种问题。

认知策略训练分为三个阶段：获得（acquisition）、应用（application）和调适（adaptation）（Haskins，2011；Sohlberg & Mateer，2001）。由于患者必须对他们需要弥补的技能缺陷有一定程度的了解，干预通常也涉及自我意识的训练（参见实践程序 24-2）。

● 获得：通过训练，患者学会使用代偿工具或策略的机理。例如，在治疗师口头和书面指导下，患者练习设置提醒闹钟或在日常计划表中练习记录和搜寻信息。

● 应用：患者在模拟的任务中使用代偿策略。设计需要使用目标策略的任务，可能是一些文书工作、诊所的维护或手工艺等。在治疗师的指导下，患者还可以直接将代偿策略应用于解决家中或工作中遇到的实际问题。

● 调适：患者在模拟和实际任务中使用了该策略后，对策略进行进一步调整以适应患者的个人偏好和需求。

📖实践程序 24-2

帮助患者提高自我意识

作业治疗师使用多种技术帮助患者更加了解自己的认知优势和劣势：

● 理解"器质性（organic-based，因大脑受损产生的）无意识"和"心理调适性（adjustment-based）否认"两者之间的差异。随着患者对自身障碍的意识增强，可以预见的是他们可能会感到情绪上的困扰，包括抑郁和焦虑（Fleming & Strong，1995）。

● 认识到意识水平，并将干预集中于帮助患者提高意识层级（见第六章）。例如，治疗师帮助那些对认知障碍无意识的患者首先发展其对问题的意识（intellectual awareness），然后发展为新生的或预期的意识（emergent or anticipatory awareness）（Crosson et al.，1989）。

● 为患者创造机会来监督和评价自己的表现，分析结果，并决定下次继续或加以调整。Dougherty 和 Radomski（1993）推荐了一种由三个层次组成的表现分析方法：①使用答案进行自我纠正；②完成任务后回答关于表现各个方面的多项选择题；③提前对表现进行预测，将实际表现与预测表现进行比较，并确定将来如何修正表现。

● 适当时，可以给患者犯错的机会；即，在指定及受监护的活动中，不干扰认知障碍的自然后果。例如，在患者未能对某个提示做出认知代偿策略的反应时，不提供进一步的指导，而是为患者创造机会，让他们明白不使用该策略时会发生什么。

● 与家庭成员合作提供反馈。在某些情况下，家庭成员应该着重于维持家庭和谐，并适当地希望治疗师承担起向患者提供任何负面反馈的责任。而在另一些情况下，家庭成员或同事非常害怕冒犯患者，以至于他们把其可能面临的所有的挑战从患者身边隔离开来，避免提及患者的错误，从而剥夺了患者提高自我意识的机会。

● 尊重患者参与治疗的意愿。避免过分劝导、强迫患者接受对认知障碍的认识，治疗师应该建立和维持良好的医患关系，以便患者在未来愿意继续治疗。

如前所述，患者可以通过学习使用注意力管理策略、执行功能策略、记忆策略和元认知策略来改善作业表现［详见 Haskins（2011）］。对所有可能的解决认知障碍或认知功能低下（cognitive inefficiency）的方法的详细综述不在本章范围之内，但会对两类认知策略进行概述：记忆相关策略和元认知策略。

1. 假定的机制 认知策略训练基于以下假说：现有的认知水平不足以支持功能独立，以及原有的认知功能难以重建。假定学习过程是自上而下（top-down）的（例如基于外显性知识结构的学习通过练习可能成为或不成为隐性知识）（Geusgens et al.，2007）。

2. 记忆策略　作业治疗师在计划对记忆相关问题的干预时，会考虑患者的记忆损害程度、需求和偏好、过去使用的记忆策略或技巧、恢复状况、期望和目标。干预方法部分取决于患者是记忆代偿策略的被动使用者还是主动发起者（Radomski et al.，2004）。记忆策略的被动使用者通常是有严重记忆障碍的个体，由他们的照护者建立和维护外部记忆策略/系统。例如，在这种情况下，治疗的目标可能是教患者的妻子填写每日时间表或任务清单，并让患者在闹钟提示下执行列出的任务（也由患者的妻子设定）。（下一节将更详细地描述这种方法。）主动发起者能够意识到自己有遗忘的问题，并且能够学会识别出需要使用记忆策略的情形进而正确地执行相关策略。

在本节中，我们将讨论如何使用内部和外部记忆策略来提高作业表现。请注意，在认知康复文献中有一个普遍的共识，直接尝试通过训练和记忆练习来改善记忆力是无效的（Robertson，1999）。

（1）内部记忆策略：是指在内心操纵信息，以提高其未来被回忆起来的可能性。联想技巧和组织技巧是两类内部记忆策略（Haskins，2011）（如表24-2所示）。这些策略在20世纪70年代末和80年代初受到了广泛关注。虽然一些左脑卒中患者在实验情景下使用视觉联想技巧表现出更强的记忆力［例如，结合图像可视化记忆（Gasparrini & Satz，1979）］，但大多数研究都无法证实这种技巧能够在新的或日常场景中泛化（Crovitz，1979）。组织技巧可能涉及使用首字母助记来形成一个单词或伪单词，从而简化了对要记住的信息的存储和检索过程（Haskins，2011）。例如，PQRST方法（preview预览，question提问，read阅读，state说明，test测验）可以在学术领域中用于回忆更复杂的口头和书面信息（Haskins，2011）；它已成功应用于脑外伤和脑血管意外群体（Wilson & Moffat，1984）。尽管最近的一项研究表明，教导已经使用外部记忆策略的脑外伤患者使用内部记忆策略有积极的结果（O'Neil-Pirozzi et al.，2010），但内部记忆策略的学习和运用是费力的，最好是能作为外部策略的补充，用于无法由记录或输入文字来管理的记忆任务（比如记忆面部-姓名关联）。

表 24-2　内部代偿策略举例

技巧	描述
复述	患者反复大声或默默念出要记住的信息
视觉想象	患者想象出一个包含了要记住的信息的画面，以巩固所记忆的信息［例如要记住姓名 Barbara，患者就想象一个理发师（barber）拿着一个字母 A］
语意提炼	患者通过一个小故事来巩固记忆信息（例如，患者需要记住律师、比赛以及帽子这几个词，于是就想出了一个句子"律师带着一顶帽子去参加了比赛"）
首字母助记法	采用 Parenté 的 NAME 单词首字母助记法，在记忆别人的名字时，加入以下的规则来观察特征和创造关联： Notice the person with whom you speak. 注意和你说话的人 Ask the person to repeat his or her name. 让这个人重复他/她的名字 Mention the name in conversation. 在谈话中提到这个名字 Exaggerate some special feature. 夸大一些特征

信息来自 Malec, J., & Questad, K.（1983）. Rehabilitation of memory after craniocerebral trauma: Case report. *Archives of Physical Medicine and Rehabilitation,* 64, 436-438; Milton, S. B.（1985）. Compensatory memory strategy training: A practical approach for managing persistent memory problems. *Cognitive Rehabilitation,* 3, 8-15; Wilson, B. A.（1982）. Success and failure in memory training following a cerebral vascular accident. *Cortex,* 18, 581-594; Parenté, R., & Herrmann, D.（2002）. *Retraining cognition: techniques and applications*（2nd ed.）. Austin, TX: Pro-ed.

（2）外部记忆策略：非神经系统受损的患者使用外部策略记忆比使用内部策略更频繁（Harris，1980）。常用的外部策略包括：让别人提醒你去做一项任务；把物品放在需要的地方，以便在需要的时候拿到（比如，把第二天要带的东西放在门口）；在智能手机或掌上电脑（personal digital assistant，PDA）上设置提醒要赴的约会。低科技的记忆辅助工具（如笔记或日历）是脑外伤患者最常使用的方法（Evans et al.，2003），但智能手机的普及使用、相关应用程序的出现及其随手可得的优势，可能会改变这种情况（Gillespie et al.，2012）。虽然有许多不同类型的外部辅助工具能帮助记忆障碍的人，但在这里我们只简要地介绍一下检查清单、时间表、记忆簿、备忘记事本和认知辅助技术（assistive technologies for cognition，ATC）。请注意，检查清单、时间表和记忆簿通常最适合被动策略使用者，而备忘记事本和ATC通常适合主动策略使用者。

1）检查清单：一个记忆受损的患者可能不记得去执行一项任务或者忘记执行这项任务的顺序，导致反复做一项活动，或者误以为这个活动已被执行而没有参与该活动。教会他们每完成一项任务后就在检查清单上做出标记，可能会对他们有帮助。可以教患者把检查清单作为一个"元"程序（meta procedure）；他们需要学习的任何东西都可以设计成一个检查清单。

2）时间表：是个人日历（日记）的简化版本。大多数机构都有一个以时间表呈现的例行程序。对于脑外伤、脑卒中或严重神经认知障碍患者的照护者，可以教会他们使用定期的全天活动时间表。时间表可包括起床、洗漱、穿衣、午餐、晚餐、洗衣，以及个人和团体治疗时间的安排。对于严重神经认知障碍患者（以前称痴呆；参见定义24-2），时间表是管理患者重复性询问（repetitive questioning）的有效方法（Bourgeois et al.，1997）。对于脑外伤患者来说，时间表可以用来逐步训练自我管理技巧。

📖定义24-2

轻度神经认知障碍和重度神经认知障碍

《精神疾病诊断与统计手册》第五版（DSM-5）建议将轻度认知障碍和痴呆（后者现在被认为是贬义或污蔑性的称呼）分别替换为轻度神经认知障碍和重度神经认知障碍（美国精神病学协会，2012）。读者可参阅DSM-5手册（2013年出版），其对症状和诊断标准进行了全面讨论。

下面提供了这些术语的一般描述。

轻度神经认知障碍（mild neurocognitive disorder）是指经过测试、患者自报告和（或）知情人报告证实的认知功能轻度下降。个人在工具性日常生活活动中能保持独立，但需要更多努力、使用代偿策略和（或）调整适应。

重度神经认知障碍（major neurocognitive disorder）是指经过测试、患者自报告和（或）知情人报告证实的严重认知功能下降。认知缺陷会干扰工具性日常生活活动的独立性，个人在支付账单或管理药物等复杂任务上需要帮助。

注意，这两种类型的神经认知障碍必须与精神错乱（delirium）和其他情况（如重度抑郁症）的认知衰退区分开来。

3）记忆簿：可用于获得性脑损伤（acquired brain injury，ABI）恢复的多个阶段或用于进展性神经认知障碍（progressive neurocognitive disorder）的一些特定阶段。记忆簿通常是一本活页笔记本，包含不同的功能分区，通常由定向信息（例如，有一页是关于患者在哪里以及为什么的）和每日日志表组成，患者、家人或工作人员在日志表上按小时记录发生的事情。学习新知识感到最困难的时候，记笔记是非常有用的。在恢复早期，记忆簿是最有效的，它可以鼓励治疗师与患者围绕定向信息进行互动。需要反复引导患者在记忆簿里查找信息。随着病情恢复，患者可以自行回顾这本记忆簿，并且记录正在进行的活动。

4）日程计划本（day planner/organizer）与ATC：患有轻度认知功能障碍（mild cognitive inefficiency）（比如脑震荡/轻度脑外伤患者）或神经退行性疾病如多发性硬化（multiple sclerosis，MS）和中重度脑外伤恢复期的患者，通常教他们使用日程计划本或ATC作为记忆辅助工具来提高他们在日常生活中的功能（Gentry，2008；Gentry et al.，2008；Schmitter-Edgecombe et al.，1995）。为了达成目的，需要教导患者（主动策略使用者）识别出哪些信息是生活中需要记住的，然后将他们准确输入到记忆辅助工具中，建立日常程序，并设置闹钟在恰当的时间提示患者。

一些患者能够通过使用日程计划本（day-at-a-glance organizer）或备忘记事本管理记忆问题，市场上有多种款式和尺寸（见图24-2）。就像记忆簿一样，许多备忘记事本有特定功能分区，其中可能包括每日计划/待办事项、经常执行的程序检查清单、正在执行的项目的注释记录、医疗机构人员或家庭成员的信息，以及联系信息。

患者可能需要或倾向于使用某种形式的ATC作为备忘记事本的替代或补充。Evans等（2003）采访了101位因脑损伤而出现记忆问题的患者及其照护者。日历、挂图（72%）和笔记本（64%）

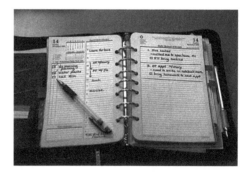

图24-2　使用含特定功能的规划页帮助患者组织当日的笔记

等是最常用的记忆外部辅助工具。仅有16%的人使用电子记事本、传呼机或手机作为记忆辅助工具，尽管这一比例在研究发表后可能有所改变。在另一项针对80名中重度脑外伤患者（中位数为伤后3.7年）的调查中，只有不到三分之一的受访者使用PDA，其中75%的受访者对使用PDA感兴趣（Hart et al.，2004）。电子记忆辅助工具和传呼机系统提供了优势，特别是在前瞻性记忆方面（Wilson et al.，2001；Wilson et al.，1997）。下面介绍一些ATC的例子。

● 专用的传呼机。NeuroPage™使用无线传呼或短信（SMS）技术向有严重记忆障碍的人发送提醒信息。它是由Oliver Zangwill神经心理康复中心（英国）运作的。患者佩戴普通传呼机或手机，向Neuropage™操作员提供所需的特定日期/时间提示清单，然后系统自动发出提醒，提醒患者启动任务、服药和发送生日贺卡等。NeuroPage™已被广泛的研究证明能改善创伤性脑损伤患者急性期后（Wilson et al.，2005）以及其他患病情况下（Wilson et al.，2001）的日常功能。

● 同样，预编程的电子记忆辅具也被证明可以帮助神经认知障碍的门诊患者记得去做特定时间的任务，明显多于使用书面检查清单或在没有任何记忆辅助工具下尝试自行回忆（Oriani et al.，2003）。

● PDA。市售的PDA提供特定时间警报和提醒，帮助有记忆障碍的人完成预期的任务。Gentry报告说，接受过PDA培训的创伤性脑损伤患者和多发性硬化患者的任务执行表现在统计学上有显著的改善（Gentry，2008；Gentry et al.，2008）。

● 智能手机/移动应用程序（mobile apps）和其他设备。移动技术的迅速发展，使得改善人们认知问题的消费品种类日渐繁多。然而，目前少有针对认知障碍患者使用这类设备的疗效或有效性的研究。此外，与 PDA 相比，智能手机的按键和屏幕可能更小，致使脑外伤患者对这类产品的使用更加困难（de Joode et al.，2010）。也可以使用语音助手（为特定时间设置音频提示和指令）和录音笔（可以让使用者记录音频信息做笔记），这些都是可能解决患者记忆相关问题的其他选择，但目前都还没有证据支持。

3. 对训练和转移-泛化的期望 教患者主动使用记忆策略应该遵循前面描述的三个阶段（获得、应用和调适阶段）的原则，整个过程可能是费时的，也取决于患者的个人因素和设定的结局目标。例如，Schmitter-Edgecombe 等（1995）描述了一个 8 周共 16 次治疗的方案，Donaghy 和 Williams（1998）使用了 9 周共 27 次治疗的方案来帮助脑外伤患者学习使用这类记忆辅助工具。I-MEMS 方案（创伤性脑损伤患者的内部记忆策略指导）则是为期 6 周，12 个时长 90 分钟的团体治疗（O'Neil-Pirozzi et al.，2010）。Gentry 的针对创伤性脑损伤和多发性硬化的患者的 PDA 使用指导方案中，患者只需要 2 次居家治疗来学习如何输入约会信息和待办事项（Gentry，2008；Gentry et al.，2008）。

对于处于急性期后恢复阶段的严重记忆障碍患者，使用内部可视化（internal visualization）的言语表达策略，其泛化效果尚未得到评价或效果不佳（Haris，1980）。有限的文献表明，学习使用外部记忆策略的患者能够独立地将已学会的策略应用于新情境（Kim et al.，2000）。另外，患者在日常生活中确实会使用新学到的素材（例如，面孔-姓名关联）（Clare et al.，2000）。尚未发现诸如使用日历等外部策略能有效地加速脑损伤患者在急性恢复阶段（即 PTA）定向力的恢复（Watanabe et al.，1998）。

4. 符合作业治疗理论和目标 帮助患者使用记忆策略改善日常功能的干预是符合作业治疗理论和目标的。有证据表明，神经认知障碍患者经过干预后，在日常生活中经常会继续使用这些记忆策略。Kim 等（2000）描述了 12 位参与者使用 PDA 的经验：其中 9 位发现 PDA 是有用的，7 位在首次接触到 PDA 后的 2 个月和 4 年后随访中仍在继续使用 PDA。根据回顾证据，医学研究所（Institute of Medicine，IOM）（2011）的结论是：教导轻度创伤性脑损伤患者使用内部策略有长期的益处，并且中至重度脑损伤患者在治疗结束几个月后仍会经常使用外部记忆策略。

5. 元认知策略（metacognitive strategies） 元认知是指对认知的思考、更高阶的自我意识，以及对自我认知过程的监控。可以把认知过程看作一个金字塔，元认知和自我意识在顶端，执行功能如计划、组织技能、推理在中间，基础认知过程（如记忆）在底部（Stuss，1991）。元认知策略训练涉及教患者如何识别问题、找到自己的方法来解决这些问题、实施并评估解决方案（Polatajko & Mandich，2004；Polatajko et al.，2011；Toglia et al.，2010）。在作业治疗文献中，认知导向日常作业（cognitive orientation to daily occupations）就是使用了这样的方法。

认知导向日常作业表现（cognitive orientation to daily occupational performance，CO-OP）： 这个方法教给人的是一种全局策略（设定目标、计划、执行、检查），源于 Meichenbaum 的研究成果（1977）。此全局策略用于"引导式发现"的过程中，治疗师帮助患者制定自己**特定领域策略（domain-specific strategy）**来解决个人相关的特定作业表现问题。CO-OP 原本大多以儿童发育障碍为研究对象（Polatajko et al.，2011），最近也被用于帮助创伤性脑损伤和脑卒中的成年人，有一些单个案例分析和小样本研究的结果证明其有效性（Dawson et al.，2009；McEwen et al.，2009）。

CO-OP的主要目标是使患者获得功能性日常活动的技能。但是，治疗师指导的技能获取过程也旨在帮助患者学习解决问题的通用方法，使患者可以将其应用于新的作业表现问题，并独立形成新的针对特定领域的策略（Polatajko et al.，2011）。因为CO-OP的目标是让患者能够活学活用全局策略去解决治疗环节以外的其他问题，因此学习这种方法的过程本身也是CO-OP的关注点（Polatajko et al.，2011），下面会详细阐述：

i. 患者首先需要明确自己的需求，然后治疗师教给患者制定目标、计划、执行、检查的全局策略。

ii. 治疗师引导患者进行动态的作业表现分析（dynamic performance analysis），患者发现妨碍达成目标的作业表现问题。

iii. 治疗师进一步指导患者确定解决问题的策略，然后患者实施该策略以解决现实生活中的功能性问题，并检验这些策略是否有效。在治疗师在场的情况下，特定领域的策略的实施可能会或不会完成，取决于治疗情景、训练阶段和其他因素。

CO-OP的核心是在引导式发现的过程中患者学习如何解决作业表现问题。所以治疗师如何在CO-OP过程中与患者互动很重要，下面是一些建议：每次专注于一件事情（one thing at a time）、以启发式提问代替直接告诉患者去做什么（ask，don't tell）、以指导思考代替直接纠正（coach，don't adjust）、指令明确浅显易懂（make it obvious）（Polatajko et al.，2011）。

6. 转移-泛化的预期　元认知策略训练的目标是让患者能够独立地将学到的策略应用到新的情境中。因此，转移和泛化是这个方法的核心。成人神经损伤的元认知策略训练是作业治疗中相对新的研究领域，相关资料有限，但具鼓舞性（McEwen et al.，2010）。Geusgens等（2007）关于元认知策略训练的转移做了系统评价，具体包括信息处理、解决问题/执行能力、记忆/注意力、语言、忽略、失用症和日常活动。转移结局分为三种：转移到未训练过的项目、完成标准化的日常生活活动、完成现实中的日常生活。大部分研究结果显示至少有一种类型的转移，然而就方法学而言质量很低，还需更多研究结果支持（Geusgens et al.，2007）。

7. 符合作业治疗理论与目标　元认知策略方法应以患者为中心，着眼于真实生活中的问题，因此元认知策略训练应与作业治疗师的首要关注点达成一致。在作业治疗实践中，策略训练不是抽象的，而是始终围绕着作业表现目标进行的。全局策略训练的目标是让患者未来能够有能力自己解决新的问题，而不是教他们某个特定问题的解决方法。虽然元认知策略训练可能仅限于帮助轻度或中度障碍的患者（Giles，2010），但现在的证据是令人鼓舞的，值得进一步研究。

（三）任务-环境改造训练

当训练照护者进行任务或环境的改变以降低对患者的认知要求时，患者可以表现出更好的作业表现（请详见实践程序24-3的案例）。训练照护者调整与患者互动的方式，不要求患者去学习或做出改变，而是降低任务、社交和（或）环境的抑制因素（**抑制因素（press**）（请参见图24-3，A和B是改良环境以降低抑制因素的例子）。这个方法对于有显著的神经认知障碍的或者由于其他原因引起的严重的神经认知缺陷的患者尤为适用（如创伤性脑损伤、脑炎、缺氧）。

📖 实践程序 24-3

降低对认知的要求并提高作业表现的策略

J 先生，74 岁，患有阿尔茨海默病（Alzheimer's disease，AD），有严重神经认知障碍，他与 50 岁的妻子一起生活在郊区的家中。他从前打扮着装十分得体，但现在拒绝任何不熟悉的衣物。他从前在自家院子里种菜，并用这些菜来做饭。他不再拥有独立打理菜园或准备食物所需的认知和身体能力。J 先生的妻子与作业治疗师合作，制定策略使 J 先生能够以他们俩都很愉快的方式参与活动。降低认知要求的原则和实例如下所述：

改造环境

● 减少视觉和听觉干扰。J 先生的妻子在 J 先生开始做饭前帮他在厨房的桌子上安置妥当所需物品。她收走午饭用的碟子、信件、报纸，只把这次做饭所需物品放在手边：用于擦干罗勒（basil，一种绿叶植物）的毛巾、用于盛放菜叶的碗和一个小垃圾桶。

● 提供辅助设备以提高安全性。J 夫人在马桶和浴缸附近安装了扶手，她的儿子也在前门安装了监控器，以便 J 夫人可以防止 J 先生在户外闲逛走失，安装了 30 分钟自动关闭的炉灶以防 J 先生忘记关闭炉灶。

● 使用视觉提示。J 夫人在电话的快速拨号按键旁边搭配了家人照片作为提示，还在 J 先生经常坐的椅子附近挂了一份日历。

● 将物品放在容易找到的位置。J 夫人与女儿一起从浴室的台面上收走所有东西，只留下 J 先生的牙刷、牙膏和梳子。

简化任务

● 将一项任务分解为几个步骤。确定哪些步骤是患者自己可以做的，哪些步骤是需要医护人员或照护者做的，哪些步骤是可以省略的。J 先生和夫人一起以菜园里的罗勒为原料制作香蒜酱。分解步骤包括：从菜园里采摘罗勒；分拣，洗净和擦干罗勒叶子；烤松子；切蒜；用搅拌机打碎。

● 尽量为患者选择熟悉且重复的任务（或步骤）。J 先生在妻子监督下从花园里采摘罗勒，J 夫人在水池里洗净罗勒叶子，J 先生坐在桌边用毛巾擦干叶子，并把叶子从茎上摘下来。

● 简化任务中会用到的物品。J 夫人为 J 先生购买了和他最喜欢的衣服一模一样的衣服，这样他就不会注意到自己每天穿上不同的（干净的）衣服，还每天按照 J 先生的穿衣顺序把衣服放在床上。

建立每日生活常规

● 建立每日一致的活动计划。J 夫人制定了一份每日时间规划表，内容包括 J 先生最常做的活动，如用餐、午后散步、看电视和睡前活动等。

简 化 交 流

● 简化口头指令（简洁的一步指令）；避免冗长的解释。J 夫人使用了简明的指令，如"现在摘罗勒""现在擦干罗勒"。当 J 先生挑选罗勒时，J 太太避免与之谈话以免使 J 先生分神，从而降低任务难度。

● 通过放宽规则和降低要求的方式鼓励患者参与。J 夫人注意到 J 先生漏掉了一些罗勒，但没有纠正他。

源自 Corcoran, M. A.（2003）. Practical skills training for family caregivers. San Francisco: Family Caregiving Alliance. Retrieved August 19, 2012 from http://www.caregiver.org/caregiver/jsp/content_node.jsp?nodeid=954; Corcoran, M. A.（n.d.a）. Environmental modification strategies: Customized toolkit of information and practical solutions（C-TIPS）. Retrieved August 19, 2012 from http://www.c-tips.com/la_tools/modifying_the _environment.pdf; Corcoran, M. A.（n.d.b）. Task breakdown strategies. Customized toolkit of information and practical solutions（C-TIPS）. Retrieved August 19, 2012 from http://www.c-tips.com/la_tools/task_breakdown_strategies.pdf.

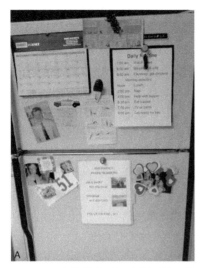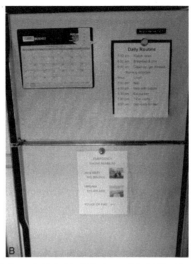

图 24-3 A、B. 厨房的简化可以降低对认知的需求，让认知缺陷的患者更容易找到相关的信息

1. 临床实例 Gitlin 和他的同事们在研究中用痴呆患者和他们的照护者作为例子证实了这个方法的有效性。对居家环境的治疗进行评估，将 171 个照护者随机分为两组，一组进行常规照护，另一组则与作业治疗师一起进行 5 次（一个系列）90 分钟的家访（Gitlin et al.，2001）。照护者接受的培训内容包括：了解环境对痴呆相关行为的影响、与功能问题相关的指导、实施任务/环境简化策略的指引（请参阅证据表 24-1 中的更多信息）。最近，Gitlin 等（2008；2009）为患有严重神经认知障碍的患者及家属制订并评估了量身定制的活动计划（tailored activity program，TAP）。TAP 是一项为期 8 节的居家作业治疗干预措施，历时超过 4 个月。它涉及以下内容：神经心理学和功能测试；确定患者的现有能力水平、习惯和兴趣；根据测试结果选择和定制匹配患者能力的治疗活动；培训家庭成员如何在患者身上使用这些治疗活动。在研究期间共进行了 170 项活动（例如：把优惠券从报纸杂志上剪下来、擦拭餐具、打牌、在椅子上做有氧运动、喂鸟等），其中 81.5% 的治疗活动会被家人使用到（Gitlin et al.，2009）。4 个月后，接受 TAP 治疗的照护者反馈患者问题行为明显更少，活动参与度相比对照组明显更高（Gitlin et al.，2008）。

2. 假定机制 这种治疗方法的产生是根据能力-环境压力框架（competence-environmental press framework）（Lawton & Nahemow，1973）。这个框架认为，患者的负面行为和（或）失能是由"退化的认知能力与物理、社会环境需求不相匹配"引起的。如果我们适当调整任务和环境的难度，使之与患者的能力相匹配，那么患者的功能表现和行为控制就可以得到优化（Gitlin et al.，2001）。

3. 转移-泛化的预期 尚无研究告诉我们接受任务-环境改造训练的照护者能以何种程度转移或泛化到新的问题和环境中。然而，我们知道的是，培训的效果至少可以维持 6～12 个月（Gitlin et al.，2005）。

4. 符合作业治疗理论与目标 这种强调作业表现改善的方法完全符合作业治疗的理论

和实践。除了对痴呆患者的照护者进行教育之外，还建议对存在单侧忽略和前瞻性记忆问题的患者进行环境和任务的改造（Gillen，2009）。然而，这些人群的照护者培训方案尚未正式确定。

（四）认知刺激疗法（cognitive stimulation therapy，CST）

在 20 世纪 70 年代和 80 年代，一般刺激方法（general stimulation approach）被用于脑卒中和脑外伤急性恢复期的认知康复。一般刺激方法是指通过挑战患者受损的认知功能来促进神经恢复，进而提高患者的功能表现（Soderback & Normell，1986a，1986b）。到 20 世纪 90年代，一般刺激方法被大部分人弃用，因为它对脑卒中和脑外伤患者是无效的，而转向采用特定过程或环境导向的方法（Cicerone et al.，2011）。在同一时期，一种称为认知刺激疗法的新的方法被用于患有轻度和严重神经认知障碍的人群，它是现实导向治疗（reality orientation，RO）和回忆疗法（reminiscence therapy，RT）的交叉产物。现实导向治疗一般以团体治疗的形式，治疗频率为每周几次，每次 45 分钟，或持续（24 小时 RO），用来解决老年人或老年心理疾病患者的意识障碍和定向问题，以及为护理人员提供了一种与痴呆患者的积极互动方式（Clare & Woods，2004；Moniz-Cook，2006）。此方法可以降低患者的绝望感、改善患者认知功能和社会行为，也给护理人员提供了与认知障碍患者互动的形式，从而改善护理人员的工作体验（Moniz-Cook，2006）。回忆疗法也是以团体治疗的形式，每周至少进行 1 次，涉及对过去的活动、事件和经历的讨论。患者熟悉的音乐、照片、物品（如个人生活中的家居用品）通常用作提示。治疗师开展回忆疗法时还可以让患者按照时间顺序对生活经历进行评价，也可鼓励患者写个人传记（Spector et al.，2009）。

1. 假定机制　治疗师在家庭或康复中心给神经认知障碍患者治疗时，CST 还能给患者提供积极的社交互动，同时还能增加患者接受到的刺激量。因为现实生活中的活动往往需要用到多种不同的认知技能，一般 CST 可以同时改善认知的多个方面（Clare&Woods，2004；Moniz-Cook，2006）。

2. 转移-泛化的预期　Woods 等人（2012）对 CST 进行了系统评价，其中包含了对严重神经认知障碍患者的现实导向治疗。干预发生在不同的环境中，持续时间和强度也各不相同，包含了 718 名参与者（其中 407 人接受 CST，311 人在对照组）的数据。在初步分析中，Woods等人发现 CST 对认知功能有一致的益处，并且该益处会持续到治疗后 3 个月。总样本量较小的二次分析得到的结论是：患者自评的生活质量显著提高、他人评价的社会互动和交流得到改善，而 ADL、情绪（自评/他评）和行为问题没有改善；一般刺激方法对于 ADL/IADL 无明显改善的结论是不同研究中最常见的发现（Woods et al.，2012）。

3. 符合作业治疗理论与目标　虽然作业治疗师主要的关注点是作业参与，但同样也看重其他方面，例如减少患者及其照护者的心理压力。所以针对神经认知障碍的患者，应该鼓励CST 的使用。

（五）特定过程训练

特定过程训练（process-specific training）是指使用认知练习来修复或改善特定的认知系统（Sohlberg & Mateer，2001）。认知练习，通常是用笔和纸在桌面上或在计算机上进行，旨在刺激降低的认知能力，但这项活动本身可能没有多少价值（Sohlberg & Mateer，1989）。功能活动通常需要同时用到各种不同的认知过程，并且可以以多种不同的方式执行，因此它们不用于特定过程训练中（Sohlberg & Mateer，2001）。这个部分将介绍针对注意力和加工速度的特定过程训练，作为此治疗方法的示例。

1. 针对注意力的特定过程训练　　正如第六章中提到的，很多接受作业治疗的患者存在注意力的问题（如脑卒中或创伤性脑损伤患者）。注意力是所有复杂认知活动的基础（Shiffrin & Schneider，1977），包括多个维度，如维持清醒、抗干扰、在复杂任务中分配资源（Gray et al.，1992），是学习活动的核心（Robertson et al.，2002）。注意过程训练（attention process training，APT）（Sohlberg & Mateer，1987）和肢体激活疗法（limb activation therapy，LAT）（Robertson et al.，1998）就是针对注意力障碍的特定过程训练的例子。

（1）注意过程训练：APT 最初针对存在注意力缺陷的创伤性脑损伤的成年患者，使用一系列循序渐进的任务（以纸笔、录音、电脑为工具）来挑战患者特定方面的注意力（持续性、选择性、交替性及分散性）（Sohlberg & Mateer，1987；Sohlberg et al.，2000）。患者做针对特定的注意过程的训练时，医务人员或电脑会记录患者表现的数据。患者达到标准水平后，治疗师就会增加认知练习的复杂程度和难度，并维持对特定注意力过程或能力的挑战性（Sohlberg & Mateer，1989）。让患者运用较早前不足的认知能力支持其在日常环境中的演练，使其注意力进展到最高水平（Haskins，2011；Sohlberg & Mateer，2001）。

患者经过高强度、难度逐级上升的注意力练习后（如注意过程训练），注意力的心理测试评分升高（Gray et al.，1992；Sohlberg et al.，2000），自评和他评显示日常表现得到改善（Sohlberg et al.，2000）。美国医学研究所（2011）和美国康复医学会脑损伤特别兴趣小组（Cicerone et al.，2011）认为此治疗适用于创伤性脑损伤的亚急性和慢性期，特别是与策略训练相结合的情况下（Cicerone et al.，2000，2005，2011），但在急性期不适合。不推荐在没有治疗师参与的情况下单独依赖计算机注意力训练（Cicerone et al.，2000，2005，2011）。

（2）肢体激活疗法：如第五章和第二十三章所述，单侧忽略（unilateral neglect，UN）是指"对损伤半球对侧的刺激无反应，而这种表现不能归因于感觉或运动的缺陷"（Maddicks et al.，2003），是右侧大脑卒中的常见表现，是影响三个区域的空间［个人空间（身体）、近体空间（身体附近够得到的距离）、远体空间（远处）］的注意力障碍（Maddicks et al.，2003）（见图 24-4）。单侧忽略康复预后较差，可能是因为患者对忽视侧的注意力减低，影响了对于康复至关重要的学习过程（Robertson et al.，2002）。

肢体激活疗法是 Robertson、North（1992）、Robertson、Hogg 和 McMillan（1998）发明的一种特定过程干预方法，它是基于这样的假设：当使用受损大脑的对侧肢体进行任务时（当病变位于右脑时，在左侧空间使用左手或左腿），受损半球的运动回路被激活，从而减少了忽略（Maddicks et al.，2003）。肢体激活疗法具体的过程是：患者在进行日常活动时，听到提示音就在身体左侧活动左侧肢体（比如：听到蜂鸣声时，用左手或左脚按一下按钮）（Robertson & North，1992；Robertson et al.，1998）。在一些研究中，会将肢体激活疗法结合到传统的作业治疗环节或感知训练中（Bailey et al.，2002；Robertson et al.，1998）。该领域的大多数研究是多基线、单一受试研究设计。例如，脑卒中后18 个月的患者接受肢体激活疗法结合传统作业治疗

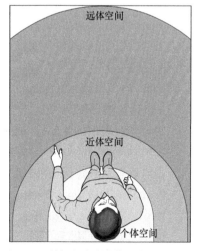

图 24-4　单侧忽略影响作业表现的三个不同空间：个人空间（身体）、近体空间（身体附近够得到的距离）、远体空间（远处）

后，治疗任务的表现得到改善，一些证据表明患者对于近体空间的注意会改善，但对个体空间和远体空间没有影响（Robertson et al., 1998）。在一个相似的研究中，Maddicks、Marzillier和 Parker（2003）发现了在第一阶段治疗中，对于近体空间和远体空间有治疗效果，但是对于日常生活任务没有长期影响。其他一些版本的肢体激活疗法也被评估。Bailey、Riddoch 和 Crome（2002）比较了视觉扫描/提示训练和某个版本的肢体激活训练，脑卒中后单侧忽略的患者使用左上肢进行功能性活动，患者在两种方法中都得到改善。其他研究将功能性电刺激作为左肢运动的提示，结合视觉扫描训练（Eskes et al., 2003），治疗后症状改善。值得注意的是，虽然所有上述研究都显示治疗后单侧忽略症状改善，但目前没有证据表明此治疗可以改善作业表现（Bailey et al., 2002；Eskes et al., 2003；Maddicks et al., 2003；Robertson et al., 1998；Robertson et al., 2002）。

2. 特定过程训练（process-specific training）：信息处理速度训练　信息处理速度和认知能力随着年龄增长而降低是正常的老化过程，但是有证据表明特定过程训练可以改善老年人的认知能力（Ball et al., 2002）。信息处理速度是指人们对感觉信息的获取、分析和反应的速度。这种认知能力的高低可以在注意力任务中由电脑评估视觉处理速度而得知，也就是有效视野测试（useful field of view，UFOV，Visual Resources, Inc., Bowling Green，KY）。视觉信息处理速度直接影响健康的老年人（Edwards et al., 2009）和创伤性脑损伤患者（Novack et al., 2006）的驾驶能力。

信息处理速度训练（speed of information processing training，SOPT）是一套电脑化的认知训练，涉及识别和定位快速出现（16～500 毫秒）的视觉目标，用于改善 UFOV（O'Connor et al., 2011）。SOPT 中的视觉刺激会出现在驾驶任务的情境（见资源 24-1）。

📖 **资源 24-1**

改善认知表现

● **技能-任务-习惯训练：提示设备和临床工作者制作的检查表**

MotivAider®

http: //habitchange.com/motivaider.php

MotivAider® 戴在腰带上或口袋里，是一种振动计时装置。在预设的时间间隔（由用户确定），它发出预定或随机生成的静音脉冲信号以提示指定的动作（也由用户确定）。

NeuroPage™

http: //www.neuropage.nhs.uk/

● **代偿策略训练**

每日作业表现的认知导向

http: //www.ot.utoronto.ca/coop/about.htm

日常计划（预定页面和自定义的笔记本部分是重要特征）

FranklinCovey www.franklincovey.com

DayTimer www.daytimer.com

支持制订计划和时间管理的电子设备

闹钟手表、手机上的闹钟：可见上述的 MotivAider® 和 NeuroPage™

在治疗中使用 PDA 和其他电子辅助设备的信息

http://www.brainline.org/content/2008/11/pda-intervention-plan-implementing-electronic-memory-and-organization-aids .html

Mackay Sohlberg 的认知辅助设备

http://www.asha.org/Publications/leader/2011/110215/Assistive-Technology-for-Cognition.htm

● 任务–环境改造训练

痴呆护理和改造环境

Alzheimer's Australia

http://www.fightdementia.org.au/common/files/NAT/20040600_Nat_NP_3DemCareBuiltEnv.pdf

Corcoran, M. A. (2003). *Practical skills training for family caregivers*. San Francisco: Family Caregiving Alliance. Retrieved August 19, 2012 from http://www.caregiver.org/caregiver/jsp/ content_node.jsp?nodeid=954.

Corcoran, M. A. (n.d.a). *Environmental modification strategies: Customized toolkit of information and practical solutions (C-TIPS)*. Retrieved August 19, 2012 from http://www.c-tips.com/la_tools/modifying_the_environment.pdf.

Corcoran, M. A. (n.d.b). *Task breakdown strategies: Customized toolkit of information and practical solutions (C-TIPS)*. Retrieved August 19, 2012 from http://www.c-tips.com/la_tools/task_breakdown_strategies.pdf.

设备自动关闭装置

StoveGuard http://stoveguard.ca/

出门、漫步警报设备

AbleData http://abledata.com

● 过程特异性训练

注意力过程训练-Ⅱ

http://www.pearsonassessments.com/HAIWEB/Cultures/en-us/Productdetail.htm?Pid=015-8010-086

DriveSharp

互动性 **SOPT** 软件包. http://drivesharp.positscience. com/?CJAID=10685832&CJPID=3529639

● 医务工作者网站

Brainline.org

http://www.brainline.org/

Brain Injury Association of America http://www.biausa.org/

The Society for Cognitive Rehabilitation http://www.societyforcognitiverehab.org/

Institute of Medicine, Cognitive Rehabilitation Therapy for Traumatic Brain Injury: Evaluating the Evidence. (2011). Retrieved from http://www.iom.edu/Reports/2011/Cognitive-Rehabilitation-Therapy-for-Traumatic-Brain-Injury-Evaluating-the-Evidence.aspx.

美国作业治疗师协会认知申明（**American Occupational Therapy Association Statement on Cognition**）

American Occupational Therapy Association (2012).

Cognition, Cognitive Rehabilitation,and Occupational Performance. Retrieved July 21,

2013 from http://www.aota.org/~/media/Corporate/Files/AboutAOTA/OfficialDocs/Statements/
Cognition% 20Cognitive%20Rehabilitation%20

多项大样本随机对照研究结果证明了 SOPT 对健康老年人的益处，具体包括：提高视觉
处理速度（通过 UFOV 测量）（Ball et al.，2002；Ball et al.，2007；Wolinsky et al.，2011）、
防止老年人因为驾驶能力降低和不当驾驶引起车祸（Ball et al.，2010；Edwards et al.，2009）。

3. 假定机制 特定过程训练基于不同认知功能可以相互独立地分别加以强化和改善这
一假说。该假说认为可以反复激活和刺激特定的认知系统，可以改善认知功能（Sohlberg &
Mateer，2001；Wolinsky et al.，2011）。然而，这个假说还没有循证支持。目前的证据表明，
特定过程训练可以改善神经心理学测试的认知表现。少量的重要研究表明，当针对某些认知
功能（特别是信息处理速度）时，特定过程训练可以改善日常表现，但是很难鉴别改善是神
经可塑性引起的还是认知相关技能或策略引起的。

4. 符合作业治疗理论与目标 在认知康复方面没有与特定过程训练直接相关的作业治
疗认知模型、理论或框架。特定过程训练并未将选定的作业或作业表现纳入治疗方案。对于
颅脑外伤患者，单纯的特定过程训练无法泛化到日常功能，而 SOPT 可以改善健康老年人的
驾驶能力。因此，治疗师可以给予颅脑外伤患者特定过程训练，但是需要与其他更有可能影
响作业功能的治疗共同使用。

四、认知干预的临床推理

在实践中，作业治疗师经常使用多种方法来帮助患者优化认知表现。以一个患者学习使
用备忘记事本的方式来弥补记忆缺陷为例，虽然主要的治疗方法着重于策略训练，但成功的
结果依赖于教会患者家属提供正确的提示和强化（任务-环境改造），还有给患者提供日常任
务计划表，患者可以用于查看和添加事项（技能-任务-习惯训练）。此外，学习过程可能通过
刺激注意力和记忆系统，引起了神经解剖和生理上的变化（认知刺激）。

在为患者设计认知干预计划来解决特定的问题时，需要同时考虑患者与家庭因素之间的
相互作用、对结果的期望、环境和时限、实践范畴的一致性、临床工作者的能力，以及跨学
科团队。

1. 患者和家庭因素 作业治疗师根据服务的主要接受者（患者、照护者或两者）来决定
干预计划。一般情况下，对于严重认知障碍患者而言，照护者必须参与到治疗中，因为这些
患者不可能独立地练习或将他们在治疗中学到的知识转移到家庭环境中。轻度认知障碍患者
能够更好地在日常生活中应用治疗建议，所以只需要治疗师的支持就够了。此外，治疗师应
考虑导致患者认知问题的深层原因。例如，患者主要的认知问题是归因于器质性损害（organic
impairments），还是由短暂的压力或环境因素引起的短期认知能力低下？患者病情是正在恢复
还是进行性恶化？其他系统比如运动、视觉和感知功能情况如何（Schwartz，1995）？患者
在多大程度上意识到了认知问题以及改善功能的动机如何？一般来说，患者必须具有一定程
度的意识和动机才能从策略训练中受益，即使是严重认知障碍患者也有可能受益于技能-任务-
习惯训练或任务-环境改造以匹配当前能力。

2. 结果预期，环境和预期的治疗时间 患者的病程及损伤的位置将会影响总体治疗结果

的预期以及患者与治疗师的接触时间，所有这些都应该在制订认知干预计划时仔细考虑。在急性期，治疗时间有限，而出院计划通常是重点。住院康复可延长 1 周至 1 个月左右，并侧重于修复损伤和确保基本的 ADL 能力。在此阶段，患者通常每天接受一个半小时的作业治疗。门诊康复通常每周提供 2 到 3 次，持续数周到数月，具体取决于患者的需求、目标和保险报销范畴。

　　临床医生必须熟知已发布的认知康复指南和循证综述（Cicerone et al., 2000, 2005, 2011; Haskins, 2011; IOM, 2011），以便将最佳的干预措施与患者不同时期的需求和目标相匹配。例如，刚刚患了脑卒中的患者在从急性医疗机构出院回家前，进行厨房评估时表现出健忘。为了获得最佳的结果，治疗师应该重点着眼于任务-环境改造（向患者和其妻子提供建议，患者只能在有妻子监督的情况下才允许执行烹饪任务）。更广泛的记忆问题，则可以通过该患者回到作业治疗门诊接受记忆策略的训练得以解决。

　　3. 与实践范畴一致，临床工作者能力和跨学科团队　　如前所述，认知康复是一门跨学科的领域。这意味着它与其他学科存在互相补充、重叠或冲突的可能性。通常，记忆策略训练究竟是由作业治疗师还是语言治疗师提供取决于当地临床工作者的专长。在这一重要的康复领域，作业治疗师应接受专门的教育和培训，以提供认知干预，并承担起对患者和其他相关专业人员的责任，采用以作业为核心，基于实证的认知干预，并保持持续地精进与学习。

📖 **案例分析**

D.B.：使用多种方法来优化脑外伤后的认知功能

作业治疗干预过程	临床推理过程	
	目的	治疗师思考内容的举例
患者信息	分析环境	见第六章对评估过程和患者背景的描述
D. B.，26 岁男性，脑外伤后 3 个月，参与门诊作业治疗评估，发现以下问题：①ADL 和 IADL 的主动性降低；②耐力下降和兴趣爱好的参与降低，导致生产力降低；③记忆效率降低，记忆补偿策略不足；④对于认知缺陷的意识下降，干扰了代偿策略的使用	建立干预假说	"我认为 D. B. 的认知问题是目前影响他的作业功能最突出的障碍，尤其是他没有很好地意识到自己的认知缺陷。如果他利用一系列的策略来弥补认知不足，他就可以更好地适应自己的身体限制。他的动机和家庭支持是他作业功能和恢复的真正推动力。"
	选择干预方法	"我将设计一个重点在代偿缺陷的干预方案，因为基于他脑外伤的严重程度，D. B. 很可能会长时间经历认知障碍（*策略指导*）。如果我帮他重新建立一个 ADL 日程（*技巧-习惯训练*），D. B. 就可以不再需要他兄弟的帮助了。我要告诉 D. B. 的家人改变社交环境，避免家人给他过多的不必要的帮助（*任务-环境改造*）。我还会建议 D. B. 玩一些需要注意力和记忆力参与的电脑游戏，让他业余时间来玩（*认知刺激*）。我知道这些游戏不能好好他的大脑，但是它们可能有助于他了解自己的认知功能，尤其是如果能让他在随后完成一些指导性的思考问题。"
	考虑证据	最近的一项系统评价（Cicerone et al., 2011）表明，有证据支持帮助脑外伤（TBI）患者学习使用代偿性策略来解决记忆和注意力问题，但没有证据支持患者在没有治疗师陪同下进行电脑化练习的有效性。文献还表明，即使对于更严重的脑外伤者来说，习惯训练也可以提高他们的独立性（Giles & Clark-Wilson, 1988; Giles et al., 1997）
	关于能力的思考	"D.B.让我想到了三四个我近年曾治疗的患者。我有点担心在患者意识到自己的认知障碍后会产生情绪问题和适应困难，因此，我需要考虑让他向其他顾问寻求帮助。"

续表

作业治疗干预过程	临床推理过程	
	目的	治疗师思考内容的举例
推荐 作业治疗师建议患者每周做 2 或 3 次治疗，持续 8 周。基于 D. B. 的情况，作业治疗师设立了如下的长期治疗目标：（1）D.B.将可以独立地开始并执行所有的自理活动和一些轻松的家务（在外部记忆辅助工具的帮助下） （2）D.B. 将提高他在家的生产性活动水平，每周至少开展 3 次作业活动 （3）D. B. 将通过使用外部记忆辅助工具和策略，至少有 85%的时间是能完成预定任务的。D. B. 的兄弟愿意至少每周 1 次开车接送他	考虑治疗中会发生什么，发生频率和持续时间 确定患者对计划的认可程度	"我认为，由于我们的目标范围以及 D.B. 的动机和取得进步的潜力，我们需要一个相当密集的门诊治疗计划。因为他的合作水平、他的认知能力以及他兄弟对治疗过程的承诺，我非常希望 D.B.能够恢复。D. B. 似乎对这个计划很满意，但我不知道他是否完全理解我提出的建议是什么以及为什么要那样做。"
短期目标和进展的总结 （1）交给他作业治疗家庭方案时，D. B. 将独立启动笔记（至少 60%的时间），从而提高他对于任务的跟进能力。 治疗师确定如果记忆辅助工具非常便携，D. B. 非常有可能带着它。因此，她协助 D. B. 选择一个市面上能买到的口袋大小的周计划本。治疗师给 D. B. 创造机会，让他练习在计划本特定功能中及查找信息。在治疗期间，治疗师使用事件记录记载她交给 D. B. 的 3 到 4 个家庭作业，记录 D. B. 启动记笔记的过程所需要的指引的程度。任何程度的启动都给予口头强化。每一节课结束后都回顾一下那个过程中的笔记记录开始和作业完成程度来加强和改善自我认识。最后 1 周时，D. B.的独立开始记笔记率为 65%，作业完成率为 70%	评估患者的理解能力 了解他在做什么 了解环境	"在我刚开始交给 D. B. 家庭作业时，他只是简单的坐在那点头，好像在告诉我他理解我的意思并且会记住。知道他会遗漏信息还视而不理对我来说是很难的，有时他会在下一次治疗时跟我争论，说我从来没有给他布置过任务，这样治疗就进行得很艰难。 但是在我告诉他我做的记录以及如何使用计划表时，他才意识到与其把所有东西用脑子记下来，不如用笔记下来。我能看到他的进步。" "我很开心 D. B. 的兄弟愿意参与到治疗中。通常，我允许患者因为遗忘而出错以提高他们的意识，但是我不能让他在服药方面犯错误。"
（2）D. B. 将通过使用检查表和报警提示装置来启动和采用一致的自我照顾任务的常规程序（包括药物管理） 根据治疗师的建议，D. B. 购买了一个每周用于服药的容器以及闹钟手表。治疗师将闹钟设置在下午 5 点，以提示他参考他的药物清单并服用药物。D. B. 前 2 周需要在提示和监护下使用此系统，但到月底，他的兄弟填满药物容器后他便可以按计划服用药物了。在 D.B.的卫生间贴了一份"清晨检查单"（D.B. 的洗漱顺序），1 个月后，他每周只需要他的兄弟提示他一两次来启动这些活动	了解这个人	"D. B. 更愿意恢复自己的记忆而不是学着去代偿记忆问题，但是没有研究证明反复的认知练习可以产生功能改变。我不想给他制造错误的希望，但我还是尝试着给他一些活动来充实他在家的时间，并帮他建立了一个可以反思自己思想的思维结构。他仍然需要大量帮助来了解他在哪种情况下可以有最佳表现，但他似乎觉得这些活动让他在没有接受治疗的闲暇时间可以做一些重要的事情。"
（3）D. B. 将会改善他对细节的注意力，使他在纸笔测试中的错误率低于 10% D. B. 非常有动力去纠正自己的记忆力，愿意去做任何能够帮到他的练习。为此，他同意将各种注意力集中工作表（attention-concentration worksheets）作为家庭作业的一部分，同时尝试各种可能有助于他专注于任务的策略。比如，他记录并比较自己在不同环境下的表现情况：一边看电视对比坐在安静的房间里；早晨休息时对比晚饭后；在有很多纸和杂物的环境里工作对比在他卧室看不到其他东西的角落工作		

续表

作业治疗干预过程	临床推理过程	
	目的	治疗师思考内容的举例
下一步计划 修订短期目标（一个月）： （1）D. B. 将用他的日常计划表来安排并执行每周至少2次家务活和3次业余活动 （2）D. B. 将使用代偿策略来独立按照计划服药（他兄弟帮助他每周把药盒准备好） （3）D. B. 能更好地意识到其自身存在的记忆问题，在交给他作业治疗家庭作业时，他将独立启动记笔记（至少85%的时间），或者在兄弟提示后启动记笔记（至少75%的时间）	预测当前和未来患者的关注点 决定他是否应该继续或停止治疗和（或）将来返回治疗	"D. B. 在过去的1个月已经有了极大的进步但是还是没有准备好独立生活，这仍旧是他的主要目标。他非常需要能够独立照顾自己（包括服药），并且为此他还需要能做一些必要的家务活。我想帮助D. B. 准备在接下来的几个月内做一些志愿者工作，他至少目前表示有兴趣这样做。他需要熟练使用计划表才能成功做一个志愿者。"

📖 作业治疗实践中的临床推理

将任务-环境改造训练纳入作业治疗干预

D. B 的兄弟是康复团队的重要成员之一。因为D. B 在记忆和自我意识方面存在严重问题，所以D. B 的兄弟承担了主要责任，以尝试在家庭环境中转移和应用治疗建议。基于D. B 的长期目标，你认为作业治疗师应该特别教导D. B. 的兄弟哪些信息？举例说明教导应如何进行。

❓ 思考与总结

（1）描述人们控制和执行行为的两个系统的特征。随身携带笔记本，记录你这一天有多少时间用来执行需要控制和努力的信息处理。你觉得自己从事日常活动或者从事新的活动（比如在新的工作环境开始工作）有何不同？

（2）对于阿尔茨海默病和脑外伤急性恢复期的患者，你帮助他们改善认知功能的方式有什么不同？

（3）描述过程特异性训练的优点和缺点。描述这个方法如何与作业治疗有机结合。

（4）写出你的日常常规或习惯的步骤。现在改变这些步骤的顺序，下一次尝试这个改变后的顺序。这个改变如何影响你完成这些任务需要的速度和注意力？这个经历对你在帮助患者建立日常常规时有什么启发？

（5）说出三个自己生活中可以降低对认知水平要求的环境改造策略。

（6）说出元认知策略训练如CO-OP与外部记忆策略训练的相似处与不同处。

（7）考虑优化你的记忆表现、注意力、计划以及解决问题的能力的练习或习惯。这些同样的策略如何应用于认知障碍患者？

📚 术　语　表

自动化（automaticity）：在无意识下执行活动或行为的能力。是行为或技巧反复练习的结果。

　　链接（chaining）：任务分析，即把复杂任务分解成一系列步骤。正链是先教会患者做第一个步骤，当患者能熟练掌握第一个步骤时，教患者做第一步和第二步，以此类推直到所有步骤都被熟练掌握，患者便能够完整执行一个任务。

　　认知康复（cognitive rehabilitation）：用来提高认知功能的多学科领域和广泛的干预方法。

　　认知代偿策略（compensatory cognitive strategies）：优化认知障碍者作业表现的一系列策略，如使用元认知策略帮助有执行功能障碍的患者组织项目，或者使用闹钟手表提示有注意力障碍的人。

　　特定领域策略（domain-specific strategies）：帮助有特定领域功能缺陷的患者改善作业表现的策略（如经常把东西落在家里的人可以把他工作需要的物品放在门口）。

　　习惯（habits）：在同样的环境经过重复后可以不费力地做出的一系列自动的身体、情感和社会行为。

　　元认知策略（metacognitive strategies）：指导人们找到解决作业表现困难的方法的普适策略。这些策略可以应用于各种问题，并且适用于许多功能领域。

　　抑制因素（press）：影响活动难度（活动需求）的物理或社会环境因素。减少抑制因素可以使一项活动更易执行。

　　常规（routines）：物理环境促使人们做出的半自动的活动顺序，并且每个人的日常活动都相当一致（比如一个人早上的 ADL 常规）。

参 考 文 献

American Psychiatric Association. (2012). DSM-5 Development-Neurocognitive disorders. Retrieved July 20, 2013 from http://www.dsm5.org/Pages/RecentUpdates.aspx.

Baddeley, A., & Wilson, B. A. (1994). When implicit learning fails: Amnesia and the problem of error elimination. *Neuropsychologia, 32,* 53-68.

Bailey, M. J., Riddoch, M. J., & Crome, P. (2002). Treatment of visual neglect in elderly patients with stroke: A single-subject series using either a scanning and cueing strategy or a left-limb activation strategy. *Physical Therapy, 82,* 782-797.

Ball, K., Berch, D. B., Helmers, K. F., Jobe, J. B., Leveck, M. D., Marsiske, M., Morris, J. N., Rebok, G. W., Smith, D. M., Tennstedt, S. L., Unverzagt, F. W., & Willis, S. L. (2002). Effects of cognitive training interventions with older adults: A randomized controlled trial. *Journal of the American Medical Association, 288,* 2271-2281.

Ball, K., Edwards, J. D., & Ross, L. A. (2007). The impact of speed of processing training on cognitive and everyday functions. *Journals of Gerontology, 62B,* 19-31.

Ball, K., Edwards, J. D., Ross, L. A., & McGwin, G. (2010). Cognitive training decreases motor vehicle collision involvement of older drivers. *Journal of the American Geriatric Society, 58,* 2107-2113.

Boake, C. (1989). A history of cognitive rehabilitation of head-injured patients, 1915 to 1980. *Journal of Head Trauma Rehabilitation, 4,* 1-8.

Boake, C. (1991). History of cognitve rehabiliation following head injury. In J. S. Kreutzer & P. H. Wehman (Eds.), *Cognitve rehabiliation for persons with traumatic brain injury: A functional approach* . Baltimore, MD: Paul H. Brookes.

Bourgeois, M., Burgio, L., Schulz, R., Beach, S., & Palmer, B. (1997). Modifying repetitive verbalization of community dwelling patients with AD. *Gerontologist, 37,* 30-39.

Brain Injury Association of America. (n.d.). Definition and practice of cognitive rehabilitation. Retrieved October 12, 2012 from www .biausa.org/LiteratureRetrieve.aspx?ID = 43818.

Cermak, L. S., Verfaellie, M., Lanzoni, S., Mather, M., & Chase, K. A. (1996). Effects of spaced repetitions on amnesia patients' recall and recognition performance. *Neuropsychology, 10,* 219-227.

Charmaz, K. (2002). The self as habit: The reconstruction of self in chronic illness. *Occupational Therapy Journal of Research, 22(Suppl. 1),* 31S-41S.

Cicerone, K. D., Dahlberg, C., Kalmar, K., Langenbahn, D. M., Malec, J. F., Bergquist, T. F., Felicetti, T., Giacino, J. T., Preston Harley, J., Harrington, D. E., Herzog, J., Kneipp, S., Laatsch, L., & Morse, P. A. (2000). Evidence-based cognitive rehabilitation: Recommendations for clinical practice. *Archives of Physical Medicine and Rehabilitation, 81,* 1596-1615.

Cicerone, K. D., Dahlberg, C., Malec, J. F., Langenbahn, D. M., Felicetti, T., Kneipp, S., Ellmo, W., Kalmar, K., Giacino, J. T., Preston Harley, J., Laatsch, L., Morse, P. A., & Catanese, J. (2005). Evidence-based cognitive rehabilitation: Updated review of the literature from 1998 through 2002. *Archives of Physical Medicine and Rehabilitation, 86,* 1681-1692.

Cicerone, K. D., Langenbahn, D. M., Braden, C., Malec, J. F., Kalmar, K., Fraas, M., Felicetti, T., Laatsch, L., Harley, J. P., Bergquist, T., Azulay, J., Cantor, J., & Ashman, T. (2011). Evidence-based cognitive rehabilitation: Updated review of the literature from 2003 through 2008. *Archives of Physical Medicine and Rehabilitation, 92,* 519-530.

Clare, L., Wilson, B. A., Carter, G., Breen, K., Gosses, A., & Hodges, J. R. (2000). Intervening with everyday memory problems in dementia of Alzheimer's type: An errorless learning approach. *Journal of Clinical and Experimental Neuropsychology, 22,* 132-146.

Clare, L., & Woods, R. T. (2004). Cognitive training and cognitive rehabilitation for people with early stage Alzheimer's disease: A review. *Neuropsychological Rehabilitation, 14,* 385-401.

Corcoran, M. A. (2003). Practical skills training for family caregivers. San Francisco: Family Caregiving Alliance. Retrieved August 19, 2012 from http://www.caregiver.org/caregiver/jsp/content_node.jsp?nodeid= 954.

Corcoran, M. A. (n.d.a). Environmental modification strategies: Customized toolkit of information and practical solutions (C-TIPS). Retrieved August 19, 2012 from http://www.c-tips.com/la_tools/modifying_the_environment. pdf.

Corcoran, M. A. (n.d.b). Task breakdown strategies. Customized toolkit of information and practical solutions (C-TIPS). Retrieved August 19, 2012 from http://www.c-tips.com/la_tools/task_breakdown_strategies.pdf.

Crosson, B., Barco, P. P., Velozo, C. A., Bolesta, M. M., Cooper, P. V., Werts, D., & Brobeck, T. C. (1989). Awareness and compensation in postacute head injury rehabilitation. *Journal of Head Trauma Rehabilitation, 4,* 46-54.

Crovitz, H. F. (1979). Memory rehabilitation in brain damaged patients: The airplane list. *Cortex, 15,* 131-134.

Davis, R. N., Massman, P. J., & Doody, R. S. (2001). Cognitive intervention in Alzheimer disease: A randomized placebo-controlled study. *Alzheimer Disease and Associated Disorders, 15,* 1-9.

Davis, E. S., & Radomski, M. V. (1989). Domain-specific training to reinstate habit sequences. *Occupational Therapy Practice, 1,* 79-88.

Dawson, D. R., Gaya, A., Hunt, A., Levine, B., Lemsky, C., & Polatajko, H. J. (2009). Using the cognitive orientation to occupational performance (CO-OP) approach with adults with executive dysfunction. *Canadian Journal of Occupational Therapy, 76,* 115-127.

de Joode, E., van Heugten, C., Verhey, F., & van Boxtel, M. (2010). Efficacy and usability of assistive technology for patients with cognitive deficits: A systematic review. *Clinical Rehabilitation, 24,* 701-714.

Donaghy, S., & Williams, W. (1998). A new protocol for training severely impaired patients in the usage of memory journals. *Brain Injury, 12,* 1061-1076.

Dougherty, P. M., & Radomski, M. V. (1993). *The cognitive rehabilitation workbook* (2nd ed.). Gaithersburg, MD: Aspen.

Driskell, J. E., Willis, R. P., & Copper, C. (1992). Effect of overlearning on retention. *Journal of Applied Psychology,*

77, 615-622.

Duhigg, C. (2012). *The power of habit: Why we do what we do in life and business.* New York: Random House.

Dyck, I. (2002). Beyond the clinic: Restructuring the environment in chronic illness experience. *Occupational Therapy Journal of Research, 22 (Suppl. 1),* 52S-60S.

Edwards, J. D., Myers, C., Ross, L. A., Roenker, D. L., Cissell, G. M., Mc-Laughlin, A. M., & Ball, K. K. (2009). The longitudinal impact of cognitive speed of processing training on driving mobility. *Gerontologist, 49,* 485-494.

Ehlhardt, L. A., Sohlberg, M. M., Kennedy, M., Coelho, C., Ylvisaker, M., Turkstra, L., & Yorkston, K. (2008). Evidence-based practice guidelines for instructing individuals with neurogenic memory impairments: What have we learned in the past 20 years? *Neuropsychological Rehabilitation, 18,* 300-342.

Eldridge, L. L., Masterman, D., & Knowlton, B. J. (2002). Intact implicit habit learning in Alzheimer's disease. *Behavioral Neuroscience, 116,* 722-726.

Eskes, G. A., Butler, B., McDonald, A., Harrison, E. R., & Phillips, S. J. (2003). Limb activation effects in hemispatial neglect. *Archives of Physical Medicine and Rehabilitation, 84,* 323-328.

Evans, J. J., Wilson, B. A., Needham, P., & Brentnall, S. (2003). Who makes good use of memory aids? Results of a survey of people with acquired brain. *Journal of the International Neuropsychological Society, 9,* 925-935.

Finger, S. (1994). *Origins of neuroscience: A history of explorations into brainfunction.* New York: Oxford University Press.

Fleming, J., & Strong, J. (1995). Self-awareness of deficits following acquired brain injury: Considerations for rehabilitation. *British Journal of Occupational Therapy, 58,* 55-60.

Gasparrini, B., & Satz, P. (1979). A treatment for memory problems in left hemisphere CVA patients. *Journal of Clinical Neuropsychology, 1,* 137-150.

Gelfand, D. M., & Hartmann, D. P. (1984). *Child behavioral analysis and therapy .* Needham Heights, MA: Allyn & Bacon.

Gentry, T. (2008). PDAs as cognitive aids for people with multiple sclerosis. *American Journal of Occupational Therapy, 62,* 18-27.

Gentry, T., Wallace, J., Kvarfordt, C., & Lynch, K. B. (2008). Personal digital assistants as cognitive aids for individuals with severe traumatic brain injury: A community-based trial. *Brain Injury, 22,* 19-24.

Geusgens, C. A. V., Winkens, L., van Heugten, C. M., Jolles, J., & van den Heuvel, W. J. A. (2007). Occurrence and measurement of transfer in cognitive rehabilitation: A critical review. *Journal of Rehabilitation Medicine, 39,* 425-439.

Giles, G. M. (1998). A neurofunctional approach to rehabilitation following severe brain injury. In N. Katz (Ed.), *Cognition and occupation in rehabilitation* (pp. 125-147). Bethesda, MD: American Occupational Therapy Association.

Giles, G. M. (2010). Cognitive versus functional approaches to rehabilitation after traumatic brain injury: Commentary on a randomized controlled trial. *American Journal of Occupational Therapy, 64,* 182-185.

Giles, G. M. (2011). A neurofunctional approach to rehabilitation following brain injury. In N. Katz (Ed.), *Cognition, occupation and participation across the life span* (3rd ed., pp. 351-381). Bethesda, MD: AOTA Press.

Giles, G. M., & Clark-Wilson, J. (1988). The use of behavioral techniques in functional skills training after severe brain injury. *American Journal of Occupational Therapy, 42,* 658-665.

Giles, G. M., Ridley, J. E., Dill, A., & Frye, S. (1997). A consecutive series of adults with brain injury treated with a washing and dressing retraining program. *American Journal of Occupational Therapy, 51,* 256-266.

Giles, G. M., & Shore, M. (1989). A rapid method for teaching severely brain injured adults how to wash and dress. *Archives of Physical Medicine and Rehabilitation, 70,* 156-158.

Gillen, G. (2009). *Cognitive and perceptual rehabilitation: Optimizing function.* St. Louis: Mosby.

Gillespie, A., Best, C., & O'Neill, B. (2012). Cognitive function and assistive technology for cognition: A systematic review. *Journal of the International Neuropsychological Society, 18,* 1-19.

Gitlin, L. N., Corcoran, M., Winter, L., Boyce, A., & Hauck, W. W. (2001). A randomized, controlled trial of a home environmental intervention: Effect on efficacy and upset in caregivers and on daily function of persons with dementia. *Gerontologist, 41,* 4-14.

Gitlin, L. N., Hauck, W. W., Dennis, M. P., & Winter, L. (2005). Maintenance of effects of the home environmental skill-building program for family caregivers and individuals with Alzheimer's disease and related disorders. *Journal of Gerontology Series A: Biological Sciences and Medical Sciences, 60,* 368-374.

Gitlin, L. N., Winter, L., Burke, J., Chernett, N., Dennis, M. P., & Hauck, W. W. (2008). Tailored activities to manage neuropsychiatric behaviors in persons with dementia and reduce caregiver burden: A randomized pilot study. *American Journal of Geriatric Psychiatry, 16,* 229-239.

Gitlin, L. N., Winter, L., Vause Earland, T., Adel Herge, E., Chernett, N. L., Piersol, C. V., & Burke, J. P. (2009). The Tailored Activity Program to reduce behavioral symptoms in individuals with dementia: Feasibility, acceptability, and replication potential. *Gerontologist, 49,* 428-439.

Giuffrida, C. G., Demery, J. A., Reyes, L. R., Lebowitz, B. K., & Hanlon, R. E. (2009). Functional skill learning in men with traumatic brain injury. *American Journal of Occupational Therapy, 63,* 398-407.

Gray, J. M., Robertson, I., Pentland, B., & Anderson, S. (1992). Microcomputer-based attentional retraining after brain damage: A randomized group controlled trial. *Neuropsychological Rehabilitation, 2,* 97-115.

Harris, J. E. (1980). Memory aids people use: Two interview studies. *Memory and cognition, 8,* 31-38.

Hart, T., Buchhofer, R., & Vaccaro, M. (2004). Portable electronic devices as memory and organizational aids after traumatic brain injury: A consumer survey study. *Journal of Head Trauma Rehabilitation, 19,* 351-365.

Haskins, E. C. (2011). *Cognitive rehabilitation manual: Translating evidence-based recommendations into practice.* Reston, VA: American Congress of Rehabilitation Medicine.

Institute of Medicine. (2011). *Cognitive rehabilitation therapy for traumatic brain injury: Evaluating the evidence .* Washington DC: National Academies Press.

Jog, M. S., Kubota, Y., Connolly, C. I., Hillegaart, V., & Graybiel, A. M. (1999). Building neural representations of habits. *Science, 286,* 1745-1749.

Kennedy, M. R. T., Coelho, C., Turkstra, L., Ylvisaker, M., Sohlberg, M. M., Yorkston, K., Chiou, H.-H., & Kan, P.-F. (2008). Intervention for executive functions after traumatic brain injury: A systematic review, meta-analysis and clinical recommendations. *Neuropsychological Rehabilitation, 18,* 257-299.

Kessels, R. P. C., & de Haan, E. H. F. (2003). Mnemonic strategies in older people: A comparison of errorless and errorful learning. *Age and Ageing, 32,* 529-533.

Kessels, R. P. C., & Olde Hensken, L. M. G. (2009). Effects of errorless skill learning in people with mild-to-moderate or severe dementia: A randomized controlled pilot study. *NeuroRehabilitation, 25,* 307-312.

Kim, H. J., Burke, D. T., Dowds, M. M., Boone, K. A., & Park, G. J. (2000). Electronic memory aids for outpatient brain injury: Follow-up findings. *Brain Injury, 14,* 187-196.

Kramer, A. F., Strayer, D. L., & Buckley, J. (1990). Development and transfer of automatic processing. *Journal of Experimental Psychology: Human Learning and Memory, 16,* 505-522.

Lawton, M. P., & Nahemow, L. E. (1973). Ecology and the aging process. In C. Eisdorfer & M. P. Lawton (Eds.), *The psychology of adult development and aging* (pp. 619-674). Washington DC: American Psychological Association.

Logan, G. D. (1988a). Automaticity, resources, and memory: Theoretical controversies and practical implications. *Human Factors, 30,* 538-598.

Logan, G. D. (1988b). Toward an instance theory of automaticity. *Psychological Reviews, 95,* 492-527.

Logan, G. D., Taylor, S. E., & Etherton, J. L. (1999). Attention and automaticity: Toward a theoretical integration. *Psychological Research, 62,* 165-181.

Maddicks, R., Marzillier, S. L., & Parker, G. (2003). Rehabilitation of unilateral neglect in the acute recovery stage:

The efficacy of limb activation therapy. *Neuropsychological Rehabilitation, 13,* 391-408.

Malec, J., & Questad, K. (1983). Rehabilitation of memory after craniocerebral trauma: Case report. *Archives of Physical Medicine and Rehabilitation, 64,* 436-438.

Mastos, M., Miller, K., Eliasson, A. C., & Imms, C. (2007). Goal-directed training: Linking theories of treatment to clinical practice for improved functional activities in daily life. *Clinical Rehabilitation, 21,* 47-55.

McEwen, S. E., Politajko, H. J., Huijbregts, M. P., & Ryan, J. D. (2009). Exploring a cognitive-based treatment approach to improve motor-based skill performance in chronic stroke: Results of three single case experiments. *Brain Injury, 23,* 1041-1053.

McEwen, S. E., Polatajko, H. J., Huijbregts, M. P., & Ryan, J. D. (2010). Inter-task transfer of meaningful, functional skills following a cognitive-based treatment: Results of three multiple baseline design experiments in adults with chronic stroke. *Neuropsychological Rehabilitation, 20,* 541-561.

Meichenbaum, D. (1977). *Cognitive-behavior modifi cation: An integrative approach* . New York: Plenum Press.

Milton, S. B. (1985). Compensatory memory strategy training: A practical approach for managing persistent memory problems. *Cognitive Rehabilitation, 3,* 8-15.

Moniz-Cook, E. (2006). Cognitive stimulation and dementia. *Aging and Mental Health, 10,* 207-210.

Muraven, M., Tice, D. M., & Baumeister, R. F. (1998). Self-control as limited resource: Regulatory depletion patterns. *Journal of Personality and Social Psychology, 74,* 774-789.

Novack, T. A., Bañs, J. H., Alderson, A. L., Schneider, J. J., Weed, W., Blankenship, J., & Salisbury, D. (2006). UFOV performance and driving ability following traumatic brain injury. *Brain Injury, 20,* 455-461.

O'Connor, M. L., Hudak, E. M., & Edwards, J. D. (2011). Cognitive speed of processing training can promote community mobility among older adults: A brief review. *Journal of Aging Research, vol. 2011,* 4 pages. doi: 10.4061/2011/430802.

O'Neil-Pirozzi, T. M., Stangman, G. E., Goldstein, R., Katz, D. I., Savage, C. R., Kelkar, K., Supelana, C., Burke, D., Rauch, S. L., & Glenn, M. B. (2010). A controlled treatment study of internal memory strategies (I-MES) following traumatic brain injury. *Journal of Head Trauma Rehabilitation, 25,* 43-51.

Oriani, M., Moniz-Cook, E., Binetti, G., Zanieri, G., Frisoni, G. B., Geroldi, C., De Vreese, L. P., & Zanetti, O. (2003). An electronic memory aid to support prospective memory in patients in early stages of Alzheimer's disease: A pilot study. *Aging and Mental Health, 7,* 22-27.

Parenté, R., & Herrmann, D. (2002) *Retraining cognition: Techniques and applications* (2nd ed.). Austin, TX: Pro-ed.

Parish, L., & Oddy, M. (2007). Effi cacy of rehabilitation for functional skills more than 10 years after extremely severe brain injury. *Neuropsychological Rehabilitation, 17,* 230-243.

Polatajko, H. J., & Mandich, A. (2004). *Enabling occupation in children: The cognitive orientation to daily occupational performance.* Ottawa, Canada: CAOT Publications.

Polatajko, H. J., Mandich, A., & McEwen, S. (2011). Cognitive orientation to daily occupational performance (CO-OP): A cognitive-based intervention for children and adults. In N. Katz (Ed.), *Cognition and occupation across the life span* (pp. 299-321). Bethesda, MD: AOTA Press.

Radomski, M. V., Davis, E. S., Newman, S., & White, M. (2004). Everyday evidence: Using research and stakeholder input to inform use of high tech memory aids. Minneapolis, MN: Workshop presented for the American Occupational Therapy Association Annual Conference.

Reber, P. J., Knowlton, B. J., & Squire, L. R. (1996). Dissociable properties of memory systems: Differences in the flexibility of declarative and nondeclarative knowledge. *Behavioral Neuroscience, 110,* 861-871.

Robertson, I. H. (1999). Setting goals for rehabilitation. *Current Opinions in Neurology, 12,* 703-708.

Robertson, I. H., Hogg, K., & McMillan, T. M. (1998). Rehabilitation of unilateral neglect: Improving function by contralesional limb activation. *Neuropsychological Rehabilitation, 8,* 19-29.

Robertson, I. H., McMillan, T. M., MacLeod, E., Edgeworth, J., & Brock, D. (2002). Rehabilitation by limb activation reduces left-sided motor impairment in unilateral neglect patients: A single-blind randomized control trial. *Neuropsychological Rehabilitation, 12,* 439-454.

Robertson, I. H., & North, N. (1992). Spatio-motor cueing in unilateral neglect: The role of hemisphere, hand and motor activation. *Neuropsychologia, 30,* 553-563.

Schmitter-Edgecombe, M., Fahy, J. F., Whelan, J. P., & Long, C. J. (1995). Memory remediation after severe closed head injury: Notebook training over supportive therapy. *Journal of Consulting and Clinical Psychology, 63,* 484-489.

Schneider, W., Dumais, S. T., & Shiffrin, R. M. (1984). Automatic and control processing and attention. In R. Parasuraman & D. R. Davis (Eds.), *Varieties of attention* (pp. 1-27). London: Academic Press.

Schwartz, S. M. (1995). Adults with traumatic brain injury: Three case studies of cognitive rehabilitation in the home setting. *American Journal of Occupational Therapy, 49,* 655-667.

Shiffrin, R. M., & Schneider, W. (1977). Controlled and automatic information processing: II. Perceptual learning, automatic attending, and a general theory. *Psychological Review, 84,* 127-190.

Soderback, I., & Normell, L. A. (1986a). Intellectual function training in adults with acquired brain damage: An occupational therapy method. *Scandinavian Journal of Rehabilitation Medicine, 18,* 139-146.

Soderback, I., & Normell, L. A. (1986b). Intellectual function training in adults with acquired brain damage: Evaluation. *Scandinavian Journal of Rehabilitation Medicine, 18,* 147-153.

Sohlberg, M. M., & Mateer, C. A. (1987). *APT: Attention process training manual* . Puyallup, WA: Association for neuropsychological research and development.

Sohlberg, M. M., & Mateer, C. A. (1989). *Introduction to cognitive rehabilitation.* New York: Guilford Press.

Sohlberg, M. M., & Mateer, C. A. (2001). *Cognitive rehabilitation* . New York: Guilford Press.

Sohlberg, M. M., McLaughlin, K. A., Pavese, A., Heidrich, A., Posner, M. I. (2000). Evaluation of attention process training and brain injury education in persons with acquired brain injury. *Journal of Clinical and Experimental Neuropsychology, 22,* 656-676.

Spector, A., Orrell, M., Davies, S., & Woods, R. T. (2001). Can reality orientation be rehabilitated? Development and piloting of an evidence-based programme of cognition-based therapies for people with dementia. *Neuropsychological Rehabilitation, 11,* 377-397.

Spector, A., Orrell, M., Davies, S., & Woods, R. T. (2009). Reminiscence therapy for dementia. *Cochrane Database of Systematic Review,* (4), CD001120.

Spector, A., Thorgrimsen, L., Woods, B., Royan, L., Davies, S., Butterworth, M., & Orrell, M. (2003). Efficacy of an evidence-based cognitive stimulation therapy programme for people with dementia. *British Journal of Psychiatry, 183,* 248-254.

Spikeman, J., & van Zomeren, E. (2010). Assessment of attention. In J. M. Gurd, U. Kischka, & J. C. Marshall (Eds.), *The handbook of clinical neuropsychology* (pp. 81-96). Oxford: Oxford University Press.

Squire, L. R., Knowlton, B. J., & Musen, G. (1993). The structure and organization of memory. *Annual Review of Psychology, 44,* 453-495.

Stringer, A. Y. (2003). Cognitive rehabilitation practice patterns: A survey of American Hospital Association Rehabilitation Programs. *Clinical Neuropsychologist, 17,* 34-44.

Stuss, D. T. (1991). Self-awareness and the frontal lobes: A neuropsychological perspective. In J. Strauss & G. R. Goethals (Eds.), *The self: Interdisciplinary approaches* (pp. 255-278). New York: Springer-Verlag.

Thivierge, S., Simard, M., Jean, L., & Grandmaison, E. (2008). Errorless learning and spaced retrieval techniques to relearn instrumental activities of daily living in mild Alzheimer's disease: A case report study. *Neuropsychiatric Disease and Treatment, 4,* 987-999.

Toglia, J. P. (1991). Generalization of treatment: A multi-contextual approach to cognitive perceptual impairment in the brain injured adult. *American Journal of Occupational Therapy, 45,* 505-516.

Toglia, J. P. (2011). The dynamic interactional model of cognition in cognitive rehabilitation. In N. Katz (Ed.),

Cognition and occupational across the life span (pp. 161-201). Bethesda, MD: American Occupational Therapy Association.

Toglia, J. P., Johnston, M. V., Goverover, Y., & Dain, B. (2010). A multicontext approach to promoting transfer of strategy use and self regulation after brain injury: An exploratory study. *Brain Injury, 24,* 664-677.

Vanderploeg, R. D., Schwab, K., Walker, W. C., Fraser, J. A., Sigford, B. J., Date, E. S., Scott, S. G., Curtiss, G., Salazar, A. M., & Warden, D. L. (2008). Rehabilitation of traumatic brain injury in active duty military personnel and veterans: Defense and veterans brain injury center randomized controlled trial of two rehabilitation approaches. *Archives of Physical Medicine and Rehabilitation, 89,* 2227-2238.

Wallenbert, I., & Jonsson, H. (2005). Waiting to get better: A dilemma regarding habits and daily occupations after stroke. *American Journal of Occupational Therapy, 59,* 218-224.

Watanabe, T. K., Black, K. L., Zafonte, R. D., Millis, S. R., & Mann, N. R. (1998). Do calendars enhance posttraumatic temporal orientation?: A pilot study. *Brain Injury, 12,* 81-85.

Wilson, B. A. (1982). Success and failure in memory training following a cerebral vascular accident. *Cortex, 18,* 581-594.

Wilson, B. A., Emslie, H., Quirk, K., & Evans, J. J. (2001). Reducing everyday memory and planning problems by means of a paging system: A randomized controlled crossover study. *Journal of Neurology, Neurosurgery, and Psychiatry, 70,* 477-482.

Wilson, B. A., Emslie, H., Quirk, K., Evans, J., & Watson, P. (2005). A randomized control trial to evaluate a paging system for people with traumatic brain injury. *Brain Injury, 19,* 891-894.

Wilson, B. A., Evans, J. J., Emslie, H., & Malinek, V. (1997). Evaluation of NeuroPage: A new memory aid. *Journal of Neurology, Neurosurgery, and Psychiatry, 63,* 113-115.

Wilson, B. A., & Moffat, N. (1984). *Clinical management of memory problems* . London: Croom Helm.

Wilson, B. A., Scott, H., Evans, J., & Emslie, H. (2003). Preliminary report of a NeuroPage service within a health care system. *Neurorehabilitation, 18,* 3-8.

Wolinsky, F. D., Vander Weg, M. W., Howren, M. B., Jones, M. P., Martin, R., Luger, T. M., Duff, K., & Dotson, M. M. (2011). Interim analyses from a randomized controlled trial to improve visual processing speed in older adults: The Iowa Healthy and Active Minds study. *British Medical Journal Open, 1,* e000225.

Wolinsky, F. D., Vander Weg, M. W., Howren, M. B., Jones, M. P., Martin, R., Luger, T. M., Duff, K., Goerdt, C., Wolfe, S., & Dotson, M. M. (2011). Protocol for a randomized controlled trial to improve visual processing speed in older adults: The Iowa Healthy and Active Minds study. *British Medical Journal Open, 2,* e000218.

Woods, B., Aguirre, E., Spector, A. E., & Orrell, M. (2012). Cognitive stimulation to improve cognitive functioning in people with dementia. *Cochrane Database of Systematic Review,* (2), CD005562.

Zanetti, O., Zanieri, G., Giovanni, G. D., de Vreese, L. P., Pezzini, A., Metitieri, T., Trabucchi, M. (2001). Effectiveness of procedural memory stimulation in mild Alzheimer's disease patients: A controlled study. *Neuropsychological Rehabilitation, 11,* 263-272.

第二十五章　重建个体的角色

原作者：Anne Birge James
译者：李晓林　吴　燃

学习目标

通过本章的学习，读者将能够：

（1）描述使用"以作业活动为目标"来作为治疗媒介。

（2）区分日常生活活动（ADL）和工具性日常生活活动（IADL）。

（3）向不同功能障碍和活动受限的人说明恢复适用性功能的原则。

（4）通过改变任务和环境来提高不同功能障碍和活动受限患者的 ADL 和 IADL 的参与。

（5）开具和评估辅助器具的使用以提高 ADL 和 IADL 的安全独立性。

（6）阐明临床推理，演示针对各种功能障碍和活动受限患者的特殊情况解决方案的实施。

（7）为各种功能障碍患者制定适当的教学策略，以最大进度地实现"基于作业活动"的目标。

那些对自己的生活角色感到满意的人都拥有完成日常任务所需的资源和能力，不管是否真的由他们自己来完成。自我角色的维持包含日常生活活动（ADL）和工具性日常生活活动（IADL）的参与（Latham，2008a）。作业治疗师是负责指导患者完成这些任务的康复专家。大多数人希望尽自己所能地照顾自己，这可能包括指导和（或）委托他人完成超出他们能力范围的任务。

"日常生活活动"一词与"自理"同义。ADL 包括喂食、洗漱、穿衣、洗澡、如厕、大小便管理、个人设备护理、性行为、功能性移动、睡眠/休息和进食（咀嚼和吞咽）［美国作业治疗协会（AOTA），2008］。前 8 个 ADL 包含在本章中。功能性移动，包括床上移动、转移和轮椅移动，见第二十六章，咀嚼和吞咽见第四十三章。尽管每个人在某种程度上参与了大部分或全部的 ADL，但每种活动的方式和对每种活动的重视程度在不同文化上是不同的。ADL 是大多数康复保险覆盖的重点。基线测量和进度检查通过功能独立性量表（FIM^{TM}）等评估性措施进行记录（见第四章）。

如果人们认为只要能够完成日常生活，在自我维护方面就是独立的，那么他们就会对独立产生错误的印象。真正的独立性还需要参与工具性日常生活活动，包括但不限于管理自己的药物、食物、住所和资产，照顾他人或宠物，使用通信设备，以及社区转移（AOTA，2008）。IADL 包括一系列需要与物理环境、社会环境进行更多互动的不同任务，并且可能比 ADL 有更多的体力和（或）认知需求（James，2014）。

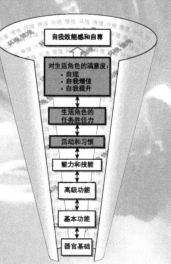

一、以作业活动为目标

当补救治疗（remedial therapy）能够纠正影响 ADL 的表现技能/模式或个人因素时，患者通常能在恢复能力时恢复有意义的任务和活动。直接针对 ADL 进行干预对于那些没有完全恢复能力、不愿意进行补救治疗或在他们恢复所需能力的过程中需要短期策略来实现 ADL 和 IADL 参与的人来说是必要的。"以作业活动为目标"（occupation-as-end）是一种旨在学习如何以适应的方式来完成建立角色的活动和任务的干预手段（Latham，2008b）。治疗师使用改良的理念，采用通过改变任务和（或）环境并提供适当的患者和（或）照顾者教育的方法，使患者能够完成活动（AOTA，2008）。治疗师推荐的改良方案可针对患者和（或）照顾者（Chen et al.，2000）。干预的目的往往是提高 ADL 和 IADL 的独立性，也就是说提高患者在没有他人帮助的情况下完成任务的能力。然而，干预也可用于解决其他重要的任务参数，包括安全性和适应性条件，如感知到的困难或表现的轻松、疼痛、疲劳或活动引起的呼吸困难、完成任务的时间长度以及以符合个人和社会期望方式完成任务的能力（Rogers & Holm，2009）。例如，一个类风湿关节炎患者可能可以独立地烹饪，但此活动会让她经历明显的疼痛感，使得她不愿意从事这项任务。治疗师可以指导她使用合适的烹饪方法，保护疼痛的关节，帮助她独立烹饪，同时不感到疼痛。

为特定患者提供服务的范围和重点取决于患者的需要和预期情况下所需的独立性水平。患者对 ADL 能力的认识可能与其他人的认识不同，甚至与实际表现不同（Goverover et al.，2009），这会影响他们对于治疗的投入。因此，鉴定患者的认识、价值观和目标是评估过程中的一个关键部分，可以通过非正式的方式或标准化评估来完成，例如加拿大作业表现评估（COPM）（Law et al.，2005）或者 Melville Nelson 自我识别目标评估（Melville et al.，2002），可登陆 http://www.utoledo.edu/eduhshs/depts/rehab_sciences/ ot/melville.html. 获取。让患者参与制定目标不仅能够帮助治疗师制订适当的治疗计划，而且能够促使患者获得更好的治疗效果（Kristensen et al.，2011）。

ADL 中的独立性对于一个回到支持性行为环境的患者来说可能是足够的，在这种环境中，IADL 的需求很少，并且被其他人自愿承担，但是对于一个期望重新融入社区生活的患者来说，这是远远不够的。此类患者不仅必须掌握 ADL 和常见的 IADL 任务，而且必须学会解决干扰执行新任务的问题。然而，一些患者只有一个或几个活动的独立性，如转移和如厕，需根据情况决定他们是出院回家还是转去其他特定机构。因此，应全力以赴实现关键目标，并在以后的时间里尽可能确定和处理其他目标。

因此，以作业活动为目标的干预是一种改良方法（AOTA，2008），它利用适应方法的教育、辅助技术和物理和（或）社会环境的调适，使患者能够在永久或暂时残疾的情况下参与所需的角色活动。

二、教　育

在此改良方法中，治疗师和患者参与协作学习过程。尽管治疗师是教师，而患者和护理者是这一关系中的学习者，但有时在合作关系中角色会颠倒。教学和学习都是主动过程（Dreeben，2010），患者必须具备学习的准备和能力，评估患者的学习准备度可以帮助治疗师选择适当的任务和教育方法，以最大限度地提高患者的治疗结果。

（一）学习准备

患者的自我效能感对学习有显著影响，可以在 ADL 干预的背景下进行评估和处理。自我效能感被定义为人们对自己完成或学习某项任务的能力的判断（Bandura，1977，1997；

Sanford et al., 2006）。自我效能感和实际表现呈正相关，即使面对困难的或新的任务，它也能帮助人们在任务中坚持。（Dreeben, 2010；Sanford et al., 2006）。新患残疾的人可能在 ADL 中缺乏自我效能感，因为他们缺乏在熟悉的任务环境中处理残障限制的经验。通过使用 Likert-type 量表（例如 1=非常不可能学习此任务；5=非常可能学习此任务）要求患者预测其在给定任务中的表现，可以评估自我效能感。基线自我效能感评估可用于确定干预的必要性，以处理自我效能感和 ADL 技能训练，从而促进目标的实现。

抑郁是另一个可以阻碍学习的因素，并同时发生于各种身体残疾中。抑郁已被证明与各种身体残疾的人的功能结果有负相关性，例如脑卒中（Pohjasvaara et al., 2001）和帕金森病（Weintraub et al., 2004）。抑郁可通过降低学习所需的自我效能感来影响功能结果。确定患者的抑郁情况，并将其推荐给医生开具抗抑郁药物，可能会减少抑郁症状，提高功能表现（Chemerinski et al., 2001；Lin et al., 2003）。此外，直接针对患者抑郁症状的作业治疗可以改善治疗结果。例如，提供能够促进患者在执行 ADL 时的自主能动性的方案结构以及选择能够让患者体验到成功的任务，都可以增强患者在未来表现中的自我效能感。

其他因素也可能会干扰患者的学习，如认知障碍（见第六章和第二十四章）。严重的认知障碍患者可能并不适合 ADL 的训练。治疗师应向照顾者教授适当的方法来辅助患者，并告知他们如果患者的认知状态改善，应寻求重新评估。有学习能力的认知障碍患者对其 ADL 或 IADL 障碍的认识往往有限，这可能会干扰治疗，因为患者几乎没有理由去练习那些他们坚信自己本就有能力完成的任务。与单纯注重技能获取的治疗相比，将自我意识训练与以作业活动为目标的治疗相结合，可以改善自我意识有限的患者的功能结果（Goverover et al., 2007）。疼痛可能会干扰注意力和学习，应直接处理或通过选择适应性方法来使疼痛最小化。

感觉性失语症患者或与治疗师使用不同语言的患者可能会受交流限制而影响学习。对于不理解口头指示的患者，治疗师应该予以演示。翻译人员可支持使用其他语言的患者的学习。文化程度低的患者将无法使用书面材料来补充学习，因此必须探索其他方法来支持在治疗之外的新技能的传授。第三章和第十三章描述了适合低文化程度的患者的方法。

患者可能需要适应性设备来最大限度地提高 ADL 的独立性；但是对待适应性设备的态度会影响学习和表现。据来自残疾人群的报道，辅助器既具有积极意义，也有消极暗示的作用（Skymne et al., 2012）。如果任务很重要并且不能以任何其他方式完成，患者就会重视辅具的价值（Wielandt & Strong, 2000），但是他们不喜欢因使用辅具而受到侮辱。另有残疾人报道称他们不仅必须学会使用辅具，而且必须学会带着辅具去公共场所（McMillen & Söderberg, 2002）。评估患者的"辅助器具耐受性"可以帮助治疗师在选择适应性设备时采用合适的方法。对"小器具"耐受性低的患者来说，在考虑设备之前可能需要对他们的治疗师拥有更多的信任。建立这种信任可能成为最大限度地提高独立性的治疗干预的一个重要组成部分（见第十四章）。

最后，学习动机受到学习者价值观的影响，价值观指导着行动和努力（Dreeben, 2010；Falvo, 2011）。因此，治疗师必须与患者合作，以确定那些在其能力范围内并且与他们的价值观和目标一致的任务。关注许多可能影响患者学习能力的因素，有助于治疗师选择最合适的教学策略，以提高患者 ADL 的表现。

（二）有效学习的教学策略

本节将讨论有效教学的要点，并在实践程序 25-1 中总结。在整个教授和学习的过程中，作业治疗师应该寻找并解决潜在的学习障碍。在考虑是否准备好学习时，先讨论患者内在的一些障碍，如自我效能感、抑郁、疼痛和辅助器具的耐受性。另外，与物理和社会环境相关的学习的外在障碍也可能存在。作业治疗师可应用在环境中分析任务的技能以及适应环境的技能，来消除在治疗环境中学习的障碍（Smith & Gutman，2011）。以下教学策略包括了学习障碍的例子以及将障碍最小化的方法：

i. 确定患者的目标以及他们必须学习什么才能达成此目标（James，2014）。像是例如"患者能在5分钟内独立完成刷牙"这些都会成为学习目标或用行为术语表达的目标。尽管患者的需求不同，但是如厕往往是一个优先事项（Clark & Rugg，2005）。对于突发性残疾（例如脑卒中或脊髓损伤）的患者来说，确定现实的目标可能尤其困难，因为他们没有时间尝试不同的方案来解决功能问题。树立目标有利于促进学习过程，但患者的目标如果定义不清或者不切实际，这反而会成为学习过程中障碍。作业治疗师可以通过分析他们对于可能实现的目标的看法，或者帮助患者了解更小、更实际的目标，并使这些小目标成为那些不实际或者耗时较长的大目标的重要基石，从而帮助患者来确定目标。

ii. 确定患者保留了什么样的日常活动能力和技能，以及他们是否能够安全地完成这些任务，包括独立制定适应性方法的能力。把学习融入环境中，有助于加深患者对新的信息和技能的记忆。

iii. 以一种要求患者积极主动参与学习过程的方式呈现材料（Dreeben，2010）。口头或书面的指示和演示是被动的学习策略，通常不足以用来掌握学习新任务。主动学习要求学习者能将新知识应用于现实生活的问题中。例如，可以要求学习节省体力的患者描述典型的一天，确定他们节省体力的方法，然后让他们在一个实际任务中进行策略练习，例如烹饪。当患者学习运动任务时（如用一只瘫痪的手臂穿上衬衫），主动学习是至关重要的。并且应该遵循运动学习原则（见第十三章）。

iv. 使用协作的方法，认识到学习过程中的每个参与者［治疗师、患者和（或）照顾者］都有经验和专业知识来帮助完成学习任务。让患者和照顾者参与到干预过程中，可以提高解决问题的能力，增强功能恢复的"归属感"，提高自我效能感（Jack & Estes，2010）。允许患者参与到对器具的选择中，这对依从性有积极的影响（Wielandt & Strong，2000）。同伴学习也可以有效提供社会心理支持、促进自我管理和提高患者的自我效能感（Packer et al.，2009）。

v. 选择"恰到好处的挑战"。"恰到好处的挑战"是指在患者的能力范围之外、确保其能成功、但需要努力的挑战（Falvo，2011）。例如，如果患者正在学习如何使用适应性餐具吃饭，那么就从用汤匙盛放黏性食物开始，逐步发展到更难盛的食物，如意大利面和豌豆。脚手架技术则只提供患者需要的辅助量，然后随着患者可以完成更多的任务而逐步撤除辅助（Thomas，2012）。辅助形式众多，包括装备、口头提示或身体援助（James，2014）。

vi. 根据特定的学习者的能力和不足，调整新信息的呈现方式。对于没有大脑损伤、智力和文化水平一般的患者，教学方法可以包括讨论、演示和书面指示（Falvo，2011）。书面印刷材料和口头指示应该简单直接，因为美国近一半人口的健康素养较低，他们对健康相关信息的理解和行动能力不足（Smith & Gutman，2011）。高质量的在线教育媒体正在迅速增加，Libin等人（2011）报道说，社交媒体，如YouTube，提供了一个虚拟的环境来分享残疾人自我管理的想法，这种平台越来越多地为残疾人士所接受。作业治疗师可以登录 http：//www.youtube.com/user/HealthyTomorrow，观看由（美国）国家康复医院为脊髓损伤患者制作的"如何做"的视频。但是并非所有在 YouTube 或其他非专业网站上的信息都是正确的，因此，在从这些网站上采纳任何方法之前，请注意资料的来源。

对于那些有完整认知能力的人来说，ADL 和 IADL 训练应该在不同的环境中进行，这样他们才能成为独立的问题解决者。有效率的问题解决者对自己的能力和局限性有准确的认识，也有发现和解决问题的能力。他们可以从过去的经验中选择适当的解决方案，或者从以往的不充分策略中创建新的解决方案。最后，有效率的问题解决者会评估问题解决的结果，这有助于他们组织学习经验，以便用以解决将来的问题。

脑损伤患者需要一种不同的教授-学习方法。如果患者不能使用旧的习惯程序自动完成以前熟悉的任务，那么他们就要学习一项新技能。有认知障碍的患者可以考虑几种学习方法。由于患者不太可能重视或参与他们认为自己能够胜任的 ADL 或 IADL 的学习，因此可能需要先解决患者对能力和局限性的自我意识障碍。在 ADL 和 IADL 任务背景下的自我意识训练可以帮助患者识别出表现中的错误并启动自我纠正策略（Gillen，2009）。持续和系统地使用暗示可以有效地帮助患者关注相关的任务线索，以支持患者的表现（Wesolowski et al., 2005）。无差错学习是一种由治疗师防止学习者犯错的教学方法。例如，在 ADL 训练中给患者提供循序渐进的语言提示，或者给患者必要的适应性设备，而不是让他们选择。对无差错学习有效性的研究褒贬不一，但这些研究对其在不同类型学习决策中的应用具有一定的参考价值。例如，无差错学习对后天造成的脑损伤患者学习使用日常生活电子辅具（EADL）的效果显著（Boman et al., 2007）；然而，Mount 等人（2007）发现对于卒中后患者来说，无差错学习和 ADL 试错学习没有区别。监督患者对治疗的反应可以帮助作业治疗师确定无差错学习对特定的患者是否有效。

后天造成的脑损伤患者往往难以在同一时间对抽象信息或是大量复杂信息进行处理，因此口语指令应该缩略成一个或两个单词的具体提示。如果这些关键词的提示是一致的，那么它们会帮助患者将任务从头到尾串联起来。对于那些较容易分解成独立子任务的任务，患者可以一次练习一个步骤，并结合学习过程中的步骤，这可能会有所帮助。例如，用已挤好牙膏的牙刷开始刷牙。然而，对于一些任务和某些患者来说，一次性完成整个任务可能会提高他们的学习能力（见第十三章）。如果某任务会在不同的场景中发生，那么患者必须在可能发生该任务的所有环境中都进行练习。

对于那些有大脑损伤的患者来说，学习 ADL 的过程可能是缓慢的（Boman et al., 2007）。考虑到经济条件的限制，期望在短期治疗中对此类患者进行有效的教育是不现实的。治疗师应该教导照顾者如何帮助患者在家学习一些 ADL 技能。

大脑优势半球受损的患者通常会对口头或书面语言的处理产生困难，但是可能对演示和图形指导较容易理解。那些大脑非优势半球受损的患者可能存在处理空间关系的障碍，这使得他们很难理解图片和演示，但他们可能能够接受一步步的语言教学。

vii. 安排适当的练习计划。实践练习是学习运动技能的唯一途径。多项研究表明，在没有神经损伤的受试者中，随机训练比重新训练（闭链运动）能更好地保留运动技能（Lin et al., 2009）。然而，对于有运动障碍的患者来说，对练习计划的反应可能会有所不同，可能需要考虑提供多种可改变的选择（Lin et al., 2007）。第十三章讨论了练习计划。

viii. 提供内部反馈的机会，并利用适当的外部反馈。外部反馈来自患者外部，通常是来自治疗师，可以以多种形式提供。动机反馈，诸如"看起来不错！"或"继续努力！"对患者有所帮助，但是能够具体指出对错之处的反馈将具有更明确的益处。不知道自己努力结果的患者从外部反馈中获知，这样他们就能了解自己努力的结果，这是学习的必要条件（Schmidt & Lee，2011）。虽然来自治疗师的外部反馈是一种有效的教学方法，但是患者最终必须对内部和任务反馈做出反应，即来自自身感官系统或任务执行结果的反馈（诸如，"我的裤子是穿上了，但是穿得歪歪扭扭不舒服"）。在提供外部反馈之前，要求患者清楚地表达内部反馈，可以提高他们在面对治疗之外的新任务时依赖内部反馈的能力。

ix. 通过要求学习者在适当的时间和地点独立执行完成某项知识或技能，来测试学习者是否已经获得了该知识和技能。

x. 讨论目标完成的进展情况，并根据情况修改教学策略或目标。Gagné 和 Hoppes（2003）发现，在康复中心的患者，他们常与治疗师定期讨论和更新自己的目标，与那些在治疗中不强调目标完成度的患者相比，他们在 ADL 中的获益更大。

📖 **实践程序 25-1**

有效的教学

（1）确定患者的目标和学习需要。

（2）确定患者所知。

（3）使用积极主动的学习策略。

（4）使患者和（或）照顾者融入合作学习的过程中。

（5）选择的学习活动要满足"恰到好处的挑战"。

（6）根据学习者的能力调整适当的演示方式。

（7）根据环境和日程，提供练习实践的机会。

（8）促使学习者使用内部反馈，并提供适当的外部反馈。

（9）在适当的情境下测试学习者，以确认学习已经发生。

（10）与患者讨论实现目标的进展情况，并根据情况修订教授-学习策略。

三、适应和改良的干预方法

适应是人们在面临作业活动挑战时改变他们执行任务的方法的过程（AOTA，2008）。这是一个随着时间发展的累积过程。因此，年纪大的人在个人经验的基础上有丰富的适应性策略，这可能有助于处理残疾问题。

作业治疗干预的改良方式是指通过改变完成任务的方法和（或）改良环境来弥补缺陷，以促进作业功能的独立性（AOTA，2008）。改良任务的例子有：换一双脚蹬鞋来替代系带鞋；或者从表单中订购商品，而不是去商店采购。对失去一侧肢体功能或四肢无力的患者（后面将讨论），适应性的穿衣方法是改良完成任务的方法的例子。在改良物理环境方面，在浴室安装扶手以便安全转移以及把经常使用的物品放在容易拿到的地方，这些都是很好的例子。指导轮椅使用者如何与没有残疾的人交往，使他们表现得自信、有能力，这属于适应社会环境的例子。

给残疾人开具并训练其使用辅助器具或适当的工具和用具，使其能够从事作业活动，是作业治疗的一项主要功能。例如，在钥匙和门把手上增添加长件，以延长力臂，减少转动钥匙或旋钮所需的力（图 25-1），以及使用纽扣钩扣衬衫（图 25-2）。抓握对于很多患者来说是一个难题，通过加大手柄和人体工程学设计，使手和手腕处于最佳的生物力学位置（图 25-2 和图 25-3），可有助于抓握。治疗师可以尝试用毛巾、泡沫橡胶或其他材料包裹把手，并用橡皮筋固定，以改造抓握的器具。如果扩大手柄可以改善表现，可以购买或是定制适应装置。具有自粘性的低温热塑性材料可用于此目的（见第十六章），或可将热塑性材料加热并塑形为手柄。

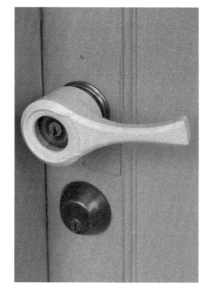

图 25-1　门把手加长件

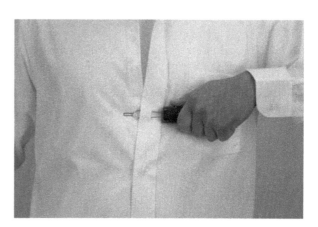

图 25-2　纽扣钩

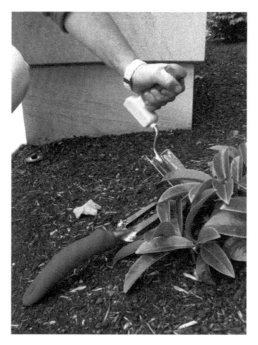

图 25-3　符合人体工程学手柄的园艺工具使关节和肌腱单元保持最佳位置，优化力量和保护关节

实践程序 25-2 总结了适应需要的以下 7 个方面：

i. 分析活动。确定活动的基本要求。活动需求是任务表现需求的组合，例如举起、够到和操纵，以及环境需求。环境需求包括物理环境，如柜台高度或浴缸内水龙头的位置，还有社会需求，如与他人沟通的能力，以及时间需求，如需要在45分钟内完成晨起护理洗漱，以便按时上班。任务表现的要求必须量化：要举起的重量是多少？必须举起多高？等等。对这些活动的客观方面的考察可表明，如何调整环境和设备以满足患者的能力（Thomas，2012）。许多研究已经考察了特定任务的具体表现成分，例如完成ADL所需的最小腕关节运动范围（Ryu et al.，1991），各种任务的捏力、握力要求（Rice et al.，1998；Smaby et al.，2004），物体宽度对手部肌肉激活和握力的影响（Viouroux et al.，2011），斜跨背包与胸前背包的心血管需求差异（Irion et al.，2010），以及延长器长度对抬高物体所需肌肉强度的影响（Pinkston et al.，2005）。这些研究可以帮助作业治疗师制定符合实际的目标，并更快、更准确地确定适应的需要。

ii. 找出问题所在。为什么该患者不能完成任务需求？从两个角度来考虑该问题会有所帮助：患者本身的局限性和环境特征。例如，患者不能用左手，但是带螺丝盖牙膏需要用双手来使用。或者患者有不宜弯腰的注意事项，因此不能够到放在矮橱柜中的烹饪锅。将表现限制与环境特征联系起来有助于治疗师确定适当的解决方案。

iii. 了解补偿原则。对常见功能限制的补偿原则见实践程序25-3。

iv. 提出解决方案。考虑创造性的方法，将补偿原则应用于具体任务，以使特定的患者有能力完成该任务。与患者或一群病情类似的患者协作通常更易产生解决方案，并能提高患者对辅助设备的依从性（Wielandt et al.，2001）。

v. 了解实施解决方案的资源。例如，了解哪些可靠且安全的设备可用于解决该问题是很重要的。设备来源包括康复用品商店、基于网络的企业和小器具商店（见资源5-1）。作业治疗师需要了解和评估每件被推荐的设备。单件设备可以出售，但并不意味它有效或安全。治疗师必须了解在需要环境改造时实施该解决方案所需的施工技术（例如，螺柱中的锚抓杆），并应熟悉提供优质家庭改造的当地承包商。

vi. 检查。应该检查辅助设备装置或环境改造装置的可靠性（始终保持正常工作）、耐久性（能够在使用者的力量下承受重复利用）、安全性、有效性和患者满意度。

vii. 训练患者。患者必须理解并能够安全利用辅助设备、环境或方法。Gitlin和Burgh（1995）对设备使用培训提出了5方面建议：开展一个介绍该设备的活动，选择一个教学网站，确定在康复过程中引入该设备的最佳时机，提供满足患者需求的指导，以及强化患者和照顾者对设备的使用。Guidetti和Tham（2002）报告说，治疗师应使用重要的总体策略，如建立信任和激励他们的患者，合作实现目标，以及因人制宜地选择训练方法。

对于一些患者来说，保证辅助性设备的透明度很重要，也就是说不要引起人们对残疾人的注意，也不要暴露患者的残疾程度。出售给公众的传统设备或小器具的使用也是透明的。例如标签笔、套入式便鞋、轻便的锅碗瓢盆、带大抓柄的厨房工具和放大的化妆镜。它们因其特定的用途而具有适应性。这种对透明度及其重要性的认识对个人来说是独特的。透明度变得越来越容易，因为通用设计原则正致力于设计满足所有人需求的环境和产品（Iwarsson & Stahl，2003）。

📖 **实践程序 25-2**

适 应 过 程

（1）分析活动需求，包括活动表现和环境需要。

（2）明确问题：哪些作业活动表现和（或）环境需求会阻碍该患者来完成该任务。

（3）对于已知的限制因素知晓其补偿原则。

（4）创造性地应用补偿原则来解决问题。

（5）选择合适的适应性方法和辅助性器具，并指定环境改造来实现解决方案。

（6）检查所有的改良方案来确定它们能够解决问题。

（7）训练患者安全使用辅助设备或改造过的环境。

📖实践程序 25-3

针对特定损伤的补偿原则

无力

● 使用轻便的物品、器具和工具。

● 利用重力辅助。

● 提供外部支持，例如，躯干或者下肢无力的患者可采用坐姿，上肢近端无力的患者可使用移动臂支持，手腕无力的患者可使用支具固定。

● 使用辅助设备或方法以稳固物体并代替已损伤的功能，如抓握。

● 使用电动工具和器具。

● 利用生物力学的杠杆原则（例如，将力臂相对于阻力臂加长）和摩擦力的生物力学原则（例如，增加摩擦力以减少捏或抓所需的力量）。

● 用两只手来完成代替通常用单手来完成的任务。

低耐力和（或）疲劳

● 使用节省体力的方法（见实践程序 25-4）。

● 调整工作节奏，防止疲劳。

● 使用上述针对"无力"列举的补偿原则，以减少工作负荷，如使用轻便器具和电动设备。

● 制定与患者自身能力相匹配的活动要求。

● 避免有压力的姿势和环境紧张性刺激。

● 在运动中配合最佳呼吸模式，使患者在活动中最大限度地进行氧气交换。

关节活动度受限

● 在需要弯腰时，使用长柄工具和器具来避免弯腰。

● 加粗手柄来弥补运动中的手指屈曲受限。

● 尽量把东西放在轻而易举能拿到的地方。

● 对于类风湿关节炎要学会关节保护技术（见第三十九章）。

协调障碍

● 稳固要操作的物体，包括使用可以减少滑动的辅助设备。

● 稳定近端肢体，降低游离度，改善远端肢体控制。

● 使用沉重的器具、烹饪设备、工具等。

● 使用适应技术，减少或者避免精细运动的需要（例如用魔术贴代替纽扣）。

一侧功能丧失

● 提供辅助器具，以替代受累上肢的稳定或握持功能。

● 教导患者运用单手操作法来完成需要双手完成的活动。

- 提供辅助设备，将双边任务转换为单边任务。
- 若优势手臂的使用受损，则可改善未受损上肢的灵活性。

视力受限/失明

- 组织生活空间，强调在使用所有东西后都要放回原位的重要性（例如，将相应物品分类置于厨房的橱柜里、冰箱的架子上和药柜里）。
- 使用盲文标签或光学扫描仪来区分罐头食品、药品、服装颜色等。
- 使用通过语音命令来操作的设备。
- 使用提供听觉、触觉或肌肉运动觉反馈的辅助设备来补偿低视力和失明。
- 消除环境中的杂物。
- 预估任务所需要的额外时间。

低视力

上述的一些原则也适用于低视力者，其他原则如下：

- 提供高对比度的颜色（例如，咖啡用白杯子，白色浴室里用彩色毛巾）。
- 通过拉进光源、增加瓦特数或改变背景来增加对比度的方法，增加执行任务时的光线。
- 使用技术和设备来放大字体和图像。
- 减少视觉上的混乱。
- 在静止环境中使用有组织的浏览扫描方法（例如，从左到右或从上到下）。

感觉减退或缺失

- 保护感觉缺失部位免受擦伤、瘀伤、刀伤、烧伤、压疮。
- 养成使用皮肤感觉完整的区域来测试温度的习惯，例如如果手指感觉受损，就用前臂来测试洗澡水的温度。
- 使用视觉来弥补对于肢体位置和肢体运动的意识不足或用视觉来检测纹理。
- 养成将注意力集中到受累部位的习惯。
- 将皮肤视觉检查纳入 ADL 日常中。

记忆力和（或）执行力减退

- 使用辅助器具，弥补记忆力或组织力的不足（例如，服药提醒、日记簿、便签或者手表/手机/平板电脑上的可编程警报或提醒应用程序）。
- 教授一些策略，比如给自己写备忘录，列待办事项清单，以及提前把物体放在需要的位置。
- 养成重视时间和如何完成活动的习惯。
- 教授自我意识策略，以缓和患者向适应性方法或设备的过渡。

下背痛和背部手术后

- 教导患者运用人体力学知识来进行移动和举重物（例如，将物体靠近身体，蹲下来拿东西而非采用弯腰的方式）。
- 使用长柄或弯柄设备或用坐位代替弯腰。
- 经常改变体位。
- 站立时，把一只脚放在台阶上以旋转骨盆。
- 注意休息，避免疲劳导致笨拙和意外的动作。
- 避免扭转躯干，尤其在举重物时。

📖**实践程序 25-4**

体力节省方法（Carson et al., 2008; Matuska et al., 2007）：

- 休息。
- 平衡工作和休息，包括交替完成较重任务和较轻任务。
- 在疲劳前休息。
- 审查和修改标准和优先事项。
- 消除不必要的任务。
- 结合和委派任务以减少工作量。
- 减少任务需求量。
- 使用良好的身体力学。
- 尽可能坐着工作。
- 提前计划。组织好工作。
- 使用电器节省个人能源。
- 使用轻便的器具和工具以及辅助性技术。
- 在重力辅助下工作，而不是抵抗重力。

📖**资源 25-1**

互联网为残障人士和与他们一起工作的专业人员提供了大量的在线资源。本节按主题区域组织。

（一）一般在线资源

AbleData 数据库由美国教育部国家残疾与康复研究所主办。它提供了近 40 000 种产品的信息，包括制成品、定制设备和非商业的原型。

The Boulevard 网上杂志季刊（原 *Accent on Living* 杂志），探讨残疾人士如何过上充实生活的各个方面，并为解决残疾人士的问题提供良好的建议。

disABILITY Information and Resources 提供广泛的关于信息、供应商和服务的链接。由 Jim Lubin 维护，他患有脊髓 C_2 型四肢瘫痪。

NARIC（National Rehabilitation Information Center） 美国国家康复信息中心　康复文献书目数据库，包括期刊、未出版文献、视听资料、商业出版物和政府报告。

American Occupational Therapy Association 美国作业治疗协会　美国作业治疗协会买家指南，OT practice 的年度补充。注：只允许 AOTA 会员访问。

（二）环境适应：设备、改造、安装资源

1. 浴室、厨房和轮椅升降台

2. 残疾人士适应性设备 大多数供应商提供种类繁多的产品。

3. 为公众提供设备 一些商家出售商品，旨在让公众的生活更便利。这些产品往往比医疗供应商销售的产品更"透明"，而且往往更便宜，因为它们迎合了更多的人群。

（三）针对日常生活活动受到特殊限制的患者的适应性和专业化设备

1. 针对低视力者的资源和产品

提供盲文贴纸（盐、胡椒、食品、饮料和香料标签）以及其他盲文产品，如菜单和地图。为低视力者提供屏幕放大镜。

2. 针对单手从事日常生活活动的患者

Mayer，T.-K.（2000）．生活在双手世界中的单手人群（第二版）．波士顿：Prince-Gallison，邮政信箱23，汉诺威站，马萨诸塞州 02113-0001。

One-handed typing app 单手打字应用软件

The Left-Hand Store 左手超市

3. 针对特殊体型人群 另请参阅提供耐用医疗设备的公司，因为他们通常拥有肥胖症护理产品生产线。

Amplestuff 充足物品

Bariatric hospital beds 肥胖症医院病床

Dynamic Living 动态生活 提供超大尺寸产品。

Seatbelt extenders 安全带延伸件

（四）个人护理辅助管理

个人辅助服务中心 开始管理你自己的个人辅助服务（personal assistance service, PAS）：为残疾青年从青年过渡到成年提供的工具包。

虽然是为青年人开发的，但这一广泛的资料包中的许多资料适用于新近获得残疾的成年人。

个人护理助理：如何找到、雇佣并维持。

来自克雷格康复医院教育手册。

个人护理辅助：我应该雇佣多少帮助？

来自克雷格康复医院的教育手册。

（五）关于性和残疾的资源

Brackett，N. L.，Ibrahim，E.，& Lynne，C. M.（2010）．脊髓损伤后男性生育能力：病人指南（第二版）．迈阿密治愈瘫痪计划．迈阿密大学．可通过以下链接来获取 PDF 文件

Facing Disability 面对残疾 为脊髓损伤的家庭提供关于性和脊髓损伤的专门信息。

（六）服务犬

Canie Compainions for Independece 帮助残疾人独立自主的犬类伙伴 在美国有六个地区中心训练和供应服务犬。

NEADS: National Education for Assistance Dog Services 美国国家援助犬服务教育

Pet Partners 宠物伙伴（前称三角洲学会） 一个致力于促进人与动物健康联系的非营利组织，拥有广泛的动物服务资源。

（七）服务特殊诊断患者的组织

这些组织为专业人士和消费者提供恢复独立性的信息，并提供支持小组和免费服务手册。

American Foundation for the Blind 美国盲人基金

American Heart Association 美国心脏病协会

American Stroke Association 美国脑卒中协会

Arthritis Foundation 关节炎基金会

Brain Injury Association of America 美国脑损伤协会

National Multiple Sclerosis Society 美国国家多发性硬化学会

National Parkinson Foundation, Inc. 美国国家帕金森基金会

National Spinal Cord Injury Association 美国国家脊髓损伤协会

National Stroke Association. 美国国家脑卒中协会

四、日常生活活动

本章描述了作业治疗师和之前的患者为提高ADL和IADL独立性所建议使用的方法和设备。这些建议是根据典型问题而提出的。许多患者都不只有一个问题。例如，类风湿关节炎患者大多身体虚弱并伴有关节活动范围受限。脊髓损伤患者虚弱并且感觉减退。治疗师必须使用相关部分的信息来治疗患有特殊组合损伤的患者。本章介绍了能使患者完成 ADL 的步骤。进行这些活动的需要和每个活动的任务要求具有很大的普遍性。然而，因为每个人都有能够描述其角色的独特的 IADL 系列（James，2014；Latham，2008a），基于篇幅限制，本章中只能介绍具有代表性的 IADL 来作为解决特定问题的示例。

患者希望出院后独立完成的所有任务必须按预期进行练习。例如，如果患者要在家里的浴缸洗澡，在他住院期间只练习用海绵洗澡是不够的。解决 ADL 中固有的间歇性活动也是至关重要的，如指甲护理、耳朵护理和经期护理，以及那些不是普遍参与的ADL，例如管理隐形眼镜、处理导尿管，或者用牙线清洁牙齿。不要将假设某个人可能需要学习的所有自我照顾任务都列在评估清单上。

本章介绍的自理技术和设备并不是完成这些特定任务的唯一方法。本章旨在为学生或新手治疗师提供一系列基本技能，使他们能够有信心接触患者。每一个问题的补偿原则都是关键信息，可使发展中的治疗师思考一系列的技术或设备来尽可能地满足特定患者的需要。对于这里没有提到的许多任务，要么不需要适应，要么可以从引用的例子中推断适应的方法。

当教授每项任务时，所有的设备都应该在手边。在早期的穿衣训练中，应该使用尺码过大的衣服，因为这样操作更容易。也应提醒患者注意服装的设计细节，因为某些特定类型的残疾患者发现有些款式或面料更易于他们穿戴。这里需要考虑的细节有服装的剪裁、袖子的样式、面料的类型以及拉链或松紧带的类型等（Dallas & White，1982）。市面上已有专为残疾人设计的服装（见资源 25-1）。

（一）无力

与此相关的其他信息和建议，请参见第十二、十八、二十六、三十五和三十八章（另请参见实践程序 25-3）。

1. ADL 的建议　当患者的肌无力影响到四肢和躯干时，就需要广泛使用技术和设备了；因此，本章节重点介绍全身无力情况下可使用的代偿方式。如果患者下肢瘫痪，但上肢正常，许多技术或设备是不必要的。躯干无力的代偿方法通常是以支撑的形式来弥补坐姿、站姿或两者都不平衡的状况。下面阐述的一些原则也适用于轻微无力的人，例如腕掌关节骨性关节炎继发的捏取无力。

当患者的瘫痪部位累及广泛时，就需要一位个人护理助理来帮助执行其日常生活活动。患者就要学会如何雇佣、监督管理、指导、犒劳、设定限制和终止雇用该个人护理助理（参见资源 25-1 中的"个人护理辅助管理"）。

（1）进食问题：是指不能抓握和（或）把手伸到嘴边。如果不能够抓握，可以使用一个万用带来固定餐具（图 25-4）。这个套带环绕手掌，同时有一个用于插入餐具把手的口袋以便进食，如图所示它也可以用于其他设备。如果手腕伸肌无力，一些万用带可以提供手腕支持。另一种方法是，通过手指支撑餐具手柄，可以让示指和环指在上，中指和小指在下，被动地固定和放置。有一种叉勺，它将碗状的勺子和齿状的叉子结合起来（图 25-5），可配合套带使用，省去更换器具的需要。其中一些具有旋转功能，可以弥补旋后功能缺失。重力作用和食物的重量能够使碗状勺在入口的过程中保持水平。如果患者的握力较差，可以使用较轻的加粗手柄。患者可以使用腕关节驱动的腕手矫形器来增加大拇指对示指的指腹捏取力量（见第十五章），或是使用另一种设计来增加侧捏力量和提高患者在一系列 ADL 中的独立性（King et al., 2009）。对于切割来说，推荐使用稍锋利的锯齿刀，因为它所需的力较小，并不容易打滑。对于抓握力量较弱的患者来说，可以利用较强、较大的近端肌肉力量操作 L 形摇杆刀来进行切割。

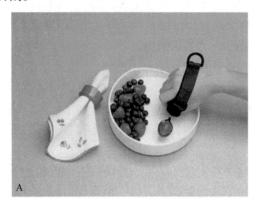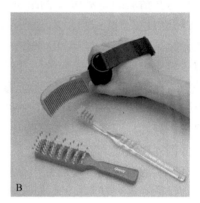

图 25-4　A. 万用带可用来固定餐具。B. 万用带还可以用来固定其他物品，例如梳子
图片均来自 North Coast Medical，www.ncmedical.com.

　　如果没有抓握能力，可以用一个可附加到玻璃或饮料罐上的敞底把手，以方便拿起。对于大的杯子可以使用 D 形把手或允许除大拇指外其余四指插入的把手（图 25-6），这样可以提供杠杆并将手指稳定在杯子周围，以便进行腱固定抓握（tenodesis grasp）。如果抓握能力较弱，可以用泡沫来隔离玻璃，以增加摩擦力来帮助抓握。饮水时，可以使用长吸管，以消除将杯子举到嘴边喝水的需要。<u>安全提示：使用有盖子的杯子，例如通勤杯，这样能最大程度降低杯子滑落时发生外溢的风险，减少混乱和抓握无力患者受伤的风险，这一点在喝热水时尤需注意。</u>通勤杯的另一个优点是可视透明。

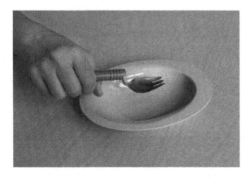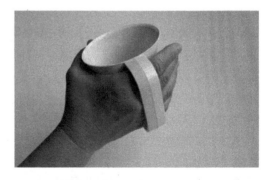

图 25-5　叉勺（叉和勺的混合体）。这款叉勺还可以通过旋转来防止旋后功能不良的患者在进食过程中掉落食物

图 25-6　带有 D 形把手的杯子，可以辅助抓握无力的患者进行饮水。这款杯子呈椭圆形，弥补了患者对把液体送入口腔这一运动的控制无力或损伤

　　对于上肢近端非常虚弱的患者，可能需要一个可移动的手臂支架或悬吊索（见第十五

章）来进行独立进食。用一张放置在腋窝高度的桌子来为手臂提供支撑，可以消除重力的拉动，使肘屈肌肌力 3 到 3+级的患者能够将食物放到嘴里。随着力量的增加，可以降低支撑面。对于缺乏上肢主动运动的患者，可以操作具有头或吸吹开关的电动喂食机来进食［可在资源 25-1 中列出的 AbleData 网站上搜索"powered feeders"（电动喂食机）来查找相关信息］。

（2）梳洗：抓握和捏无力是梳洗任务中最常见的障碍。建议对化妆瓶、管子和敷抹器进行适应性调整（Hage，1988）。开瓶器可以用来拧开旋开式瓶盖，或者也可以根据患者的能力选择更容易开口的产品，例如可以把牙膏固定在泵容器中，使用近端肌肉肌力量挤压泵容器来挤出牙膏。如果患者没有抓握能力，可以使用一个万用带或夹板来固定鼠尾梳、牙刷、口红管或者安全剃刀。电动剃须刀上可以安装铐手装置来方便握持。如果抓握力量弱，用较轻的加粗手柄就足够了。在器具或工具上应用有摩擦的材料可以减少保持稳固抓握所需的力量，这对神经损伤的人尤其有帮助，并可减少出汗、限制手和任务对象之间的正常摩擦（Smaby et al.，2004）。一个附有套带的小塑料刷可以用来辅助洗发；而对喷雾除臭剂（图 25-7）或指甲护理工具（图 25-8，A 和 B）可以延长操作杆的力臂、长度以便使用。

（3）如厕：对于严重虚弱的患者来说，转移、提拉和退去衣物时的近端稳定性和平衡性以及捏握无力，均是如厕时的常见问题。轮椅使用者通常需要对马桶进行适应性调整，例如升高马桶座和加装马桶扶手。此外，可将坐便器放在马桶上方，这样既能提高座位的高度，又能提供扶手。可以使用滑动板进行转移或者需要如厕后清洁的人使用落臂式坐便器（图 25-9）。坐便器还可以提供机动性，例如，可将坐便器放至床边，以最大限度地减少移动受限的患者在夜间如厕时的转移需要。可以把座椅马桶放到床边，能够提供方便性，以尽量减少移动受限的人在夜间使用厕所的机会。

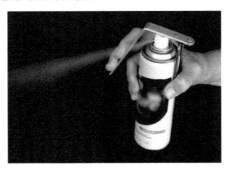

图 25-7　可以减少操作喷雾所需力量的喷雾罐适配器

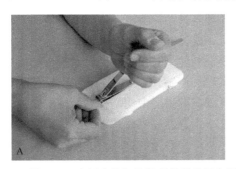
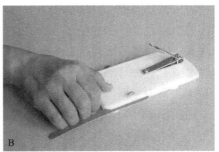

图 25-8　有固定的加长把手的磨砂板和指甲剪，以减少使用时所需的力量（A），
也可单手使用（B）

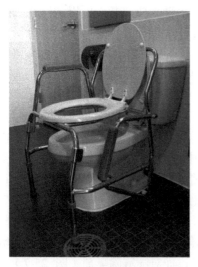

图 25-9 将坐便器的收集桶移去后可以用来充当带马桶扶手的加高的马桶座圈。此款坐便器有一个"落臂"的功能，可以方便如厕转移和个人卫生清理

对于失去大小便控制能力的脊髓损伤患者来说，需要特殊的处理程序。包括膀胱冲洗、导尿管的使用或间歇性导尿（Medline Plus，2010a，2010b）。一般来说，坐在轮椅上的人，可以从一边向另一边倾斜，把裤子往下推。如果患者无法站立或站立不稳，在如厕后提起衣服之前，有必要转移回轮椅上。如果患者使用了留置导管或外部引流装置，引流袋可以在不发生身体转移或移除衣物的情况下被倒进厕所。通常护士或肠造瘘手术治疗师会教导间歇性自我导尿和清洁，但是作业治疗师应该了解此 ADL 的过程：

i. 集齐设备。

ii. 洗手，清洗阴茎或外阴和尿道口。可按需使用清洁手套。

iii. 用水溶性润滑剂润滑导尿管尖端。从两侧握住男性阴茎，平稳而轻柔地插入导管；女性需要分开阴唇，触诊阴道或使用镜子，并将导管插入膀胱。

iv. 推入导尿管直到尿液开始流出。

v. 让尿液流动到停止为止，轻轻按压腹部或向下压至排空膀胱。

vi. 慢慢取出导尿管，拔除过程中握住导尿管尖端以防尿液外溢。

vii. 丢弃一次性导尿管，或用肥皂和水清洁可再利用导尿管，冲洗、烘干，并储存在塑料包中。

viii. 用肥皂和水洗手（Medline Plus，2010a，2010b）。

带镜子的伸膝器有助于支撑外展时无力或瘫痪的下肢，使躯干控制能力有限的患者能够看到尿道口。参加排便计划的人可以使用栓剂或脉冲电刺激来诱发肠道排便蠕动。当患者躺在床上或上厕所时，可以插入栓剂。当人们在厕所上使用脉冲电刺激或插入栓剂时，需要一个升高的马桶座圈，在马桶座圈和马桶边缘之间留出一个空间，使他们可以够触到肛门直肠。栓剂插入器适用于捏取功能不足或缺失的患者，可在市场上买到，并可加用套带来适应缺乏抓握能力的患者。一些插入器有一个弹簧喷射器，当栓剂在直肠中正确定位后，可以释放栓剂。如果患者没有肛门感觉，就需要一个检查镜。对于缺乏足够电控制患者，可以使用肠道刺激器。捏握功能不足的患者可以把卫生纸缠绕在手上使用。对于手功能非常有限的患者，可以在马桶上安装坐浴盆，以清洁和干燥会阴区域。月经需要可以通过调整体位、裤子、护垫和卫生棉条，以及镜子和伸膝器等辅助设备来完成（Duckworth，1986）。

（4）洗澡：洗澡的问题包括转移、动态坐姿平衡、下肢移动不足以及捏握功能缺乏等问题。转移浴缸座（图 25-10A）分别有两腿在浴缸里和浴缸外，提供了从轮椅转移到浴缸的安全方式。对于在家中使用步入式淋浴房的人，可以在淋浴房中使用移去便桶的坐便器，这样就不需用单独的淋浴设备（图 25-10B）。**安全提示：易患压疮的患者需要使用软垫座椅。应该评估每个患者的需求，并为其选择一个适合的座椅。**对于浴缸座椅的使用者（包括患者和照顾者）来说，在选择合适的设备时，安全性、足够的支持、设备稳定性和舒适性是一些最重要的考虑因素（Pain & McLellan，2003）。浴缸座的位置摆放必须使水龙头在可及范围内。在转移过程中及患者就坐后，扶手杆会起到辅助作用（实践程序 25-5）。浴缸底部需要使用防滑材料。水龙头必须有杠杆把手，以便用拳头或脚踏开关水龙头。如果使用手持淋浴器的话，它应与一个挂钩手柄相连接。安全提示：应使用不需要调节的直接出合适水温的水龙头和淋浴头，如果没有，则应先打开冷水，然后加入热水来调节水温，这样可以防止烫伤皮肤。在绳子上或在墙上安装的分配器中装上肥皂，这样会更容易使用它们。如果抓握力弱或缺失，则使用沐浴手套。患者在回到轮椅前要先擦干身体。放在轮椅座椅上的毛巾可用于擦干会阴区，当患者转移到床上进行穿衣时，毛巾会被移走。或者，有些人会穿一件毛巾布长袍，这种长袍可以吸收水，而不需要用毛巾擦到所有的地方。对于躯干平衡不良的人来说，洗脚和擦干脚和腿是一个特殊问题，他们可能更喜欢在床上清洁脚（Shillam et al., 1983）。

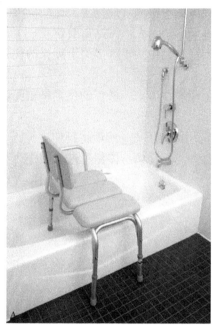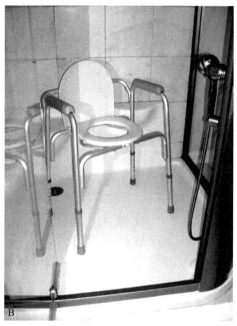

图 25-10　A.转移至浴缸的长椅。B.对于家中使用步入式淋浴房的患者，
将坐便器的便桶移除可以当作淋浴椅

　　定制的淋浴间和淋浴轮椅可以为一个四肢瘫痪的人提供最简单的洗浴解决方案，然而，它通常需要较昂贵的家装改造。淋浴区应该有一个升高的斜坡，以防止水流出，但是可以允许人乘坐淋浴轮椅进入淋浴区。预制浴缸外壳和改造设计在资源 25-1 的"环境适应：设备、改造、安装资源"中列出。淋浴轮椅有坐便器的座位，可以放在马桶上进行排便，减少了早晨护理所需的转移次数。对于喜欢洗澡的人来说，可以使用一些电子洗浴电梯，使他们能够转移到一个座位上，然后下降到浴缸独立或辅助洗澡，这完全取决于他们的需要来安排。

　　（5）穿衣：四肢瘫痪患者的穿衣能力在独立性和所需时间这两个方面都有所不同。独立但需要大量额外时间的患者必须决定这一时间要求是否可以接受，或者协助患者护理是否是更好的选择。穿衣的问题包括移动瘫痪的肢体穿衣，坐姿不平衡，需要对缺乏捏持和抓握能力进行补偿。Rudhe 和 van Hedel（2009）发现穿衣能力和上肢力量和手功能之间存在中度到强烈的对应关系。在床上，C_6 及以下的脊髓损伤患者可以通过腕伸肌和屈肘肌将膝盖向上拉，在袜子的袜口上可以加上一圈斜纹胶带，以便在没有捏持能力情况下用拇指勾住袜子的袜口，易于穿上袜子。

　　当手指无法系纽扣时，可以使用一个连在袖口上或带有内置手柄的纽扣钩（图 25-2）。

钩子穿过扣眼，钩住扣子，将其拉过扣眼。另一只手用来把衣服放在扣眼附近。可在拉链上系上一圈绳子或皮革花边，这样在没有捏持能力的情况下拇指就可以钩住拉链，也可以使用拉链钩。

另外还应考虑改造衣服，以方便穿衣、脱衣服和如厕；这样可以适应温度；增加舒适度；增加自信心（Kratz et al.，1997；见资源25-1）。对于坐轮椅的商务人士来说，为适应坐着的位置而量身定做的西服、裤子和裙子比现成的西服更美观。

首先，作业治疗师可能会使用以下适用于截瘫患者的调整后的穿衣技术（Runge，1967）。例如国际脊髓学会和宜居性研究所（International Spinal Cord Society and Livability，2012）制作的脊髓损伤穿衣演示可在互联网上观看，里面提供了一些额外的例子，这些例子强调了个性化方法改良自理活动的必要性（见 http://www.elearnsci.org/）。网站需要建立一个免费的账户，里面可以访问许多作业治疗师教育模块的培训视频，包括了许多关于穿衣的视频。

穿裤子和内衣

i. 让患者坐在床上，背部靠在抬高的病床头上或靠在墙上。裤子的位置是正面朝上，裤腿放在床的下面。

ii. 患者将一条腿抬起，用对侧的手腕或前臂钩住膝盖下方，然后将脚伸进裤腿。另一只手的拇指钩住一个皮带环或口袋，以便保持裤子打开。在交叉身体位置进行操作有助于平衡不良的人保持稳定。

iii. 伸进另一只脚。

iv. 裤子放在小腿上，裤腿开口放在脚上。单侧或双侧手腕钩在腰带下面或口袋里，把裤子拉到膝盖以上。用手掌来拍打和滑动裤子。

v. 患者继续拉腰带或者口袋，同时回到仰卧位置，顺势将裤子拉到大腿上。用手腕或拇指勾住胯部有助于拉起裤子。

vi. 在侧卧位时，用拇指勾住背部的腰带环，裤子从臀部拉起，然后患者翻到另一边，重复这个过程直到裤子穿上。

vii. 在仰卧位置，裤子可用拉链环或尼龙扣或纽扣钩固定。

viii. 相反的步骤可以把裤子脱下。

另一种让裤腿越过脚的方法可对前伸范围有限的患者有用。裤子与患者的腿平行。第一条腿被抬起，交叉在另一条腿上，这样裤腿就可以从脚上一直拉到膝上。放下交叉的腿，第二条腿穿入（特拉华州山谷地区脊髓损伤中心，2001）。使用上述方法可将裤子拉过臀部。

穿袜　应避免穿较紧的袜子。当患者坐在轮椅上或床上时，将一条腿交叉在另一条腿上，并用腱固定抓握桦状物抓取袜子穿到脚掌上，以帮助拉动袜子。如果患者不能交叉双腿，可以将脚放在凳子或椅子上。脱袜子时可用梳妆棒、长鞋头或拇指钩住袜子边缘的方法脱掉。

穿鞋　对于不能走路的人来说，大半码到一码的休闲鞋是最实用的。穿鞋子时，一次穿一条腿，就像穿袜子一样。用手拿住鞋子，鞋的鞋底在手掌中保持平衡，从而把鞋拉到脚上。然后，将脚放在地板上或轮椅的脚踏板上，通过推膝盖将脚压入鞋内。长的鞋拔可能有助于把脚后跟穿进鞋里。同样的可以用鞋拔脱掉鞋子。

开衫服装：男女式衬衫

i. 穿衬衫可以在轮椅或者床上进行。先把衬衫放在大腿上，衬衫的品牌标签朝下，衣领朝向膝盖。

ii. 患者把一只手臂放在衬衫下面，然后插进袖子里，推到肘部以上。

iii. 通过手腕伸展勾拇指把衬衫背面收起来。

iv. 把衬衫放到头上。

v. 患者通过耸肩让衬衫从肩膀下滑落下来，把手腕伸进袖子里，松开腋窝。

vi. 患者向前倾，一只手伸向后背，拉拽衬衫后背部，将其拉下。

vii. 衬衫纽扣从底部开始向上扣，可以使用纽扣钩帮助扣扣子。另外也可以用魔术贴来进行调整。

脱掉开衫衣服可以先从一边开始脱，先从肩膀往下脱掉一边，然后改变姿势，抬高和压低肩膀，让重力帮助衬衫从手臂上落下来，然后用手指勾住另一个袖口，将衬衫拉过肘部，然后将手臂从衬衫上取出来。

对于套头衫来说，除了没有纽扣以外，也是用类似的方式穿上。然后用一只手的拇指勾住领口的后面，把衬衫拉到头上，顺势将袖子从两只手臂上脱下来。

文胸　无论是正面还是背面都可以用魔术贴来代替钩子进行紧固。但是对于一些患者来说，如果钩子放在腰部前面，是可以使用文胸标准的钩子的。钩子扣好后，把罩杯放在前面，手臂穿过肩带，然后用一只手的拇指勾住肩带，一次一边，拉到肩膀上。

（6）性行为：许多残疾人担心自己的性能力和恢复性行为所面临的挑战。根据虚弱程度，患者可能需要帮助确定最能支持性行为表达的位置。很多关于性行为和残疾的文献都集中在脊髓损伤患者身上，因为他们存在性功能在内的感觉运动功能受损。尽管他们可能还没有准备好在康复过程中尽早了解恢复性行为或生育的准则，但他们知道自己可能对性行为表达有顾虑，并且在准备好后有各种各样的信息应该讨论（Mcalonan，1996）。Fisher 等（2002）对脊髓损伤后的人进行了一项纵向研究，该研究包括一系列问题，例如关于处理性行为的最佳干预时机。他们的研究结果表明，在康复出院后 6 个月内，脊髓损伤后的人们最感兴趣的是获得有关性行为的信息，这表明在门诊治疗或随访期间与脊髓损伤患者讨论这个问题可能是最适合的。

在《截肢和四肢瘫患者的性选择》（Mooney et al.，1975）这本开创性的书中，作者清楚描述了脊髓损伤患者性表达的方法，描绘了性行为的准备过程（排空膀胱、清洗等），也讨论了性行为时留在原位的导管的处理（弯曲导管并沿阴茎轴折叠，但是在阴茎勃起前不要固定导管，以免拔出 Foley 导管的球囊；避免导管和收集袋靠在一起，以防止阻碍尿液流动）。文章也提到了包括用振动器、触摸、言语来代替性行为。对于男性患者的生育能力：射精的能力取决于病变的程度，精子的产生取决于健康的睾丸。作者指出，对于女性患者来说，仍然是可以生育的，怀孕也是可能的。

实践程序 25-5

浴室的扶手和安全栏杆

1. 选择

扶手杆既可用于浴缸区域，也可用于马桶附近（如果靠近墙壁）。扶手杆可以从康复产品供应商和许多管路系统或家庭装修商店购买。安全提示：毛巾杆不能安全地当作扶手使用。扶手杆必须能够支撑人的体重，因此建议应考虑人的体重。抓杆规格也应包括重量限制。

水平的扶杆用于向上推；垂直的扶杆用于向上拉。一个 L 形的扶手杆，包括了垂直和水平部分的杆子，对于在浴缸里或是淋浴室来说是很好的选择。可以在浴缸边缘固定一个安全栏杆，为进出浴缸提供一个安全的扶手；但是，由于这些浴缸无法承受压力，它们不能用于玻璃浴缸。

对于成年人来说，扶手杆的最佳直径为 1.25～1.5 英寸。墙与杆之间的距离应为 1.5 英寸（美国建造标准，2004）。如果留有更大空间则是危险的，因为如果手臂滑动，它可能会被夹在墙壁和栏杆之间，人有可能跌倒。

在马桶安装扶手可以给人提供必要的支持，利用上肢拉住扶手而发生位移转换。有些型号的扶手则可以安装在马桶上（图 25-11），对一些无法保持平衡的患者提供更安全的保护。马桶扶手比壁挂式扶手更容易固定，而且通常比壁挂式扶手杆位置更好，后者可能位置太远或者仅在一侧可用。

2. 安装位置

将浴缸扶手装在人可能无法保持平衡的地方，例如进出浴缸、在浴缸或淋浴间内转动、站起来或坐在长凳或座位上。建议将浴缸外的一根立杆和沿浴缸长度方向墙上的一根水平或斜杆作为基本的安装。沿浴盆长度方向，可以用 L 形杆代替墙上的杆。如果使用 L 形杆，则将水平杆置于浴缸边缘上方 16 英寸处，将垂直杆置于离浴缸角约 32 英寸处，或者放置于适合用户的高度、转移和沐浴过程中的位置。

3. 安装

扶手杆必须用 2 英寸的不锈钢螺丝钉安装在墙上，使用螺柱探测器定位螺柱，把螺丝钉打入墙上。如果浴室墙壁贴瓷砖，可能需要从墙壁另一侧来定位螺柱。典型的安装范围应该有 3 个孔，用于安装 3 个螺钉。在瓷砖上钻孔之前，先钻一个小的导向孔，用一个 8 英寸的砖石钻头钻 3 个安装螺钉孔。而实际上只有两个螺钉会进入螺柱。因此，对第 3 个

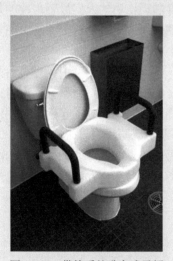

图 25-11 带扶手的升高式马桶座有助于从坐到其他位置的过渡

螺钉使用肘节螺栓。水平钢筋的长度必须与螺柱间距相同。或者，可以将现有墙切割为添加水平 2×4[①]，然后替换墙板，以便安全地放置水平栏杆条。

在新结构中或翻新期间，将固定扶手的双头螺栓加倍，以便有一个 3 英寸的位置来固定螺钉，而不是只有一个双头螺栓提供的 1.5 英寸位置。对于水平钢筋，在螺柱之间添加一个 2×4[①]作为螺纹表面，或在大面积上使用胶合板，这样可以将钢筋安装在任何位置或所需的方向上。

对于无法将杆固定到螺柱或实心墙背衬上的区域，可使用吸入式抓杆。应小心使用这些杆，因为重量容易随安装表面的安全性和抓杆上的力方向而变化。吸入抓杆未经 ADA 批准。

使用固定马桶座的螺栓固定马桶扶手。不需要更改夹具本身。

2. 部分 IADL 的建议 对于严重瘫痪的人，第十八章所述的高科技适应为他们提供了参

---

① 译者注：原著中此处没有单位，看上下文理解此处单位应为英寸。

与交流、休闲和工作活动的机会。这里对一些低技术的调整作出建议。

（1）处理书籍：患有四肢麻痹症的人可能会在拿着一本书翻页、在办公室或学校写笔记或记录笔记以及打电话时遇到问题。有些书架可在桌上支撑起一本书，而另一些书架则为仰卧在床上看书时设计。如果一个人在仰卧时阅读，而书不是直接举在上方，则需要棱镜眼镜将视线折射至 90°，以便看书。

翻页的解决方案如下：

i. 若读者佩戴了支具，可以使用橡胶顶针或指套贴在拇指上。

ii. 橡皮擦头朝下的铅笔可以用在单侧袖口（打字棒）或手夹板上。

iii. 电动翻页机在被微动开关或其他控制方式激活时自动翻页。

iv. 带摩擦端的嘴可能有用。喉头上可能有符合人的牙齿的口罩或定制成型的口罩。话筒有一个轻便的塑料或铝棒，可以在上面加上一块橡皮或其他类型的物件，如铅笔、钢笔或漆刷。

另外一种代替书籍的方式是选择磁带、CD 或数字平台上的电子书。根据患者的局限性，电子阅读器可能比印刷书籍更容易保存和操作。有些具有文本到语音输出功能，可以为人们阅读书籍，并可能对那些严重虚弱无法举起和拿书或翻页的人来说是更有用的。

（2）书写：广义的书写通常可以通过计算机处理来完成。键盘可以用打字棒或敲击按键的口杆来完成。对于需要经常创建大量文本的人来说，语音识别软件是一个更好的选择。如果对于速度有要求，例如在教室里记笔记或在繁忙的工作中，可以使用录音机。

手写对于法律文件、个性化卡片和打印笔记很重要。支具可以用来夹持书写工具。如果没有捏的能力，且患者不使用支具，可以用低温热塑性材料制作一个环绕铅笔、拇指和示指的笔架（图 25-12）。带有纹理握把的笔可以提供摩擦力，使抓握把更有效。毡尖笔需要很少的压力，因此比其他类型的笔更容易使用。如果手臂不能动，通过练习，一个带有铅笔的口持棒可以成为一个有效的书写工具。

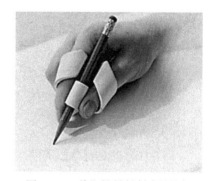

图 25-12　热塑性材料制成的笔架

（3）开容器：开瓶器，包括橡胶板、夹子式和安装式，或钳子可用于打开罐子、瓶子和药丸瓶。在一项研究中，人们发现打开瓶盖需要大约 6kg 的力，而开药瓶需要 1~3kg 的力（Rice et al.，1998）。如果在一个成人环境中，不需要防止儿童打开药瓶的话，可以请药剂师开容易打开的药瓶来替换防止儿童打开的药瓶，也可以选择更多容易打开的药品和补充剂（保健品等）。

（4）打电话：随着电话技术的快速发展，作业治疗师需要与上肢无力的患者探讨电话的选择，以确定是否需要或需要什么类型的电话。家庭电话通常包括扬声器功能（无需提起和握住接收器）。按钮可以用通用袖带安装一个铅笔后面的橡皮擦头或口持棒来按拨。而设置快速拨号选项则减少了对常用拨号号码的呼叫复杂性。许多手机都有语音识别功能，只要用户能够激活手机，就可以通过语音命令拨打电话。最后，互联网语音呼叫为拥有可访问计算机的人提供了另一种通信选项。

（5）打开和关闭电器开关：EADL 的扩展领域，以前被称为环境控制单元，包括电视、娱乐中心、VCR 和 DVD 播放器、计算机、手机、电子平板电脑、灯、开门器、电床和电器的遥控装置。语音激活的遥控器可在专业商店买到，用于操作电视、VCR 和 DVD 播放器。

参见第十八章，了解对脊髓损伤或退化性疾病（如肌萎缩侧索硬化）所致严重虚弱或瘫痪患者有用的高科技辅助装置的讨论。许多消费电子产品，如平板电脑和移动电话，都提供了一些功能，使人们能够使用各种功能，例如，许多功能可以通过语音命令访问，使手功能受限的人可以使用这些功能。

（二）低耐力和疲劳

有关本内容的其他信息和建议，请参阅第四十二章，另见实践程序 25-3。

ADL 的建议

耐力，一种生理特性，是指一段时间内保持活动的能力。一般耐力是对心肺功能和全身肌酸水平的初步检查。疲劳不仅仅是低耐力，而是感觉疲劳或疲惫的一种主观体验（Stout & Finlayson，2011）。疲劳是多维的，包括认知、行为和情感因素（Matuska et al.，2007），以及物理因素等。不同诊断和境遇的患者（如因疾病或损伤而延长卧床时间）的耐力和（或）疲劳程度都是较低的，可能是暂时性的或慢性的。许多疾病导致患者的耐力或多或少会产生永久性降低，需要患者去适应，例如心脏和肺疾病；或复发性疲劳如多发性硬化、类风湿关节炎和慢性疲劳综合征。低耐力和（或）疲劳的患者也可能有更高水平的认知障碍，并影响学习。疲劳可直接影响患者的记忆、注意力和处理新信息的能力，而患有严重心脏和肺疾病的患者则降低了使用肌肉（包括心肌）和大脑功能所需氧气的能力。如果缺氧足够严重，可能会发生包括记忆、感知和信息处理在内的神经心理的变化。

适应低耐力和（或）疲劳人群的 ADL 和 IADL 涉及自我管理的教育和培训（Migliore，2004；Taylor，2004）。低耐力的人通过减少任务和日常活动的能量需求，以及在日常生活中最大限度地发挥肺功能，学会在心脏和肺容量范围内工作。安全提示：心脏病患者在心绞痛或呼吸短促（SOB）时应注意停止活动。肺疾病患者可能需要在初始 ADL 训练期间用脉搏血氧计监测血氧饱和度（见第四十二章），以确定不会将血氧降低到有害低水平的活动水平。经历疲劳的人要学会监测身体信号，以管理活动耐力，识别和管理疲劳的认知情感触发因素（Taylor，2004）。

需要注意的是有些活动确实比其他活动需要更高的能量。指导活动选择的一种方法是使用代谢当量（MET）表。大多数自理活动需要不到 3 个 MET。Ainsworth 等（2011）自 1993 年以来一直在编写和修订身体活动纲要，现在在 http://sites.google.com/site/compendiumof physicalactivities/home 网站上可以看到大多数的活动的 MET。应该注意的是，MET 图表是平均值，不考虑特殊情况，因此，如果不监测患者的呼吸、心率、血压、氧饱和度、认知需求或情感成分，就不能使用。呼吸短促是一种低耐力的人的信号，活动会超出他们的心肺能力。心绞痛或心率过度增加（超过静息心率 20 次）表明心脏病患者已达到极限。活动限制和预防措施因心脏病的性质和严重程度而异（Goodman & Smirnova，2009）。对于这种情况，可采用适当的方法补偿活动。

节约体能是低耐力或疲劳患者的主要干预措施。所有疲劳或耐力下降的患者都会被教导全天休息，并使用其他的节能技术。节能原则列在实践程序 25-4 中，并在第二十七章中详细阐述。其原则本身是相对简单的；但是，它们要求人们改变习惯，这可能很难做到，但可以通过让他们设定目标、监控进展、制定解决问题的策略来促进目标的实现来加以支持。此外，适应方法（例如，将经常使用的物品放在厨房中易于接触）或适应设备（例如，使用长柄海绵代替淋浴中的弯曲动作）都可以支持节能策略。

低耐力和疲劳的人应该注意睡眠。疲劳和睡眠障碍经常是并存的，继而造成睡眠丧失和疲劳加剧的螺旋式下降。在作业治疗实践框架Ⅱ（AOTA，2008）中，睡眠被视为作业表现的一个领域。作业治疗具有帮助患者识别有效睡眠卫生（即促进优质睡眠的习惯）所需的技能。对于帮助睡眠困难的患者的策略包括制定一个就寝时间安排和时间表；避免在就寝4小时内摄入酒精、烟草和咖啡因；避免就寝前烦躁、做一些不重要（例如付账单）或刺激活动（例如玩视频游戏），或回复电子邮件；这样可以帮助拥有舒适的睡眠环境（Mastin et al.，2006）。

性行为：美国心脏协会（2012）在线文章《性与心脏病》讨论了性交期间发生的心血管变化、患者在心肌梗死或心脏手术后恢复性行为的时间，其他因素如内部驱动力和性能力是如何影响性行为的，对于在性行为中出现一些症状、一些药物如伟哥、对于性行为的迷思和误解该怎么办都有一些指导。这本小册子对患者和作业健康都有帮助。横膈膜呼吸在仰卧时更容易实现（Migliore，2004），因此在性行为中采取仰卧位，可能使肺部疾病患者的呼吸困难更容易控制。对疲劳者而言可能需要在一天中的某个时间或一周中的某一天，当能量水平最高时，计划性行为。

（三）关节活动度受限

有关其他信息和建议，请参阅第三十六、三十七、三十九和四十章。另见实践程序25-3。

1. ADL 的建议

（1）进食：在关节活动度受限的情况下，进食最常见的问题是无法用手抓住器具，或无法将手放在嘴边。采用的策略可以将放大或拉长的柄添加到勺子或叉子中。拉长的手柄可能需要倾斜，以使患者能够接触到他们的嘴。请记住，手柄（阻力臂）越长，装置就越重，稳定性越差；因此，手柄应尽可能短，且由轻质材料制成。

当无法抓握时，可以使用万用带或工具夹（图25-4）。对于一些人，比如那些有关节挛缩的人来说，独立进食可能只有通过电动喂食器才能实现。但是，设备必须由助手安装和清理，一些保险公司不会支付设备和助手的费用。在开处方时要考虑的另一个因素是：对于一个生活在福利机构的人来说，被另一个人喂食可能是一个与社会接触的机会，那么就放弃使用这些器具（Hermann et al.，1999）。

（2）梳洗：梳洗的问题和喂食的问题一样。放大或延伸的把手可以附加在梳子（图25-13）、刷子、牙刷、洗发用刷、唇膏管或安全剃刀、气溶胶除臭剂、喷发剂、粉末和香水上，这样就可以让运动受限的人来使用。如果一个人不能触摸到头部，可能需要一个助手来清洗和整理头发。简单的发型也可以避免需要吹干和造型。

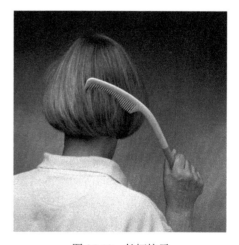

图 25-13　长柄梳子

由 North Coast Medical 提供，www.ncmedical.com

（3）如厕：对于重度依赖他人的患者来说，如厕时遇到的困难就是够不到。抽纸筒应放在患者能够到的范围内。使用卫生纸时，厕纸夹可以增加患者的拾取范围。如果患者的握力差，他可以将卫生纸缠绕在手上，或者使用带袖套型把手的厕纸夹。使用坐浴盆或个

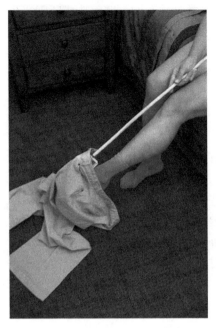

图 25-14　穿衣杆可以帮助患者拿取或
穿上衣物

人清洗设施则可以减少患者如厕后用手擦拭的次数。如厕过程中，重力能帮助患者脱下裤子；宽松的衣物也利于裤子滑落。患者可以使用穿衣杆帮助穿衣（图25-14）。对女性患者来说，经期使用卫生巾会比棉条更方便些，包装袋和背贴纸可以用牙齿咬住撕开。假如患者因自身活动范围受限或者由于保护性限制用不了坐便器，可以选择使用增高坐便器（图 25-11）。

（4）洗澡：**安全提示：应在浴缸边安装扶手，便于转移。浴缸地板也应使用防滑材料。**若患者不能或不被允许做出坐入浴缸或从浴缸中站起的动作，应使用沐浴椅（Mann et al., 1996）。现在市面上有不同高度及式样的沐浴椅可供选择（图 25-10A），出于安全及便于转移的考虑，为每一位患者选择合适的沐浴椅就显得尤其重要，还需要考虑是否需要加装衬垫和靠背、是否便于清洁会阴部以及座位下髋和膝的位置。使用沐浴椅后，还需要加装手持式花洒方便冲洗；对于那些手指关节活动受限的人可以在花洒手柄处加上系带（实践程序 25-5）。另外，有的人比起淋浴更喜欢盆浴，却不能坐进普通浴缸内，他们可以选择有坐台的步入式浴缸。无论是选择沐浴椅还是步入式浴缸，都必须要指导患者，尤其是坐位平衡受损的患者练习坐位下清洗背部、双脚和会阴部的方法。水龙头开关建议使用杆式手柄，它利用省力的杠杆作用开关水龙头，对手的抓握没有要求。**安全提示：对于有髋关节活动禁忌的患者来说，沐浴椅的摆放位置更加重要，这样他们可以不用过度屈髋去够水龙头了。**若可以把香皂放在架子上，或使用吸附在墙上的手动皂液器和沐浴盒，并放在易于够到的位置，有助于患者完成沐浴活动。若患者抓握功能受限，也可以使用洗澡海绵或搓澡手套。使用长柄沐浴刷可以够到脚部和背部；有些长柄刷设计成可将香皂放进海绵刷内，有的只能用于清洁脚部。毛巾布浴袍可以很快弄干身体。

下列操作步骤针对不能跨入浴缸的患者，以及需要浴缸转移椅的患者（图 25-10A）。

i. 患者按照规定的负重限制要求，使用辅具步行至浴缸边，转身背对浴缸。

ii. 患者一手放到沐浴长凳椅背上，另一只手扶住椅子的边缘。

iii. 患者坐到长凳上，抬起双腿，转身移入浴缸中，并让自己恰好面对水龙头。动作时要时刻注意下肢关节的活动范围禁忌。

（5）穿衣：穿衣困难主要由于拾取或抓握能力受限，此外，肩部、背部、髋部或膝关节的关节活动范围受限也会导致穿衣过程中出现障碍。**安全提示：许多全髋关节置换术患者会有 2 个月的时间需要遵从活动限制禁忌。临床常见的手术方式是后外侧途径，而患者可进行耐受性负重。他们必须避免屈髋超过 90°，下肢内收超过身体中线，或下肢外旋**（van Stralen et al., 2003）。其他手术技术或并发症会有不同的限制要求，因此作业治疗师必须在开始治疗前反复确认患者的活动限制要求（见第三十六章）。

对那些不能够到自己双脚的患者或者不允许做屈髋动作的患者来说，从衣柜里取出衣服和穿着下装都是常见难题。穿衣杆能够帮助患者将衣物拉过足部（图 25-14）或够取衣柜里的衣架。拾物器可用于拿取柜子里的衣服、把衣服拉过身体，以及从地板上拾取物品（图 25-15，A 和 B）。人们可以借助穿袜器穿上袜子，并使用穿衣杆脱下袜子（图 25-16，A 和 B）。使用穿袜器时，要把塑料片塞入袜筒中；把袜口上拉至穿袜器槽片的顶部边缘。穿袜时，使用者双手握住系带，把穿袜器连同固定在上面的袜子放在地面上。随后使用者把一只脚伸入塑料片的凹槽内，直到脚趾碰到袜尖。使用者接着向上拉两根系带，在足跟后将穿袜器从袜筒中脱离出来。这个动作可以把袜子上拉到使用者能够到的范围内，并将袜子拉至小腿。如果患者短时期内存在关节活动范围受限，比如全髋关节置换术后，可以在这段时间里选择不穿袜子。患者穿鞋时如果碰不到自己的双脚，可以使用长柄鞋拔。有的长柄鞋拔在另一端还有个钩子，可以当作穿衣杆使用。**安全提示：使用鞋拔时，应把鞋拔放在双腿间，而不是放在一只脚的外侧。这样可以避免患者穿鞋时髋关节内旋**。选择轻便鞋和弹力鞋带都可以避免系鞋带的动作。治疗师与患者配合，挑选他们看来最有用处的器具，并为患者提供合适的训练以及实践机会，从而提高他们出院后使用这些辅具的可能性（Kraskowsky & Finlayson，2001）。

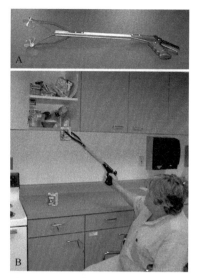

图 25-15　A. 带有手柄和吸盘的拾物器；B. 使用拾物器示意图

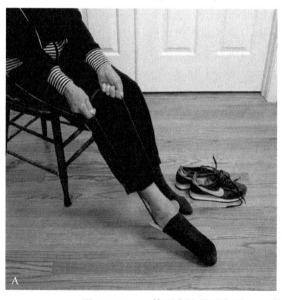
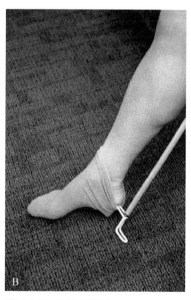

图 25-16　A. 使用穿袜器示意图；B. 使用穿衣杆上的倒钩脱袜

上肢活动范围受限时，穿系纽扣或拉链的开衫比套头衫更方便。穿衣杆或拾物器可以帮助患者将上衣围在肩上。系上衣的动作是最困难的一步，尤其当患者关节活动范围受限和肌肉力量差的时候。在一份关于 97 名女性关节炎患者的系衣服能力的研究中发现，用拉链是最方便的，特别是使用大齿牙、容易拉上的塑料拉链。尽管有的纽扣洞被设计成了垂直型便于系扣，纽扣和子母扣被打分为困难级别（Dallas & White，1982）。如果患者的手指活动受限，可以使用尼龙搭扣替代纽扣、子母扣或钩子，避免做扣纽扣或者系紧衣服的动作。只有一些衣服款式是设计成尼龙搭扣的，因此患者的衣服需要进行改造。为了保留纽扣外套的式样，需要将纽扣洞缝上，并将纽扣重新缝在原纽扣洞的上面。然后缝上尼龙搭扣的钩面和毛面，用来替代纽扣的作用。

（6）性行为：如果患者的活动范围受限并伴有疼痛和僵硬（如类风湿关节炎），那么他需要计算服用止痛药的时间，这样可以在进行性行为时，药效恰好达到最佳。温水浴可以缓解关节僵硬，同样也可以作为前戏。让人满意的性行为应包括浪漫和亲近，然而在受伤后或在关节炎发作期进行性行为很困难或让人感到痛苦。人们要寻求其他不会引起疼痛的肌肤亲密方式。作业治疗师和患者可以共同解决难题，发现新的、舒适的以及安全的性交和其他性相关活动的姿势。例如，若双方中一人有髋关节问题，双方可以侧卧，一人从后方进入；一人有背部问题的话，双方可采取面对面侧卧，另一人使用更多的髋运动（美国风湿病学会，2012）。

在全髋关节置换术后，患者能够很快进行一些性行为中诸如碰触、牵手以及爱抚等动作。不过患者要恢复以往的性交活动，还需要遵循外科大夫的指导。在性行为期间，所有的姿势都要注意髋关节的活动禁忌证。

2. 部分 IADL 建议

（1）书写：如果患者手指关节活动度受限，可以想办法增加书写工具的尺寸，比如在笔外侧包裹柱状泡沫海绵、将笔穿过练习用高尔夫球、使用简易握笔器或者选用带有握持辅件的笔。

（2）打电话：可将无线电话或移动电话放在使用者附近，避免频繁伸手够远处的电话。对无法握住电话或将电话拿到耳边的人来说，具备扬声器或免提功能的电话更方便。

（3）购物：网上购物已成为一种常见、便捷以及经济的购物方式。想要购物的人群可以寻求客服的帮助。现在许多商店为残障人士提供这类帮助，帮他们拿那些远处的用拾物器也拿不动的重的商品（图 25-15B）。在商店非高峰时间段购物，更容易找到可以帮忙的店员。

（4）园艺：可以减少够取物品范围的策略有：选择增高花坛；穿戴带口袋的工作围裙并将工具放在顺手的口袋里；尽可能减少种植和除草的次数，例如选择栽种容易养护的多年生植物。使用带有符合人体工学握柄的园艺工具（图 25-3）。园艺工作时，选择坐在带有脚轮的或固定的凳子上，可以减少下蹲工作时所需的躯体和下肢的活动范围。

（四）协调障碍和灵巧度降低

具体内容详见第三十五章。亦可参照实践程序 25-3。

1. ADL 的建议　作业治疗师应教导患者尽可能在稳定的姿势下进行活动，可以坐下就坐下进行活动，用自身重量将双手抵住工作面台或让前臂靠近身体，或同时使用这两种策略（Gillen，2000）。稳定头部可能会提升个体控制上肢的能力。选用带摩擦面的、额外加重的工具或在肢体远端佩戴负重护腕（图 12-14）以及使用大一点的纽扣和（或）减少使用纽扣都能够减少活动对协调能力的要求，从而促进个体的独立性（McGruder et al.，2003）。针对不自主运动，例如意向性震颤或共济失调，可以使用支具来固定某些关节，并在进行活动时减少那些应被个体控制住的关节的自由度（Gillen，2000）。

（1）进食：餐盘可以放在比较粗糙的平面，比如湿毛巾或防滑垫上。盘缘架或辅助餐盘可以防止用餐时食物滑出盘子。餐具可以增加重量便于稳定、加粗握把方便抓握和（或）用塑料包裹保护使用者的牙齿。患者应避免使用有尖锐部位的餐具。通常情况下，由于负重护腕更重一些，治疗师会选择负重护腕而非加重餐具；此外，患者更愿意使用负重护腕，这样他不用为每一件餐具加重。相较于正常进食，负重护腕会增加进食时食物送到嘴里的时间，减少食物洒落的概率和消除震颤（McGruder et al.，2003）。患者用鸭嘴杯或有免吸管杯盖的杯子可以顺利喝到水。有的人会用吸管，并将它固定在杯子一侧；这样喝水时不需要用手拿杯子，只要移动头靠近吸管就可以了。动作失调的患者需要考虑食物类型以降低泼洒或弄脏的情况发生（例如，避免选择汤类和带有酱汁的食物），尤其是外出用正餐的时候。在家中用餐时，患者更想要用餐巾或围兜保护衣服防止衣物被弄脏，以及提升用餐时的满意度。

（2）梳洗：梳洗时，双腕上的负重护腕可以帮助部分患者明显提升动作的准确度。动作失调患者进行面部相关的任务，诸如刷牙、剃须、化妆等活动时，可站在角落处，把身体和头部靠在侧方的墙壁，前臂撑在前面的墙上以稳定身体（Gillen，2000）。使用唇膏时，双臂须稳定，大号的唇膏管比小号的更易使用。发型应首选简单易于打理的。如果患者很难握住有大手柄的木梳，可以选用背后有固定带的板梳。相较喷雾剂，推荐除臭涂剂，可以降低意外喷入眼睛的风险。安全提示：电动剃须刀比安全剃须刀更好用，因为它更容易抓握，而安全剃须刀在皮肤上移动时会割伤皮肤。若患者头部控制力不错，可以用双手将电动剃须刀固定住，在剃须刀刀头上移动脸部进行剃须，以提高准确度。电动牙刷重量大且能被固定住仅移动头部，很实用。这样的策略也可应用于修甲上：把指甲锉刀固定在桌面上，然后依次让手指甲在锉刀上来回移动。修剪指甲可能对动作失调的患者来说不太安全，因此建议用指甲锉刀代替。

（3）如厕：上述所描述的方法也适用于如厕。动作失调患者如果需要自我导尿，可能在将导尿管插入尿道口时存在困难。对于女性，Asta-Cath 女性导尿指南（网上可从多途径获得）可帮助她们学习如何分开阴唇，并将导尿管准确插入尿道口中（Ryan & Sullivan，2011）。带胶条的卫生巾能固定在原位，会比棉条更方便使用。

（4）穿衣：前开襟的、有大纽扣、尼龙搭扣或者拉链的宽松合身的服装能够帮助促进个体独立穿衣。抗皱、防污的面料可以令人一整天显得得体。要克服系纽扣问题，必要时可以使用系扣辅助器。还可以在拉链头上系上橡皮圈环、皮圈或链条环，这样患者可以把手指伸入套圈里拉上拉链。尼龙搭扣可以替代文胸上的系扣。女性可以选择更简单的穿戴文胸方式，将文胸先围在腰上，这里更纤细也不需要用力拉伸文胸。接着在身前系上文胸，这样也便于低头看清系扣的动作。之后，转动文胸把系扣移到背后，把双手伸过吊带，将文胸上拉调整到合适的位置。弹力吊带或在吊带里缝上弹性插片也可以让穿戴过程变得轻松。如果患者有足够力量，可以选择运动内衣，这样可以避免系扣的动作。需要带领带的男性可以选择松开领带结，将领带从头上脱下，这样就不用解开领带结了。

可以的话，患者应该穿轻便鞋。鞋拔或足跟板（可从网站上获得 http://www.footfunnel.com）可帮助人们固定住鞋后跟，协助穿鞋，尤其能帮助那些下肢共济失调的患者。如果穿的鞋子需要系鞋带，目前有各式鞋带辅助器，包括弹性鞋带可供选择。弹性鞋带可以在不用拉紧并系紧鞋带的情况下收紧鞋子，同时也不会影响鞋子的穿脱。

（5）洗澡：动作失调患者或许能做到独自进行淋浴或盆浴，但前提必须严格遵守安全注意事项。沐浴时患者滑倒的概率很大，通常他再次恢复平衡迟缓。浴缸底部应选用防滑材料，浴缸外应铺设防滑垫以降低出入浴缸时滑倒的风险。根据个体的实际需求，应在他们需要的地方加装安全扶手。沐浴椅能够降低患者坐入浴缸底部或从浴缸里站起的难度，以及解决难以跨入浴缸冲淋的问题。对于很难跨入浴缸的人群，尤其是那些喜欢盆浴不喜欢淋浴的人来说，步入式浴缸是种实用的选择，但是价格昂贵。坐着洗澡或冲淋可以降低滑倒的风险，并在清洗双脚时为使用者提供稳定支撑。如果患者选择坐着沐浴，还需要选择手持式花洒。

　　安全提示：无论患者选择淋浴或盆浴，都应该在他进入浴缸坐下之后再打开水龙头。这样可以降低在湿滑地面滑倒的风险和把水溅到浴缸外。最好选用冷热水混合式水龙头，如果没有这样的水龙头，可以先开冷水再开热水，防止烫伤。把香皂系在绳子上方便捡取，或者用带口袋的沐浴手套拿香皂都很有用。如果选择盆浴，在站起离开浴缸前，应该先关掉水龙头，并放掉浴缸里的水。可以另外准备一条大浴巾或浴袍裹在身上，方便擦干身体。

2. 部分 IADL 的建议

（1）交流：对部分协调功能受损的人群来说，书写和讲话会很困难。第十八章中提到的辅助交流系统及改造电脑可以帮助到这些患者。如果患者的言语可被理解，可以为其选择有超大按键的电话以减少拨号时对手精细动作的需求，或是使用可以语音拨号的免提电话。

（2）玩游戏：桌游可以进行改造，增加卡牌的重量或嵌入塑料板中增加稳定性。游戏板也可重新制作放大尺寸。卡片座和发牌器也可使用。用键盘或开关操作的电子游戏会更合适些，而不是用鼠标或遥控杆操作的电子游戏。

（五）偏身或一侧上肢失用

可翻阅第三十三章、第三十七章和第四十一章获取具体信息。相关内容也同样可参照实践程序 25-3。

1. ADL 的建议　此处所描述的方法适用于那些一侧身体失用导致的偏瘫患者。脑卒中后，有的患者会恢复部分受累上肢的功能，增加他们恢复 ADL 独立的可能。对于那些能运用受累手臂的患者来说，针对肌力差和（或）动作失调的应用技巧也很有用。但是，其他患者会存在妨碍一侧身体使用的缺损。此外，他们也会因为认知-感知受损而影响其独立性的恢复，尤其是自动化程度较低的活动，如单手穿衣（Árnadóittir，2011；Fletcher-Smith et al.，2012；Walker & Walker，2001）。动作计划受损，如意念运动性失用，可能会造成很难学会新的技能；然而，患者还能够学会新的运动过程，例如单手系鞋带（Poole，1998）。

此处所描述的方法和设施也可用于由创伤造成的单侧上肢截肢或短期/永久上肢缺陷的患者。不过，上肢截肢或受伤患者只需要较少的代偿方式，因为他们躯干和下肢的功能健全，感知觉和认知功能也正常。

（1）进食：除了切肉和在面包上涂抹调料，进食基本上是一项单手操作任务。而且也可以借助辅助设备完成切肉和涂抹面包任务。弧形刀是一种刀刃为弧形的餐刀，可以在划过食物时进行分割，使用弧形刀能够同时完成固定食物和切割食物（图 25-17）。把面包片固定在防滑的餐具面或木钉板（图 27-2）的一角并向边角方向涂抹，可以完成涂抹面包的活动。软的酱料比较容易抹开。

（2）梳洗：梳洗困难包括健侧肢体的护理和完成双手操作活动。给健侧上臂涂除臭

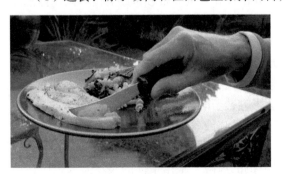

图 25-17　单手用弧形刀

剂比涂抹其他种类乳剂简单。可以把带吸盘的小刷子固定在洗脸盆内侧（图 25-18），健侧手可以在上面来回刷擦用于清洁指甲。患侧手的指甲可以用固定住的指甲钳（图 25-8A）来修剪，健侧手的指甲可以用固定牢的指甲锉刀进行修剪。患者可以让指甲在锉刀上来回移动（图 25-8B）。单手操作情况下，可以将牙膏放在泵瓶中或者使用自动挤牙膏器。患者可以借助牙线棒或一次性牙线完成单手剔牙。

　　患者可以把带有吸盘的刷子吸附在洗脸盆内侧，用于清洗假牙。清洗时，患者在洗脸盆里放一些水并将毛巾垫在底部以防止假牙掉落。脑卒中后患者可以用电动剃须刀刮胡子，由于他们无法在剃须时用另一只手拉紧皮肤，这也增加了他们被割伤的风险。

　　（3）如厕：患者如厕会遇到的主要问题就是整理衣物，通常是由双手完成的。在马桶边的墙上加装把手和（或）在马桶上安装扶手框（图 25-11）可以帮助患者转

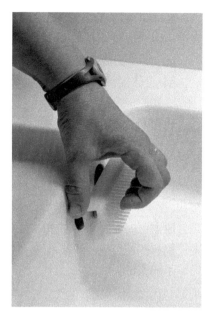

图 25-18　用于单手清洁指甲或假牙的吸盘刷

移以及维持站立平衡。患者站起来之后，裤子是松开的，会因为重力而滑落。如果患者的站立平衡受损，应该在站起前松开裤子，并将患侧手放入裤袋里，防止站立时裤子滑到膝盖下不便捡起。若女性穿着裙子，可以把患侧裙子卷起并夹在患侧上肢和身体之间。随后把内裤脱下到膝盖位置，并把健侧边的裙子卷起。厕纸应该挂在患者顺手的健侧边。女性可以使用卫生棉条或者卫生巾处理月经事宜。

　　（4）洗澡：用于运动失调人群的沐浴布置也适用于偏瘫患者，他们也可以用带有口袋的长柄沐浴刷，并将香皂装入口袋里，这样能够清洗健侧上臂和背部。清洗健侧前臂时，可以把沾满肥皂水的毛巾铺在膝盖上，将前臂正面和背面放在毛巾上来回刷洗。患者若恢复了部分功能，可以把沐浴手套套在患侧手上清洗身体。挤压式沐浴液和洗发水，和在香皂上系绳子一样很方便。若存在感觉障碍，有些附加禁忌需要留意，如确保水温。偏瘫患者从浴缸里出来前，必须坐在沐浴椅上尽可能擦干身体。

　　单侧上肢截肢的患者沐浴时也可运用同样的策略。患者可以在一脚膝盖处铺上毛巾用于清洗健侧手，患者可以将一脚踏在沐浴凳上作为支撑，避免保持单脚站立。对一些平衡功能不佳的人来说，单脚站会存在安全风险。

　　（5）穿衣：一些基本技能是顺利穿衣的重要因素。这些技能包括能分别够到双脚、独立站立 10 秒、弯腰够物时能保持坐位平衡。研究发现无论男女，穿衣时最困难的任务是拉上裤子、患侧脚穿鞋以及系鞋带（Walker & Lincoln，1991）。有的人可以完成单手系纽扣，难以完成单手系纽扣的人可以选择更方便使用的尼龙搭扣。

　　偏瘫患者应坐在稳定平面上且双脚能着地，以增加稳定性（Ryan & Sullivan，2011）。通常来讲，穿衣时先穿患侧，脱衣时先脱健侧。

　　1）衬衫或开衫服装：跨过肩穿衣法（Ryan & Sullivan，2011）。跨过肩穿衣法最接近平时穿衣的方式，相比随后要介绍的跨过头穿衣法，用该方法穿外套不容易缠绕在一起。

　　i. 将上衣放在双腿上，标签面朝上，领子靠近腹部，把患侧手对应的袖子放到双腿中间（图 25-19A）。

ii. 将患侧手放入对应的袖口中，身体向前倾，利用重力使患侧手肘伸直，将手臂穿进袖管中（图 25-19B）。

iii. 在尽量靠近健侧边的地方捏住衣领（图 25-19C）。

iv. 身体前倾，捏紧衣领，将衣领连着上衣绕过患侧身体和头颈后侧，搭在健侧肩膀处（图 25-19C）。

v. 将健侧手伸入袖管中。抬高手臂，将整个手臂穿过衣袖（图 25-19D）。

vi. 整理上衣时，身体前倾，整理双肩处的皱褶。手伸向后背，将衣服下摆拉直。之后整理患侧腋下的衣服皱褶。

vii. 系纽扣时，把衣服两侧前襟整理好，让纽扣和纽扣眼一一对应，从衣服底部开始系纽扣。

脱衣服时，先解开纽扣，用健侧手将同侧衣服退到肩膀下。脱下健侧手的衣袖，用双腿夹住袖口，使整个手臂脱出。身体略微前倾。用健侧手从背部将衣服退到患侧边。最后脱下患侧手的衣袖。

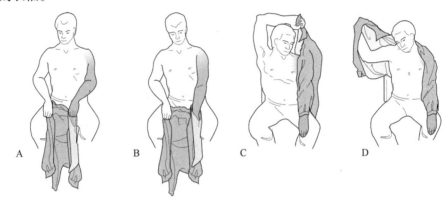

图 25-19　左侧偏瘫患者穿衣图示

A. 将衣服放在双腿上，领口方向朝向膝盖，并将对应患侧手的衣袖垂在双腿间。B. 把患侧手放入双腿间的衣袖里，身体前倾，将衣袖拉至患侧肩膀处。C. 捏紧衣领，身体前倾，把衬衫拉起从后侧绕过身体，搭在健侧肩膀处。D. 将健侧手臂伸入袖口中，伸直手臂，将手穿进衣袖，整理衣服并系上纽扣

2）衬衫或开衫服装：跨过头穿衣法（Brett，1960）。对选择性感知觉受损的患者或是健侧上肢活动范围受限的患者来说，用跨过头穿衣法穿开衫会更简单些。该方法不适用于穿外套。

i. 将上衣放在腿上，内侧标签面朝上，领子靠近腹部；上衣下摆盖过双膝（图 25-20A）。

ii. 用健侧手帮助抬起患侧手，伸入对应的袖口中（图 25-20B）。

iii. 把衣袖上拉过手肘（图 25-20C）。如果不能把衣袖拉过手肘，进行之后步骤时手会从衣袖里脱出。

iv. 把健侧手伸入袖口中。抬起手臂，并尽可能地将手臂伸入衣袖里（图 25-20D）。

v. 将整个衣服背部，从下摆到衣领，都收在一起（图 25-20E）。

vi. 握住上衣背面，身体前倾并低头，将背面的衣服跨过头部（图 25-20F）。

vii. 整理上衣时，身体略微前倾，理平双肩出的衣褶。通常，上衣会在患侧肩部堆积，应及时把堆积的衣服向背后拉平。之后把后背部的上衣下摆拉直（图 25-20G）。

viii. 系纽扣时，把衣服两侧前襟整理好，让纽扣和纽扣眼一一对应，从衣服底部开始系纽扣。

脱衣服的时候，患者先解开扣子，身体前倾并用健侧手把后背部的衣服收拢聚在头颈后

面。随后，需要把头低下，将后背的衣服拉过头。之后脱下衣服，先脱健侧手臂。

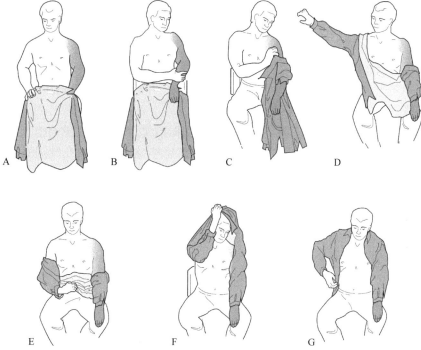

图 25-20　左侧偏瘫患者利用套头穿衣法穿上衣

A. 将上衣放在大腿上，内侧标签朝上，衣领靠近腹部，下摆盖过膝盖。B. 拿起患侧手，并将其放入对应的衣袖里。C. 把衣袖拉高过患侧手肘。D. 健侧手伸进衣袖中，抬手将手臂穿过衣袖。E. 把上衣背面的衣服都收拢到一起。F. 握住先前收拢的背部衣服。身体前倾并低头，将衣服跨过头顶。G. 整理上衣时，身体前倾，调整双肩处的衣物。健侧手伸到背部拉平衣服下摆以及前方的衣襟。最后系上纽扣

3）套头衫：下列步骤为套头衫的穿着方法。

i. 将套头衫放在腿上，衣服下摆朝着胸口，标签面朝下。

ii. 用健侧手将患侧边的套衫背面拉起，直到露出袖口。

iii. 尽量把袖口展开。健侧手握住患侧手臂，将患侧手伸入衣袖中并将衣袖拉过手肘。另一种方法是将衣袖放在双腿中间，即在"跨过肩穿衣法"中提到的方法。

iv. 将健侧手伸入另一个衣袖中。

v. 把上衣背面的衣服收拢在一起，之后身体前倾并低头，把套头衫套过头部。

vi. 调整患侧一边及肩部的上衣，整平衣褶。

脱衣服的时候，先从上背部开始，将后背的上衣拉起，身体前倾并低头，将后面的衣服拉过头部。之后将健侧手臂从衣袖中脱出，接着是患侧手臂。

4）文胸：有的患者更喜欢使用运动内衣，并用穿上衣时使用的套头穿衣法穿着文胸。如果女性习惯穿戴普通文胸，可以把文胸围在腰部并在身前系上文胸，这样她可以低头看到自己的动作。前扣式文胸更简单，这样患者不用在系好文胸后再调整文胸方向（Ryan & Sullivan，2011）。若需要的话，可以把文胸的一端夹在裤腰里或夹在患侧手臂下方，直到把文胸的另一端绕过身体。系上胸带后，将文胸旋转至合适的位置。分别将患侧手臂与健侧手臂伸过肩带中。最后把文胸拉至合适的位置。脱文胸时，把上述过程反过来即可。

身材较丰满的女性如果不能将文胸两端拉拢系上，可能需要使用改良型前系扣式文胸。

这种改良款式在文胸的一侧（患侧边）添加了 D 形环，在文胸的另一端增加尼龙带。将文胸围在腰部后，把带子从 D 形环中穿过，拉紧使文胸两条胸带靠拢。勾面尼龙块应该缝在胸带上，这样便于尼龙带扣上。

5）裤子：下列步骤将详细介绍如何穿脱裤子（Ryan & Sullivan，2011）。改良以下方法可以用于穿脱男女式内裤和连裤袜。

i. 坐姿。若患者使用轮椅，应当把轮椅刹车拉上，并抬起或移开脚踏板。将健侧腿移至超过身体中线，以保持平衡（图 25-21A）。

ii. 健侧手握住患侧腿的脚踝或小腿处，将患侧腿抬起，交叉放在健侧腿上（图 25-21A、B）。或者用交叉握紧的双手抱住患侧腿的膝部，将患腿抬起，交叉放在健侧腿上。

iii. 将裤腿套入患腿拉至膝盖，但不要超过膝盖（图 25-21C）。

iv. 把患侧脚放下。

v. 健侧腿伸入另一个裤腿中。

vi. 继续保持坐姿。将裤子拉过膝盖并尽可能拉高（图 25-21D）。

vii. 为避免站起的时候裤子滑落，可以将患侧手放入裤袋中或用患侧手拇指勾住皮带环（图 25-21E）。此外，也可以使用裤夹将裤子固定于上衣以避免裤子滑落。有弹力腰带的裤子也可以减少站起时裤子的滑落。

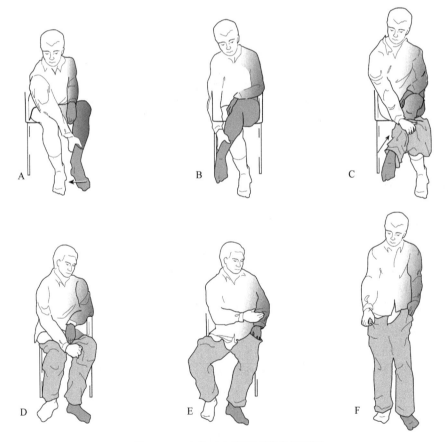

图 25-21　坐位时左侧偏瘫患者穿裤子

A. 屈膝，将健侧腿移过身体中线，向患侧腿处靠拢。B. 抓住患侧腿的脚踝，并将患侧腿跨在健侧腿上。C. 将裤子套入患侧腿，拉起裤子但不超过膝盖。D. 把患侧腿从健侧腿上放下，把健侧裤腿穿上，将裤子上拉过膝盖。E. 为避免起立时裤子滑落，把患侧手放入同侧裤袋里。F. 站起，把裤子向上拉超过臀部，并系上裤腰。若站位平衡不佳，可以坐着系上裤腰

viii. 站起。向上拉起裤子超过臀部（图 25-21F）；并在站立时系上扣子，拉上裤子拉链。如果患者平衡能力差，可以维持坐位，并使用左右重心转移的方式将裤子拉过臀部；在坐位下系纽扣和拉上裤子拉链。

要脱下裤子，可在坐位时解开裤腰。随后站起让裤子下滑过双膝，如果穿的是松紧带裤腰裤子，则把裤子拉下至膝盖下。接着患者坐下，脱下健侧边的裤子。将患侧腿架在健侧大腿上，脱下患侧边的裤子。最后将患侧脚放下。

平衡能力差的患者应当使用以下方法：将轮椅刹车拉上或把座椅抵住墙壁，随后患者坐下。解开裤腰，随后在坐位上利用重心左右转移的方法尽可能地将裤子下拉到大腿处，期间用健侧手将裤子从双侧髋部处拉下。先脱下健侧边的裤子，随后把患侧腿交叉架在健侧大腿上，脱下患侧边裤子，最后把患侧腿放下。

6）袜子或长筒袜：下列步骤为袜子或长筒袜穿着过程。

i. 与穿裤子时相同，将患侧大腿跷在健侧大腿上。若患者有足够的灵活性，可以把患侧脚跟跷在健侧大腿上，方便够及足部穿袜。健侧脚穿袜时也是相同步骤。

ii. 将拇指与示指伸入袜中，打开手指将袜口撑开。

iii. 脚趾从手指撑开的袜口中伸入并穿上袜子。把袜子拉到合适的位置，并做调整。

若患者不能跷二郎腿，可以把脚跟踩在小矮凳上。若患者无法触及双脚，可以使用拾物器把袜子套在脚上，但仍需自己将袜子拉过脚跟。尽管穿袜器能够帮助人们有效地拾取物品，但是单手很难甚至无法使用大部分穿袜器穿上袜子，因此对于绝大多数仅单手可以使用的偏瘫患者来说，穿袜器不是很实用。

脱下袜子时，腿的摆放位置与穿袜时一致，用健侧手将袜子脱下。

7）穿鞋：患者穿平底便鞋时，鞋子可以直接放在地面上。患脚伸入鞋中，随后用鞋拔帮助患侧脚使其更易蹬入鞋内穿上鞋子。穿有鞋带的鞋子时，患者要先将患侧腿架在健侧腿上，使其靠近身体。如果鞋带已经完全松开，患者可以将脚架在另一条腿上，用健侧手握住鞋子的鞋跟处，通过前后移动调整，将鞋子穿上。有时患者必须在跷着二郎腿情况下用上鞋拔，随后在鞋子半穿在脚上且鞋拔插在脚跟下的情况下，慢慢将脚放下，最后借助反复膝盖下压和调整鞋跟将鞋子穿上。

系鞋带会是个难题。用单手系鞋带打蝴蝶结是可行的，但这需要具备良好的灵巧度和正常的感知觉。截肢患者或许愿意选择单手系鞋带或者穿轻便鞋。偏瘫患者可以使用改良鞋带或学习图 25-22 所展示的一种简单便捷的单手系鞋带法。在最后一个鞋带洞，把鞋带从鞋外侧往鞋舌方向穿过，在系蝴蝶结的时候，脚对鞋的张力就能把鞋带系紧。单手系鞋带对认知受损的患者来说很难学会。

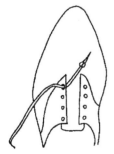

1. 在鞋带一端打结。将鞋带另一端穿过靠近鞋头左侧的鞋带洞里。

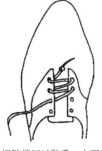

2. 把鞋带压过鞋舌，由下往上穿过对面鞋带洞。

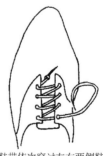

3. 将鞋带依次穿过左右两侧鞋带洞直到穿至最上方的鞋带洞（或直到能够系紧鞋子的最后一个鞋带洞）。

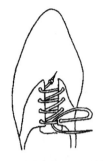 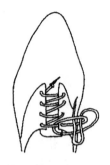 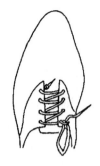

4. 在最后一个鞋带洞处，将鞋带如图示绕圈并将鞋带从鞋舌和鞋带间穿过。

5. 把剩下的鞋带往上绕个圈，通过之前的圆圈再向下拉至脚踝，从左侧穿出。

6. 将结扣拉紧。

图 25-22　左侧偏瘫患者单手系鞋带。右侧偏瘫患者可从鞋子右侧开始穿鞋带，这样鞋带最后会在左侧系结

（6）踝足矫形器：先把后侧式踝足矫形器（posterior shell，AFO）或塑性式踝足矫形器（molded AFO）放进鞋子里通常更容易穿上（Ryan & Sullivan，2011）。鞋带要尽量松开，这样才有充足空间让脚穿入矫形器和鞋中。当脚滑进鞋里时，矫形器发挥鞋拔的作用。

（7）性行为：《脑卒中后的性行为：我们脑卒中后的亲密指南》（美国心脏协会，2011）是一本实用手册，可在美国心脏协会的官网或者拨打电话获取。手册中探讨了性行为与身体图示、对恢复性行为的恐惧、脑卒中后性行为相关细节（二便控制、适用于偏瘫的体位改变、避孕措施、妊娠、做爱而非性交方式），还包括其他资源列表。

2. 部分 IADL 的建议

（1）书写：仅保留一侧手臂功能的患者在使用健侧手写字的同时要固定住纸张。纸张可以用胶带纸、写字夹板、镇纸、患侧手臂或是其他类似方式固定住。如果患侧手是惯用手，则通常需要进行非利手的书写练习，尤其是练习签字。此外，患者还可以订购签字章。使用带键盘的电脑或平板也是一种便捷的书写替代方式。

（2）休闲活动：许多用于休闲活动的设备也可供失去单手功能的患者使用，包括编织、钩针编织、刺绣、扑克牌和钓鱼的设备。表 25-1 所列出的资源包含了哪里可以找到这些休闲活动需要的设备以及如何购买。

（六）下肢截肢后假肢佩戴者

针对那些因虚弱或关节活动度降低导致移动受限的患者所提出的改良方案，下肢截肢患者同样可从中受益。但是下肢假肢穿戴者进行下半身穿衣时会面临前文从未提到的独特挑战。在穿衣前，患者应先根据其当天穿着搭配更换假肢上的鞋子和（或）袜子。如果裤子足够宽松能轻松地拉过膝盖，经胫骨（膝下）截肢患者应当于坐位按照下列步骤穿衣：

i. 将患侧腿与健侧腿放入裤腿，并尽可能将裤子向上拉。

ii. 能维持单脚站立的患者可以站起将裤子拉上，随后坐下，将截肢一侧的裤脚拉过膝盖暴露出残端，给残肢穿上袜套和假肢。

iii. 如果患者单脚站立不稳，患者应在站起拉上裤子前维持坐姿并穿戴好假肢，这样患者站起完成穿下装任务时，双侧下肢都能给予站立所需的稳定性。

经股骨（膝上）截肢患者或想穿不易拉起的紧身裤的膝下截肢患者应按照下列步骤进行穿着：

i. 将裤腿从假肢上方套入，往下拉先给假肢穿上。鞋子和有限的踝部运动可以防止裤子

从假肢足部滑落。

ⅱ. 为残肢端穿上袜套和假肢。

ⅲ. 健侧腿穿上裤子。

ⅳ. 站起拉上裤子并系好。

（七）视力受限

本章罗列的建议适用于失明（视力在 20/1250 至比 20/2500 更差）和弱视（视力在 20/80～20/1000）（Colenbrander & Fletcher，1995）。物品位置摆放的系统性和一致性是视力受损的人群能快速定位物体位置的重要因素。通常增加视觉表现的策略包括放大物品、使用放大镜、通过更好的光线或色彩的使用提高对比度和减少周围环境中的眩光（Ellexson，2004；Smith，2001）。其他改良措施借助听觉或触觉信息作为替换，以消除或减少视力的使用，例如使用语音时钟或在烘干机设定按钮上做突起标记便于定位（Ellexson，2004）。美国盲人基金会和灯塔国际是盲人患者或视力受损人群获取信息及辅助设备的主要来源（见资源 25-1）。详细信息见本书第二十三章。对于视力受损的人群，现在有很多高科技解决途径，尤其针对电脑使用（详见第十八章；亦可参见实践程序 25-3）。

1. ADL 的建议

（1）进食：如果情况允许，食物应用固定的模式放置并用时钟数字描述方向，比如"肉在 3 点钟方向"。如果情况不允许，同伴或服务员需要告知他食物在餐盘中的具体位置。倒入液体时，要确定倾倒合适的量，可以把干净的手指放在餐具边缘来感知液体是否快要注满或使用放置于杯子边缘的液面仪，杯中水快满时，指示器会发出电子音示警。切食物的方法是用叉子找到食物的边缘，移动餐叉留出止好一口量的大小，然后用餐刀切下，切割时保持餐刀紧贴餐叉。对于弱视患者，餐盘、玻璃杯和餐具要选择能和桌子及食物产生对比的颜色。

（2）梳洗：梳洗时会遇到的主要问题是辨认物品。这可以运用触觉（感知大小、形状和质地）、位置以及盲文或用语音条形码扫描仪扫描条形码实现物品辨认。使用化妆品或洗漱用品是另一个问题；辅助手（非利手）的手指可以在梳洗时作为指引，比如剃鬓角时或用眉笔的时候。弱视患者应该避免使用喷雾剂，因为他们看不清喷嘴的范围。

（3）穿衣：视力受限并不会在躯体方面妨碍穿衣，但是视力受损患者需要一套系统帮助搭配衣服的颜色与款式、确定衣服的正反面以及分辨衣服上的污渍或瑕疵。抗皱、防污和免烫的衣物是最佳选择，并且所有的衣物应该悬挂好以免出现褶皱并减少熨烫的需要。借助于视力辅助装置，一些改良措施可以方便衣服穿搭时选择衣饰，这次措施包括存放时把颜色相近的衣物放在一起、将相似的外套挂在同一个衣架上，或者用触觉或荧光标签在衣物或衣架上标出衣服的颜色（Ellexson，2004）。无色蜡光剂可用于擦鞋。

2. 部分 IADL 的建议

（1）书写和阅读：平时写字时，视力受损患者可以使用助写板防止把字写出边框。用黑色签字笔在白纸上写字会显得对比明显方便看清楚。有声书和有声杂志可以替换纸质材料，以及有许多种光学设备可以放大报纸、信件等纸制品上的字。针对那些中度弱视患者，一些图书、流行杂志以及《纽约时报》出版了大字号版本。许多种杂志可以在网上获取，并借助一种屏幕放大软件，如 ZoomText 进行阅读（图 18-10）。现在有语音条形码扫描器识别家中和社区里的产品，还有设备可以扫描药瓶并告知使用者瓶中的药品以及服用剂量

（www.envision-america.com）。

（2）服药管理：根据视力受损的程度，一部分人借助放大镜或在瓶身上贴上显眼的大号标签或通过触觉辨认，来管理他们的药物。对于那些视力严重受损的人，处方瓶读取器可以用来记录标签上的信息。现在同样有语音血压仪和语音血糖仪。美国盲人基金会在其官网上还有多种信息和资源。药店也可以为患者配好药片并装在吸塑包装里，这样可以为弱视人群降低这些任务的难度。

（3）打电话：视力严重受限的患者可以使用触控板上有触觉提示器的电话，那些弱视的患者可以用带有大号按键的电话。带有一键自动拨号的电话和声控电话都很实用。

（4）计时：患者可以通过盲文或语音手表或时钟来知晓时间。许多电子计算机日历和日程系统包含可设置的闹钟，当预约时间到了，内置闹钟会发出声音提醒。

（5）购物：弱视患者可能愿意借助带有屏幕放大器的闭路电视（closed-circuit television）或在线读取的产品目录购物。现在也有便携式闭路电视，能带到户外并在社区中使用。语音条码读取器也能协助视力受损的购物者辨认物品和价格。

（6）理财：触觉辨别力使人能识别硬币。纸币在经过放大镜或他人看过其面值后，可以通过经过不同的折叠方法再进行识别。此外，盲人或弱视患者可以用信用卡来减少辨认和管理现金的需求。

（7）玩游戏：市面上有一些盲文版和放大打印版的流行游戏，比如大富翁、宾果游戏和卡牌游戏。同样还有可触摸的宾果板和标记卡。

（八）感觉减退

详细信息可参考本书第二十二章。亦可见实践程序 25-3。

1. ADL 的建议 由于肢体运动及触觉的自我感知可能丧失，感觉缺失、降低或紊乱所带来的障碍会影响 ADL 和 IADL 的表现。当需要接触热的或尖锐的物品时，进行训练和（或）环境改造来避免受伤是特别重要的。

（1）沐浴和梳洗：安全提示：为了降低烫伤的危险，热水器应该把最高温度设定在120℉（49℃）。可以设定温度的淋浴龙头会更安全。需要热水和冷水混合时，必须要指导患者先打开冷水，再慢慢添加热水。如果患者永久性感觉减退，可以安装混合阀作为替代。患者还存有感觉完好的区域，可以学习运用这些区域感知水温。挂壁式水槽能让轮椅使用者顺利靠近使用。安全提示：下肢感觉障碍的患者应当与热水管及热水排水管保持距离，防止双脚与水管接触造成烫伤（图 25-23）。

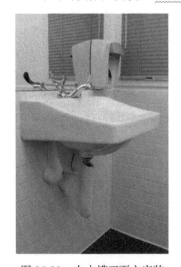

图 25-23 在水槽正下方安装隔热的热水管和出水管，防止轮椅使用者的下肢被烫伤

（2）穿衣：安全提示：布料上的褶皱、接缝和标签可以造成皮肤破损。这些破损感觉受损患者无法感知到，且会在短时间内导致压疮。衣服的选择不仅要面料足够舒适防止起皱，还要适当宽松以避免捆绑或过大的压力。皮肤感觉迟钝的患者穿完衣服要仔细查看衣服或用感觉完好的区域检查以免身上的衣服有褶皱。天冷的时候一定要穿着保暖防止冻疮。手部感觉减退可能会影响系紧衣物时所要具备的精细操作能力。患者穿衣时可以学习运用视觉辅助，患者也可受益于更大纽扣拉链或诸

如穿衣钩之类的用于协调不良患者使用的辅助器具。

2. 部分 IADL 的建议　感觉能力差会妨碍完成任务所必需的对工具和器皿的捏力和握持能力（Duff，2005）。当人们的注意力从所持物品上转移，他们可能会用力握住物品（Johansson & Westling，1984）或者无意中松开手。先前所述的适用于握力差患者的设备也可以帮助感觉受损的患者完成需要持续抓握能力的活动。

安全提示：涉及接触发热物体的活动比如乘式割草机或户外烧烤，会带来危险因素。因为麻痹的下肢如果靠近发烫的引擎盖或烧烤架底部可能会被烧伤。如果可以的话物品应该是隔热的，且应训练患者在靠近高温物体时保持警惕。

（九）认知感知觉受损

认知或感知受损患者的 ADL 代偿方式可参照实践程序 25-3 和本书第二十三章及第二十四章。

（十）疼痛，包括下腰痛

有关腰背痛患者在作业功能中使用的人体力学的信息，请参阅本章的实践程序 25-3 和本书的第二十七章和第三十六章。关节活动受限人群使用的改良方法，尤其是不能够到脚部的活动受限的改良方法，也适用于下腰痛患者。虚弱无力患者所用的改良措施也可提高上肢疼痛患者的活动表现。

（十一）肥胖治疗上的思考

作业治疗师所面对肥胖群体人数在不断扩大。肥胖会带来一系列的健康问题，它是一种多层面疾病，不仅影响个体在日常活动中的身体参与性，还会影响社会心理状态（Forhan et al.，2010）。肥胖人群通常由于他们巨大的体型导致运动受限，因此这些患者时常需要作业治疗（Foti，2005）。很多考虑因素必须根据他们的适应情况进行探讨。肥胖患者患病会比一般的患病个体存在更严重的作业表现受损，这是由于患者患病前因身型肥大、活动不便和耐力下降已经造成力量受限。患者必须进行全身性评定以确保所有问题都被确诊（Foti & Littrell，2004）。安全提示：要对辅助器具进行仔细评估以确保辅具能够承受患者的体重且尺寸大小能够满足患者需求。例如，很多淋浴椅最大可以承受 300 磅的重量，但是更重的患者就不能安全使用了。传统穿袜器可能无法容纳患者的脚或小腿肚，而需要使用柔软的穿袜器（Foti，2005）。一般的居家环境可能会对肥胖患者产生一些妨碍，包括狭窄的门道和走廊，这些通道让他们无法进入房间，尤其当他们使用更宽的助行器或轮椅时。浴室对肥胖人群来说太狭小以致不方便使用，他们会发现自己被限制在家中的一二间房间里（Foti & Littrell，2004）。因为存在受伤的风险，照料者能够给予的协助也很有限，因此家里可能需要升降设备。患者的社会心理问题也会让临床情况变得复杂。

先前所述适合虚弱、活动受限和（或）耐力受限患者的改良策略也同样可用于肥胖患者。有许多厂商专门设计了肥胖人群使用的产品以帮助治疗师为患者选择合适和安全的改良产品〔可见资源表 25-1；此外，参考文献 Foti（2005）和 Foti & Littrell（2004）中也包含了其他资源信息〕。

（十二）服务犬：各种活动表现受限的选择

服务犬都经过专门训练，用于满足因失明、失聪及躯体损伤而导致移动受限和（或）日常生活活动受限的人群的需求。服务犬会与主人共同训练，因此他们学到的技能可以满足个体的独特需求。由于训练内容很多，因此训练费用昂贵，所以服务犬仅适合存在永久性残障的人群。

服务犬可以帮助人们完成各种各样的任务。视力受损患者的服务犬主要作用是指引患者移动。听力服务犬会在需要应答的声音出现时提示主人，比如门铃声、闹钟、烤箱计时器和烟雾报警器。其他的身体残疾表现则因人而异，相应地，服务犬能够协助的活动范围也很广泛（Rintala et al.，2008）。独立伴侣犬中心（参见资源 25-1）内的犬类可以学习大约 40 种命令，这些命令也会根据个人情况做调整。举例来说，拖拽的命令通常用于开关门和抽屉，但是也可以用于脱袜子或其他衣服（图 25-24）。服务犬最常见的协助活动包括帮助轮椅和地面的转移、室内和户外移动、携带物品、操作开关（如灯和电梯按钮）、取回或拿开物品以及打开门、抽屉和柜子（Allen & Blascovich，1996；Rintala et al.，2008）。

服务犬也是种辅助工具，但是他们不像戴着辅助器具那样令人有羞耻感，服务犬甚至会促进社会参与感。据服务犬主人报告，服务犬增加了自身和朋友及他人在公共场合的互动、提升了自信心和安全感（Camp，2001；Fairman & Huebner，2000）。Allen 和 Blascovich（1996）牵头进行了一项随机对照试验，通过接受服务犬的干预组和没有服务犬的候选对照组来测试服务犬对不同变量的影响。服务犬组在社会心理变量（包括自尊心和社区融合）上获得了更高的分数，学校和工作的参与度得到了提升，收费和免费援助辅助时间都降低了 68%。候选组在拥有服务犬 18 个月后，显示了相同的改善模式。训练一只服务犬的费用约为 1 万美金，研究者估算在 8 年后个人护理照料方面省的开销可达 6 万美金，而这也是服务犬的平均工作寿命（Allen & Blascovich，1996）。Brashear 与 Rintala（2007）采访了患有脊髓损伤的患者后发现约有 1/3 的受访患者不知道什么是服务犬，有 42%的受访患者想进一步了解相关信息，这表明作业治疗师应该具备服务犬相关知识，把他们当作提高独立性的另一种选择，此外，治疗师应该为患者宣教该可能性。

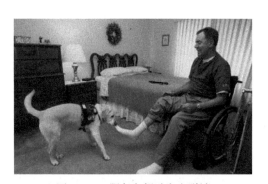

图 25-24　服务犬帮助主人脱袜
由 Canine Companions for Independence, Santa Rosa, CA.
提供

五、作业治疗恢复个体角色的有效性

一些定量研究，包括 meta 分析、系统综述和随机对照试验证实作业治疗对患者 ADL 和 IADL 功能结果有明显效应，总结于证据列表 25-1 中。在过去的数年里，越来越多已发表的研究表明了作业治疗在改善 ADL 和 IADL 方面的疗效。这些证据因研究人群、具体干预方式和用于评估 ADL 和 IADL 变化的结果测量不同而有很大的差异。作业治疗实践者在检索运用改良、适应方法或基于作业的途径来重建独立个体角色的证据时会遇到 4 种挑战，包括：①找到专门验证针对 ADL 或 IADL 干预措施的研究；②找到关注实践者兴趣人群的研究；③找到详细阐述干预方法本质的研究；以及④找到使用相关结果测量的研究。

　　尽管许多作业治疗干预的研究包含了 ADL 或 IADL 结果，然而通常干预措施并非直接关注在重获作业技巧上。比如，Hoffmann 等（2008）只关注与脑卒中和作业治疗相关的随机对照试验研究和系统综述中的研究证据。他们从 1980 年到 2006 年间找到了 452 篇已发表的研究，虽然 70%的研究包含了 ADL 和（或）IADL 的测量结果，但是只有很少一部分研究评估针对 ADL 的治疗（8.4%）或辅助技术/辅助设备（4.0%）。更多的研究验证的是矫治性治疗的治疗方法，如运动训练（43.2%）或理疗和支具（30.1%）。针对基础功能恢复的干预研究确实很重要，但是 ADL 和 IADL 的直接治疗是作业治疗实践的核心，我们也需要更广泛的证据来支持作业治疗实践。

　　正如在本章描述中所表明的，ADL 和 IADL 的代偿策略范围很广。不同病患群体需要用不同的方式来改良任务，但是许多研究只关注于单一群体。现在已经有大量关于成人脑卒中后 ADL 和 IADL 的作业治疗成果的研究，但是临床工作者也会发现作业治疗干预支持其他患病人群的证据十分有限。一些近期发表的研究已经囊括了更多的患病群体（如，Gitlin et al.，2006），这让作业治疗实践者们能够将研究结果推广到更多患者群体中。

　　在许多 meta 分析或系统性回顾中发现了一个普遍的方法学上的缺点（如，Legg et al.，2006；Steultjens et al.，2003），即作业治疗的性质是广泛多样化和（或）描述不充分的，这也使得作业治疗从业者很难将具体干预措施应用于实践中。治疗的变化要考虑治疗强度（如，每个疗程的治疗频率和时长，以及总体治疗持续时间）、患者在制定治疗目标和训练计划时的程度及方式、训练计划表、提供作业治疗服务的环境（比如在家中、医院或社区）和个人治疗与团体治疗的选取。在许多研究中，这些方法的变化并不是控制因素，这让治疗师很难一次确定有效干预中的关键因素。此外，ADL 和 IADL 成果的测量紧随在多学科治疗之后，因此很难从测量结果中单独整理出作业治疗的独特贡献（Gitlin et al.，2006）。

　　最终，查看文献证据的作业治疗师会发现 ADL 和 IADL 的效果评价方法各异，使得对比不同的研究有困难。举例来说，Hoffmann 等人（2008）从 358 篇关于脑卒中结果的随机对照试验中找出了 17 种不同的 ADL 测量方法。不同测量方法可能以不同方式来体现日常生活活动，如，FIM™ 量表中将患者拿取衣物视为穿衣活动中的一部分，但是 Barthel 指数中则没有这一要求。

　　除了证据列表 25-1 中总结的定量研究外，定性研究同样可以提供一些有助于指导作业治疗干预的见解，尤其在个体化治疗上（Kristensen et al.，2011）。例如，Eklund 和 Ivanoff（2006）在一项低视力康复项目中评估了患有黄斑变性的参与者的学习体验。研究结果不仅包含了参与者们报告的掌握内容，还包括了该项目中哪方面最有效，诸如能够应用于许多家务活动中的策略技巧学习和同伴辅导的作用。这些结果能够帮助临床工作人员开展新项目，并认识到与他们自身工作环境和人群相关的结果测量应被用于证实干预方案能适用于他们的工作场所。

　　另一项由 Pettersson、Appelros 和 Ahlström（2007）进行的定性研究为 ADL 和 IADL 干预提供了有价值的见解，他们描述了人们对辅助器具的复杂的，有时候也矛盾的感受。理解患者可能会经历的矛盾感，即辅助器具能促进其独立的同时也强调了他们的残疾，强调了作业治疗师解决他们促进 ADL 和 IADL 独立时使用辅助器具解决的阻碍。

　　前文及证据列表 25-1 中所总结的研究发现，也许能帮助作业治疗师开展更有效的干预措施，以及将作业治疗研究者指引到需要额外研究的问题上。

证据列表 25-1

关于 ADL 的作业治疗实践的最佳证据

干预措施	所检测干预措施的描述	参与者	治疗量	最佳证据的类型和证据等级	益处/有效性	结果的统计概率和效应大小	参考文献
患者选择的特定ADL训练	在熟悉的环境中进行特定任务的ADL训练	403位脑卒中后患者（189例左侧脑血管意外，194例右侧脑血管意外，20例其他类）；平均年龄72.7岁	在2周内到5个月内，进行1到15次不等的访问	4篇研究的meta分析 水平：I	有效。经过多重ADL评定，治疗组的ADL能力提高了	加权评价的效应量 $r=0.30$，治疗组比对照组高30%的成功率	Trombly & Ma (2002)
家居作业治疗	为脑卒中患者提供家居作业治疗；包括患者自己的家或养老院护理院	965例脑卒中后患者；平均年龄70.0岁	干预时间从10个阶段至5个月不等	5篇研究的meta分析 结果测量集中在IADL训练 水平：I	有效。Nottingham Extended ADL量表评定后，治疗组显示出一些进步	$Z=2.97$, $P=0.0003$, 效应量 $r=0.10$	Walke等(2004)
脑卒中后患者的家居作业治疗	针对ADL的治疗，所有研究都相同，包括作业治疗师在患者家中提供服务	9篇研究包括共1258位在家生活的脑卒中后患者	从2~3次访问到不同强度的半年项目不等	随机对照的系统回顾 水平：I	有效。接受作业治疗的参与者在出院时ADL的独立性更高，并且比未接受照料或接受一般照料的人保有更多能力	标准平均值与随机效果模型差异为0.18[95%置信区间(CI)=0.04~0.32], $P=0.01$, 表明ADL的独立或ADL表现衰退的概率在作业治疗组中更低（让步比=.60，95%CI=0.51~0.87, $P=0.003$)	Legg等(2006)
日常生活活动的使用，包括"作业活动改良或代偿"	根据研究描述，多种方式但所有活动都将作业活动作为治疗性干预方式	浏览了2000~2007年间23篇关于脑卒中康复的研究	多种	系统回顾包括了2篇meta分析，7篇系统回顾，4篇随机对照试验，以及其他证据等级较低的研究 水平：I	基于作业活动的干预在ADL、IADL和参与中的结果更好	没有对特定研究或整体系统回顾的报告	Kristensen等(2011)

干预措施	所检测干预措施的描述	参与者	治疗量	最佳证据的类型和证据等级	益处/有效性	结果的统计概率和效应大小	参考文献
家居作业治疗和物理治疗	明确问题及解决问题的干预（如放置干预（如放置训练、行为干预）以及环境改造慢步调）以及环境改造	390 位 70 岁以上的社区老年人，且至少有 2 项 IADL 和（或）1 项 ADL 存在障碍；82% 的老年人为女性，平均患有 7 种疾病	6 个月，包括 4 次 90 分钟的作业治疗访问，一次 20 分钟的作业治疗电话回访以及一次 90 分钟的物理治疗	前瞻性研究，2 组随机对照试验（治疗组和对照组）。水平：IA2a	有效。患有众多慢性疾病的参与者在进行家庭作业治疗和物理治疗干预后（6 次接触中，有 5 次为作业治疗），ADL 和 IADL 表现更佳	6 个月后，两组 ADL（P=0.03）和 IADL（P=0.04）差异有统计学意义，其中冰浴和洗澡差异最大	Gittlin 等（2006）
康复后作业治疗家居随访	家庭作业治疗师进行随居随访，检查在院期间介绍的沐浴用辅具情况	53 名出院时配备了洗澡辅具的成年脑卒中患者；平均年龄 72.1 岁	对照组和控制组患者都接受了住院指导；治疗组还接受 2～3 次家庭随访	单地点随机对照试验。水平：IB1b	是。经过功能性独立测量（FIM™），治疗组比对照组 ADL 功能恢复得更快	$t_{(51)}=-2.002$，P=0.051，效应量 r=-0.27，相当于治疗组的成功率比对照组高 27%	Chiu & Man（2004）
家居作业治疗	对照组：常规门诊患者随访。治疗组：常规随访及 6 周家庭作业治疗	138 例成年脑卒中患者	以患者为中心干预治疗；6 周内约 10 次 30～45 分钟的访问	单地点随机对照试验。水平：IA2a	有效。结果显示治疗组在加拿大作业表现量表（COPM）中表现更好	Mann Whitney U 测得组别差异，P=0.0006，Z=3.25，效应量 r=0.27	Gilbertson & Langhorne（2000）
特定目标的门诊治疗	作业治疗方式在每个地方有些许差异，但都包含了 IADL 训练；一些地方还有 ADL 及工作技能训练	31 位 Rancho 评分在 4 级及以上的成年 TBI 患者，在 3 家机构中任意一家接受门诊作业治疗	3 家机构治疗的平均时长是 13.53 小时和 84 小时；持续时间从 12 周到 20 周不等	准试验验法测试前/后设计，没有对照组。水平：IIIB2a	有效。目标结果评分（GAS）和 COPM 的表现与满意度都较高。随访时仍有部分进步，但半数有进一步提高。社区综合却没有变化	治疗阶段进步如下：GAS，Z=7.52，P<0.001，效应量=0.94 COPM 表现得分，Z=4.13，效应量 r=0.71 COPM 满意得分，Z=4.25，P<0.001，效应量 r=0.76	Trombly 等（2002）

续表

干预措施	所检测干预措施的描述	参与者	治疗量	最佳证据的类型和证据等级	益处/有效性	结果的统计概率和效应大小	参考文献
住院康复	“囊括9种实践领域”的作业治疗，有一项康复项目提供；作为作业治疗中的一项内容，所有参与者都接受了ADL训练	43名成年脑卒中患者	住院康复期间（平均住院时间为31天）每天接受3小时的作业治疗	准实验前/后测试设计，不含对照组定性成分，以收集顾客对结果的看法 水平： 量化 =ⅢB3a 质性 = N	有效。量化测试显示从住院到出院时，参与者的ADL与IADL能力都提高了	分别使用FIM和ALSAR对参与者进行ADL和IADL评估，结果显示ADL能力（t= -9.71，P=.000）和IADL能力（t=7.75，P=.000）都显著提高 患者也认为ADL和IADL能力的进步都归功于作业治疗	Unsworth & Cunningham（2002）
作业治疗，主要是代偿性手段，包括辅助器具和体能节省策略	住院作业治疗，包括指导ADL代偿措施，家务，休闲活动；教导处理疲劳；以及进行治疗以提升上肢功能	美国中西部一家住院病房里30位多发性硬化成年患者（27位女性，3位男性）	1周集中住院治疗（每天治疗量未知）	准试验法测试前/后设计，为期6周随访 水平：ⅢB2b	有效。从住院到出院，6种ADL（浴缸转移、如厕、进食、梳洗、上下身穿衣）都有进步，并且在之后6周仍在进步，除了已达到最佳的进食	从住院到出院期间，使用ANOVAs对6项ADL做评估，都有显著提高（F得分12.2～76.8，每项ADL结果P值都<0.01或0.001） 5项ADL（除进食外）在出院后的6周随访中仍有显著提高（F得分4.17～20.90，P值范围在<0.05到<0.001区间）	Mathiowetz & Matuska（1998）
行为干预项目——关节保护教育	对照组：标准内容包括保护关节的宣教 治疗组：关节保护包括保护策略，以提高坚持性	127位类风湿关节炎患者，确诊时间少于5年	两组都有4次时长2小时的每周聚会	两点随机对照试验 水平：ⅠA1a	有效。在为期48个月的随访中，治疗组ADL得分明显好于对照组	Mann-Whitney U测得组别差异，P=0.03，Z=1.75，效应量r=0.15	Hammond & Freeman（2004）
服务犬	对照组：未获得服务犬（申请名单中需等待13个月） 治疗组：参与项目研究时，已经获得服务犬1个月	48位存在严重慢性行走障碍，需要使用轮椅的患者； 平均年龄25岁	服务犬训练时长为6～12个月；未说明是否与参与者共同训练	随机对照试验 水平：ⅠB2b	有效。2周一次的自我报告表明治疗组付费和免费辅助时间都明显下降，提示ADL和IADL的独立性比对照组更高	服务犬在提供协助方面影响巨大，付费帮助r=0.98，免费帮助r=0.96	Allen & Blascovich（1996）

📖案例分析（一）

关注环境与患者关系的活动分析：提高自我进食的独立性

患者信息　W 先生，20 岁，右利手。一月前遭受创伤性脑损伤。他昏迷了 2 周，并在急诊护理医院住了 3 周，随后被转介到了一家康复中心。W 先生之前处于禁食状态（nil per os，NPO）或"无从口进食"直到吞咽评估表示安全才开始经口进食（如他能有效地吞下所有食物），作业治疗师也开始着手训练他自我进食能力。W 先生的损伤包括左侧偏瘫（左边身体无力），坐位平衡差以及轻度共济失调。他的认知功能明显下降，包括注意力持续时间短、短期记忆力差、挫折耐受力低以及对自身障碍认知程度非常有限。他很容易因为周围环境中的听觉和视觉刺激而分散注意力。W 先生只能完成单个步骤指令，无法完成更复杂的指令。他表现出有进食的动机，并且会伸手抓取能拿到的食物，不过由于他无法将自己进食速度控制在合适范围，护士禁止他自己吃东西。吃饭时，他会狼吞虎咽地把食物塞进嘴巴里，不咀嚼就直接吞下。尽管他能安全地吞咽，但这种进食方式会产生窒息的风险。

	任务分析过程	干预方案	治疗事物：作业治疗阶段的准备和互动	临床推理过程：治疗师思考内容的举例
选择	确定患者在给定环境中需要或想要完成的活动	自我进食是一项基本的自理技能，W 先生会主动抓取食物显示出他有自己进食的动机。进食时，他能够轻松咀嚼并吞下食物，并在吃下一口时看向喂食者	作业治疗师决定在吃午饭时进行进食训练。护理人员以及 W 的双亲都说他不是个早起的人。作业治疗师也询问了 W 先生和他的家属，挑选了 W 先生喜欢吃也能满足他营养需要的食物	"W 先生很容易感到沮丧。我希望在他状态最好时候进行治疗，并希望可以挑选食物，这样也可以提起 W 先生吃东西的兴趣。" "之所以选择在 W 先生的房间内，而不是患者公共餐厅或门诊厅进行进食训练，是因为 W 先生很容易分心，而病房可以让我更好地掌控环境。一旦他能够在房间里进食自如，我将会制订计划，帮助他移到患者公共餐厅吃饭，这样更贴近与家人在家或外出去餐厅吃饭时的环境。"
	确定操作环境（患者执行期望活动时所处的环境；治疗时所处的环境）	治疗师在 W 先生的病房里为他进行治疗。最终，W 先生需要在不同场所完成进食活动，包括自己的家里、他人家中、饭店、咖啡厅、室外以及其他可能吃东西的地方，比如汽车上		
分析	评估在该环境中完成该项活动的阻碍或助力： （1）任务 （2）环境 （3）人	阻碍： （1）某些进食过程涉及双手的使用，如切分食物，吃三明治/汉堡和打开容器。进食时需要考虑到一些安全因素，比如调整食物摄入的量防止呛咳，以及要注意烫的食物和饮品以防烫伤 （2）W 先生的家庭关系非常亲密，午饭时经常在房间里，这会导致 W 先生分心。W 先生的病床不能让他足够坐直以靠近桌子	所需物品： （1）把每种食物单独放在餐盘上，再统一放在托盘上。食物有金枪鱼三明治、土豆沙拉、苹果酱和果汁（果汁应装在带盖子和吸管的杯子里） （2）轮椅 （3）床边桌 （4）辅助器具：加大把柄的餐具，包括汤勺和小碗、防滑垫和有杯盖的杯子 （5）湿毛巾和病号服 安全注意事项：	"开始治疗前，我会把那些干扰因素降低来优化环境。我向家属解释希望 W 先生可以单独接受治疗，由于房间内的人数太多会让他很难把注意力集中在进食上。我确保自己告知家属治疗结束后他们可以回到房间并向他们解释治疗内容，并告诉他们 W 先生能够安全地与家人一起进食后，他们也能帮助到 W 先生。我能感受到他们非常想帮助到 W 先生，但他们需要一些指导。" "我确保电视机和房门都已经关上了。我帮助 W 先生转移到事先准备好的轮椅上，这样可以帮助他维持身体稳定性。轮椅可以帮助 W 先生在进食时维持良好姿势，也能够让我把食物放在床

任务分析过程	干预方案	治疗事物：作业治疗阶段的准备和互动	临床推理过程：治疗师思考内容的举例
	（3）W 先生无法用他的左上肢（UE）完成双手的任务（如切了肉或拿起三明治）。他的坐姿和坐位平衡差。他很冲动，等不及咽了下去又会把更多吃的塞进嘴里。 助力： （1）进食主要是单手任务，因此 W 先生仍可以用他的右手完成大部分进食活动。进食通常是坐着完成的，仅要求最小的躯干控制力，也不需要下肢功能。对认知功能的要求也不高。进食的时长可做调节 （2）医院病房可做调整，将干扰因素降到最低 W 先生是右利手，因此使用右手吃东西对他来说很轻松。进食同样是一项容易学习的任务，他可以很快回忆起来	（1）在治疗初期，避免选用烫的食物和使用锋利的餐具（如牛排刀） （2）一次只提供一种食物，避免吃得太快而导致呛咳	边桌上，离 W 先生近一些。W 先生穿着 T 恤衫和牛仔裤，因此我帮他穿上病服防止他把衣服弄脏。我也准备了一条毛巾放在身边以防食物洒出，食物洒出可能会引起 W 先生的沮丧感。" "刚开始，我只用勺子挖了勺苹果酱，原因有：①W 先生没有因为其他食物分心；②果酱的量很少，因此就算他开始把食物'堆'在嘴巴里也更安全；以及③我可以把侧重点放在 W 先生使用勺子上。我每次只递给 W 先生一种食物。我看到一些迹象表明辅助器具可能会有帮助时(如盘子有滑动、W 先生用普通勺子舀食物太多或者用吸管喝水时不能控制吸取的量），才会使用辅助器具。辅助器具真的非常有用，但是 W 先生不熟悉辅助器具，我也希望尽量减少使用辅助器具。"
确定改善作业表现的解决方案： （1）人 （2）环境 （3）任务	解决方案： （1）保持身体竖直，坐在轮椅上时，用桌板在周围及前方支撑身体 （2）把视觉和听觉干扰降到最低 （3）一次只提供一种食物。如果他一口咬得太大，选择软食以降低呛咳窒息的危害。如有需要可选择使用辅助器具。尤其是小勺子可以限制他每次舀起食物的量		"治疗期间我不会和他聊天，那会导致他分心。我会尽可能使用简短的指令，并且在说出指令时把 W 先生面前的食物移开。"
难易度调整　具体的任务和环境参数可以确定难度等级： （1）发出指令的方式 （2）给予提示的性质和等级 （3）物品及其属性（材料和器具） （4）需要的空间 （5）社交需求	为了使 W 先生在减少语言提示的次数，增加每次提供的食物品种数量、降低对辅助餐具的依赖度（如果使用的话）以及把 W 先生带到更自然的进食环境（比如患者食堂）等方面有所进步 可以选择使用反馈来提高 W 先生的自我意识，比如"你把饭菜送到嘴里之前，把嘴巴的食物都咽	向 W 先生家属解释如何借助改变进食任务和进食环境让 W 先生用合适的速度进食，包括何时以及如何给予言语、手势或触觉提示 逐渐增加放在 W 先生面前桌子上食物的品种数量 当 W 先生能够有效地轻松在病房内独立进食后，可以增加环境要求，比如在餐厅吃饭、逐步增加更多的干扰因素［比如与他人	"我想为 W 先生提供更多的实践机会。他的家人非常想帮上忙，但是他们不知道如何帮助 W 先生避免沮丧情绪的出现或控制住他的冲动行为。教导他们一些具体策略可以让他们更好地照料 W 先生。此外，他们也会在病房用晚餐，也给了了 W 先生更多练习进食的机会。我会确保观察他们并给予反馈，以及提高他们照料 W 先生的信心。" "目前，W 先生还不具备解决问题的认知能力。不过我可以开始问

续表

任务分析过程	干预方案	治疗事物：作业治疗阶段的准备和互动	临床推理过程：治疗师思考内容的举例
（6）顺序和计时 （7）所需的动作和表现技巧 （8）所需的身体功能 （9）是否熟悉任务或环境 （10）知道任务改良或知道设计及改造所需任务	下去了吗？" 可以指导家属如何布置环境以及如何提醒W先生安全并独立地完成进食	在病房角落的桌旁吃饭，然后增加共同用餐的人数和（或）改变在房内吃饭的位置］ 为需要双手完成的任务提供改良方式（比如用弧形餐刀切肉）和（或）如果W先生恢复部分左手活动控制力让左手也参与到进食活动中	些和他自我意识状态相关的问题。我要留心不能让他生气，但也要留意他的状态，这样我可以在他自我意识出现的时候做更多治疗内容。" "目前，W先生学习新任务的能力有限，但是当他表现出记得部分新技能时，我可以教他一些完成任务的新方法，比如用弧形餐刀切分食物。我也希望他左上肢的运动可以恢复，因为我可以尝试让他使用左上肢完成简单的任务，比如吃甜品时用左手扶住碟子或者喝水时用双手拿起杯子，进而提高其运动能力。"

📖 案例分析（二）

C女士：基本日常生活活动的调整和训练

作业治疗干预过程	临床推理过程	
	目的	治疗师思考内容的举例
患者信息 C女士，50岁。于椎板减压切除术后1周内收治入住院康复科，伴脊柱转移瘤继发 T_5、T_6 胸椎融合，进而导致截瘫。原发癌是她3年前确诊的乳癌，并随即进行治疗，之后再没有复发，直到这次发现脊柱癌。住院部作业治疗评估后显示C女士存在下列问题：①沐浴、穿衣、如厕、膀胱和排便控制以及转移方面需要最少到最大协助不等；②为了限制躯干和髋关节屈曲活动（无论是否站立都需要在术后佩戴8周）而穿戴了脊柱矫形器，继而限制了她的活动范围；③躯干及下肢肌力明显下降（2~5）导致其坐位平衡差；④胸口区域有疼痛；⑤容易疲劳；⑥可能有抑郁症 C女士已婚，婚姻生活稳定，家人也互相扶持。她有2个孩子，10多岁，都一起住在家里。C女士在一所小学里做护士，丈夫在外有全职工作。她家是栋2层楼高的房子，卧室都在2楼。房子1楼有个仅有洗脸盆和马桶的小浴室，2楼有配备齐全的卫生间。治疗乳癌期间，C女士寻求了西医治疗和替代疗法。她目前的目标是能够回到家中，不再重度依赖家人，以及能够为家人做饭。最终，C女士希望能够返回到工作岗位上	了解背景	"C女士存在不完全脊柱损伤，很难去预测她感觉运动功能最后的恢复情况。C女士可能会在3周内出院，但是，这也意味着她回到家中的1个月内，C女士几乎肯定会依赖轮椅，也需要佩戴支具。她家里布置会存在一些阻碍，我需要留意那些阻碍。" "在原发癌治愈3年后再次发现癌症复发转移，肯定会对C女士打击很大。她似乎患有反应性抑郁症。我想知道C女士是否在接受抗抑郁治疗。我要记得去查看她的病例找出她的肿瘤分级，并翻看病理学教科书，复习转移癌的预后。她积极投入到先前的治疗过程中，比如使用替代疗法，这也表明她可能渴望在康复过程中合作。" "我希望了解她的孩子们和丈夫对这些事情的看法。C女士的康复目标表明她希望尽快让他们家庭生活恢复一定程度的'正常'。"
	提出干预假设	"我认为最影响C女士恢复ADL独立能力的因素是及物受限（由于穿戴治愈、下肢虚弱无力以及坐位平衡受损所导致）、容易疲劳和腰痛。我想知道抑郁症是否也加剧了她的疼痛和疲劳程度。居家环境中也有一些阻碍。C女士之前是名护士，这点有利于康复过程。她先前包括保健运动（瑜伽）的生活习惯令她的上肢力量很强，因此她可以以此来代偿她的截瘫功能。她的家人也很支持她，并且她想回归妻子及母亲角色的期望也会是她参与治疗的一种强有力的动力。"
	选择干预方式	"此时，我主要依赖可以代偿C女士损伤的干预方式。因为她的康复住院周期相当短暂，因此她回到家时，尽可能降低对家人的依赖程度就很重要。此外，C女士出院时很可能还坐着轮椅，她的房子目前还不是无障碍通行。改造居家环境需要一定时间，并且现在就应当开始进行改造。虽然疲劳可以通过矫治性方法来解决，以提高躯体功能，但我认为学习代偿策略所需的活动量将足以提高活动耐力，不需要使用死板的训练程序。"

续表

作业治疗干预过程	临床推理过程	
	目的	治疗师思考内容的举例
	能力反思	"我在工作上遇到很多因穿戴支具而活动受限的患者，但我很少遇到患者在穿戴支具的同时还伴有截瘫的。我需要更多地考虑如何将治疗方法结合起来，在下肢缺乏功能性运动的情况下，帮助C女士能够在穿衣和洗澡时碰到自己的双足。她会担心她的预期寿命吗？我是否应当与她谈论这个话题？这个话题会不会让她感到沮丧？"
建议 作业治疗师每天为C女士进行2次持续45分钟的作业治疗。根据C女士情况，治疗师制定了在出院前需要完成的长期目标：①C女士能够独立完成除了穿鞋袜和洗脚以外的所有ADL；②C女士能够独立使用转移板完成轮椅与床面、软垫座椅、坐便器、淋浴椅以及轿车之间的转移；③C女士能够独立计划并准备好简单的热的饭菜，并且完成任务时，Borg感知能力表（Borg rating of perceived exertion）打分不高于10分；④C女士能够在家中轻松靠近必要的设施，比如床、厕所、淋浴、厨房电器以及家用电器（电话、电脑、电视机等）；以及⑤C女士能够在平地和平缓的坡道上独立推行轮椅	考虑患者对自身活动表现的评价	"C女士似乎对她的能力受限过于放大。比如说，她低估了自己可以完成某件事情的能力，她会觉得自己做不了所有的事情。但实际上，她能够自己进食、完成梳洗，以及沐浴时清洗脸部、手臂和大腿。"
	考虑治疗时可能会发生的事情、频率以及持续多久	"我会在团队会议上提出抑郁相关的问题议题。我认为应当为C女士做相关评估，因为如果她临床诊为抑郁症，抗抑郁药物可能会缓解疼痛并消除疲劳状态，这也可以让C女士更积极地参与到治疗中。目前，C女士每天很难完成我规定的90分钟治疗。与此同时，我需要确保在治疗时把握好锻炼其躯体功能的任务和那些更需要认知能力的任务，比如制订计划来促进她居家的可达性。这样的话我也可以充分利用治疗时间，也不会让她过度疲劳。"
	弄清患者对治疗计划的认同度	"尽管C女士不相信自己在3周内能够完成所有的治疗目标，但是她非常认可作业治疗目标。现在，她的自我效能感较低，这在治疗中需要得到处理。可以让C女士的家人也参与到这方面的照料中，刚开始无论是多小的进步，他们都可以帮助C女士看到自身的进步。"
短期目标及进展总结 （1）C女士能够使用辅具在最少辅助下穿上内裤和裤子 治疗师认为C女士在穿着背部支具的情况下很难穿上弹力袜和鞋子。治疗师向C女士具体说明了这些任务中会遇到的困难，C女士表示没有问题，在除去支具且可以不借用辅具就碰到自己的双脚前，她丈夫可以帮她穿鞋袜。病床摇起的情况下，C女士可以靠着床面，让自己保持在长坐位。她可以使用穿衣杆将裤子拉过双膝，不过需要借助最小辅助和语言提示她更有效地使用穿衣杆	评估患者的理解能力 了解她正在做的事情	"C女士对指令的服从性好，并且能记住教她的活动策略（比如进行转移板转移的步骤），但是C女士开始着手解决问题时仍需要帮助。比如说，完成烹饪活动时，需要有人不断鼓励才能想出应用体能节省技术的方法。同样的，这可能也与抑郁症有关。C女士被诊断为临床抑郁症，并开始进行药物治疗。但我们并不能期待在3周左右的时间里看到转变，而且到那个时候她也已经出院回家了。因此，我只会继续使用我觉得能够带来更多动力的方法。她非常希望能够自己转移到长沙发上，这样家人看她或看电视的时候，她可以和家人坐得近一点，没有轮椅阻碍在他们中间。C女士曾说她很喜欢为孩子们做零食，'就像妈妈一样！'"
（2）C女士能够独立完成自我导尿 由于背部支具限制了身体弯曲，C女士无法看清自己的尿道口。我们提供给她了一个带镜子的腿部外展器，帮助她看清尿道口位置	实际表现和期望表现的比较	"C女士在实际进行诸如转移和穿着下装之类的躯体活动时，比我想象中完成得略快一些。也许她练习瑜伽时高难度动作和控制姿势的经历帮助她适应了'新身体'的运动。C女士也并不害怕进行动作尝试，这大概也是她在转移和运用穿衣杆穿下装方面进步很快的原因。可能我可以在身体活动方面多鼓励她，只要我不断观察她的疲劳程度。"
（3）C女士能够在他人监督下使用转移板完成轮椅与床面以及不同高度、软硬程度的平面间的转移 C女士使用转移板转移进步很快，因为		

续表

作业治疗干预过程	临床推理过程	
	目的	治疗师思考内容的举例
她上肢肌力很强，能帮助维持平衡以及在转移板上移动身体。目前，治疗师仅监督 C 女士完成转移，以防她在转移时失去平衡，向前倒下。治疗师提示 C 女士的丈夫及孩子如何在她转移时"保护"她，这样 C 女士能够在家人探望时，转移到起居室的长沙发上		
（4）C 女士能够在语言提示和近身辅助下制作盒装布朗尼蛋糕，并且 Borg 感知能力表最高得分为 13 分		
C 女士在烹饪活动前学到了体能节省技术，并且在作业治疗师 4 次语言提示下，C 女士找到了可以降低任务体能需求的 3 种策略。她会用拾物器、平板推车以及长款烤箱手套来完成任务。C 女士报告说她自觉运动强度值是 12。家人下次探望时，C 女士与他们一起分享了布朗尼蛋糕		
（5）C 女士的丈夫按照作业治疗师的要求带来了他们家房子一楼的平面测量图，准备进行家庭改造以提高轮椅在家中的可达性 起初，C 女士和她的丈夫寄希望于出院时 C 女士能够用助行器走路，并暂缓了家庭改造。当 C 女士进入到第 2 周治疗时，他们意识到家里需要做些大改动，丈夫把相关需求信息告诉了治疗师。C 女士得知浴室门宽比她的轮椅宽度窄了 1 英寸后感到很沮丧	了解这个人 了解背景情况	"很有意思，我没想到过会在家庭改造计划和测量中遇到阻碍。我推测对 C 女士和她丈夫来说，这类变动把 C 女士的失能都体现出来了。C 女士对于浴室显得尤其沮丧。我想知道她的丈夫或朋友中有没有手巧的，能够重做门框，使 C 女士能够进入卫生间。我认为 C 女士在除去支具前使用病床情况会更好些，因为病床有助于床上移动和穿衣时的坐位平衡，不过 C 女士和她丈夫可能会觉得使用病床是'硬性营销'。"
后续工作 ● 不断改善短期目标，使患者在 ADL、移动能力以及使用辅具及辅助方式做饭方面得到进步 ● 为家庭评估提出初步建议，与 C 女士及丈夫一起协作，找到"最佳"解决方案并且提供家庭项目以支持后续康复工作（见图 25-25）	预测当前和未来患者的担忧	"我认为 C 女士在作业表现方面进步很好可以恢复独立。我感觉家庭改造会是个大挑战。C 女士希望能去到 2 楼的卫生间，但这需要非常仓促地购置一架十分昂贵的爬楼器（C 女士也表示她不希望在家里看到'这种难看的东西'）。从理性上讲，我感觉 C 女士能认识到这些问题。但从情感上来说，她很难做出选择。临时'解决'更会让 C 女士体会到失能状态（把客厅改成卧室、把卫生间的门换成帘子好让她能进入其中，等等）。这将是 C 女士在出院后不断会面临的问题。"
● 与 C 女士及其丈夫一起完成家访，测试家庭无障碍情况并给出最终建议 ● 在需要提供协助或监督的场所中为 C 女士的丈夫和孩子们（酌情，和 C 女士共同决定）做培训 ● 考察家庭作业治疗的可行性并且书写转诊单	决定他是否应该继续或停止治疗和（或）在未来随访	"我认为 C 女士出院后最适合家庭治疗。由于我们治疗 IADL 以及工作和休闲活动的时间很有限，C 女士还有很多作业治疗技能需求。C 女士将回到家中，因此符合家庭作业治疗需求。另外，在 C 女士实际居住的环境中进行治疗效果更好，她在解决问题时会感到更自在。一旦她除去支具，她的活动性会更好，并且可以转为门诊治疗，治疗内容可以包括驾驶评估及治疗以及职业康复训练。"

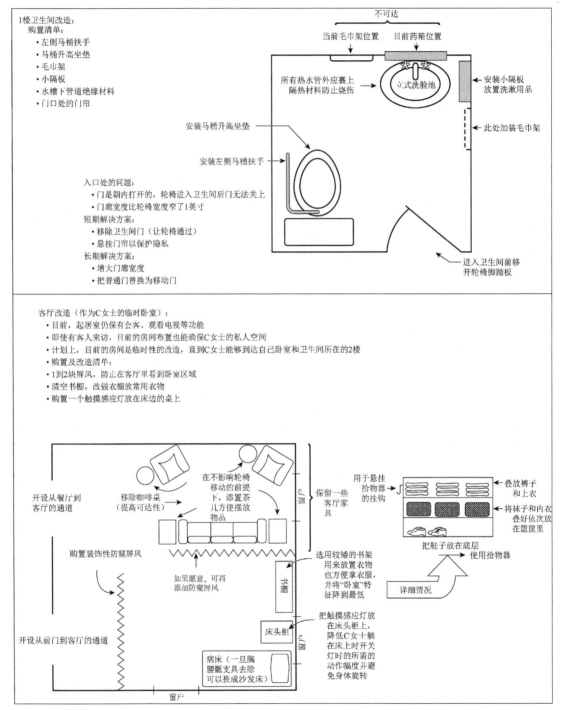

图 25-25 C女士家居改造方案：出院后家居改造以最大化其独立性

作业治疗实践中的临床推理

通过厨房改造来提高独立性并降低疲劳程度

作业治疗师正准备做一次出院前家访并想准备好需要给出的建议以帮助C女士提高其乘坐轮椅完成烹饪的能力，以及能运用体能节省技术。从C女士和她的丈夫那得知他们有个相当宽敞的厨房，厨房的一端是用餐区。

　　轮椅使用者在普通厨房中会遇到哪些常见的问题呢？作业治疗师应在家访时携带哪些物品和（或）设备以在 C 女士家中为她进行评估和治疗来强化其能力？为了在烹饪时提高可达性并降低体能需求，作业治疗师可在患者家中进行哪些环境改变？

 思考与总结

　　（1）如何运用以作业为目标来促进作业功能？
　　（2）请解释 IADL 和 ADL，并比较两者的区别。
　　（3）哪些情况会影响患者学习新的 ADL 和 IADL 方式的能力？
　　（4）当活动范围受限或有限的患者使用穿袜器时，需要注意哪些代偿原则？
　　（5）当患者主动抓握功能不足时，哪种设备能帮助其使用餐具？
　　（6）一位 C_6 水平四肢瘫的大学生，为了能够完成其新闻专业所规定的学业，必须进行哪些改良？
　　（7）有哪些代偿原则可适用于动作失调所导致的障碍？
　　（8）请描述脑卒中患者穿上和脱下羊毛开衫的主要步骤。
　　（9）列出 5 种心脏病患者做家务时可以使用的体能节省技术并分别举例说明。
　　（10）列出 2 种改良任务和（或）环境的方法，使低视力患者能够在烹饪时快速地找出调料。

术 语 表

　　主动学习（active learning）：学习者用身体和（或）认知参与到学习任务中的过程。学习者发现解决问题的方法（比如找到 3 种可改进的烹饪方法来节省体能）和（或）实际参与解决方式的练习中（比如练习使用穿袜器穿上袜子）。

　　适应（adaptation）：在具体环境内，将习得的知识转化为功能的过程。作业治疗师借助改良任务、完成任务的方法和（或）环境以促进作业功能中的独立性。

　　组块练习（blocked practice）：由多组训练做组成的练习，训练以相同方式不断重复地完成同一任务（Schmidt & Lee，2011）。

　　无错学习（errorless learning）：教授者以避免学习者犯错的学习方式开展教学。和尝试-错误学习方式相反，该学习方式可以防止学习者不断回忆并重复在之前尝试中所犯的错误，而这些错误会阻碍学习进度，尤其是对于记忆功能受损的人群（Gillen，2009）。

　　随机练习（random practice）：在一组训练中练习多个相关的任务，任务的顺序是随机的（Schmidt & Lee，2011）。

　　自我效能（self-efficacy）：个体判断自身完成或学习一项任务的能力（Falvo，2011；Sanford et al.，2006）。自我效能是任务专属的，并在某种程度上依赖于个体对于同一任务或相似任务的既往经验。

　　任务参数（task parameter）：一项任务的性质或特征，可在治疗中被测量或处理。独立性是最常用的任务参数。其他参数可以包括任务持续时间、表现质量或由完成任务所造成的疲劳等级。

参 考 文 献

Ainsworth, B. E., Haskell, W. L., Herrmann, S. D., Meckes, N., Bassett, D. R., Tudor-Locke, C., Greer, J. L., Vezina, F., Whitt-Glover, M. C., & Leon, A. S. (2011). 2011 Compendium of physical activities: A second update of codes and MET values. *Medicine & Science in Sports & Exercise, 43,* 1575-1581.

Allen, K., & Blascovich, J. (1996). The value of service dogs for people with severe ambulatory disabilities: A randomized controlled trial. *Journal of the American Medical Association, 275,* 1001-1006.

American College of Rheumatology. (2012). *Sex and arthritis.* Retrieved June 16, 2013 from http://www.rheumatology.org/practice/clinical/patients/diseases_and_conditions/sexandarthritis.pdf.

American Heart Association. (2011). *Sex after stroke: Our guide to intimacy after stroke* . Retrieved June 16, 2013 from www.heart.org/HEARTORG/General/Sex-After-Stroke-Our-Guide-to-Intimacy-After-Stroke_UCM_310558_Article.jsp.

American Heart Association. (2012). *Sex and heart disease* . Retrieved June 16, 2013 from http://www.heart.org/HEARTORG/Conditions/More/MyHeartandStrokeNews/Sex-and-Heart-Disease_UCM_436414_Article.jsp.

American Occupational Therapy Association. (2008). Occupational therapy practice framework: Domain & process (2nd ed.). *American Journal of Occupational Therapy, 62,* 625-683.

Árnadóittir, G. (2011). Impact of neurobehavioral deficits on activities of daily living. In G. Gillen (Ed.), *Stroke rehabilitation: A function based approach* (3rd ed., pp. 456-500). St. Louis: Elsevier Mosby.

Bandura, A. (1977). Self-efficacy: Toward a unifying theory of behavior change. *Psychological Review, 84,* 191-215.

Bandura, A. (1997). Self-efficacy. New York: W. H. Freeman.

Boman, I., Tham, K., Granqvist, A., Bartfai, A., & Hemmingsson, H. (2007). Using electronic aids to daily living after acquired brain injury: A study of the learning process and the usability. *Disability & Rehabilitation: Assistive Technology, 2,* 23-33.

Brashear, T., & Rintala, D. (2007). Interest in service dogs by veterans with spinal cord injuries: A pilot study. *SCI Psychosocial Process (Online; available to subscribers)* , *20* .

Brett, G. (1960). Dressing techniques for the severely involved hemiplegic patient. *American Journal of Occupational Therapy, 14,* 262-264.

Camp, M. M. (2001). The use of service dogs as an adaptive strategy: A qualitative study. *American Journal of Occupational Therapy, 55,* 509-517.

Carson, D., Gaya, A., & Milantoni, C. (2008). *Energy conservation: Achieving a balance of work, rest and play.* Toronto, Canada: VHA Rehab Solutions.

Chemerinski, E., Robinson, R. G., & Kosier, J. T. (2001). Improved recovery in activities of daily living associated with remission of poststroke depression. *Stroke, 32,* 113-117.

Chen, T.-Y., Mann, W. C., Tomita, M., & Nochajski, S. (2000). Caregiver involvement in the use of assistive devices by frail older persons. *Occupational Therapy Journal of Research, 20,* 179-199.

Chiu, C. W. Y., & Man, D. W. K. (2004). The effect of training older adults with stroke to use home-based assistive devices. *OTRJ: Occupation, Participation, and Health, 24,* 113-120.

Clark, J., & Rugg, S. (2005). The importance of independence in toileting: The views of stroke survivors and their occupational therapists. *British Journal of Occupational Therapy, 68,* 165-171.

Colenbrander, A., & Fletcher, D. C. (1995). Basic concepts and terms for low vision rehabilitation. *American Journal of Occupational Therapy, 49,* 865-869.

Dallas, M. J., & White, L. W. (1982). Clothing fasteners for women with arthritis. *American Journal of Occupational Therapy, 36,* 515-518.

Dreeben, O. (2010). *Patient education in rehabilitation.* Boston, MA: Jones and Bartlett.

Duckworth, B. (1986). Overview of menstrual management for disabled women. *Canadian Journal of Occupational Therapy, 53,* 25-29. Retrieved June 16, 2013 from www.caot.ca/cjot_pdfs/cjot53/53.1Duckworth.pdf.

Duff, S. (2005). Impact of peripheral nerve injury on sensorimotor control. *Journal of Hand Therapy, 18,* 277-291.

Eklund, K., & Ivanoff, S. (2006). Health education for people with macular degeneration: Learning experiences and the effect on daily occupations. *Canadian Journal of Occupational Therapy, 73,* 272-280.

Ellexson, M. (2004). Access to participation: Occupational therapy and low vision. *Topics in Geriatric Rehabilitation, 20,* 154-172.

Fairman, S. K., & Huebner, R. A. (2000). Service dogs: A compensatory resource to improve function. *Occupational Therapy in Health Care, 13,* 41-52.

Falvo, D. R. (2011). *Effective patient education: A guide to increased adherence* (4th ed.). Boston, MA: Jones and Bartlett.

Fisher, T. L., Laud, P. W., Byfield, M. G., Brown, T. T., Hayat, M. J., & Fiedler, I. G. (2002). Sexual health after spinal cord injury: A longitudinal study. *Archives of Physical Medicine and Rehabilitation, 83,* 1043-1051.

Fletcher-Smith, J., Walker, M. F., & Drummond, A. (2012). The influence of hand use on dressing outcome in cognitively impaired stroke survivors. *British Journal of Occupational Therapy, 75,* 2-9.

Forhan, M., Bhambhani, Y., Dyer, D., Ramos-Salas, X., Ferguson-Pell, M., & Sharma, A. (2010). Rehabilitation in bariatrics: Opportunities for practice and research. *Disability & Rehabilitation, 32,* 952-959.

Foti, D. (2005). Caring for the person of size. *OT Practice,* 9-13.

Foti, D., & Littrell, E. (2004). Bariatric care: Practical problem solving and interventions. *American Occupational Therapy Association Physical Disabilities Special Interest Section Quarterly, 27,* 1-3.

Gagné, D. E., & Hoppes, S. (2003). Brief report: The effects of collaborative goal-focused occupational therapy on self-care skills: A pilot study. *American Journal of Occupational Therapy, 57,* 215-219.

Gilbertson, L., & Langhorne, P. (2000). Home-based occupational therapy: Stroke patients' satisfaction with occupational performance and service provision. *British Journal of Occupational Therapy, 63,* 464-468.

Gillen, G. (2000). Case report: Improving activities of daily living performance in an adult with ataxia. *American Journal of Occupational Therapy, 54,* 89-96.

Gillen, G. (2009). *Cognitive and perceptual rehabilitation: Optimizing function.* St. Louis: Mosby Elsevier.

Gitlin, L. N., & Burgh, D. (1995). Issuing assistive devices to older patients in rehabilitation: An exploratory study. *American Journal of Occupational Therapy, 49,* 994-1000.

Gitlin, L. N., Winter, L., Dennis, M. P., Corcoran, M., Schinfeld, S., & Hauck, W. W. (2006). A randomized trial of a multicomponent home intervention to reduce functional difficulties in older adults. *Journal of the American Geriatrics Society, 54,* 809-816.

Goodman, C. C., & Smirnova, I. V. (2009). The cardiovascular system. In C. C. Goodman & K. S. Fuller (Eds.), *Pathology: Implications for the physical therapist* (3rd ed., pp. 519-641). Philadelphia: Saunders.

Goverover, Y., Chiaravalloti, N., Gaudino-Goering, E., Moore, N., & DeLuca, J. (2009). The relationship among performance of instrumental activities of daily living, self-report of quality of life, and self-awareness of functional status in individuals with multiple sclerosis. *Rehabilitation Psychology, 54,* 60-68.

Goverover, Y., Johnston, M. V., Toglia, J., & Deluca, J. (2007). Treatment to improve self-awareness in persons with acquired brain injury. *Brain Injury, 21,* 913-923.

Guidetti, S., & Tham, K. (2002). Therapeutic strategies used by occupational therapists in self-care training: A qualitative study. *Occupational Therapy International, 9,* 257-276.

Hage, G. (1988). Makeup board for women with quadriplegia. *American Journal of Occupational Therapy, 42,* 253-255.

Hammond, A., & Freeman, K. (2004). The long-term outcomes from a randomized controlled trial of an educational-behavioural joint protection programme for people with rheumatoid arthritis. *Clinical Rehabilitation, 18,* 520-528.

Hermann, R. P., Phalangas, A. C., Mahoney, R. M., & Alexander, M. A. (1999). Powered feeding devices: An evaluation of three models. *Archives of Physical Medicine and Rehabilitation, 80,* 1237-1242.

Hoffmann, T., Bennett, S., McKenna, K., Green-Hill, J., McCluskey, A., & Tooth, L. (2008). Interventions for stroke rehabilitation: Analysis of the research contained in the OTseeker evidence database. *Topics in Stroke Rehabilitation, 15,* 341-350.

International Spinal Cord Society and Livability. (2012). *E learn SCI's videos.* Retrieved June 16, 2013 from http://vimeo.com/elearnsci/.

Irion, G., Melancon, H., Nuchereno, N., Strawbridge, B., & Young, J. (2010). Cardiovascular responses to carrying groceries in bags with and without handles. *Journal of Acute Care Physical Therapy, 1,* 64-68.

Iwarsson, S., & Stahl, A. (2003). Accessibility, usability and universal design: Positioning and definition of concepts describing personenvironment relationships. *Disability and Rehabilitation, 25,* 57-66.

Jack, J., & Estes, R. I. (2010). Documenting progress: Hand therapy treatment shift from biomechanical to occupational adaptation. *American Journal of Occupational Therapy, 64,* 82-87.

James, A. B. (2014). Activities of daily living and instrumental activities of daily living. In: B. A. B. Schell, G. Gillen, & M. Scaffa (Eds.), *Willard and Spackman's Occupational Therapy* (12th ed, pp. 610-652). Philadephia: Lippincott Williams & Wilkins.

Johansson, R. S., & Westling, G. (1984). Roles of glabrous skin receptors and sensorimotor memory in automatic control of precision grip when lifting rougher or more slippery objects. *Experimental Brain Research, 56,* 550-564.

King, M. J., Verkaaik, J. K., Nicholls, A., & Collins, F. (2009). A wrist extension operated lateral key grip orthosis for people with tetraplegia. *Technology and Disability, 21,* 19-23.

Kraskowsky, L. H., & Finlayson, M. (2001). Factors affecting older adults' use of adaptive equipment: Review of the literature. *American Journal of Occupational Therapy, 55,* 303-310.

Kratz, G., Soderback, I., Guidetti, S., Hultling, C., Rykatkin, T., & Soderstrom, M. (1997). Wheelchair users' experience of non-adapted and adapted clothes during sailing, quad rugby, or wheel walking. *Disability and Rehabilitation, 19,* 26-34.

Kristensen, H. K., Persson, D., Nygren, C., Boll, M., & Matzen, P. (2011). Evaluation of evidence within occupational therapy in stroke rehabilitation. *Scandinavian Journal of Occupational Therapy, 18,* 11-25.

Latham, C. A. T. (2008a). Conceptual foundations for practice. In M. V. Radomski & C. A. T. Latham (Eds.), *Occupational therapy for physical dysfunction* (6th ed., pp. 1-20). Philadelphia: Lippincott Williams & Wilkins.

Latham, C. A. T. (2008b). Occupation: Philosophy and concepts. In M. V. Radomski & C. A. T. Latham (Eds.), *Occupational therapy for physical dysfunction* (6th ed., pp. 339-357). Philadelphia: Lippincott Williams & Wilkins.

Law, M., Baptiste, S., Carswell, A., McColl, M. A., Polatajko, H., & Pollock, N. (2005). *The Canadian Occupational Performance Measure* (4th ed.). Toronto: CAOT Publications.

Legg, L., Drummond, A., & Langhorne, P. (2006). Occupational therapy for patients with problems in activities of daily living after stroke. *Cochrane Database of Systematic Reviews 2006,* Issue 4. Art. No.: CD003585. DOI: 10.1002/14651858.CD003585.pub2.

Libin, A., Schladen, M. M., Ljungberg, I., Tsai, B., Jacobs, S., Reinauer, K., Minnick, S., Spungen, M., & Groah, S. (2011). YouTube as an on-line disability self-management tool in persons with spinal cord injury. *Topics in Spinal Cord Injury Rehabilitation, 16,* 84-92.

Lin, C., Fisher, B. E., Winstein, C. J., Wu, A. D., & Gordon, J. (2009). Contextual interference effect: Elaborative processing or forgettingreconstruction? A post hoc analysis of transcranial magnetic stimulation-induced effects on motor learning. *Journal of Motor Behavior, 40,* 578-586.

Lin, E. H. B., Katon, W., Von Korff, M., Tang, L., Williams, J. W., Kroenke, K., Hunkeloer, E., Harpole, L., Hegel, M., Arean, P., Hoffing, M., Della Penna, R., Langston, C., & Unützer, J (2003). Effect of improving depressive care on pain and functional outcomes among older adults with arthritis: A randomized controlled study. *Journal of the American Medical Association, 290,* 2428-2434.

Lin, C., Sullivan, K., Wu, A., Kantak, S., & Winstein, C. (2007). Effect of task practice order on motor skill learning in adults with Parkinson disease: A pilot study. *Physical Therapy, 87,* 1120-1131.

Mann, W. C., Hurren, D., Tomita, M., & Charvat, B. (1996). Use of assistive devices for bathing by elderly who are not institutionalized. *Occupational Therapy Journal of Research, 16,* 261-286.

Mastin, D. F., Bryson, J., & Corwyn, R. (2006). Assessment of sleep hygiene using the Sleep Hygiene Index. *Journal of Behavioural Medicine, 29,* 223-227.

Mathiowetz, V., & Matuska, K. M. (1998). Effectiveness of inpatient rehabilitation on self-care abilities of individuals with multiple sclerosis. *NeuroRehabilitation, 11,* 141-151.

Matuska, K., Mathiowetz, V., & Finlayson, M. (2007). Use and perceived effectiveness of energy conservation strategies for managing multiple sclerosis fatigue. *American Journal of Occupational Therapy, 61,* 62-69.

McAlonan, S. (1996). Improving sexual rehabilitation services: The patient's perspective. *American Journal of Occupational Therapy, 50,* 826-834.

McGruder, J., Cors, D., Tiernan, A. M., Tomlin, G. (2003). Weighted wrist cuffs for tremor reduction during eating in adults with static brain lesions. *American Journal of Occupational Therapy, 57,* 507-516.

McMillen, A.-M., & Söerberg., S. (2002). Disabled persons' experience of dependence on assistive devices. *Scandinavian Journal of Occupational Therapy, 9,* 176-183.

Medline Plus Encyclopedia. (2010a). *Self-catheterization—Female.* Retrieved June 16, 2013 from http://www.nlm.nih.gov/medlineplus/ency/patientinstructions/000144.htm.

Medline Plus Encyclopedia. (2010b). *Self-catheterization—Male.* Retrieved June 16, 2013 from http://www.nlm.nih.gov/medlineplus/ency/patientinstructions/000143.htm.

Melville, L. L., Baltic, T. A., Bettcher, T. W., & Nelson, D. L. (2002). Patients' perspectives on the Self-Identified Goals Assessment. *American Journal of Occupational Therapy, 56,* 650-659.

Migliore, A. (2004). Management of dyspnea guidelines for practice for adults with chronic obstructive pulmonary disease. *Occupational Therapy in Health Care, 18,* 1-20.

Mooney, T. G., Cole, T. M., & Chilgren, R. A. (1975). *Sexual options for paraplegics and quadriplegics.* Boston: Little, Brown.

Mount, J., Pierce, S., Parker, J., Diegidio, R., Woessner, R., & Spiegel, L. (2007). Trial and error versus errorless learning of functional skills in patients with acute stroke. *Neurorehabilitation, 22,* 123-132.

Packer, T., Girdler, S., Boldy, D. P., Dhaliwal, S. S., & Crowley, M. (2009). Vision self-management for older adults: A pilot study. *Disability and Rehabilitation: An International, Multidisciplinary Journal, 31,* 1353-1361.

Pain, H., & McLellan, D. L. (2003). The relative importance of factors affecting the choice of bathing devices. *British Journal of Occupational Therapy, 66,* 396-401.

Pettersson, I., Appelros, P., & Ahlströ, G. (2007). Lifeworld perspectives utilizing assistive devices: Individuals, lived experience following a stroke. *Canadian Journal of Occupational Therapy, 74,* 15-26.

Pinkston, N. E., Boersma, A. M., & Spaulding, S. J. (2005). The impact of reacher length on EMG activity and task. *Canadian Journal of Occupational Therapy, 72,* 89-95.

Pohjasvaara, T., Vataja, R., Leppäuori, A., Kaste, M., & Erkinjuntti, T. (2001). Depression is an independent predictor of poor long-term functional outcome post-stroke. *European Journal of Neurology, 8,* 315-319.

Poole, J. (1998). Effect of apraxia on the ability to learn one-handed shoe tying. *Occupational Therapy Journal of Research, 18,* 99-104.

Regional Spinal Cord Injury Center of Delaware Valley. (2001). *Spinal cord injury patient-family teaching manual.* Retrieved from http://www.spinalcordcenter.org/consumer/manual.html.

Rice, M. S., Leonard, C., & Carter, M. (1998). Grip strengths and required forces in accessing everyday containers in a normal population. *American Journal of Occupational Therapy, 52,* 621-626.

Rintala, D. H., Matamoros, R., & Seitz, L. L. (2008). Effects of assistance dogs on persons with mobility or hearing impairments: A pilot study. *Journal of Rehabilitation Research & Development, 45*, 489-504.

Rogers, J. C., & Holm, M. B. (2009). The occupational therapy process. In E. B. Crepeau, E. S. Cohn, & B. A. B. Schell (Eds.), *Willard and Spackman's Occupational Therapy* (11th ed., pp. 478-518). Philadelphia: Lippincott Williams & Wilkins.

Rudhe, C., & van Hedel, H. (2009). Upper extremity function in persons with tetraplegia: Relationships between strength, capacity, and the Spinal Cord Independence Measure. *Neurorehabilitation & Neural Repair, 23*, 413-421.

Runge, M. (1967). Self dressing techniques for patients with spinal cord injury. *American Journal of Occupational Therapy, 21*, 367-375.

Ryan, P. A., & Sullivan, J. W. (2011). Activities of daily living adaptations: Managing the environment with one-handed techniques. In G. Gillen (Ed.), *Stroke rehabilitation: A function based approach* (3rd ed., pp. 716-734). St. Louis: Mosby

Ryu, J., Cooney, W. P., Askew, L. J., An, K.-N., & Chao, E. Y. S. (1991). Functional ranges of motion of the wrist joint. *Journal of Hand Surgery, 16A*, 409-419.

Sanford, J. A., Griffiths, P. C., Richardson, P., Hargraves, K., Butterfield, T., & Hoenig, H. (2006). The effects of in-home rehabilitation on task self-efficacy in mobility-impaired adults: A randomized clinical trial. *Journal of the American Geriatric Society, 54*, 1641-1648.

Schmidt, R. A., & Lee, T. (2011). *Motor control and learning: A behavioral emphasis* (5th ed.). Champaign, IL: Human Kinetics.

Shillam, L. L., Beeman, C., & Loshin, P. M. (1983). Effect of occupational therapy intervention on bathing independence of disabled persons. *American Journal of Occupational Therapy, 37*, 744-748.

Skymne, C., Dahlin-Ivanoff, S., Claesson, L., & Eklund, K. (2012). Getting used to assistive devices: Ambivalent experiences by frail elderly persons. *Scandinavian Journal of Occupational Therapy, 19*, 194-203.

Smaby, N., Johanson, E., Baker, B., Kenney, D., Murray, W., & Hentz, V. (2004). Identification of key pinch forces required to complete functional tasks. *Journal of Rehabilitation Research & Development, 41*, 215-224.

Smith, B. E. (2001). Occupational therapy's role in low vision rehabilitation. *American Occupational Therapy Association Physical Disabilities Special Interest Section Quarterly, 24*, 1-3.

Smith, D. L., & Gutman, S. A. (2011). Health literacy in occupational therapy practice and research. *American Journal of Occupational Therapy, 65*, 367-369.

Steultjens, E. M. J., Dekker, J., Bouter, L. M., van de Nes, J. C. M., Cup, E. H. C., & van den Ende, C. H. M. (2003). Occupational therapy for stroke patients: A systematic review. *Stroke, 34*, 676-687.

Stout, K., & Finlayson, M. (2011). Fatigue management in chronic illness. *OT Practice, 16*, 16-19.

Taylor, R. R. (2004). Quality of life and symptom severity for individuals with chronic fatigue syndrome: Findings from a randomized clinical trial. *American Journal of Occupational Therapy, 58*, 35-43.

Thomas, H. (2012). *Occupation-based activity analysis.* Thorofare, NJ: Slack.

Trombly, C. A., & Ma, H. (2002). A synthesis of the effects of occupational therapy for persons with stroke, Part I: Restoration of roles, tasks, and activities. *American Journal of Occupational Therapy, 56*, 250-259.

Trombly, C. A., Radomski, M. V., Trexel, C., & Burnett-Smith, S. E. (2002). Occupational therapy and achievement of self-identified goals by adults with acquired brain injury: Phase II. *American Journal of Occupational Therapy, 56*, 489-498.

Unsworth, C. A., & Cunningham, D. T. (2002). Examining the evidence base for occupational therapy with clients following stroke. *British Journal of Occupational Therapy, 65*, 21-29.

U.S. Access Board. (2004). *ADA and ABA accessibility guidelines for buildings and facilities.* Retrieved June 16, 2013 from http://www.access-board.gov/adaag/html/adaag.htm#4.26.

van Stralen, G. M. J., Struben, P. J., & van Loon, C. J. M. (2003). The incidence of dislocation after primary total hip arthorplasty using posterior approach with posterior soft tissue repair. *Archives of Orthopedic Trauma Surgery, 123,* 219-222.

Vigouroux, L., Domalain, M., & Berton, E. (2011). Effect of object width on muscle and joint forces during thumb-index finger grasping. *Journal of Applied Biomechanics, 27,* 173-180.

Walker, M. F., Leonardi-Bee, J., Bath, P., Langhorne, P., Dewey, M., Corr, S., Drummond, Gilbertson, L., Gladman, J. R. F., Jongbloed, L., Logan, P., & Parker, C. (2004). Individual patient data meta-analysis of randomized controlled trials of community occupational therapy for stroke patients. *Stroke, 35,* 2226-2232.

Walker, M. F., & Lincoln, N. B. (1991). Factors influencing dressing performance after stroke. *Journal of Neurology, Neurosurgery, and Psychiatry, 54,* 699-701.

Walker, C., M., & Walker, M. F. (2001). Dressing ability after stroke: A review of the literature. *British Journal of Occupational Therapy, 64,* 449-454.

Weintraub, D., Moberg, P., Duda, M., Katz, I., & Stern, M. (2004). Effect of psychiatric and other nonmotor symptoms on disability in PD. *Journal of the American Geriatrics Society, 52,* 784-788.

Wesolowski, M. D., Zencius, A. H., McCarthy-Lydon, D., & Lydon, S. (2005). Using behavioral interventions to treat speech disorders in persons with head trauma. *Behavioral Interventions, 20,* 67-75.

Wielandt, T., McKenna, K., Tooth, L., & Strong, J. (2001). Post discharge use of equipment prescribed by occupational therapists: What lessons to be learned? *Physical & Occupational Therapy in Geriatrics, 19,* 49-65.

Wielandt, T., & Strong, J. (2000). Compliance with prescribed adaptive equipment: A literature review. *British Journal of Occupational Therapy, 63,* 65-75.

致谢

　　我很感谢 Catherine Trombly Latham 在之前版本中对本章节内容的撰写，为该次编写打下扎实基础。我同样感谢作业治疗专业学生 Andrew Moore 分享他在预科 OT 学校作为摄影师的专业知识，为本章更新了许多照片。

第二十六章　重建功能性和社区性移动

原作者：Susan Lanier Pierce

译者：冯丹玲　孟致远

学习目标

通过本章的学习，读者将能够：

（1）解释为什么功能性移动和社区性移动被认为是日常生活活动和工具性日常生活活动中的一种。

（2）确定作业治疗过程中需要处理的移动问题，并明确作业治疗师在目标设定和干预中的角色。

（3）陈述用于制订干预计划的移动技能等级，并描述背景和环境因素如何影响作业表现。

（4）通过治疗性活动和使用改良辅具、设备或代偿的选择及策略来制订恢复行动能力的干预计划。

（5）明确社区的多种含义，以及如何在社区性移动中判定障碍和提高活动表现的安全程度。

一、概　　述

　　移动（mobility） 是指在家里和社区中活动（位移）。移动能力是许多活动所必需的，因此它是参与作业活动的一个关键部分。作业治疗实践框架（OTPF）确定了两种类型的移动：**功能性移动（functional mobility）** 被定义为一种日常生活活动；**社区性移动（community mobility）** 被定义为一种工具性日常生活活动（AOTA，2008）。

　　功能性移动涉及改变身体的位置，从而使人能够参与家庭和社区中设定的作业活动。功能性移动被定义为在日常活动表现中从一个位置或地点转移到另一个位置（AOTA，2008 年）。

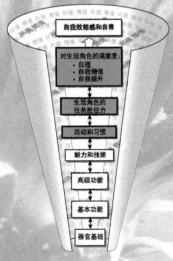

功能性移动包括床上移动、轮椅或有动力装置的移动、转移（例如往返轮椅、床、汽车、厕所、浴缸/淋浴、椅子和地面）和运输任务中要求的物体。社区性移动指的是在社区中四处活动，包括步行、驾车、骑自行车、进入和乘坐公共汽车以及使用出租车或其他交通系统（AOTA，2008）。社区性移动能促进患者与他人、商品和服务以及日常生活中作业活动的联系（Womack，2012）。工作、休闲、社交、教育等都是 IADL 中需要社区性移动能力的例子。恢复功能性和社区性移动能力是健康支持和通过作业活动参与人生的终极目标的基石（AOTA，2010）。在整个连续作业治疗的过程中，必须处理功能性移动和社区性移动这两方面的问题。在实践程序 26-1 中总结了处理移动问题的指导原则。证据列表 26-1 提供了关于移动功能的作业治疗实践的最佳证据。

📖 **实践程序 26-1**

处理功能性和社区性移动功能问题的指导原则

● 通过收集和综合作业概况信息来确定对患者而言重要且有意义的特定移动区域以及

特殊的情景因素。

- 选择适当的评估来观察、测量和确定那些阻碍或促进与移动能力相关的作业表现。
- 以技能构建等级为指导，分析所有收集的数据来制订安全的移动表现治疗计划。
- 选择基于可用证据和（或）公认为是最佳实践方法的干预。
- 实施干预措施包括提高表现技能以满足活动需求、应用辅助技术和改良设备或代偿策略。
- 在整个护理计划中与其他学科或专家合作，从而达到良好疗效以满足患者移动功能方面的目标。

二、制订恢复移动功能的干预计划

　　一个人无论什么年龄、个人因素或表现能力受损，都要参与到人生角色所既定的任务和活动中，这些任务要求人们必须具备在周围环境中四处活动的能力。使用以患者为中心的方法来移动，使患者及其家庭都为训练目标的设定以及有效结果的取得做出贡献。治疗师会考虑每位患者的个性和个人情况，根据需要来定制治疗方法。在计划实施过程中治疗师必须积极倾听患者的想法和意见，并按患者的需求修改治疗方法和策略。

　　在获得患者作业轮廓过程中，治疗师可以发现患者对功能性移动和社区性移动能力的期望，因此能够使成功的移动这个长期目标成为干预计划的一部分。治疗师分析患者的作业表现，确定患者的能力、优势和资源，并考虑该患者独有的背景因素（Womack，2012）。在此过程中治疗师可以确定，哪些情况阻碍或支持与 ADL 相关的移动功能。因为某些特定的移动目标已经被明确包含在患者所选择的作业活动中，治疗师要分析具体的活动要求。

　　治疗师在评估患者的作业功能并了解其作业角色后，制订能够反映患者目标和作业需求的移动治疗计划。恢复移动功能的计划必须按顺序制订，以反映每个移动任务的技能层次和不断增长的复杂性，如图 26-1 所示。在处理了 BADL 中的移动功能问题之后，开始处理 IADL 中的移动功能问题。每个领域的有效完成，都为下一个更高级别的移动活动所需的表现技能奠定了基础。

　　患者的 ADL 和 IADL 的表现模式（如习惯、惯例和角色）可能需要进行修改或调整以满足患者当前的移动技能水平。治疗师将探索患者之前完成一项特定作业活动的方法，例如，去杂货店购物首先要从床上下来，完成穿戴，出门之前完成营养补给并且选择安全的交通方式到达商店。一旦进入商店，患者必须安全地在商店活动去完成购物，推购物车，站在收银机前完成支付并把物品往外搬运，将物品装入运输车辆，返回家中然后将物品卸下并运送到房间里存储。每个移动任务都需要一定水平的运动技能，如力量、协调和关节活动度，同样也需要视觉技能和认知技能，例如周边视觉、视觉敏锐度、解决问题的能力、决策能力和注意力。治疗师会与患者一起制订计划去修复可提升的技能，但对于那些明确的、无法修复的障碍，为了实现安全的移动，干预措施就包括了使用辅助技术和改良辅具、居住设施或代偿策略。

　　一名患者可能有不只一个表现技能受损，而是有一个或多个的个人因素或背景因素，从而阻碍安全移动。例如，患有类风湿关节炎的患者可能存在关节活动度减小、虚弱以及躯体耐力减弱的问题，也可能由于肥胖和糖尿病而衰老很多。一个脊髓损伤的患者可能存在下肢及躯体上部感觉减弱、瘫痪，以及躯干平衡较差的问题。一个脑卒中或脑外伤的患者可能有运动、视觉和认知方面的损伤，这一切都阻碍了安全的移动。在制订干预计划时必须考虑所有损伤和背景因素。

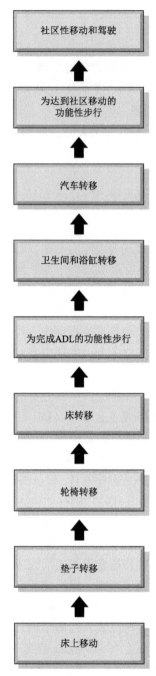

图 26-1 移动能力恢复中的技能构建层次应基于每项任务逐渐增加的活动需要，
这个层次结构也阐述了干预计划的顺序

　　由于住院康复时间比较短暂，患者在出院时的移动功能水平无法达到出院后 6～8 个月时的水平。住院治疗师应该与患者和家属共同制定出院后关于移动功能的长期目标，使门诊治疗可以继续实现这个目标，从而使患者能够在移动功能方面达到最大程度的独立。患者的社区性移动功能很有可能会在门诊康复治疗期间或之后达到独立，将这个事实向患者及其家属宣教有利于防止患者气馁，并使患者家属为患者提供必要的交通工具，直到患者准备好追求恢复社区性移动功能的治疗目标。

作业治疗实践中关于移动功能的最佳证据

干预措施	所筛测干预措施的描述	参与者	治疗量	最佳证据的类型和证据等级	益处与有效性	结果的统计概率和效应大小	参考文献
回顾用于预测创伤性脑损伤（TBI）患者驾驶能力的评估工具	系统性回顾神经心理学测试、趣味性测试、自我报告和其他重要的报告、伤后残疾状态以及与驾驶表现相关的综合驾驶评估的文献	13 项研究（包括 5 项实验性研究；7 项观察性研究；1 项描述性研究）。样本总数 1562。排除标准：1995 年以前出版；非初级级研究；主要是定性或描述性；强调或建立于心理测量学，不是以驾驶为主要结果；包含混合诊断组	NA	系统评价 水平：IC2a	基于每种工具预测（驾驶表现）能力的建议： （1）神经心理学测试不能预测在路上的表现 （2）模拟器测试：证据不足 （3）神经认知驾驶考试（NDT），一项被撤销筛查测试：预测中度至重度 TBI 患者的路上表现 （4）自我报告、他人报告和残疾状况：仅提供低水平的预测 （5）综合驾驶评估：预测安全驾驶表现能力方面证据不足	没有报道	Classen et al.（2009）
作为预防计划的一部分，功能性能力评估是否可以预测老年人的过失性意外？	功能性能力评估由检测功能丧失的筛选工具组成，这些工具包括：无运动视觉感知测试；视觉关闭的分测试；画钟实验 B 部分；延迟回忆测试；有效视野测试的分测试 2；快速步行测试；头颈旋转测试 过失性意外第一次确定来自于马里兰州高速公路管理局近两年对于马里兰州老年驾驶员研究（MaryPODS）中的个体数据	随机选择来自马里兰州≥55 岁的 1876 名驾驶员，自愿参加	受试者通过机动车管理局单次访问进行功能能力评估	单组非随机研究 水平：IIIA1a	是功能性能力评估，可以有效地预测老年司机即时和长期的过失性汽车意外风险	进行比值比和卡方检验后得出：无视觉参与的知觉测试—视觉关闭的分测试（P<0.001）；有效视野测试（P<0.005）；快速步行测试（P<0.001）；延迟回忆测试（P<0.002）。这些测试管理在预测测试后不久出现的意外方面有着显著价值。延迟回忆测试和快速步行测试对预测超过测试管理 1 年的意外仍然有意义。结果表明，需要定期重新评估，相隔应不超过 2 年	Staplin, Gish & Wagner（2003）

干预措施	所检测干预措施的描述	参与者	治疗量	最佳证据的类型和证据等级	益处/有效性	结果的统计概率和效应大小	参考文献
环境是否会影响老年人的步行速度和人行安全?	受试者参加了4项随机分配的试验。两次室内试验模拟步行于铺过砖的平坦人行道，两次室外试验模拟步行于模拟的人行横道上。在一次室内和室外试验中，要求受试者以自认为最佳的步速以自认为标准速度走过一段标准距离；在另一次试验中要求受试者以尽可能快的速度走过同一距离	13名受试者年龄为77~88岁，居住在独立居住的居民设施。排除标准包括耳聋、有脑卒中、心肌硬死和炎性关节	一个测试周期；每次测试包含的任务：时间段：(1)室内：自认为最佳的步速 (2)室内：快速 (3)户外：自认为最佳的步速 (4)户外：快速	随机对照试验水平：IC2a	对于两种速度而言室外需要的时间明显多于室内。与室内相比，快速户外试验中受试速度会显著提高 作者表示，这些试验表明，人行横道信号的时间需要调整，以改善老年人的人行安全	没有报道	Carmeli et al. (2000)
电动轮椅(PWC)在家庭、学校、工作场所、社区和室外环境中的可用性	辅助技术设备(包括PWC)使残疾人能够在多种环境和活动中发挥功能。这些设备的可用性预示着使用者参与多重角色和作业活动的程度	70个组约西部的小城镇和城区年龄在18~65岁、诊断不同并且使用各种设计PWC的人 排除：未在户外和社区使用PWC的人	每位受试者完成可用性辅助技术一轮移动的问卷(USAT-WM)，该问卷由7个分量表中的71个项目组成，这些项目以Likert量表进行评分。并且收集了受试者的评论以解释量表中<3的等级。一节面谈时间为45分钟	对USAT-WM中心理测量评估收集的数据进行二次分析水平：IVA3a	受试者汇报在家里和工作中使用PWC的效益最高，但居室同和无障碍设施问题影响了他们在这些环境中的参与。可用性问题在社区和户外环境中更为明显，而且必须主要处理无障碍设施问题。作业治疗师可以使用USAT-WM记录可用性的进展情况，并提供更好的无障碍出行	仅使用了定性分析和描述性分析。完美可用性的平均分是5.0。PWC可用性很高，在家里的平均得分为4.23(SD=0.83)，在工作场所或学校是4.32(SD=0.59, n=527)。在社区和户外的可用性平均得分分别为3.60(SD=0.77)和3.74(SD=0.62)。使用两个与轮椅的互动分量表平均得高至4.25(SD=0.54)(易用性)、4.36(SD=0.69)(坐位)和4.32(SD=0.56)(安全)	Arthanat et al. (2009)

（一）影响移动功能的环境或背景因素

全面评估一个人的活动能力，治疗师不仅要考虑这个人的运动能力，还要考虑其预期的目的以及移动行为发生的情景（Womack，2012）。在个人的各种环境背景下，移动功能可能会受到不同的影响，因此治疗师必须考虑在所有相关环境中的移动技能。例如一个脑卒中的患者可能需要在户外使用轮椅，但需要在矫形器（例如手杖）的辅助下在家中走动。另一位脑卒中的患者则可能需要使用轮椅才能在家中以及在户外活动。对于这些患者中的每一个人而言，轮椅都被视为必要的移动设备。移动功能的技能构建策略已在实践程序 26-2 中列出。

📖**实践程序 26-2**

移动功能的技能构建

- 在即时空间移动，例如从仰卧位向俯卧位翻身，重新摆放躯干和四肢或从仰卧位移动到坐位。
- 在床上移动，进行肢体摆放或基本的 ADL，例如穿衣和皮肤检查。
- 下床到周围区域，例如进入浴室进行个人卫生活动。
- 在平面无障碍的治疗环境中活动，完成表现技能或其他 ADL 活动的治疗，例如厨房活动或进食活动。
- 在室外不平坦的环境中活动。
- 在患者家中和周围环境中活动。
- 在所选择的社区环境中活动。

功能性移动功能需要考虑是否使用辅助设备、手驱轮椅或动力移动设备的安全操作技术。无论是在家庭、学校、工作场所还是其他环境中，在可控的治疗环境中进行的初始移动功能训练是最终提高患者安全的、独立的功能基础（Kirby et al.，2002）。第一阶段功能性移动功能训练在医院病房或治疗诊所的无障碍环境中进行，第二阶段移动功能训练考虑在患者家里或出院计划中选定的社区进行（见第十章），所选定的社区对于出院计划至关重要。患者的环境背景可能没有平整的地面、低矮的地毯、易通过的路缘坡，也没有像医院或其他康复设施一样的斜坡入口；房屋周围的户外地形可能是柔软的泥土、沙子或厚草，狭窄的室内走廊和门口可能会阻碍到使用矫形器或移动设备（如轮椅）的功能性移动。患者可能需要转移到水床或软床垫上，而不是转移到稳固的、高度可调的病床上。患者可能没有无障碍淋浴间，因此必须学会使用带浴盆凳的普通浴缸。即使患者即将出院去赡养院的环境中生活，也应该寻求在该环境下最大程度的移动功能独立。无论患者步行还是使用轮椅、是否有理想环境，了解这个人的现实生活环境至关重要。如此一来，移动功能训练计划和最终效果才能对患者带来真正的价值和意义。第二阶段的干预考虑了患者将返回的实际环境，因此可以在诊所或治疗设施内或周围的模拟环境中进行现实训练。

干预的第三阶段处理社区性移动功能问题，必须考虑患者对自己的社区以及所选择或可用交通方式的描述。整个环境背景包括从房屋出来、使用院子，邻近地区以及工作、上学的社区位置；参加公共、文化活动的社区位置；参与投票或购物的社区位置。

（二）跨学科团队方法很重要

作业治疗与其他学科之间的团队合作对于移动功能的干预计划非常重要。因此，所有学科对有针对性的移动功能训练效果可以分享一些观点，这是切实可行的。作业治疗和物理治疗都可能有与移动功能相关的目标，然而各个学科会注重移动功能的不同方面，并使用不同的形式和技术来恢复移动功能。例如，物理治疗师会注重患者的站立能力，而作业治疗师会强调患者站立一段时间以完成诸如在厨房水槽边洗碗等活动的能力。物理治疗师会通过良好的平衡和步态技术来解决患者行走的能力，而作业治疗师会解决患者在厨房里走动做饭或去洗衣房搬运脏床单的能力。

每个学科都必须了解其他学科的干预目标和策略，因为他们都与功能性和社区性移动功能取得目标效果的训练计划有关。团队成员之间的沟通可以消除不必要的重复并促进技能的增长。作业治疗师在进行 BADL 干预时，会受到患者在物理治疗中下肢功能和步行能力方面训练成果的影响。反之，在作业治疗中获得的床上独立移动功能可能会影响物理治疗中的平衡和转移训练。由于实现物理治疗目标可能需要数周时间，而这些物理治疗的目标是功能性移动能力训练的先驱技能。因此，在实现先驱技能目标期间，作业治疗师不会做一些对下肢肌力、躯干平衡和耐力要求太高的 BADL 训练。例如预计在出院时能行走的患者，最初会训练在坐位下执行修饰或厨房任务。当患者在物理治疗中已经获得了站立位的耐力和平衡时，作业治疗师可以将站立能力与活动结合在一起，例如在浴室水槽完成修饰活动和在厨房水槽边完成洗碗活动。当确定患者出院后将使用轮椅时，作业治疗师会教患者如何驱动轮椅和在椅子上进行活动，如穿衣和烹饪。如果患者具备步行能力，但是受到限制，需要佩戴矫形器来行走，那么作业治疗师必须将该装置纳入功能性和社区性移动功能的干预目标中。例如，使用手杖或助行器的人必须学会在厨房烹饪时熟练地操纵这个设备来进行移动。

三、对功能性移动的干预

作业治疗实践框架（OTPF）认为功能性移动功能属于自我身体照顾能力。功能性移动任务会在一个人的日常生活中以不同情形和在多变的环境中出现。ADL 和 IADL 要求患者具有最佳的运动和感知意识、肢体在空间中的稳定性以及静态和动态平衡中的姿势控制能力。功能性移动能力的干预始于空间中的基础性移动，然后考虑 ADL 表现中的移动能力，随后是IADL 表现中的移动能力。当基础领域的治疗取得了成功后，需要重新评估干预计划，使干预计划包括更复杂的移动技能。

干预计划包括移动所需的辅助类型或水平、控制移动设备或轮椅的运动模式与技术，以及可能妨碍患者进行安全的功能性移动时环境背景中的地形。干预主要关注表现技能的损害、患者因素以及支持或阻碍移动功能的背景因素。评估并不断修改能提高安全的功能性移动技巧的策略，来辅助患者代偿那些影响空间运动的身体结构损害或躯体功能障碍。年龄、健康和幸福感等个人因素，可能会影响移动功能训练的选择。

功能性移动能力将根据时间限制和场地，以不同的程度和级别来处理。例如，治疗师看到在急症护理环境中的患者，可能会集中干预与基本自我护理活动相关的床上移动任务，而康复环境中的治疗师可能会更加全面地处理与较复杂的 ADL 和 IADL 相关的功能性移动能力（Kane & Buckley, 2011）。如果需要的话，作业治疗师必须评估并提供涉及以下功能性移动功能领域的干预计划：

- 床上移动。
- 使用个人移动设备（personal mobility device，PMD）的移动。
- 转移移动。
- ADL 中的功能性移动。

实施干预措施首先要处理患者关于功能性移动的治疗目标，比如在床上活动、上床和下床、进入治疗诊所或转移到治疗垫。例如对于一个正在努力实现下肢着装目标的四肢瘫痪患者而言，必须首先实现安全的床上移动，包括移动摆放身体与四肢，除此之外还应该学会操作任务中需要操作的物件，比如裤子、袜子或附腿尿袋等。一旦实现了功能性移动功能基本领域的训练目标就可以调整干预措施，解决在执行特定 ADL 活动中涉及的更复杂的功能性移动问题。在功能性移动的特定领域存在着技能层次，例如患者要先学会坐在无支撑的坚硬面上（例如垫子），再学会坐在柔软面上（例如床），最终完成上、下床的转移。作业治疗师将确定是否需要功能性移动辅具以增强患者的表现能力或安全性。本章将讨论的功能性移动辅具包括腿部提升器（leg lifter）、床绳梯（bed rope lifter）、转移板、PMD 如轮椅、助行器、手杖和身体悬吊装置（body lifting devices）。

（一）床上移动

床上移动是在床上移动躯体的能力，这种能力使得人们可以在仰卧、俯卧、侧卧或坐位等各种体位下进行活动。床上移动功能包括所有的翻身任务，包括从一侧翻到另一侧、从仰卧翻到俯卧再翻回来以及坐起来。这些都是基本的功能性移动任务，是在医院、康复中心或疗养院的环境设置中提供初始医疗服务的基础，同时也使个人能在家中参与自我照顾活动。

在床上移动中，个人必须移动躯干、头部、颈部和四肢以便进行位置改变和姿势控制。一个人必须先完成将身体从一侧翻到另一侧的活动，然后才能完成将腿移到床边的目标，为在床边坐起做准备。同样，为了准备转移到轮椅，则要求要有能够将身体和四肢转移到床边的表现能力。床上移动功能在许多活动中也是必要的，例如在睡觉活动中体位摆放，改变姿势以转移重心，为容易造成压疮的骨突出部位减压，以及皮肤检查镜使用或便盆放置。基本的功能性移动技能是为了下床做准备。在下床的目标设定中，翻身、从床上坐起和站立能力将决定功能性移动是否需要代偿的方法。

1. 床上翻身和桥式运动　床上移动中要完成的第一项任务是桥式运动抬高臀部。桥式运动只需在仰卧位利用背部和臀部的伸肌，使臀部、大腿和下背部抬离支撑面，仅使上背部、肩部、头部和脚部接触支撑面（图 26-2）。背部、股四头肌、下腹肌和臀肌的力量对于这项任务非常重要，踝关节和膝关节稳定性也很重要。桥式运动是由作业治疗师教授的一种运动策略，这个动作可以使患者将臀部移到便盆上、将裤子拉到臀部以上并将身体横向移动以协助变换床上的体位摆

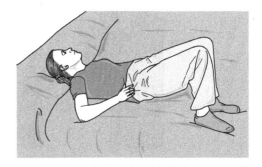

图 26-2　图中人物展示了髋部桥式运动。人躺在床上屈髋屈膝，脚踩在床垫上，利用背部和臀部的伸肌使臀部抬离床面，这样可以辅助将裤子拉过臀部、平移身体或将身体移动到便盆上的活动

放位置。单侧或双侧失去运动或感觉功能都将对此任务构成挑战，这就要求治疗师分析患者的功能损伤情况，通过强化和练习来提高桥式运动的能力，或者学习一种不同的技术。例如，患有下肢、腹部和背部肌肉麻痹的患者将无法进行桥式运动，那就必须学习一种不需要臀部抬高桥式动作的策略来穿裤子。偏瘫患者在尝试用桥式动作抬离臀部的过程中可能会诱发偏瘫侧的伸展模式，这种模式下无法达到必要的伸髋屈膝角度或足部的稳定性。该患者可能需要学会只用健侧进行桥式运动来代偿。

床上移动功能中需要完成的第二个任务是翻身。翻身包括将身体完全从仰卧位翻到俯卧位或者翻到侧卧位。翻身是重心转移、改变睡姿以及将裤子拉过臀部等活动中至关重要的一项内容，也是床上长坐位或短坐位的先驱动作，而长坐位或短坐位又是下床完成站立或转移到另一平面如轮椅的先驱动作。从仰卧到俯卧翻身最常见的运动策略之一是举臂伸展（lift-and-reach arm pattern）（Kane & Buckley，2011）。头部和躯干的运动是通过抬起肩胛带，将手臂和手伸向所需要的方向开始，通常当身体翻转时，将带动同侧的腿抬起来并跟随着翻身。

2. 床上坐位　长坐位是指腿伸直的情况下屈髋至少90°坐在平面上（图26-3C）。当躯干和臀部肌肉组织较弱时，要维持长坐位的平衡就需要屈髋角度必须大于90°。长坐位状态下可以完成一些其他的床上活动，例如看电视、阅读、穿衬衫或服用药物。短坐位是指坐位时屈髋至少90°且膝盖在超出平面边缘的地方呈弯曲的姿势（图26-3F）。脚可能会碰到地板也可能不会碰到地板，如果脚能触地会有助于增加稳定性。短坐位状态下可以坐在床边进行活

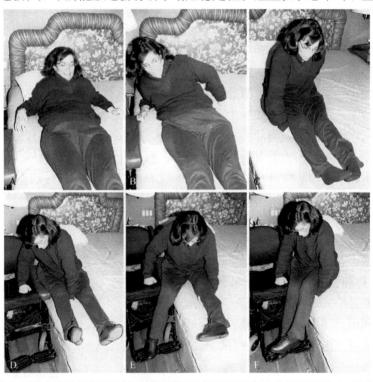

图26-3　展示了C₇四肢瘫痪的患者在不使用辅助装置的情况下在床上坐起的步骤. A. 该女子使用肩部和肩胛部的肌肉，移动到以肘部支撑休息位。B. 一侧手臂的肱三头肌和肩胛提肌用于抬起上部躯干，同时另一侧肘部弯曲支撑平衡，然后通过伸直弯曲的手臂，将整个躯干推至直立，直到她达到长坐位。C. 她可以通过伸展背后的一侧手臂来保持平衡，同时根据需要使用另一侧手臂重新摆放双腿。D. 一旦她靠近床边，就可以倚靠在已经按压在轮椅座位上的手臂，从而使她在将外侧腿从床边移开时保持平衡。E.然后将内侧腿从床边移开。F. 一旦在床边完成短坐位，便可准备滑行转移到轮椅座位上

动,例如穿上衬衫、穿鞋、准备站立或转移到轮椅上。对
于安全的短坐位和长坐位而言,姿势的稳定性和平衡很重
要。治疗师在评估坐位的稳定性和平衡时,必须考虑躯干
和腿的长度、体重、腹围、肌张力、运动强度、认知状态、
前庭反应和视力。

作业治疗的干预首先集中在静态坐位平衡上,然后挑
战动态坐位平衡的活动。坐位平衡的干预是从平坦的垫子
上开始的,然后逐渐过渡到软床垫上。抛接球或穿衣活动
都比较适合于挑战和改善患者的平衡功能,平衡功能的改
善要么是因为较弱的躯干肌肉得到了增强,要么是因为患
者学习了适应性策略,例如通过降低重心和使用颈部肌肉
使身体保持竖直从而达到平衡。安全提示:当患者在垫子
或床上练习平衡时,治疗师必须保持密切的监督并靠近患
者,随时准备当患者在各个方向上失去平衡时扶住患者。

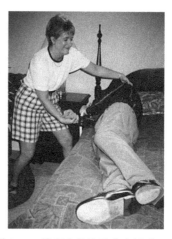

图 26-4　护理人员协助床上活动。准
备从床上坐起来时,需要护理人员通
过将患者左肩拉向自己来协助患者启
动头部和躯干的翻身动作,护理人员
保持屈髋屈膝并保持伸直后背的身体
力学方法非常重要

无法恢复床上移动能力的患者将需要一个或多个人
的帮助来安全地完成任务。一个或多个人可在适当的环节
中帮忙翻上半身和下半身,或者帮助完成轴向翻身技术
(log-roll technique),一次性移动整个身体。如图 26-4 显示的是一个不完全性损伤的四肢瘫患
者,她的肩部和臀部近端无力,正被辅助完成向一侧翻身。安全提示:治疗师必须确保照护
伙伴很好地学习和利用身体力学方法。

（二）床上移动的辅助设备

有躯干或肢体运动功能障碍的人可能需要拉住辅助设备来启动翻身,然后协助保持侧卧
位或坐起。常用的设备是绳梯(rope ladder)、吊顶梯形杆(overhead trapeze bar)、床栏
(图 26-5),甚至是靠近床边的轮椅。患者可以用手抓住或前臂扶着这些设备来启动翻身,或
在床上的长坐位或短坐位时拉着它们过渡到坐位状态。使用这些设备的最低要求是拥有良好
的肩胛部、肩部和肘部力量。腕部的屈曲和伸展以及手的抓握能力也是很有帮助的,抓握能
力减弱或消失的患者可以通过前臂环绕或腕部背伸勾起来使用同样的设备,也利用强有力的
腕伸肌以及肘屈肌来实现拉动。

绳梯(图 26-5A)是有两条平行的皮带通过"梯环"(rung)连接的装置。绳梯的一端连
接在床尾或床的侧面。患者用单侧上肢或双上肢拉着每个梯级逐渐达到自己想要到达的位
置。吊顶梯形杆(图 26-5C)是一个稳定底座上的抓握手柄,其位置可调节且把手角度灵活。
该装置可以辅助患者翻身、抬起臀部以移动到便盆上、在床上变换身体姿势或辅助获得长坐
位。各种结构的床栏,比如长的、短的、便携的或永久固定的可以辅助患者翻身、睡觉时的
良肢位摆放或者在床边完成短坐位(图 26-5B)。还可以用床边已锁住的轮椅,通过抓住轮椅
的稳定安全部分,例如就近的扶手或推拉手柄,就可以启动翻身或坐起。

关于翻身,先用最靠近床边的手臂抓住绳梯上的梯环、床栏杆或轮椅部件靠近想要翻转
的方向,然后通过另一只手臂抓住并拉动设备使躯干翻动,臀部和腿通常会惯性地跟随着翻
转过去。如果臀部和腿部没有随着翻转过去,可以用伸展的腕部或手推动膝盖或大腿来辅助
移动。

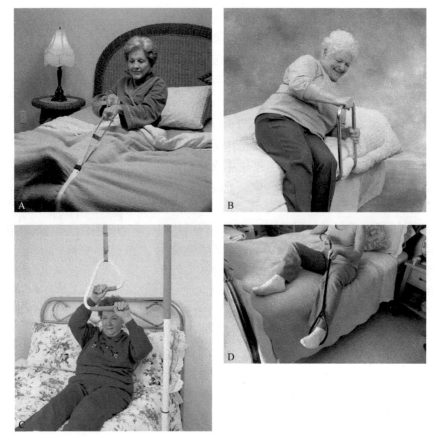

图 26-5　床上移动的辅助设备

A. 拉抬床梯（bed ladder pull-up）。B. 床栏。C. 吊顶梯形杆（overhead trapeze bar）。D. 腿部提升器（leg lifter）

　　如果患者的下肢瘫痪，那么患者必须用手将腿移到床边。对于完全依赖的患者，需要另一个人将他的腿移到床边。抬腿辅具可以一次移动一条腿，该装置的一端有个大环可以套住脚或大腿，另一端有个较小的环或手柄，患者可以抓住它将另一端的腿抬起（图 26-5D）。该设备提供了一个由榫卯棒支撑的带子，或没有弹性的坚硬带子。当在狭小空间移动下肢时，可能需要膝关节屈曲。例如将肢体移动到汽车座椅中时，使用弹性带是很理想的。该装置还可用于在床上移动瘫痪的下肢，或者有髋关节屈曲受限患者无法接触并移动下肢时使用。

　　装有床头和膝盖控制器的病床也可以帮助患者进行床上活动，同时也有助于在床上穿下装。通过抬起头部和上半身，双手可以从保持平衡中解放出来执行手头的任务。但是情境因素可能会影响这种选择，因为不是每个患者都有能力购买这种病床或愿意选择在家里使用病床。作业治疗师会分析个人、任务和环境这些因素来确定最好的方法或设备让患者安全地完成床上移动。

　　如果患者无法独立起床，有各种升降系统可以帮助患者或护理人员将患者从床上移动到多个不同位置，例如厕所或浴缸（图 26-6）。升降系统可以安装在可移动框架上；或者在独立式框架上安装，罩在床上；或者安装在天花板上运行的移动轨道上。可移动的框架升降机需要一个或多个人来人工移动承载患者身体的升降系统。一些升降系统可以通过天花板轨道实现将人从一个房间移动到另一个房间，轨道从床的上面通过门进入浴室，再到达马桶、浴缸或淋浴间的上面。如果一个患者能够固定升降机中承载身体的部件并能操作远程控制装置，那么他就具备了独立完成从床上转移到轮椅、马桶或浴缸的能力。作业治疗师必须考虑患者的个人因素（例如身高、体重和姿势稳定性）、表现技巧、升降机用于何种目的以及升降机的活动需求，从而为患者确定一个最安全的升降机和遥控操作。每个品牌和型号的升降系统都不同，例如座椅悬带或姿势支撑部件的尺寸和结构、承载身体的配件位置、是否有腋下支撑以及控制的位置和类型等。安全提示：在 ADL 活动期间治疗师对患者和家人的干预训练中必须包含详细的说明和多重的练习，从而确保他们安全地使用和操作升降系统。

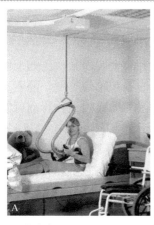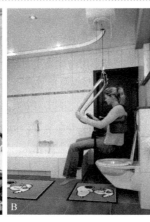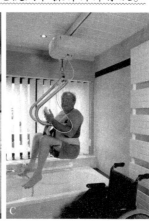

图 26-6　电动升降系统可帮助患者或其护理人员达到进入床、淋浴间、浴缸、卫生间或游泳池的转移目标

（三）床上日常生活活动

有些人可以坐在床边或站着进行穿戴，而下肢或躯干瘫痪的患者可能需要躺在床上进行 BADL，例如穿衣、皮肤检查、自我导尿和（或）肠道计划（bowel program）。那些使用附腿尿袋（leg bag）来进行尿液管理的人可能需要从夜间收集尿液的床袋上拆下管子，然后将管子重新连接到白天使用的附腿尿袋上。在床上进行穿戴时，必须通过屈髋屈膝使脚靠近手来准备穿裤子、袜子和鞋子。从一侧翻到另一侧并独立地接触到自己的臀尾部对于实现徒手肠道刺激和清理，或使用长柄镜子进行皮肤检查非常重要。

床上移动如图 26-3 所示，一个 C_7 四肢瘫痪的患者不需要使用任何辅助设备。要在没有辅助装置的情况下完成这些任务的关键是三角肌、胸大肌、胸小肌，肱二头肌、腕伸肌和肩胛部肌肉有良好的肌力，因此在治疗中强化这些肌肉群就是在准备学习这种技术。即使没有躯干肌肉的参与，患者也可以进行安全的床上活动。但是必须在干预期间形成、练习和达到在坐位和转移中的平衡感。

（四）转移

转移是一个人将身体从一个表面移动到相邻表面的方法（定义 26-1）。治疗师必须考虑转移到所有表面的情况，包括浴缸、淋浴间、厕所，最终达到转移至交通工具中（Fairchild，2013）。改良设备，如扶手杆、升高的马桶座圈或浴盆凳可以帮助人们更轻松、更安全地转移。还有各种技术可以帮助患者安全地进行转移，作业治疗师必须与物理治疗师一起来明确每个患者的最佳转移方法。

📖 定义 26-1

各种类型的转移

　　依赖转移　需要一个或多个人的最大帮助，使用特殊技术或设备来辅助从一个表面移动到另一个表面。

　　滑板转移　不使用滑动板的情况下，无法桥接两个表面之间的间隙。

　　站立转身转移　站起来，转动脚并转动躯干，然后坐在转移的表面上。

　　独立转移　在没有其他人身体接触帮助的情况下，可以执行转移的所有步骤，可以使用设备也可以不使用设备。

　　转移技术可以是简单或复杂的，选择的方法取决于患者的个人因素，比如上肢和下肢的力量、关节活动范围、身体耐力、躯干平衡、体型、矫形器和轮椅类型。随着患者在康复过程中的进展，建立转移技能是必要的。在可以开始学习辅助或独立转移前可能需要依赖转移。

　　在受照护的环境中进行干预时的内容必须包括指导和实践，直到患者可在照护较少的情况下保证安全。治疗师必须在提举、床上活动和转移过程中了解和练习适当的身体力学（body mechanics），以防止腰损伤和背部损伤，并且指导并确保患者及其家属理解这一理念（Fairchild，2013）。图 26-7 说明了提举时恰当的身体力学原则，良好的身体力学基本原则已经被罗列在安全提示 26-1 中。第一次伤到腰背部后，未来会很容易再次伤到，并且可能会改变治疗师或家属的生活质量甚至生计，所以一定要避免腰背损伤。

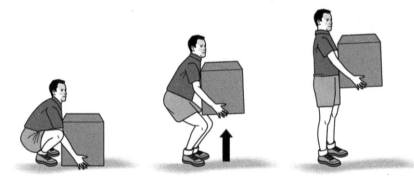

图 26-7　展示了用于提举物体的身体力学原则。提举者直视前方，保持物体靠近身体，屈髋屈膝并保持背部挺直。通过伸直膝盖和臀部，物体保持靠近身体的情况下开始提举

📖 安全提示 26-1

良好的身体力学原则

- 在提举或移动任何物体之前暂停下来思考一下，规划路径和技术。
- 一直保持被提举或搬运的物体靠近身体，如果可能的话保持在肚脐的水平。
- 在整个活动过程中维持良好的姿势，并使整个身体保持在竖直线上。保持整个背部挺直、胸部外扩，肩膀水平，挺起胸膛（不要呈弧形或向前倾斜），直视前方。臀部、肩部和踝部应该在一条直线上。通过旋转整个身体和迈步来改变方向从而避免扭转身体。
- 捡拾物体时应该蹲下，用屈髋屈膝代替弯腰，这样可以使用腿部肌肉，而不是较弱

的背部肌肉。如有必要，将一侧膝盖放在地板上，另一侧膝盖屈曲成直角向前，做半跪姿势。完全抓住物体后，抬起物体的同时保持背部挺直，收紧腹部肌肉，缓慢直起髋部和腿（见图 26-7）。

● 两脚与肩同宽，一只脚稍微向前迈出一点，以获得宽阔的支撑底面。

● 如要滑动物体，例如患者准备转移，在保持背部挺直的同时，臀部/膝盖弯曲，这样在提举或旋转中就会使用更加强壮的手臂和腿部肌肉来承受重量，从而避免背部肌肉拉伤。

摘自 Dartmouth-Hitchcock.（2012）. *Back problems: Proper lifting*. Retrieved September 1, 2012 from http://patients.dartmouth-hitch cock.org/health_information/health_encyclopedia/ sig59692.

　　患者必须具备基本转移技能所需的能力，以便再进行更困难的转移。例如转移到厕所、淋浴椅，最终转移进入一辆车之前，可以完成上、下治疗垫和床的动作。从地面到轮椅或汽车的转移是最难的，因为两个座位之间的高度和空间有差异。此外，在向汽车转移过程中，患者在通过车门这个狭窄空间时必须要会搬运双腿。

　　1. 依赖转移　因为太虚弱而不能移动的人，需要另一个或多个人的帮助才能使用依赖转移技术将他的身体进行转移。单人转移技术需要辅助者站在患者面前并将患者置于前屈位，胸部位于大腿上。前屈位可以将患者的重心置于膝盖和脚踝上，而不是臀部，这样可以更容易地进行捡拾和移动臀部。这种方法被证明是值得教给家属的，因为它使辅助者能够在控制患者身体运动的同时降低伤害自己后背的可能性（图 26-8）。请注意，此方法不能用于髋关节屈曲受限的患者，例如髋部骨折或异位骨化性肌炎的患者或经历后侧入路的髋关节置换手术（posthip replacement surgery）的患者。对于髋关节屈曲受限的患者，这种技术可以调整为

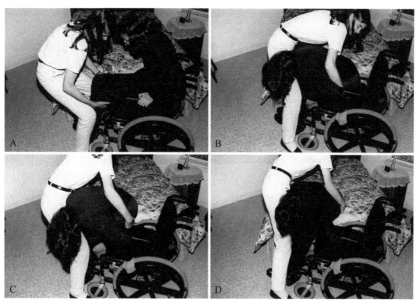

图 26-8　治疗师在为四肢瘫痪患者进行简单安全的轮椅到床转移时，使用适当的身体力学方法。患者躯干必须可以灵活地向前倾斜到大腿上方，这种技术适用于轻体重到重体重的患者

A. 治疗师两脚分开紧贴着患者站立，肩膀水平外扩，背部挺直，髋部和膝盖弯曲顶在患者的膝盖周围。治疗师向前滑动患者在座位上的臀部，避免在转移过程中臀部靠近后轮的情况。B. 患者向前倾斜，到治疗师大腿外侧上方。如果可以的话，患者可以用左手撑住轮椅的轮胎上来保持平衡从而协助转移。C、D. 治疗师使用她手臂和腿的力量向前摇动患者，将双手放在患者臀部下方并将其从轮椅座位上抬起。随着患者重心前移，治疗师承受的重量很小，可以相对轻松地将患者的臀部旋转到床上，在整个转移过程中治疗师要保持良好的身体力学姿势

将臀部滑移至轮椅边缘（从轮椅向床或厕所的转移），并将患者的膝盖放在辅助者的膝盖之间。使用恰当的身体力学原则，辅助者用自己的膝盖顶住患者的膝盖，稍微向前摇动患者的同时提拉患者的裤子或腰带，并将臀部旋转到要移至的表面。双人的依赖转移技术需要第一个人站在患者身后，将手托在患者的腋下，抓住患者屈曲的前臂并往上抬，然后将臀部移动到需移至的表面，此时第二个人要负责移动患者的腿。如果不能轻易抬起臀部，可以使用转移板（有时称为滑动板）来桥接间隙。

2. 转移板转移　无法站立但可以通过上肢轻微撑起臀部的人，可以使用转移板滑动臀部，并桥接两个转移表面之间的间隙（图 26-9）。制造商能提供各种形状、长度、重量和样式的转移板。向汽车转移的过程比较难，可能需要一个长转移板来桥接轮椅与汽车座位之间巨大的间隙和高度差（图 26-10A），但是较短的转移板可用于转移到马桶或床上，因为间隙较小。转移板的一端需要一个凹口，以方便握力较弱的患者拿起转移板。有角度或凹口的转移板（如图 26-9B 所示）最适合在转移时围绕轮椅的后轮进行谨慎移动。由高密度抛光塑料制成的转移板（如图 26-9A 所示）可以为裸露的皮肤提供光滑表面，而带有移动中心圆盘的转移板能轻松滑动身体。

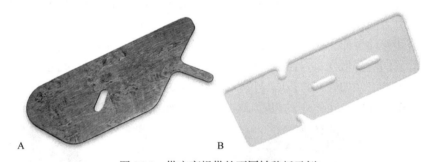

图 26-9　供应商提供的不同转移板示例

A. 带手孔和凹口的转移板允许从任何一侧进行转移。B. 当轮椅扶手被移除时，移动的转移板适合围绕轮椅的轮子

大多数转移板的一端位于患者的臀部和大腿下方，另一端位于患者转移的表面。水平面上非常利于转移，尽管转移到较低平面时可以利用重力滑行。一个人可能需要用转移板完成向汽车或马桶的转移，但不能用于家中的其他转移。拥有良好肩部和肩胛部肌力的患者，可以独立使用该装置完成滑行转移。患者伸肘保持平衡，身体前倾，将重心从臀部转移，通过下压肩胛骨，双手放在轮椅扶手和座椅上来保持平衡，然后将臀部从轮椅滑移到驾驶员座位左侧（图 26-10B），再将双腿都放入车内（图 26-10C、D）。阻碍安全滑移的因素包括：

- 躯干平衡较差。
- 痉挛。
- 身体过重或过大，再或者腿过重。
- 上肢力量不足。
- 无法将肘部固定在伸展位。
- 肘关节或腕关节有挛缩或僵硬，阻碍肘关节和腕关节完全伸直。
- 臂长与躯干长度的比例较低。

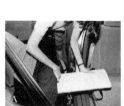
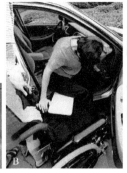
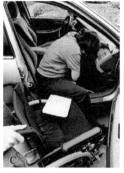
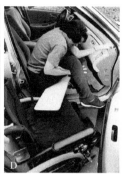

图 26-10　展示了从轮椅到汽车座椅的一人辅助滑动转移。该患者需要辅助放置和移除转移板，以及在车中存放和卸载手驱轮椅。A. 当助手将转移板放在患者的臀部和汽车座椅上时，患者要向轮椅外侧倾斜。为了桥接轮椅和汽车座椅之间的巨大间隙，需要一个长转接板。B. 患者伸展肘部并下压下肩胛骨，抬起臀部，通过转移板滑向汽车座椅。C. 患者发现在完成向汽车座椅转移以前，将腿保持在车外将更容易进行转移。然后用右手将左下肢移入车内，同时通过靠在车的仪表板上保持平衡。D. 右腿以类似的方式被抬进车内

　　现成的转移板并不总能满足患者的特定需求，因此治疗师必须定制或修改现成的转移设备以满足特定需求。在图 26-3D 中，患者的作业治疗师制作了一块定制转移板，其中胶合板覆盖有高密度泡沫和乙烯基塑料，可以弥合床和轮椅之间的间隙。患者能够轻松管理转移板的放置，转移板也适合转移中确切的空间间隙，这样便于患者能够安全有效地进行活动。当患者学会驾驶改装的货车并需要转移到驾驶员座椅上时，社区性移动目标中提出了定制转移板的相同想法。治疗师制作了类似的第二种定制转移辅具来桥接轮椅和驾驶座椅之间的不同空间间隙（图 26-11）。

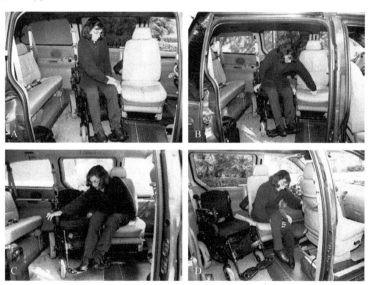

图 26-11　一名患有 C_7 四肢瘫痪的人演示从电动轮椅到货车驾驶座椅的独立滑动转换，使用由治疗师制作的特制转换板来桥接两个座椅之间的间隙

A. 该患者将轮椅向后移动到货车中，并调整轮椅座椅与货车座椅对齐，货车座椅可以电动地向货车后轮方向旋转移动。转移板覆盖着乙烯基塑料，制作成楔形以适合轮椅座椅和驾驶员座椅之间的空间，形成一个平滑的、安全的桥接面供患者滑动。这个特殊的转移板消除了转移前要将转移板放在臀部下和转移后将转移板移除的艰巨任务。B. 患者准备通过略微向前倾斜到左臂上进行转移，通过右手撑起并且下压肩部来缓解臀部下方的压力，将臀部抬起并滑向驾驶员座椅。C、D. 将双腿从轮椅脚踏板上转移到货车上重新摆放。然后将驾驶员座椅向左旋转，定位在方向盘下方

3. 站立旋转转移 下肢功能不足的患者如果用单腿或双腿支撑自己的体重，也许能够进行独立或辅助下的站立旋转转移。辅助下的站立旋转转移时辅助者站在患者前方，与将移至的表面尽可能地接近。通常情况下最好在患者较强壮的一侧完成转移。患者应先滑向将要开始转移的表面边缘，辅助者要小心保护患者不要完全从边缘滑落，特别是在患者有下肢或躯干痉挛的情况下。患者在辅助下站立（图 26-12），辅助者将自己的膝盖放在患者一侧或双侧膝盖前面，防止患者的膝盖在站立时弯曲。患者将自己的手臂环绕在辅助者的身体或颈部周围，但这仅用于支撑，不要拉着站起来。辅助者弯曲自己的膝盖，保持背部挺直，抓住患者裤腰或转移腰带。这款带手柄的腰带紧贴患者的腰部，可以为辅助者提供一个供手抓握的地方。辅助者将患者来回摇晃几次，然后使用冲力将患者拉到站立位置。患者可以通过使用腿部力量来站立，或使用上半身力量推着轮椅、椅子扶手或床栏站立。通过压住较弱的一侧或双侧膝盖，辅助者帮助患者在站立时使脚跟朝转移面旋转或滑动。然后辅助者可以向上或向下引导患者的臀部到转移面上去，在此同时辅助者要再次保持屈髋屈膝而不要弯曲背部。

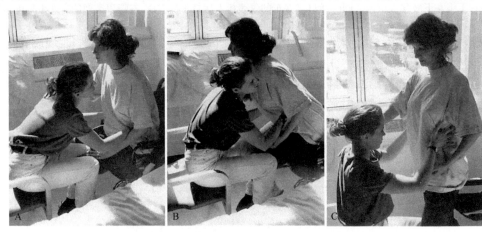

图 26-12 左侧偏瘫的患者在一人协助下站立。A. 患者将正常的右手放在治疗师的肩膀上以获得支撑。B. 治疗师将膝盖放在患者较弱的左膝盖的前方，防止左膝弯曲。患者向治疗师和健侧倾斜以使重心向前移动。C. 患者在治疗师的指导下使用健侧的力量将臀部和膝盖伸直到站立位

经授权改编自 Gillen, G. [2011]. *Stroke rehabilitation: A function based approach*. St. Louis：Elsevier/Mosby

4. 独立转移 患者如果具有足够的力量来撑起移动躯干并处理好双下肢，可以学习安全独立地转移。图 26-13 展示了一个 C₇ 四肢瘫患者在家中独立床转移的方法。她希望独自生活而且不想用病床，在出院后作为门诊患者与社区作业治疗师一起练习时，她在家中独立完成了转移。一种定制的特殊软面辅助转移设备有助于弥合轮椅和床之间的空隙，也可以防止她的臀部在轮椅轮子上滑动或卡在间隙中，从而保护她的皮肤（图 26-13B、C）。这种特殊辅助消除了

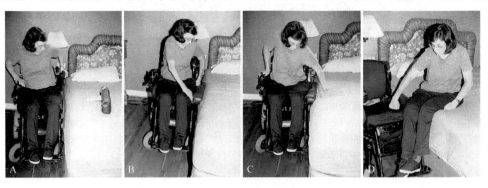

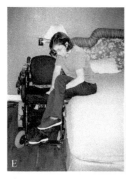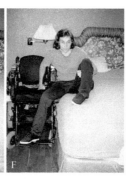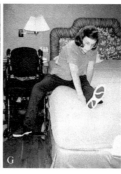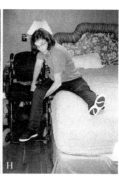

图 26-13　下肢瘫痪患者从轮椅到床的独立转移步骤

A. 患者将轮椅靠近床边并移除左扶手。B. 轮椅和床之间的定制转移板填补了间隙，防止皮肤撞到车轮。C. 肩部、肱三头肌和腕伸肌可以让患者靠在自己的左臂上保持平衡。用右臂的肱三头肌和背阔肌推动，将她的臀部从轮椅移到床上。D. 一旦坐在床边，她需要稳定平衡。E. 通过将右手移到轮椅座位上以保持平衡，并用左侧手臂抬起左腿。F. 将左腿放在床上。G. 将腿拉直。H. 重复这个过程，将另一条腿抬到床上。在不使用辅助设备的情况下，保持平衡是独立完成这个移动的关键

需要努力将转移板放置在臀部下方的烦恼，将转移板放置在臀部下方会耗费许多时间和精力。

偏瘫患者也可以学会独立进行站立旋转转移。

（五）行走和站立用辅助设备及辅助器具

对于那些能够站立和行走的患者，必须考虑任务完成过程中的功能性移动，从而解决更为复杂的 IADL，如照顾孩子、遛宠物、家庭管理、准备餐食及清理、打理院子的草坪、去商店购物。对于维持平衡困难，单侧或双侧下肢无力的患者，可能需要某些类型的移动矫形设备提供行走时的稳定和支持。物理治疗师决定患者应该使用哪种移动设备，然而，作业治疗师必须向患者强调该设备在 ADL 中的使用。该设备可能只用于帮助患者移动至其目的地，或在执行活动的过程中需要该设备提供平衡或耐力。作业治疗师与物理治疗师合作根据患者的使用来调整设备，例如调整四点拐杖或助行器的长度。干预包括在功能移动过程中对设备的使用进行指导和实践。

移动辅助设备有不同的样式和形状（图 26-14）。物理治疗师选择什么样的拐杖取决于患者的平衡能力和抓握能力，个人喜好也要考虑在内。单点手杖（A straight cane）是给那些力量、协调性和平衡性都很好的患者选择的，他们需要的是一个支撑设备。四叉手杖或四点手杖是为那些单侧或双侧都很虚弱、肌张力增高或共济失调，并需要比单点手杖更宽、更稳定的支撑面的患者而设计的。偏瘫助行器是偏瘫患者经常使用的助行器，并因此得名，它为单手矫形器提供了最大的稳定性，并能辅助站立。一个标准的四足助行器在步行时能为患者提供双侧的平衡和稳定性（图 26-14C）。此助行器需要患者使用双上肢，且必须在每走一步都要抬起助行器。患者可以简单地进行轴向转身，并在转身时抬起助行器。在功能性移动过程中，治疗师可以为患者在设备使用上提供多种选择，如可折叠的框架助行器、用于休息的折叠式座椅，或用于携带物品的附加包或口袋（图 26-15A、B）。此外，还有带小前轮的助行器，无需在行走时提起助行器，但需要患者具备动态平衡能力。

一个有四个小塑料轮子的滚动式助行器对于有共济失调步态的患者来说是有效的，例如脑瘫或弗雷德里克的共济失调（Frederick's ataxia），因为在行走时推着助行器比每一步都提起它更容易。滚动式助行器不适用于倚靠助行器支撑的患者。有一种很受欢迎的助行器，专为那些因多发性硬化或关节炎等病症而容易感到疲劳的人设计，这种助行器被称为 6 英寸的

滚轮助行器或滚轮助行器。该装置有四个大的可充气轮子，可以方便地移动使用，并配有手刹及一个可折叠的休息座椅（图 26-15C）。患者甚至可以坐着并稳定地向后推，或者让别人推他们。

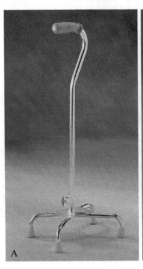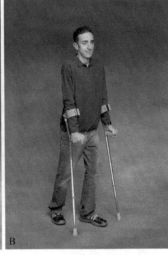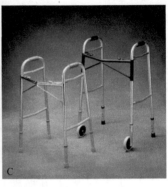

图 26-14　辅助装置能够提高功能行走的安全性和效能

A. 四点手杖有一个宽的底座，与地面有四个接触点，以提供稳定性。B. 肘杖为那些腿部虚弱但平衡良好的人提供了宽的支撑面。C. 标准的四点助行器为站立和行走提供了一个稳定的基础。如果患者有动态平衡，前部小轮在行走时可以用来方便地移动助行器

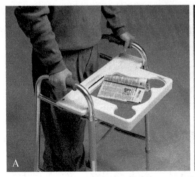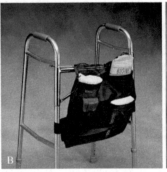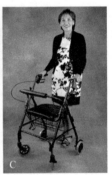

图 26-15　多种可用的助行器和可选的功能

A、B. 用助行器搬运托盘和篮子。C. 具有 6 英寸车轮的滚动式轻质助行器，配有手动刹车、配有弧形靠背的可折叠休息座椅和一个篮子

一些有力量和平衡能力的患者可在没有辅助设备的情况下站立进行轻巧的 ADL。如果患者缺乏站立平衡能力、力量或耐力来站在工作台上，以及没有使用单手或双手的能力，可能需要坐着进行 ADL。如果这项活动需要患者携带物品到不同的地方，那么治疗师在处理功能性移动时就必须考虑这一点，可以使用助行器托盘或袋子，或一个稳定的小的四轮手推车。如果是使用轮椅的患者，治疗师可以考虑使用具有防滑表层（如防滑垫）的轮椅托盘或轮椅桌板，让患者在室内推动轮椅时可将物品放于大腿上的托盘来携带。作业治疗师最终必须对各种辅助器具在社区性移动中使用交通工具时的储存及装卸的方面进行考虑。助行器的折叠式框架可便于其装载和储存在车辆的后座或后备箱中。

（六）通过个人移动设备的移动：轮椅和踏板车

对于不能行走或行走能力有限的患者来说，个人移动设备（personal mobility device，PMD），如手动或电动轮椅，可以帮助他们在家里和室外进行功能性移动。手动轮椅适用于可以用双上肢、单侧上肢、双下肢或单侧的下肢和上肢一起推动轮椅的患者。对于不具备驱动手动轮椅能力的患者建议使用电动轮椅。对于那些只能步行很短距离的患者来说，三轮或四轮踏板车（scooters）是一种很普遍的 PMD。对于患有多发性硬化、脑瘫、慢性阻塞性肺疾病、心脏病、肥胖症以及行走能力受限的老年人，该设备增强了他们的功能性和社区性移动能力。使用踏板车要求患者能够转移，有良好的躯干平衡能力，并能在很少支持下保持直立的姿势。依靠手动轮椅移动的患者需要配备能让其他人方便地从后面操纵的手动轮椅。轮椅和踏板车有许多型号和样式，有各种标准和可选的特点（见第十七章）。

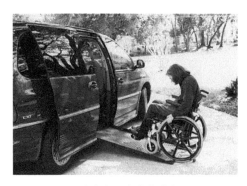

图 26-16　四肢瘫痪患者有能力把她的手动轮椅推上坡道，进入一辆改装过的厢式货车内。在电动轮椅上这项任务很容易，但在手动轮椅上就很难了

康复团队对于任何患者的 PMD 处方应该始终与所有的治疗师和专家合作，在确保设备满足功能性移动的需求下，还要兼顾社区性移动中需要使用公共或私人交通工具进行装运的需求。如果患者不能从轮椅转移到汽车座椅，那么患者需要可使轮椅进入的公共或私人改装车辆。在图 26-16 中，一位四肢瘫痪的患者展示了安全爬上小型货车侧门斜坡所需的身体能力和平衡能力。

1. 轮椅移动的干预　环境障碍很可能会在某些时候影响患者在使用 PMD 中的移动能力，患者应该学习如何应对这些障碍。当患者收到新的 PMD 时，在室内和室外移动的训练是很重要的，这样患者就能学会在任何环境下掌握和操纵设备，比如狭小的空间、路缘或坡道以及崎岖不平的地形。一个项目，以使用 PMD 逐步独立移动为目标，应在护理人员、物理治疗师、作业治疗师和娱乐治疗师为团队的努力下，将实践技能纳入所有的康复活动中。

PMD 干预的初始阶段在康复机构内开始，患者在那里学习如何在一个平滑、整洁的地面上移动。学习如何操作、控制 PMD 和所有可活动部件，以及如何在设备上转移。对于那些将要独立的患者来说，第二阶段的培训将教授患者在各种地形下使用 PMD，例如不平坦的人行道、碎石和沙子上。然后，患者会学习如何越过障碍，如路缘和台阶。一旦患者能够穿过室外地面，就可以继续在各种公共建筑的室内环境中进行训练，如机场、图书馆或购物中心。在那里，患者可以在拥挤、狭窄的空间中学习如何操作 PMD。社区性移动技能课程的开发将为治疗师提供一个评估和培训患者在自然环境中所需的移动设备技能的框架（Walker et al.，2010）。作业治疗师可以将轮椅移动目标纳入其他 ADL 干预中。例如，如果一个患者被带到杂货店购买准备做饭的食品，这就有机会探索患者在公共环境中携带物品或推购物车时使用轮椅的移动能力。

（1）越过坡道：坡道使患者能够使用 PMD 克服门口或入口的台阶或高度差。坡道有多种形状、大小和尺寸，可以定制、购买和组装。联邦指导方针明确了公共场所坡道的长度、

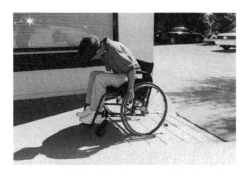

图 26-17　一位手臂和躯干力量良好的患者可以通过向后移动安全地通过陡坡。通过身体和头向前倾，重心就会转移，轮椅就不太可能向后倾倒

坡度和表面纹理。即每上升 2.5 cm，坡道必须有 30 cm 长（1：12 的坡度）。例如，一个 10 cm 的台阶需要坡道的长度为 120 cm，这样身体功能障碍的患者才能安全地通过坡道。公共场所的坡道表面必须具有可检测到的纹理，以供视觉障碍患者使用。坡道栏杆不能是垂直的，最大为 1：10 的坡度。在坡道顶部必须有 4 英尺的水平平台（ADA Standards for Accessible Design，2010）。

在陡峭的坡道上下行时，将手动轮椅背向坡道是比较安全的技术，当轮椅在坡道上缓慢下降时，身体向前倾，将大部分重量放在前轮上（图 26-17）。如果轮椅有向后倾斜的倾向，助手应站在轮椅后面，在轮椅开始向后倾斜时与患者一起移动。使用手动轮椅的患者如要安全通过斜坡，必须具备以下条件：

- 上肢力量和协调性，包括握力。
- 躯干的灵活性和对轮椅平衡点的认识。
- 可选配防倾轮，防止椅子向后倾倒。
- 可选用爬坡器或坡度辅助工具，以防止轮椅向后翻滚。
- 具备良好的视觉和认知能力，在交通、其他行人、灯杆和行人标志等环境因素的影响下能够在坡道上做出正确的决定。

（2）大轮平衡技术：手动轮椅高级技能对于患者学会在社区中通过各种地形非常重要。其中一种技能被称为大轮平衡技术（wheelchair wheelie），能使患者在不平坦的地形或表面上移动，如沙子、岩石、坑洞、路缘、台阶和高门坎，或下陡峭坡或斜坡（Kirby et al.，2006）。这个技术也可以用来靠墙休息，在狭窄空间的转弯，或非常不平整或凹凸不平的地形上向下移动。该技术的目的是在轮椅的后轮上保持平衡，并将脚轮（前轮）抬到空中，这样它们就不会在地面或障碍物上滚动（PoinTIS SCI Physical Therapy Site，2012；Somers，2010）。关于这种轮椅高级技术，患者必须具备以下条件：

- 基本的轮椅技能。
- 上肢力量。
- 良好的手功能和强大的抓握力。
- 双上肢协调能力。
- 了解完成任务的步骤，认识轮椅的中心点（因轮椅不同而异）。
- 保持后轮动态平衡中心的能力。

在尝试不平整的路面或难度较大的路缘和台阶之前，患者必须在平坦的路面上多次练习大轮平衡技术。在诊所里，可在轮椅后方放一个垫子，或者治疗师站在轮椅后方，准备在轮椅向后倾斜过多时进行保护。安全提示：由于有失去平衡和向后跌倒的危险，当患者练习这一高级技能时，治疗师必须时刻关注并站在轮椅附近。患者独立练习这一技能必须佩戴安全带。并不是所有使用轮椅的患者都能掌握这种高级技术。

要"前轮腾空而起"第一步是向后抓住手推圈，快速用力向前拉，必要时用力向后仰头。一旦患者学会平衡及摆出前轮离地的姿势，干预的重点就集中在指导和练习前轮离地时的前后移动上。最后，干预包括训练在容易的和困难的障碍上克服的动态大轮平衡技术。通过观察动态模式演示，可以更好地理解这种轮椅技能。众多大轮平衡技术和其他轮椅技术的视频可以查看 http://www.wheelchairsskillsprogram.ca/eng/tests_video/php。读者也可以在 YouTube 上搜索"wheelchair wheelies"，找到治疗师和患者使用轮椅的示范。然而，治疗师在观看这些视频时，应该明白它们不是经过了评审的演示。

1）越过路缘：自从美国残疾人无障碍通行标准（ADA）在 1990 年通过以来，路缘切口措施越来越多，十字路口人行道的路缘已不再是一个问题。然而，有时轮椅使用患者还是可能会遇到路缘。虽然有些电动轮椅能很好地通过路缘，但手动轮椅上下路缘或台阶需要熟练掌握大轮平衡技术。首先，靠近路缘或台阶，面对它，一旦摆出前轮离地姿势，前轮就可被放置在路缘上。身体前倾以重新分配重量，然后用力将后轮推上路缘或台阶。执行这一操作的患者必须有良好的平衡功能、上肢力量和手功能。从路缘和台阶下来时，背对并靠近路缘，在轮椅上向前倾，然后把后轮滚下路缘或台阶。下路缘的另一种方法是面对并靠近路缘，做出大轮平衡技术，然后用后轮在路缘上缓慢滚动向下。患者必须对轮椅的平衡点有很好的感觉，才能安全地完成此技术。如果轮椅使用者不能在路缘或台阶上上下移动，或在草地或不平的路面上移动，另一人可提供协助，如图 26-18 所示。

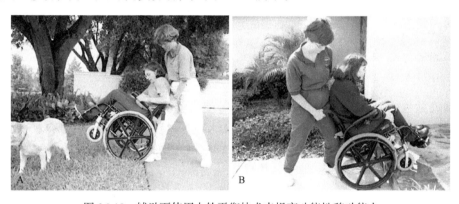

图 26-18　辅助下使用大轮平衡技术来提高功能性移动能力

A.在治疗师辅助下使用大轮平衡技术，让轮椅在草地和不平的地形上滚动。B.在治疗师辅助下使用大轮平衡技术将前脚轮放在路缘上，这样坐在手动轮椅上的患者就可以被推过路缘到达人行道

2）越过台阶：用踏板车或电动轮椅上下多个台阶是不可能的。一个强壮的手动轮椅使用者通过使用大轮平衡技术能够安全地下几级台阶。在紧急情况下，能进行轮椅到地面的转移的患者可以从轮椅上下到地面，拉动轮椅一级一级地上或下台阶。在这个任务中，必须了解和练习对于皮肤的保护。安全提示：在紧急情况发生之前，应指导和实践如何完成这项艰巨的任务。

要安全地上下移动手动轮椅及轮椅上的患者，需要两个人的协助。轮椅的后部应面向台阶，一个人站在轮椅后面，另一个人站在前面。轮椅向后倾斜，一个人握住轮椅把手，另一个人握住轮椅框架或脚踏支架。前面的人保持轮椅的平衡，后面的人一步一步地把轮椅拉起来，后面的人应该注意保持背部挺直，用腿的力量移动轮椅。患者下台阶，轮椅要面朝前方，并向后倾斜，保持平衡，过程是相反的。轮椅前面的人握住轮椅，同时引导和控制轮椅下台阶的速度。以这种方式移动电动轮椅是不可能的，也不安全，因为电动轮椅很重。

　　对于那些必须在家中通过多个台阶、无法行走或行走受限的患者来说，升降梯可以安全有效地上下楼梯。升降梯有各种配置，可在私人或公共的、直的或弯曲的楼梯上安装（图 26-19A 和 B）。患者必须能够转移到升降梯座位上并在升降梯向上或向下移动时维持平衡。如果患者不能行走，那么在楼梯的顶部必须有另一辆轮椅供这位患者使用。另一个可行但昂贵的选择是小型电梯，为满足空间和结构要求，可安装在私人或公共建筑的内部或外部。

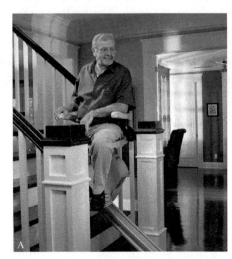 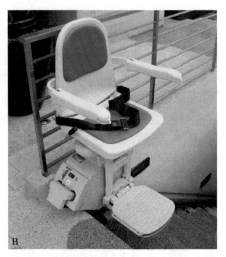

图 26-19　A、B. 在私人住宅和公共场所的楼梯上，电动升降梯可以让人轻松安全地上下楼梯

2. 辅助站立或坐下的移动设备　　移动设备使人能够站着或坐着执行功能性的移动任务。一些 ADL 要求支持下的站立和平衡、双手的使用以及稳定性。各种机械和动力装置可以使患者垂直升降。其他设备协助到达支撑的站立位，或协助旋转为站立/行走做准备。在电动轮椅或踏板车上安装电动升降座椅的患者可以达到工作台面，如水槽、厨房柜台或高的橱柜（图 26-20）。这个功能还可以让患者在眼睛平齐的位置与他人互动，并在调高的位置上低速移动。轮椅可以具有增强站立能力的功能。比如手动轮椅上的机械操作站立功能，或者电动轮椅上的电动站立功能。这一特点可能对某些人很重要，因为站立可以改善循环、改善肾脏和肠道功能、减少下肢痉挛，并防止长时间制动的不良影响。使用有站立功能电动轮椅的患者甚至可以在站立位下缓慢移动（图 26-21）以满足需要双手参与的任务，比如在厨房做饭、担任美容师或药剂师。这个功能通过将患者置于站立位从而为步行做准备，这样患者就可以从设备中走出来。

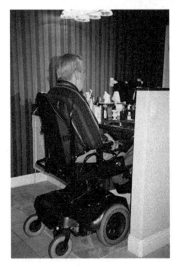

图 26-20　这名男士在电动轮椅上使用了一个电动垂直升降座椅，以便更好地接近水槽进行梳洗活动

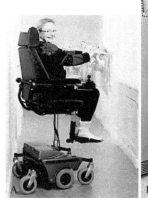
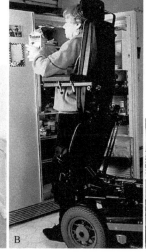
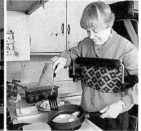

图 26-21 A～C. Permobil 轮椅的控制有许多可调节的坐和站的位置以满足在家里和社区的活动

也有辅助站立的便携式设备，如辅助准备站立的旋转盘或座位（图 26-22）。这种电动站立沙发椅很受各种残疾人士的欢迎，因为它可以将人完全支撑起来，使其部分站立，为行走或转移做准备（图 26-23）。

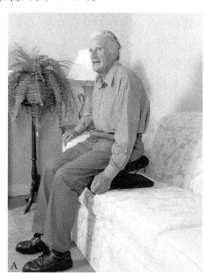
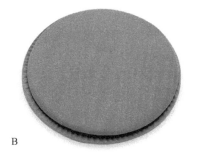
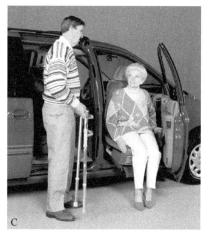

图 26-22 辅助站立机械装置。A. 这种便携式座椅升降机的液压作用可以帮助人们站起来。
B. 便携式和有坐垫的座椅可以转动 360°，用于汽车座椅或轮椅。C. 用于小型厢式货车的动力
旋转/倾斜乘客座位

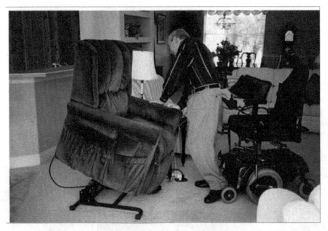

图 26-23 该患者被辅助站立和中心旋转移动到具有可升降和倾斜座椅的双重
功能特点的电动底座休闲躺椅上

四、社区性移动

社区性移动包括人们为了获得商品和服务而在各处活动的所有方式，并继续从事家庭以外的作业活动（Womack，2012）。人们以行人、司机、乘坐机动车辆或公共交通工具的乘客，甚至是轮椅或踏板车使用者的身份在各自的世界中穿梭。从这个角度看，社区性移动是一项对个人健康和社会福利至关重要的作业活动。行动受限与生理和心理健康问题的发生或加速有关（Marottoli et al.，2000）。社区性移动对每个年龄段的每个人来说都是有价值的，因为它促进了包括休闲、工作和社会参与在内的重要作业领域的参与（Stav et al.，2006）。

现在，大多数人在社区穿梭几乎是为了得到他们所需要的一切，尽管由互联网和社交网络创建的虚拟社区，已经扩展了一个完全不同的途径来寻找朋友、与朋友娱乐、社交，甚至在网上购买生活必需品（如药品、生活用品和衣服），但这些资源对某些人来说是无法获得的，在社会人际交往方面可能是不令人满意的。作业治疗师可以为患者、患者的家庭、当地社区、企业或机构提供一系列服务，这些服务关系到社区性移动的参与和安全（AOTA，2010）。实践 26-3 的项目为治疗师提供了有关社区性移动的指引。

（一）社区的意义

作业治疗师必须理解社区的价值和需求，它存在于每一个接受作业治疗的人身上，无论他们的年龄、文化背景或生活环境如何。有很多方式来看待"社区"。《韦氏词典》（2012）将社区定义为"个体的统一体"，并列举了各种类型的社区。

- <u>家庭社区</u>，包括个人的家庭成员。
- <u>邻居</u>，或那些生活在附近的个人和集体被称为邻居，一个地理上本地的社区。
- <u>自治市或城市</u>，由一系列社区组成。
- <u>计划社区</u>，为满足特殊需要而开发的社区，如退休社区。

与环境相联系的感觉，其价值是不可低估的。一项研究的参与者指出，他们所处的环境不仅仅是物质环境，还有来自在适当场合行动、存在和生活的归属感（Vrkljan et al.，2011）。

社区意识需要一种不仅与家庭互动而且要与家庭环境之外的人互动的能力。这可以很简单，比如把孩子送到学校后，妈妈们相聚在一起的编织店，朋友们早上聚在一起吃早餐的咖啡馆，学生们聚在一起吃汉堡的地方，或者每周一次社区聚会的老年人中心。社区的目的地可能包括法院，在那里一个人被要求作为一个法律审判的陪审员等。作业治疗通过明确障碍并与患者共同制定解决方案来克服这些障碍，从而促进在社区的更大参与度（Waite，2011）。

📖实践程序 26-3

治疗师在解决社区流动性和驾驶方面的指导方针

- 分析患者和所选择的特定出行模式的活动需求，确定患者是否有能力返回所选择的出行模式，或者是否需要备选的社区出行选项。
- 确定患者是否存在任何可能妨碍个人车辆［轿车或低速车辆（LSV）］安全驾驶问题的表现技能。如果这是目标，确保患者符合所有州的许可要求。
- 分析背景和环境因素，以确定安全社区性移动的障碍。
- 评估，以确定建议继续驾驶或停止驾驶是否适当，如果由于表现技能欠缺，可能影响驾驶表现或引发安全问题，需要转介作业治疗驾驶专家进行全面评估。
- 如果驾驶员评估的结果确定此人不能重返驾驶岗位，那么要确定患者技能可达到的社区移动替代方案。

（二）无障碍、安全的环境促进了社区性移动的另类移动模式

对于有功能障碍的患者或不能开车的患者来说，能够进入和使用人行道网络对于保持活跃、与他人互动以及到达购物和医疗设施等重要目的地至关重要（Kihl et al.，2005）。社区的物理特征常常在促进个人独立方面发挥重要作用。一个安全的步行环境、方便进出的杂货店和其他商店、混合的居住类型、附近的健康中心以及娱乐设施都是积极影响患者的健康和福祉的重要因素［美国国家公路交通安全管理局（National Highwag Traffic Safety Administration，NHTSA），2009 年］。不良的社区设计、维护不完善的人行道以及物理障碍（如川流不息的高速公路和高墙等）都可能使人在社区中难以保持独立和参与［美国退休人员协会（American Association of Retired Persons，AARP），2005；Burkhardt et al.，2002］。美国退休人员协会发表了一项名为"宜居社区：可识别宜居社区（**livable community**）中流动和安全障碍的评估指南"的综合调查（Kihl et al.，2005）。作业治疗师可以利用这项调查作为指导和框架，为当地社区或市政当局提供咨询。

（三）社区性移动的评估和干预

在作业治疗的早期，必须探索社区活动的可行性、安全性和个人控制。治疗师通过患者讲述自己典型的一天日常活动，来发现关于患者日常生活的详细信息（Radomski，2011）。住院期间，可以在周末进行家访，为出院做准备。讨论在这些家访中遇到的挑战，把干预的重点放在有意义的目标上。此外，如患者仍在康复期间进行社区活动，将可防止隔离感，并可减轻在家访期间和出院后的失落感。探索一个人希望在何处、何时以及如何在患者的社区中进行互动，将指导治疗师设定适当的目标，并提出建议，使患者能够有效和安全地参与。评估可能包括：

- 检查安全的社区轮椅技能和安全的轮椅运输。
- 评估行人过马路的安全技巧，并通过路缘和人行道。
- 确定使用辅助训练的意愿和技能。
- 确定驾驶员是否适合驾驶（Hunt，2010；Hunt et al.，2009）。
- 如果需要评估或干预以确定驾驶员安全或需要适应驾驶设备，则筛选患者转介至驾驶专家（Pierce & Schold-Davis，2013）。
- 为不能开车或必须停止开车的患者确定社区内可供选择的安全出行模式。
- 为接送儿童的功能障碍家长进行适当的儿童乘客安全检查（Yonkman et al.，2010）。

残疾或与健康有关的变化会破坏社区性移动的常规模式，从而挑战习惯（Dickerson et al.，2007）。作业治疗过程将探索所有支持或阻碍参与需求、期望和常规社区性移动的因素。作业治疗师在评估这些因素并探索社区对人的意义之后，为社区性移动目标提供干预。由于社区移动性的任务要求高于任何其他 ADL 或 IADL，最初的干预计划应确定社区性移动目标作为最后一个需要解决的 IADL，在作业治疗过程中稍后实施。在解决社区性移动问题时，作业治疗从业者采用的干预措施要强调：

- 行为技能（认知、视觉和运动）。
- 行为模式（自我调节和自我意识）。
- 环境（乘客的角色及家庭参与）。
- 活动需求（自适应设备和策略）（Hunt & Arbesman，2008）。

对驾驶技能的干预不再仅仅针对专业驾驶人员。普通实践中，作业治疗师使用一系列的干预措施来提高驾驶技能及整个社区性移动（Unsworth，2011）。治疗师必须超越驾驶康复的想法，不可将其视为使用适应性设备的纯粹推荐和培训，并使用循证医学的干预措施来改善包括驾驶在内的社区移动性 IADL。干预措施必须涉及认知和视觉功能、运动功能、驾驶技能、自我调节和自我意识，以及乘客和家庭在成年人驾驶能力、表现和安全中的作用（Hunt & Arbersman，2008）。治疗师必须针对视力、认知和运动功能技能功能障碍方面提供干预措施，也要提供具体的干预内容，包括旨在培养患者驾驶技能自我意识的教育项目（Hunt & Arbesman，2008）。在解决社区性移动需求方面经验丰富的作业治疗师建议采用以下特定的干预措施（Hunt & Arbesman，2008；Pierce & Schold-Davis，2013）：

- 提供教育，培养驾驶技能的自我意识。
- 提供有关健康问题与驾驶关系的教育。
- 使用多种训练活动来刺激不同的大脑功能，这些都是安全驾驶所必需的。
- 提供有关补偿性策略的教育，以保持驾驶技能，如改变习惯和常规。例如，讨论避免左转、变道和汇入车流的替代驾驶路线，并讨论已知的频繁发生事故情况下的习惯改变。讨论一天中最好的开车时间，以避免黄昏或黎明的阳光。
- 如有需要，建议司机停止或限制驾驶。
- 为年长的成年司机的家属提供建议，让他们注意到，驾驶不再是一种选择。

（四）社区性移动的交通模式

OTPF 将社区性移动定义为"在社区内移动并使用公共或私人交通工具，如驾驶、步行、骑自行车，或乘坐公共汽车、出租车或其他交通系统"（AOTA，2008）。社区性移动包括人们为了获得商品和服务而在世界各地移动的所有方式，并保持在他们的家以外的职业（Womack，2012）。

1. 步行　使人们能够依靠自己的力量和精力到达他们需要去的地方，而不必依赖另一种交通方式。人是否在社区中行走取决于特定的环境因素以及行走的目的。例如，如果这个人需要拿起多个物品并将它们带到另一个位置，那么这项活动必须在移动计划中考虑。人行道是行人网络的基本组成部分，并允许使用 PMD 进行移动，因此是需要考虑的重要环境因素。行人的安全系数由人行道与道路分隔而得到提高。联邦公路管理局提供的信息包括行人和自行车安全工具（Federal Highwag Administration，2012）。行人和自行车信息中心（2012）提供规划和设计工具，使道路、人行横道、小路和分隔的道路对行人更安全。NHTSA 提供了一本名为"走出去"（*Stepping Out*）的小册子，宣传 65 岁以上成年人步行的好处和步行安全，包括在十字路口、停车场、没有人行道的地方以及恶劣天气下保持安全的小贴士（NHTSA，2012）。

2010 年，65 岁及以上的行人占所有行人死亡人数的 19%，估计占所有行人受伤人数的11%（CDC，2013）。年长的行人经常在人行横道或十字路口被撞，一般是在快过马路时候。他们通常遵守法律，不做危险的事。很多人没有看到撞到他们的车，而当他们看到车的时候，通常认为司机看到了他们并会避开。由此可见，有行走障碍的人和坐轮椅的人在十字路口或人行横道上遇到的危险可能与老年人相同。关于行人安全的教育可以拯救生命（Classen et al.，2011）。作业治疗师可以通过教育社区规划人员和城市领导人，鼓励改变十字路口的交通信号、行人通道和行人警告，倡导行人安全。

使用非机动和机动个人移动设备。PMD 是邻近社区或当地社区普遍的出行方式，因为越来越多的社区可以使用自行车、手动轮椅、便携式电动轮椅（三轮车或四轮踏板车）或复杂的电动轮椅。这些各种各样的非机动车化和机动车化的 PMD 帮助人们进行社区性移动。如果患者有骑两轮或三轮自行车的能力，他可能会去附近的商店或机构。如果这个人有足够的力量和耐力推着手动轮椅走一段距离，并且能够在户外地形下操纵轮椅，那么他就可以用它去当地的便利店或者去朋友家。如果目的地不超过供电设备的电池电量，用户可以使用该设备前往商店或附近的教堂。

2. 使用私人低速车辆　另一种类型的私人交通工具是私人低速汽车（LSVs），是一种小型电动或汽油驱动的汽车，专为在规划社区、度假村、大学校园，甚至大型工业园区等地区的低速本地移动设计。尽管并非所有社区都允许，但作为另一种交通方式，低速的"合法街道"交通工具，或高尔夫球车，正受到人们尤其是老年人欢迎。年长的居民认为，当驾驶特权被取消时，购物车也是一种交通工具，但仅限于社区内使用。在全年气候温和的美国各州许多规划好的退休社区，现在允许通过这些简易的高尔夫球车或模拟高尔夫球车的交通工具出行。佛罗里达州一个叫"The Villages"的社区声称拥有多达 5 万辆高尔夫球车，甚至在 2005年创造了"有 3321 人参加的最大高尔夫球车游行"的世界纪录（Orlando Sentinel，2011）。根据佛罗里达州的法律，一辆普通高尔夫球车可以改装成一辆合法的街道 LSV，但最高时速不得超过 25 英里，在车速超过 35 英里的街道上也不能使用。法律进一步要求购物车具有特定的功能，如大灯、刹车灯、转弯信号、安全带、后视镜、雨刷、喇叭（Orlando Sentinel，2011）。社区电动汽车是另一种常用的 LSV 类型，不同之处在于，它一次充电的行驶里程可达 40 英里（Lynott，Poncy，& Twaddel，2011）。如图 26-24 所示，患者使用一种动力移动设

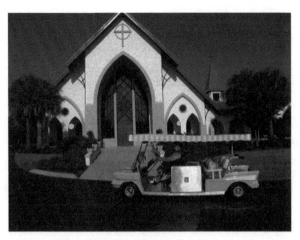

图 26-24 在学习驾驶私人厢式货车之后，S 女士希望通过高尔夫球车在她居住的规划退休社区进行社区移动。这辆车经过了特别的改装，可以让她坐在电动轮椅上，进入高尔夫球车，用手控制车，并为她的同伴辅助犬留出空间

备来实现功能性移动，并与她的同伴辅助犬一起在规划好的退休社区中乘坐一辆带有手动控制的改装高尔夫球车享受社区性移动。

作业治疗师可以利用多种资源提供的信息，通过轮椅、拐杖、踏板车、高尔夫球车或公共汽车培训一个人在社区移动。作业治疗师可以帮助城市规划者，使他们对有特殊需求人群的社区移动问题更加敏感。作业治疗师可以通过与当地社区领导人、规划人员、工程师、交通安全和执法专业人员、公共卫生和灾害预防专业人员以及决策者合作，寻求改善步行、自行车和 LSV 安全的物理环境调整的想法和解决方案，为患者和消费者谋取利益。

3. 驾驶个人车辆 大多数美国成年人无论是否有功能障碍，开车都是主要的交通方式。65 岁及以上的患者以司机或乘客的身份进行 90%以上的社区移动（Houser，2005）。当年轻人不能开车，并且老年人也无法再开车时，作业功能就受到危害。因此，作业治疗干预计划可能包括解决驾驶个人车辆的 IADL 问题。

驾驶是最复杂的 IADL，因为它需要良好的身体、视觉、知觉、心理和认知技能，以及这些技能的整合（Classen，2010）。因此，大多数患者在出院前没有做好驾驶评估的准备，这应该是康复期间最后恢复的 ADL 之一（Pierce，1996）。有明确的证据表明，临床和社区治疗师必须认识到他们在解决驾驶方面的作用和责任。关于驾驶的面谈不仅仅是为驾驶专家保留的（Hunt & Arbesman，2008）。老年痴呆驾驶者多因素评估模型（MODEM）将会为医生在关于健康驾驶决策的临床论证上提供帮助（Hunt，2010；Hunt et al.，2009）。

交通需求，特别是轮椅使用者的交通需求，可能需要很长时间才能得到满足，因为患者可能要从医院或住院康复机构出院 8~12 个月后才准备好接受驾驶评估。在出院前，若有交通需求，可转诊至作业治疗师，以方便患者、家庭和资金都指向合适的交通工具和轮椅的安全改造。如果专家认为后期患者可以再开车，可以考虑未来的驾驶需求，选择车辆并进行改装。

4. 作业治疗师在解决驾驶问题中的角色 在过去十年中，作业治疗师在解决驾驶问题上的角色已经得到了明确的定义（Di Stefano & Acdonald，2005）。美国医学协会（Carr et al.，2010）明确地将作业治疗师界定为在该领域拥有知识和技能的专家。在过去，向驾驶方面的专家转介，进行全面的驾驶评估，是惯常做法。然而，驾驶专家的数量和可及性不足，难以满足社会的所有驾驶需求（Classen et al.，2010）。所有与身体功能障碍成年人打交道的作业治疗师都应该具备准确判断目前谁是安全驾驶员、谁面临不安全驾驶风险以及谁需要由驾驶专家进行进一步评估的知识和技能（Dickerson et al.，2011）。在患者明显面临不安全驾驶风险的情况下，作业治疗师的作用是解释驾驶的危险，帮助患者及其家庭解决交通选择的问题，而不是延长驾驶独立性（Hunt et al.，2010）。做出合乎伦理的决策对于治疗师确保患者、家人和路上其他人的安全至关重要。

有证据表明，治疗师可以通过临床测试做出有关驾驶的明智决定，并不是所有的患者都需要驾驶专家的服务（Dickerson et al.，2011）。如果临床测试的结果表明，没有与驾驶风险相关的功能表现障碍，那么治疗师可以向医生和团队建议，此患者似乎有能力恢复驾驶，无需向驾驶专家转诊。另一方面，如果患者对其他复杂的 IADL 有困难，作业治疗师可以告知团队和患者，患者可能也会有驾驶困难（Dickerson et al.，2011）。如果患者表现出与驾驶风险相关的行为障碍，那么治疗师必须建议停止驾驶，同时制定干预方案，以改善此时禁止驾驶的患者因素。患者也可以向驾驶专家咨询关于驾驶安全的最终决定（Hegberg，2007）。

如果患者在准备好之前或被告知停止驾驶后继续驾驶，治疗师有道德上的义务去保护公共福利，按照居住国规定的方式向适当的许可机构举报该患者。美国每个州都有举报不安全司机的具体程序，作业治疗师应该了解患者所属州举报功能障碍司机的程序，治疗师被授权、有义务或有责任履行此职能。美国个别州的举报规定可以在《医生评估和咨询老年司机指南》（Carr et al.，2010）中找到。尽管它是为年长的驾驶员编写的，但该材料适用于所有年龄和功能障碍群体。

美国作业治疗协会提供关于驾驶的 IADL 指导。协会可以提供治疗师和其他专业人士，还会通过网络课程、出版物和专门的网站来提供公开的受教机会，网站的信息有效及时地提供了关于作业治疗师在驾驶方面、老年司机的安全方面、驾驶员评价的人力方面以及在整个生命周期中社区性移动方面的角色（Schold-Davis，2012）　（请参阅资源 26-1）。作业治疗师是在城市规划委员会服务中完美的社区合作伙伴，可以帮助委员会使交通服务更经济，并受到用户的支持。环境因素在促进或削弱一个人在社区中移动能力方面可能发挥关键作用。作业治疗师非常适合解决个人和环境因素，使社区能够支持独立和安全的交通。

📖资源 26-1

有关社区性移动的专业发展的互联网媒体资源

专业发展资源

Driving and community mobility for older adults: Occupational therapy roles (Revised). Presented by Susan Pierce & Elin Schold-Davis with contribution by Linda Hunt (2013). Bethesda,MD: AOTA. Retrieved September 1, 2012 from www.aota.org/older-driver (AOTA members only).

Determining capacity to drive for drivers with dementia using research,ethics,and professional reasoning: The responsibility of all occupational therapists. Presented by Linda Hunt (2010). Retrieved September 1, 2012 from www.aota.org/older-driver.

Driving rehabilitation: Analysis of occupational performance in the context of driving a vehicle. Presented by Anne Dickerson (2011). Retrieved September 1,2012 from http://cpeprograms. ecu.edu/CourseStatus.awp?&course=DRIVER.

Driving and mobility: Driving evaluation and Driving and mobility: Intervention. Both retrieved September 1, 2012 from http://ceu.phhp.ufl.edu/.

Building blocks for becoming a driver rehabilitation ther- apist. Presented by Susan Pierce and Carol Blackburn. Retrieved September 1,2012 from http://www.adaptive-mobility.com/therapists/.

有关驾驶和社区性移动的资料

AAA Foundation for Traffic Safety
American Association for Retired Persons (AARP)
American Occupational Therapy Association (AOTA)
American National Highway Traffic Safety Administration (NHTSA)
American National Center on Senior Transportation
The Beverly Foundation
The Hartford Insurance Company

（1）如有需要，可转介驾驶专家：如果对驾驶能力的判断需要进行全面和集中的驾驶评估，作业治疗师可能需要咨询或转介到获得驾驶和社区移动专业认证（specialty certification in driving and community mobility，SCDCM）的作业治疗师。这些专家可能在住院或门诊机构抑或是社区私人诊所工作。获得 SCDCM 认证代表该名治疗师在评估和干预驾驶与社区性移动方面拥有先进的知识技能。专家可以为驾驶员提供正式的驾驶评估、使用专门的自适应设备进行驾驶员培训、为驾驶员提供专业驾驶教育等康复服务，或者为提高安全驾驶技能提供矫正措施。SCDCM 认证的治疗师可以建立一个作业概况，并对患者与驾驶有关的功能进行正式的临床和交通过程中评估，并考虑所有的背景和环境因素，与驾驶相关的功能包括躯体、视觉、知觉、认知和心理。

由专业人士进行的公平、客观的评估，受到老年驾驶员以及有后天或先天功能障碍的年轻潜在驾驶员家庭的欢迎。作业治疗师可以引导家庭对驾驶员能力评估的需求，并启动向 SCDCM 治疗师的转诊流程（Pierce & Schold-Davis, 2013）。全科作业治疗师应该了解当地社区、地区和国家的 SCDCM 治疗师们，患者、消费者和机构都可以向这些社区、地区和国家的 SCDCM 治疗师们寻求帮助。在 www.aota.org 的驾驶员安全链接上可以找到全国范围内的 SCDCM 治疗师列表。

SCDCM 治疗师将分析每个人的驾驶任务，确定患者的需求和愿望，以及安全驾驶所需的具体帮助（Pierce & Schold-Davis, 2013）；考虑特定的情景或环境因素、患者的表现模式以及各种驾驶任务的活动需求；评估患者的车辆，以及在使用矫形器或助行器进入车辆时的功能性移动，患者必须能够进出车辆，并根据需要来存放轮椅、踏板车或其他矫形器。图 26-25

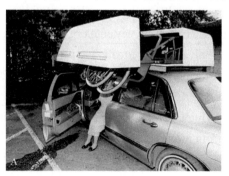

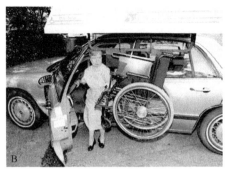
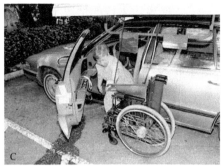

图 26-25　一名患有幼年类风湿关节炎的妇女演示了一个电动装置如何帮助她独立地装载/卸载和储存她的
手动轮椅在她的私人汽车顶部

A~C 显示卸载过程

所示为一位患者利用双脚推动手动轮椅，并利用独立的立轴转移装置（independent stand-pivot transfer）完成轮椅转到驾驶车辆上的功能性转移，该车是患者在社区性移动时驾驶的。有一个电动装置帮助她装卸折叠式手动轮椅。

　　身体有缺陷或行动不便的患者可能需要特殊的驾驶装置或辅助工具，以协助他们完成特定的驾驶任务。这项驾驶技术的成本只需 85 美元来购买驾驶装置（图 26-26A），800 美元购买左脚油门踏板（图 26-26B），或 1200 美元购买的简单机械手控制（图 26-26C）。一个人丧失下肢功能，只拥有最小的上肢功能可能需要专门的高科技来改装厢式货车，成本上升到 100 000 美元（图 26-27）。

　　如未能找到 SCDCM 治疗师协助患者，可向接受过驾驶康复服务培训的商业驾驶学校教练求助。一个普通的驾校教练没有必备的医学背景来了解患者的缺陷和医学含义对驾驶任务的影响。在将患者介绍给向功能障碍患者提供服务的商业驾驶学校或驾驶学校教练之前，治疗师应调查教练关于患者的医疗状况或诊断的背景和专业知识。当驾校教练教学时，作业治疗师应与其合作，并参与最终结果。在与驾校教练进行路考之前，治疗师完要完成作业概况和表现技能的评估，并与教练分享评估结果。路考结束后，治疗师和教练就根据结果和建议进行合作（Pierce & Schold-Davis，2013）。

　　（2）当驾驶私家车不是一个可行的选择时：如果驾驶对患者来说不是一个可行的目标，作业治疗师需要与患者和家人一起解决这个问题，然后制订一个计划，为每个人都提供方便和安全的替代交通方案选择，这是非常重要的（Hegberg，2007；Silverstein，2008）。在情感和感觉中，没有比驾驶更根深蒂固的主题了。驾驶带给人的自由和独立是如此真切，只有在引导对话时表现出

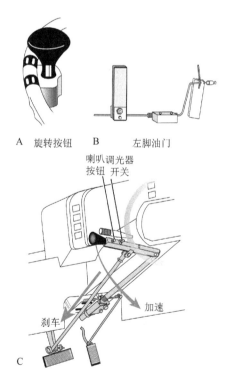

图 26-26　为补偿身体功能障碍而提供的辅助
驾驶装置样本

A. 旋钮转向装置。B. 左脚油门踏板。C. 手动机械控制

对患者的同情、理解和支持的情况下，关于驾驶的真诚对话才会发生。遗憾的是，许多面临驾驶退休的老年人没有任何计划来替代驾驶。一些没有考虑过其他交通方式的人希望依靠朋友和家人来完成移动，而不是使用其他形式的交通工具。依赖公共交通的老年人的需求没有得到满足。在 75 岁及以上的非驾车者中，75%的人对他们的社区交通资源感到满意，然而，这些老年人中的大多数依靠家人和朋友完成移动（NHTSA，2006）。无法接触家庭成员或居住在非城市地区的老年人的需求可能比居住在家庭成员附近的老年人的需求更大（NHTSA，2006）。如果建议驾驶退休，那么必须基于患者对所在社区的认识提出切实可行的替代出行方案。

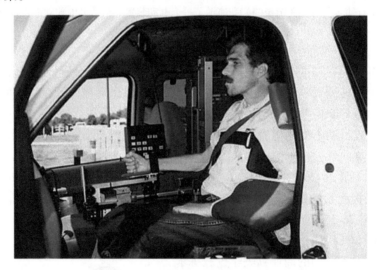

图 26-27　一种高科技驾驶系统，帮助四肢瘫痪的人坐在轮椅上用一只手臂操纵货车

非驾驶选项可以包括公共交通，如固定路线的铁路、公共汽车、辅助公交（paratransit）、社区交通（如社区巴士）、响应需求的交通工具（如拨号叫车）、弹性路线、独立的交通网络、志愿者服务、出租车、自行车或三轮车以及步行（NHTSA，2006）。作业治疗师有足够的知识和技能来评估患者使用其他的社区移动替代（community mobility alternatives）的安全性。这项 IADL 应该与治疗师看待其他所有 IADL 一样进行评估和治疗（Pierce & Schold-Davis，2013）。

环境因素必须考虑，因为每个社区都有可供替代选择的个性化社区移动资源。使用公共交通工具实际上比开私家车对人的要求更高。必须考虑使用特定社区移动替代方案的所有要求。例如，一名公交乘客必须能够理解公交时刻表，制定路线和时间规划，准备车费，并亲自付费，到达公交车站后上、下车。然后，乘客必须意识到他何时需要下车，并适当地通知公交司机。他一下车就必须到达目的地。

安全使用每个社区移动替代方案都有各自方案所需的运动、感觉、视觉、感知、认知、沟通和社会技能要求。评估包括与所选社区交通替代方案相关的表现技能、社区评估（以探索患者的背景/环境因素）、选项的可用性及其对患者的有用性。如果可能，作业治疗的评估和干预应在患者住所附近、选择的交通方式以及患者将使用的路线和路径上进行。

案例分析

作业治疗干预过程	临床推理过程	
	目的	治疗师思考内容的举例
患者信息 J 先生，69 岁，左侧脑血管意外（CVA），右侧偏瘫，表达性失语。J 先生除 CVA 外，无其他病史，左侧肢体运动功能良好，视觉和认知表现正常。他在一家门诊康复中心接受了评估，作业治疗师发现了以下问题： （1）患者可在床上翻身坐起，但在准备转移和穿衣时右腿难以下床 （2）患者不能独立完成站立轴向转移，因为他需要协助才能站立 （3）患者可以用单臂驱动轮椅在平坦的地面上移动，但不能通过斜坡或不平的地形 （4）患者不能在家里使用卫生间，因为轮椅无法进入卫生间 （5）患者自从 CVA 以后就没开过车，但非常渴望再次开车。他担心自己能否把轮椅装进汽车里 （6）他喜欢住在一个规划好的退休社区，可以使用其他形式的社区性移动，但过去从未使用过	了解情况	"J 先生，各方面都很好，最重要的是他有动力提高自己的移动技能，这样他就可以减少对妻子的依赖。他的家、社区环境和家庭支持将使他能够实现他所选择的功能性和社区性移动目标。"
	发展干预的假设	"J 先生，有严重的身体缺陷，这可能是永久性的，但他年纪轻，身体健康，我相信他的作业表现可以通过改善他的功能性和社区性活动技能而大大提高。"
	选择干预方法	"我将制订一项干预计划，首先强调功能性移动，其次强调社区性移动。我知道在床上活动、转移和轮椅移动之前有前期的移动技能，所以在我强调他薄弱的特定任务之前我需要先解决这些技能方面的表现，例如在床上控制他的腿或在户外推动他的轮椅。 如果我能和物理治疗师谈谈，看看他们能否提高他的腿部力量和独立站立的能力，这将加强我的干预。我需要向患者和他的家人解释，在我们完成了功能性移动的短期目标后，我们将把他的驾驶能力作为一个长期目标来考虑。我将解释功能性移动方面的技能如何在适当的时候为驾驶评估做准备。我会让家人知道我可以研究他们社区中可用的社区移动选项，他可以同时使用这些选项，或者万一驾驶评估的结果是他不能再开车了。"
	反思能力	"作为一名作业治疗多面手，我担心自己并不完全清楚自己在驾驶和社区交通方面的责任。在我开始讨论驾驶和社区性移动的话题之前，我需要研究这个领域。我还需要在我所在的州寻找 SCDCM 资源，这样我就可以明智地向患者和家人介绍专家的服务和目的，并及时进行转介。同时，我将在他的社区中研究选项，运用我的作业治疗技能去考虑每个选项的活动需求，并对 J 先生使用替代移动方式的能力进行评估，就像我如何对他在厨房和浴室的技能进行评估。"

作业治疗干预过程	临床推理过程	
	目的	治疗师思考内容的举例
建议 作业治疗建议每周2次，持续8周。作业治疗师与患者及其妻子合作，制定了以下长期干预目标： （1）J先生将独立在床上移动和坐在床的边缘 （2）J先生将能够独立进行站立轴向转移 （3）J先生将提高使用手动轮椅在户外地形和坡道通过的能力，并建议使用电动滑板车在社区独立长距离移动 （4）在物理治疗的配合下，J先生将学习如何使用他的四轴拐杖走进浴室，并在站立时进行水槽活动 （5）一旦J先生能够转移进出他的汽车，他将被转介给SCDCM治疗师	考虑在治疗中会发生什么，多久发生一次，持续多久 确定患者对计划的认可	"我不相信这个患者意识到他在功能性移动技能方面可以更加独立的潜力。其中一些可能与他的妻子有关，她过分保护丈夫，因为害怕他会跌倒，伤害自己。她对他再次开车表示担心。我相信，他有足够的动力变得更加独立，并将在以患者为中心的干预下取得成功。我相信，当他看到自己能够实现功能性的移动目标，再次实现自己的驾驶潜力时，在作业治疗方面，他会更加有动力地努力工作。J先生和他的妻子似乎同意这个计划，我希望通过让他的妻子参与进来，让他在掌握每一项移动技能的同时，妻子能够更自在地让他在家独立完成任务。"
短期目标和进展的总结 （1）无论有没有矫形器，J先生都能把他无力的腿从床的边缘挪下来，然后坐起来 治疗师经过1周的作业治疗后确定，J先生可以用他更强壮的左腿把他的左脚放在无力的右脚下面，把他无力的腿从床上挪下来，然后把双脚移到床的边缘。然而，他妻子决定，他将需要一个可拉动的设备来达到一个在床边位置的短腿坐。在第2周，向他展示了各种技术和辅助设备，并确定便携式半床扶手效果最好。到了第4周，J先生就可以独立地在床的一侧采取短腿坐姿了。他还被展示了如何使用床栏杆来帮助他站起来，并准备自己的站立轴向旋转转移 （2）J先生将独立在浴室的洗涤槽活动。第1周的治疗显示，患者站立时的耐受性和平衡性不足以在站立时进行水槽活动，即使他走很短的距离。在第2周，他被教如何从浴室门外轮椅上站起来，使用他的偏瘫助行器和短腿支具走进浴室，并坐在水池边的高脚凳上。当他拉着水槽边缘辅助站起准备离开时，较高的座位辅助他站起来 （3）J先生将能够独立地进入他的汽车的主驾和副驾位置 通过第3周，J先生的腿已经能够在床上和床下活动，能够独立站立了。在第4周，J先生接受了进出一辆汽车副驾位置的指导。在他完成上一步转移后，他被教导如何转移到汽车主驾位置，以及在方向盘下操纵双腿	理解他在做什么	"对J夫人来说，参加J先生的每一次治疗都是很有帮助的。由于她观察到他的弱点，她能够鼓励他在不来治疗的日子里完成家庭治疗练习和活动。他们已经学会了如何用厨房的水槽来支撑他，让他每天耐受三到四次。J夫人表示，他有时会坐在浴室外面，似乎只想站起来走进去。J先生知道他们没钱去修改卫生间的门，所以他明白站着这个目标对他来说是非常重要的，并有一个好的结果。他不断地问我有关驾驶评估的问题，并开始对等待感到有些沮丧。J夫人非常理解为什么这个目标被推迟了，她向我保证，在他准备好之前，她不会让他开车。" "J先生正在迅速完成他的目标。我看到他治疗非常努力，因为他可以看出，对他来说，驾驶评估越来越接近现实。通过与作业治疗驾驶专家的接触，我发现J先生可以使用通用汽车公司的适应性设备返利来帮助他购买一些驾驶设备，因为他的车是6个月前买的新车。这将使他买得起汽车的顶架以及他需要的驾驶设备。我把J先生介绍给我的另一个患者，他也使用自适应设备开车，我还去找了同一位作业治疗驾驶专家。这对J先生来说是非常鼓舞人心的。他实际去看了这位先生车里的一些驾驶设备。"
下一步：修订短期目标（1个月） （1）J先生将独立完成马桶和浴缸的转移，但可能需要一些辅助技术，比如马桶加高座圈、扶手和浴缸凳 （2）J先生将通过使用电动滑板车独立进行长距离移动，但需要协助装卸踏板车 （3）J先生将能独立开车往返于治疗场所 在第6周，他被转到我在另一个城镇发现的SCDCM。	预测患者目前和未来的担忧 决定患者是否应该继续或停止治疗和（或）在未来复诊	"J先生在过去的1个月里取得了很大的进步。他看起来不像我第一次见到他时那么沮丧，他带着越来越多他想为之努力的目标来接受治疗。我将更新干预计划以纳入新的目标。我已建议他转介家庭健康作业治疗，以便他可以开始在自己的家庭环境中工作。家庭健康作业治疗师可以确保他的浴室里有合适的设备，并让他在自己的环境中练习穿衣。他完

续表

作业治疗干预过程	临床推理过程	
	目的	治疗师思考内容的举例
在这位专家指导下，他使用了左脚油门踏板和旋钮来驾驶，并在自己的车上安装了这种自适应设备。在与 SCDCM 的合作中，我认为 J 先生不能独立地将他的轮椅装载到他的四门轿车中。他没有站立的平衡能力，无法使用安装在保险杠或后备箱上的轮椅装载机。然而，当他坐在驾驶座上的时候，他可以使用一种汽车顶篷，这种顶篷可以电动地将他的手动轮椅抬起、折叠并装进车顶的一个盒子里。在他出院的时候，他已经接受了 SCDCM 的所有必要的车内训练，并开始在他自己的社区周围驾驶		全同意这个计划。很高兴看到 J 先生在第一次看完作业治疗驾驶专家后开始接受治疗。他是如此的兴奋，终于可以看到他可以变得越来越少地依赖他的家庭了。很高兴听到他对我的工作表示感谢，他甚至承认，他很高兴我没有早点让他去做驾驶评估。他问他现在是否可以开车往返于他女儿的家，那是在另一个小镇，大约 45 分钟的路程。我已经让他回到 SCDCM 与他讨论这个问题。我和 J 先生决定，他不再需要门诊作业治疗，但社区的作业治疗顾问可以跟踪他的其他目标。"

📖作业治疗实践中的临床推理

移动中的环境背景因素

J 先生出院后将与妻子一起返回家中，但环境是农村，据他妻子说，家里不便于轮椅使用。这些环境因素将如何影响功能性移动的干预规划？住院治疗师对社区治疗师关于功能性和社区性移动的随访有什么要求？

以患者为中心的重要性

在最初的作业治疗评估中，J 先生对治疗以及干预所需的时间和精力表现出抑郁和缺乏动力。什么因素会影响他的态度？治疗师应该采取什么方法使他参与目标设定和提高他的动机？

❓ 思考与总结

（1）定义作业治疗领域内的两个移动领域，并在每个主要移动领域下列出三个要处理的具体子领域。

（2）描述移动干预规划的层次结构以及功能性和社区性移动的相互依赖性。

（3）列出下肢功能障碍患者在学习转移至轮椅之前必须具备的转移能力和技能，以及在转移过程中如何运用身体力学原理。

（4）列出治疗师将指导使用手动轮椅的患者的具体户外活动技能。

（5）描述驾驶个人车辆的 IADL 评估和干预计划的过程。

（6）明确向患者推荐驾驶方面的作业治疗专家的恰当时机，以及原因。

（7）定义三种可用于社区交通的出行方式，以及无法独立驾驶时的三种替代出行方案。

（8）描述作业治疗从业者如何在其执业社区中参与功能性和社区性移动问题。

术 语 表

身体力学（**body mechanics**）：人在日常活动中移动身体、脊椎和四肢以保护身体，尤其是免受背部疼痛和伤害的方法。良好的身体力学是指抬起或移动时的正确姿势和身体的对齐。

社区（community）："个体的统一体"，包括家庭、社区、当地社区和具有相同兴趣或目标的群体（Merriam-Webster，2012）。

社区性移动（community mobility）："在社区内走动，使用公共或私人交通工具，如驾驶、步行、骑自行车，或乘坐公共汽车、出租车或其他交通系统"（AOTA，2008）。

社区移动替代（community mobility alternatives）：个人选择的在社区内移动的各种交通方式，包括步行、骑自行车、驾驶私家车、驾驶机动设备，或使用其他交通方式，如私人或地铁、公共汽车或出租车的公共选择。

功能性移动（functional mobility）："从一个位置或地方移动到另一个位置或地方（在日常活动中），如床上移动性、轮椅或动力移动性，以及转移（例如，轮椅、床、车、浴缸、卫生间、浴缸/淋浴、椅子和地板）。"包括功能移动和搬运物体（AOTA，2008）。

功能性移动辅助设备（functional mobility aids）：帮助具有功能性移动能力的人的设备，如轮椅、助行器、抬腿器、床绳梯、四杆拐杖或转移板。

宜居社区（livable community）：一个"有负担得起和合适的住房，有支持性的社区特色和服务，有足够的移动选择，共同促进个人独立和居民参与公民和社会生活"的社区（AARP，2005）。

行动能力（mobility）：在家里和社区活动的能力。

辅助公交（paratransit）：一种供有资格乘坐出租车、面包车或小型公共汽车的人选择的交通方式。它可以是在给定服务区域内的按需上门服务，也可以遵循特定的路线。也叫社区交通。

个人移动设备（personal mobility devices，PMDs）：非机动和机动个人设备，帮助一个人的功能性移动和社区性移动。例如自行车、电动滑板车、手动或电动轮椅、高尔夫球车或低速车辆。

参 考 文 献

Americans with Disabilities Accessibility (ADA) Standards for Accessible Design. (2010). Washington, DC: U.S. Department of Justice. Retrieved September 1, 2012 from http://www.ada.gov/2010ADA standards_index.htm.

American Association of Retired Persons. (2005). *Beyond 50:05 A report to the nation on livable communities: Creating environments for successful aging.* Washington, DC: AARP.

American Occupational Therapy Association. (2008). Occupational therapy practice framework: Domain and process. *American Journal of Occupational Therapy, 62,* 625-688.

American Occupational Therapy Association. (2010). *Statements: Driving and community mobility.* Bethesda, MD: American Occupational Therapy Association.

Arthanat, S., Nochajski, S. M., Lenker, J. A., Bauer, S. B., & Wu, Y. W. B. (2009). Measuring usability of assistive technology from a multicontextual perspective: The case of power wheelchairs. *American Journal of Occupational Therapy, 63,* 751-764.

Burkhardt, J. E., McGavock, A. T., & Nelson, C. A. (2002). *Transit Cooperative Research Program (TCRP) Report 82: Improving public transit options for older persons.* Washington, DC: Transportation Research Board.

Carmeli, E., Coleman, R., Omar, H. L., & Brown-Cross, D. (2000). Do we allow elderly pedestrians sufficient time to cross the street in safety? *Journal of Aging and Physical Activity, 8,* 51-58.

Carr, D. B., Schwartzberg, J. G., Manning, L., & Sempek, J. (2010). *Physician's guide to assessing and counseling older drivers* (2nd ed.) Washington, DC: NHTSA. Retrieved June 22, 2012 from www.ama-assn.org/go/olderdrivers.

Centers for Disease Control and Prevention [CDC]. (2013). *Pedestrian safety: Fact sheet.* Retrieved July 22, 2013 from http://www.cdc.gov/motorvehiclesafety/pedestrian_safety/factsheet.html.

Classen, S. (2010). From the desk of the editor: Special issue on older driver safety and mobility. *American Journal of Occupational Therapy, 64,* 211-214.

Classen, S., Eby, D., Molnar, L. J., Dobbs, B., & Winter, S. (2011). Transportation and aging: Exploring stakeholder's perspectives on advancing safe mobility. *South African Journal of Occupational Therapy, 41,* 18-24.

Classen, S., Levy, C., McCarthy, D., Mann, W. C., Lanford, D., & Waid-Ebbs, J. K. (2009). Traumatic brain injury and driving assessment: An evidence-based literature review. *American Journal of Occupational Therapy, 63,* 580-591.

Classen, S., Winter, S. M., Velozo, C. A., Bédard, M., Lanford, D. N., Brumback, B., & Lutz, B. J. (2010). Item development and validity testing for a safe driving behavior measure. *American Journal of Occupational Therapy, 64,* 296-305.

Community. (2012). In *Merriam-Webster Online.* Retrieved June 22, 2012 from http://www.merriam-webster.com/dictionary/community.

Dartmouth-Hitchcock. (2012). *Back problems: Proper lifting* . Retrieved June 22, 2012 from http://patients.dartmouth-hitchcock.org/health_information/health_encyclopedia/sig59692.

Dickerson, A. E., Molnar, L. J., Eby, D., Adler, G., Bedar, M., Berg-Weger, M., Classen, S., Foley, D., Horowitz, A., Kerschner, H., Page, O., Silverstein, N., Staplin, L., & Trujillo, L. (2007). Transportation and aging: A research agenda for advancing safe mobility. *Gerontologist, 47,* 578-590.

Dickerson, A. E., Reistetter, T., Schold-Davis, E., & Monahan, M. (2011). Evaluating driving as a valued instrumental activity of daily living. *American Journal of Occupational Therapy, 65,* 54-75.

Di Stefano, M., & Macdonald, W. (2005). On-the-road evaluation of driving performance. In J. M. Pellerito (Ed.), *Driver rehabilitation and community: Principles and practice* (pp. 255-274). St. Louis: Elsevier/Mosby.

Fairchild, S. L. (2013). *Pierson and Fairchild principles and techniques of patient care* (5th ed.). St. Louis: Elsevier/Saunders.

Federal Highway Adminstration. (2012). Pedestrian & bicycle safety. Retrieved June 22, 2012 from http://safety.fhwa.dot.gov/ped_bike.

Gillen, G. (2011). *Stroke rehabilitation: A function based approach* . St. Louis: Elsevier/Mosby.

Hegberg, A. P. (2007). *An older driver rehabilitation primer for occupational therapy professionals* . Bethesda, MD: American Occupational Therapy Association.

Houser, A. (2005). *Older drivers and automobile safety* . Washington, DC: AARP Public Policy Institute.

Hunt, L. A. (2010). *Determining capacity to drive for drivers with dementia using research, ethics and professional reasoning: The responsibility of all occupational therapists* . AOTA CEonCD Learning. Bethesda, MD: American Occupational Therapy Association.

Hunt, L. A., & Arbesman, M. (2008). Evidence-based and occupational perspective of effective interventions for older clients that remediate or support improved driving performance. *American Journal of Occupational therapy, 62,* 136-148.

Hunt, L. A., Brown, A. E., & Gilman, I. P. (2010). Drivers with dementia and outcomes of becoming lost while driving. *American Journal of Occupational Therapy, 64,* 225-232.

Hunt, L. A., Carr, D. B., & Barco, P. P. (2009). A multifactorial older-driver with dementia evaluation model (MODEM) guides fitness-to-drive decisions. Pacific University, Forest Grove, OR. Unpublished manuscript.

Kane, L. A., & Buckley, K. A. (2011). Functional mobility. In G. Gillen (Ed.), *Stroke rehabilitation: A function-based approach* (3rd ed.) St. Louis: MO: Elsevier/ Mosby.

Kihl, M., Brennan, D., Gabhawala, N., List, J., & Mittal, P. (2005). *Livable communities: An evaluation guide.* Washington, DC: AARP Public Policy Institute.

Kirby, R. L., Smith, C., Seaman, R., MacLeod, D. A., & Parker, K. (2006). The manual wheelchair wheelie: A review of our current understanding of an important motor skill. *Disability and Rehabilitation: Assistive Technology, 1,* 119-127.

Kirby, R. L., Swuste, J., Dupuis, D. J., MacLeod, D. A., & Monroe, R. (2002). The wheelchair skills test: A pilot study of a new outcome measure. *Archives of Physical Medicine and Rehabilitation, 83,* 10-18.

Lynott, J., Poncy, A. T., & Twaddel, H. (2011). *Policy and design considerations for accommodating low-speed vehicles and golf carts in community transportation networks.* Washington, DC: AARP Public Policy Institute.

Marottoli, R. A., Mendes de Leon, C. F., Glass, T. A., Williams, C. S., Cooney, L. M., & Berkman, L. F. (2000). Consequences of driving cessation: Decreased out-of-home activity levels. *Journal of Gerontology, 55,* 334-340.

National Highway Traffic Safety Administration. (2006). *Community mobility and dementia* (DOT HS 810 684). Washington, DC: NHTSA.

National Highway Traffic Safety Administration. (2009). *Pedestrians* (DOT HS 811 394). Washington, DC: NHTSA.

National Highway Traffic Safety Administration. (2012) *Stepping out.* Washington, DC: U.S. Department of Transportation. Retrieved June 22, 2012 from http://www.nhtsa.gov/people/injury/olddrive/SteppingOut/.

Pedestrian and Bicycle Information Center. (2012). Designing for pedestrians with physical disabilities. Retrieved June 22, 2012 from http://www.walkinginfo.org/engineering/pedestrians.cfm.

Pierce, S. (1996). A roadmap for driver rehabilitation. *OT Practice, 10,* 30-38.

Pierce, S., & Schold-Davis, E. (2013). *Driving and community mobility for older adults: Occupational therapy roles* [Revised continuing education program (for members only). Listed in the *American Journal of Occupational Therapy, 67*(3), 372.]. Bethesda, MD: American Occupational Therapy Association. Retrievable from www.aota.org (member section).

PoinTIS SCI Physical Therapy site. (2012). *The PoinTIS SCI physical therapy SCI manual for providers: Functional rehabilitation: Wheelchair skills: Training strategies: Propel wheelchair over obstacles: Slope and wheelie strategies.* Retrieved June 23, 2012 from http://calder.med.miami.edu/providers/PHYSICAL/wheelslope.html.

Radomski, M. V. (2011). More than good intentions: Advancing adherence to therapy recommendations. *American Journal of Occupational Therapy, 65,* 471-477.

Schold-Davis, E. (2012). *The occupational therapy role in driving and community mobility across the lifespan .* Bethesda, MD: American Occupational Therapy Association.

Smith, S. C. (2011). Golf carts are hitting the streets. Orlando, FL: *Orlando Sentinel.* August 14, Section D, p. 1.

Somers, M. F. (2010). *Spinal cord injury: Functional rehabilitation* (3rd ed.). Upper Saddle River, NJ: Pearson.

Silverstein, N. M. (2008). When life exceeds safe driving expectancy: Implications for gerontology and geriatrics education. *Gerontology Journal for Geriatric Education, 29,* 305-309.

Staplin, L., Gish, K. W., & Wanger, E. K. (2003). MaryPODS revisited: Updated crash analysis and implication for screening program implementation. *Journal of Safety Research, 34,* 389-397.

Stav, W. B., Hunt, L. A., & Arbesman, M. (2006). *Occupational therapy practice guidelines for driving and community mobility for older adults.* Bethesda. MD: American Occupational Therapy Association.

Unsworth, C. (2011). Driver off-road assessment battery (OT-DORA). Bethesda, MD: American Occupational Therapy Association.

Vrkljan, B. H., Leuty, V., & Law, M. (2011). Aging-in-place: Exploring the transactional relationship between habits and participation in a community context. *Occupational Therapy Journal on Research: Occupation, Participation, and Health, 31,* 151-159.

Waite, A. (2011). Well Elderly 2 study: Evidence that occupational therapy helps prevent decline in seniors. *OT Practice, 16,* 8-10.

Walker, K. A., Morgan, K. A., Morris, C. L., DeGroot, K. K., Hollingsworth, H. H., & Gray, D. B. (2010). Development of a community mobility skills course for people who use mobility devices. *American Journal of Occupational Therapy, 64,* 547-554.

Womack, J. (2012). Continuing life on the move: Aging and community mobility. *OT Practice, 17,* CE1-CE8.

Yonkman, J., O'Neil, J., Talty, J., & Bull, M. (2010). Transporting children in wheelchairs in passenger vehicles: A comparison of best practice to observed and reported practice in a pilot sample. *American Journal of Occupational Therapy, 64,* 804-808.

第二十七章　重建持家者和家长角色的胜任力

原作者：Susan E. Fasoli
译者：吴丹丽

学习目标

通过本章的学习，读者将能够：
（1）阐明补偿性原则和适应性原则。
（2）阐明工作简化的原则。
（3）明确适应性方法及设备，促进各类躯体功能障碍者重新胜任持家者角色。
（4）明确适应性方法及设备，促进各类躯体功能障碍者重新胜任家长角色。
（5）阐述并教会持家者和家长运用正确的生物力学知识完成任务及活动。

当致残事件发生后，恢复持家者及家长角色的胜任力（competence），可极大增强自我效能感（sense of efficacy）和自尊感（feeling of self-esteem）。治疗师通常在患者实现基础性日常生活活动（如自我照顾）独立后处理这些生活角色的表现障碍问题。家务管理及养育任务，可以根据个人的优先顺序及需求，随时纳入康复进程。

依据患者的康复潜能和期望目标，持家与养育任务既可以用于"以作业为手段"（occupation-as-means）的治疗方法中，也可以用于"以作业为目的"（occupation-as-end）的治疗方法中。本章着重"以作业为目的"恢复患者在持家者及家长角色的胜任力及参与度。这种治疗方式，根据实践程序27-1中强调的补偿性和适应性原则，可以弥补作业技能表现中的明显不足（例如协调障碍或视力受损）。

对于完成日常生活任务缺乏足够耐力的躯体受损患者，可以教其工作简化原则和能量节约原则。在所有作业任务（包括持家任务和养育任务）和作业角色中，工作简化原则和能量节约原则是提高工作效率、降低能量消耗的常见方法（实践程序27-1）。

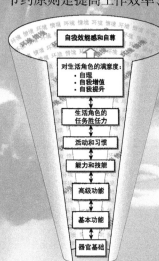

一、持家者的角色和任务：治疗原则与方法

作业治疗师的一个重要任务是去了解什么样的生活角色和任务对患者来说是特别有意义的（即探究他的作业特性），以允许其有为失去的或改变的功能悲伤的机会（Unruh，2004）。许多因素，包括心理调节、认知或知觉受损以及躯体功能受限，都可能影响患者参与持家者角色与任务的胜任力。

（一）社会心理调节

当面对躯体残疾的发生和加重时，患者与家人可能会有各式各样的心理反应。这些反应可能以缺乏动机，拒绝参与治疗，表达其绝望或愤怒，甚至否认为特点。对于患有硬皮病

（scleroderma）或类风湿关节炎等慢性疾病的人来说，面临家务琐事挑战，会严重影响他们的生活满意度和幸福程度（Sandqvist et al.，2005）。作业治疗师制定干预目标和治疗计划时，还必须考虑家人的期望和反应。如果要实现既定的目标，作业治疗师必须接受和处理这些心理反应。以患者为中心的方法，涉及敏感度与规划（sensitivity and planning）。此类极其个性化的问题，必须得到及时解决，以患者的疾病进程和患者面对障碍进行社会心理调整为引导。例如，在治疗早期，患者会发现处理不熟悉的或非个人任务更容易，因为这样可以减轻他对失能的抗拒。在制订治疗计划时，通过让患者和家人参与活动的选择，从而治疗师能够更好地进行个性化干预，建立融洽与信任的医患关系。

（二）影响疗效的障碍

作业治疗师必须确定除社会心理因素外，可能影响到干预效果与限制家务表现的因素，这些因素包括但不限于认知与知觉受损、弱视，以及缺乏家庭支持的环境限制。

因中枢神经系统紊乱导致认知受损的患者，可能比肌肉骨骼或周围神经系统紊乱的患者更难学习补偿性技术。患者需要良好的记忆力、判断力和解决问题的能力，以了解辅助设备如何使用、何时使用，以及如何安全地提高任务表现。当适应性方法大大地改变了完成任务的方式时（例如，在网上订购食品杂货或学习使用手推车运送物品），认知需求就会增加。作业治疗师的工作是教育患者的照顾者，以最佳方式安排任务，并给予提示，来提高表现（实践程序 27-2）。照顾者要给予监管和反馈，加强这些技术在不同的情况下的使用。请参考第二十四章，在家务和抚养任务中可以使用的其他认知策略。

在缺乏完整认知能力的情况下，患者如果能够按照视觉提示或使用说明书，或许可以学会新任务的方法，比如使用微波炉备餐。作业治疗师必须确保患者能够安全地按照规定的适应性方法去完成任务，并能应付任务执行过程中遇到的意外和挑战。

📖**实践程序 27-1**

弥补功能受限的适应性原则

1. 补偿性原则与适应性原则

● 关节活动范围受限（ROM）：通过加长手柄促进个人够取物品的能力；在紧凑的工作空间内，整理好所需物品。

● 肌肉无力与低耐力：使用轻型和（或）动力设备，并允许重力辅助；采用工作简化技术和能量节约技术。

● 慢性疼痛：进行体力活动时，强调使用正确的生物力学知识和节奏。

● 单侧运动控制与肢体功能受限：尽可能使用患肢来稳定物体；使用改进方案和（或）辅助设备，单手完成双侧活动。

● 协调障碍：稳定近端关节（如肘关节），以减少控制所需自由度；使用重物来减少远端协调障碍。

● 视觉障碍：用嗅觉、触觉和听觉来弥补视力低下；通过改善照明、减少眩光或增加对比度来提高视觉任务表现。

● 认知功能受限：利用视觉和听觉辅助工具来增强记忆力与条理性。在任务开始之前，计划好步骤。在如家中厨房等熟悉的环境中工作，通过家务劳动提高认知表现。

2. 工作简化原则与能量节约原则

● 限定工作量：如果可能的话，将繁重家务劳动（如吸尘和清洁浴室）分配给家庭成员或管家，来避免过度劳累。

● 探索降低家务需求和期望的途径：比如使用袋装调拌料或速冻食品，减少备餐时间和精力。

● 提前计划：将儿童照护任务（如更换床上用品、使用浴缸洗澡）和社区外活动（如购物、看医生等）制定成家务日程表，将有能量需求的任务平均分布在1周内，在感到疲乏之前，提前完成重要的任务。

● 使用有效率的方法：整理工作区域，将经常使用的物品放置在便于拿取的地方，能坐着的时候，就避免站着（例如熨衣服）；将物品在柜台或桌子上平移，而不是提举它们；在任务开始时确认所需物品，避免多余的走动。使用手推车运送物品。

● 使用恰当的设备与技巧：使用辅助设备（如长柄取物器）减少弯腰；用防滑垫稳定物品，避免长时间端着；工作中，调整工作台高度，使用最适合的工具；当躯体功能受限时，选择不会进一步加重畸形的设备。

● 平衡日常工作与休息。建议患者在充分休息的前提下，尽早完成每日有能量需求的任务。鼓励调整任务的自我节奏（"不要急!"），以避免疲劳。时常休息5～10分钟，可以极大增强在家务及抚养任务中的功能性耐力（functional endurance）。

📖 实践程序 27-2

管理认知受限的持家者角色

认知受限的患者，可能会因为许多原因，包括注意力、记忆力、顺序和组织能力、问题解决能力或执行能力的缺陷，而无法构建持家者日常常规。评估量表如加拿大作业表现量表（COPM）（见第四章）可用来确定重要的家务任务，并可以帮助患者和家庭制定合理的干预目标。作业治疗师教会患者和家人如何弥补认知受损，同时成功地回归持家者角色。认知策略的几个例子如下：

● 进程由收集所需材料开始，为患者设定任务，到让患者列出所需原料及厨具（如切菜板、锅、器皿等）。

● 将多步骤任务（例如备餐）分解成更小的成分。依据受损程度，家人可能只让患者削土豆皮；或者家人准备好做沙拉所需物品，以便患者可以拌沙拉；或在做砂锅菜时，根据需要进行一步一步地指导。考虑认知受损和躯体功能受限对患者疲劳度和参与动机的影响。

● 将任务难度以及口头提示和肢体辅助的程度进行分级。准备花生酱和果冻三明治比准备熟食（例如炒鸡蛋和吐司）简单，也不像需要根据说明书用拌好的原料烤蛋糕那么复杂。在进行更复杂的任务之前，要考虑独立性、满意度和成就感。

● 在电器上设置自动定时器，提醒患者定时在周期结束时检查烹饪食品、洗碗机或洗衣机的进展。

感知障碍，包括较差的图形-背景辨认技能、较差的空间定位能力和视觉忽略问题，都会影响个体独立管理家务的能力。感知处理受限会妨碍个人在橱柜里找到所需物品，会降低把热咖啡倒进杯子的安全性，会增加吸尘或扫地时摔倒的可能性。此外，较差的视觉处理能力

（例如中央视觉丧失或对比度、灵敏度降低等）可妨碍在家务工作期间的安全。环境的改变，例如增加室内照明和增强对比度（比如，将咖啡倒入浅色的杯子中），可提高作业表现。

家人或朋友的支持，有助于患者执行治疗师建议的适应性方法，加强辅助设具的使用，以及找出其他需要干预的方面。如未能提供家庭协助，可聘用其他支持服务（例如家庭健康助理或陪护），以确保家务工作安全。

（三）预防持家者角色和任务能力下降

作业治疗师常常为那些有可能发展为病损、活动受限、生活表现受限和角色受限的人预防残疾的发生。针对老年人的预防计划，包括以改善平衡、关节活动度和力量等躯体功能受限的训练班，以及训练认知能力的小组活动，如判断和解决问题（Clark et al., 1997；Jackson et al., 1998）。可以指导持家者一些家庭安全方面的提示，比如减少杂物、清理松掉的地毯、合理摆放家具以清空走道，并且能操作电器插头和开关窗户等。环境改造，如安装扶手和栏杆，可以显著减少跌倒的发生。

作业治疗师提供的对识别家中危险、提供增强个人安全性和持续独立性的意见，起着重要作用（资源 27-1）。高龄人士在料理家务时面临的许多限制，可用相对简单和廉价的解决办法来加以预防或减少限制。

（四）家务：技巧和治疗性工具

根据患者的躯体功能和认知能力水平，持家者角色的胜任力可以通过以下两种方式获得：管理与指导他人从事家务，或直接参与家务。

虽然躯体有严重残疾的人，可能在没有帮助的情况下无法完成许多家务工作，但他们可以成为有效的家庭管理人员。因此，高位脊髓损伤者可以通过指导家庭成员或带薪管家，来管理财务及监督购物，从而来独立管理家务。电脑银行系统和购物服务，对于他们来说途径可行也相对易于使用。在这个层面上，作业治疗师可能要专注于组织家务如何安排，指导患者使用电脑，或明确社区服务资源。持家者服务、个人照护助理和轮椅上用餐，可能为"宅"在家里的功能受限者提供必要支持。

能够亲身参与家务者，可以从各类最大限度地发挥角色表现的干预措施中获益。接下来讨论家务中的设备和适应性方法。

1. 设备方面的考虑　许多因素影响了家务活动中辅助工具和适应性设备的选择与使用。有时，对任务执行方式的简单改良可以减少对辅助设备的需求，此为较好的解决方案。当推荐使用设备时，主要考虑辅助设备是否满足患者需求，是否能完成在其他方案不可能或难以完成的任务。在使用辅助设备过程中，使用者必须感到舒适，并对其外观满意。

当进行设备推荐时，作业治疗师必须同时考虑患者的近期与远期需求。患有类风湿关节炎或多发性硬化等进行性疾病的患者，使用设备的好处在于能够增强近期功能表现及身体状况的预期改变。相比较而言，患有如后天性脑损伤或脊髓损伤等非进行性疾病的患者，往往较少使用辅助设施来恢复躯体功能，常通过学习在没有设备的情况下利用其他方法完成任务。

一般来说，辅助设备应该易于使用和维护，尽可能轻且安全。有轻度认知障碍且影响设备使用的患者，治疗师应教会其家人使用这些设备，以确保患者可在家中继续使用设备。一般来说，保险公司不会支付辅助设施和适应性设备的费用。对于无力购买此类商品者，可以从当地机构申请租借设备（loaner equipment），包括残疾人援助组织和老年人中心。

资源 27-1

（一）书籍

[1] Mayer, T. K. (2007). One-handed in a two-handed world: Your personal guide to managing single handedly(3rd ed.). Boston: Prince Gallison.

[2] Vensand, K., Rogers, J., Tuleja, C., & DeMoss, A. (2000). Adaptive baby care equipment: Guidelines, prototypes & resources. Berkeley, CA: Through the Looking Glass.

（二）组织、协会及服务机构

互联网提供了大量关于特定残疾人资源的信息。以下是在出版时，在家庭管理或育儿方面列出具体信息的一些组织，解决失能家长及失能儿童家长的需要。

美国关节炎基金会（American college of Arthritis Foundation）

美国多发性硬化协会（National Multiple Sclerosis Society）

美国心脏协会（American Heart Association）

美国脑卒中协会（American Stroke Association）

美国国家脑卒中协会（National Stroke Association）

镜中奇境（Through the Looking Glass）

（三）残疾人士电脑资讯服务

AbleData

2. 备餐、服务和清洁 高效能工作区域、适应性技术和辅助设备，可以极大提高患者在备餐任务中的安全性和参与度。

（1）厨房贮藏和工作区。厨房最好是整洁的，常使用的物品放在触手可及的地方。通常，坐轮椅的人能够伸手拿取离地面 38 cm（15 英寸）到 122 cm（48 英寸）的物品。可以行走但弯腰有困难者，依据个体身高，能够拿取离地面 76 cm（30 英寸）到 152 cm（60 英寸）的物品。

橱柜中的下拉式置物架与转盘，可以弥补够物受限，并实现存储空间最大化利用；平底锅、盘子等垂直放置，可以避免为了拿到下方的物品而移开不需要的物品；带有钩子的钉板，可以置于壁橱背面，用来挂锅碗瓢盆及餐具，方便使用；贮藏柜内侧的置物架，便于放置各种各样的包装袋、罐装食品及清洁用品；不常使用的物品应当被清理，以减少不必要的杂乱。

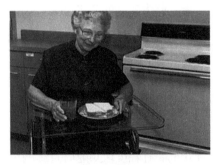

图 27-1 一名妇女在透明的亚克力（丙烯酸）轮椅用托盘上吃午餐，这个托盘可以让她观察自己的身体下半部分
Robert Littlefield 摄

拥有整洁和可通过的工作空间能提高厨房内的安全性和独立性。对于轮椅使用者，工作台面应距离地板 71～86 cm，下方要有 61 cm 高的空间，让轮椅腿托进入。一个工作区，建议至少 76 cm 宽，以便在备餐期间为所需物品提供足够的空间（ADA and ABA Accessibility Guidelines for Buildings and Facilities（ADA 和 ABA 建筑和设施的无障碍指南），2004）。

（2）收纳和运输物品。作业治疗师的一个重要作用，是通过利用工作简化原则和正确的生物力学机制，帮助患者解决在家里收纳和运送物品的难题（见实践程序 27-1 和 27-3）。长柄取物器(long-handled reachers) 在取回质地轻且不易碎的物品上十分有用。

在家中用于运送物品的广泛性辅助设备，包括杯子固定器、助行器或轮椅袋。使用轮椅的持家者，可使用易安装和拆卸的在轮椅扶手上的轮椅用托盘（lap tray）（图27-1）。挂扣在标准助行器上的各种网篮和托盘，都可以买得到，但是很多设备一次只能容纳类似三明治和有盖饮料等少量物品。在做家务时，无论是使用轮椅者或是行动自如者，可能都更喜欢使用轮式小推车，因为它的承载能力更强。治疗师可以帮助患者学会有效地操纵手推车。持家者在使用辅助设备或适应性方法运送热食、热饮时，必须严格遵守安全预防措施，避免烫伤。

当低收入限制了患者购买辅助设备的能力时，有创意的治疗师可以帮助患者，找到价格低廉且可行的替代方案。无成本解决方案，例如将塑料购物袋或二手自行车篮子挂扣在助行器上，可以增加运输某些物品的独立性。

📖 实践程序 27-3

正确的生物力学原则

应用于家务和抚养任务的正确的身体力学原则包括：

● 保持肩部与髋部平行，面向任务。提举物品时，躯干不要旋转。

● 保持良好的平衡，要求两足分开，与肩同宽，一前一后站立。

● 长时间站立时，通过将一足置于矮凳上，以及常常变换姿势，来减轻背部压力。

● 当坐或站时，骨盆稍向前倾，下背部保持中立位，以保持脊柱的自然曲度。在抬举物体时也要利用这样的背部中立位。

● 提举物品时，使用最强壮或最粗大的肌肉和关节（例如，用腿比用背强，用手掌比用手指强）。

● 当去拿较低位置的物品时，保持背部直立，臀部和膝部屈曲去够取，而不是腰前屈。

● 推优于拉，拉胜于举。

● 提举或搬运物品时，将物品靠近身体。

避免太急。当以舒适的节奏工作时，正确的生物力学机制才能被高效利用。

（3）食物准备。使用辅助装置和适应性设备可以使食物的准备更容易、更有趣。因脑卒中或骨折一侧上肢不能使用的持家者发现，一种经过改良的切菜板，在剥切蔬菜、水果或肉时都极其好用。将餐板的某个角落边缘加高，就可以固定住面包以便往上抹黄油或果酱（图27-2）。

作业治疗师辅助躯体功能受限的患者解决问题，比如用最安全的方式打开麦片箱和果汁盒。有些人可以用单手技术（one-hand techniques）打开食品包装，而另一些人则更喜欢使用带环形把手的改良剪刀打开（图27-3）。手功能受损及无力的持家者可能会发现，打开塑料

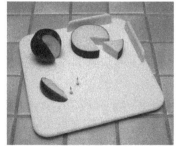

图27-2　带边角防护的有钉切菜板

照片由 North Coast Medical，Inc.，Gilroy，CA. 提供

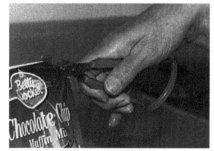

图27-3　环形剪刀

Robert Littlefield 摄

牛奶壶比打开纸盒牛奶容易。小容器通常比大容器更容易控制。防滑垫或吸盘用于罐、瓶下方，在单手操作时可以保持瓶身稳定，或减少搅拌时碗体滑动或转动。

刀具、蔬菜削皮器以及其他厨房工具，有多种形状和型号可选。类风湿关节炎患者，可利用人体工学设计的手柄，减少手部力量需求，以及减少尺偏（图 27-4）。因共济失调引起的协调障碍，通过使用加重的器皿、工具，让协调障碍得到一定程度的缓解。独立式的或安装好的开罐刀，对各种躯体功能障碍者有帮助。持家者可以学会用改良的方法来敲鸡蛋（图 27-5；实践程序 27-4）。

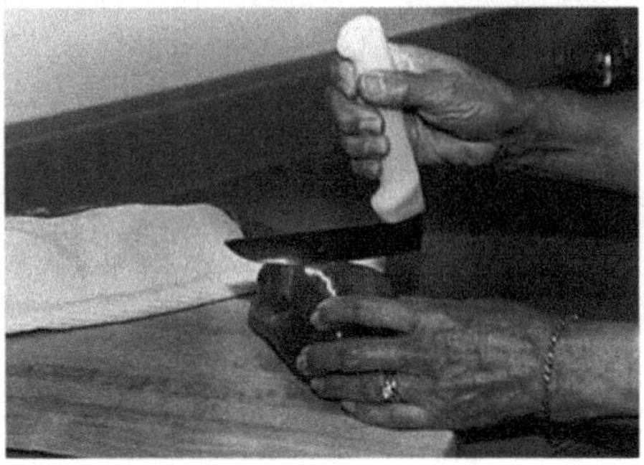

图 27-4　符合人体工效学的直角刀

Robert Littlefield 摄

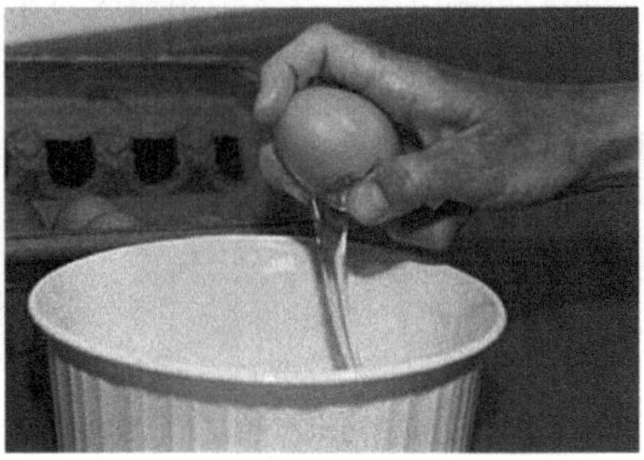

图 27-5　单手打鸡蛋

Robert Littlefield 摄

食品加工机、搅拌机、开罐器和电动刀等电子设备，能够减少做饭时体力需求及所需时间，达到能量节约的目的。若要真正受益，设备必须易于使用和维护，并适合于个体残疾的水平。例如，一些单手无绳开罐器，只能在右手模式下使用，因此对于脑卒中后出现明显右侧偏瘫的患者并不实用。

实践程序 27-4

打破鸡蛋的方法

抓握无力者，可以试图抓住鸡蛋，将它猛地扔进空玻璃杯或金属碗底，鸡蛋会裂成两半，然后把蛋壳拿掉。

具有单手操作能力的患者，可能更喜欢使用厨师的方法，如前所示：将鸡蛋放在掌心，一端用示指和中指握住，另一端用拇指握住，在鸡蛋周围形成一个“C”形。在碗边快速敲开鸡蛋，然后用拇指向下压、其余手指向上拉的动作，一气呵成，将鸡蛋分成两半（图 27-5）。

行动能力及够物能力受限的持家者通常会发现，对开门式冰箱（side-by-side refrigerator）比其他式样的冰箱更易于使用。在门把手上，系上环带或绳子，可促进手功能受限的患者将门拉开。较重的物品应置于与轮椅用托盘或小推车相同高度的架子上，这样他们将物品放入和取出时，仅需非常小的提举力。

（4）烹饪。多数躯体功能受损者发现，质地轻的不粘锅与平底锅是最容易处理和维护的。人体工学设计的炊具易抓握手柄（easy-to-grip handle），是肢体远端力量受限者理想的选择。使用双手柄的砂锅、火锅和平底锅，使重量均匀地分配到双手，可以促进关节保护。

背部、下肢疼痛或耐力受限的可行走患者，在备餐时尽可能坐着，就可以节省体能。轮椅使用者备餐时，可以通过安装于炉子上方某个角度的镜子，来观察烹饪中的食物。偏瘫患者在搅拌时，可使用吸盘固定锅柄。持家者在烹煮蔬菜或面食时，可以运用在烹饪前将滤篮置于锅中的方法，或使用漏勺来沥干食物，此操作会减少端起热锅往水槽边沥水的需求。对于能够安全端锅和沥干热食者，在倒的时候，可将锅置在水槽边上，以减少端举和把扶的需要。锁扣在汤锅或平底锅顶部的可调节过滤器，也可以被采用。

　　在轮椅上准备餐食的持家者会发现，有正面操作控制板的自动清洁炉具和低壁炉［距离地面76～107 cm（30～42 英寸）］最实用、最易操作。

　　在没有监管的情况下，近端臂力或抓握能力受限者，不应从高于腰部的壁式烤箱中取出加热物品，因为有可能因溢出或洒落而导致烧伤。烤箱推拉棒可以用来在烘烤过程中控制烤架或安全地将热食调换位置（图 27-6）。如果患者打算买一个新炉子，治疗师可以推荐煤气灶而不是电磁炉，以减少烧伤的风险，因为气体火焰提供了直观的提示，来表明炉子是燃着的。

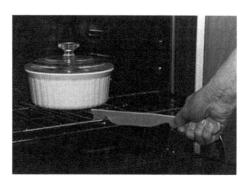

图 27-6　烤箱推拉棒
Robert Littlefield 摄

　　相对于传统烤箱和炉子来说，微波炉是高效率和安全性的替代品。患有关节炎、视力障碍及耐力受限的老年人，可以学习使用微波炉准备餐食，而不是传统炉子，因为微波炉使用起来更简单，更省时。

　　（5）洗碗。在标准的水槽底部放置一个可移动的木架子，使水槽深度缩减 13 cm（5 英寸）左右，可以让轮椅使用者洗碗更容易；水槽下面的橱柜门可以移动，允许坐在轮椅上的人正对水池；任何暴露在外的管道都要隔热，以保护下肢免受灼伤；单控杆摇臂式水龙头（a swing-away faucet with a single control lever），可以提高手功能受限者调节水流的能力。将水龙头安装在水槽侧方，比装在后方更好，使用轮椅者能更容易够到。

　　在双水槽中洗碗，需要有一定条理性，可以从一个方向至另一个方向进行操作：脏盘子、洗碗水、冲洗水，到晾碗架。当冲洗水和晾碗架在健侧时，患有偏瘫的持家者可以更容易地完成洗碗。吸力瓶刷和擦洗刷可以安装在水槽上，以便用一只手清洗玻璃杯或金属器皿。水槽底部的橡胶垫可以防止盘子在清洗时滑动，并减少破损。抓握能力受限者在洗碗时，可能更喜欢使用毛巾手套或海绵手套。

　　工作简化包括风干餐具、毛巾擦干餐具以及直接从晾碗架上或洗碗机里拿出再使用。使用电动洗碗机有助于能量节约，尤其是在几乎不需要预先冲洗脏盘子时。

　　只要可能，持家者就可以使用烤箱的餐具盛食物，或直接从锅里拿食物，减少不必要的清洁。平底锅可内衬铝箔，以减少烘焙或煮沸后的洗涤。建议在准备食物的同时进行清洁工作，并在用餐的时候将难以清洁的盘子浸泡起来，以减少饭后所需的清洁量。

　　（6）杂货店购物。躯体功能缺陷或耐力受限者，只需将任务稍作调整或使用辅助设施，就可以使参与购物变得更容易。在交通便利的情况下，个体可能会发现，多次前往市场并每次购买及携带少量食物更易掌控；在当地的小市场里购物，虽然有时比较贵，但比去大超市购物更容易，也更节省体能；和朋友一起去杂货店购物，可以进行社交活动，此外，朋友还可以协助拿高、低货架上的物品，或者帮忙拎袋子。

　　1）做计划：若想在商店里最高效地利用时间和节约体能，一份条理清楚的购物清单是必要的。个体应当将清单放在家中非常便利的地方，以便可以轻松地添加在购物时所需购买的物品；在许多大型杂货店的顾客服务台可以拿到商店地图，以期用来规划清单；持家者或作业治疗师可以根据商店的布局、顺着每条通道来列出清单上的物品（例如，农产品、乳制品和肉类）；将清单复印，用于每次逛商店时记录各类别下所需物品；患者应当提前拟好计划，避免在商店拥挤的高峰期购物；在商店内，根据购物清单及走道上方的标识牌找到所需物品。

2）手推车：行走时有轻度平衡障碍者，在购物时可以使用标准的购物车；然而，当要弯腰去够低货架上的物品时，推车不应作为支撑。使用轮椅者会发现，安装在轮椅上的购物手推车，比标准的购物车更方便，尽管有些人发现这些附加的手推车妨碍了他们够到物品的能力。在这种情况下，能独立操作轮椅移动的持家者可能更喜欢把一辆标准的手推车放在过道的尽头，把所需物品放在一个小篮子里，在进入下一个通道之前，将它们运送至手推车里。

大型商店有时为耐力和行动受限的购物者配备了电动小推车。这些手推车可以方便地逛商店，但可能需要提前打电话跟商店预订。手推车上的篮子一般很小，如果个人计划买一大单货品的话，这可能会是个大问题。患者可能需要帮助找出最安全最有效的方法，在使用电动推车时，实现从高、低货架上拿到物品。

3）选购和取回物品：明智的做法是购买容易打开且不太需要准备的物品。耐力受限者可以选择冷冻食品而非新鲜蔬菜，选择去皮或去骨的肉类，让做饭变得更容易。

上肢关节活动范围受限者或轮椅使用者很难够到高架子上的物品。长柄取物器可用于取回轻的、不易破碎的物品，而重物就需要他人帮助了。如有需要，大多数商店都会提供一名员工来协助购物。有些人可能会非常乐意在过道里向人们寻求帮助，以增加社交的机会。

某些患有脑外伤或脑血管意外者，存在认知或视知觉的问题，影响他们定位物品的能力（例如注意力障碍、偏盲、失语，或图形-背景能力受损等）。这些人可以通过系统化方式，从上到下，从左到右搜索货架，从而更容易找到物品。严重视觉受损者在购物时需要帮助，以确保安全和效率。

4）运送物品回家：一般来说，塑料的或可重复利用的购物袋比纸袋更容易处理；将泡沫管套于袋子提手，可减少对关节的压力；在收银台前，患者需要求店员保持食品杂货袋尽可能轻，并将冷藏食品分开打包，几个半装满的袋子，会比一到两个装满的袋子更容易处理；大多数商店会提供协助，将杂货运送到车里，但是店员应被告知将物品放在容易够及的地方。

在家中，一辆轮式推车，可以用于把食品杂货运送到房子里（图 27-7）。耐力不足者可以把非冷藏物品留在车里，直到他们休息好，或者由家人把它们带回屋内。

5）电脑购物：躯体功能受限和耐力不足的患者可能会发现，比起传统的购物方式，电脑购物是一种非常好的、节约体能的选择。能上网者认为，在网上订购食品很容易，送货上门，减少了在杂货店可能出现的运输和送抵等问题。作业治疗师可以帮助患者根据个体的优先选择、躯体受限情况、计算机使用知识和财务状况，确定最实

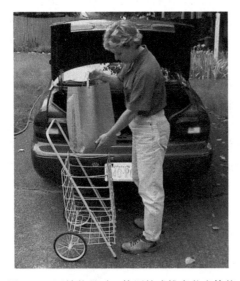

图 27-7　运输物品时，使用轮式推车节省体能

用的购物方法。

（7）衣物护理。当持家者将衣物护理视为一项重要目标时，作业治疗师可以帮助他们使用改良方式来完成洗衣任务。即使是躯体功能严重受损者，也可以参与衣物护理的某些方面（例如，坐在桌前叠衣服）。

1）家用设备与自助商业洗衣店：尽管对于能够行走者来说，上开门（top-loading）洗衣机减少了放、取衣物时的所需弯腰量，但给坐轮椅的人提出了额外的挑战。前开门（front-loading）洗衣机，坐着的人更容易靠近，但有行走能力者可能需要生物力学方面的训练，尤其是在取/放湿衣服的时候。例如，建议腰痛的患者从前开门洗衣机里取、放衣物时，单膝跪地，臀部和膝盖弯曲，背部挺直（图 27-8）。脊髓损伤或类风湿关节炎引起的手功能受限的持家者发现，使用旋扭开关更容易设置机器仪表盘（图 27-9）。

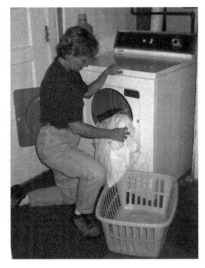

图 27-8　从烘干机上取衣物时，跪着，保持背部挺直

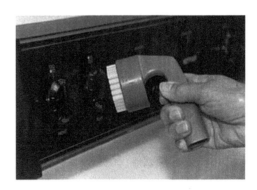

图 27-9　旋扭开关
Robert Littlefield 摄

使用自助商业洗衣店进行衣物护理的患者，需携带每次洗衣所需的硬币及预先测量好份量的皂粉袋。许多洗衣店都有手推车，可以把湿衣服从洗衣机运到烘干机。如有可能，躯体功能受损的人士应选择有工作人员的洗衣店。如果出现问题，可以请这些人提供援助。

2）收集和搬运衣物：理想情况下，家庭中的洗衣房应该与卧室在同一层，以减少上下楼梯的需要。如果没有这样的选择，家庭成员可以根据需要，协助将衣物运送至洗衣区或运出。

脏衣服可以放在有塑料内衬或布袋内衬的带把篮子里。坐位情况下，上半身力量还不错者，可以把袋子从篮子里拿出来，要么将它放在腿上，要么把绳子挂在轮椅把手上，然后拿出衣物扔到洗衣机里。如果是能走动但弯腰有困难者，可以将洗衣篮放在与腰齐高的桌子或架子上，来收集脏衣服。有轮的手推车对于可行走者运送衣服是非常便利的。

3）清洗和折叠：洗衣粉和漂白剂应放在洗衣机附近容易够及的地方；精致的衣物，可放入洗衣机内的网织洗衣袋中洗涤，无需手洗；有视力障碍者可在脱下袜子时，将成双袜子用大别针系紧，这样清洗时就不用分拣。

乘坐轮椅者可以使用手持镜和取物器，从上开门滚筒洗衣机底部取出衣服。由脊髓损伤引起握力受限的持家者发现，把湿毛巾或衬衫放回洗衣机，并重新启动调节旋转速度之后，那些顽固物品更容易从洗衣机滚筒中移除。湿毛巾在旋转的洗衣机内运动，可以松开卡在滚筒上的衣服。

患者可以坐在或站在桌子旁叠衣服。一根可调节的107～152 cm高的杆，可以用来悬挂从烘干机里取出来的免烫衣物。像床单、浴巾这样的大件物品，在清洗后可以立即再使用，这样就不需要折叠了。选择叠床单的人们可能会发现，如果他们把床当工作台，那么叠床单会更容易。

4）熨烫：对于躯体功能有缺陷的持家者来说，具有挑战性的任务是折叠和展开熨衣板。如果可能，最好将熨衣板放在一个方便的、不挡路的（out of the way）地方。熨烫时，熨衣板的板面应与腰部平齐，以强化正确姿势与遵循生物力学机制。

坐在轮椅上进行熨烫者会发现，71～86 cm高的工作台面很舒适（ADA and ABA Accessibility Guidelines for Buildings and Facilities，2004）。熨衣板的末端可以放一个耐热垫，这样就不用在熨衣板上放衣服时把熨斗立起来。

购买新熨斗时，患者应选择带自动开关的轻型熨斗。电源线支架可以减少能量消耗，防止电线碍事。耐压衣物比棉织物或亚麻织物需要更少的护理，因此减少了熨烫的需要。偶尔熨烫衣物者，如果上半身有足够的力量，可能更喜欢用小型桌面熨衣板，这种可以很容易地从壁橱里取出来放回去。

5）缝纫：持家者可能会把缝纫当作一种爱好，也可能只是偶尔做些改动或修补。脑卒中后偏瘫者仍然可以用电动缝纫机，用健腿操作或膝控制。无法使用下肢者可以把电动缝纫机的脚踏板放在桌子上，用手或胳膊肘操作脚踏板。当有足够的工作空间，并且有适应性方法来固定布料以剪开、缝合时，缝纫通常能够成功。

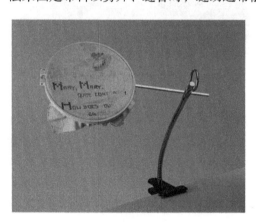

图27-10 刺绣改良，使用一个固定于桌上的绷子，仅需单手操作

患侧手臂功能受限者，可以将带C形夹的刺绣绷子夹在桌子或柜台边缘，进行手工缝纫（图27-10）。为满足小型缝纫需要，可采用熨融胶（iron-on tape）或织物胶水等，进行褶边和小修补。旋转刀具（rotary cutters）比普通剪刀更容易裁布。

（8）室内家居维持。作业治疗师帮助患者找到有效的方法来做家务，如铺床和地板护理。适应性技术和辅助设备可以协助患者在没有辅助的情况下，安全地完成必要的日常琐事。

（9）铺床。简化铺床，可以完成在早晨起床前尽可能把床单和毯子拉抻开。移动能力受限或上肢功能受损的持家者会发现，从床头开始，每次完成一个角落，更容易铺床。如果患者是在轮椅上工作，那么床的位置应该是两边都能进入。患有慢性背痛者在铺床时必须遵循正确的生物力学，应避免后背过度前屈。

换床单的时候，可以仔细地将毯子和床单拉向床脚，尽量不要将它们从床垫下扯出来，以减少额外的工作量。这样一来，个体无需花费不必要的精力去寻找和重置毯子或将床单上移。虽然床单应该尺寸适合，但它也要足够宽松，以便使用。

如果患者本人或有朋友擅长缝纫，可以对标准床单做一些调整，让铺床变得更容易。床套改良，可以通过打开底端的两个床角套，并每边缝上尼龙搭扣。当粘牢时，这些带子紧紧地把下端角扣在一起。上半身力量受限或偏瘫者可能会发现，轻便的毯子、床单和缎子枕套更容易打理。

（10）除尘。躯体功能障碍的持家者可以使用辅助设备清理难以够及的地方。由于骨性问题或神经系统的改变，上肢接触范围受限者，可使用市面有售的长柄除尘器，这种除尘器重量轻，易于延伸至高处。手部力量较强者可能更喜欢拿一个带长柄的擦尘布，或者使用吸尘器附件，来清洁难以触及的地方。无力支付辅助装置者可能会发现，在标尺或木钉末端用橡皮筋固定的抹布可以满足他们的需要。对于抓握能力或精细运动控制能力受限的患者，可以在家具抛光机上安装一个合适的喷枪（图 25-7），再配上一只旧袜子或防尘手套，可明显增强其除尘的独立性。

（11）地板护理。繁重的家务劳动，如地板护理，由于需要大量的体力和耐力，往往是老年人或躯体有缺陷者感到困难的首要活动。当患者的目标是独立完成地板护理时，作业治疗师必须确保患者安全有效地完成这一工作。

为了清洁物资便于储存及运输，可以使用手柄垃圾箱或带肩带帆布袋。在可行的情况下，家中常备配制的成套设备，以减少携带物品需求。许多轻便的、干湿两用地板清洁工具，市面上有售，且易快速清洁。手柄上有挤压杆的海绵拖把，可以最大限度地减少弯腰，亦可以单手操作。手功能受限，但手臂近端力量足够的人可以使用抓握式环带（grasping cuff），帮助保持握紧拖把或扫帚柄。坐在轮椅上工作者可能会发现，最好从最远的角落开始，然后倒着走出房间。如果家具需要定期移动，应配备小滚轮或特氟龙滑片（Teflon slides）。

比起较重的罐式吸尘器，轻便的直立式吸尘器提供了一种非常好的选择，因为无论是对于行动自如者抑或是轮椅使用者来说，后者都更为好用，且更易于打理。轻便的地毯清扫器是另一个不错的选择，因为它好操作，相对便宜，且不需要插电源插座。地毯清扫器虽然更容易推动，但是通常重复打扫同一区域。长柄簸箕和扫帚由于减少了弯腰需求，因此在清理活动中更具优势（图 27-11）。

（12）浴室清洁。当致残事件发生后，无力支付管家费用或没有家庭成员帮助的持家者，或许不得不学习改良方法来清洁浴室。在冲洗肥皂残留物之后，立即清洗水槽或浴缸，可节约清洁用品。用化学清洁剂喷雾来清洗浴室的固定装置，仅需少量力气，充分减少了躯体方面的要求。在两次彻底清洗之间，将马桶清洁药片滴入马桶水箱中，可以减少细菌增长。长柄小头拖把对清洁马桶后方无法清理的角落非常实用。

许多躯体功能受损的持家者发现，清洗浴缸非常困难甚至无法完成，以下这些建议可能会使之成为可能。耐力或平衡能力有限者，应当坐下来清洗浴缸。在坐位情况下，清洁型喷雾和泡沫易于使用和冲洗干净，尤其在可以使用长柄淋浴软管时更是如此。带长柄、耐擦海绵的浴室清洁用具，可以让功能受限者在无辅助的情况下清洁浴缸和淋浴房（图 27-12）。用塑料浴帘代替滑动门可以使淋浴时浴缸更易进出、更易清洁。塑料浴帘，可以放洗衣机里清洗，且价格便宜可以随时更换。

（13）难以管理的任务。无论作业治疗师和患者多么有创意，对于躯体功能受损者来说，有些家务仍是不可能完成的。然而，大量的辅助设备可以用来降低这些家务对躯体能力的要求。电源插座延伸部分可以塞入现有的踢脚板出口，安全固定于墙面，并减少插、拔插头时弯腰的需求。有些装置使得更换难以够及的灯泡也变得可行。具有适应性理念的治疗师，能够很好地分析任务需求，明确适应性设备或辅助设备，以促进独立。尽管采用了适应性方法，患者仍无法完成任务时，作业治疗师可以转介至家政服务。

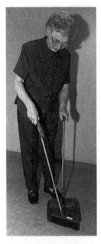

图 27-11　用带有簸箕的长柄刷子
Robert Littlefield 摄

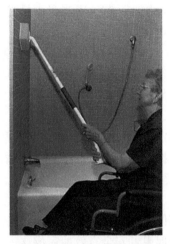

图 27-12　使用长柄清洁用具清洁浴室瓷砖
Robert Littlefield 摄

（14）户外家务维护。当患者的目标是进行户外家务维护，如庭院工作或园艺，作业治疗师可以提出建议，以提高安全性和独立性。

1）庭院维护：轻度躯体功能障碍者，可根据需要，重新拾起一定程度的户外家居维护工作。拥有良好耐力者可以用自推式割草机（self-propelled lawn mower）割草，完成一些小任务或小的项目，比如打理露台。为了减少割草时背部受伤风险，个体应避免停止和转动割草机。因此，圆角的草坪比有角的草坪更容易修剪（Yeomans，1992）。可反复充电的电池驱动磨边机比必须连接电线的更方便。许多符合人体工学设计的产品已被开发出来，以减少户外工作时的伤害。例如，弯柄铲子通过改变运动的支点来减少过多的背部压力和向前弯腰（图 27-13）。

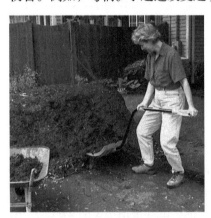

图 27-13　铲土时运用符合人体工学设计的弯柄铲子，保护背部。注意举起铲子时腿部发力，而不是背部

2）园艺：躯体功能障碍的持家者可不必放弃园艺的乐趣。工具可以改良，花圃和菜圃可以垫高，更宽的人行道或车轮道，可以增加人们进入花园的机会。对于行动不便者来说，容器园艺也是可行的。

手功能受限的园艺者，可以使用便宜的泡沫绝缘管，来改造普通的手动工具，这种绝缘管在许多建筑用品商店可以买得到（Yeomans，1992）。泡沫材质防裂且易于使用，能显著提高握持工具的舒适性。在一项随机研究中，Tebben 和 Thomas（2004）报告称，与普通的泥刀（trowel）相比，被冠以"人体工学"标签的园艺泥刀在使用过程中并没有引导出更好的手腕位置。这就加强了关于认真评估"人体工学"园艺工具是否真的能强化指定对象的生物力学和姿势控制的需要。

坐在轮椅上从事园艺者，可以使用长柄铲子、铁锹和树枝修剪刀来增加他们的活动范围。躯干活动或平衡能力受限者可坐在花园的凳子上，使用长柄工具，以增加他们的安全性。活动能力弱的园丁可以使用跪凳，其把手可以帮助他们上下。根据个体需要和可选择性，可以把工具装在围裙口袋、背包或儿童车里，以方便在院子里搬运。带有鲜艳手柄的工具，很容易被发现，因此不太可能在花园里丢失（Yeomans，1992）。

回归园艺的持家者们需要在照料鲜花的同时照顾好自己。园艺活动前和园艺活动后的拉伸运动可以减少肌肉僵硬、预防损伤（Adil，1994；Yeomans，1992）。工作简化、能量节约和正确的生物力学机制必不可少。园丁应使用防晒和防虫措施，保护自己的安全，多喝水，脖子上挂一个医疗警报按钮或口哨，以防止独自在花园里遭遇意外状况。

二、家长角色的任务和活动：治疗原则和方法

作业治疗师和患者密切合作，以确定适应性方法和设备，提高参与和完成独立的抚养任务的可能性。用全人的方法处理家长、家庭在家中及社区中的需要。

（一）社会心理调整

由于突发事件（如脊髓损伤或颅脑外伤）而造成躯体功能受限的父母，最初可能不仅缺乏自我照料能力，同时也缺乏照顾子女的能力。在制订治疗计划时，必须考虑患者因功能受损对家庭责任的影响及其期望值的影响（实践程序 27-5）。作业治疗师还必须为患者对家庭关系和角色变化的心理社会担忧保持敏感。对于患者、家庭和治疗师来说，抚养角色的恢复可能具有挑战性。

📖**实践程序 27-5**

针对认知能力受限的家长角色管理：构建适合儿童的游戏体验

积极的游戏体验是建立亲子关系和促进儿童成长的关键。治疗师可以利用网络资源和育儿图书，帮助有认知障碍的患者，为孩子选择适龄活动。活动应该允许通过不同的感官形式（视觉、听觉和触觉），进行粗大和精细的运动游戏、创造性游戏和认知探索。

●帮助父母识别和回应孩子的需求和兴趣。配合孩子的体能及兴趣，有助于家长选择适当的游戏活动（例如，当活泼的时候，玩抛豆袋或推玩具；当平静或疲惫的时候，进行手工操作、猜谜或讲故事）。

●各种卡片和棋盘游戏涉及持续注意、记忆，或使用策略和解决问题的能力，所以对于面临认知挑战的家长来说，是很好的治疗活动。对有认知障碍的家长提供"恰当的挑战"（just-right challenge），谨慎地选择游戏，让孩子和父母都能感觉到趣味，提高活动的参与度。

●操场之旅，对于有躯体和认知障碍的家长们来说，无疑是最具挑战性的。和朋友组合成的或社区教育项目提供的游戏小组，能够提供很好的社交机会和支持。在必要时给予肢体辅助，并示范适合的育儿行为。

急性损伤（如脊髓损伤）后躯体能力减退的父母，与慢性或进行性的疾病或障碍（如类风湿关节炎或多发性硬化）的父母相比，可能有不同的干预需求。对于遭受急性躯体或认知受损的人士来说，他们参与重要的生活角色和任务的方式，会面临突然的甚至是剧烈的改变。相反，有进行性疾病或障碍的个人及其家庭，能逐步学会适应性方法，应对随着时间而渐渐改变的能力与角色参与水平。无论患者存在急性还是慢性损伤的情况，儿童的年龄和发展阶段都会极大影响亲子关系。重要的是要认识到，随着孩子的成长和父母残疾的改变，对抚养的需求和关注的方面也在不断发展。即使是身体状况的微小变化（例如，患有多发性硬化的母亲从使用助行

器过渡到使用踏板摩托）也会对所有家庭成员产生重大影响。小时候接受父母身体残疾的孩子，可能会对同龄人的压力更加敏感，随着他们进入青春期，他们的父母会变成"异类。

在评估过程中，作业治疗师会请患者列出他们的担忧，并确定他们高度重视哪些抚养任务，以及哪些任务对于他们重新回到抚养角色是必要的。然后，在患者考虑首要养育目标时，应该把握"有价值的任务"（valued tasks）和"必要的任务"（necessary tasks）之间的平衡。

（二）影响疗效的障碍

阻碍患者回归抚养任务的能力和角色，与持家者的责任是类似的。必须识别和解决患者在家庭和社区环境中的儿童照护需求。孩子的年龄、活动水平和行为等因素会极大地影响躯体有缺陷的父母所面临的挑战。作业治疗师的工作是识别妨碍患者完成重要抚养任务的障碍，设计适应性方法来减少或消除这些限制，并通过解决躯体、认知和心理社会需求帮助个体重新获得抚养角色的能力。

（三）儿童照护：技巧和治疗性辅具

照顾 4 岁以下的幼儿对身体要求很高，可能导致肌肉骨骼疼痛，即使躯体无残疾的父母也同样如此（Sanders & Morse，2005）。患有类风湿关节炎、脊髓损伤和脑卒中的父母发现，需要抱、举的儿童，其看护任务是最具挑战性的，其次是需要精细运动灵活性和（或）握力的任务。一项针对躯体残疾父母的美国全国性调查显示，类似带着孩子外出旅行、娱乐活动、追逐和找回孩子这样的抚养任务，父母最需要他人的帮助（Barker & Maralani，1997）。虽然研究人员已经证明，适应性婴儿护理设备可以减少疲劳和提高家长满意度（Vensand et al.，2000），但用于适应性养育设备和帮助儿童护理的私人服务基金，极其有限。因此，父母和治疗师必须共同努力，找出最符合父母需要的方法和物美价廉的解决方案。

（四）设备方面的考虑

作业治疗师和患者应首先探讨，对儿童照护任务的执行方式进行简单的适应性调整是否能提高表现。当这些简单的解决方案不起作用时，患者和治疗师应该评估市面上有售的儿童护理设备是否能够切实满足父母和孩子的需求。否则，就必须设计出更具创造性的解决方案和适应性方案。

作业治疗师应考虑改装设备的成本，患者是否接受该设备的外观，以及是否便于使用等。此外，治疗师必须明白，随着儿童成长和发育，任何设备的适应性都会发生变化（Vensand et al.，2000）。

（五）转移任务

当为有婴儿的父母服务时，作业治疗师必须首先处理婴儿护理活动（如喂食或穿衣）之前或之间发生的转移任务。这些转移任务包括搂、抱起、挪、转移和姿势变化。作业治疗师与父母确认用最安全的方法来管理这些转移，包括使用合适的姿势技巧和抱持设备，如楔形枕头或吊索设备，其他携带方式可能包括带婴儿座椅的助行车，或强调良好生物力学和使用起重吊带来进行转移和姿势变化（Rogers & Kirshbaum，2011）。

适应性设备可以提供携带婴儿或幼儿的替代方式，或减少多次转运的需要，可大大提高父母对儿童的照顾能力及满意度。患有肢体远端无力和疼痛的父母，如类风湿关节炎，可以通过佩戴护腕设备（wrist supports）来减轻在抱孩子时的关节压力（Nordenskiold et al.，1998）。

许多患者在尝试带活泼的孩子之前，更倾向于用一个有重量的玩具娃娃练习举和抱的技能。

有各种各样的布质婴儿车和儿童前置背带可供选择。虽然这些工具允许父母在不使用双手的情况下运送幼儿，但对于患有慢性背痛者来说，它们可能是禁忌证，因为肩膀和背部要承载儿童的重量。使用轮椅者可能会发现，当他们在做其他家务时，可以便捷地用儿童前置背包来抱着婴儿。易用性很重要，可能需要进行适应性调整，以便躯体功能有缺陷的父母能够让婴儿进出婴儿车。背带应可调整，以减少家长之间的协作需求（Vensand et al.，2000）。对于颈部控制和躯干控制较好的年龄略大的婴儿，只需在轮椅上系上安全带，就可以安全地坐在父母的膝上（图 27-14）。

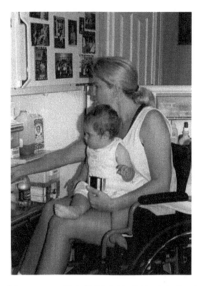

图 27-14　当这位母亲从冰箱里拿东西时，用安全带把年长的婴儿绑在轮椅上

（六）沐浴

在给婴儿或年幼孩子洗澡之前，父母需要确保所有的必需设备和衣物都已经准备好，并且触手可及。毛巾围裙不仅可以保护衣物，也可以用于沐浴后擦干婴儿身体。有行走能力的家长可能会发现，用厨房的水槽或在水槽旁置一便携式塑料盆给婴儿洗澡，是一个不错的选择。因为水槽或台面的高度可以最大限度地减少弯腰。另外，水槽很容易放满和排空。然而，使用轮椅的父母可能会发现，这种安排很不方便，因为水槽太高以至于家长不能安全地将婴儿从盆里抱出来。对于坐在轮椅上的人来说，用普通浴缸给婴儿沐浴也很困难，因为浴缸太低了（Vensand et al.，2000）。另一种选择是把婴儿浴缸固定在水池旁边的结实的桌子或电脑桌上。可以使用便携式软管连接到水槽的水龙头上，用来注满浴缸的水；另外使用一根单独的软管进行排水（Vensand et al.，2000）。对于父母来说，在孩子的行动能力足够进出正常的浴缸之前，使用这样的方式给大孩子洗澡可能更容易。这样一来，减少了家长从低矮的浴缸里抱起湿滑的孩子的需要。

（七）换尿布和穿衣

市面有售的换尿布桌，通常不适合轮椅使用者为孩子换尿布或穿衣服，原因是轮椅不能进入到桌子下面。此外，对于坐着的父母来说，这样的台面可能过高，以至于无法安全地抱起和转移婴儿，随着婴儿逐渐成长，更加难以安全地完成这些任务（Vensand et al.，2000）。患者和治疗师应该共同努力，确定最有效、最安全的台面高度来满足患者需求。凹形尿布垫可以防止婴儿从更换尿布的台面上滑落；可以将垫子安全地置于电脑桌或餐桌上，以便轮椅更好地进入。

安全带应始终用来保护好动的婴儿以防止跌倒。当父母需要额外的时间来处理尿布或衣服的纽扣、粘条时，这些带子特别有用，因为可以减少精细运动控制。更换台上的移动附件或是各类玩具可以在换尿布时分散孩子的注意力。

尿布和婴儿衣服上的改良纽扣，虽然在使用初期可能需要家人或朋友的帮助，但它们可以大大增强一个人在白天照顾孩子的独立性。例如，尿布或一次性尿布上的尼龙粘条，可以改良套在金属或塑料钥匙环上，以方便手功能受限的父母更容易打理。此外，许多一次性纸尿裤现有尼龙搭扣，与胶带封口不同，更便于重置和处理。小片的尼龙搭扣也可以缝在各种各样的婴幼儿衣服上。理想情况下，衣服应该有足够长度的开口，便于父母打理。使用扣时，拉链比按钮卡子容易操作。有许多照顾技巧，强调父母与孩子的合作，值得探索。例如，简单的身体暗示，如轻推宝宝的肘部，可以促进穿衣时手臂伸入袖子（Rogers & Kirshbaum，2011）。

（八）喂养

躯体功能障碍的母亲，可以选择母乳或用奶瓶哺育孩子。经过一段时间的初步调整后，母乳喂养比奶瓶喂养更容易，因为它不需要配方奶的准备。如果母亲正在服药期，那么在决定母乳喂养之前，一定要咨询一下儿科医生，以确保药物不会伤及哺育的婴儿。哺乳时，母亲应以放松、舒适的姿势坐着，用枕头支撑手臂和婴儿。专门为哺育婴儿设计的枕头在市面上有售。如有需要，可制作带有泡沫垫的轮椅用托盘，以协助婴儿在哺乳时的姿势维持。

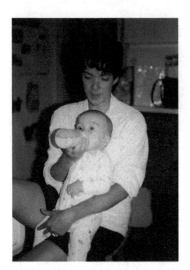

图 27-15　脑血管意外后轻度左侧偏瘫母亲的替代喂养姿势

有些家长发现，让大点的婴儿坐在儿童座椅上，用奶瓶喂养更容易，也更方便，尽管另一些家长则更喜欢在喂养时把孩子抱在自己身边（图 27-15）。抓握能力受限者，通过将奶瓶上的绳带绕在手上，就能够抓住奶瓶喂婴儿（Vensand et al.，2000）。

有很多不同类型的奶瓶支架（bottle holder）可以在网上买到。与玻璃瓶相比，建议使用带螺旋盖的轻型塑料瓶。四肢瘫痪的父母可以用勺子喂养大点的婴儿，此时父母需要佩带掌面附有尼龙搭扣环调节的腕伸支具。勺子插入由尼龙搭扣制成的袖袋中，并以最佳角度套在支具上进行喂食（Vensand et al.，2000）。保温婴儿餐盘可以在整个用餐过程中保持食物的温度。勺子应该有橡胶涂层，当喂养过程中碰到婴儿的牙龈和牙齿时，可以起到保护作用。

抓握能力和臂力受损的患者可能无法将托盘固定在高脚椅上，或将其移走（Vensand et al.，2000）。此外，父母或许很难将儿童抱进或抱出标准的高脚椅中。对于躯体功能受限的父母来说，让高脚椅变得容易进出的选择包括改变椅子高度，设计摆动式托架，以及增加一个梯子，鼓励大一点的婴儿在有监护的情况下爬到座位上（Vensand et al.，2000）。

（九）游戏

躯体功能受损的父母可能会发现，他们与年幼的孩子玩耍的能力受到阻碍，因为他们不能坐在地板上或弯腰去够标准的玩具围栏。虽然婴儿坐在弹簧座椅上可以娱乐，但大一点的婴儿需要一个更大的安全游戏区域，来发展粗大运动技能。如果费用不是问题，可以在房间的角落里建一个游戏照护中心（Vensand et al.，2000）。如果装的是摆式门或推拉门，父母可以将轮椅推到游戏中心，很容易就能进入游戏中心与宝宝玩耍。这个游戏区也可以用于孩子白天午睡，减少了多余的抱进、抱出婴儿床的活动（Vensand et al.，2000）。学走路的幼儿和他们的父母可能会发现，当父母坐在轮椅上或标准的椅子上时，孩子的桌子大约 46 厘米高，是一个便于玩耍的地方。

（十）婴儿床

标准婴儿床对于使用轮椅的父母是无法使用的，它需要有行走能力的父母在把婴儿放在床上或抱出床时身体前倾。根据父母身体需要，标准的下拉式婴儿床可以以多种方式进行改良。对于能够行走但因慢性背痛而难以弯腰的父母来说，可在婴儿床腿下安装升高器或垫木块，以抬高婴儿床。婴儿床垫也可以升高到最高的设置，但不应固定在这个位置，一旦婴儿足够大，就会坐在或者翻过婴儿床栏。使用轮椅的父母会发现，如果栅栏合适，那么将婴儿从婴儿床里抱进、抱出会更容易。一种建议是延长婴儿床腿，让轮椅可以在床垫下方的最低位置进入；将下拉栏杆改成两扇门的形式，从婴儿床的两端打开。门的铰链装在中心柱上，婴儿床头尾部之间两根横杆也与中心柱相连。当婴儿睡觉时，童锁门闩就可以起到保护作用。另一种选择是调整婴儿床栏杆，使其沿着水平轨迹滑动（Dunn，1978；Versand et al.，2000）。无论使用什么样的婴儿床栅栏设计，对于单手操作或协调受限的父母，床栏的打开装置必须是防止儿童开启的、可控的。当规划适应性方案时，婴儿床的结构完整性和婴儿转移期间的安全性是主要考虑因素。例如，当父母离开婴儿床后，多动的婴儿一旦打开向外开启的门，其摔倒的风险更大。为婴儿床扶手增加结构支撑作用的水平栏杆，可能会在婴儿转移出婴儿床前、手扶栏杆站起时造成碰撞的危险。改良的婴儿床应该经常检查，以确保它们安全，满足父母和孩子的需求（Rogers & Kirshbaum，2011）。

三、疗 效 研 究

虽然有关作业治疗效果的研究在持续增加，但在家务和抚养能力方面，重点关注"以作业为目的"的作业治疗疗效证据仍然很少。许多研究描述了"以作业为手段"（ADL 或餐前准备中的特定任务培训）与"以作业为目的"（任务适应或环境改造）相结合的干预措施（如Clarke et al.，2009），或报告多学科方法的效果，其中作业治疗的影响不能与物理治疗的影响区分（Gitlin et al.，2006；Ziden et al.，2008）。美国作业治疗协会（AOTA）发表了一篇题为"以作业和活动为基础的干预对社区老年人工具性日常生活活动的影响"的批判性评价论文，强调需要更有力的最佳实践证据。这是一个具有挑战性的问题，必须考虑患者的技能及活动模式，当前任务的活动需求，以及情境和环境的复杂性（AOTA，2010）。虽然不能期待找到一个"万全之策"的干预方法，来改善躯体和（或）认知损伤患者的 IADL 表现，但重要的是要根据患者的个人情况和需求，确定哪种治疗方法最有效。这篇批判性评价论文报道了使用补偿性方法以改进体弱的社区居民 IADL 缺乏证据支持，并强调需要更具体的、更敏感的疗效评估工具，以更好地评估 IADL 的表现和改变（AOTA，2010）。

一般来说，作业治疗的疗效是基于更多的 ADL 或 IADL 的整体评估，例如弗伦凯（Frenchay）活动指数或诺丁汉（Nottingham）扩展日常生活活动量表。从最佳证据（best evidence）表中所描述的研究可以看出，作业治疗干预对家政、备餐或家务管理能力的影响，常常包含在这些更广范围的 IADL 量表中，这使得辨别任务表现的具体变化具有挑战性。另外，在证据列表 27-1 中有两项研究，分别将治疗方法进行结合（"以作业为目的"和"以作业为手段"）以及将不同治疗专业进行结合（作业治疗与物理治疗），使得研究结果难以解释。

患者在经历致残事件后，适应性方法和设备（如以作业为目的）促进患者在持家者和家长角色上的满意度和完成度到何种程度，仍需调查研究进一步评估。对适应性设备和支持性服务效益的实证支持，可能会促使第三方付款者改进偿付方案。

证据列表 27-1

作业治疗恢复持家者和抚养角色胜任力的最佳证据

干预措施	所检测干预措施的描述	参与者	治疗量	最佳证据的类型和证据等级	益处/有效性	结果的统计概率和效应大小	参考文献
以家庭为基础，以患者为中心的作业治疗，针对ADL和IADL受限，移动能力受限和家庭安全	作业治疗(OT)方法包括特定任务的实践，减少任务复杂性或改变需求，和(或)通过适应性辅具改变环境 对照组在试验结束后接受作业治疗	帕金森病，样本量(n)=39；平均年龄=73岁	6次45分钟的作业治疗课程，为期2个月	交叉设计的随机对照试验(RCT)初步研究 水平：IC2b(群体规模大小，盲法未报道；样本是否代表帕金森病人群不清楚，干预的理论支持)	有。诺丁汉扩展日常生活活动量表8个月平均组间差异为3.5(95%置信区间=3.2~10.2)，支持干预组。在PDQ-39与其他测量之间强相关	因样本量小，未能完成正规统计分析	Clarke et al. (2009)
以家庭为基础，以患者为中心的物理作业治疗干预以减少功能障碍	治疗组：作业治疗的重点是认知和行为策略的训练，以解决问题，改变习惯和环境。物理治疗干预，一次90分钟的就诊，涉及平衡、力量增强训练、跌倒恢复技术。对照组未进行干预	70岁及以上的成年人，样本人(n)=319，报告有2个IADL障碍或多于1个的ADL障碍	在6个月的时间里，治疗组接受了4次90分钟的作业治疗，1次20分钟的电话指导，以及1次90分钟的物理治疗 在治疗后的6个月里，进行了3次电话随访，以加强策略的作用，并进行了最后一次家访以结束治疗	RCT，前瞻性的两群试验 水平：IA1a	有。在6个月时，干预组在IADL方面明显优于对照组，家庭危害更少，适应性策略使用增加，自我效能(对ADL管理的信心)比对照组更好 在12个月内，大多数结果都能维持获益	6个月时，治疗组IADL评分改变变明显优于对照组(P=0.04)；无法根据研究报告计算效应量	Gitlin et al. (2006)
以社区为基础的能量节约课程	成人慢性疾病所致疲劳的能量节约课程：计座、设定目标，以及日常任务的分配 对照组接受延迟干预	多发性硬化，样本量(n)=169，其中，有131名符合标准的参与者(至少参加了6次课程中的5次)	6周内，6次课程	RCT，交叉设计 水平：IA2a(研究评估者非盲)	能量节约训练的有利影响维持到课程结束后1年	治疗分析倾向表明，训练组在疲劳影响量表方面有显著的治疗效果(P=0.05)和SF-36®改善(P=0.02)；无法根据研究报告计算效应量 有利影响维持12个月	Mathiowetz et al. (2007)

ADL：日常生活活动；IADL：工具性日常生活活动；OT：作业治疗；PDQ-39：帕金森病问卷；RCT：随机对照试验；SF-36®：健康状况调查简表

以活动为中心的分析

烘焙巧克力曲奇

任务分析过程			举例
描述任务要求	使用的物品	器具、工具、材料的性质，以及与个体的位置关系	食谱配料表（包括面粉、小苏打、糖、鸡蛋、巧克力片） 量杯、调羹 搅拌碗、搅拌勺、生面团放在烤架上 电动搅拌机 烤盘、抹刀、冷却架、定时器
	环境要求	开展活动时所在环境的特点，包括可能的环境障碍与促进因素	康复机构里门诊厨房，或患者家的厨房。熟悉橱柜中所需物品的摆放位置、厨房大小、远距离物品的运送
	社会需求	活动涉及他人和（或）保留与社会角色相关特殊意义的性质和范围	可单独完成或由家人/儿童参与 为朋友或爱人准备热饼干时的意义
	情境要求	活动的性质及程度，或保留对特定文化习俗或年龄群有特殊意义的活动实现方式	适合不同年龄人群；曲奇的类型可以根据不同文化背景和个人喜好进行改良
	顺序与时机把握	单向任务（需要一个特定的序列来进行正确的操作）或者多样化顺序都将起作用的多向任务 任务范围，包括时间要求或时机要求	单向任务：拌匀原材料（和面）和烘焙饼干，允许在任务排序方面有很小的变化 小批量曲奇饼可以在一次治疗课程内做好 烘焙时间必须严格监控
	要求所需的行动	组成活动的步骤	1. 预热烤箱 2. 收集所需材料和厨房用品（碗、量杯/勺子），用于混合生面团，烘焙与冷却饼干 3. 用一个小碗测量干性原材料的分量，并拌匀 4. 用电动搅拌器将黄油、糖、香草和鸡蛋混合 5. 逐渐加入面粉，与湿配料混合，搅拌均匀。添加巧克力 6. 用汤匙给未抹油的烤盘滴油 7. 烤至金黄色（9～11 分钟） 8. 在网架上冷却后进行享用 9. 清理工作间
	先决条件：潜力、能力和成功完成任务的必要技能	感觉运动：活动范围、力量、运动控制、姿势控制、耐力、协调/灵巧性	至少一侧上肢的随意功能；肩部屈曲、外展；肘部屈曲/伸展；前臂旋后/旋前；手腕掌曲/背伸；抓紧/松开
		视知觉：视力、视觉扫描、视知觉、体外空间知觉	阅读说明书所需视力；视觉扫描定位所需物品，以及将未熟的面糊放至饼干盘的空间知觉
		认知：注意力、记忆力、执行能力、解决问题能力与自我意识	能够遵照说明书一步一步做，保持 20～30 分钟的注意力；能够对任务进行排序，发现错误/遗漏的成分并进行自我校正；在烘焙多批饼干时，能够表现出分配注意力的能力
		情感、关系	多样性的；可以单独完成，或与他人一起完成。尽管与他人一起烘焙饼干会增加互动与社交，但患者可能会分心，需要额外的提示/支持

续表

任务分析过程			举例
确定任务首要治疗方面；调整任务需求，与治疗目标保持一致	安全预防措施	当活动在治疗环境中进行时，关于安全考量方面的性质	在站立状态下执行任务的患者可能需要有关平衡和（或）耐力的监督；使用烤箱和热烤盘时要密切监控安全
	感觉运动	活动范围	配料置于头顶的柜子里，鼓励伸手去够
		力量、运动控制	较重的物品（面粉罐、糖罐、大碗）从橱柜搬运到工作台面
		姿势控制、耐力	患者在取柜台/桌上的食材时采用姿势控制和重心转移
		协调、灵巧性	当将饼干面糊舀到烤板上时，使用茶匙和汤匙，来增加重复次数
	视觉感知	视觉扫描	患者需要在厨房内找到所需的食材和用品
		视觉感知，体外空间	增加干扰物（例如，需要在拥挤的货架上找到所需物品），需要更强的图形背景/感知处理
	认知	注意力、记忆力	为了减少对注意力/记忆力的需求，可以在每一步完成时将指令写出来并勾掉
			患者可能会被要求在一段时间内，回忆两种以上的食材，以增加记忆的需求
			患者面临的挑战是在不断增加干扰或嘈杂的厨房里工作
			治疗师可能会打断患者，以判断他能否有效地重返工作任务
			增加分配注意力需求。通过要求患者在准备下一批烤饼的同时，跟进追踪烤箱中的饼干何时烤好
		执行功能，解决问题，自我意识	患者可以获得一般提示，以核查表现、检查错误（遗漏的成分、步骤序列等）
			患者预测哪些任务成分是最具挑战性的，然后在任务之后评估表现，以检查预测，并找出在未来的烹饪活动中优化表现的方法
	情感关系	情绪，投入（参与度），与他人的互动	患者与他人一起执行任务，并行（各做各的）或协作完成任务目标
调整任务需求以校准难度级别	使用的物品		使用准备好的、已搅拌的、未烘烤或袋装饼干，而不是食谱从头做起，包括减少配料数目和步骤
			物品的位置（触手可及，减少视觉干扰）
			为躯体障碍患者提供相应的设备（如烤箱拉手、搅拌时稳定碗底的防滑垫等）
	空间需求		安静对比忙碌的厨房环境
	社会需求		独自工作或与他人合作；可能涉及家庭/照顾者
	情境需求		诊所厨房对比家庭厨房
			为家人或朋友准备饼干可能会增加个体的意义和动力
	顺序和时机把握		通过提供初始化设置（initial setup）来减少任务复杂度（例如，收集患者所需的原料）
			只准备一批，以减少注意力需求

📖案例分析

乙女士：改善持家者和儿童照护能力的治疗

作业治疗干预过程	临床推理过程	
	目的	治疗师思考内容的举例
患者信息 乙女士，54 岁，丧偶，因近期类风湿关节炎（RA）恶化，转介至家庭作业治疗（OT）评估。她独自居住在平房里，当她女儿工作时，她需要照顾 6 个月大的外孙女，每周 3 天。在病情恶化之前，她相当活泼，除了庭院工作之外，她能够独立打理所有家务和儿童照护任务。作为一名园艺狂热爱好者，在病情恶化之前，她花大量时间待在花房里。她在功能活动中会使用关节保护原则（例如，避免畸形的姿势，如尺偏）	了解背景	"乙女士是一位非常活泼的女性，她从 6 个月大的外孙女 1 个月大就开始照顾。她真的很珍惜和孩子在一起的时间，现在的功能受限让她感到挫败和沮丧。虽然她的女儿提议在母亲康复期间再找一个照护宝宝的人，但这在她们小区很难安排。乙女士之前的独立水平，加上帮助女儿和照顾婴儿的强烈愿望，激发了优化持家者和儿童照护能力的作业治疗目标。"
由于病情恶化，她的手和腕的肌力及灵活性下降，活动时疼痛增加，总体耐力明显下降。作业治疗师评估后明确了以下问题：①在家中维持独立家务打理工作能力轻度下降，活动 30 分钟后出现疲乏；②她照护外孙女的能力中度受损，继发于肌力减退和抗阻动作时出现疼痛，比如打开婴儿食品罐，尝试抱孩子；③较少运用生物力学机制，倾向于在疲乏时急于完成任务	提出干预的假设	"我认为乙女士的肌无力、疼痛和耐力减退是目前她独立的最大障碍。尽管她告知我，在做家务时她如何保护她的关节，但是她的疼痛和由此导致的疲乏，令她无法使用适当的技巧。她总是匆忙地做完工作，才能休息，我担心她的安全。我期望，当她的痛苦减轻时，她的总体表现会更好。"
	选择干预方法	"我将制订一个强调对障碍进行代偿的干预计划；这有助于保护她免受长期损伤。通过让她参与家庭和儿童照护任务，我们利用'以作业为手段'来提升她的躯体功能。"
	胜任力反思	"乙女士让我想起了三两个曾经与我共事的居家护理的患者。让她参与解决问题，用最佳方式完成重要任务，这一点非常重要。如此，她就能获得相应技能，处理治疗以外的突发状况。"
建议 作业治疗师建议每周 3 次治疗课程，持续 4 周。治疗师与乙女士及她女儿合作，制定了以下长期治疗目标：①乙女士将使用能量节约和工作简化技巧，独立完成除地板养护以外的所有室内家务，偶尔主诉疲乏；②乙女士将在抗阻活动中合理使用辅助器具保护关节，独立照顾孙女 4 小时，偶尔有疼痛症状；③乙女士将在抱外孙女和完成诸如做饭、洗衣服等家务时，使用适当的生物力学机制（见实践程序 27-6 中的家庭项目做家务时）	考虑治疗中会发生什么，频率及持续时间 确定患者认可的计划	"我认为居家作业治疗，将是处理乙女士当前需求最有效的方法，特别是她非常积极地去做一些改变，以优化她照护家庭和孩子的能力。她的房子进出方便，我认为小小的改变将有助于提高她的独立性和安全性。我们在接下来的 4 周内，应该可以完成很多事情。"
短期目标和进展总结 （1）经过初步指导，乙女士将能独立安全地为自己准备一份便餐，无疲劳主诉，将工作简化、能量节约原则运用到其中 治疗师和乙女士在准备热饮的情境中，首先回顾了简化工作的原则，利用这个机会在厨房里整理工作区域，使常用物品触手可及。他们明确了乙女士在备餐过程中节约能量的方法，比如，在进行下一个任务以前，把所需物品取到同一个地方（比如从冰箱里），然后尽可能坐下来准备食物。在接受自我节奏方面的指导后，乙女士更	评估患者的理解力 理解她正在做的事情 实际表现与预期表现之间的比较	"乙女士有良好的认知能力，希望能帮助她将关节保护的新技能与现有知识真正整合起来。" "我们首次治疗时，我有点担心她急急忙忙完成任务，但我认为部分源自她想向我们展示她'能做到'的心愿。我看到，随着我们关系的融洽，她越来越乐意表达她对关节炎带来的长期变化和失去独立性的担忧。"

续表

作业治疗干预过程	临床推理过程	
	目的	治疗师思考内容的举例
愿意在餐前准备过程中休息片刻，以免疲乏或疼痛加重。在实践了正确的生物力学后，她能够更好地在厨房里安全地取和搬运物品，而不会增加疼痛。此外，使用开瓶器可以明显减轻她双手的不适。为了减少准备时间和精力，乙女士决定在耐力提高之前，使用冷冻蔬菜而不是新鲜蔬菜。乙女士发现这些策略极大地减轻了她在备餐时的疲劳度，她开始将这些技巧应用到家中其他任务	了解患者 了解背景	"乙女士幸运的是，有这样一个支持她的女儿；她帮助母亲找到了照护婴儿的创新性方法。我感觉她担心她母亲的慢性类风湿关节炎，以及乙女士现在面临的身体变化。我惊叹他们的长期计划会涉及起居安排，诸如此类。"
（2）乙女士将能应用正确的生物力学机制，安全、独立地将外孙女从婴儿座椅转移到厨房餐桌的换垫上，没有任何不适		
乙女士和她女儿以及作业治疗师决定，通过规划必要的幼儿照护材料，比如将婴儿座椅、带背带更换衬垫、尿布和玩具，放在餐柜旁超大餐桌的一侧等，把抱孩子的需求降至最低。乙女士发现，当她抱起婴儿时，双侧手腕支持大大减轻了手腕的疼痛		
正确的生物力学得以加强和练习，比如当抱起孩子时，双脚前后站立靠近孩子，与肩同宽，使用更强壮的肌肉（腿而不是背部）。乙女士从需要少量帮助才能安全地举起和转移婴儿，发展到独立完成这项任务。随着她对自己的能力有信心，她的身体机能得到了改善，不适的抱怨也减少了		
下一步 修正以下几个目标： （1）乙女士将能使用工作简化技术和正确的生物力学，独立完成洗衣服； （2）乙女士将应用正确的生物力学机制，能安全、独立地将外孙女从婴儿车转移到婴儿座椅上，在没有辅助的情况下，为孩子准备餐食并进行喂养。	预测患者当前和未来的担忧 决定患者是否应该继续或停止治疗和（或）将来随访	"乙女士对治疗非常积极，在过去几周取得了很大的进步。她对自己的能力更加自信，通过药物治疗，以及她学会使用的代偿性策略，她的疼痛得到了更好的控制。现在，她已经准备好在更具躯体功能挑战性的任务中练习工作简化技巧。接受再多一点的治疗，她就可以再次独立照顾外孙女了。"

实践程序 27-6

生物力学的家庭项目

乙女士，请专注于使用正确的生物力学处理你的日常工作。以下是你每天可以采纳的具体建议：

● 抱外孙女的时候，确保宽基底支撑面：保持双足分开，与肩同宽，一足向前，帮助保持平衡。

● 面向你正在做的任务，抬举的时候，不要扭转躯干。

● 当你在家中完成某些任务需要一段时间（比如喂你的外孙女或移栽小植物）时，请在坐位下完成，而不是在站位下完成，这样可以节约体能。坐直，骨盆微微前倾，保持腰背部中立位置。

● 洗衣服的时候，用你的滚动篮运送衣物。当你需要拎起衣服的时候，要用到你最强壮的肌肉（腿和背部肌肉），弯曲臀部和膝盖，避免背部紧张。

● 不要着急! 在感到累的时候, 最好休息一会儿, 当你以舒适的节奏工作时, 更容易利用好生物力学机制!

作业治疗实践中的临床推理

疲劳对上肢功能和日常生活工具活动的影响

乙女士主诉, 近期因类风湿关节炎恶化, 每天任务结束时出现的疲劳, 严重影响到她的手臂和手部力量以及协调性。她诉说, 完成必需任务更加困难, 例如晚饭后打扫、把衣服从洗衣机运到烘干机、付款或给朋友写贺卡时把笔握好等。

有哪些方案可以进一步提高她管理此类日常任务能力的适应性? 你会如何帮助她在 1 周中为需要的任务安排优先次序并最好地安排时间?

？ 思考与总结

(1) 叙述工作简化和能量节约技术如何帮助慢性阻塞性肺疾病导致的低耐力和呼吸急促者备餐和家务维持任务。

(2) 明确至少 3 个正确的生物力学原则, 供慢背痛者洗衣服及从商店里运送杂货时使用。

(3) 叙述因类风湿关节炎引起手和腕关节疼痛、无力的持家者, 当搅拌原材料制备巧克力饼时, 可以使用的适应性方法或辅助设备。

(4) 运用代偿和适应性原则, 当需要在轮椅上收集准备早餐所需物品时, 你会向上肢协调能力和肌力受限的多发性硬化患者提出哪些建议?

(5) 举两个关于帮助 T_4 脊髓损伤的截瘫家长 (见第三十八章) 将 11 个月的婴儿从婴儿床抱到换尿片区的适应性方案的例子。

(6) 叙述一位脑卒中后上肢无力、右上肢手功能受限的母亲, 如何使用单手技术和辅助设备去准备奶瓶, 喂养 5 个月大的婴儿。

(7) 你会如何建议使用轮椅的家长为两个月大婴儿沐浴装配婴儿浴缸及所需物资?

(8) 讨论患有纤维肌痛症相关的全身疼痛患者, 在与 10 个月的婴儿玩耍并将婴儿放到床上的过程中, 所需要的正确的生物力学机制。

参 考 文 献

ADA and ABA Accessibility Guidelines for Buildings and Facilities. (2004). Retrieved May 10, 2012 from http://www.access-board.gov/ada-aba/final.htm.

Adil, J. R. (1994). *Accessible gardening for people with physical disabilities: A guide to methods, tools, and plants* . Bethesda, MD: Woodbine House.

American Occupational Therapy Association. (2010). AOTA Critically Appraised Topics and Papers Series: Occupation and activity-based interventions. Retrieved February 1, 2012 from www.aota.org/CCL/Occupation/ IADL.aspx.Access only to AOTA members.

Barker, L. T., & Maralani, V. (1997). *Challenges and strategies of disabled parents: Findings from a national survey of parents with disabilities: Final report* . Oakland, CA: Berkeley Planning Associates.

Clark, F., Azen, S. P., Zemke, R., Jackson, J., Carlson, M., Mandel, D., Hay, J., Josephson, K., Cherry, B., Hessel, C., Palmer, J., & Lipson, L. (1997). Occupational therapy for independent-living older adults: A randomized controlled trial. *Journal of the American Medical Association, 278,* 1321-1326.

Clarke, C. E., Furmston, A., Morgan, E., Patel, S., Sackley, C., Walker, M., Bryan, S., & Wheatley, K. (2009). Pilot randomised controlled trial of occupational therapy to optimise independence in Parkinson's disease: The PD OT trial. *Journal of Neurology, Neurosurgery & Psychiatry, 80,* 976-978.

Dunn, V. M. (1978). Tips on raising children from a wheelchair. *Accent on Living, 22,* 78-83.

Gitlin, L. N., Winter, L., Dennis, M. P., Corcoran, M., Schinfeld, S., & Hauck, W. W. (2006). A randomized trial of a multicomponent home intervention to reduce functional difficulties in older adults. *Journal of the American Geriatrics Society, 54,* 809-816.

Jackson, J., Carlson, M., Mandel, D., Zemke, R., & Clark, F. (1998). Occupational lifestyle redesign: The well-elderly study occupational therapy program. *American Journal of Occupational Therapy, 52,* 326-336.

Mathiowetz, V. G., Matuska, K. M., Finlayson, M. L., Luo, P., & Chen, H. Y. (2007). One-year follow-up to a randomized controlled trial of an energy conservation course for persons with multiple sclerosis. *International Journal of Rehabilitation Research, 30,* 305-313.

Nordenskiold, U., Grimby, G., & Dahlin-Ivanoff, S. (1998). Questionnaire to evaluate the effects of assistive devices and altered working methods in women with rheumatoid arthritis. *Clinical Rheumatology, 17,* 6-16.

Rogers, J., & Kirshbaum, M. (2011). Parenting after stroke. In G. Gillen (Ed.), *Stroke Rehabilitation: A function-based approach* (pp. 583-597). St. Louis: Elsevier Mosby.

Sanders, M. J., & Morse, T. (2005). The ergonomics of caring for children: An exploratory study. *American Journal of Occupational Therapy, 59,* 285-295.

Sandqvist, G., Akesson, A., & Eklund, M. (2005). Daily occupations and well-being in women with limited cutaneous systemic sclerosis. *American Journal of Occupational Therapy, 59,* 390-397.

Tebben, A. B., & Thomas, J. J. (2004). Trowels labeled ergonomic versus standard design: Preferences and effects on wrist range of motion during a gardening occupation. *American Journal of Occupational Therapy, 58,* 317-323.

Unruh, A. M. (2004). Reflections on: "So...what do you do?" Occupation and the construction of identity. *Canadian Journal of Occupational Therapy, 71,* 290-295.

Vensand, K., Rogers, J., Tuleja, C., & DeMoss, A. (2000). *Adaptive baby care equipment: Guidelines, prototypes & resources* . Berkeley, CA: Through the Looking Glass.

Yeomans, K. (1992). *The able gardener: Overcoming barriers of age and physical limitations.* Pownal, VT: Storey.

Ziden, L., Frandin, K., & Kreuter, M. (2008). Home rehabilitation after hip fracture. A randomized controlled study on balance confidence, physical function and everyday activities. *Clinical Rehabilitation, 22,* 1019-1033.

致谢

非常感谢摄影师罗伯特·利特尔菲尔德（Robert Littlefield），以及帕特森医疗公司（Patterson Medical）为本章拍摄提供的辅助设备。特别感谢那些基于他们躯体功能障碍经历，与我分享有关适应性技术理念的个人。

第二十八章　重建工作角色的胜任力

原作者：Valerie J. Rice
译者：敖学恒　史晓宇

学习目标

通过本章的学习，读者将能够：
（1）理解并清楚人们工作的原因。
（2）认识和描述在复工过程中作业治疗的独特作用。
（3）描述工作分析及其在复工过程中是如何被使用的，并确定工作分析结果的其他运用情况。
（4）描述功能性能力评估以及考虑为工伤患者选择合适的评估方法。
（5）了解如何将复工评估工具用作治疗工具。

一、概　　述

两个人在一次社交活动中第一次见面。在自我介绍之后，不可避免地会有人问："你是做什么的？"

本章的重点是让一个在某种程度上丧失工作能力的工人重返工作岗位。当一个人被确认不能满足他的工作要求时，职业康复的介入便开始了。因此，作业治疗师主要任务包括：评估个人功能性表现、优势和相对于工作要求的缺陷；为工伤患者提供治疗；将工伤患者，即工作者与工作相匹配（赋能和融合）；重新评价工伤患者。要了解这一过程，首先需要了解人们为什么工作，认识作业治疗师如何看待工作及其在职业康复中的角色，明白工伤患者不能继续胜任工作角色的原因，并熟悉一些与工作相关的评估。向患者充分解释评估过程，使工伤患者能够彻底了解这一过程，并确保针对患者实施的治疗措施可以得到患者的认可，进而可将其有效应用于患者本身及其工作环境。通过上述这些过程，就可以确保作业治疗能够在适当的背景下被理解及实施。

二、什么是工作

"抱怨工作的人不知道生活，工作是一种推动一切事物前进的力量。休息是死亡，工作乃是生活！"（Jastrzebowski，1857/1997，p.1）

虽然人们可能并不都同意贾斯特泽鲍斯基（Jastrzebowski）的热情主张，即工作是令人振奋的，生活本身也是如此，但他的宣言有一定的价值。从最广泛的意义上说，每个人都必须工作。工作是生活的一部分。工作，正如在定义 28-1 中第一个

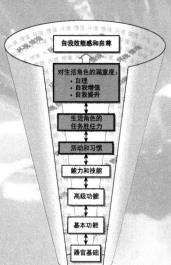

定义中所看到的，指为了完成有意义的生产活动或完成某事而付出任何的体力或脑力劳动。这意味着工作可以发生在家里，也可以发生在学校，工作可以是个人就业的一部分，也可以是无薪的志愿者行为，同时也可以是一个人休闲的一部分。简而言之，工作就是去做某件事或完成某物。在这种情况下，作业治疗的整个过程都涵盖了让工伤患者重返工作岗位，因为治疗师将会帮助他们的工伤患者在生活的各个方面发挥最大的能力。然而，在这一章中，"重返工作岗位"指的是帮助工伤患者重返工作岗位，包括带薪的工作或无薪的志愿者工作，和（或）发展谋生手段。

📖 定义 28-1

与工作相关的定义

工作（work）（名词）

（1）为有目的地生产或完成某事而进行的体力或脑力的努力或活动，即劳动。

（2）就业；职业（job）。

（3）一个人谋生的手段。

（4）①一个人正在做的、正在创造的或完成的事情，尤指作为其职业的一部分：一项责任或任务。②需要或完成的工作量。

工作（work）（动词）

（1）为做某事或创造某事而努力，即劳动。

（2）受雇。

（3）执行一项功能或者行为：操作（operate）。

工作（work）（同义词）　商务，就业，工作，职业。核心含义：一个人如何谋生。工作是这些术语中最一般的，可以指单纯的就业事实或特定的活动。

职业（career）

（1）被选择的专业或职业。

（2）人生的一般进展，尤指在职业上的发展。

工作（job）

（1）需要被完成的动作、任务。

（2）为了获得报酬而定期进行的活动，尤指贸易、职业或专业。

职业（occupation）　指一个人从事的任何活动或任务，通常是指有固定报酬的生产活动、服务、贸易或工艺。

职业（vocation）　指一种固定的职业或专业，尤指个人特别适合或有资格从事的职业或专业。

三、工 作 动 机

为什么在受伤之后，一个人想要重新获得劳动力呢？要理解这个问题，应该先明白人为什么要工作？对大多数人来说，工作是出于经济方面考虑的必然结果。在早期，人们通过交易他们的货物或能力来获得他们需要的商品。尽管这种模式仍然存在于一些特殊的社会或环境，但在大多数工业化的国家，人们通过工作来获得报酬，进而为商品或服务买单。

（一）通过工作获得自我创造和自我认同

人们的工作可以为生活、住房、家庭、教育和娱乐提供资金。然而，特别是在工业社会中，人们不必为了谋生而从早到晚地工作，人们也不必从事出生或传统决定的工作。在很大程度上，对于工作，人们有自我的选择。人们可以根据自己的价值观选择自己的工作。职业不仅是成为一个人的关键，也是成为一个特定的人的关键，同时也是创造和保持一个身份的关键（Matuska & Christiansen，2009；Unruh，2004）。一个人如何利用自己一天的时间，对他或她本身的自我认同和人生价值及构造可产生重大影响。人们通过行动创造自己。虽然人们每天都可以通过工作来充实自己，但是人们也可以去满足其他的需求。人们的价值观和生活意义来自（也体现在）人们的工作，以及来自人们如何度过休闲、自我照顾和家庭时光。

工作可以满足人们的主要动机（需要），正如当代一些伟大的心理学家和精神病学家所定义的那样。如 Frankl（1984）的意义疗法所主张的是工作可以满足寻找生活意义的需要。工作可以满足寻找快乐的需要，这是弗洛伊德（Freudian）学派心理学的基础。工作也可以满足权力的需要或争取由阿德勒心理学（Adlerian psychology）所强调的优越感（Stein，2002）。重点是工作可以满足许多的需求。对一些人来说，工作满足了多种需求：经济成就、成就感和能力、社交和社会地位、快乐和满足、意义和目的感、自尊和身份认同。对另一些人来说，工作满足了一种特殊的需要，让他们在生活的其他地方满足其他的需要。

（二）个人价值观与工作要求相匹配

如果人们的工作迫使人们的行为方式与人们对自己的看法产生直接冲突，人们会感到不适，并有动力改变自己的工作。这是因为人们试图保持对自己的积极看法，反驳或避免负面的反馈，或产生与理想自我不一致的反馈（Alicke & Sedikides，2009；Swann et al.，2007）。举个例子，伊妮德·迪布瓦（Enid DuBois）在一家报社当电话律师。通常，律师被要求要告知潜在顾客，他们的部分资金将用于某一特定事业以鼓励人们捐款。"过了一会儿，我不在乎了。当然，我也可以花言巧语，只是不断地对他们撒谎，但这不是我内心真正的想法。我的厌恶情绪每时每刻都在增长。我会不停地祈祷，祈祷能再坚持一段时间"（Terkel，1974）。从这可以看到劳动力需求的变化。除了强调工资和安全，工人们还重视并期望他们的工作在心理上有意义。他们希望参与影响他们工作生活的决策（Hendrick & Kleiner，2009）。目前，工业化国家受过更好教育的劳动力在工作环境中正在寻求更多的挑战、进步和发言权。

"平衡"对今天进入职场的年轻一代尤其重要。作业平衡（occupational balance）是指一个人的工作、家庭和休闲活动的结合（Anab et al.，2010；Matuska & Christiansen，2009）。在当今职场中，其他与年轻人工作相关的价值观包括独立、自主、自我表达、对工作的认可和不断学习（Chester，2005；DuToit & Coetzee，2012）。年轻一代的劳动力更喜欢在工作环境中被重视、被尊重，在工作中可以被很好地指导，同时也能实践自己的想法（即使偶尔会失败）。与过去几代人相比，他们更需要理解为什么事情需要以一种特定的方式来完成，他们需要相信并珍视他们帮助交付的产品、服务或使命（Chester，2005；DuToit & Coetzee，2012）。他们重视工作中的社交互动，以及自己对工作创造的产品重要性的看法（Murphy & Patrick，2007；Polanyi & Tompa，2004）。

雇主应认识到有意义的工作的重要性，因为当工人从事他们认为有意义的工作时，其心理健康水平会得到提高（Arnold et al.，2007；Cheney et al.，2008）。事实上，有意义的工作与个人的意志力相关联，人们常常从困难的工作环境中获得个人利益（Bartone et al.，2008）。

个体的文化和价值观不同，职业参与的重要性和最具价值的工作特征也不同（Kuchinke et al.，2009）。事实上，在单一文化中，甚至在个人中，工作的重要性会随着时间的推移而变化。如前所述，一些研究人员指出，独自工作被认为是一种贬值的价值，取而代之的是个人和职业生活中成功的高价值，以及对休闲、朋友和家庭的重视，这些新的特点在年轻一代中尤其显著（Buddeberg-Fischer et al.，2008；Klaghofer et al.，2011）。同样，人们的价值观也会随着时间而改变，他们对工作的看法也会随之改变。因此，在康复治疗中，治疗师和工伤患者必须协作，一起探索工伤患者的看法和价值观，发现工伤患者的职业认同，并创造适当的作业平衡干预（occupational balance intervention）（Anaby et al.，2010；Matuska & Christiansen，2008）。

四、工作能力中断

人们的工作能力可能会被身体、心理、行为或社会经济地位状况的变化所中断。

（一）身体状况

L 先生在一家汽车修理店工作。他哥哥喜欢说他以"猛敲汽车"为生。这项工作需要 L 站起来，用专门的工具手工清除汽车挡泥板上的凹痕。高强度的体力工作造就了他强健的体魄。在他的腿受伤之后，他对所要面对的一切都没有准备。他的腿似乎从来没有痊愈过。他患上了他们所说的反射性交感神经营养不良。这个词对他来说不熟悉。他只知道腿一直在痛，他不能站，甚至不能坐很长时间。目前他获得了工伤补助金，但是他并不知道自己是否还可以再返回工作岗位（D. Rice，2000）。

受伤或生病可能会导致永久或暂时身体失能，进而导致无法继续工作，这归因于工人不能满足工作对身体、认知或情感方面的需求。这种工作需求和工伤患者能力之间的不匹配问题通常可以通过对个人进行再培训来解决。再培训的重点是改善个体失能的情况，因此治疗师需要努力改善个体在力量、灵活性、协调性、关节活动范围、耐力或认知功能方面的不足，解决阻碍工伤患者恢复正常活动能力的问题。近年来，治疗的范围已经扩大，包括通过人体工程学的干预，改变或重新设计工作，以重新调整其对个人剩余能力的要求。

并非所有妨碍工作能力的损伤或疾病都是突然发生的。非创伤性损伤也会影响一个人的工作能力。非创伤性损伤被认为与工作场所的需求有关，包括与工作有关的肌肉骨骼疾病（work-related musculoskeletal disorder，WRMD）。尽管它们可能导致永久性残疾，但这些损伤通常被认为是暂时的。肌肉骨骼疾病包括一系列的健康问题，这些问题来自工作场所对身体的重复应力。这些健康问题可能影响肌肉骨骼、神经和神经血管系统，包括各种职业导致的累积创伤障碍、累积应激损伤和重复性运动障碍。例如，肌腱损伤、肌腱腱鞘损伤以及骨骼、肌肉和手部、手腕、肘部、肩膀、颈部、背部和腿部神经的滑液润滑系统损伤。具体诊断包括慢性背痛、腕管综合征、奎文氏病、肱骨外上髁炎（网球肘）、雷诺综合征（白手指）、滑膜炎、狭窄性腱鞘炎（扳机指）、肌腱炎和腱鞘炎［需要进一步了解肌肉骨骼疾病知识，可以阅读 Barbe 与 Barr（2006）和 Koh 与 Takahashi（2011）的研究文献；需要了解肌肉骨骼疾病腰痛知识，可以看 Pransky 等（2010）的研究文献；想了解上肢损伤，可以看 Roquelaure

等（2009）和 Sommerich 等（2006）的研究文献〕。

创伤性损伤、衰老或进行性残疾也可能改变自我认知和个人认同。当一个人失去了自我认同感，生活就变得没有意义了，这可能会导致严重的抑郁症，从而干扰一个人从事日常工作的能力（Bender & Farvolden，2008）。因此，并不仅仅是最初的损伤阻碍了工伤患者重返工作岗位，后续由此产生的心理问题也会妨碍其重返工作岗位（Iles et al.，2008；Sullivan et al.，2011）。例如，对工伤恢复的不良预期及对再次工伤的恐惧都被认为会影响返岗的成功率（Iles et al.，2008）。因此，除非生理和心理问题都得到解决，否则个体可能无法被培养出重返工作岗位所需的技能（Snodgrass，2011）。

（二）认知状态

人们的认知能力直接影响他们的工作能力和他们可以承担的工作类型。例如，有过脑损伤（包括轻度到中度创伤性脑损伤和脑卒中）的人可能在记忆力、注意力、持续注意力、决策和推理方面有困难，也可能在感官处理和（或）沟通技巧方面发生变化。受伤后，他们可能会出现抑郁、焦虑或性格变化。所有这些症状都可能妨碍人们重返工作岗位（Bender & Farvolden，2008；Shames et al.，2007）。

患有注意缺陷多动障碍（attention deficit hyperactivity disorder，ADHD）的成年人也会形成导致工作数量和质量下降的思维和行为模式（deGraaf et al.，2008）。成年人 ADHD 症状与功能障碍之间的相关性相当高（0.83～0.85）（Mannuzza et al.，2011）。专门为 ADHD 成年人工作的治疗师，可以帮助他们认识自己的长处，了解能够利用他们的技能并给他们带来成功机会的工作类型或工作结构。例如，许多患有 ADHD 的成年人是富有创新精神、精力充沛的冒险家，他们能够在允许多任务处理、自主安排日程、身体活动和外包时间密集、任务详细的工作中表现出色。

（三）心理状态和行为状态

心理社会事件（psychosocial events）可能会暂时或永久地中断一个人的工作能力。离婚、严重疾病、家庭成员死亡或工作状态的改变有时会引发潜在的精神症状，如情绪或焦虑障碍。这种干扰可能不是因为潜在的精神病，而是因为对困难情况的正常反应的表现或表达。每个人对生活环境的反应都不一样，有些人适应得可能比其他人更快。个人状况不能满足工作要求的例子包括注意力不能集中、不能遵循复杂的指令、不能迅速对紧急情况做出反应（精神运动迟缓）、不能处理电子邮件、不能处理与工作环境相关的压力和焦虑。

与身体损伤/疾病后返回工作岗位的人相比，虽然关于心理障碍后返回工作岗位的人的研究数据较少，但心理障碍后返回工作岗位也是一个问题。事实上，由于雇主和同事态度的改变、知识和同情心的缺乏，加上工人本身的恐惧和担忧，心理障碍后重返工作岗位可能会更加困难。

抑郁症被认为是 21 世纪发病率增长最快的疾病之一，抑郁症的发生被认为与身体损伤或失业有关。虽然抑郁症和其他心理和情绪障碍的治疗状况已经被大大改善，但其对个体的工作能力有明确的影响（Sullivan et al.，2011）。工作似乎可以减缓心理健康恶化的速度，男性的就业状况对心理健康的影响比女性更为重要（Llena-Nozal et al.，2004）。此外，Schene 等（2007）发现，在抑郁症的治疗中增加作业治疗干预会加速患者重返工作岗位并增加其概率。最后，与单纯认知行为疗法相比，工作导向的认知行为疗法帮助患者完全重返工作岗位的时间仅需要 65 天，部分重返工作岗位的时间只需要 12 天（Lagerveld et al.，2012），大约为每个人节省了 5275 美元（Lagerveld et al.，2012）。

虽然身体损伤或疾病是停止工作或无法重返工作岗位的主要原因，但是通常也需要解决与之相关的心理社会方面的问题。例如，颈部过度屈伸受伤后，在提供身体康复的同时，针对心理社会风险因素进行干预，可以增加重返工作岗位的可能性（75%与50%）（Sullivan et al.，2006），如果将心理社会干预与身体治疗结合起来，可以减少背痛患者的残疾发生率（Sullivan & Adams，2010）。

（四）美国残疾人的社会经济因素

美国残疾人士选择不工作的一个原因可能是他们担心失去当地政府提供的医疗保险保障，即医疗保险（medicare）和医疗补助福利（medicaid benefits）。在美国和其他国家，接受政府残疾救济的人中只有不到 1%的人曾经离开过这一体系，而领取临时残疾抚恤金的人中很少有人能够重返工作岗位（Ahlgren et al.，2005）。许多慢性病患者（46%）从职业康复转向直接领取永久养老金，而不是重返工作岗位（Ahlgren et al.，2005）。然而，在美国，由于 1999 年发布的《工作奖券与工作激励改进法案》（http://www.chooseworkttw.net/），美国的残疾人在获得一份有报酬的工作时，有保障继续享受政府资助的医疗保险。"就业票计划"在 2008 年进行了一次重大改革，修订了就业网络的新规，以便受益人在就业方面取得进展时获得更多资金。虽然个人成功的故事在社会保障网站（http://www.choosework .net/index.html）上有所提及，但也有人对该计划提出了批评，尤其是对该计划的成本。根据一篇新闻报道（Adams，2011），受益人在 2007～2010 年间翻了一番，就业网络审核通过率增加了近 1 倍，成本从 380 万美元增加到 1300 万美元。人们可能会认为，这对受益者来说是个好消息，但对买单的纳税人来说却是个问题。

老化和年龄歧视也可能阻止工人继续工作，同时，老化和年龄歧视也是在身心存在问题或面临裁员之后重返工作岗位的障碍。随着老龄工作者比例的增加，这一问题可能会变得更加明显，到 2030 年，65 岁以上的美国人将占总人口的 20%左右（Centers for Disease Control and Prevention，2007）。

五、工作与老化

美国社会正面临着这样的挑战，即必须考虑三个与老年工人有关的问题：①我们的国家能够承担得起那些不工作的老年群体吗？②年长的工人是否占据了年轻工人的工作机会？③年长的员工是否会出现工作效率较低、工作速度较慢、更难管理、认知意识较差、体力较差这些问题？

当代社会的工作人口存在两个显著特征：跨年龄段的多代人共同参与劳动（Pitt-Catsouphes & Smyer，2007），以及工作人口的老龄化（Gibbs，2011；Pitt-Catsouphes & Smyer，2007）。各行各业的战略规划人员（各类工业生产、政府部门及康复服务领域人员）正在研究计划，以应对当前老龄化劳动力退休后即将出现的劳动力短缺，包括为老年工人提供咨询和兼职职位，以及指导项目，以帮助老年工人将他们的知识转移给年轻工人（Bazley，2012；Sanders，2012）。事实上，美国在 2007 年 12 月到 2012 年 4 月，55 岁及以上人群的就业率增长了 14%以上，这可能是因为这个年龄段的人口增长了（Rix，2012）。尽管越来越多的老年人仍在工作，但他们从事工作仍有障碍。人们担心年长员工及其同事的安全、他们学习和保留信息的能力，以及他们的工作质量，所有这些问题有时会导致年龄歧视（Johnson，2007）。此外，尽管年长员工被解雇的频率并不比年轻员工高，但一旦被解雇，与年轻员工相比，年长员工找到工作的时间更长（35 周与 26 周）（U. S. Government Accounting Office，2012）。近年来，55 岁及以上的求职者占失业人口的 16.2%，约有 200 万人（Rix，2012）。

（一）我们的老年员工是谁？他们为什么工作？

工作人口的比例随着年龄的增长而下降。然而，最近的数据表明，工作的老年人比以往任何时候都多（表 28-1，表 28-2）。老年工人的退休模式似乎正在发生变化，60% 的人在完全离开劳动力市场之前转向短期或兼职工作（过渡性工作）（Giandrea et al.，2008）。此外，许多老年工人离开并重新进入劳动力市场（约 15%）（Cahill et al.，2011；Maestas，2010）。

一些年长的员工选择工作是为了保持活力和生产力，做一些有趣的事情，并获得金钱和医疗保健（American Association of Retired Persons，AARP，2006），而其他人这样做是出于经济需要（Rix，2012）。在 2008 年美国经济衰退之初，有 82.6 万 55 岁以上的人表示想要一份工作；到 2009 年 6 月，这个数字已经增长到 120 万（Rix，2012）。那些想要工作但找不到工作的人认为工作是不可得的，那些被雇佣的人则认为他们太老了，他们缺乏必要的培训，或者他们正在经历歧视（Rix，2012）。McLaughlin 等（2012）根据 Rowe 和 Kahn（1999）给出的定义发现，在他们的研究中，只有 3.3% 的人可以被认为是"健康老龄化"：①无疾病、疾病危险因素和残疾；②具有较高的身体和认知功能；③积极参与社交活动和工作活动。他们建议降低标准，如消除慢性病的影响因素和风险因素，这样会使经历健康老龄化的人群从 3.3% 上升到 35.5%。然而，健康老龄化是一个多维而复杂的概念，既有文化因素的影响，也有个人因素的影响，积极参与社交活动和工作活动可以成为一个人生活满意度的一个组成部分。如果积极参与（如拥有亲密的人际关系或从事有意义的活动）确实是健康老龄化的重要组成部分，那么继续工作可能会带来对生活更高的满意度，甚至可能会带来更高质量的、更长的寿命。事实上，Hao（2008）发现，以全职和低水平志愿者的形式进行的生产性活动对自我报告的心理幸福感的下降具有保护作用。

表 28-1 美国劳动力老龄化（Selden，2008）

年份	平均工作年龄
1980	35 岁
2008	41 岁
2015	1/5 的员工年龄在 55 岁以上

注：这所产生的影响是更少可用的工人、需要减少员工流失率、需要留住老员工/就业。

表 28-2 男性预期的退休年限

国家	退休后享受生活的年限
法国	24

续表

国家	退休后享受生活的年限
意大利	21.7
西班牙	20.9
德国	19.8
美国	17.6

数据来源：美国国家卫生研究院，美国国家老龄化研究所（2011）。全球健康与老龄化。检索自 http://www.ni.nih.gov/research/publication/global-health-and aging，2012 年 8 月 8 日。

（二）有报酬的工作、志愿者工作和时间的占用

一个人的职业认同和他的需求和价值观的满足（前面提到过）可以通过有偿就业、志愿工作或有意义的活动来实现，这是很直观的，但是很少有研究人员研究过这些。Hao（2008）和 Schwingel（2009）都发现，与不工作或不做志愿者的老年人相比，工作或做志愿者的老年人保持着更好（和更健康）的心理状态。那些继续工作或做志愿者的人比那些既不工作也不做志愿者的人表现出更好的认知功能、更少的抑郁症状和更高的自我满意度（Schwingel，2009）。

六、工作与作业治疗

阿道夫·迈耶（Adolph Meyer）（1922）提倡"更自由的工作概念，即一种自由、愉快和有利可图的职业的概念，包括以娱乐和任何形式的有益享受为主导原则"。他说："整个人类组织都是以一种节奏的形式形成的。"通过有组织地利用时间，人们可以达到幸福。早期作业治疗师通过让工伤患者保持在工作、娱乐、休息和睡眠中实现平衡的生活方式，帮助工伤患者实现体内平衡和感受到健康。Meyer 广义上将职业定义为一个人在整个生活范围内的有目的的活动。

作业治疗的基础目的是使受伤的工人返回工作岗位，仅仅消除疾病或对创伤性损伤提供及时治疗不足以使工伤患者完全康复和承担生活角色。相反，应指导工伤患者通过强化训练和培训过程，包括身体和精神上的训练，为恢复社会作业活动地位做好准备（Committee on Installations and Advice，1928；Rice，2007）。治疗师在治疗中使用"手艺"。手艺现在被认为是工作。手艺这一术语包括木工、金属加工和装订等技能，这些都是全职工作。最初，各种各样的手艺或工作被用于作业治疗诊所。然而，作业治疗师认为，精心选择的以作业为基础的活动，可以将培训转移到康复患者选择从事的几乎任何职业。这与当前工作强化的趋势相反，工作强化模拟了返回工作岗位后工伤患者需要完成的特定工作任务。后者当然有更大的表面有效性，但迄今为止，没有已发表的研究结果明确地支持一种方法优于另一种方法。作业治疗作为一种治疗干预手段，已被证明能够有效地帮助工伤患者成功地重返工作岗位，但治疗方案的组成各不相同，这使得比较两者之间的差异变得困难（Desiron et al.，2011）。

（一）作业治疗师的独特贡献

作业治疗师具有丰富的人类表现（生理学的、生物力学的、心理社会和行为的）方面

的专业背景，是唯一有资格帮助工伤患者重返工作岗位的人。作业治疗的一个基本目标是促进患者在各种生活环境中达到最高水平的功能状态，包括生理、情感、社会、认知和交际方面。作业治疗师认识到，成功重返工作岗位可能取决于人们在生活中很多方面的功能，而不仅仅是在工作场所的工作表现。作业治疗师运用他们对人类表现和人类心理的知识，来确定重返工作岗位的障碍是生理上的、心理上的，还是两者兼而有之，并运用适当的干预措施。

人类表现模式的全面应用阐明了作业治疗师在使受伤工人重返工作岗位方面的独特贡献。这种整体方法有助于成功重返工作岗位（return-to-work）（Desiron et al.，2011）。实际上，集生物医学、心理社会和经济模型方面于一体的系统方法可能是最有效的（Schultz et al.，2007）。

（二）Burwash 模式

有许多模式描述了重返工作岗位的过程（Schultz et al.，2007），但是很少有模式专门关注作业治疗。然而，图 28-1 显示了一个总体模式。Burwash（1999）提出了一个更具体的作业治疗干预模式，如图 28-2 所示，表 28-3 进一步描述了该模式。虽然这是一个较老的模型，但它清晰、简洁、易于治疗师和工伤患者理解。重返工作岗位被视为代表工伤患者担忧的三角形领域之一。与此同时，为了促进重返工作岗位，治疗师可能会涉及这八个三角形领域（图 28-2）中的每一个。例如，工伤患者可能因为疾病或残疾而离开一个行业，需要重新评估他的价值观，以探索和选择另一个职业。在培养必要的身体和认知技能的同时，可能还需要培养工伤患者寻找工作的能力，以及维持成功的职业生涯所需的工作习惯。

治疗师必须了解工伤患者对工作价值的认知和与工作相关的自我认知（如自我防御和自尊），以便设计康复过程，确定短期目标和激励工伤患者的技巧。这种以工伤患者为中心的评估和治疗方法包括由治疗师和工伤患者共同确定目标和优先顺序。例如，通过检查他们在哪里满足社会、情感和成就需求，治疗师可以帮助工伤患者确定他们是否希望工作仅仅只是一份工作，而不是一份职业（定义 28-1）。

七、复 工 过 程

重返工作岗位需要三个主要步骤：评估、干预和重新评估。

（一）功能性工作评估

功能性工作评估（functional work assessment）包括对工伤患者本身的能力和工伤患者将遇到的工作需求的评估。工伤患者评估包括标准作业治疗评估、描述阻止患者重返工作岗位的条件以及功能性能力评估（functional capacity evaluation，FCE）。工作需求的评估通常被称为功能性工作分析，或者简单地称为工作分析。

1. 工作分析　是一种对工作的系统评价，它确定了工作对人生理、认知、社会和心理方面的要求。进行工作分析需要到真实的工作环境，观察工人执行任务的情况，测量工人所用设备和设备的位置，并采访执行工作的人员和他们的主管。工作分析中使用的工具是摄像机、卷尺、比例尺、测角仪、秒表、测力计、静物照相机和应变仪。工作分析的数据有几种使用方法，如实践程序 28-1 所示。

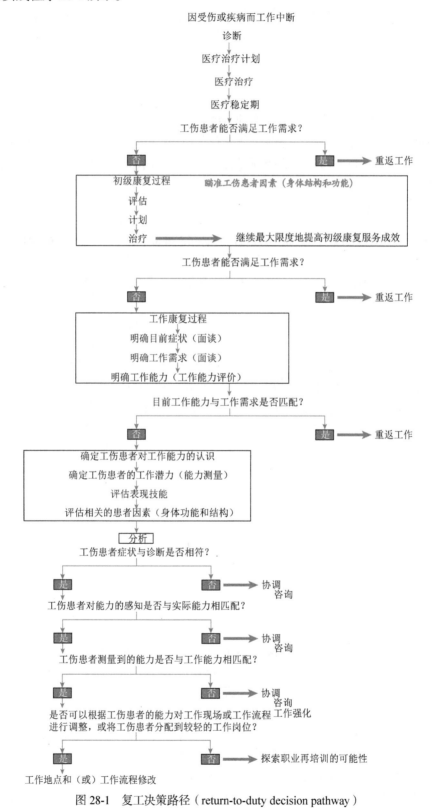

图 28-1　复工决策路径（return-to-duty decision pathway）

（1）工作分析基本要素：任何工作分析的组成部分都包括职位名称、工作的基本描述或目标、执行工作的员工人数、工作和休息时间表、工作过程中的任何调整或改进，以及对工人完成工作所需身体能力的具体要求。对环境的描述应包括温度、可用空间、固定和移动设备清单、个人防护设备和区域示意图。描述每个任务（基本功能）的顺序和完成这个任务的必要步骤。

（2）进行工作分析的基本原理：进行工作分析的原因规定了它的问题和步骤。进行工作分析的目的包括让残疾人士重返工作岗位，识别肌肉骨骼的危险因素，将返岗或新的工作与工作需求进行匹配，以及进行诸如 FCE 和工作安置前筛选测试等评估。例如，如果根据《美国残疾人法案》（ADA）（Federal Register，1991）将结果用于将残疾人送回其工作岗位的分析，则必须按照其基本职能来描述该工作岗位（定义 28-2）。美国治疗师的职责包括进行工伤康复和让受伤或残疾的工人重返工作岗位，或帮助雇主刊登招聘广告招聘符合工作需求的残障人士，这些治疗师应精通《美国残疾人法案》第 I 条。美国治疗师应参阅有关规例及指引（ADA Title I regulations，1991；Americans with Disabilities Act，1990；Equal Employment Opportunity Commission，1992）。美国政府运营着一个优秀的网站，提供指导、建议和出版物，并定期更新(http://www.ada.gov/)。另一个有用的网站是 http://www.disabilityrightsca.org/pubs/506801.htm。

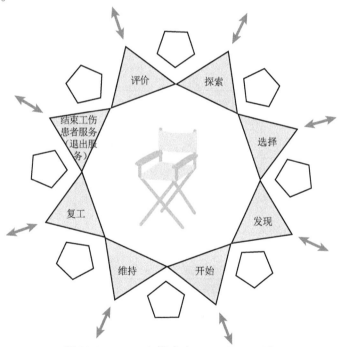

图 28-2　Burwash 模式（Burwash，1999）

环形表示许多入口和出口点；干预可能沿着环形周边以线性方式进行；或者只涉及一两个关注领域。中间的导演椅提醒我们，关注的是个人和他的价值观，而不是诊断或年龄，并且个人是主导者。这八个三角形代表工伤患者所表达的担忧，是作业治疗专业传统的一部分，也在治疗师能力范围内。五边形提示治疗师们在处理生产力问题时，干预既需要艺术性，也需要科学性。双头箭头表示环境因素可以产生对治疗师和患者的双重影响作用，它们包括社会、文化和政治等因素

如果进行工作分析的原因仅仅是为了识别可能使人易患肌肉骨骼疾病的危险因素，那么就没有必要列出那些工作所需的基本功能。主要针对损伤预防的工作分析，如 WRMDs，应包括对观察到的危险因素的描述，如重复运动、受力、静止姿势、笨拙姿势、机械压力、

机械振动、动态运动的加速度和速度等，对每个身体部位进行记录并加以量化。例如，夹紧手柄的静态保持时间，以秒为单位记录。与工伤预防相关的工作分析的文献拥有几个优秀的来源（Brannick et al., 2007；Cronin et al., 2011；Lysaght & Shaw, 2011；Singh, 2008）。

为了使工人的工作能力与工作需求相匹配，可将工伤患者安置在轻度工作任务岗位上，或提前让受伤的工人重返工作岗位，将工作任务（即将基本职责）分解为各个组成步骤，并对其进行足够详细的定量描述，以使其与工作人员的剩余能力相匹配（实践程序 28-2）。偶尔参与工伤患者复工的治疗师需要通过多元化的工具准备一次独特的工作分析。然而，全职参加职业康复的治疗师一般会将工作描述进行归档，从而帮助他们快速通过对比 FCE 结果与工作描述确定个案是否可以重返工作岗位（Iernhaft, 2000）。让作业治疗师参与工作分析的一个好处是可以将这些目的结合起来进行工作分析，并为行业开发一个全面的数据库。

表 28-3　Burwash 模式案例

模型部分	工伤患者顾虑	治疗师资源	环境考虑
评估	"为什么工作？" "工作如何融入我的生活？" "我的个人价值观是什么？我从事什么样的工作？" "我为什么不喜欢这份工作？" "工作值得吗？"	工作价值观量表、生活角色量表、工作价值观营销、工作精神性问卷、职业表现史访谈	家庭和社会群体对工作的态度；对领取伤残养恤金个体的经济考虑；工作与性别问题
探索	"我不知道我的身体能做什么。" "有没有符合我兴趣的职业？" "我擅长什么？"	功能能力评估、自我导向搜寻、工作样本、电脑职业探索系统	作业治疗与其他团队成员（职业顾问、职业康复顾问或教师）的角色对抗；家庭的期望
维持	"这个健康问题将如何影响我的工作？" "工作了一天，我觉得很痛！" "我要休假了。" "所有这些变化都让我感到不安。" "我不知道如何在工作中取得进步；我真的感觉被困住了。"	人体工程学干预、压力管理和放松技术、节能和工作简化技术、目标设定、伤害预防和健康促进计划、倡导	关于残疾和工作场所人体工程学标准公共法律；雇主、同事及公众对残疾人士的态度；工伤患者的支持系统；资金问题；就业市场；无障碍的物理环境；交通可获得性
复工	"我还能工作吗？" "如何防止再次受伤？" "同事对我的病有什么意见，我该怎么处理？" "如果我在工作中受伤了，我该如何处理？"	工作环境影响量表、员工角色访谈、治疗后重返工作项目、工作强化和慢性疼痛项目、自信技能、洛玛琳达活动分类，其他资源如上文探索行所述	有关受伤工人和雇主对他们的责任的法律、就业市场、再培训经费、家庭责任、可能的财务解决办法、律师和其他人士的意见、雇主和雇员关系

实践程序 28-1

工作分析数据使用方法

● 开发 FCE。

●匹配工伤患者能力与工作任务要求。

●将工伤患者安置在轻工作岗位上。

●提前让工伤患者重返工作岗位。

●识别与工作相关的骨骼肌肉障碍风险因素。

●发展职前安置，工作后提供筛选，使公司能够将新员工安置在尽可能减少未来潜在伤害的岗位上。

●编写工作描述（可能使用 ADA 术语）。

●描述和发布招聘信息。

📖定义 28-2

基 本 功 能

基本的而不是边缘的工作职责。

在决定一个职责是否重要时需要考虑的因素包括：

●该职位是否存在以履行该职责。

●可用于执行该职责或可在其中分配该职责的其他员工的数量。

●所需专业知识的程度。

●过去和（或）现在的员工在工作中是否履行了职责。

●履行职责所花费的时间。

●不执行职责的后果。

合理的设施　工作环境的改变包括工作结构调整、提供适应或可适应的设备，以及类似的改变以使残疾人有平等的机会就业。

（3）使用工作分析开发和选择功能性能力评估：工作分析应该在开发或选择 FCE 之前进行。FCE 包括两个部分：身体能力的一般评估和特定职业技能评估。在决定是否只使用一般评估和特定职业技能评估之前，治疗师必须知道工伤患者是否打算返回到特定的工作或工作类型。如果是这样，那么工作分析搜集的信息可以用于作为任意两种类型的 FCE 的参照标准。第一种方法使用任务元素，而第二种方法使用工作模拟（这两种方法将在本章后面讨论）。在这两种情况下，初始信息都是在工作分析期间收集的。

（4）工作表现预测：虽然一些常见的工作任务，如提携重物（Gouttebarge et al., 2009）或常见的认知能力（Lang et al., 2010）可以预测人们是否能够回归工作，但当使用多个结构时，预测的保真度会提高（Lang et al., 2010）。在进行良好的工作分析时，工作任务通常按构想被分解为多个组成部分。例如，在实践程序 28-3 中，可以看到任务组成测试和工作模拟。成功的预测也倾向于使用多种评估技术，如对关键任务的频率、持续时间和难度进行评级的访谈；直接观察；进行录像；测量移动的质量和施加的力；识别速度和频率。

（5）工作分析总结：对于在工作环境中工作的作业治疗师来说，进行全面工作分析的能力是一项必不可少的技能。在其他实践环境中，谨慎的治疗师对家庭主妇、运动员或儿童的工作可进行类似的全面分析。在作业治疗初级培训期间接受的任务分析（活动分析）指导为掌握工作分析方面的专门知识提供了良好的基础。然而，对于指导认知、心理和社会工作需求的工作分析既没有明确的定义，也没有大量的案例研究加以说明。一个重要的概念是，虽然工作分析是评估的一部分，但其结果被用于制订治疗干预措施和确定最终目标。在传统的作业治疗中，治疗干预和治疗目标仅仅建立在对患者及其愿望的评价之上，而没有建立在对工作场所和工作需求的评价之上。

2. 功能性能力评估　评估工作表现的方法有很多种，其中大部分属于FCE。FCE是一个系统的过程，旨在评估工伤患者的身体能力和职业技能。对一个人能力的鉴定也揭示了他的局限性。FCE从传统作业治疗以及基于表现的医学评估中获得有用的信息。

从FCE获得的信息可以通过以下几种方式使用：①将个人剩余能力与特定工作的需要相匹配，作为建立工作岗位或工作场所修改/调整的基础；②作为确定残疾或者赔偿状况的证据；③作为记录新员工体能的基线，FCE可以用于各种情况，包括在工作环境中用于就业前和就业后的筛选，在临床环境中用于设定目标和治疗方案，以及用于确定工人恢复其工作能力的依据。虽然FCE可以用来确定索赔人是否有资格获得社会保障残疾福利，但FCE的结果取决于许多因素，包括治疗师的专业知识和工伤患者的动机和看法（Chen，2007）。基于特定工作要求的FCE可能更有利于确定当前的能力和未来的工作持续性，因为具有预先确定的提举任务（与特定工作无关）的FCE通常具有较低到中等水平的预测能力（Gouttebarge et al.，2009）。例如，一些FCE评估从地面提举重物到4英尺的高度（没有发生身体扭转），以确定提举能力，但某项工作可能需要从2英尺高提举，部分转弯，放置在4英尺高度。评估任务的重复性越接近，评估就越准确。

□ 实践程序 28-2

将工作分析与功能性能力评估相匹配

　　工作岗位：使用绞肉机（碎牛肉、鸡肉、猪肉、火鸡）。
　　工作分析：

任务	身体要求
1. 加载研磨机	站立、行走、爬楼梯、搬运、举起、弯腰、搬运、伸手、抓取
2. 磨碎并装入肉桶	

任务 1 步骤	身体要求
将肉桶盖子移开	提起 0.5 磅（1 磅≈0.454 kg）
将肉桶盖子放在旁边	提起，保持，转动，放置 0.5 磅
吊桶	提起 70 磅
把肉桶抬上楼	搬运 70 磅 5 英尺，爬三级楼梯
把肉从桶里倒进研磨机	提起 70 磅到 4.5 英尺高
下楼梯	下三级楼梯，带着 1.5 磅重的空桶
将空桶堆叠起来	走到研磨机后面 3 英尺，堆叠空桶

任务 2 步骤	身体要求
取回空桶	步行 6 英尺，提起 1.5 磅空桶
将空桶置于研磨机下口	弯腰，将 1.5 磅空桶置于研磨机下口
打开研磨机	转动手柄，阻力 0.8 磅
目视监督研磨	站立
将牛肉从下口导出	使用大金属勺柄
在桶内将牛肉酱拌开	使用大金属勺柄
关掉研磨机	转动手柄，0.8 磅阻力
提起肉桶	提起 5 个装满肉的桶，每个桶重 28 磅
将桶搬上楼梯（重复步骤 4~6 完成任务 1）或搬到包装区	参见任务 1 步骤 4~6，每个桶重 28 磅，搬运 5 个桶，每个桶的搬运距离为 15 英尺

功能性能力评估报告	功能性能力评估与工作要求是否相匹配
站、走、爬、下楼梯没有限制	是
视力：20/20 配眼镜	是
进行普度钉板测验，上肢长度和手灵巧度在正常范围内	是
抓握：50 磅	是
提起	是
单次举升 29 kg 至 4 英尺高	是
重复提高至 4 英尺	是
每 8 分钟举 20 kg	是

　　大多数 FCE 包括对工伤患者医疗记录的回顾，包括工作和教育经历的访谈，有时还包括自我管理的问卷调查、基本肌肉骨骼评估、表现评估，并将结果与工作要求进行比较（Isernhagen，1995）。如前所述，这两类表现是对身体能力的一般评估和待定职业技能评估。一些治疗师还会进行心理社会方面的评估。然而，除非个体有特定的心理或神经方面的问题，否则这种评估仍不是必需的。FCE 在心理和认知方面的探索、实施和研究已经成熟。

　　（1）身体和认知能力的一般评估：对身体和认知能力进行评估，以检查被认为在许多工作中普遍需要的基础性的功能性能力。评估是为了提供基线信息而进行的，当个人在返岗的过程中或返岗的结果未知时，评估是一个特别重要的问题。身体能力的一般评估可能包括柔韧性、力量、平衡、协调、心血管状况和身体力学的评估。它还应该包括个人的坐、站、走、提举、搬运、弯、蹲、爬、伸、弯腰和下跪能力的评估以及这些活动任何限制的评估。WRMDs 已经非常普遍，因此，个体做特定类型的重复动作的能力也应该被注意。评估报告需要详细说明搬抬重物的限制、活动耐受时间、明确的环境限制以及药物的确切副作用。主观发现（subjective findings）如报告的疼痛程度和频率，以及任何观察结果（面部表情），应该引起高度重视。

（2）特定职业技能的评估：FCE 的第二部分是特定于工作的评估。这意味着特定的工作任务被设计用来模拟与特定工作相关的关键任务（在前面的工作分析部分中描述为任务组成或模拟）。例如，国际消防员协会使用了一个由两部分组成的系统，"健康/健身计划"和"候选体能测试计划"。前者依靠同伴间的互助健身锻炼来增强心血管呼吸健康、肌肉耐力和灵活性。后者录用前的测试有工作特定任务，包括爬楼梯、抬高梯子、延长梯子、拖软管、搬运设备、强行进入、搜索（寻找受害者，爬行通过黑暗的空间）、救援拖拽（rescue drag）、拉天花板（a ceiling pull）（模拟定位起火位置，并检查火蔓延情况）（International Association of Fire Fighters，2012）。

1）确认任务组成：任务组成测试（task component testing）是指确定最困难和最重要的任务功能，并使用任务组成成分开发评估或处理计划。选择最困难的基本任务的一个例子：一个人必须举起重达 10 磅的工具和一个重达 50 磅的工具箱。标准任务包括完成两项任务中难度较大的一项，这样安排的前提是能完成难度较大任务的员工也能胜任难度较小的任务。

标准任务有任务组成或工作模拟的形式，因为它们被认为是可以预测工作表现的。假设测试申请者在工作表现的某一方面对工作成功非常重要，那么这一方面内容的评估对确认工作表现的评估就是非常有效的。通常，在评估中需要使用几个标准参考任务。例如，装配工作可能需要感知电机性能来将零件装配在一起，当一个人伸手够到零件时要保持平衡，利用上半身的力量来紧固零件，因此，对感知运动能力、平衡和握力的有效评估可以作为标准任务。在实践程序 28-3 中，可以看到使用任务组成和工作模拟技术开发标准参考任务的例子。

2）工作模拟：工作模拟与任务组成的不同之处在于，其复制了工作所需的一系列基本任务。例如，消防员拆除软管，将软管连接到喷嘴上，并在喷射过程中保持软管位置，这就是工作模拟。根据任务组成分析，相同任务系列可能只包括两个部分：举起与软管重量相同的项目，以及推动重量相当于软管压力的滑车。工作模拟经常结合多种因素，如强度、平衡和敏捷性，它们具有更高的表面有效性。

（3）社会心理行为：一些评估包括个人社会心理行为的评估，因为它们适用于评估工作习惯和动机，然而，这并不是整个过程的一部分。FCE 的这一部分应该描述工伤患者在理解、回忆和遵循指令的能力方面的局限性。其他的社会心理问题，如处理工作压力的能力、对监督的反应、和同事的关系，也应该注意。

许多 FCE 使用一种称为"工作意愿测评"的评估工具，它被认为用来测评顾客在 FCE 期间表现的最佳动机。尽管人们怀疑，工作意愿低的工伤患者将会有不同的康复模式，甚至可能会得到不合理的残疾补偿，但仍然难以发现不真诚的努力。在一项关于努力评估、反应偏差评估和装病评估的综述中，神经心理学家很少支持这种说法（工伤患者在测试时表现出不真实的能力表现），而是鼓励继续对这一主题进行研究，建议研究人员坚持使用推荐的程序和统计评估（Heilbronner et al.，2010）。

由于情绪和情感的变化通常与身体问题并存并使其恶化，这些问题应列入评估。一个简短的筛选工具可以与临床观察一起使用，以确定任何心理社会问题的影响。广义满意度量表是一种快速的 25 项纸笔测量非精神病性抑郁症的工具，它有助于确定情绪变化的程度，而情绪变化与工作角色的丧失与否是相互关联的（Hudson，1982）。对于情绪的评估，也有其他的量表可用（Heuchert & McNair，2012），治疗师应根据工伤患者的具体情况选择合适的量表。如果获得阳性的检测结果，可能需要心理服务的帮助。治疗师应选择最适合患者情况的评估工具，如针对焦虑、抑郁、一般健康态度等的评估。

（4）选择功能性能力评估：有超过 55 个 FCE 量表可用，选择一个合适的 FCE 是困难的。它们评估的生理和心理因素以及实施措施的方式是不同的。同时，它们在实际实施及引导语使用方面也存在不同。有些人使用一系列测试，这些测试可能基于工作的特定任务分析，也可能不基于特定任务分析。这些测试可能包括强度、柔韧性和耐久性的测试。另一些人则使用工作所需任务的实际模拟。虽然 FCE 重测的信度很高（Brouwer et al.，2003；Gibson et al.，2010），但很少有 FCE 通过严格的测试来确定评估是否能够预测真实的工作表现（Chen，2007）。

Cheng 和 Cheng（2011）发现，对于特定损伤（如桡骨远端骨折），特定工作 FCE 的预测价值比非特定工作 FCE 的预测价值要高。他们还发现，特定工作 FCE 在评估非特异性慢性腰痛患者的就业状况方面有长处（Cheng & Cheng，2010）。

在 Gouttebarge 等（2004）的系统综述中，Isernhagen 工作系统是唯一被发现具有良好预测效度的 FCE。Blankenship 系统、Ergos 工作模拟器、Ergo-Kit 和 Isernhagen 工作系统，尽管其中一些测试系统看似很有前景（Lechner et al.，2008），但是除 Isernhagen 工作系统外，其他工作系统没有达到预期（Gouttebarge et al.，2009）。虽然根据工作坊和相关产品的实用性来选择 FCE 似乎很容易，但决策过程应该仔细执行，并应充分了解当前的研究文献。

3. 支付方式　一般来说，功能性能力评估和工作强化是由工伤补偿保险、个人保险或管理护理计划、美国各州或地方机构或私人薪酬支付的（American Occupational Therapy Association，AOTA，2012）。一般来说，这类评估和培训必须是医学上必要的，并符合保险公司保单中规定的某些医疗标准。建议对服务和费用验证进行预认证（AOTA，2012）。

4. 功能性工作评估总结　了解工伤康复的两种主要评估手段——工作分析和功能性能力评估，为干预奠定基础。工伤患者个体化的目标、工作地点的设计变更，以及使员工的能力更接近工作的需求，都是建立在一组执行良好的评估之上的。执行者必须将评估提供的细节整合到干预过程中，FCE 的结果应该用来证明工伤患者的工作潜力。这些信息应该清楚地传达给雇主和工伤患者。最重要的是，最好的"评价"是全面的；它考察了工作、工作环境和工人的需求、兴趣、欲望（动机）、行为（习惯和生活方式）和个人特征。还需要进一步的研究来证明 FCE 在让受伤工人重返工作岗位和预测他们的成功上的价值。此时，对 FCE 的预测成功（或失败）进行记录可能是向工伤患者展示潜在有效性的最佳方法。

（二）干预

针对个人重返职场的干预建立在传统的作业治疗干预的基础上，是进一步深入到工伤患者的日常工作需求。在整个干预过程中，治疗师应与工伤患者的工作主管保持沟通，反复确定工作地点调整的可能性，以匹配评估过程中发现的工伤患者工作表现水平。这些调整可能在整个过程中持续进行，允许工伤患者更早地返回工作环境，并鼓励其将个人身份证明为有贡献、有能力的员工。

1. 工作适能（work conditioning）一般在急性护理之后，在工作强化（work hardening）之前。与传统的作业治疗干预一样，工作适能关注的是修复潜在的身体或认知障碍，以改善

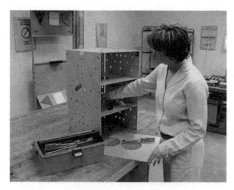

图 28-3　使用模拟工作任务进行工作适能
这是一个初始的模拟，因为前屈和弯腰的动作要求
还没有添加

功能。传统康复与工作适能之间的区别在于，工作适能干预的重点是工作或就业环境的功能要求，而不是家庭或娱乐活动所需的生活技能。工伤患者的灵活性、力量、协调性和耐力可能会被成功恢复。工作适能应使工伤患者的身体能力提高，设计成功的表现，并就工伤患者的能力提供现实的反馈（图 28-3）。工伤患者每天可能为当天计划的活动量身定制热身练习，根据工作要求进行适能练习，以及使用工作示例（复制工作的基本任务组成）进行与工作相关的任务练习。一个训练计划可能以1～2 小时开始，随着工伤患者的情况改善到每天 8 小时而不断推进。

2. 工作强化（work hardening）是一种多学科的结构化治疗，旨在最大限度地提高工伤患者重返工作岗位的能力。工作强化包括工伤患者恢复充分就业功能所需的各个方面，如心理社会、沟通、身体和职业需求。虽然一般的躯体能力在工作适能训练时已经得到改善，但工作强化更具体地针对特定的工作或工作分类，因此往往涉及工作模拟。在工作强化过程中需要考虑的因素包括生产力（速度、准确性和效率）、安全性（遵守安全原则和使用安全设备和算法的能力）、特定任务的躯体耐力（执行重复任务要求的能力和耐力）、组织技能和决策。工作强化与工作适能训练的区别在于：前者以分级的方式使用真实或模拟的工作活动、在与实际工作环境相当的时间段内进行工作重建、全面的工作干预，以及多学科方法的参与（Isernhagen，1988）。工作强化课程包括职业治疗/物理治疗、心理学知识、职业康复、社会工作和社会服务。其他专业参与人员包括毒品和乙醇咨询师、营养学家和教育工作者（特殊教育或教育评估人员）。

工作强化环境应该尽可能地与真实的工作场所相似。传统的工作适能能力设备以及可能从工地带来的专用设备都需要足够的空间。此外，工伤患者需要的行为和互动应该在一个模拟真实的工作环境中进行训练，如按规定的时间表到达和离开、固定工间休息、有主管对工作表现和标准给出积极和消极的反馈等。让患者在康复期间接受兼职或全职的轻工任务，可能会让患者觉得自己是团队的一员。工作强化环境也可以帮助雇主在这个过程中建立他们的信心，让他们直接观察员工的能力。

所有相关参与者都应随时知悉这一进程，包括雇主、主管、保险代表、职业健康护士和医生。

（三）重新评估工伤患者和训练计划评估

应进行两种相互交织的评价。应该对工伤患者进行全面再评估，职业康复项目也要全面评估。在以临床为基础的治疗过程中，应像传统作业疗法那样，监控患者的进展情况，并说明他们是否达到了功能性目标。建议对患者和患者主管进行随访评估，以便在再次受伤或损伤加重之前，治疗师在出现问题时进行干预。此外，将这些信息（删除了个体标识）与工伤患者的其他信息结合起来以确定是否实现了整个项目目标也很重要。重要的是要知道该计划是否满足工伤患者的个体需求，以及转介源（雇主）的需求。随访复工后的情况，如成功返回工作岗位的比例、限定工作时间的长度，以及过去的工伤患者和他们的主管的主观反应，使治疗师能够改进该项目。这些资料对于显示服务的成本效益价值很重要，如果出现偿还问题，应提供这些资料。同样的信息也可以用于营销策略。

八、复工临床实施

本章包含了与工作相关的评估、工作适能和工作强化的干预、个人和项目重新评估的基本信息，以及工作动机、工作中断和作业治疗师可以进行干预的方式的背景信息。不过，如果没有框架，这些知识的应用可能会令人困惑。因此，本部分描述了一个决策路径和一个 FCE 示例（图 28-4）。本决策路径中确定的干预措施与第二版《作业治疗实践框架：领域与过程》（American Occupational Therapy Association，2008）中阐述的干预措施密切相关。这些干预措施包括治疗性使用自我（治疗师有计划地使用其个性、洞察力、感知和判断作为治疗过程的一部分）、教育、咨询和作业治疗使用（基于作业的活动）。这些干预措施基础而广泛，对其优点或局限性进行有意义的讨论可能超出了本章的范围。

图 28-1 所示的复工决策路径显示了在更重的损伤、医疗管理和急性康复背景下的工作康复过程。因为成本控制是任何卫生保健组织中最重要的问题，所以决策路径鼓励以一种更高效的逻辑方式使工伤患者返回到工作岗位。决策路径从工作过程的中断开始，包括医疗干预和康复干预，包含评估和干预的复工过程，并提供了工伤患者可能返回工作的几个连接点。

图 28-4 中的 FCE 由大多数临床设置中常规可用的测量方法组成。可以根据需要添加其他测试。许多现成的 FCE 都有一些局限性和优点，治疗师在选择 FCE 的工具时应该有开阔的视野。对于治疗师来说，最有效的方法可能是首先了解重返工作岗位的评估和干预过程，然后开发一个由针对个别患者的可用组件和他们必须返回的特定环境情景组成的结构化评估系统。

FCE 的第一页资料包括对调查结果的评估、对工作要求与工作表现之间差异的解释，以及建议。这种安排似乎把结尾（结果）放在开头，然后才允许读者遵循和理解评价过程。这种格式的设计是为了让雇主和（或）工伤患者能够立即看到"底线"。然后以评价过程的形式提供背景资料，作为调查结果的证据。本部分还将解释决策路径和 FCE 的每个部分。还请参考案例分析，它进一步演示了 FCE 的使用。

（一）医疗管理和急性期康复

一旦患者进入医疗系统接受治疗，重返工作岗位的过程就开始了。医疗管理涉及使用医疗技术来控制和治疗中断了的工作角色的急性医疗问题。当医疗问题及其治疗导致身体虚弱、肌肉无力、关节运动受损、灵活性和（或）协调性下降或其他限制时，应遵循医疗管理原则进行急性期康复。身体损伤的急性期康复措施包括使用物理制剂、锻炼和教育，以恢复因损伤、疾病、手术或制动而受损的能力。医疗管理和急性期康复都需要评估、诊断和治疗病理情况。在每个过程的末尾，必须对工伤患者返回工作岗位的可能性做出决定。如果患者能够并愿意在这些关键时刻重返工作岗位，则停止干预。许多工伤患者受伤或患病的后遗症很轻，在不需要进一步干预的情况下且自身有很高的内在动机，就可以返回工作岗位。

工作能力评估

作业治疗服务

注：患者已经过医疗方面的评估，并清楚功能性能力/工作能力

评估者：

工伤患者姓名：

评估日期：

对评估结果进行评估

-未完成评估/无效评估

　　　　□ 信息不全面，无法预测身体能力/工作能力

　　　　□ 工伤患者拒绝参与评估过程

　　　　□ 工伤患者的症状阻碍患者参与评估过程

-评估结果成功反映工伤患者的工作表现

劳动部门对工作水平的体力要求

工作要求	工伤患者的表现
□ 低于久坐——不常提举<2 磅，最少步行，无负重	□
□ 久坐——偶尔提举 10 磅或更轻，不能持续行走或携带	□
□ 稍有久坐——偶尔提举 15 磅；经常提举 10 磅或以下；间歇行走、自定步速行走、无负重行走	□
□ 轻体力——偶尔提举 20 磅；经常提举 10 磅以下；无等级、低速、10 磅负重/行走	□
□ 轻-中体力——偶尔提举 35 磅；经常提举 20 磅或以下；无等级、低速、20 磅负重/行走	□
□ 中体力——偶尔提举 50 磅；经常提举 25 磅或以下；无等级、低速、25 磅负重/行走	□
□ 中-重体力——偶尔提举 75 磅；经常提举 35 磅或以下；无等级、低速、35 磅负重/行走	□
□ 重体力——偶尔提举 100 磅；经常提举 50 磅或以下；低速、50 磅负重/行走	□
□ 超重体力——偶尔提举超过 100 磅的重物；经常提举 50～100 磅；低速、50 磅负重/行走	□

用于解释工作要求与工作表现差异的因素

□ 测试中的次优自愿性工作

□ 诊断和症状之间的差异

□ 工伤患者对能力的感知与实际能力的差异

□ 体能有限：

　　◆ 关节活动度/灵活性

　　◆ 肌力

　　◆ 身体耐力

　　◆ 感觉

　　◆ 手灵活性

□ 社会心理能力欠缺

◆ 心境/情感

◆ 认知

◆ 疼痛耐受度/疼痛行为

图 28-4　功能性能力评估

工 作 建 议

☐ 工作能力与工作需求相匹配

☐ 可以全力完成目标工作

☐ 全职工作

☐ 兼职工作：_____小时/天_____天/周

☐ 工伤患者工作能力接近工作要求，提示工伤患者有复工的潜力

☐ 完成目标工作能力有限或者可以完成轻体力工作

"安全"表现，建议通过以下计算方法计算：

在最优位置/条件下（＜1/小时），以测量的最大演示量的60%计算出的最大偶尔用力/力矩/提举力

☐ 双手提举从地面水平到髋关节水平　　　　　　　　♯_____

☐ 双手提举从髋关节水平到肩关节水平　　　　　　　♯_____

☐ 双手提举从肩关节水平到超过头位置　　　　　　　♯_____

☐ 推（腕关节水平）　　　　　　　　　　　　　　　♯_____

☐ 拉（腕关节水平）　　　　　　　　　　　　　　　♯_____

☐ 从超过头位置拉向肩关节水平　　　　　　　　　　♯_____

☐ 坐　　　　　　　　　　　　□无限制　　　□限制到_____

☐ 站　　　　　　　　　　　　□无限制　　　□限制到_____

☐ 走　　　　　　　　　　　　□无限制　　　□限制到_____

☐ 前屈/后伸　　　　　　　　　□无限制　　　□限制到_____

☐ 够物（超过头高度）　　　　□无限制　　　□限制到_____

☐ 精细工具使用　　　　　　　□无限制　　　□限制到_____

☐ 握力性工具使用　　　　　　□无限制　　　□限制到_____

☐ **工作场所调整**

工作场所人体工程学评估，并对工作节奏/工作流程/工作设备或工具进行调整。

☐ **工作适能**

提供结构性的、有监督的工作活动，以提高工伤患者身体和心理条件，帮助他们复工。

☐ **功能性能力再评估**

在解决工伤患者社会心理和（或）身体问题后，进行再评估。

工伤患者背景信息

年龄_____ 性别_____ 利手_____

现在工作情况_____ 全职_____ 兼职_____ 天/周_____ 小时/天_____ 全部任务_____

轻型任务_____ 没有工作

工作名称_____

目前工作/目标工作任务构成

工作对身体和认知任务的主要需求：

_____

_____

_____

图 28-4　（续）

选择最适合目前工作的体力要求：

☐ 低于久坐——不常提举<2磅，最少步行，无负重

☐ 久坐——偶尔提举10磅或更轻，不能持续行走或携带

☐ 稍有久坐——偶尔提举15磅；经常提举10磅或以下；间歇行走、自定步速行走、无负重行走

☐ 轻体力——偶尔提举20磅；经常提举10磅以下；无等级、低速、10磅负重/行走

☐ 轻-中体力——偶尔提举35磅；经常提举20磅或以下；无等级、低速、20磅负重/行走

☐ 中体力——偶尔提举50磅；经常提举25磅或以下；无等级、低速、25磅负重/行走

☐ 中-重体力——偶尔提举75磅；经常提举35磅或以下；无等级、低速、35磅负重/行走

☐ 重体力——偶尔提举100磅；经常提举50磅或以下；低速、50磅负重/行走

☐ 超重体力——偶尔提举超过100磅的重物；经常提举50~100磅；低速、50磅负重/行走

医疗情况

与工作缺陷相关的诊断＿＿＿＿＿＿＿＿＿＿＿＿＿＿＿＿＿＿＿＿＿＿

＿＿＿＿＿＿＿＿＿＿＿＿＿＿＿＿＿＿＿＿＿＿＿＿＿＿＿＿＿＿

＿＿＿＿＿＿＿＿＿＿＿＿＿＿＿＿＿＿＿＿＿＿＿＿＿＿＿＿＿＿

多病共存的情形＿＿＿＿＿＿＿＿＿＿＿＿＿＿＿＿＿＿＿＿＿＿＿＿

＿＿＿＿＿＿＿＿＿＿＿＿＿＿＿＿＿＿＿＿＿＿＿＿＿＿＿＿＿＿

＿＿＿＿＿＿＿＿＿＿＿＿＿＿＿＿＿＿＿＿＿＿＿＿＿＿＿＿＿＿

工作中断起始时间＿＿＿＿＿＿＿＿＿＿＿＿＿＿＿＿＿＿＿＿＿＿＿

外科及医疗处理＿＿＿＿＿＿＿＿＿＿＿＿＿＿＿＿＿＿＿＿＿＿＿＿

目前与工作情形相关的症状

	强度		
	轻度	中度	严重
疼痛	• •	• •	•
麻木	• •	• •	•
虚弱	• •	• •	•
笨拙	• •	• •	•
疲劳	• •	• •	•
焦虑	• •	• •	•

图28-4 （续）

选择工作样本评估工作能力的数据演示

在评估过程中通过 Valpar 工作样本评估工作表现质量 （1 代表差，5 代表非常优秀）	时间	操作方法时间测量（MTM）率

1. 小工具

　1 2 3 4 5　遵循指令

　1 2 3 4 5　保持体力

　1 2 3 4 5　保持动机

　1 2 3 4 5　沟通

　1 2 3 4 5　自信呈现

4. 上肢关节活动度

　1 2 3 4 5　遵循指令

　1 2 3 4 5　保持体力

　1 2 3 4 5　保持动机

　1 2 3 4 5　沟通能力

　1 2 3 4 5　自信呈现

9. 全身关节活动度及耐力

　1 2 3 4 5　遵循指令

　1 2 3 4 5　保持体力

　1 2 3 4 5　保持动机

　1 2 3 4 5　沟通能力

　1 2 3 4 5　自信呈现

15. 阅读电路图

　1 2 3 4 5　遵循指令

　1 2 3 4 5　保持体力

　1 2 3 4 5　保持动机

　1 2 3 4 5　沟通能力

　1 2 3 4 5　自信呈现

19. 动态躯体能力　　　　　　　　　　　　　　　　　　未完成
（通过 BTE 力量测试和实际工作要求，在 PDC 级进行耐力性测试）　的任务

　1 2 3 4 5　遵循指令

　1 2 3 4 5　保持体力

　1 2 3 4 5　保持动机

　1 2 3 4 5　沟通能力

　1 2 3 4 5　自信呈现

工作能力感知

EPIC 手功能分类（HFS）和脊髓功能分类（SFS）

	久坐		轻体力	
	HFS 占整体 百分比	SFS 占整体 百分比	HFS 占整体 百分比	SFS 占整体 百分比
可以完成				

图 28-4　（续）

续表

	久坐		轻体力	
	HFS 占整体百分比	SFS 占整体百分比	HFS 占整体百分比	SFS 占整体百分比
轻度受限				
中度受限				
无法完成				
不知道				

	中等体力		重体力	
	HFS 占整体百分比	SFS 占整体百分比	HFS 占整体百分比	SFS 占整体百分比
可以完成				
轻度受限				
中度受限				
无法完成				
不知道				

描述工伤患者角色需求和能力感知

	需要	完成表现好	完成表现差	不能完成
站立时间为工作时间的 50%				
坐的时间为工作时间的 50%				
频繁步行 30 分钟/小时				
经常/长期屈身或弯腰				
偶尔混合提举（每天 1～2 次）				
周期性提举				
"最适合负荷"：100# 50# 20# 10#。频繁提举或搬运（1 小时 1 次）				
周期性提举"最适合负荷"：50# 20# 10#，10#				
超过头够物 10 次/小时				
经常/长时间使用电脑，45 分钟/小时				
经常/长期使用手工工具				
经常/长期使用振动电动工具				
经常/长期使用精密仪器				
分析决策				
人员监督				

与工作相关全身运动能力（工作潜力）

	右			左		
	正常	受损	无法完成	正常	受损	无法完成
抬上臂过头						
把手放在脖子后部						

图 28-4　（续）

续表

	右			左		
	正常	受损	无法 完成	正常	受损	无法 完成
把手放在背部中部						
把手放在对侧肩膀上						
手肘弯曲-手掌向上和向下						
屈伸腕关节						
粗大抓握和释放						
弯腰触地						
单膝跪在地上						
爬（10 英尺）						

静态姿势（症状出现前保持体位的时间，以分钟计）

坐位时间＿＿＿＿ 站立时间＿＿＿＿＿ 肩关节水平以上够物＿＿＿＿＿＿＿＿＿＿

手部感觉

（手指两点辨别觉）

	大拇指	示指	中指	环指	小指
右手					
左手					

手部灵活性 Jebsen-Taylor 手功能测试

（以秒计，基准分数=均数以下 2 个标准差）

测试内容	书写卡片	玩转小物品	拾起物品	吃东西	放跳棋	叠叠高（轻物体）	叠叠高（重物体）
原始分数，右手							
原始分数，左手							
男性，利手	19.2	5.8	7.9	8.2	4.7	3.8	4
男性，非利手	55.9	6.3	8	10.5	5	4.4	3.9
女性，利手	15.9	7.1	7.1	8.9	4.5	4.1	4.2
女性，非利手	47.4	7	8	11.2	5.2	4.5	4.3

BTE 静态等长收缩力量/Primus 工作模拟测试

	右			左		
	配件编号	百分等级	变异系数	配件编号	百分等级	变异系数
握紧						
三指捏						
腕背伸						

图 28-4 　（续）

续表

	右			左		
	配件编号	百分等级	变异系数	配件编号	百分等级	变异系数
前臂旋后						
屈肘						
肩关节前屈						

	测试前	测试后
脉搏		
血压		

动态等长收缩测试——提举、推、拉（BTE/Primus 测试）
（对疲劳、异常症状、技能倒退等现象进行处理）

	工具	重量	百分等级
		提举/拉	
地面到膝关节水平	191		
膝关节到肩关节水平	191		
从肩关节到过头位置	191		
腕关节水平推	191		
腕关节水平拉	191		
过头拉	191		

	测试前	测试后
脉搏		
血压		

躯 体 耐 力

（Tuxworth 台阶测试）5 分钟（25 步/分钟速率）16 秒（40 cm）步

公式=累积静息心率（HR）/体重

心率 0.5 分钟—1 分钟×2 ___ +心率 1.5 分钟—2 分钟×2 ___ +心率 2.5 分钟—3 分钟×2 ___

体重___千克（1 kg=2.2 磅）

均数 = 5.40 标准差 = 1.145 Z 分数 =

认知/行为

广义满意度量表_____

（得分范围 25～125）得分越低表明生活满意度越高

决策测试（记录百分位排序）_____

图 28-4 （续）

简易精神状态评价（MMSE）量表_____

得分范围 0～30

得分<24 表示需要进行详细的测试

评估结果总结

工伤患者对工作要求的感知

低于久坐 久坐 稍有久坐 轻体力 轻-中体力 中体力 中-重体力 重体力 超重体力

工伤患者对自己工作能力的感知

认知/行为

全身运动能力

静态站立、坐以及够物耐力

上肢肌力，提举/推/拉，用力一致性

躯体耐力

手部感觉及灵活性

工作表现	Valpar 工作样本个人资质概要 根据工作的 MTM 百分比决定资质水平
Valpar 1　小工具（在有限的空间里使用手动工具）	没有测试 超过工作标准 满足工作标准 没有满足工作标准（有很好潜力满足标准） 没有满足工作标准（有很小潜力满足标准）
Valpar 4　上肢关节活动度（在有限的空间里，手指/手的灵活性）	没有测试 超过工作标准 满足工作标准 没有满足工作标准（有很好潜力满足标准） 没有满足工作标准（有很小潜力满足标准）
Valpar 9　全身关节活动度（手功能与伸展、弯曲相结合）	没有测试 超过工作标准 满足工作标准 没有满足工作标准（有很好潜力满足标准） 没有满足工作标准（有很小潜力满足标准）
Valpar 15　阅读电路图 　　（注意力、记忆力、新的学习、手指灵活性）	没有测试 超过工作标准 满足工作标准 没有满足工作标准（有很好潜力满足标准） 没有满足工作标准（有很小潜力满足标准）
Valpar 19　动态躯体能力（徒手处理材料）	没有测试 超过工作标准 满足工作标准 没有满足工作标准（有很好潜力满足标准） 没有满足工作标准（有很小潜力满足标准）

图 28-4　（续）

（二）工作康复

如果医疗管理和急性期康复不能使患者恢复工作状态，则工作重点在于使患者有复工的可行性。确定工伤患者具有复工可行性的方法是功能性工作评估，包括评估一般的医疗信息、工作分析（如果工作或工作类型是已知的）、FCE 和评估工伤患者对其能力的看法。

除了可评估性之外，功能性工作评估还可形成治疗师判定干预策略以实现让工伤患者重返工作岗位的框架。这里使用的 FCE 可以分为七个步骤。

1. 第一步：预评估信息 如图 28-4 所示，有关工伤患者工作的信息、人口统计学数据和有关工伤患者医疗状况和症状的信息都被记录了下来。关于工作的详细信息可以通过工伤患者的自我报告、书面工作描述、与雇主的面谈和（或）现场工作分析获得。

（1）工作需求：评价者试图从生理、认知和社会需求方面确定工作的细节。仔细回顾工作描述，与工伤患者和主管面谈，让治疗师对工作的要求有一个大致的了解。治疗师也可以选择进行现场工作分析，以便客观测量和观察，从而进一步描述工作需求。这些工作需求是评估后期建立工作样本的关键。

（2）病史及目前症状：除了完整的病历回顾外，还要求患者描述自己的病史，包括医学治疗、手术、康复和休息时间。收集关于患者当前症状的信息。与 FCE 上的工作情况网格相关的当前症状，可以让工伤患者描述并根据强度对其进行评级。鼓励工伤患者陈述他们对当前工作/残疾状况的期望解决方案，以便治疗师和工伤患者共同制订目标。虽然目前的评估还处于早期阶段，但通常有足够的信息可以在持续评估的同时开始治疗。

治疗师应确定患者所呈现的症状是否通常与诊断或疾病相关的症状相匹配。诊断与预期症状之间的显著差异可能是患者功能倒退的迹象，也可能是症状放大的早期迹象。在这时，过程可能从评估转变为干预。治疗师现在可以选择使用咨询干预，帮助工伤患者解释出现的差异。虽然患者可能没有故意错误地描述症状或诊断，但应立即处理相互矛盾的发现。在此期间，应向患者提供有关其健康状况及其通常表现和康复过程的额外信息。重要的是要给患者一个挽回面子的方法，比如有机会重述或讨论症状。咨询过程的目的是帮助工伤患者澄清信息或根据治疗师提供的新信息调整行为。症状的一致性也有助于区分哪些人有明确的WRMD，哪些人可能有过度使用的症状和体征，而这些症状尚未进入临床诊断阶段。这个过程也可以帮助患者接受和理解他的症状。

2. 第二步：工作表现评估 根据第一步中确定的工作需求，治疗师确定哪些可用的工作表现指标最能模拟当前或目标工作的需求。虽然任务组成测试可以是通用的，并且可以应用于许多工作和任务，但是如果工伤患者返回的工作是已知的，那么应该针对它进行评估。图 28-4 为选定的工作表现测试提供报告格式，包括：

- Valpar 1：小工具；精细动作灵巧度
- Valpar 4：上肢关节活动度；长时间在角度不合适的密闭空间使用双手（图 28-5）
- Valpar 9：全身关节活动度；用手伸展、弯曲和弯腰
- Valpar 15：阅读电路图，要求注意力、记忆力、新的学习、手指灵活性（图 28-6）
- Valpar 19：动态躯体能力；够物、提举、阅读、决策和遵照指令（图 28-7）

用操作方法时间测量（methods time measurement MTM）评分标准对所有这些工作表现进行测量（Valpar International Corp.，1992）。MTM 将工作样本表现与竞争性表现而非规范

性数据相关的标准进行比较。这些标准是由一家工程公司开发的，旨在模拟真实的工作节奏，而不是临床测试中常见的突发活动。MTM 对工作表现的评分从 0～150% 不等。根据以下竞争性工作标准计算工作百分比：

- 工作表现超过工作标准
- 工作表现满足工作标准
- 工作表现没有满足工作标准（有很好潜力满足标准）
- 工作表现没有满足工作标准（有很小潜力满足标准）

首先，对于习惯使用标准规范数据的临床医生来说，MTM 可能会让他们感到困惑，但对于临床医生来说，理解 MTM 对于正确分析工作表现测量数据以及向工伤患者和雇主解释结果至关重要。

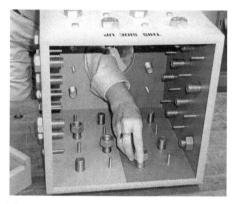

图 28-5　Valpar 4：上肢关节活动度工作样本

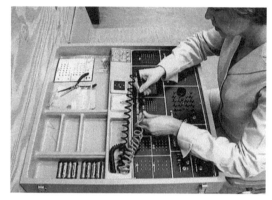

图 28-6　Valpar 15：阅读电路图工作样本

如果工伤患者的工作样本表现低于竞争性标准，则使用评估的第三步和第四步来发现导致工作表现受损的缺陷。工作表现不佳通常是工作需求、基于能力感知的内部动机和（或）表现与能力水平脱节的结果。但是，如果在特定工作样本上演示的工作表现符合竞争性标准，则可以省略第三步和第四步，治疗师可以继续进行数据分析和给出建议。

3. 第三步：患者对工作能力的感知评估　图 28-4 显示了收集关于工伤患者对其能力的感知信息的两种方法。就业潜力改善公司（The Employment Potential Improvement Corporation，EPIC）手功能分类（hand function sort，HFS）和脊髓功能分类（the spinal function sort，SFS）（图 28-8）是感知能力的评价方法。这两种分类要求工伤患者查看工作场景的图片（HFS 为 62 张，SFS 为 50 张），然后根据他对在场景中执行任务的能力的感知将它们分类为四类。这些类别包括"可以完成"、"轻度受限"、"中度受限"和"无法完成"。

图像分类结果可以用数据与规范标准进行深入分析。结果也可以按照图 28-4 所示的格式记录，记录工伤患者在久坐、轻体力、中体力和重体力这四种身体需求特征类别中报告的能力类别。获得工伤患者能力感知的第二种方法是对各种常见工作任务的表现进行自我评分。对图片分类结果和能力自我报告

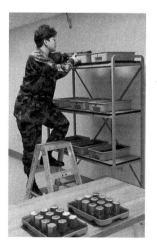

图 28-7　Valpar19：动态躯体能力工作样本

的仔细分析可提供关于患者对其能力的判断与诊断、出现的症状以及随后能力评价的重要信息。

4. 第四步：能力测量 图 28-4 包括能力测试和测量，包括全身运动能力、静态姿势耐受性、手部感觉和灵活性、躯体力量、躯体耐力、情绪和情感以及认知问题的解决。这些指标测量的是表现技能和工伤患者因素，这些因素可能会影响个人在许多工作中的能力，而不是针对任何特定的工作或任务。例子包括：

● 全身运动能力，通过观察躯干和四肢的功能运动来评估，包括伸手、触摸脖子后部和背部中部，以及向地板弯曲或弯腰。

● 对坐姿和站立的静态姿势的耐受性，在工伤患者执行其他需要长时间坐或站立的测试时进行观察和记录。

● 躯体力量，记录静态等长收缩力量和动态等长收缩测试结果。工作模拟器（Baltimore Therapeutic Equipment Co., 1999）等设备可以完成静态和动态提举测试，并可以对身体两侧的强度进行比较，并与标准进行对比（图 28-9）。

● 躯体耐力，使用台阶测试（Tuxworth & Shanawaz, 1977）或跑步机测试（如果可能的话）。安全提示：在进行任何强度或体能耐力测试之前，有必要确保患者的医疗记录得到审查，并确保转诊医生已批准进行体能测试。

● 手部感觉和灵活性，可使用多种测试中的任何一项。Jebsen-taylor 手功能测试是大多数临床环境下的标准测试，可以使用普通物品而不是钉子或别针，快速收集关于手功能的信息（Jebsen et al., 1969）。

● 情绪和情感，改变会使身体问题恶化。因此，这方面的功能应包括在评价中。一个简单的筛选工具可以结合临床观察来确定任何潜在的社会心理问题。如有重大发现，可转介心理服务。

● 认知能力应该进行测试，以确定注意力、记忆力、视力、阅读技能和解决问题方面的困难是否会导致工作缺陷。简易精神状态评价（Folstein et al., 1975）是一种简短的纸笔测试，可以让临床医生快速了解患者的认知功能。在没有明显的外部干扰因素的情况下，得分低于24 分强烈表明，在进行评估之前，有必要进行更正式的认知测试。此外，PSI 决策测试是一个 5 分钟的标准纸笔测试，测量注意力、瞬时记忆、阅读和判断能力（Ruch et al., 1981）。这两种测试中的一种或两种都可以使评价者对认知功能有一个大致的了解，并有助于确定是否需要进行进一步的专门测试。第三种选择是巴罗神经研究所的高等脑功能筛查（Barrow Neurological Institute Screen for Higher Cerebral Functions，BNIS）。BNIS 是一种用于识别认知功能障碍的筛查。BNIS 被证明与经历过脑卒中或缺氧脑损伤的患者的日常生活活动能力以及重返工作岗位有关（Hofgren, 2009）。

5. 第五步：总结测试数据 工作需求和人类行为的复杂性要求治疗师以结构化的方式进行评估和干预。如果不使用结构化方法，就有可能被大量数据或多层面行为干预中固有的困难所淹没。为了帮助管理信息并将其作为分析、处理和建议的基础，示例 FCE 使用网格来汇总和记录对能力、实际能力、表现和工作数据的感知。评价者总结来自测试的观察结果，并使用标准或 MTM 标准将原始数据转换为标准分数。本步开始全面描述患者的感知、能力，以及在样本工作环境中的表现。这些信息是第六步分析的基础。

6. 第六步：分析测量结果 根据评估结果进行分析，图 28-4 显示了分析测试数据结果时需要考虑的变量。第一种意见与 FCE 的质量有关。这是一个不完整或无效的评估，如果是，

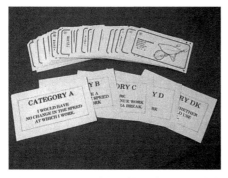

图 28-8　EPIC 手功能分类和脊髓功能分类

患者根据他们对完成工作任务的能力的认知来分类卡片

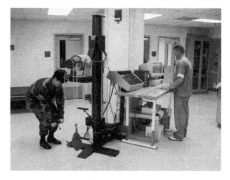

图 28-9　用于力量测试的 BTE 工作模拟器

为什么治疗师认为它是这样？治疗师将工伤患者展示的工作表现与工作需求之间的匹配情况标注在劳动部工作水平的表格里（U. S. Employment Service，2011）。如果在样本测试中的工作表现不符合工作要求的竞争性标准，治疗师将根据顾客的能力和（或）动机来解释差异。本质上，这是一个包含多个变量的回归到复工的方程。治疗师必须在评估期间收集的数据中查找匹配一致性情况和非一致性情况，以提供有意义的分析和建议。

（1）首先是诊断和症状之间的匹配。一个特定的诊断通常会导致一系列症状。治疗师必须决定症状是否符合诊断。

（2）其次评估的是症状和患者对他的工作能力的认知之间的一致性，如图片分类测试。一个匹配非一致性的例子是工伤患者报告手部感觉异常，但是没有在图片分类中显示出不可以使用精密工具。

（3）再次是评估客户对工作能力的感知与其所表现出的躯体和认知能力（工作潜力）之间的一致性程度。匹配非一致性的例子包括工伤患者表示无法使用重型工具，但在躯体能力测试期间显示出超常的力量和耐力。

（4）最后治疗师将来访者的躯体和认知能力（工作潜力）与工作模拟或任务组成测试中显示的实际工作表现进行比较，以确定一致性水平。工伤患者表现出的躯体和认知能力应该接近于在工作样本测试中表现出的能力。

本步骤中的分析是将评估过程无缝隙地过渡到治疗过程。错误知觉的问题可以通过对损伤或紊乱的病理生理学方面以及预期的康复过程中的咨询和教育来解决和调和。关节保护、节能技术和身体力学等技术的教育可以提高患者处理症状和局限性的能力。在运动和伸展练习方面的指导可以提供进一步的技能来管理症状和限制。工作适能可以开始。利用工作样本进行工作适能，可以提高身体素质和人体工程学表现，帮助工伤患者认识自己的能力，帮助工伤患者制订实际的目标。

7. 第七步：推荐　图 28-4 合并了可以从第 1～4 步收集的、第 5 步总结的和第 6 步分析的信息中支持的建议表述。建议的第一部分考虑工伤患者可以返回到全职或兼职或轻体力的岗位。转介医生很可能使用评价建议确定轻体力工作的参数，所以重要的是轻体力工作的局限需要基于测试数据的结果，包括个人能做什么以及不能做什么。建议部分还为那些还没有准备好重返工作岗位，但可能通过教育或工作适能和工作强化等干预措施而达到工作标准的工伤患者提供指导。最后，对于那些似乎没有潜力回到目标水平工作或受伤前工作的工伤患者，从业者可能建议在工伤患者的身体需求能力范围内对工作进行职前测试和职业探索。

九、个体化的职业康复实践

复工评估和治疗干预是复杂的，但结果是令人激动的和有益的。以工作为导向的治疗，也被称为工作治疗，通过要求在评估和数据收集方面的专家技能与临床推理和行为治疗相结合，拓展了专业实践的极限。将作业治疗技能和知识应用于这一过程同样具有挑战性，因为必须使用身体和生物力学知识以及认知和心理社会学知识。在重返工作岗位的领域进行实践的一个特别好处是，能够看到努力治疗的结果，而不仅仅是在诊所范围内进行实践时看到的结果。虽然作业治疗实践的核心可以作为工作康复的基础，按部就班的程序可以极大地提高工伤患者在返回工作过程中无缝移动的可能性，但这被认为是一个需要专业化的实践领域。

专门从事重返工作康复治疗的治疗师必须培养观察和沟通技能，这些技能必须为工伤患者-工人、工作主管和（或）工作地点的职业健康医生、保险代表和卫生保健机构内的医疗专业人员所清楚理解。治疗师必须适应顾客的工作环境，就像他们适应临床环境一样。专门从事这一领域的作业治疗师有潜力促进有关工作干预结果的经验证据的增长。

Desiron 等（2011）进行了一项文献综述，评估了多学科复工计划的有效性。纳入文献要求：纳入标准是具体的，要求评估的干预项目包括作业治疗，并在 1980 年至 2010 年期间进行，这些研究必须是随机、对照试验或队列研究，并使用与工作相关的结果指标。只有 6 项研究符合标准。尽管这 6 项研究都显示了多学科复工计划对重返工作岗位的积极影响，但由于干预措施、患者、随访时间和定义的不同，所以比较是困难的。此外，个别职业的贡献也无法描述。尽管这个综述得出结论，包括作业治疗在内的多学科复工计划改善了重返工作岗位的情况，但作者也强烈建议需要进行更多的研究，统一的术语和对治疗贡献的具体描述是必要的（Desiron et al.，2011）。

Snodgrass（2011）研究了与工作相关的腰痛和疾病患者的干预措施。七项研究调查了作为干预手段的治疗性运动，结论是没有足够的证据支持或反驳治疗性运动或其他保守治疗对亚急性或慢性下背部损伤有效。作者推荐作业治疗师使用多种干预策略，以及一种整体的、以顾客为中心的、以生物-心理-社会为中心的方法，这种方法考虑心理、社会和身体上的损伤和功能障碍（Snodgrass，2011）。

Briand 等（2007）采用了一种重返工作岗位的康复计划，该计划专为肌肉骨骼损伤患者设计，适用于有精神健康问题的患者。虽然他们没有报告该项目的有效性，但他们描述了肌肉骨骼项目中似乎与精神健康患者相关的因素，如心理状况、工作环境和利益相关者的参与。通过与 8 名工作人员一起使用该方法，他们回顾性地记录了他们通过项目的路径，提供了关于项目内容的丰富信息。确定了 4 个主要步骤及其相关目标和临床活动：评估工作障碍情况、提高复工意愿、支持复工承诺（动员），以及维护工作（一旦顾客重返工作岗位）。相关的任务与本章描述的任务非常相似，包括探索障碍、感知、身体和心理调节、与利益相关者（主管、职业健康从业者）会面、合作规划和目标设定、人体工程学评估和契合度等。

评估、干预和维持之间的动态相互作用、返回工作岗位流程的复杂性以及多个专业人士参与可以说明有关重返工作岗位计划的证据相对薄弱的原因。评估这样一个项目的有效性可能是一个挑战！证据列表 28-1 显示了这些结果。

最重要的是要记住：重返工作岗位的康复项目使用全面的、多学科的方法为工伤患者提供更好的服务，引导工伤患者通过医疗和康复过程，而不是在他们寻求重返有意义的工作岗位的过程中抛弃他们。工伤患者和雇主的需求要被一一解决，直到工伤患者不再有功能障碍，再次成为工人，成为劳动力和社会中有价值的贡献成员。

证据列表 28-1

为作业治疗实践提供包括作业治疗在内的重返工作岗位计划有效性的最佳证据

干预措施	所检测干预措施的描述	参与者	治疗量	最佳证据的类型和证据等级	益处有效性	结果的统计概率和效应大小	参考文献
常规照护与综合照护之比较。综合照护包括参与式人体工程学,基于认知行为原则的分级活动和作业治疗(OT)。接受常规照护的患者通常由内科医生和(或)专职医护人员诊治	作业治疗贡献:功能性能力评估,工作场所干预,工作场所会议投入,月度团队会议评估以及第3、6、9和12个月评估	134名年龄在18~65岁的成年人,腰痛持续12周	作业治疗:评估,工作场所干预,26次分级活动治疗,基线评估以及在第3、6、9和12个月评估	随机对照试验 无盲 证据等级:ⅠA2b	● 综合照护减少了工作时间(残疾):与常规照护组208天相比,减少了88天 ● 综合照护对复工有效 ● 经过12个月的综合照护,患者的功能状态有了更大的改善 ● 疼痛没有差异化	$P=0.003$ $P=0.004$ $P=0.01$ $P>0.05$	Lambeek et al.(2010)
多学科回归工作计划,包括OT[两组:常规治疗(TAU)和TAU+OT]	作业治疗贡献:多学科小组评估:职业史,角色扮演工作情况录像,与工作地点职业健康医师联系,并制订复员计划	62名有重度抑郁症和旷工史的成人(平均旷工242天)	诊断:5次接触(职业史,录像观察,与雇主职业医师接触,重返工作岗位) 治疗:24次小组治疗和12次个体治疗 随访:个人访视(3次) 评估:基线评估和在第3、6、12和42个月时进行再评估	随机对照试验 证据等级:ⅠB2a	● 对于在基线评估时,没有工作的工伤患者:参与OT 18个月后恢复工作的时间缩短,但随访42个月后效果消失 ● TAU+OT 有75.5%的可能性比单独TAU更具有成本效益 ● OT的添加并不影响抑郁或增加工作压力	$P<0.05$ $P>0.05$	Schene et al.(2007)
比较多学科复工计划	将认知-教学与功能-体验整合入创伤性脑损伤住院治疗方案 作业治疗贡献:多学科团队成员(未提及具体内容)	中度至重度创伤性脑损伤的成年退伍军人或现役军人(360例)	两组的参与者除了接受了常规治疗外,还接受了1.5~2.5小时的协议特异性认知-教学或功能-体验康复治疗 在第1、6、12和24个月通过电话进行评估	随机对照试验 单育法 证据等级:ⅠA2b	● 在1年内,两组的整体认知能测量结果没有差异 ● 认知-教学参与者在治疗后立即改善得更多 ● 探索性亚组分析表明,在1年内年轻的参与者认知组比功能组的受过高等教育的人比认知组的人更高。而那些年龄在30岁以上的受过高等教育的人,在功能组回归的人比认知组的人有更高的生活能力	$P>0.05$ $P=0.01$	Vanderploog(2008)

📖 案例分析

B 先生手部外科手术后复工

作业治疗干预过程	临床推理过程	
	目的	治疗师思考内容的举例
患者信息 B 先生是一名 37 岁的已婚公务员。他是一名视听支持助理，有大约 2 年右腕关节显性疼痛史。B 先生于去年因桡骨茎突狭窄性腱鞘炎接受间歇性治疗。采用保守的治疗方法，包括限制活动、用热塑拇指夹板限制手腕运动、表面冷热疗、用超声波进行深热治疗，以及经皮使用皮质类固醇药物（通过超声药物透入疗法、电离子透入疗法和注射），但这些没有将症状缓解到让 B 先生能够充分工作的程度。在转介进行功能性能力评估（FCE）前约 10 周，B 先生接受了一项手术，以释放右侧第一背腕部间室。手术及术后恢复期无明显差异。但在术后第 10 周，B 先生由于在特定工作任务中桡腕关节持续疼痛，无法继续工作。他的主管将 B 先生转介至职业健康服务中心，B 先生其后又转介至作业治疗中心接受 FCE 治疗及复职建议 回顾 B 先生的病史，他的医疗记录和最初采访的结果显示，他的健康状况还不错，排除了肌腱炎，没有明显的其他病史。B 先生已经有 10 周没有工作了，包括术后的治疗阶段。他现在又回到了工作岗位，以非正式的轻体力职务工作为主，并得到了上司的赏识	重视工作情景	"我相信 B 先生对诊断的病情已经接受了合理的治疗标准。他已经通过预期的治疗方案取得进展，只有在保守治疗失败后才开始进行侵入性（外科）治疗。" "B 先生似乎与他的主管有良好的工作关系，这证明了他可以接受非医疗指导的轻工任务。"
评估描述 B 先生给了治疗师一份具体的工作任务清单，其中包括不经常搬运 50 磅重的物品，以及相当频繁地搬运大约 25 磅重的物品。作为额外任务的一部分，B 先生被要求用一只手提起并搬运一个底座重达 17 磅的旗杆。提举和搬运通常需要右腕轻微弯曲和径向偏差。通过对他的书面工作描述审察、与主管面谈和现场观察，验证了他的工作描述 B 先生说他无论如何使用右手都会引起腕关节疼痛。他可以完成日常生活中所有的基本和工具性的活动，但除了接电话和文书工作以外，他不能完成其他工作任务。他说，"医生们"花了两年时间才发现他的问题，手术并没有解决问题。当被问及他想要的结果时，他回答说，他需要接受另一种工作岗位的培训，或者接受因工伤致残 根据工作需要，作业治疗师决定使用 Valpar 1（小工具）、Valpar 9（全身关节活动度）和 Valpar 19（动态躯体能力）对 B 先生实际工作能力进行样本测试。B 先生在操作方法时间测量（MTM）率上，Valpar 1 为 95%，Valpar 9 为 90%，Valpar 19 为 78%。在 Valpar 1 和 Valpar 9 上的工作表现符合竞争性工作标准；在 Valpar 19 上的表现低于竞争性工作标准 治疗师收集了 B 先生能力的主观和客观数据，以发现导致工伤患者能力、测试结果以及工作需求之间差异的原因。B 先生 EPIC 手功能分类和脊髓功能分类测试结果表明了他对自己执行普通工作和休闲任务能力的看法。这两类测试结果显示，他认为自己可以以正常或低于正常的速度和强度（A、B 和 C 类）完成 80.5% 的任务；19.5% 的任务在他目前的情况下是无法完成的。许多被报告为无法完成的任务并不属于通常与手和腕痛相关的工作领域 身体能力的测量显示了身体的运动范围、保持静态姿势的能	计划评估 观察分析	"我的任务是设法找出这种疾病继续限制 B 先生的原因。尽管进行了成功的手术治疗和手部康复，他成功地回到了工作岗位。我需要根据工作需要考虑他的病史，并尝试确定他康复和重返工作的动机。我需要评估他执行工作任务的能力，看看他是否真的'做好了工作准备'。如果他不能达到工作标准，那么我需要评估他的身体、认知和行为潜能，试图理解他工作能力不足的'原因'。" "B 先生的症状严重程度似乎与外科治疗和此病康复的预期反应不一致。B 先生对自己的表现能力的看法也不符合他报告的症状的严重程度，但符合对身体和认知能力的衡量。通过对他身体能力的评估，工作样本的表现超出了我的预期。最后，我认为个案的工作表现并没有完全满足目标岗位的要求。" "一般来说，我看到诊断和症状不匹配，症状和能力不匹配，能力和表现不匹配，会认为这符合一种心理覆盖的模式，这种模式限制了工作能力的应用。结合这种情况，由于几个月不活动，身体普遍虚弱，他的症状持续时间和术后恢复缓慢无疑会影响症状强度，可能会限制他在能力测试中全力以赴的意愿。在这个时候，他似乎没有准备好或愿意回到全职工作岗位上。"

续表

作业治疗干预过程	临床推理过程	
	目的	治疗师思考内容的举例
力,以及手的感觉均在正常范围内。在 Jebsen-Taylor 手功能测试的七个子测试中,有三个的测试结果明显低于平均值。使用 BTE 工作模拟器进行的静态等长收缩力量测试表明,右臂低于第 1 百分位,而左臂的平均力量等级为第 60 百分位。BTE 动态等长收缩测试结果显示双臂提举、推拉能力低于第 1 百分位。广义满意度量表得分为 62 分。时间压力下的认知表现(决策测试)在第 45 百分位。用台阶测试检查身体耐力,结果比同年龄组的平均水平低三个标准差		
推荐 作业治疗师向 B 先生解释了他有潜力返回到中等体力的工作岗位上。建议 B 先生参加一个工作康复计划。为了实现重返全职工作岗位的长期目标,需要熟练地应用身体和心理社会治疗干预措施。B 先生对自己能力和表现的看法可能会改变自己的工作角色能力	考虑患者对工作表现的评价 考虑在治疗中会发生什么,多久发生一次,持续多久 确定患者对计划的认可程度	"在我们开始治疗之前,我想和 B 先生一起回顾测试结果,并鼓励他探索和解释数据之间的差异,这是很重要的。选择性再测试(由 B 先生要求并经治疗师同意)允许 B 先生澄清数据中的冲突并展示更高的表现水平。" "我建议 B 先生参加为期 1 个月的日常工作康复课程,每次课程最初持续 1~2 个小时,直到他能够忍受 8 个小时(这是他的工作要求)为止。" "B 先生欣然同意我的建议,我很高兴,因为这似乎表明 B 先生真正参与了这一进程。"
总结短期目标和进展 在 1 个月之内,B 先生将完成以下任务: (1)利用人体力学原理、节能技术和工作简化原理进行工作模拟 (2)提高耐力和工作忍耐力,能在工作中使用右手和手腕 (3)与治疗师一起解决工作任务和工作区域的适应问题 这里总结了 B 先生正规的工作康复流程 治疗师提供了解剖学、病理生理学和伤口愈合的课程,这与 B 先生的手术过程有关。重点是伤口愈合需要一个多月的时间,在这个过程中有些疼痛是正常的 根据 FCE 的建议,转诊医生认为 B 先生可以重返到正式轻体力工作岗位,有指定身体需求限制。B 先生按照 FCE 结果参与工作 B 先生参加了每日 90 分钟的工作适能治疗活动,首要目的在于恢复体力、耐力,并在工作中逐步使用右手和手腕。第二个目的是安排渐进式的成功工作经验,这样 B 先生就会开始习惯积极的工作角色 B 先生接受了人体力学、节能技术和工作简化方面的培训,特别是与 FCE 结果和工作要求有关的培训 正式的工作地点和工作分析为 B 先生的上级主管提供了足够的信息来修改任务和进度以匹配 B 先生的能力 作业治疗师设计了一种符合人体工程学的工具,以纠正已知的可致伤害的任务。这一修改纠正了手部姿势的桡偏,允许一个更中立的姿势。这种设备在 B 先生的工作区域里被频繁使用	评估患者的理解能力 理解他将做什么 将实际表现与理想表现进行对比 了解工伤患者 重视工作情景	"该计划和目标是与 B 先生共同拟订的,以便增加他的遵守程度。这些目标特别避免了心理社会问题,而把重点放在了具体的事情上,比如治疗过程的知识、身体力学和增加耐力。我想让 B 先生有机会通过体验成功的活动而不是心理分析来改变他对自己工作能力的看法。" "对工作任务的分析表明,有些任务可能会导致腕关节症状的再次出现。我觉得,重要的是,B 先生要知道,这个问题不仅与他的体能有关,还与工作要求有关,并且这些工作要求可以通过改变工作节奏和使用适当的设备来加以修改。"

续表

作业治疗干预过程	临床推理过程	
	目的	治疗师思考内容的举例
下一步计划 经过1个月的工作适能训练，B先生完成了部分FCE。使用Valpar工作样本进行测试表明其有能力在目标工作标准下工作。B先生后来恢复了全职工作	预测目前和未来患者的担忧 分析患者的理解程度 决定他是否应该继续或停止治疗和（或）在未来随访	"我很高兴看到B先生对干预的反应。我们成功地提供了有效帮助，部分原因是对B先生在重返工作岗位的过程中进行评价或干预阶段中，他没有机会面对、捕获或暴露自己的心理问题。我小心翼翼地保持中立，只要求他试着解释数据中的差异。在所有的互动中，B先生总是被给予'回旋余地'和保全面子的途径。在康复过程中，教育、非评判性互动和成功的重复性工作经验相结合，鼓励B先生选择改变自己对能力和表现的看法，重新获得工作角色能力。"

📖作业治疗实践中的临床推理

工作康复

右利手腕关节疼痛是B先生的核心特征，因此他无法重返工作岗位。在评估的时候，B先生已经在做完手腕微创手术后停工10周了。他想重返工作岗位，但报告称，与工作有关的活动仍会导致疼痛问题。他的上司允许他担任不正式的职务。他表达了失望和沮丧的情绪，在最初的恢复期没有接受治疗。

治疗师应如何解读B先生强调的手腕疼痛？它是"真实的"还是增强的？手术后，B先生是否应该得到更长时间的保护，以免受工作压力的影响？长时间休养有什么可能的后果？考虑到心理因素可能导致他无法重返工作岗位，治疗师还会考虑其他哪些心理社会干预措施？

❓ 思考与总结

（1）列出人们工作的四个原因，并解释每个原因可能如何影响他们重返工作岗位的能力。

（2）列出老年人选择工作的四个原因，以及吸引老年人继续工作的四种方法。

（3）描述作业治疗对重返工作岗位过程的独特贡献。

（4）描述如何在复工过程中的评估和治疗阶段使用工作分析。

（5）描述工作分析结果的其他潜在用途。

（6）比较和对比FCE中所建议的两种表现评估。

（7）以杂货店店员的工作如扫描、键入、装袋为基本任务，编写基于任务组成的治疗处方和基于工作模拟的治疗处方。

（8）利用"重返工作岗位"决策途径，为一位42岁的糖尿病患者制订评估计划。他患有间歇性视网膜出血（失明），最近失去了计算机系统分析师的工作。

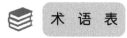 术 语 表

功能性能力评估（functional capacity evaluation，FCE）：评估工伤患者功能性能力的

系统过程。功能性能力包括工作环境中所需要的所有生理和心理社会能力，如肌肉骨骼（力量、活动范围等）、认知、情感和沟通能力。它包括对身体能力的一般评估和对特定职业技能的评估。

功能性工作评估（functional work assessment）：整个重返工作岗位过程的评估，包括①对工伤患者（传统作业治疗和功能性能力）的评估，②对工作或潜在工作的要求（工作分析）的评估。

工作分析（job analysis）：系统地评价一项工作；对现场进行物理环境评价，观察工人执行工作任务，对标准任务进行任务分析，测量设备和设备摆放情况，审查与工作有关的文件，如工作说明，并采访执行工作的人及其主管。

任务组成测试（task component testing）：功能性能力测试，根据工作中最困难、最基本的组成部分确定标准任务，并根据这些组成部分制订专门的评估或培训计划。假设使用任务进行评价或训练对工作成功至关重要的组件是确定工作绩效的有效方法，工作的内容需求用于开发评估或培训方案。

工作适能（work conditioning）：治疗方案侧重于工作或就业环境的功能要求，包括基本的身体能力调试，如恢复灵活性、力量、协调性和耐力。工作适能训练是在完成急性照护和工作强化之前进行的。

工作强化（work hardening）：多学科的结构化、分级的重返工作岗位治疗方案，对工伤患者-员工提出了更高的康复要求，恢复员工的全面能力，以满足工作的需求。工作强化包括工伤患者在工作中完全恢复功能所需的所有方面，如心理、沟通、身体和职业需求，并且通常将工作模拟作为治疗过程的一部分。

与工作有关的肌肉骨骼疾病（work-related musculoskeletal disorder，WRMD）：在工作环境中，因不断承受压力而导致的各种健康问题，可能影响肌肉骨骼、神经和神经血管系统，包括各种职业导致的累积创伤障碍、累积应激损伤和重复性运动障碍。

参 考 文 献

Adams, L. (2011). Social Security Administration "Ticket to Work" program costs tripled from 2007 to 2010. *iWatch News*. Retrieved July 18, 2013 from http://www.publicintegrity.org/2011/06/06/4820/social-security-administration-ticket-work-program-costs-tripled-2007-2010-0.

Ahlgren, A., Broman, L., Bergroth, A., & Ekholm, J. (2005). Disability pension despite vocational rehabilitation? A study from six social insurance offices of a county. *International Journal of Rehabilitation Research, 28,* 33-42.

Alicke, M. D., & Sedikides, C. (2009). Self-enhancement and selfprotection: What they are and what they do. *European Review of Social Psychology, 20,* 1-48.

American Association of Retired Persons. (2006). The state of 50+America 2006. Retrieved July 13, 2013 from http://www.aarp.org/money/budgeting-saving/info-2006/fi fty_plus_2006.html.

American Occupational Therapy Association. (2008). *Occupational therapy practice framework: Domain and process* (2nd ed.). Retrieved from the American Occupational Therapy Association at http://www. aota.org/.

American Occupational Therapy Association. (2012). *Functional capacity evaluation* . Retrieved July 13, 2013 at http://www.aota.org/en/About-Occupational-Therapy/Professionals/WI/Facts/Capacity-Eval.aspx.

Americans with Disabilities Act. (1990). *Public Law 101-336, 42 U.S.C. 12101.* Washington, DC: U.S. Department of Justice. Retrieved March 11, 2005 from http://www.usdoj.gov/crt/ ada/adahom1.htm.

Americans with Disabilities Act Title I Regulations. (1991). 29 CFR '1630.01 et seq. and appendix.

Anaby, D. R., Backman, C. L., & Jarus, T. (2010). Measuring occupational balance: A theoretical exploration of two approaches. *Canadian Journal of Occupational Therapy, 77,* 280-288.

Arnold, K. A., Turner, N., Barling, J., Kelloway, E. K., & McKee, M. C. (2007). Transformational leadership and psychological well-being: The mediating role of meaningful work. *Journal of Occupational Health Psychology, 12,* 193-203.

Baltimore Therapeutic Equipment Co. (1999). *BTE Work Simulator operator's manual.* Hanover, MD: Baltimore Therapeutic Equipment Co.

Barbe, M. F., & Barr, A. E. (2006). Inflammation and the pathophysiology of work-related musculoskeletal disorders. *Brain, Behavior, and Immunity, 20,* 423-429.

Bartone, P. T., Roland, R. R., Picano, J. J., & Williams, T. J. (2008). Psychological Hardiness Predicts Success in US Army Special Forces Candidates. *International Journal of Selection and Assessment, 16,* 78-81.

Bazley, C. (2012). Challenges for the nuclear workforce: Ageing and knowledge transfer. Presented at the *Applied Human Factors & Ergonomics Conference* , San Francisco, CA.

Bender, A., & Farvolden, P. (2008). Depression and the workplace: A progress report. *Current Psychiatry Reports, 10,* 73-79.

Brannick, M. T., Levine, E. L., & Morgeson, F. P. (2007). Job analysis: Methods, research, and applications for human resource management (2nd ed.). Thousand Oaks, CA: Sage Publications.

Briand, C., Durand, M., St-Arnaud, L., & Corbiére, M. (2007). Work and mental health: Learning from return-to-work rehabilitation programs designed for workers with musculoskeletal disorders. *International Journal of Law and Psychiatry, 30,* 444-457.

Brouwer, S., Reneman, M. F., Dijkstra, P. U., Groothoff, J. W., Schellenkens, J. M. H., & Göken, L. N. (2003). Test-retest reliability of the Isernhagen Work Systems Functional Capacity Evaluation in patients with chronic low back pain. *Journal of Occupational Rehabilitation, 13,* 207-218.

Buddeberg-Fischer, B., Stamm, M., Buddeberg, C., & Klaghofer, R. (2008). The new generation of family physicians, career motivation, life goals, and work-life balance. *Swiss Medical Weekly, 138,* 305-312.

Burwash, S. C. (1999). A teaching model for work practice in occupational therapy. *Work, 12,* 133-137.

Centers for Disease Control and Prevention. (2007). The state of aging and health in America. Retrieved February 7, 2012 from www.cdc. gov/aging and www.merck.com/cr.

Cahill, K. E., Giandrea, M. D., & Quinn, J. F. (2011). *Reentering the Labor Force after Retirement, Monthly Labor Review,* 34-42. Retrieved July 13, 2013 from http://www.bls.gov/opub/mlr/2011/06/art2full.pdf.

Chen, J. J. (2007). Functional capacity evaluation and disability. *The Iowa Orthopaedic Journal, 27,* 212-127.

Cheney, G., Zorn, T. E., Planalp, S., & Zair, D. J. (2008). Meaningful work as personal/social well-being: Organizational communication engages the meanings of work. In C. S. Beck (Ed.), *Communication yearbook* (pp. 137-186). New York: Routledge.

Cheng, A. S., & Cheng, S. W. (2010). The predictive validity of job-specific functional capacity evaluation on the employment status of patients with nonspecific low back pain. *Journal of Occupational and Environmental Medicine, 52,* 719-724.

Cheng, A. S., & Cheng, S. W. (2011). Use of job-specific functional capacity evaluation to predict the return to work of patients with a distal radius fracture. *American Journal of Occupational Therapy, 65,* 445-452.

Chester, E. (2005). *Getting them to give a damn: How to get your front line to care about the bottom line.* Chicago: Dearborn Trade Publishing, Kaplan.

Committee on Installations and Advice. (1928). Analysis of crafts. *Archives of Occupational Therapy, 6,* 417-421.

Cronin, B., Heinen, B., Jenkins, J., Anderson, L., Fien-Helfman, D., Cook, A., Matheson, L., Davis, P., & Chapman-Day, K. (2011). *Final Report on the Review and Evaluation of Job Analysis Practices* . Call Order 0001: Job Analysis, Submitted to the Social Security Administration. Retrieved July 13, 2013 from www.ssa.gov.

deGraaf, R., Kessler, R. C., Fayyad, J., ten Have, M., Alonso, J., Angermeyer, M., Borges, G., Demyttenaere, K.,

Gasquet, I., Girolama, G., Haro, J. M., Jin, R., Karam, E. G., Ormel, J., & Posada-Villa, J. (2008). The prevalence and effects of adult attention-deficit/hyperactivity disorder (ADHD) on the performance of workers: Results from the WHO World Mental Health Survey Initiative. *Occupational and Environmental Medicine, 65,* 835-842.

Désiron, H. A. M., de Rijk, A., Van Hoof, E., & Donceel, P. (2011). Occupational therapy and return to work: A systematic literature review. *Biomed Central Public Health, 11,* 615-629.

DuToit, M. D., & Coetzee, M. (2012). Archetypal values of science and engineering staff in relation to their career orientations. *South African Journal of Industrial Psychology, 38,* 955-969.

Equal Employment Opportunity Commission. (1992). *A technical assistance manual on the employment provisions (Title I) of the Americans with Disabilities Act.* Washington, DC: Equal Employment Opportunity Commission.

Federal Register (1991). Part V: Equal Employment Opportunity Commission 29 CFR part 1630, *Equal Employment Opportunity for Individuals with Disabilities* ; Final Rule.

Folstein, M. F., Folstein, S. E., & McHugh, P. R. (1975). Mini-Mental State: A practical method for grading the state of patients for the clinician. *Journal of Psychiatric Research, 12,* 189-198.

Frankl, V. (1984). *Man's search for meaning.* New York: Touchstone.

Giandrea, M. D., Cahill, K. E., & Quinn, J. F. (2008). *Self-employment transitions among older American workers with career jobs* . Working Paper Series WP-418 (U.S. Bureau of Labor Statistics). Retrieved July 13, 2013 from http://www.bls.gov/osmr/abstract/ec/ec080040.htm.

Gibbs, L. I. (2011). Keynote for Preparing for an Aging Workforce. 2011 Workforce Symposium, New York Academy of Medicine, New York. May 4, 2011.

Gibson, L. A., Dang, M., Strong, J., & Khan, A. (2010). Test-retest reliability of the GAPP functional capacity evaluation in healthy adults. *Canadian Journal of Occupational Therapy, 77,* 38-47.

Gouttebarge, V., Kuijer, P. P., Wind, H., van Duivenbooden, C., Sluiter, J. K., & Frings-Dresen, M. H. (2009). Criterion-related validity of functional capacity evaluation lifting tests on future work disability risk and return to work in the construction industry. *Occupational and Environmental Medicine, 66,* 657-663.

Gouttebarge V., Wind, H., Kuijer, P. P. F. M., & Frings-Dresen, M. H. W. (2004). Reliability and validity of functional capacity evaluation methods: A systematic review with reference to Blankenship system, Ergos work simulator, Ergo-Kit and Isernhagen work system. *International Archives of Occupational and Environmental Health, 77,* 527-537.

Hao, Y. (2008). Productive activities and psychological well-being among older adults. *Journal of Gerontology, Series B: Psychological Sciences and Social Sciences, 63,* S64-S72.

Heilbronner, R. L., Sweet, J. J., Morgan, J. E., Larrabee, G. J., Millis, S. R., & conference participants. (2010). American Academy of Clinical Neuropsychology Consensus Conference Statement on the Neuropsychological Assessment of Effort, Response Bias, and Malingering. *The Clinical Neuropsychologist, 23,* 1093-1129.

Hendrick, H. W., & Kleiner, B. (2009). *Macroergonomics: Theory, methods, and applications.* Taylor & Francis e-library.

Heuchert, J. P., & NcNair, D. M. (2012). Profi le of Mood States (2nd ed.). Multi-Health Systems Inc. Retrieved July 13, 2013 from http://www .mhs.com.

Hofgren, C. (2009). *Screening of cognitive functions: Evaluation of methods and their applicability in neurological rehabilitation* . Institute of Neuroscience and Physiology, the Sahlgrenska Academy at the University of Gothenburg, Göeborg, Sweden. Retrieved February 24, 2012 from http://gupea.ub.gu.se/bitstream/ 2077/20294/4/ gupea_2077_20294_4.pdf.

Hudson, W. W. (1982). The Generalized Contentment Scale. In *The clinical measurement package.* Homewood, IL: Dorsey Press.

International Association of Fire Fighters. (2012). Health, Safety, & Medicine. Retrieved July 13, 2013 from http://www.iaff.org/HS /CPAT/cpat_index.html.

Iles, R. A., Davidson, M., & Taylor, N. F. (2008). Psychosocial predictors of failure to return to work in non-chronic non-specific low back pain: A systematic review. *Occupational and Environmental Medicine, 65,* 507-517.

Isernhagen, S. J. (1988). *Work Injury Management and Prevention.* Rockville, MD: Aspen.

Isernhagen, S. J. (1995). Job analysis. In S. J. Isernhagen (Ed.), *The comprehensive guide to work injury management* (pp. 70-85). Gaithersburg, MD: Aspen.

Isernhagen, S. J. (2006). Job matching and return to work: Occupational rehabilitation as the link. *Work, 26,* 237-242.

Jastrzebowski, W. (1857/1997). *An outline of ergonomics, or the science of work based upon the truths drawn from the science of nature* (T. Baluk-Ulewiczowa, trans.). Warsaw: Central Institute for Labor Protection.

Jebsen, R. H., Taylor, N., Trotter, M. J., & Howard, L. A. (1969). An objective and standardized test of hand function. *Archives of Physical Medicine and Rehabilitation, 50,* 311.

Johnson, R. W. (2007). *Managerial attitudes toward older workers: A review of the evidence* . Washington, DC: The Urban Institute. Retrieved July 13, 2013 from http://www.urban.org.

Klaghofer, R., Stamm, M., Buddeberg, C., Bauer, G., Hammig, O., Knecht, M., & Buddeberg-Fischer, B. (2011). Development of life satisfaction in young physicians: Results of the prospective SwissMedCareer Study. *International Archives of Occupational and Environmental Health, 84* , 159-166.

Koh, D., & Takahashi, K. (2011). *Occupational medicine practice* (3rd ed.). Hackensack, N J: World Scientific.

Kuchinke, K. P., Ardichvili, A., Borchert, M., & Rozanski, A. (2009). The meaning of working among professional employees in Germany, Poland and Russia. *Journal of European Industrial Training, 33,* 104-124.

Lagerveld, S. E., Blonk, R. W. B., Brenninkmeijer, V., Wijngaards-de Meij, L., & Schaufeli, W. B. (2012). Work-focused treatment of common mental disorders and return to work: A comparative outcome study. *Journal of Occupational Health Psychology, 17,* 220-234.

Lambeek, L. C., van Mechelen, W., Knol, D. L., Loisel, P., & Anema, J. R. (2010). Randomised controlled trial of integrated care to reduce disability from chronic low back pain in working and private life. *British Medical Journal, 340,* 779.

Lang, J. W. B., Kersting, M., Hülshenger, U. R., & Lang, J. (2010). General mental ability, narrower cognitive abilities, and job performance: The perspective of the nested factors model of cognitive abilities. *Personal Psychology, 63,* 595-640.

Lechner, D. E., Page, J. J., & Sheffield, G. (2008). Predictive validity of a functional capacity evaluation: The physical work performance evaluation. *Work: A Journal of Prevention, Assessment and Rehabilitation, 31,* 21-25.

Llena-Nozal, A., Lindeboom, M., & Portrait, F. (2004). The effect of work on mental health: Does occupation matter? *Health Economics, 13,* 1045-1062.

Lysaght, R., & Shaw, L. (2011). Job analysis (what it is and how it is used). In J. H. Stone & M. Blouin (Eds.), *International Encyclopedia of Rehabilitation* . Retrieved July 13, 2013 from http://cirrie.buffalo.edu /encyclopedia/en/article/268/.

Maestas, N. (2010). Back to work: Expectations and realizations of work after retirement. *Journal of Human Resources, 45,* 719-748.

Mannuzza, S., Castellanos, F. X., Roizen, E. R., Hutchison, J. A., Lashua, E. C., & Klein, R. G. (2011). Impact of the impairment criterion in the diagnosis of adult ADHD: 33-year follow-up study of boys with ADHD . *Journal of Attention Disorders, 15,* 122-129.

Matuska, K., & Christiansen, C. (2008). A proposed model of lifestyle balance. *Journal of Occupational Science, 15,* 9-19.

Matuska, K., & Christiansen, C. (Eds.). (2009) *Life balance: Multidisciplinary theories and research.* Washington, DC: Slack, Inc. and AOTA Press.

McLaughlin, S. J., Jette, A. M., & Connell, C. M. (2012). An examination of healthy aging across a conceptual continuum: Prevalence estimates, demographic patterns, and validity. *Journal of Gerontology: Biological Sciences, Medical Sciences, 67,* 783-789.

Meyer, A. (1922). The philosophy of occupational therapy. *Archives of Occupational Therapy, 1,* 1-10.

Murphy, F., & Patrick, K. (2007). Employee experiences of effort, reward and change: Themes from a regional Australian energy company. *Rural Society, 17,* 165-182.

National Institutes of Health, National Institute on Aging. (2011). Global health and aging. Retrieved August 8, 2012 from http://www.nia.nih.gov/research/publication/global- health-andaging.

Paquette, S., Gordon, C. C., & Brandtwiller, B. (2009). *Anthropomentric Survey II Pilot Study: Methods and summary statistics* . Natick, MA: U.S. Army Natick RD & E Center.

Pitt-Catsouphes, M., & Smyer, M. A. (2007). The 21st century multigenerational workplace. The Center on Aging and Work. Retrieved July 13, 2013 from http://www.agingsociety.org/.

Polanyi, M., & Tompa, E. (2004). Rethinking work-health models for the new global economy: A qualitative analysis of emerging dimensions of work. *Work, 23,* 3-18.

Pransky, G., Buchbinder, R., & Hayden, J. (2010). Contemporary low back pain research—and implications for practice, best practice and research, *Clinical Rheumatology, 24,* 291-298.

Rice, V. J. (2007). Ergonomics: An introduction. In K. Jacobs & C. Bettencourt (Eds.), *Ergonomics for therapists* (pp. 3-12). New York: Andover Press.

Rix, S. (2012). The Employment Situation, April 2012: Little Encouraging News for Older Worker. AARP Public Policy Institute. Retrieved from http://star.aarp.org/

Roquelaure, Y., Ha, C., Rouillon, C., Fouquet, N., Leclerc, A., Descatha, A., Touranchet, A., Goldberg, M., & Imbernon, E. (2009). Risk factors for upper-extremity musculoskeletal disorders in the working population. *Arthritis Care and Research,* 61, 1425-1434.

Rowe, J. W., & Kahn, R. L. (1999). *Successful aging.* New York: Random House.

Ruch, W. W., Shub, S. M., Moinat, S. M., & Dye, D. A. (1981) *PSI basic skills tests for business, industry and government* . Glendale, CA: Psychological Services.

Sanders, M. (2012). Optimizing job design for older adult workers. Presented at the Applied Ergonomics & Human Factors Conference, San Francisco, CA. July 21-25, 2012: Santa Monica, CA

Schene, A. H., Koeter, M. W. J., Kikkert, M. J., Swinkels, J. A., & McCrone, P. (2007). Adjuvant occupational therapy for work-related major depression works: Randomized trial including economic evaluation. *Psychological Medicine, 37,* 351-362.

Schultz, I. Z., Stowell, A. W., Feuerstein, M., & Gatchel, R. J. (2007). Models of return to work for musculoskeletal disorders. *Journal of Occupational Rehabilitation, 17,* 327-352.

Schwingel, A., Niti, M. M., Tang, C., & Ng T. P. (2009). Continued work employment and volunteerism and mental well-being of older adults: Singapore longitudinal ageing studies . *Age and Ageing, 38,* 531-537.

Selden, B. (2008). The aging workforce: A disappearing asset? *Management Issues* . Retrieved February 24, 2012 from http://www.management-issues.com/2008/3/21/opinion/the-aging-workforce-%E2%80%93-a-disappearing-asset.asp.

Shames, J., Treger, I., Ring, H., & Giaquinto, S. (2007). Return to work following traumatic brain injury: Trends and challenges. *Disability and Rehabilitation, 29,* 1387-1395.

Singh, P. (2008). Job analysis for a changing workplace. *Human Resource Management Review, 18,* 87-99.

Snodgrass, J. (2011). Effective occupational therapy interventions in the rehabilitation of individuals with work-related low back injuries and illnesses: A systematic review. *American Journal of Occupational Therapy, 65,* 37-43.

Sommerich, C. M., Marras, W. S., & Karwowski, W. (2006). Work-related upper extremity musculoskeletal disorders. In G. Salvendy (Ed.), *Handbook of human factors* (pp. 855-888). Hoboken, NJ: Wiley and Sons.

Stein, H. T. (2002). *The collected clinical works of Alfred Adler.* Bellingham, WA: Alfred Adler Institutes of San

Francisco and Northwestern Washington.

Sullivan, M. J. L., & Adams, H. (2010). Psychosocial treatment techniques to augment the impact of physical therapy interventions for low back pain. *Physiotherapy Canada, 62,* 180-189.

Sullivan, M. J. L., Adams, H., Rhodenizer, T., & Stanish, W. (2006). A psychosocial risk factor targeted intervention for the prevention of chronic pain and disability following whiplash injury. *Physical Therapy, 86,* 8-18.

Sullivan, M. L., Simmonds, M., & Velly, A. (2011). *Pain, depression, disability and rehabilitation outcomes* . Occupational Rehabilitation Report R-675, Bibliothèque et Archives Nationales du Québec. Retrieved February 8, 2012 from http://www.irsst.qc.ca/media/documents /PubIRSST/R-675.pdf.

Swann, W. B., Chang-Schneider, C., & Larsen, K. (2007). Do people's selfviews matter? Self-concept and self-esteem in everyday life. *American Psychologist, 62,* 84-94.

Terkel, S. (1974). *Working: People talk about what they do all day and how they feel about what they do.* New York: Pantheon.

Tuxworth, W., & Shanawaz, H. (1977). The design and evaluation of a step test for the rapid prediction of physical work capacity in an unsophisticated industrial work force. *Ergonomics, 20,* 181-191.

Unruh, A. M. (2004). Reflections on: "So . . . what do you do?" Occupation and the construction of identity. *Canadian Journal of Occupational Therapy, 71,* 290-295.

U.S. Employment Service (2011). Dictionary of Occupational Titles. Retrieved July 18, 2013 from http://www.occupationalinfo.org/.

U.S. Government Accounting Office (2012). Unemployed older workers: Many experience challenges regaining employment and face reduced retirement security. GAO 12-455. Retrieved July 13, 2013 from http://www.gao.gov/assets/600/590408.pdf.

Valpar International Corp. (1992). *Valpar work sample administration manual* (pp. 2-3). Retrieved July 13, 2013 from BASES of Virginia, LLC, http://www.basesofva.com.

van Selm, M., & Dittmann-Kohli, F. (1998). Meaninglessness in the second half of life: The development of a construct. *International Journal of Aging and Human Development, 47,* 81-104.

Vanderploeg, R. D. (2008). Rehabilitation of traumatic brain injury in active duty military personnel and veterans: Defense and Veterans Brain Injury Center randomized controlled trial of two rehabilitation approaches. *Archives of Physical Medicine, 89,* 2227-2238.

Wigdor, A. K., & Green, B. F. (1991). *Performance assessment for the workplace.* Washington, DC: National Academy.

Willert, M. V., Thulstrup, A. M., & Bonde, J. P. (2011). Effects of a stress management intervention on absenteeism and return to work: Results from a randomized wait-list controlled trial. *Scandinavian Journal of Work Environment & Health, 37,* 186-195.

致谢

带着感激和爱，感谢一个杰出的男士，一个完美的专业人士，一个朋友和前合著者，Stephen Luster。愿原力继续与你同在，即便在接下来的世界里。

第二十九章　重建休闲参与的胜任力

原作者：Carolyn Schmidt Hanson

学习目标

通过本章的学习，读者将能够：

（1）以概念化和务实的方式来定义休闲活动。

（2）列举主动式和被动式休闲活动所带来的生理和心理益处。

（3）阐述如何将休闲活动融入作业治疗实践。

（4）明确多种休闲活动的评估方式，并能阐述它们是如何应用的。

（5）讨论参与休闲活动时治疗师和患者可能遇到的障碍和挑战。

日常生活活动（ADL）、工作和玩耍/休闲都是作业治疗中提高自我效能和自尊心的核心方面。虽然与 ADL 和工作相比，作业治疗中关于使用玩耍/休闲的相关信息很少，但它是作业治疗实践的主要模式之一。在作业功能模型（occupational functioning model）中，个人可以通过控制和选择参与玩耍/休闲活动来提升自我（见本书第 1 章）。参与社会角色（包括参与休闲活动）是"国际功能、残疾和健康分类（ICF）"（Brachtesende，2005；WHO，2002）中的一个关键概念，而且"作业治疗实践框架"（AOTA，2008）也认可参与休闲活动是作业治疗的一个合理目标。

玩耍（play）、休闲（leisure）和娱乐（recreation）等术语经常被交替使用。休闲可以被视为成人版的玩耍，因为它们之间有许多相似之处。此外，休闲被认为是一个比玩耍或娱乐更广泛的概念，也是作业治疗文献中最常用的术语。**娱乐**常常被用来描述人们不是用来安排工作或自我照护的这一部分时间。**娱乐治疗师**是接受过培训，能利用娱乐活动来提高患者生活质量的专业人员，他们在开发设计医疗场所的娱乐项目方面发挥了重要作用。娱乐治疗师的治疗方案总是以娱乐活动为主要的治疗形式，而作业治疗师的治疗专注于个人的整体功能，娱乐只是作业治疗的一个组成部分。

本章包括以下几方面的目的：简要回顾作业治疗师应用休闲活动对残疾人进行康复治疗的情况；重点介绍一些具有代表性的休闲评估工具；介绍如何为身体残疾的成年人制订专门的休闲方案和活动；讨论休闲活动对于心理和生理的益处的循证依据（证据列表 29-1）；讨论治疗师和患者面临的障碍；提供一个关于休闲活动在作业治疗中的应用的案例研究；提供休闲康复的相关资源。

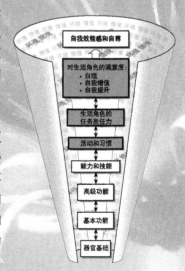

一、定义休闲活动

　　精确定义休闲活动是很困难的，因为人们对某一特定活动的态度决定了人们主观认为它是休闲活动还是工作。例如，缝纫在某个人看来可能是休闲活动，但在另一个人看来则是工作。事实上，工作和休闲活动并不总是一分为二的。虽然人们都希望工作和休闲能平衡，但有时它们却是掺杂在一起的。生活平衡模型解释了日常活动的本质（详见第4章）。平衡工作和休闲对身心健康至关重要。当两者平衡时，人们认为生活压力更小，更令人满意。在工作中花费过多的时间而牺牲休闲时间或相反，就可能带来**作业失衡**（**occupational imbalance**），并且这种失衡可能会导致健康和生活质量恶化，从而引发伤害或产生疾病（Wilcock，1998）。

　　Law等（1994）将休闲分为三大类：**主动式休闲或动态休闲**（**active leisure**），包括轮椅运动和旅行等体育活动在内的休闲活动；**被动式休闲**（**passive leisure**）或**静态休闲**（**quite leisure**）包括看电视、阅读报纸和手工艺等活动；以及**社交活动**，包括拜访、通信和互联网交流。主动式和被动式休闲似乎都有助于残疾人的作业平衡、自尊心的树立和健康的保持（图29-1）。

（一）被动式休闲（静态休闲）

　　一般来说，身体残疾的成年人倾向于从事静态和被动的活动（Law，2002），如做针织品、阅读、玩电子游戏和玩牌（图29-2）。另一种被动式的休闲活动——**园艺疗法**（**horticulture therapy，HT**），是指出于治疗目的的园艺活动。作业治疗师传统上使用HT来促进不同人群的休闲和作业技能。园艺除了通过帮助患者建立内心的平衡来改善情绪，还可以增加关节活动范围和提高活动耐受力（Harnish，2001）。园艺中使用增高的花箱使轮椅使用者在应用园艺技能的同时也能改善功能、情绪、认知和身体机能。各种各样的工具被设计用来使患有关节炎和上肢无力的人也能参与园艺活动（资源29-1）。

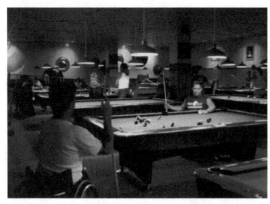

图29-1　休闲活动：桌球

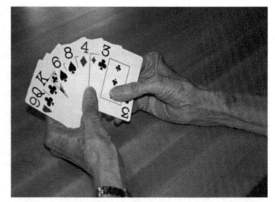

图29-2　以大字体印制的扑克牌，是典型的老年人可选择的经改造的休闲活动（照片由Laurie Manuel提供）

□证据列表 29-1

休闲活动的最佳证据

干预措施	所检测干预措施的描述	参与者	治疗量	最佳证据的类型和证据等级	益处/有效性	结果的统计概率和效应大小	参考文献
休闲活动对比家庭访问	休闲教育项目（干预组）对比友好的家访（对照组）	62例脑卒中幸存者：干预组33例，对照组29例	每周一次，每次60分钟，干预持续12周	随机对照试验 证据等级：I A1a	根据"休闲满意度量表（leisure satisfaction scale）"和"个体休闲档案（individual leisure profile）"的结果，两组相比较，休闲项目组的成员花更多的时间进行休闲娱乐并参与更多的活动，其成员抑郁的更少	组间统计差异性，干预组休闲活动的参与程度提高，对休闲活动的满意度提高，抑郁程度降低	Desroiers et al. (2007)
休闲康复对比工具性日常生活活动（IADL）干预治疗	休闲组：运动和游戏、园艺和娱乐 IADL组：移动、转移训练、穿衣、烹饪和洗澡	399例脑卒中幸存者	干预次数中位数：10；干预时间中位数：55分钟	随机对照试验 证据等级：I A1a	休闲组与IADL组在休闲参与或功能训练的结果上无显著性差异	组间差异无统计学意义；任何一组的结果都没有改善	Logan et al. (2003)
强化太极训练对比健康教育对预防跌倒的作用	讨论健康教育干预对比强化太极训练对预防跌倒的作用	居住在集体公寓中的210名妇女和20名男子；年龄在70~97岁	健康教育组，每周1小时；太极组，每周2天，每次训练60~90分钟，干预持续48周，一年后随访	随机对照试验 证据等级：I A1b	患者的跌倒次数组间无显著性差异	总体而言，组间没有统计学差异。然而，在4~12个月的研究中，太极组早期跌倒风险显著降低；而在2年的研究中，健康教育组跌倒的风险稳步下降	Wolf et al. (2003)
休闲活动；家庭治疗	休闲活动训练对比休闲讨论关于对脑卒中影响的效果	40名脑卒中幸存者（每组20人）；平均年龄69.6岁	每周一次，每次60分钟，干预持续5周	随机对照试验 证据等级：I B2b	干预无效。休闲活动组在Katz指数评定上数值无明显提高。结论是低剂量的干预治疗是无效的	两组在休闲活动的程度和满意度上均无显著差异	Jungbloed & Morgan (1991)

📖资源 29-1

休闲活动的组织、社交网络和设备

（一）运动组织

Disabled Sports USA 为残疾人士提供运动机会。提供夏季和冬季运动目录以及这些运动所需的设备。提供该组织现有其他分会的联系方式。

National Wheelchair Basketball Association 提供章程、团队注册、轮椅篮球联赛信息，以及篮球训练营的名单。提供相关的其他链接。

Paralyzed Veterans of America （PVA） 提供研究与教育、运动与娱乐、专业人员、出版物和产品信息。内容包括活动、新闻和 PVA 分会名单信息。

National Center on Physical Activity and Disability 提供训练信息、营养小知识、体育资源、博客、讨论组和时事通信的订阅。

America National Sports Center for Disabled 在秋季/冬季/夏季标题下列出超过 20 个的体育项目/资源。

Wheelchair Sports USA 规范体育比赛的标准和规则。提供各种组织机构和体育赛事的链接。

（二）特定的休闲活动

Gardening American Horticulture Therapy Association 提供协会会员信息、会议和教育机会、出版物和信息包、无障碍园艺及其他。

旅游 提供世界旅游的项目信息，信息侧重于无障碍的服务和交通，包括对无障碍游轮的回顾总结。

电子游戏 视障人士的在线视频游戏；残障人士的无障碍游戏。

（三）社交

Blue Redefined, Inc. 非营利组织，致力于为残疾人、住院患者或居住在辅助生活环境中的人创造社交和娱乐机会。

Dating Disabled 残疾人交友网站。通过网站可以询问你所寻求的信息、你的健康状况，以及你想要的关系类型（从笔友到婚姻伴侣）。

Disabled Online 以即时聊天、博客、街机游戏、音乐等为特色的娱乐网站，是残疾人的互联网门户。有专门为有兴趣约会的单身残疾人士设计的网页。

Disabled United 以聊天室、旅游、约会、求职和健康信息为特色的英国网站。

（四）设备

Haverich 提供残障人士使用的自行车设备：手轮车、三轮车、双人自行车、座椅、靠背、脚垫和配件。

TRS, Inc. 提供用于体育和其他休闲活动的假肢，如可用于摄影和演奏乐器的假肢。产品突出了成人、儿童和婴儿技术。

KY Enterprises 为有限使用或无法使用手的人提供可用于电子游戏的适应性娱乐设备和控制器；头口装置。

杂项 提供适合残疾人士及长者使用的适应性娱乐和运动设备。休闲活动包含手工艺活动、园艺活动、骑摩托车、驾驶帆船和滑雪。

Achievable Concepts Pty Ltd.　**Access to Recreation, Inc.**　**Spokes'n Motion**　提供多样化的项目和设备。

Fishing Has No Boundaries, Inc.　为每个人提供组装设备和配套项目。

（二）主动式休闲（动态休闲）

患有慢性肌肉骨骼疾病的人可能害怕进行重体力的休闲活动，并认为他们的休闲活动选择仅限于被动式活动。作业治疗师可能无意中导致这种误解的产生。因为针对有身体残疾的人的运动推荐指南还没有被完全制定出来，所以治疗师可能不会向患者介绍主动式休闲活动。然而，自20世纪40年代以来，残疾人的体育活动就一直与康复工作联系在一起。轮椅运动目前包括的轮椅篮球、网球和四人制橄榄球，都是一些比较受残疾人欢迎的活动（图29-3）。事实上，很多身体有残疾的人在进行诸如马拉松、攀岩和下坡滑

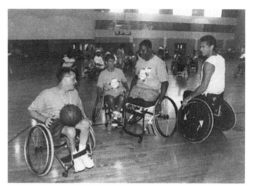

图 29-3　主动式休闲活动：轮椅篮球

雪等充满活力并对人体素质要求很高的运动。有证据表明，剧烈的体育活动不但能很好地被残疾人所接受，而且还会对其产生有益的影响。

二、残疾人的主动式休闲和健康

发展主动式休闲活动对包括残疾人在内的所有人的健康都很重要（Buchholz et al.，2009）。主动式休闲活动可以将因久坐的生活方式而产生的不良后果降到最低，并以多种方式促进健康。

（一）久坐的不良后果

尽管轮椅运动的开展和参与各种休闲活动的机会都有所增加，但许多残疾人仍然久坐不动。Motl 和 McAuley（2010）指出，"老年人缺乏体育活动的比例令人担忧，特别是那些残疾的老年人"（p.299）。研究表明，尽管脊髓损伤（SCI）患者的发病年龄较小，心血管疾病仍然是脊髓损伤患者和身体健全的人死亡的主要原因（Warburton et al.，2010）。仅仅参与日常生活活动对促进健康和预防心血管疾病是不够的（Warburton et al.，2010）。在减少残疾人功能衰退及丧失方面，对于运动和主动式休闲活动的探索相对较少（White & Dressendorfer，2004）。为了对抗这种身体衰退的恶性循环，Painter（2003）强调在鼓励慢性病患者积极锻炼身体以改善功能和生活质量方面，医生要发挥应有的作用。作业治疗师可以通过为患者提供积极休闲活动的体验、推荐适应性技术/设备以及将患者与现有的休闲活动项目联系起来等方式，来鼓励患者改善健康状况。

（二）身体残疾后主动式休闲对健康的影响

有证据表明，主动式休闲（如运动和锻炼）对残疾人有许多潜在的好处。事实上，人们

已开始达成共识，认为迫切需要让残疾人进行锻炼和主动式休闲，以改善身心健康。可以说，如果残疾人不能保持适当的健康水平，他们会失去更多。

White 和 Dressendorfer（2004）提倡为多发性硬化（MS）患者开展以提高心肺功能、肌力和活动能力为重点的运动项目。他们发现，运动可以减少继发性疾病（如压疮、关节僵硬和体重增加），从事水上运动和其他有氧运动的人也证明了运动可以提高生活质量和改善生活方式。患有 MS 和其他残疾的锻炼者通常都会提到参与休闲活动可以给他们带来心理上的益处。参加轮椅活动的残疾患者证实，参与体育活动提高了他们对残疾的接受程度以及移动能力，大大丰富了他们的生活内容（Sporner et al.，2009）。

在对曼哈顿北部 1000 名老年人进行的脑卒中研究发现，那些从事休闲活动的老年人患缺血性脑卒中的发生率降低（Sacco et al.，1998）。这项研究的研究者强调，在预防脑卒中的运动中，应该着重包含主动式休闲活动。太极是一种主动式休闲活动，它在许多社区中都有开展，其对老年人和脑卒中患者的健康都有好处。太极拳被认为是一种柔软的武术，它涉及身体在关节活动范围内的缓慢而流畅的运动。研究太极拳疗效的随机对照试验数量已经呈指数增长。在由 Klein 与 ADAMS（2004）进行的一项 meta 分析中，对 17 项太极的临床试验研究进行了批判性回顾，所有研究都显示出至少一项结果指标的显著性差异。典型的观察指标包括太极拳对生活质量和身体机能的积极影响。此外，太极拳还改善了患者的疼痛控制能力和平衡功能。脑卒中患者练习太极拳几个月后的抑郁程度低于对照组（Desrosiers et al.，2007），并且太极拳有助于提高平衡能力、降低血压和改善情绪（Taylor-Piliae & Haskell，2007）。

运动等主动式休闲活动不仅可以带来特定的生理和心理益处，还可以改善身体素质以促进残疾人在其他方面积极地生活。参加为期 12 周的健身和体重管理课程的脊髓损伤成年患者提出，他们希望减肥和变得更健康能使他们可以更安全、更经常地从事需要重体力和耐力的休闲活动（Radomski et al.，2011）。许多课程的参与者因为担心遇到他们无法管理的意外障碍而减少参加休闲活动，如旅行。研究发现，与非残疾人使用同样的减肥策略，如运动、良好的营养和行为训练，有利于那些心脏病的发生率高于平均水平的脊髓损伤患者的个体健康。

总之，参与休闲活动对所有人的健康都是很重要的。因此，作业治疗师应将这一功能领域纳入评估和干预过程。

三、评 估 工 具

在推荐特定的休闲活动或使用休闲活动作为干预措施之前，首先应评估患者对休闲活动的兴趣点。以下是可以用来确定哪类休闲活动是对患者有意义的评估工具。虽然以下列出的并不是在作业治疗和娱乐治疗领域中所用的详尽的评估工具清单，但是都是一些比较知名的评估工具。

（一）加拿大作业表现量表

加拿大作业表现量表（the Canadian Occupational Performance Measure，COPM）是由作业治疗师设计的，用于测量随着时间的推移，个体对自己作业表现方面自我评价的变化（Law et al., 1994）。COPM 包括三个部分：自我照顾、生产活动和休闲活动。休闲活动分为被动式休闲，如爱好、手工艺和阅读；主动式休闲，如体育、郊游和旅行；社交活动，如拜访、电话和通信。请受试者在这三个部分中确认可能存在任何问题的活动，并在 1～10 的范围对每项活动的重要性打分，以确定 5 个最重要的有问题的活动，然后对这 5 项活动的表现和满意程度进行评价。

（二）兴趣清单

作业治疗师已经开发并使用了许多兴趣清单。诺丁汉休闲问卷（the Nottingham leisure questionnaire）是在英国为脑卒中患者开发的，问卷包含从看电视到做体育运动的 38 项活动（Drummond & Walker, 1994）。问卷以 5 分制来描述参加活动的频率，频率范围从"有规律地（每天）"到"从不"。复测信度考察中，21 名受试者在两周内的两个时间段完成相同的问卷调查，根据 Cohen 的 kappa 系数分析，38 个项目中有 23 个项目的复测信度优良（0.75～1.00），9 个项目的复测信度良好（0.60～0.74），其余 6 个项目的复测信度较好（0.40～0.59）。两名作业治疗师互相独立测试这 21 名受试者以考察评分者间信度，结果显示评分者间信度在 40 个项目上有很好的一致性，在 1 个项目上有良好的一致性。总项目超过 38 项是因为问卷中还记录了未具体说明的其他活动（Drummond & Walker, 1994）。

兴趣清单（the interest checklist）（Matsutsuyu, 1967）由 80 个项目组成，项目分为以下几类：ADL、手工技能、文化教育、体育和社交娱乐。每个项目的评分范围从"无兴趣"到"偶然的兴趣"到"强烈的兴趣"。

Kautzmann（1984）为关节炎患者制定的兴趣清单，除了使用类似的项目分类方式，还包括游戏、组织活动和娱乐。该清单由 64 个项目组成，并根据它们的重要性（从低到高）进行排序，同时列出了它们与关节炎患者的相关性（活动的重要性以及是否有进一步发展的优先权）（Kautzmann, 1984）。

最后，1991 年制定的 Lin 兴趣检查表（Lin interest check list, LICL）包含了六个类别的151 项兴趣活动，包括体育、体力活动和自然活动，手工艺活动，游戏，社会文化和休闲活动，社区和教育活动，业余爱好和杂项。患者对每个项目的兴趣程度、参与频率和参与史都通过检查表被确定。LICL 具有较高的内容效度和良好的复测信度（Lin, 1991）。

（三）休闲时间的作业治疗评估量表

休闲时间的作业治疗评估（occupational therapy assessment of leisure time, OTALT）量表是在回顾作业治疗相关文献的基础上被提出的，它为休闲活动提供了一个具体的参考框架（Soderback & Hammarlund, 1993）。OTALT 的目的是使患者能够更有效地利用休闲时间，并提高其对休闲活动的满意度。治疗师使用开放式问题，就休闲活动的时间、内在动机和自由选择，能力，社会文化环境结构，休闲活动参与度，心情愉悦度，目标的自我满足、目标转移、娱乐和放松，休闲角色以及影响休闲角色和休闲行为的因素等维度概念对患者进行访谈。尽管量表为每个维度都提供了许多问题，但鼓励治疗师按照他们认为合适的方式来安排访谈。

（四）来自娱乐治疗的问卷

Beard 和 Ragheb（1980）开发了四份娱乐治疗问卷，这些问卷是娱乐治疗专家在医疗环境中经常用到的。休闲满意度量表（leisure satisfaction measure）包含 51 项内容，预估如何在休闲活动中满足自己的需求。休闲态度测量（the leisure attitude measurement）包含 36 项内容，在三个领域量化患者的态度：认知、情感和行为领域（Ragheb & Beard，1982）。休闲兴趣测量（the leisure attitude measurement）确定了患者对以下八个领域的兴趣程度：体力活动、户外活动、机械活动、艺术、服务、社交、文化和阅读（Beard & Ragheb，1990）。休闲动机量表（leisure motivation scale）包含 48 项关于从事休闲活动的动机，并从智力、社交、能力掌握和刺激回避四个方面进行了讨论（Beard & Ragheb，1983）。总体而言，上述四个量表所含的项目均已经过充分考察，其信效度良好。

（五）身体残疾者的体力活动量表

身体残疾者的体力活动量表（physical activity scale for individuals with physical disabilities，PASIPD）是为身体残疾者制定的，旨在获取有关身体残疾者的体育活动习惯的信息。PASIPD 是基于老年人的体力活动量表（physical activity scale for the elderly，PASE）制定的，该量表由 10 个项目组成，评估可以面对面进行，也可以通过电话进行。PASIPD 以PASE 为起点，对 15 名残疾人和 4 名康复专业人员进行定性访谈。新的量表的修订目标包括缩短自我或面试评估的时间，以及探索一些之前在残疾人群体中未探索过的目标量化区域（Washburn et al.，2002）。

共有 372 人完成了 PASIPD 以确定其结构的有效性，调查对象主要患有以下疾病：脊髓灰质炎、四肢瘫痪、脑瘫和其他运动障碍（Washburn et al.，2002）。调查对象的描述性特征如下：平均年龄为 50 岁，受过良好教育的白种人，年收入中等（不一定代表残疾人的经济收入状况）。然而，从这一样本中收集到的资料显示，年轻的调查对象的活动水平高于较年长的调查对象（家庭和花园维护方面的问题除外）。将自己的健康评定为"优秀/非常好"的人的活动总分明显高于那些将自己的健康评为"好"或"一般/差"的人。

由此得出的简明表包括 13 个项目，分属于五个独立的类别：家庭修理/草坪和花园工作、家务劳动、剧烈运动和娱乐、适度运动和娱乐，以及职业/交通。简明表向调查对象提供了四种选择以明确他们参加上述活动的天数和每次参加活动的小时数。根据所选的选项，使用与能量支出相关的特定乘数来确定 12 个问题中的每个问题的数值。第一个问题没有打分，因为它是静坐的活动，目的是让调查参与者熟悉调查格式。所有的数值相加得到总分，最高分为 199.5。

四、作业治疗干预以重建休闲参与的胜任力

根据作业治疗评估的结果，作业治疗师可帮助患者重建患病前的休闲爱好，并探索新的选择（实践程序 29-1），尤其是网络社交活动，因为它是一种被动式休闲活动，残疾人对其兴趣日益增大。

计算机可以为残疾人提供广泛的休闲渠道，从视频和在线街机游戏到约会和博客。流行的 YouTube、Google 和 Facebook 平台使人们可以轻松地与全球各地的人交流，并即时了解在

另一个半球发生的事件。身体残疾的人可以与那些可能生活在千里之外的网友建立友谊。有些网站专门为对约会感兴趣的残疾人进行配对，并向他们提供娱乐机会（资源 29-1）。虽然使用电脑的活动有许多显著的优点，但它会让人在一个位置上久坐不动。因此其和任何活动一样，适度是关键。合理的休息和体位调整对个人健康来说是很重要的。

　　如前所述，对残疾人而言，参加适度到剧烈的活动可以延缓功能衰退，改善心肺功能，并可能减轻抑郁和疲劳。花更多的时间在需要身体活动的休闲活动上与较低的慢性病患病风险之间是有联系的（Buchholz et al., 2009）。因此，本部分的重点是帮助残疾人从事主动式休闲活动。

📖**实践程序 29-1**

促进休闲活动参与的策略

● 通过将休闲、健康和生活质量联系起来的在职教育，激发卫生专业人员的热情并获取支持。

● 争取家人和朋友的支持。

● 通过休闲评估和面谈技巧，在休闲活动中找到患者的兴趣点和乐趣点。

● 评估患者的特殊需求，并根据当前的能力协助患者选择合适的活动。

● 提供接触休闲活动的机会，并制订学习计划。

● 为可以尽早掌握活动设定基本目标，并随着进步建立更具挑战性的目标。

● 对成就进行跟踪评估并做出可能的调整。

● 创造机会以加强活动的参与度，激励可以是外部或内部的（以产生持久影响）。

（一）运动方案指南

　　关于残疾人活动模式的研究数据很少，没有足够的证据从安全性、有效性和结果来衡量并确定哪些活动对身体残疾的成年人最有利。通过对人体的研究，人们知道一个设计合理的运动项目应该包括有氧活动、柔韧性和力量训练（Durstine et al., 2000）。运动剂量（运动的强度、频率和持续时间）可能需要针对残疾人的生理特点进行相应调整，以保证训练效果并且不引起异常的临床症状/体征或伤害。例如，针对身体残疾的成年人，应建议降低锻炼强度但增加单次锻炼的时长和锻炼频率（Durstine et al., 2000）。Elsawy 和 Higgins 最近为老年人提供了运动指南（2010）。

（二）不同诊断组的主动休闲选择

　　过去 15 年的研究为某些患者群体的休闲活动选择提供了思路。正如想象的那样，目前这一领域还缺乏足够的研究，对于那些有兴趣在这方面进行研究的人来说这一领域研究前景广阔。

　　1. 脊髓损伤患者　研究人员对 160 名 SCI 患者出院后活动进行了调研（Hoffmann et al., 1995）。根据他们的活动能力水平，参与调研的患者被分配到活跃组与非活跃组。在为期一年的调研中，活跃组的 SCI 患者平均住院 3.2 天，而不活跃组的 SCI 患者则是 10.7 天。不活跃组 SCI 患者患压疮的概率是活跃组患者的 2.5 倍以上。这项研究结果强调了体育锻炼可以节约成本。

一项研究调查了 143 名年龄在 18～55 岁的 SCI 患者在受伤前后参与体育活动的情况（Wu & Williams，2000）。结果表明参加轮椅篮球、橄榄球和网球等运动的患者的抑郁程度较低，社会交往能力得到改善，再住院率较低。这项研究的参与者报告说，他们参与体育运动是因为觉得运动很有趣，有益于身体健康，并且运动还为他们提供了一条与其他人互动的途径。在向新受伤的人介绍轮椅运动时，与治疗师相比病友的作用更加明显和重要。Wu 和 Williams（2000）强调，治疗师应该在对患者进行运动训练和休闲活动的教育方面发挥更积极的作用（见本章 K. J. 的案例）。

2. 关节置换患者 现代关节置换术后患者的关节预期至少可以维持 10～15 年。但这不适用于定期进行慢跑或徒步行走的髋关节和膝关节置换患者，因为这些活动可能危害假体部件的完整性（Kuster，2002）。由于没有关于患者全关节置换术后体育活动的前瞻性随机研究，目前还是根据骨科医生的保守意见来指导全关节置换术后患者来选择合适的休闲活动。一般来说，当考虑运动负荷或关节应力时，速度、曾经的运动经历和关节冲击力是需要考虑的因素。不鼓励进行对速度有要求的、对关节冲击力高的运动，如足球、橄榄球和手球。鼓励进行对关节冲击力低的活动，如游泳、骑自行车和步行。不建议那些在进行关节置换术之前从未参加过的人去参加对技术要求很高的运动（如滑雪、骑山地自行车等），理由是技术运动的学习曲线对置换的关节要求太高（Kuster，2002）。

3. 类风湿关节炎和骨性关节炎患者 在一项有 309 名类风湿关节炎（RA）患者参与的随机对照试验中，患者随机接受高强度运动方案或常规治疗（标准物理治疗）（de Jong et al.，2003）。结果表明，高强度运动对提高该类人群的功能水平更为有效。此外，结果也表明，经 X 线诊断，运动并没有增加对大关节的损害。Bulthuis 等（2007）发现，RA 和骨性关节炎（OA）患者出院后立即进行短期锻炼，有助于改善功能。有氧运动（特别是游泳）和力量训练被认为对有关节问题的人是有益的（Esser & Bailey，2011）。在一份刊出时间较早但仍然有意义的出版物中，Minor 和 Lane（1996）指出，根据病情给予 RA 患者休息和药物治疗适用于急性期患者，但对于慢性期患者是有害的。患有 RA 和 OA 的人经常因病停止从事休闲和娱乐活动。不幸的是，缺乏活动会导致产生与类风湿疾病过程相同的症状：肌肉无力、机体灵活性下降、疲劳、不协调、抑郁和疼痛阈值降低。RA 患者进行有氧运动后由于滑膜的血流增多其肿胀可能会明显减轻。Minor 和 Lane（1996）强调，只支持没有关节炎的个体进行剧烈运动，否则可能会导致关节损伤。通过参加温和的阻力训练来增强肌肉可能可以减轻关节的压力。

4. 多发性硬化患者 处方运动似乎不会增加或加重多发性硬化（MS）患者的病情。水中运动可以减少肥胖、心脏病和糖尿病的发病率，所有这些问题都与缺乏活动有关。Salem 等（2011）发现，一个基于社区为期 5 周的水中项目对 MS 患者有益并增强了康复效果。瑜伽也被认为是一项合适的活动，因为它有助于改善关节活动范围和平衡能力。在指导 MS 患者进行运动时，必须注意休息和活动要轮流进行，并监测其热耐受性。MS 患者通常在早上精力更充沛，所以应把活动安排在一天出现疲劳之前的时候，其活动耐受性会更好。

5. 老年人 除了各种运动外，主动式休闲，如散步、扶手椅或轮椅有氧操（坐姿时进行上肢锻炼）、游泳和重量训练（使用轻的器械、使用阻力带），是提高老年人耐力和健康状态的理想选择。由于年长者在人群中所占的比例很大，有责任在疗养院和老人院内为他们创造并增加娱乐和社交的机会。

（三）运动营/特定运动诊所

运动营的建立是为了向残疾人介绍体育运动和休闲活动以提高其活动参与率以及促进身体健康（Hanson，1998）。运动营的重点可能是一项特定的运动，如轮椅网球营，或介绍各种各样的运动。有些运动营或诊所的服务专门针对有某些特定疾病的群体，而另一些运动营或诊所的服务对象则是所有患有精神疾病或身体残疾的人。基于运动营或诊所的服务重点和投入的时间（从几天到几个星期），参加者有机会进行社交活动并学习专门的运动技能。此外，运动营参加者经常相互学习技术和日常生活技能，如转移和导尿。增加和保持与他人的联系是促进参与休闲活动的强大动力因素。

作业治疗师认识到指导运动营、参与特定体育活动或诊所有许多益处，包括提高健全人士的意识和为残疾人提供探索体育运动的机会。其他益处可能包括为运动营或诊所志愿者的学生和工作人员提供培训。志愿者可以协助监测参与者的中暑情况和任何运动的不良影响（安全提示 29-1），并协助指导。指导运动营需要花费时间、精力和资金，所以只有热衷于体育运动的治疗师才愿意承担更多的职责来担任运动营负责人或持续指导有组织的体育活动。还有一种更有效的可以用来教育患者进行运动康复的方法是去了解所在城市的残疾人诊所，并鼓励患者去参加诊所活动。

📖**安全提示 29-1**

主动式休闲活动的安全注意事项：脊髓损伤与自主神经反射障碍（T6 及以上）

1. 危险因素
● 体温过高
● 有阻塞的粪便团块
● 导管有扭结
● 疼痛
2. 症状和体征
● 高血压
● 头痛
● 大量出汗
● 面色赤红
● 瞳孔收缩
● 鼻塞
3. 作业治疗援助
● 获得医疗帮助：这是一种医疗紧急情况
● 除去限制性的约束或衣服
● 头部抬高
● 检查尿液腿袋是否有阻塞
● 监测血压

4. 监控主动式休闲活动的指南
- 如果出现安全问题，立即停止活动
- 密切监督新近残疾的人
- 考虑极端的环境条件
- 监测体温
- 监测出汗情况和皮肤颜色
- 鼓励液体补充
- 观察疲劳的迹象
- 检查尿失禁
- 鼓励皮肤检查/推荐皮肤压力缓解
- 活动中评估体位、缓冲和包扎
- 考虑为活动提供专门培训

五、参与休闲活动的障碍因素

许多因素会影响确保残疾人最终能够参与维持令人满意的作业平衡的休闲活动。这些因素一部分来自当代作业治疗的趋势，另一部分与患者有关。

（一）治疗师的障碍因素

作业治疗师与患者合作的时间通常有限，并且可能觉得对休闲活动和资源缺乏足够的了解，但这是一个干预的关键领域。询问患者的休闲活动兴趣和愿望可以让作业治疗师在可控环境下为其提供探索性体验，并提供"恰到好处的挑战"。此外，亦可以进一步与社区和娱乐中心建立联系以鼓励患者出院后继续参与活动（实践程序 29-1）。

（二）患者的障碍因素

残疾人可能很难获得参加娱乐和休闲活动的机会，个人、环境和社会因素都可能限制其参与休闲活动。个人因素可能包括疲劳、疼痛、抑郁、并发症和其他疾病。活动安全性和天气状况也可能造成影响（Mallinson et al.，2005）。环境障碍，如设计欠佳的停车场和没有路缘的人行道，都可能会给残疾人带来障碍。娱乐场所中可能有过时的、残疾人无法进入的卫生间。前往娱乐设施或中心的交通也可能成为问题，为特定运动设计的轮椅和改装的体育设备等残疾人专用设备的财务需求也可能成为问题。可能很难找到了解残疾人需要的教练和其他人员以及训练伙伴。尽管存在这些可能的障碍，但至关重要的是残疾人必须得到家人和朋友的支持和鼓励，以参加他们感兴趣和力所能及的休闲活动。

社会对残疾人的态度障碍往往比个人和环境障碍更容易对其造成伤害。残疾人，如四肢瘫痪和双侧上下肢截肢者，由于他人的态度，可能不相信自己能够参加各种活动。技术的进步和态度的改变使患有脊髓损伤和神经肌肉疾病的人可以使用坐式滑板滑水，手截肢的人可以使用运动假肢冲浪，轮椅使用者可以用特殊设备攀岩、可以钓鱼（图 29-4），下肢截肢者可以打网球（图 29-5）。社会已经为有视力障碍的社区居民开办了自卫班（图 29-6）。除了为各种运动设计的多种型号轮椅外，还开发了专为海滩使用的轮椅。随着技术的发展，如果治疗师和个人有兴趣和动机，就有可能参与许多活动（图29-7）。

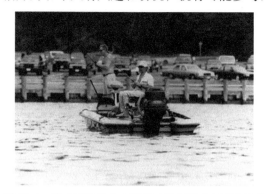

图29-4　技术可以让人在轮椅上进行独立捕鱼（图片由 Gary Rudolph 提供）

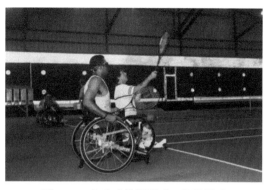

图29-5　主动式休闲活动：轮椅网球

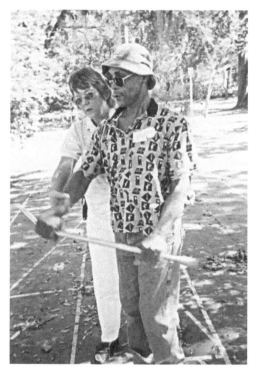

图29-6　协助视障人士进行自卫训练

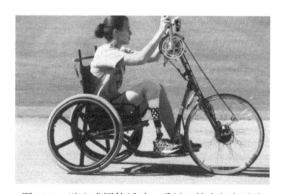

图29-7　独立或团体活动：手摇三轮自行车活动

　　总之，人们普遍认为参与工作是理所当然的，活动对于健康的益处并没有得到正视（Wilcock，1998），这一点在休闲活动中更为明显。参与休闲活动可以促进健康，降低医疗成本。随着治疗从以医院为基础转向以社区为基础，社会正在努力为残疾成年人提供娱乐机会。人们对以社区为基础的干预重新产生了兴趣，这支持人们努力去鼓励治疗师进行休闲活动的探索并为所有人开发休闲项目。作业治疗师可以更多地了解现有的休闲活动机会，并将休闲活动纳入评估和治疗中。通过与残疾人建立伙伴关系，发展和促进残疾人在新的领域进行休闲活动选择，治疗师可以帮助残疾人提高生活质量。

📖 案例分析

K.J.：脑卒中后恢复休闲活动

作业治疗干预过程	临床推理过程	
	目的	治疗师思考内容的举例
患者信息 K.J. 是一名42岁的妇女，由左脑血管意外（LCVA）导致右侧瘫痪。患者右上肢肌肉恢复良好，但缺乏协调性，右下肢肌肉痉挛。K.J. 不能安全行走，因此她正在学习使用轮椅。尽管在进食、穿衣和转移方面取得了稳定的进步，K.J. 有时还是感到悲伤和无助。K.J. 脑卒中以前的娱乐爱好包括打篮球和驾驶跑车	了解患者状况	"K.J. 过去的生活方式很活跃，她很好动。我会在她可以接受的时候提出对休闲活动进行改造。我将会鼓励她提高自理能力，并帮助她了解自理能力是如何转化为参加休闲活动的能力的。对我来说，倾听K.J. 内心的忧虑和恐惧是很重要的。我会向她提供残疾运动员的例子及轮椅运动的资料。也许我会给她看一段轮椅运动员打篮球的视频。"
	选择干预方法	"我将通过帮助患者构建成功的日常生活活动（ADL）来解决其自信心方面的态度障碍问题。带K.J. 拜访一名轮椅篮球运动员可能会激励她更加努力地进行康复治疗，并且她对康复过程的体验会更好。我会找到一辆可以手动控制的汽车，因为这也可能促进她对驾驶再次产生兴趣。"
	能力反思	"我将通过让K.J. 参与ADL任务，以及使用轻的重量和阻力带来加强她的上肢力量。对她来说，做大运动和精细运动的协调训练是有意义的。我将向她介绍轮椅篮球的辅具和运动轮椅，并讨论驾驶培训计划。我将在可能的情况下对其某些技能（力量和协调性）进行补救，并在必要时对其进行补偿（轮椅用于移动，手动控制用于驾驶）。"
		"我会规划ADL和辅具使用训练，但我可能需要将K.J. 转介到轮椅专家那里去定制一张轮椅。当地夏季有轮椅运动营（提供篮球和其他运动）。我将向她提供有关运动轮椅活动和轮椅篮球规则信息的联系方式和网站地址。我将确定该地区的司机培训项目，将她介绍给一位驾驶专家。"
建议 我将通过使任务相关和有意义让K.J. 融入治疗。K.J. 已经开始意识到，她需要基本的ADL技能才能离开家。打篮球和驾驶跑车的休闲活动可以激励她充分利用她的治疗时间。我将提供有关轮椅篮球规则和运动轮椅的信息，或参考互联网上的细节。我会联系一位残疾运动员（最好是轮椅篮球运动员），以证明即使她在脑卒中后，仍然可以保持活跃。这位运动员（前患者）很可能有一辆改装过的汽车或面包车，如果他是轮椅使用者的话。如果有一个残疾的人同时也是一名运动员，他将成为K.J. 的一个很好的榜样，因为她对自己的能力并不确定	考虑在治疗中可能发生的状况、治疗频率，以及治疗时间	"当K.J. 能够独立地穿衣和梳妆（无论有没有辅具），安全地从不同的表面转移，能有效地获得并操纵轮椅30分钟时，她就可以开始与社区学院那些每周练习一次的当地轮椅运动员一起打篮球了。我相信打篮球会激励K.J. 获得力量。"
	确定患者同意治疗计划	"我为她设计的治疗课程将包括使用辅具进行梳妆和穿衣、提高上肢的力量等级、增加活动耐受力，以及任意平面间的体位转移训练。我会让K.J. 接触驾驶设备和运动轮椅。我会对她进行每天30分钟为期2~3周的治疗。我想安排一个轮椅篮球运动员去看K.J.（他可以对改装过的车辆进行控制）。因为K.J. 急于重返过去的活动，她期待见到轮椅运动员，希望有一台可以由手控制器控制的汽车。她开始问我关于轮椅篮球的规则和团队训练细节的信息。"
		"我希望K.J. 了解每天进行日常自我照顾活动的重要性，做到独立和持续使用肌肉。她告诉我，现在她的自我感觉更好，因为她能做得更多，对别人的依赖也更少。"
		"我看到K.J. 有了很大的进步；她没有那么经常泪流满面，也更有动力去尝试一些活动。这位残疾运动员的来访以一种新的但令人满意的方式帮助她了解生活。她和他建立了一种轻松的关系，并分享了她的一些挫折感和恐惧感。K.J. 告诉她的家人，尽管坐在轮椅上，但她对再次可以打篮球感到很兴奋。"

续表

作业治疗干预过程	临床推理过程	
	目的	治疗师思考内容的举例
短期目标和进展概述 （1）患者能独立穿衣和洗漱，并使用辅具进行下肢穿衣（长手柄鞋拔、穿袜辅助器、弹性鞋带） （2）患者的上肢力量已经提高一级（徒手肌力测试力量从3/5上升到4/5） （3）患者能在许多平面间进行体位转移。患者能够进行汽车转移，并正在练习将轮椅放在后座上 （4）已经将患者转介至驾驶专家。待患者准备好后预约 （5）轮椅运动员已经来访患者，并和患者玩了一对一比赛	比较患者实际的和预期的表现 了解患者 了解背景状况	"K. J. 已经实现并超常完成了我所设的所有的短期目标。虽然她对使用辅具犹豫不决，但她已经学会了如何很好地使用它们。我认为她将继续努力完善她的轮椅转弯技巧（轮椅篮球练习中的急转弯）。我已经注意到来访轮椅运动员对 K. J. 有着很好的影响。我想她终于意识到她仍然可以从事她脑卒中前喜欢的休闲活动。我知道 K. J. 的内在动力对她的治疗结果有很大的影响。脑卒中之前，K. J. 享受积极的生活方式，脑卒中后她认为一切都结束了。在轮椅运动员和我的鼓励和支持下，她看到虽然生活会略有不同，但仍然可以从事这些她最喜欢的活动。"
下一步计划 （1）通过向患者提供专门的驾驶员培训计划（如果该地区没有指定专家的情况下）、运动设备和脑卒中信息来为其出院做准备 （2）确保患者拥有所有辅助设备（用于自我护理的辅具、定制轮椅），或知道获得哪些设备最有益处（如篮球轮椅） （3）如果出现任何问题，鼓励患者与治疗师联系	预测患者目前和未来的担忧 分析患者的理解能力 决定患者是否应该继续或停止治疗和（或）在未来随访	"我想确保 K. J. 明白如何管理瘫痪和脑卒中的症状。我将回顾脑卒中的危险因素，以及如何预防脑卒中，并回顾有关驾驶培训计划的信息。" "我将要求 K. J. 确定降低脑卒中风险的方法。我会让她列出可以在家处理日常事务的策略。然后我会评估她使用辅助设备的能力。" "当 K. J. 能够掌握所有自我护理技能，并能有效使用她的轮椅时，她就可以出院了。如果她还没有得到所需的信息或物品的话，我将确保她拥有所有必需的资源，以便她能够获得所需的信息或物品。"

作业治疗实践中的临床推理

促进休闲活动探索的措施

　　K. J. 脑卒中后参加轮椅篮球运动的目标可能需要一段时间才能实现。在她能参加这项运动之前，她可以参加哪些预备性的休闲活动呢？

❓ 思考与总结

　　（1）如何定义休闲活动对于患者的意义？

　　（2）参加被动式休闲活动、主动式休闲活动和社交活动分别有什么好处？

　　（3）对于脑卒中患者、脊髓损伤患者和下肢截肢患者来说，参与休闲活动的目标有何不同？

　　（4）阐述作业治疗师将休闲活动纳入评估和治疗的具体方法。

　　（5）哪些障碍限制了对休闲活动的引进和探索？你如何在实践中消除这些障碍？

　　（6）阐述休闲活动如何增进包括残疾人在内的所有人的健康。

　　（7）讨论本章介绍的各种类型休闲活动评估方式的优缺点。

　　（8）对于下肢无法活动的患者，身体一侧无法活动的患者和全身乏力的患者你会分别推荐什么休闲活动？

📚 术 语 表

园艺疗法（horticulture therapy）：以园艺作为治疗手段的干预方式。

休闲（leisure）：可自由选择的需要控制和承诺的活动。**主动式休闲**需要大量脑力和体力的付出（如轮椅运动），而**被动式休闲**如阅读和手工艺，需要相对较少的体力付出。**社交活动**意味着与他人通过电信、计算机和（或）当面接触。

作业失衡（occupational imbalance）：时间过多地花在一个方面，通常是工作，而牺牲了另一个方面，通常是休闲。作业失衡可能会使健康和生活质量恶化。

消遣或娱乐（recreation）：没有花在工作或自我照护上，并且可能导致不会产生可观察到的活动的时间，类似于空闲时间。

治疗性娱乐（therapeutic recreation）：专业地使用娱乐活动作为患者的主要治疗形式，有时被称为娱乐治疗（recreational therapy）。

娱乐治疗专家（therapeutic recreation specialist）：经过训练的能以娱乐活动为治疗手段对患者进行治疗干预的专业人员。

参 考 文 献

American Occupational Therapy Association. (2008). Occupational therapy practice framework: Domain and process (2nd ed.) *American Journal of Occupational Therapy, 62,* 625-683.

Beard, J. G., & Ragheb, M. G. (1980). Measuring leisure satisfaction. *Journal of Leisure Research, 12,* 20-33.

Beard, J. G., & Ragheb, M. G. (1983). Measuring leisure motivation. *Journal of Leisure Research, 15,* 219-228.

Beard, J. G., & Ragheb, M. G. (1990). Leisure Interest Measure. Paper presented at the meeting of the National Recreation and Park Association Symposium on Leisure Research, Phoenix, AZ. October 12-15, 1990 in Arizona. Publisher: National Recreation and Park Association, Alexandria, VA.

Brachtesende, A. (2005). ICF: The universal translator. *OT Practice, 10,* 14-17.

Buchholz, A. C., Martin Ginis, K. A., Bray, S. R., Craven, B. C., Hicks, A. L., Hayes, K. C., Latimer, A. E., McColl, M. A., Potter, P. J., & Wolfe, D. L. (2009). Greater daily leisure time physical activity is associated with lower chronic disease risk in adults with spinal cord injury. *Applied Physiology, Nutrition and Metabolism, 34,* 640-647.

Bulthuis, Y., Drossaers-Bakker, K. W., Taal. E., Rasker, J., Oostveen, J., van't Pad Bosch, P., Oosterveld, F., & van de Laar, M. (2007). Arthritis patients show long-term benefits from 3 weeks intensive exercise training directly following hospital discharge. *Rheumatology, 46,* 1712-1717.

de Jong, Z., Munneke, M., Zwinderman, A. H., Kroon, H. M., Jansen, A., Ronday, K. H., van Schaardenburg, D., Dijkmans, B. A., Van den Ende, C. H., Breedveld, F. C., Vliet Vlieland, T. P., & Hazes, J. M. (2003). Is a long-term high-intensity exercise program effective and safe in patients with rheumatoid arthritis? Results of a randomized controlled trial. *Arthritis and Rheumatology, 48,* 2415-2424.

Desrosiers, J., Noreau, L., Rochette, A., Carbonneau, H., Fontaine, L., Viscogliosi, C., & Bravo, G. (2007). Effect of a home leisure education program after stroke: A randomized control trial. *Archives of Physical Medicine and Rehabilitation, 88,* 1095-1100.

Drummond, A., & Walker, M. (1994). The Nottingham Leisure Questionnaire for stroke patients. *British Journal of Occupational Therapy, 57,* 414-418.

Durstine, J. L., Painter, P., Franklin, B. A., Morgan, D., Pitetti, K. H., & Roberts, S. O. (2000). Physical activity for the chronically ill and disabled. *Sports Medicine, 30,* 207-219.

Elsawy, B., & Higgins, K. E. (2010). Physical activity guidelines for older adults. *American Family Physician, 81*, 55-59.

Esser, S., & Bailey, A. (2011). Effects of exercise and physical activity on knee osteoarthritis. *Current Pain and Headache Reports, 15*, 423-430.

Hanson, C. (1998). A sports exploration camp for adults with disabilities. *OT Practice, 3*, 35-38.

Harnish, S. (2001). Gardening for life- adaptive techniques and tools. *OT Practice, 6*, 12-15.

Hoffmann, L., Williford, R., Mooney, B., Brown, C., & Davis, C. (1995). Leisure activities provide rehab potential. *Case Management Advisor, 6*, 71.

Jungbloed, L., & Morgan, D. (1991). An investigation of involvement in leisure activities after stroke. *American Journal of Occupational Therapy, 45*, 420-427.

Kautzmann, L. (1984). Identifying leisure interests: A self-assessment approach for adults with arthritis. *Occupational Therapy in Health Care, 2*, 45-51.

Klein, P. J., & Adams, W. D. (2004). Comprehensive therapeutic benefits of taiji: A critical review. *American Journal of Physical Medicine, 83*, 735-745.

Kuster, M. S. (2002). Exercise recommendations after total joint replacement. *Sports Medicine, 32*, 433-445.

Law, M. (2002). Participation in the occupations of everyday life. *American Journal of Occupational Therapy, 56*, 640-649.

Law, M., Polatajko, H., Pollock, N., McColl, M. A., Carswell, A., & Baptiste, S. (1994). Pilot testing of the Canadian Occupational Performance Measure: Clinical and measurement issues. *Canadian Journal of Occupational Therapy, 61*, 191-197.

Lin, S. (1991). Content validity and test-retest reliability of the Lin Interest Check List. Unpublished thesis. Richmond: Virginia Commonwealth University.

Logan, P. A., Gladman, J. R. F., Drummond, A. E. R., & Radford, K. A. (2003). A study of interventions and related outcomes in a randomized controlled trial of occupational therapy and leisure therapy for community stroke patients. *Clinical Rehabilitation, 17*, 249-255.

Mallinson, T., Waldinger, H., Semanik, P., Lyons, J., Feinglass, J., & Chang, R. W. (2005). Promoting physical activity in persons with arthritis. *OT Practice, 10*, 10-14.

Matsutsuyu, J. (1967). The Interest Checklist. *American Journal of Occupational Therapy, 11*, 170-181.

Minor, M. A., & Lane, N. E. (1996). Recreational exercise in arthritis. *Rheumatic Disease Clinics of North America, 22*, 563-577.

Motl, R. W., & McAuley, E. (2010). Physical activity, disability, and quality of life in older adults. *Physical Medicine Rehabilitation Clinics North America, 21*, 299-308.

Painter, P. (2003). Exercise for patients with chronic disease: Physician responsibility. *Current Sports Medicine Report, 2*, 173-180.

Radomski, M. V., Finkelstein, M., Hagel, S., Masemer, S., Theis, J., & Thompson, M. (2011). A pilot wellness and weight management program for individuals with spinal cord injury: Participant's goals and outcomes. *Topics in Spinal Cord Injury Rehabilitation, 17*, 59-69.

Ragheb, M. G., & Beard, J. G. (1982). Measuring leisure attitude. *Journal of Leisure Research, 14*, 155-167.

Sacco, R. L., Gan, R., Boden-Albala, B., Lin, I. F., Kargman, D. E, Hauser, W. A., Shea, S., & Paik, M. C. (1998). Leisure-time physical activity and ischemic stroke risk: The Northern Manhattan Stroke Study. *Stroke, 29*, 380-387.

Salem, Y., Scott, A. H., Karpatkin, H., Concert, G., Haller, L., Kaminsky, E., Weisbrot, R., & Spatz, E. (2011). Community-based group aquatic programme for individuals with multiple sclerosis: A pilot study. *Disability and Rehabilitation, 33*, 720-728.

Soderback, I., & Hammarlund, C. (1993). A leisure-time frame of reference based on a literature analysis. *Occupational Therapy in Health Care, 8*, 105-133.

Sporner, M. L., Fitzgerald, S. G., Dicianno, B. E., Collins, D., Teodorski, E., Pasquina, P. F., & Cooper, R. A. (2009). Psychosocial impact of participation in National Wheelchair Games and Winter Sports Clinic. *Disability Rehabilitation, 31,* 410-418.

Taylor-Piliae, R. E., & Haskell, W. L. (2007). Tai Chi and stroke rehabilitation. *Topics in Stroke Rehabilitation, 14,* 9-22.

Warburton, D. E. R., Sproule, S., Krassioukov, A., & Eng, J. J. (2010). Cardiovascular health and exercise following spinal cord injury. In J. J. Eng, R. W. Teasell, W. C. Miller, D. L. Wolfe, A. F. Townson, J. T. C. Hsieh, S. J. Connolly, S. Mehta, & B. M. Sakakibara (Eds.), *Spinal Cord Injury Rehabilitation Evidence* , Version 3.0 (pp. 1-38). Vancouver, British Columbia and London, Ontario.

Washburn, R. A., Zhu, W., McAuley, E., Frogley, M., & Figoni, S. F. (2002). The physical activity scale for individuals with physical disabilities: Development and evaluation. *Archives of Physical Medicine and Rehabilitation, 83,* 193-200.

White, L. J., & Dressendorfer, R. H. (2004). Exercise and multiple sclerosis. *Sports Medicine, 34,* 1077-1100.

Wilcock, A. A. (1998). Occupation for health. *British Journal of Occupational Therapy, 61,* 340-345.

Wolf, S. L., Sattin, R. W., Kutner, M., O'Grady, M., Greenspan, A. I., & Gregor, R. J. (2003). Intense Tai Chi exercise training and fall occurrence in older transitionally frail adults: A randomized controlled trial. *Journal of the American Geriatrics Society, 51,* 1693-1701.

World Health Organization. (2002). *International Classification of Functioning. Disability and Health (ICF).* Geneva, Switzerland: World Health Organization.

Wu, S. K., & Williams, T. (2000). Factors influencing sport participation among athletes with spinal cord injury. *Medicine and Science in Sports and Exercise, 33,* 177-182.

致谢

我们感谢 Pat Dasler 对案例研究的贡献, 以及 Laurie Manuel 和 Gary Rudolph 提供的照片。

第三十章　优化个人和社会适应

原作者：Jo M. Solet
译者：陆佳妮、施晓畅

学习目标

通过本章的学习，读者将能够：

（1）将社会心理的观点纳入制订康复计划的过程中。

（2）思考可替代性实践模式并重视其在治疗关系中的应用。

（3）将患者置于生命周期和家庭环境中考虑，并认识到这些因素对作业活动和生活角色的影响。

（4）了解功能障碍史和功能障碍进程对社会心理适应的影响。

（5）重视疾病、损伤和功能障碍引起的存在主义问题；描述个体在这些经历中创建的有意义生活方式。

（6）警惕精神障碍并发症，并确认转诊的适应证。

一、概　　述

由疾病或损伤而导致的身体功能变化，并不是从治疗中获益的程度或未来生活质量的有效预测因素的唯一指标。适应的过程遵循一般的阶段规律，但每个人的过程各有不同，并且受到发病和病程情况、生命周期中的年龄和地点因素以及特定人格下不同应对策略的影响。本章首先介绍心理社会观点的实践模式和治疗结构，然后引导读者了解生活情景、心理和社会方面的因素，这些因素皆是作业治疗在个体化干预身体功能障碍时必须考虑的。

二、实　践　模　式

每个实践模式都使用自己的理论框架来解释临床观察内容，指导治疗计划并促进康复。许多作业治疗师不止使用一种模式的元素，使治疗团队高效地参与到治疗当中，进行丰富的、共情的、创造性的治疗。

（一）精神动力学模式

精神动力学实践模式起源于弗洛伊德的理论，强调治疗师应当为患者提供一个安全、共情、一致的治疗环境（Rowe & MacIsaac，1991）。它考虑患者的个人感受；患者有意识或无意识对于自我的完整性、关爱和受保护的渴望；关于依赖和无助的冲突。动机被认为是成功康复的关键因素。精神动力学模式既重视活动的象征本质，又强调活动对患者的内在意义和相关性联系。

（二）认知行为模式

认知行为实践模式将治疗集中在思维模式和特定行为模式的发展上（Burns，1990）。采用认知行为治疗（cognitive

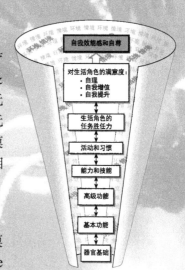

behavioral therapy，CBT），治疗师成为细心的观察者和记录者，检查患者对其经历的反应以及他们的思维方式和行为方式之间的相互作用。

　　这些治疗师鼓励个体设定连续的分级目标和奖励适应性行为。他们指出了患者叙事思维模式中暗示对未来的无助感或负面预测的内容，有助于个体用更积极的想法和自我陈述取代这些内容。此模式的治疗方案可加强患者依从性、提高自我照护能力，如使用支具或服用药物，努力消除有害的习惯，如吸烟、社交孤立行为和爆发性攻击行为。CBT 可以针对特定症状（包括疼痛、抑郁症或失眠）的个体或小组工作而设计（Perlis et al.，2008）。自我调节技能，包括自信沟通和实践放松反馈（relaxation response，RR），这些也可以是 CBT 的组成部分（Benson & Proctor，2010）。

　　作为治疗的组成部分之一，放松反馈（RR）与概念性模式相连，并经常应用于认知行为模式和身心健康模式（下文）（Hamilton et al.，2006）。RR 是深度休息的自然生理状态，通过降低心率、血压、呼吸频率和肌肉紧张度来抵消压力。由于 RR 和冥想技术经常被使用在需要药物治疗和有心理问题的患者身上，目前与安全性和有效性相关的证据仍在继续研究（Arias et al.，2006；Ospina et al.，2007）。研究显示的好处包括可减少情绪困扰和改善自主神经和心理免疫反应（Benson & Proctor，2010；Kiecolt-Glaser et al.，2010）；引发与增强学习、记忆及换位思考相关的大脑变化（例如，同理心、同情心、自我意识）（Holzel et al.，2011）；引发与阳性生理结果相关的基因表达变化（Dusek et al.，2008）。

　　在患者消极思维的情景下，治疗师通过重复一个词、声音、短语、祷告、图像或身体活动等涉及精神聚焦的技术可以引出放松反馈（Benson，1993）。这些技术包括渐进性肌肉放松（progressive muscle relaxation，PMR）、腹式呼吸以及正念、冥想、太极拳和瑜伽等练习。作为放松反馈的基础结构，呼吸训练是一种强大而古老的方法，具有传统的历史（参见基本放松反馈指引的实践程序 30-1）。呼吸是一个自主的过程，也可用于个体控制和观察，通过该过程可以改变生理状态和当时的心态。忘却呼气吸气过程，活在当下的正念和同情心中，不为内心活动的潮起潮落所扰。当在治疗环境中引导放松反馈时，这些技术是针对诸如焦虑症、疼痛、抑郁症和失眠的。正念可以通过坐禅以及任何作业活动进行练习：走路、吃饭、洗澡或抚摸宠物。随着注意力的集中，支持者认为日常经历不再是对未来的悔恨或恐惧（Chodron，1997）。通过摆脱旧的思想和感觉习惯，正念和其他冥想练习，被认为能引发新颖和创造性的反应，加强心理弹性。除了治疗的益处，Arias 等（2006）还记录了包括精神病患在内的冥想练习的不良反应。在了解患者的作业历史时，具有文化意识的治疗师会回顾患者当前和过去使用的冥想和其他精神实践方式，包括祷告、瑜伽、太极拳和气功。有兴趣学习放松反馈实践模式的作业治疗师，应积极寻求特殊的培训和监督方式以适应项目。

实践程序 30-1

基本放松反馈指引

● 选择一个牢牢扎根于你的信仰体系的词、短语或祷告，如"一个""平安""主是我的牧者""万福玛利亚，满恩"或"您好"。

● 舒适的体位静坐。

● 闭上眼睛。

● 放松肌肉，从脚到小腿、大腿、腹部、肩膀、头部和颈部。

● 像平时一样慢慢地、自然地呼吸，在呼气时默默地对自己说出词、短语或祷告。

● 采取被动的态度。不要担心你做得有多好或多差。当其他的想法出现在你的脑海中时，你要反复对自己说："哦，好吧。"

● 持续 10~20 分钟。

● 不要立即站起。继续安静地坐一会儿，让其他想法回来。然后睁开眼睛再坐一会儿，然后站起。

● 每天练习 1~2 次。早餐前和晚餐前比较合适。

From Benson-Henry Institute for Mind Body Medicine, Massachusetts General Hospital. (2013). *Eliciting the relaxation response*. Retrieved from http://www.massgeneral.org/bhi/basics/eliciting_rr.aspx

（三）身心健康模式

过去十年研究证实了个体作为综合生物体，感受得到整个身体系统变化的理念，将心灵与身体分离是一种学术活动，而不能真实反映人体组织功能。主流医学现在认识到 20 世纪 80 年代初提出的免疫功能和心理健康之间的重要关系（Ader，1981）。抑郁（Denollet，1998）和焦虑（Kubzansky et al.，1998）等心理状态现在经常被评估为心脏病的危险因素，而不仅仅是心脏病引起的连锁反应。此外，在健康照护方面，日益增长的预防性观点已开始明确与睡眠（Chien et al.，2010）、营养（Buning，1999）和运动（Ratey & Hagerman，2009）有关的行为和习惯，这些多个相互关联的渠道，可能延长寿命并使得身心更健康。

当面对疼痛、行动不便、失眠、食欲缺乏和违心的社交行为时，健康行为和心理健康水平可能难以改善。作业治疗师需要与临床团队的其他成员合作，确保治疗基于健康行为促进，以支持慢性致残患者在器官系统方面的能力储备和功能维持。

（四）人类作业活动模式

虽然心理学家、社会工作者和精神病学家也应用了认知行为和精神动力学模式，但人类作业活动模式（model of human occupation，MOHO）（Kielhofner，1992）是在作业治疗的背景下发展起来的。这种模式侧重于在生活中的参与。服务对象被认为是"一个作业的个体，对于他们来说，参与有意义和富有成效的活动是保持健康和良好身心状态的核心"（AOTA，2002）。人类作业活动被定义为多维的：具有物理性、社会性、精神性和象征性，并且嵌入在每个人的特定心理和文化背景中（AOTA，2008）。该模式的评估考虑了生活角色的满足（如工人、父母或朋友）所必需的作业活动行为的优势和困难。治疗旨在发展、修复或提高表现并支持作业活动平衡（Anaby，2010）。作业活动表现的成功本质上与个性有关，并且与掌控感、能力感、群体接纳感和认同感有重要关系（AOTA，1995a，1995b）。

三、实 践 框 架

与服务相关的实践框架影响个人和社会适应的最优化。作业治疗师单独或在小组中与患者一起。小组参与通常是个体治疗的补充或后续跟进。

（一）个体治疗

个体治疗由治疗关系构成，患者和治疗师之间达成同盟，在评估期间开始（有关治疗关系的深入讨论，请参阅第十四章）。随着关系的发展，作业治疗师不仅要了解患者的身体能力，如肌力和活动范围，还要了解使患者有效理解治疗过程的解释说明比如类型和程度。

有描述能力的患者可能希望讲述他们的故事，向作业治疗师讲述疾病或损伤是如何发生的、他们对疾病或损伤的反应、他们的损失，以及他们对康复的期望。认真倾听患者的故事，即使他们的病历在医疗记录中能以某种形式找到，倾听也能建立信任，告诉患者他们是独特的，他们的感受和体验是有价值的。倾听还提供有关互动和沟通能力、情绪状态（如抑郁或焦虑）、应对方式，以及家庭和文化背景的重要信息。所有这些对于设定社会和心理目标至关重要，这是干预计划的一部分。

（二）团体治疗

团体治疗为患者的社会参与提供了一个实践环境、一个比个体治疗更广泛的治疗范围或更安全的环境。随着时间的推移，团体内部的发展进步取决于参与者的能力和选择的活动：从平行活动、简短的互动，到成熟的友情和支持性合作（Donohue et al.，2011）。团体治疗打破人和人之间的隔阂，并提供识别和解决常见问题的情景。团体可以用于实现与特定功能障碍相关的目标，促进技能掌握、练习休闲或创造性活动，或促进人生历程的过渡。可以组织多个家庭团体以帮助成员社交和适应照顾者的角色（Rodgers et al.，2007）。虽然任何特定团体优先考虑的关注点不是解决心理或社会需求，但治疗成分会影响参与者整体的身心健康，并提供一个有尊严、有责任感、有意义和令人愉悦的共享空间（Ziegler，1999）。

当团队从平行活动的参与演变为成员间的互动后，参与者互相支持和相互学习，并开始更加重视自己。一个团体也可以作为放大镜，观察其他人在行为中的困难。当支持性反对（supportive confrontation）用于解决和调整这种行为时，可改善个体在治疗环境之外的类似行为。当小组讨论深入时，有助于小组成员表露悲伤和恐惧的情绪，表达对现有事务的担忧，以及为产生共同的希望提供机会（Alonso & Swiller，1993）。作业治疗师将这些社会和心理目标概括在所有团体小组治疗计划和文档中（实践程序30-2）。

📖 **实践程序 30-2**

小组治疗计划

为团体参与选择目标

（1）实践社会性行为

（2）遵循规则并认识到团体需求

（3）识别和解决常见问题

（4）学习特定技能和活动

（5）接受支持性反对和调整行为

（6）表达感受、担忧和分享希望

（7）通过支持他人来增强自尊

选择小组成员的考虑因素

（1）认知和社交能力

（2）准备进行更广泛的互动

（3）与其他成员的配合

（4）注意力和记忆力

（5）精神障碍和危险性

（6）沟通能力

（7）文化背景

（8）体能限制

四、适 应 过 程

心理和社会适应功能障碍的个体差异与许多因素有关，包括功能障碍的发病、病程和严重程度；患者年龄，在生命周期中的位置；个性差异、应对方式和经验。此外，获得优质照护、无障碍住房、无障碍公共交通，以及一致的社会和社区联系都支持着作业活动参与和适应过程（Crawford et al.，2008；Jenkins，2011）。限制作业活动参与的一些疾病和功能障碍对于外行人来说是"可见的"，并且可能影响个体在社会和作业活动环境中被对待的方式。其他"不可见的"功能障碍要求患者在曝光隐私和寻求特殊照顾间做出选择。作为适应治疗支持的一部分，作业治疗师通过与患者讨论与就业障碍、适应性技术和住房相关的公开的状况，来解决患者在社会和职业领域的问题（Griffin，2011）。

（一）阶段理论

将对功能障碍的适应视为一种自然的阶段过程，如否认、抗拒、肯定和融合或震惊、否认、愤怒、抑郁和接受（Miner，1999），可以成为对心理重组进行概念化描述的有用方法。实际上，随着新挑战的出现，这些阶段可能会出现甚至会重新经历（Dewar & Lee，2000）。爱情和工作中的矛盾和未满足的需求，以及在疾病或损伤之前未解决的问题，可能会因此占据更大的比例。临床医生可能会无意识地保护自己，假设所有患者都经历一系列自然的过程，得到令人满意的结果，而不去认识功能障碍者的生活现实。对轻度功能障碍的适应可能需要3年才能实现。然而，如果用对收入、社会生活和休闲活动的满意度来衡量，即使4年，严重功能障碍的适应过程可能也不那么完整（Powdthavee，2009）。

Morse 和 O'Brien（1995）描述的从急性损伤到康复的四个阶段构成的模型，可以帮助治疗师识别不断变化的心理状态并预测患者的需求。创伤性损伤和住院治疗的实证研究表明：创伤发生对个案具有特殊挑战，以下使用了患者本人回顾性的语言对每个阶段进行了说明。

第一阶段："警惕：被吞没的感受"。其包括压倒性的生理损失，需要非凡的认知能力和高敏感的感觉能力以保护生命。在创伤性损伤后的这段时间内，研究中的一些患者回顾了自我分离的感受，他们开始指导现有的帮助者照护自己，自己好像既是观察者又是参与者。

第二阶段："中断：时间抽离"。个案放弃对照护者的责任或变得无意识。患者回忆他们的这段经历是一场迷雾，他们在噩梦和无法忍受的清醒之间迷失了。处于危急状态的患者无法区分现实，也无法将注意力集中在自身之外。他们迷失方向，陷入深海，并且无法控制自己的反应。在这个阶段的患者有时认为他们的照护者是危险的，环境是敌对的。这个阶段许多患者害怕孤独，在紧急情况中的作业治疗师可以促进患者朋友和家人的持续陪伴，争取让他们协助患者完成自我定位。

第三阶段："忍受自我：面对现状和重新组合"。患者越来越清楚自己所处的环境状况并开始认识到损伤的程度。这是一个关注现实的阶段，即使随着意识的增强加剧了心理上的痛苦，患者必须有意识地决定是否继续并重新加入世界。研究中的患者描述了恐惧，对完全依赖的恐慌、对辛苦治疗的恐惧以及对控制绝望付出的努力。在此阶段，患者对过去自我的缺失表示震惊，并开始向工作人员和其他人寻求支持和帮助。有些人表达了他们过去自我的理想化观点，认定自身是有能力和有吸引力的，他们在成为功能障碍者之前的生活完全令人满意。通常，他们认为即使严重脊髓损伤，也会在数周或数月内完全康复；即使是最小的变化也非常重要。

在这个时候，照护者的敏感度对于支持希望至关重要。治疗师避免对预期的恢复程度做出预测和承诺，因为之后可能被证明无法实现，会损害治疗关系并使患者感到被欺骗、愤怒、怨恨和沮丧（Davidhizer，1997）。虽然最初的希望通常集中于完全康复，如脊髓损伤后"再次行走"，但随着时间的推移而成功适应，希望可能会朝着生活质量和满意度的方向发展（Dorset，2010）。在此阶段对某些患者进行的早期干预可以是膈肌呼吸训练诱导的放松反馈。如前所述，呼吸是提供感知自我控制的第一途径。

最后阶段："努力重新获得自我，融合新旧现实"。这是积极进行康复时面临的生理和心理挑战。目标包括理解人生经历、了解身体变化、接受结果，包括持续依赖的可能性。这可能是患者开始调整和重新设定期望的阶段。作业治疗的治疗计划整合了这些心理需求，并与日常生活、肌力、耐力、活动和工作前训练结合。为患者从保护性的康复环境中出来之后面对现实生活做社会准备而制订计划，该计划需要消除患者对能力不足和被他人拒绝的恐惧（Gardner，1999）。邀请患者参与团体治疗，包括对于具体情况的角色扮演，如面临关于功能障碍和外表改变的直接问题，这是社会准备的组成部分之一。

（二）发病和进程

发病的情况和特定功能障碍的进程是影响适应过程的重要因素。

1. 早期发病 当一个人出生时患有功能障碍如脊柱裂或在幼儿时期遭受损伤，自我意识会随着功能障碍而持续发展，通常在以家庭为主的构架内接受治疗，并授权治疗随着学校进程提供支持。对于出生就有功能障碍或童年早期患功能障碍的人来说，挑战涵盖人生的每个生命阶段，会不断遇到身体、心理和社交不同方面的新的发展期望。随着认知、情感和行为需求的改变以及对独立性的期望的提高，即使儿童时期不会产生重大影响的功能障碍也可能会变得更加重要（Simkins，1999）。早期功能障碍者中有相当一部分在他们四五十岁时就会新增对医疗、功能和支持的需求（Kemp，2005）。通过对儿童时期就有功能障碍的成年人的一系列访谈，King 等（1993）确定了在生命的"转折点"中应对遇到挑战的三种途径——归属、做事和理解（belonging，doing and understanding）。成功的适应来自社会支持，这被描述为具有"信念"的感觉；使用决心和坚定的信念应对挑战；并通过改变信念和期望得以实现。

2. 退行性疾病 起病及进程缓慢的功能障碍如类风湿关节炎和多发性硬化等退行性疾病，功能障碍的程度预计将增加。退行性疾病并非完全可预测；这个过程可能很慢或很快，很难保持对生命历程的掌控。每一次功能损失都感觉像是一种提醒，一种新的摧残。例如，在多发性硬化中，可能存在平台期甚至是症状缓解，但后来复发的情况（Hwang et al.，2011）。脊髓灰质炎后综合征可以以不同的模式发生。几年前患有原发性脊髓灰质炎的人 70%会出现新的症状，如疲劳、疼痛和萎缩。这些症状使得他们重新回到过去痛苦挣扎的状态（Thoren-Jonsson，2001）。一些患有退行性疾病的人可能会挣扎至体能的极限，以维持其生活角色的活动，并与重视的支持性小组保持联系。理想情况下，随着症状的进展，认识和重构生活的过程伴随着对生活的适应和妥协，包括改变生活模式和重获日常生活活动能力之间的平衡（Jonsson et al.，1998）。当患者无法对是否能稳定生活或生活质量是否可以改善进行预计时，他们更难维持充满希望的态度（Dorset，2010）。退行性疾病的挑战在于调整自我概念，不断适应重组的生活角色，维持内在能量，并在面对转瞬即至的衰退情况时得到具体的支持（Boeije et al.，2002）。

3. 创伤和快速发作的疾病 创伤性损伤如脊髓损伤以及起病过程极快的格林-巴利综合征，不允许患者进行心理准备（Ville et al.，2001）。发病的急剧性可能会迅速耗尽朋友和家人的心理准备。不仅患者的功能水平会立即改变，还将出现时间和自我意识上的不连续、个人身份的丧失，以及对"生活是安全且公平的"信念的转变（Morse & O'Brien，1995）。个体也有发展为创伤后应激障碍（post-traumatic stress disorder，PTSD）的风险，其特征在于应激过度和对创伤经历的再现（Champagne et al.，2010）。

4. 创伤的晚期效应 生命早期做出的决定也许会对以后的能力造成严重后果。重复性头部创伤导致慢性创伤性脑病（chronic traumatic encephalopathy，CTE）。现已有证据显示CTE与踢足球、拳击和摔跤等和头部有接触的运动有关，并具有长期影响（Stern et al.，2011）。研究者正努力记录下相关机制，并将功能与损害程度联系起来。这种研究为出台保护数百万院系内和专业运动员的政策提供支持。围绕不确定的后果和渐进性功能下降的可能性重建针对处于风险或已有不良反应的个体的治疗计划。记忆改变、抑郁、情绪不稳定和冲动控制不良等认知、情感和行为症状可能会影响患者的应对策略并破坏重要的社会支持关系（Stern et al.，2011）。受其影响的个体会意识到这些渐进性的功能障碍本可以预防。学界对重复性头部创伤的神经退行性影响的关注已超过几十年。

（三）功能障碍与生命周期

每个生命的发展过程都是由生物性、社会性和文化性各方面决定的，并建立在之前发展过程的基础上（Franz & White，1985）。因此，个体在其生命周期中成为功能障碍者的时间点、功能障碍的发展轨迹及严重程度，有助于确定其在长期适应过程中需要什么。作业治疗师需牢记患者在生命周期中不同时期的发展要求，并确定即使在功能障碍的情况下也可满足这些要求的方式。

1. 青春期 在美国，至少90%先天性功能障碍者可以活到20岁（Schultz & Liptak，1998）。除了青年期的常见挑战，包括从学校到工作岗位，从家庭到更广阔的社区的过渡，先天性或者童年获得性功能障碍者必须协调从儿童到成人医疗照护的转变。这可能包括失去长期支持性关系，并承担更多的护理合作和决策的责任（Schultz & Liptak，1998）。当已经在父母的教育下获得一定程度独立的青少年或年轻人遭遇功能障碍时，他们可能会感到很痛苦，被重新带回童年时期的依赖状态中。据报道在成人康复住院患者中这些年轻人的心理困扰最大（Laatsch & Shahani，1996）。

同龄人接纳、运动能力、外貌需求和这个年龄出现的性需求等重要需要，这些使功能障碍的青少年处于被社会拒绝和隔离的特殊危险中；社会能力的发展是成功适应的一个特别重要的因素（King et al.，1993）（图30-1）。此外，当他们达到社会规定的独立年龄时，年轻人可能不再有资格接受许多公立学校在更幼年时受法律保护下提供的教学和治疗服务。研究证实，需要以社区为基础的过渡服务来支持功能障碍的青少年"与成人世界建立桥梁"（Stewart et al.，2001）。

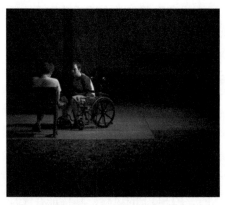

图 30-1　跑步伙伴（黑白照片由 Paul Solet 拍摄, LosAngeles, CA; 参见 paulsolet.com.）

2. 成年期　成年期的发展任务可能包括确定职业选择、找到伴侣和育儿。当一个成年人在生命周期的这个阶段遭遇功能障碍时,可能需要重新构建曾经关于未来的固有计划和设想。在这个阶段,适应功能障碍可能需要改变职业课程、寻找不同的休闲活动、重新塑造亲密的伙伴关系,以及在获得一些能力和方向感时重新平衡父母的角色（Rena et al., 1996）。

3. 中年期　中年人遭遇功能障碍时可能正处于职业生涯和收入的最高峰,可能是家中青少年孩子们或年迈父母的支柱。虽然他们也许有过成功应对多种生活角色的经历,但中年同时也可能是适应变化和重组责任的困难时期（Quigly, 1995）。可用资源可能有限,特别是当功能障碍者本身一直担任家庭财政支柱的情况下。从经验而言,18～60 岁功能障碍者的家庭收入调整幅度显著低于同一年龄段的其他人,并且功能障碍者生活贫困的可能性是其他群体的两倍（社会保障局）。中年的功能障碍者可能会感到过早老化,失去了预期的健康退休后的休闲,或者履行完职业和养育职责之后得到的来之不易的放松。此外,婚姻或亲密伴侣关系可能面临风险,一些没有功能障碍的配偶选择躲避其他生活上的需求,或者发现现在有功能障碍的伴侣不再是他们结婚时的那样。

4. 老年期　不断上升的"婴儿潮一代"带来的老龄化,将在未来几十年内为健康照护资源带来特殊挑战。即使在健康水平下降可以预料的时候,晚年的功能障碍也会威胁到个体能力,影响他们参与到常规活动或者他们认为重要的事中。社会隔离是很常见的。老年人可能很现实地担心失去他们的家庭或自己的家不由自己做主。他们可能担心,对因责任感而感到有压力的伴侣或孩子们产生经济或照护的负担。许多 65 岁以上功能障碍者的照护者本身年龄较大,健康状况不佳。老年人预期提供生产力和照护养育的角色,如祖父母或指导者,可能会被中断。老年功能障碍者可能已经失去了其社会群体和主要的支持关系。一生中发展的兴趣和休闲活动可能不得不放弃,并努力寻找其他满足感（Hasselkus, 1991）。此外,老年人社会价值下降通常与有限的财政资源相结合,这可能会影响照护的程度并破坏照护的动机（Kemp, 1993）。如果没有对未来的希望,压倒性的缺失经历会导致绝望。就像与年轻患者一起工作时一样,作业治疗师通过实现现实的期望来塑造解决问题的思维方式,协调能力并促使患者可以得到满足感（Bontje et al., 2004）。距离死亡尚存时日,一些老年人认为迫切需要对整个人生进行回顾,努力将过去的意义汇集在一起。作业治疗师需认识到,参与这类人生回顾是至关重要的（Frank, 1996）。

（四）个体差异

患者接受治疗时,甚至在损伤或患病之前,他们的个性特点以及与世界互动的方式就已成熟,这些方式可能健康或不健康,有效或无效。患者在作业活动能力、人际关系处理能力和其个人和文化身份象征的控制领域被剥夺时,其身体机能可能会在住院期间退化。有些个体必须处理大小便失禁或无法行走等问题,这些本是婴儿发育时期遇到的问题。其他人可能会面临认知或记忆的改变,导致他们制订计划或遵循指令的能力降低。众所周知,因健康问题住院治疗的人士比健康的同龄人更容易患精神障碍,尤其是抑郁症（Joseph, 2005）。有些人似乎容易接受治疗；其他人则顽固、不合作或抵抗。有些人的要求越来越高，要求特殊待遇，违反规则，并无所不为（Main，1957）。有些人期望治疗师拯救他们；有些人的状况从未改善，激起治疗师的失望、羞愧和无助感（Groves，1978；Kahana & Bibring，1964）。对于刚开展工作的作业治疗师而言，需正确认识到这些感受都是成为实践者的道路上正常的一部分。学术上的支持和经验丰富的督导者都可以帮助完善复杂患者的治疗和管理治疗师的自身感受。

（五）个性

个体间的差异，以及文化背景和经历的变化，有助于其对疾病和损伤事件产生独特的反应。人们常评论头部损伤："这不是一般损伤，而是重要的头部损伤。"严重的压力可能会提升恐惧的程度、增加渴望和关系需求。持续的疼痛，随之而来的是失眠和精神恍惚，可能进一步影响到日常功能。对身体健康和身体完整性的威胁可能会使得精神障碍和性格问题更严重（Zegans，1991）。作业治疗师将每个人视为独特的个体，并区别不同个性间的差异（Kahana & Bibring，1964），改变应对方式（Solet，1991）。

个性影响个体对职业的选择，并帮助其定义关系，这些可能与住院要求不匹配。有秩序感、准时和尽职尽责的患者可能会发现自己失去了掌控感而使得自尊心被伤害。他们可能会变得苛刻、缺乏灵活性和更为顽固；如果他们当众生气，可能会感到羞耻（Kahana & Bibring，1964）。一种包含解释的适合、有效、可预测和有规律的临床途径和适当纳入患者的决策最能让这些住院患者放心。作业治疗师在控制节奏和难易程度时要特别注意识别控制和成功的界限，提供适当的挑战。

存在丧失、孤立无助、虐待或被遗弃史的患者可能会对疾病或损伤过度担心，害怕无人关照。他们可能会提出强烈而迫切的要求，并且看起来过于依赖，如果一旦失望、冲动或者需求得不到回应，就会动怒。有些人感到不被爱、被遗弃，可能会选择退缩而不是坚持（Kahana & Bibring，1964）。对这些人来说，成功的实践策略包括做好照护的准备和表达关注，以及设定统一而非惩罚性的规范。照护者之间的良好协调对于这些患者尤其重要，他们有时会比较不同照护者，或向其他照护者抱怨。

有些人在住院时表现得谨慎或可疑（Kahana & Bibring，1964）。这些特征可能是他们过去性格的一个强化部分，但也可能是由于疾病或损伤伴随的定向力和时间连续感缺失而产生的。神经和感觉的变化会使患者难以理解比较普通的事件；大脑右半球病变，甚至失去眼镜或助听器都可能会产生重要的影响。作业治疗师对可能与此类行为有关的各种病症和诊断保持警惕。留心有此类行为可能性的患者，其可能需要不断指导，并需要经常从朋友或家人的安慰和陪伴中受益。作业治疗师应使用患者可以理解的语言表达关心、回答问题和处理投诉，而不是争论或加强错误的观察印象。如果怀疑症状发展或变得更为复杂，作业治疗师应该寻求神经科或精神科的帮助。

患者可能通过凸显自己的重要性，自负、夸大或要求最受尊敬的临床医生参与他们的治疗过程来表达自己的无助状态。当他们被剥夺了本来获得的身份、尊严、地位、财产和角色时，患者需要确认这些事物是被认可的。作业治疗师记录病史，作为提供这种认可和承认的开始。反复面对功能障碍的感受会令一些患者提出需要优待的补偿要求。治疗师应该忍住不去提醒这些患者认识自身地位，因为这些要求往往是内心深处脆弱的表现（Groves，1978）。作业治疗师应是富有同情心的，应引导出患者持续努力和不断前进的力量（Keith，1999）。

一些患者似乎拒绝照护者减轻他们的痛苦。他们可能表现出自我牺牲，讲述运气不好的过往，甚至陶醉于自身的苦难中（Kahana & Bibring，1964）。当患者似乎不想恢复时，他们可能出于一种隐藏的目的，进行忏悔或赎罪（Solet，1991）。作业治疗师可能不得不转介那些看起来过于悲痛的患者，进行心理治疗。反过来说，疾病或损伤有时会协助感觉被隔离和孤独的人士，回到充满关怀的社会环境中，他们不希望通过康复来远离受到关爱的环境。治疗计划应该考虑到患者社会接触和陪伴的需求。作业治疗师应与患者合作，在患者出院之后使其进一步进行适当的社会接触。

（六）应对策略

应对策略可以广泛地被定义为一种个体以自身认知、情感和行为为基础的努力，让个体去管理自身常规生活来面对外部和内部挑战。应对技能包括人们在应对压力时的思考、感受和行动。应对策略包括三种：寻求或脱离社会关系、寻求或逃避信息和控制，以及表达或抑制情绪反应。应对有助于恢复健康，因为它有助于患者确定和感知病症、做出决定、遵守治疗需求、接受安慰和支持等，所有这些都会影响患者生理过程和身心健康（Stone & Porter，1995）。

虽然个体可能拥有与其个性一致、特有的应对策略，但是特定情况的要求（如障碍持续的时间长短）对于决定使用哪些应对策略也很重要。例如，通过寻求更多信息和做决定来积极应对，这一情况在术前与术后非常不同，术后能够控制的情况很少，并且转移注意力或者隔离可能是最有用的策略。同时，应对紧急健康事件与持续功能障碍状况，可能需要患者和家庭不同的应对能力。随着应对要求的变化或应对意识的提高，患者和家属可能会重新评估所处的情况，认识到新的可能性并利用其他资源。

在实践中，通过自评问卷、临床观察清单和访谈来对应对策略进行评估（Lazarus & Folkman，1984；Solet，1991）。作为评估的一部分，作业治疗师会向患者和家属询问先前的挑战或危机，以及相应的应对行为。治疗包括扩展供患者选择的应对策略范围。例如，制作期刊以鼓励情绪表达（Pennebaker，1995）；参加一个专门小组以加强社会联系（Weber，1993）；从宠物或动物助手的陪伴中得到安慰或直接帮助（Gal，1999）；练习放松反馈以减少感知的疼痛和焦虑（Benson & Proctor，2010）；学习有效沟通，以便在提出问题、确定目标和在治疗决策中进行更加自信的协作。应对策略本身没有好坏之分，它必须在具体情况下适合个体的需求。例如，幻想、否认和退缩的应对策略可能在损伤后早期起到重要的保护作用，因为承认损伤的程度可能会使人无法承受。由于成功的适应可能涉及接近和逃避的循环，作业治疗师应该对保护性应对策略的中断持谨慎态度；患者能够意识到焦虑、羞耻和怨恨等可能的反应。长期持续的回避性应对策略可能妨碍个体投入治疗、减少所需的情绪表达、妨碍获取知识和重新融入社会等。患者长期采取逃避、否认和退缩的应对策略可能表明了其过度的恐惧、悲痛或自我厌恶与认知障碍的可能，这些都是作业治疗师寻求心理科或神经科会诊的原因。

五、寻找意义

作业治疗师每天都要面对疾病和损伤，努力寻找方法去肯定其职业意义并理解所目睹的苦难（Peloquin，2002）。患者不仅希望得到身体康复方面的帮助，还希望作业治疗师能够在解释自身经历上提供指导。与生命无常本质的对抗可能会为他们带来最深刻的渴望；他们期望得到消失的亲人的关怀、保护，以及归属感、活力、重要感和信念（Brendel et al., 2001）。

（一）存在主义问题

"什么才是值得一活的人生中重要的事物？我死后别人会怎么评价我？我的生活会怎样？这就是事故发生后我脑子里充满的问题。难怪当生活的问题需要回答时，我不能专注于细节。"（Lowenstein, 1999）

患者要求作业治疗师认识并承认这些问题和渴望存在。他们为作业治疗师提供了帮助他们重新获得生命力并创造有意义生活叙事的机会，这些叙事融合了他们疾病或损伤的经历（Charon, 2005, 2006）。他们对作业治疗师发出挑战，希望在人生的关键转折点上让作业治疗师帮助自己寻找和加强恢复身心健康的动机，同时对一些身体状况妥协（Pande & Tewari, 2011）。尽管生命的过程模棱两可、痛苦流逝，人类最终走向死亡，患者需要作业治疗师与他们一起庆祝生活的真谛、个人联系和存在的价值（图30-2）。

（二）归因

人们理解人生经历的方式不仅描述了现实生活，事实上也影响着现实生活（Kleinman, 1988; Peloquin, 2002）。许多遭遇疾病、损伤或创伤性生活事件的人最终会问："为什么是我？"并尝试对他们的经历进行归因或做出解释。

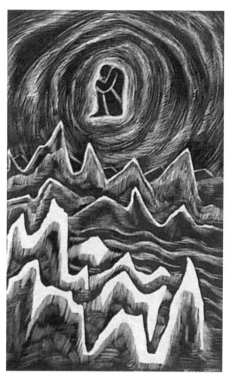

图30-2 外于危险中的个体（由 Margaret Rusciano Tolksdorf 所作，Pelham，NY；参见 virtualeasel.com.）

1. "报应" 有些人将他们的疾病或损伤视为一种惩罚。作为孩子，人们被教导，在违反规则时，将受到惩罚；因此，很自然，在深层次上会认为负性的事件表明有不好的、无价值的行为应该受到惩罚。实际上，患者的行为和损伤之间可能没有现实的联系，或者他们描述的两者之间的联系可能是准确的，如酒后驾车的历史或不安全的性行为。在任何一种情况下，报应的归因都可能使个人因悲痛和羞耻而无法动弹，无法寻求信息和情感支持或积极参与自己的恢复过程（Solet, 1991）。患者可能需要支持才能原谅自己；有些人还需要专注于改变他们的危险行为。被倾听的机会和被作业治疗师所接受的现实可以帮助他们开始重视自己，感到治疗是值得的，并愿意为未来努力。

2. 受害 同样，无论是通过现实分析还是仅基于深刻的感受，一些患者都会将自己视为受害者。特别是当事实支持这样的故事构架时，如可以通过合理努力避免袭击、严重的医疗事故、伤害。作业治疗师会对这样的归因进行确认并承认这种受害的经历导致了患者对其丧失信任。对患者进行受害者归因的风险在于，他们会将更广泛地接受受害者角色，将其作为持久的自我表征。他们可能因为恐惧、愤怒或无助而无法将世界视为一个安全的地方并安全地参与。有些人可能会使用退缩的应对方式，而其他人可能误导自己的愤怒，可能会疏远照护者。作业治疗师通过展示这些信念的现实界限，并通过提供有助于体现宽容的活动，成为可靠和值得信赖的照护者。

3. 机会 患者有时可能会使用机会或运气来解释疾病或损伤。患者将无常的世界视为危险和失控的，这是一种非人格化的受害形式。或者，无常的世界可能是友善的，个人可以选择的不仅是损伤还有机会。作业治疗师应该鼓励那些为了看到充满希望的可能性而珍视机会的患者。

4. 信仰 许多患者表示相信他们的疾病或损伤经历最终会有意义和目的。有些人深信宇宙有一个计划：善良最终会占上风，这是一个超越普通人类理解的计划（Rankin，1985）。信仰的归因对于孤立、几乎没有社会联系的人而言可能特别深刻，这使他们能够在困难的个人情况之外感受到深远的价值（Solet，1991）。作业治疗师可以聆听患者的精神生活、文化和日常生活中的可实践性元素以支持治疗。

（三）叙事与隐喻

患者想要讲述他们的故事并且需要被倾听。通过构建和叙述分享疾病或损伤的过程来积累经验，塑造持续的感知，打破孤立。通过叙事，患者将现在与过去联系起来，形成了他们生活和身份的连续性（Charon，2005，2006）。

越来越多的患者寻求互联网的帮助，特别是关于疾病或功能障碍特定的网站，他们交换经历的故事并获得支持和治疗信息。对一些虚拟社区的分析表明，患者所提供的信息准确而复杂，患者之间可以互相帮助，了解更多治疗的可能性，并更愿意在决策中成为积极的合作伙伴（Hoch & Ferguson，2005）。作业治疗师可以帮助患者识别信誉良好的网络社区，并在相关材料内容复杂或患者对照顾和预后提问时，担任翻译者和转述者。

作业治疗师使用特定的理论框架与患者合作，解释他们的生活，包括生活图表、辅助性自传和作业故事（Frank，1996）。通过细心聆听，作业治疗师不仅可以确认患者的反馈，还可以增强自己的临床推理思维，使用具有同理心的措辞和治疗活动，以满足患者的个人需求和动机（Kautzman，1992）。

这些叙事的一个共同特征是使用某些隐喻将个体的经历与文化的普遍主题联系起来，并帮助他们将痛苦置于有意义的情景中。Hawkins（1993）描述了几个经常用作解释疾病或损伤的框架的隐喻；每一个都可以被理解为是协调对治疗师的角色期望和患者适应的特定风险（Solet，1991）。

1. 作战 作战的隐喻非常普遍，与西方医疗体系最为一致（Hawkins，1993）。它经常被临床医生使用。人们经常听到"与癌症的战争"和"与毒品的战争"这类隐喻。在这里，患者成为一个与可怕的敌人进行战斗的英雄；治疗师是"抗击疾病"的盟友。疾病被视为来自外部的外生因素，人类会来攻击它。这种隐喻将攻击性与乐观主义结合起来，并使人呈现积极、勇敢的姿态，俗称"战斗精神"（Walker，1999）。虽然有些患者可能很容易将这种攻击性与其联系起来，但另一些人则由于性格或信仰，觉得这个隐喻令人不安。攻击性的战斗隐喻可能不完全适合某些疾病。事实上，癌细胞并非外界威胁，一些传染病如肺结核，是自我的一部分变得难以控制（Mukherjee，2010）。痛苦也可能难以概念化为进行战斗的入侵对手，因为它可能来自患者内部体验。在治疗类风湿关节炎和其他自身免疫性疾病时，目标恰恰相反：需要帮助患者的身体停止自我攻击。

2. 运动员　与战斗隐喻有些相关的是运动员的隐喻。患者将疾病视为一种游戏或运动，其核心问题是勇气、毅力和耐力（Hawkins，1993）。治疗师是教练，患者正在接受培训；通过实践学习新技能。这对于有体育运动史或爱好体育的人来说尤其有效。这种比喻对患者的风险在于其对作业表现的影响。体育界有观众，运动员必须遵守规则和标准，违反规则会带来羞耻感，就像竞技失利一样。运动员隐喻要求患者在整个过程中坚强而勇敢地回避面对死亡的必然趋势和真实的痛苦，因此无法与除自己以外的他人进行真正的交流。强调患者、照护者和家人都是团队的一部分可能会有所帮助。

3. 旅程　旅程是叙事中常见的隐喻，患者前往疾病的王国，带着智慧的礼物回归。苏珊·桑塔格（Susan Sontag，1988）撰写的有关癌症的文章称患病是"一种更为沉重的公民身份"。在这个隐喻中，治疗师可以作为指导者，陪伴在同一片土地上生活的其他人。疾病或损伤的旅程可能是一种涉及退化、羞辱和去人格化的通行仪式（Hawkins，1993）。这个比喻特别适合视力丧失或颅脑损伤的康复期。个体离开了普通的感觉和意识的世界，并发现必须重新定义期望；角色和关系发生了变化，曾经被视为理所当然的活动必须重新学习或放弃。

因为损伤、疾病和功能障碍可能导致孤立，甚至是永久性的，所以旅程隐喻带来的一个风险是，可能导致患者产生流亡的感觉。从一个非常真实的角度来说，当个体由于外表、个性、掌控感或沟通能力发生改变而无法应对时，可能会导致其脱离社会。缺乏可行的机会和实际的生理障碍都可能会阻止患者回归社会（Jenkins，2011）。从历史上看，当行为或外表远离社会公认的规范或传染病的传播威胁到其他人时，如获得性免疫缺陷综合征（艾滋病）或麻风病患者的流亡是被迫发生的。参与其他"旅行者"的团体可能有助于减少社会隔离。

4. 自然　与前面描述的三个隐喻相比，新时代的隐喻相信信仰为自然的治愈力量，特别是积极情绪的效果。这个比喻可以被解释为对现代医疗照护方面的反映，现代医疗照护之前被指责为将患者定义为技术的被动接收方，受外部治疗力量的影响，而不是充满自我愈合资源的容器。治疗师在这里的角色是充满爱心的伙伴。疾病或损伤可被描述为提供附加价值的机会或识别和重组被隐藏的自我能量。患者面临的风险是，如果竭尽全力仍没有得到健康的回报，他们可能会感到困惑，有失败感和羞耻感。这种结构强调"积极的"态度。个人可能将正常的悲痛、恐惧或愤怒感，认定为自己康复的阻碍。他们可能无法接受自己真实的情感。当作业治疗师展现出"自然的循环中有四季变化，人类的情感也各式各样"时，这种隐喻效果最好。

（四）病情记录

作业治疗师可以通过探索已发表的疾病或损伤的病情记录（资源30-1），准备好对患者的故事表达同理心。这些病情记录的作者有很多动机，包括试图在自己的经历中找到意义、巩固已变化的身份、打破社会隔离、验证他人、提供希望或建议、揭发非人道的照护，以及提供有关治疗方案的具体信息。一些病情记录正在以故事的形式鼓舞人们恢复并克服痛苦或功能障碍，即使是即将死亡的时候。有些是由家人提供的，作为亲人或共同经历考验的证明；其他的旨在提高自然疗愈能力，改变医疗照护系统。许多受欢迎的电影还描绘了功能障碍的角色，以及他们的斗争和应对方式（资源 30-1）。即使他们的故事是虚构的，这样的影片也有助于了解不同文化情境中人们对疾病和功能障碍的看法。对于一些患者或家属，作业治疗师选择将阅读或看电影作为治疗的教育部分。对于有能力的患者，写日记、写作或视觉艺术具有治疗、支持希望和记录改善的作用；这些治疗是作业治疗领域的基本方式之一。

📖资源 30-1

参考阅读：病情记录

Ackerman, D. (2011). *One hundred names of love: A stroke, a marriage and the language of healing.* New York: W. W. Norton. Video of the author and her husband available at http://www.powells.com/biblio/62-9780393072419-0.

Bauby, J. (1997). *The diving bell and the butterfly.* New York: Random House.

Broyard, A. (1992). *Intoxicated by my illness.* New York: Fawcett Columbine.

Hull, J. (1990). *Touching the rock: An experience of blindness.* New York: Pantheon.

Interlandi, J. (2011). Waking Chris: Consciousness returns after vegetative state. *New York Times Magazine*, December 4, pp. 42-47.

Jamison, K. R. (1996). *An unquiet mind.* New York: Random House.

Kerpelman, L. C. (2011). *Pieces missing: A family's journey of recovery from traumatic brain injury.* Minneapolis, MN: Two Harbors Press.

Linton, S. (2006). *My body politic: A memoir. Ann Arbor*, MI: University of Michigan Press.

Luria, A. R. (1968). *The mind of a mnemonist.* Cambridge, MA: Harvard University.

Luria, A. R. (1972). *The man with a shattered world.* Cambridge, MA: Harvard University.

Mairs, N. (1996). *Waist high in the world.* Boston: Beacon.

Mukherjee, S. (2010). *The emperor of all maladies.* New York: Scribner.

Pierce, C. P. (2011). Rebuilding Ryan: Red Sox top prospect returns to minor leagues to try to relearn game after brain surgery. *Boston Globe Magazine*, March 20, 15-19.

Rogers, A. G. (1995). *A shining affliction.* New York: Viking.

Sacks, O. (1985). *The man who mistook his wife for a hat.* New York: Simon & Schuster.

Wakefield, D. (2005). *I remember running: The year I got everything I wanted and ALS.* New York: Marlowe.

Wiltshire, S. F. (1994). *Seasons of grief and grace: A sister's story of AIDS.* Nashville: Vanderbilt University.

参考阅读：适应

Chodron, P. (1997). *When things fall apart: Heart advice for difficult times.* Boston: Shambala.

Dalai Lama, & Cutler, H. C. (1998). *The art of happiness: A handbook for living.* New York: Riverhead Books.

Flach, F. (2004). *Resilience.* New York: Hatherleigh Press.

Sacks, O. (2008). *Musicophilia: Tales of music and the brain.* New York: Random House.

Sadler, B., & Ridenour, A. (2009). *Transforming the healthcare experience through the arts.* San Diego, CA: Aesthetics, Inc. (See www.artinhealthcare.com.)

Weber, R. J. (2000). *The created self: Reinventing body, persona, and spirit.* New York: Norton.

六、治 愈 情 景

虽然医疗照护政策制定者认为家庭将为功能障碍成员提供治疗情景，但很少有正式的机构来支持他们的努力（Levine，1999）。随着人口老龄化和医疗技术的进步延长了人类寿命，家庭成员的负担继续增加。将功能障碍者和家庭的处境理想化或浪漫化，避免了直面许多人正在真正遭受的剥夺，并掩盖有关社会资源分配责任的重要伦理问题（Saetersdal，1997）。

（一）家庭照护

在美国，有 5200 万无偿的非正式照护者为 18 岁及以上无法自行开展必要活动的功能障碍人士提供护理；绝大多数这些照护者都是家庭成员（Coughlin，2010；Institute of Medicine，2008）。照护配偶仍然是 75 岁以上人群最常报告的照护情况（Wagner & Takagi，2010）。美国 65 岁以上人口的比例正在增长，到 2030 年将是 21 世纪初的两倍多。

伴侣和家庭成员的压力程度表明，有些人承担了一定程度的责任，而这可能损害他们自己的身心健康。功能障碍者收入的丧失往往使家庭陷入财务危机。尽管美国政府对功能障碍者在医疗照护方面的支出迅速增加，但在教育、培训和就业方面的支出一直在下降（Taylor，2011）。对美国人口普查补充调查数据的分析表明，对于年龄低于 55 岁的男性和女性而言，长期存在的严重限制一项或多项基本躯体活动的情况与社会阶层成反比（Minkler et al.，2006）。

（二）家庭的重新规划与认同

家中出现新的功能障碍者或因为退化加速而丧失功能的家庭成员，这些家庭必然经历悲痛以及日常作息、角色和期望的变化，这些变化常常因财务负担而加剧（Lynch et al.，1997）。这些额外的压力可能会加剧本就有的婚姻不和谐或药物滥用的问题。重新规划要求家庭成员学习和解决具体问题，同时衔接家庭内部的转变，与功能障碍家庭成员共同面对。作为合作伙伴的治疗师和家庭一起努力，建立新的身份并促进社区融合。

（三）与家庭成员交流

作业治疗师通常与护士或社工一起工作，主要是为打算接受功能障碍者的家庭提供与常规医疗照护系统的对接。为了与家庭成员开启合作，作业治疗师会评估准备情况，而不强迫进行可能会使家庭成员恐惧、愤怒或疏远的指导（Levine，1999）。在与家庭成员的所有接触中，作业治疗师仍然了解并尊重家庭的权利（参见第二章关于健康保险携带和责任法案的讨论）以及患者对隐私和保密的意愿（实践程序 30-3）。

📖 **实践程序 30-3**

与家庭成员交流

1. 与患者家庭互动的目标

（1）寻求有关家庭医疗和社会历史的信息。

（2）提供有关功能障碍和治疗的特定信息。

（3）合作并促进决策中的包容性。

（4）验证感受。

（5）认可经验。

（6）培养有希望和成功的应对策略。

（7）引导与患者的重新连接。

（8）指导患者护理和安全问题，包括家访和使用辅助设备。

（9）促进社区资源的使用，包括无障碍机会和支持性团体。

2. 考虑家庭情景

在评估患者的家庭背景时，尝试回答以下问题：

（1）患者在生命周期中的位置，以及患者的角色和职责是什么？

（2）如何改变家庭成员现在的角色、责任和期望？

（3）是否有经济收入的损失和（或）医疗和护理费用增加？

（4）功能障碍的这场危机会加剧哪些家庭问题？

（5）在过去，家庭是如何应对危机的？

（6）目前的功能障碍进程将如何影响家庭？

（7）家庭成员如何理解功能障碍经历？他们是否具有特定的文化视角？

（8）患者所属的社区是否可能提供帮助或力量？

（9）患者是否需要转介进行家庭咨询？

作业治疗师和家庭成员之间在治疗和支持方面的重要差异已被研究所描述。Hasselkus（1991，1994）发现，作业治疗师将治疗计划重点放在功能障碍者的独立水平上。然而，家庭成员表示更担心回家后的患者是否可得到安全照护，并保持身份认同感。持续的生活满意度和尊严而不是自我照护水平，目前被认为是康复成功的最有价值的评价标准，可能其与患者和家庭的希望和期望最为一致（Dorset，2010；Wadensten & Ahlstrom，2009）。

如果患者要出院回家，作业治疗师最好在出院前陪同患者进行家访，以评估家庭环境是否安全、是否计划安装辅助装置，以及协调睡眠环境。这是通过帮助患者（和家人）了解社区资源和无障碍设施，来促进社会参与的好时机。社区联系对于独立功能障碍者尤为重要。作业治疗师还应向患者和家庭提供与特定支持和倡导团体相关的信息，通过这些团体，他们可以分享解决问题的能力，感受到互动的情谊；如果患者选择为了改善自己和他人的生活而努力，还会感受到被赋能。

一些患者出院后到不同的病区或机构。将患者转介到长期护理机构生活对家庭而言可能是痛苦的决定，特别是传统文化浓郁和拥有忠诚和强烈家庭意识价值观的家庭（Banks，2003）。然而，社区机构也明白，令患者回归家庭的压力远远超出家庭能够承受的范围。作业治疗师也承认功能障碍者不能回家的现况，并提供维持家庭关系的方法。

在某些情况下，家庭压力可能非常大，沟通异常困难，家庭成员反应过激。对于那些在法律层面上无法对自己的护理策略做出决定的人来说，关于什么样的护理适合本人，家庭成员可能持不同意见。在非传统的家庭结构和合作关系中，额外的困难可能是缺乏法律上对伴侣和赡养关系的承认，而这些常常与指导和监督照护以及获得某些健康保险的权利相关。在美国，许多州向同性伴侣颁发结婚证；同性婚姻在整个加拿大都得到法律承认。作业治疗师需要确保知道患者认定的"家人"是哪些。

虽然大多数人未能规范化地准备措施面对突发疾病或功能障碍，但是当预期下降时，与退行性疾病一样，可以讨论关于姑息治疗的个人意愿，可以组织授权书，完成医疗照护的委托代理。当疾病显示可能存在遗传关系时，会出现其他问题，包括其他家庭成员是否应该进行检测以及怀孕可能带来的影响。经过专门培训的遗传咨询师可以澄清道德和科学依据，支持知情决策（Patenaude，2005）。作业治疗师在这时需留心，患者可能需要专科转诊。

（四）伴侣关系和性行为

作业治疗师在解决活动和意义方面的独特作用使他们处于理想的位置，作业治疗师将关于性的身心健康纳入治疗目标之中。性幸福与其他生活领域的调整和满足相关，是伴侣关系的重要组成部分（Woods，1984）。作为日常生活活动之一，性生活应该是一个值得接纳和解决问题的焦点。

为了承认并接受患者的性别认同，作业治疗师需意识到自己的信念和价值观，并在这些价值观与患者的价值观不同时停止评判。即使主要的性咨询是由另一个团队成员完成的，作业治疗师也应准备在患者生命周期和性取向的不同阶段识别亲密需求，并开始讨论性活动，包括生育控制和安全措施，同时保持适当的治疗边界。尴尬或不受欢迎的感觉可能会阻止患者对性问题的关注。作业治疗师需获得足够的医学和心理学知识，以预测患者的需求和问题。性欲、性反应、感觉渠道和移动能力可能因功能障碍而改变（Basson，1998；Hulter & Lundberg，1995）。作业治疗师明确地帮助功能障碍者，鼓励其更广泛地重新定义性和性活动，并探索性表达新的可能性。当功能障碍者具有长期性伴侣时，治疗师可能会提供机会让其参与教学或治疗。令人满意的性关系是可习得的；它不仅仅是基于简单的本能或欲望，也不一定是无计划的或自发的（Woods，1984）。功能障碍者及其性伴侣可以学习对疲劳的适应、缩短时间或特殊体位的要求。

恐惧可能会导致功能障碍者对性活动的犹豫不决。对被拒绝的恐惧可能基于外表的改变，或基于社会对接受功能障碍者需求和愿望的看法。有某些诊断的患者可能已被警告过度劳累的危险，劳累可能导致心脏病或脑卒中发作。一些患者担心因性活动而受伤或预期疼痛会增加。在这里，了解性医学的医生可以成为关键的资源。知情和敏感的医疗管理，有时包括药物帮助功能障碍者展现性感的自我。在某些情况下，功能障碍者容易遭受性剥削或性虐待，特别是当认知或言语限制妨碍他们报告其经历或在法庭上作为可靠的证人时。

与此类患者一起工作的作业治疗师需理解并留心这些可能性，并考虑到报告问题的法律和道德要求。

七、复杂的因素

中断和重返社会是生命的自然历程；适应新的整合带来的中断的能力被称为**弹性**（Flach，2004）。作业治疗师认识到积极的变化和重组也可能是疾病和功能障碍形象的一部分

（Schroevers et al.，2011）。但是，当多个严重的压力因素聚集在一起，或者损伤是暴力伤害的结果时，弹性适应的轨迹可能受到影响（Quale & Schanke，2010）。药物滥用、疼痛、抑郁症、创伤后应激障碍和睡眠障碍是疾病和损伤的并发症，可以阻碍适应和特定治疗。

（一）药物滥用

社会隔离、损失产生的痛苦状态和损伤相关的创伤经历赋予功能障碍者特殊的脆弱性，使功能障碍者的药物滥用风险高于正常水平（Moore & Li，1994）。乙醇和药物的使用不仅涉及功能障碍后的反应，也涉及功能障碍的致病因素，最明显的是与汽车事故有关。有证据表明饮酒在脊髓损伤中扮演重要角色（Heinemann et al.，1990）。除了可能影响所有药物滥用者的营养不良和肝脏疾病等健康并发症之外，功能障碍药物滥用者可能面临更大的药物相互作用风险，可能发生由平衡或行动障碍引起的跌倒，以及因感觉丧失而未被发现的溃疡和胃肠道出血（Yarkony，1993）。

在研究服务对象的用药史时，Khantzian（1990）提出了药物滥用的自我药疗理论，发现个体试验性使用各种类型的药物，最后会固定使用一些提供特定舒缓作用的药物。例如，个体使用兴奋剂来缓解抑郁和多动，使用阿片类药物来减弱心理上的混乱情绪，如愤怒和攻击性，以及用乙醇来打破情绪困顿并允许释放，促进社交联系。他总结说，药物滥用的主要原因是情绪控制困难、自我效能低、缺乏支持性关系和自我照护能力差，这在具有虐待、创伤史或生活资源贫乏的个体中尤为常见。使用药物和乙醇与创伤性头部损伤后的抑郁症和焦虑症有关（Anson & Ponsford，2006）。Meyer（1999）不仅研究了成瘾的神经生物学基础，还研究了其社会学基础。他的结论是，对某些个体而言，吸毒成为活动和作业活动的主要部分，特别是在不能预见和实现有吸引力的另一种未来的情况下。作为治疗团队的成员，作业治疗师对药物滥用的可能性需保持警惕（见第三章的讨论），准备进行适当的转诊，并提供有人道主义精神和尊重意识的服务（实践程序 30-4）。用心设计的药物滥用治疗方案可以应对恢复阶段；作业治疗师应对种族、文化和语言的差异非常敏感，并能够满足患者的特殊需求（Cambridge Health Alliance，1995）。基于社区的十二步计划，如对匿名嗜酒者（alcoholics anonymous），提供一种使其过上充实生活的理念，并提供机会使得患者不仅可以获得赞助支持，还可以为他人提供服务。药物滥用的建议治疗目标列于实践程序 30-4 中。

实践程序 30-4

1. 识别药物滥用的问题

（1）记录作业活动史。患者是在工作还是在学校学习？患者是否保持社交关系？

（2）是否有任何家庭成员可能帮忙描述患者的病史？

（3）是否有任何证据表明药物滥用是导致这种情况出现的主要原因？

（4）这种情况可能会引起药物滥用吗？

（5）是否存在抑郁、创伤、家族史或边缘化群体成员等易感因素？

（6）是否需要证据支持转介？

2. 药物滥用的治疗目标

（1）改善健康习惯和自我照护。

（2）培养自我调节和冲动控制的技能。

（3）体验团队参与，学习沟通需求，学习给予和接受支持。

（4）为建设性职业角色做好准备。

（5）对自我认定有一个清晰的认识。

（6）与匿名戒酒会组织等社区资源联系，以保持清醒。

（二）疼痛

虽然疼痛本身不能被诊断，但它伴随着许多疾病、损伤和功能障碍出现，包括脊髓损伤、后天截肢、脑瘫、多发性硬化、脊髓灰质炎后综合征和许多发育障碍（Ehde et al., 2003；Engel，2011）。疼痛的经历与身心健康直接相关，并且其是弹性适应的障碍。疼痛不仅是一种简单的感觉，而且是一种在身体、心灵和文化交汇处出现的感知。痛苦是一种不可言说的个体经历，每个人都必须学会解释，但这也是一种普遍现象，对整个社会都有广泛的影响，包括工作时间的减少和医疗资源的使用。根据 2011 年美国医学研究所（Institute of Medicine，IOM）的报告，1.16 亿美国人患有慢性疼痛，其中许多人有部分或全部功能障碍；关节炎、头痛和背痛是最重要的因素。

1. 痛苦的个人经历　处于痛苦中的个体的日常通常包括睡眠困难、注意力不集中和行动不便，所有这些都可能限制作业活动表现。情绪改变，特别是情绪激动或嗜睡与沮丧，在长期疼痛的人群中很常见，特别是在多次治疗后没有缓解的人群中。对失去掌控感和生活角色减少的悲痛与愤怒、无助、受害感和缺陷的感觉可导致社交回避。在角色、关系甚至身份被疼痛侵蚀而变得无法挽回前，应及时治疗一个非常重要的优先事项（Harris et al., 2003）。

2. 疼痛治疗　完整的疼痛治疗计划包括教育、生理、心理和药理学成分，并通过包括作业治疗师在内的临床团队进行管理（Robinson et al., 2011）。通常将团体治疗和个体治疗相结合。身心疼痛模型教育可以识别伴随疼痛的压力和痛苦，打破痛苦经历的困境，并支持几种有效的治疗途径（Caudill，1995；Solet，1995）。识别和验证是至关重要的因素，因为有疼痛症状的患者可能会感到没有人理解他们的痛苦程度（Main & Spanswick，1991）。

身心疼痛模型鼓励患者将疼痛视为对组织损伤的简单反应，而不是作为一种复杂的体验，其可能受到许多因素的影响，如活动时的体位、充足的睡眠和情绪反应（Jenkins，2011）。写日记（自我监控）提供了有关特定因素影响个体疼痛体验的信息；这对于治疗计划至关重要。日记也记录了改善的证据，这增强了动力并促进了患者的治疗依从性。疼痛治疗计划的各个组成部分包括起搏和生物力学指导、牵伸、强化、低强度的有氧运动、按摩、针灸、放松反馈训练、生物反馈、认知行为疗法下的作用管理（控制情绪反应），以及自信沟通的练习（Rochman & Kennedy-Spain，2007）。即使完全缓解是遥不可及的，正确选择和应用这些治疗方式仍可以帮助患者控制疼痛（Persson Andersson & Eklund，2011）。

（三）抑郁症

关于抑郁症病因的理论争论和研究仍在继续，研究者探索了反应缺失、神经生物学机制和遗传倾向方面的理论。这些解释并不互相排斥，因为大脑是解释个体经验的基础。临床医生有时会错误地认为抑郁症只是对致残性疾病或损伤阶段的正常反应，不及时治疗也会缓解。由于在目前的医疗照护环境中住院时间很短，持续抑郁的人有可能会在随访中脱落。

　　在患病的老年人中,严重抑郁症的发生率估计为20%,轻度抑郁症的发生率为20%～30%(Koenig & George, 1998)。抑郁症或有家族史的个体是疾病或损伤发生后的特殊危险因素。在某些情况下,抑郁症状是包括能量水平和情绪波动症状在内的整体疾病的一部分,这种疾病被称为双相情感障碍或躁郁症。无论原因或模式如何,抑郁症都会破坏所有功能区域,严重时会危及生命。抑郁症的存在要求评估转诊患者,包括评估自杀风险。每年有多达15%的患有抑郁症或双相情感障碍的人自杀。自杀是美国的第九大死因(Nemeroff, 1998)。

　　抑郁症的诊断和治疗　以回避、单方面思考、自责、滥用毒品和酗酒为特征的应对方式与较高水平的抑郁、焦虑和较差的心理社会功能相关(Anson & Ponsford, 2006)。患者参与治疗的动机因严重或持续的抑郁症而衰竭,其不仅失去了在受保护环境中重新获得生活技能和身份的重要机会,而且如果在出院后仍未得到治疗,表现则更不佳。抑郁症是未来患心脏病的确定风险因素(Denollet, 1998),并可增加心脏病发作或脑卒中后死亡的风险(Nemeroff, 1998)。

　　对患病、损伤或功能障碍的患者做出抑郁症的诊断是很复杂的;通常与抑郁相关的症状,如睡眠或食欲改变,可能与寻求治疗的某些疾病的主要症状直接相关。此外,脑损伤也会改变神经生物学状况。

　　作业治疗师通常与患者保持密切和持续的联系,因此仔细对患者行为、感受和思维方式进行观察和记录可为诊断提供重要信息。作业治疗师不仅要注意患者躯体症状,还需注意患者认知和情感层面的抑郁征兆。这些征兆包括犹豫不决、无法集中注意力、在以前愉快的活动中减少兴趣或丧失快乐、无价值或过度内疚的感觉,以及反复出现的关于死亡或自杀的想法(Nemeroff, 1998)。

　　双相情感障碍患者在抑郁期通常会得到诊断性关注;对这类疾病的病程目前并不清楚。因为治疗的意义是不同的,特别是药物治疗,所以在考虑抑郁症时寻找个体或家族躁狂史很重要。躁狂症状包括高能量水平、失眠、压力性言语、思维奔逸、无节制消费,甚至妄想(Ghaemi & Sachs, 1999)。患者在躁狂期间缺乏洞察力和无法报告自己的心理状态是常见的。

　　作业治疗师在病史记录中记录了对患者是否罹患抑郁症或躁狂症的担忧,包括支持观察,并提示治疗师或团队注意此信息,以便于转诊进行精神状况评估(安全提示 30-1)。对抗抑郁药和(或)情绪稳定药物和心理治疗的评估是重要的优先事项。抑郁症的作业治疗组成部分包括恢复自我照护和食欲、通过有意义的目标导向活动改善掌握感、重新建立自省的认知,以及鼓励融入社会。

安全提示 30-1

精神障碍转诊的适应证

　　(1)无法或不愿意遵守治疗

　　(2)药物滥用

　　(3)不受控制的疼痛

　　(4)创伤性重现或分离

　　(5)有自杀倾向的抑郁症

　　(6)狂躁

（7）敌意，煽动性

（8）偏执狂，毫无根据的恐惧

（9）幻听，妄想

（10）社会退化或社会退缩

（11）长期否认

（12）存在的危机

（13）沉重的内疚感

（14）家庭变故

（四）创伤后应激障碍

因战争、自然灾害、事故、虐待或暴力犯罪受伤或致残的个体特别容易患创伤后应激障碍。症状可能包括过度兴奋（警惕）、紧张、恐惧、噩梦、闪回（不受控地回忆）、沉思、情绪麻木、失神或分离（Champagne et al.，2010）。对于一些患者，由此产生的功能障碍可能成为创伤经历的终身可见的症状，甚至可作为创伤后应激障碍其他症状和持续应激反应的本体感受提示或触发因素。

显示创伤后应激障碍症状的个体需要立即转诊进行专门的心理治疗和可能的药物治疗。护理人员之间的协调对于这些患者获得良性效果至关重要，他们需要一个安全、可预测的环境以便他们重新审视自己的经历。作业治疗师帮助创伤后应激障碍患者构建日常生活作息，提高他们在参与有意义的角色和活动时感到安全的能力（Champagne et al.，2010）。倾听他们的叙述可能令人不安，因此强大的团队支持和监督对所有相关照护人员（包括作业治疗师）来说都很重要。

（五）睡眠不足

受伤或疾病的折磨本身就可能令人筋疲力尽，在通常困难重重的医疗照护体系中，医疗管理充满了层层不确定性和挑战。除此之外，患者可能没有足够好的睡眠质量。睡眠通过多种途径影响患者适应能力和从治疗中获益的能力。睡眠不足会影响注意力、记忆保持，甚至挫折感的承受。因为作业治疗师每周与患者会面几次并有机会评估睡眠环境，所以他们可以很好地检测睡眠问题。

睡眠是一种复杂的、动态的状态，对生长和发育至关重要，睡眠在人类整个生命周期中发生变化，通常随着衰老而变短和变浅（Ohayon & Vecchierini，2005）。作业治疗实践框架（AOTA，2008）将睡眠视为一种作业活动。

除了营养、锻炼和社交联系外，睡眠也是身心健康的支柱之一。两个过程相互作用以保证睡眠的运作：稳态运作随着清醒时间的累积而增加，昼夜节律生物钟构架体温和激素释放的生理周期，调节整个昼夜睡眠与清醒的变化。睡眠的特点是脑电波的变化模式，每个周期大约 90 分钟，整晚交替。在这些周期内，不同的睡眠阶段由脑电波的频率和幅度来识别。睡眠阶段分为两类，非快速动眼（non-rapid eye movement，NREM）睡眠表明成年人逐渐进入更深的睡眠阶段，并在睡眠周期的早期占据主导地位，快速动眼（rapid eye movement，REM）睡眠，大多数梦发生在此时期，在睡眠周期的晚期，在接近早晨的时间占主导地位（Kryger et al.，2011）。睡眠医学的临床研究包括探索 NREM 和 REM 睡眠阶段在促进特定功能方面的作用，包括情绪调节、认知、学习和记忆巩固。即使是健康的成年人，当被剥夺睡眠时，也会表现出功能下降（Cohen et al.，2010）。充足的睡眠对于身心能量的恢复和成功的作业活动平衡是必要的（Anaby，2010）。无序睡眠是影响两性、所有种族和所有社会经济水平的主要公共卫生问题（Hale，2005）。研究和临床证据证实了睡眠不足对安全意识、学习和记忆、认知表现（Durmer & Dinges，2005；Poe et al.，2010），甚至免疫功能（Irwin et al.，2008）有影响。

睡眠不足与心理健康为负相关：睡眠不足可能导致情绪低落、烦躁、攻击性和心理社会问题（Haack & Mullington，2005）。睡眠不足或紊乱可能产生对健康影响的范围包括应激激素和炎症标志物升高、糖耐量受损、糖尿病（Zizi et al.，2011）、肥胖（Flier & Elmquist，2004；Patel & Hu，2008）、高血压（O'Connor et al.，2009；Redline，2009），以及心血管疾病和脑卒中（Buxton et al.，2012）。然而，在基本健康照护中，睡眠评估仍然不常见（Sorscher，2008）。对于接收作业治疗的许多患者而言，不充分或无序睡眠可能是致病因素或可导致并发症（Stroe et al.，2010；Zee & Turek，2006）。

此外，疼痛、抑郁、药物滥用和创伤后应激障碍可能与睡眠产生负面的相互作用；它们会扰乱睡眠，然后睡眠不安会使它们变得更糟。可能影响睡眠的疾病包括急性和慢性疼痛（Hamilton et al.，2007；Roehrs et al.，2006）、头部损伤（Parcell et al.，2008）、脊髓损伤（Epstein & Brown，2010）、帕金森病（Sixel-Doring et al.，2011）、多发性硬化（Braley & Chervin，2010）、脑卒中（Coelho et al.，2010；Johnson & Johnson，2010；Watson，2010）、类风湿关节炎（Luyster et al.，2011）、慢性疲劳综合征（Burton et al.，2010）、阿尔茨海默病（Hwang et al.，2011）和心脏病（Chandola et al.，2010），以及呼吸障碍、焦虑症、创伤后应激障碍和主要的精神疾病。由于过度困倦一再涉及汽车、卡车和重大工业事故（Drake et al.，2010），当已知伤害与事故有关时，应留心进行睡眠筛查。

1. 评估睡眠　调查问卷和自我报告可用于筛查或初步评估某些患者。然而，一些睡眠问题，即使是严重的，也可能在患者意识之外；一些患者可能会报告不明原因的日间过度嗜睡。尤其是在评估过程中发现作业和社会功能受损程度超过预期时，表明可能存在睡眠问题。虽然对睡眠不足的诊断超出了作业治疗师的专业，但其可以通过问卷提供初步筛查，如 Epworth 嗜睡量表（Johns，1991），并记录伴侣或家庭报告，以协助转诊。全睡眠评估如多导睡眠图，由脑电图、眼电图和肌电图组成。"睡眠研究"用于区分睡眠阶段；表示入睡的时间，称为"睡眠潜伏期"；在床上实际睡觉时间的比例，称为"睡眠效率"；并指出从睡眠中清醒的频率和持续时间（Kryger et al.，2011）。

2. 睡眠障碍和治疗　虽然睡眠障碍继发于许多疾病和伤害，但它们也可能是原发性疾病。下面是作业治疗领域贡献的一些常见睡眠障碍情景的总结（定义 30-1）。

（1）睡眠环境：医院和提供长期护理的机构往往无法提供舒适的睡眠环境（Buxton et al.，2012）；几十年来，医院的噪声水平一直在上升（Busch-Vishniac，2005），损害了患者的恢复和适应。夜间噪声是患者护理质量调查中最常见的抱怨方面之一。重症监护病房的患者睡眠特别困难，部分原因是监测仪器发出的报警声音，报警声音很大一部分可能与临床指征无关（Solet & Barach，2012）。已经经过设计和测试的多步骤流程可以改善夜间噪声和光照、药物治疗时间，以及夜间护理时间。Somerville 协议是一项循证的夜间护理计划，可由工作人员实施，以提高护理质量，更好地保障患者的睡眠（Bartick et al.，2010）。

（2）睡眠卫生（sleep hygiene）：睡眠卫生的特点是具有特定行为和睡眠友好环境。对于将要出院的患者，家访检查清单应包括检查睡眠区域，应安静、黑暗、凉爽、舒适、清洁和安全。因为光会减少引发睡眠的褪黑素的分泌，所以可以使用"遮光"窗帘或眼罩来阻挡环境光线。房间内的光源，如明亮的数字时钟，应该使其变暗或移除，理想情况下，电视和电脑的屏幕应远离卧室，或至少在晚上关闭。由于体温下降是开始睡眠的一部分，所以卧室保持凉爽，最有利于睡眠。电线、设备和碍事的家具应该被移走，以防止在夜间觉醒时坠落。应与伴侣、室友或家庭成员达成协议，确保夜间足够安静，控制宠物，并促进达成一致的睡眠时间。对于资源非常有限的人来说，是否有安全的地方睡觉应该被理解为作业相关问题，因为它是健康的决定因素（Blakeney & Marshall，2009）。

除了适合睡眠的环境外，特定行为也可以支持健康。这些行为包括暴露在阳光下，特别是在早晨，以提高觉醒并促进形成正常的昼夜节律；在床上足够的时间；相对一致的自然的睡眠-觉醒时间。作业治疗师解决由于生活方式选择不当，如由多重角色、责任管理或轮班工作要求而导致睡眠时间不一致或有限的问题。更好的选择、预见性的午睡、限制乙醇和咖啡因，以及与家人在睡眠需求和时间方面的协商是改善睡眠卫生的方式。许多患者在家中由家人照护，为照护者提供有关自己睡眠需求和最佳睡眠环境的信息是有价值的。足够好的休息能使照护者提供更为周到和富有同情心的照护。

📖 **定义 30-1**

睡 眠 障 碍

1. 失眠　是指即使有足够的时间和睡眠机会，但睡眠启动、持续时间、巩固或质量仍反复出现困难，从而导致某种形式的日间损害。睡眠时间短的失眠与死亡率增加有关（Vgontzas et al.，2010）。作业治疗干预包括：放松反馈、认知行为疗法（尤其是解决与睡眠相关的焦虑）（Haynes，2009）、运动（Passos et al.，2010）、改变睡眠环境、限制咖啡因和乙醇的摄入（Roehrs & Roth，2011）。

2. 阻塞性睡眠呼吸暂停（OSA）　是由睡眠期间部分或完全阻塞气道引起的。打鼾是一个常见的症状。由影响大脑的血氧饱和度降低驱动，每晚发生数十次甚至数百次觉醒。这些可导致白天嗜睡和认知障碍，以及糖尿病、心血管疾病、脑卒中，甚至癌症的风险增加。治疗方法包括持续气道正压通气（continuous positive airway pressure，CPAP）、面罩推动空气通过鼻子（Tomfour et al.，2011）、侧卧、使用牙科辅具、矫正手术（Verse & Hormann，2011）和减肥（Vasquez et al.，2008）。可以招募作业治疗师来帮助提高患者治疗依从性和制订减肥计划。

3. REM 睡眠行为障碍（REM sleep behavior disorder，RBD）　在 REM 睡眠期间发生正常肌肉麻痹或肌张力缺失，受影响的个体移动就好像在做梦一样。最常见于 50 岁以上的男性，有研究证据表明 RBD 可能是阿尔茨海默病或帕金森病的前兆（Sixel-Doring et al.，2011）。

4. 不宁腿综合征（restless leg syndrome，RLS）　是一种睡眠障碍，患者有一种移动腿部的冲动，为了阻止这种冲动，症状可能被描述为"爬行"或"刺痛"的令人不快的腿部感觉，并常在晚上发生。在睡眠期间，不自主的腿部运动发生并且可能导致不被察觉的苏醒（Bayard et al.，2008；Kushida，2007）。风险因素包括周围神经病变、慢性肾病、缺铁症、帕金森病和药物副作用。有脑卒中（Coelho et al.，2010）和纤维支气管炎（Viola-Saltzman et al.，2010）病史的患者也有较高的患病率。作业治疗师可以提供训练、牵伸、按摩和温水浴等建议来缓解患者症状。

📖案例分析

脑卒中后的 D 先生

我觉得心底在分裂，好像我的大脑已经分裂了，我试着一个一个拼凑它们，但不能让它们拼在一起。我努力把背后的想法，加入之前的想法中，但条理已经无法控制，就像落在地板上的球。

Emily Dickinson （1830—1886）

本案例研究遵循本章介绍的将心理社会因素纳入治疗计划的框架，以及 Toglia（2005）描述的动态互动策略。案例中作业治疗师内心的对话强调了与脑卒中相关的这些方面。

案例描述的患者，D 先生，在积极住院康复 3 个月后，定期接受门诊治疗。并发症使得他经历了异常漫长的住院时间。在他脑卒中期间，以及第二次脑卒中后到死亡前这段时间，他一直与作业治疗师保持联系。他表示希望自己的经历能帮助别人。他经常引用上面 Emily Dickinson 的诗。以下一系列图纸显示了他在住院期间不断增强的意识（图 30-3）。

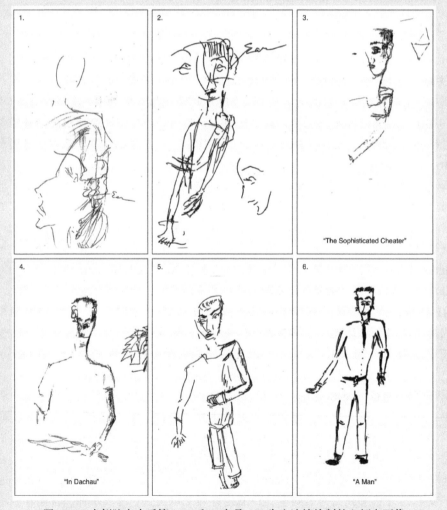

图 30-3 右侧脑卒中后第 3、4 和 5 个月，D 先生连续绘制的六幅自画像

作业治疗干预过程	临床推理过程	
	目的	治疗师思考内容的举例
患者信息 53岁的D先生是一位右利手的白人，他患有严重的右丘脑出血，起病迅速，病情稳定后好转。他在住院作业治疗评估中出现的问题包括左侧偏瘫、左侧偏盲、左侧忽视和失认症；对时间和地点的定向障碍；知觉、注意力、记忆和视觉空间处理缺陷；以及日常生活活动完全依赖。D先生保持了良好的语言能力，受过高等教育，有很强的家庭支持和足够的医疗保险。他是丈夫、父亲、前大学院长和行政干部，也是家中的经济支柱	理解背景 了解病前情况和特征 选择干预方法	"很显然，D先生脑卒中时处于职业生涯的黄金时期，脑卒中必定会让他和他的家人感到震惊。他的职业背景表明他习惯于受到高度尊重和掌控权力。他一直指导别人，不接受他人指导。我想他在任何时间下都很难适应将自己作为依赖角色的状态。我想尽可能多地考虑到让他能控制局面的办法，并帮助他的家人认识到他在这方面的需求。" "对于高中阶段的子女和没有工作的配偶来说，经济问题会加剧这种压力。我想知道他的妻子是否需要找工作，如果这样的话，当他回家时，可能会没有人照顾他。" "D先生对其功能障碍的严重程度是否认的，这是认识到作业治疗的必要性的主要障碍。" "我知道，我应该尊重他的人生角色，优先考虑与智力和社交技能相关的作业治疗目标，并从他保留最好的功能区域开始代偿策略活动，这一点很重要。这种策略应该有助于增加他的动力和个人连续性。" "D先生保留的语言能力将有助于建立我们的治疗联盟。"
与个人和社会适应相关的建议 为3个月的住院治疗（5天/周）和门诊随访设定了以下目标：①促进治疗关系；②确定/列出驱动策略；③考虑过去的作业角色和未来的适应；④鼓励建立伙伴关系以确定目标的优先事项；⑤通过特定的技能发展和再学习——阅读、自我照护和运动来培养掌握和控制感；⑥引导意义的寻找	考虑患者作业表现的评估 考虑在治疗中会发生什么，频次多少、持续时间多久 征求患者对计划的调适和赞同	"信任对于抵制否认期至关重要。我必须帮助他相信我提出的要求有充分的理由。随着他否认期的过去，对损伤越来越清晰的认识将使他痛苦；关于意义的问题可能会出现。我会尽力帮助他找到理解自己经历的最好方法。我必须审视自己对他身上发生事情的感受，他曾是职业生涯处于最高峰、才华横溢的天才。" "如果他回家而不需要全职助手，我认为将安全和自我照护目标纳入治疗计划中是非常重要的。虽然这些问题目前与他无关，但仍需继续进行沟通，以便对这些目标进行协商，并解决身体依赖问题。"
与个人和社会适应有关的干预措施 （1）改善时间和地点的定向力 （2）了解他关于脑卒中经历的故事 （3）使用作业治疗师的提示对左视野缺陷和否认进行补偿 （4）改善左上肢和下肢的感知/体位摆放和活动范围 （5）在短距离内操纵轮椅 （6）实施有监督的自我照护 （7）尝试阅读和写作 （8）解决存在的问题 （9）开放与家人沟通的渠道	评估患者的理解和认知策略 组织线索和框架 将现有真实生活的作业表现与期望的进行比较 了解患者 理解情景和可使用的认知策略	"我需要不断引导D先生认识他的环境和情况，之后引导他进入作业治疗的角色。可以邀请其他工作人员和团队成员来帮助，以便D先生得到一致的信息。应该让工作人员和团队意识到他的神经损伤对他做事策略和倾向的影响。" "有时他听起来几乎像个精神病，但我很欣赏他实际上试图通过有限的视野以及通常由右半球支持的目前受损的感知框架来叙述他所体验到的东西。" "随着他否认期的过去，我认为避免D先生在某些领域的大量失败是至关重要的。在增加新的治疗任务之前，必须认真分配作业治疗时间以获得相对的成功。随着人们对丧失的意识不断提高，可能会出现绝望或抑郁的时期。" "当我明确他的感受并反馈我所听到的内容时，我可以看到我们的治疗关系更加深化。D先生的绘画传达了他不断变化的身体形象和自我意识。" "他的故事帮助我理解和指导他试图弄清楚发生在他身上的事情的发展方式。" "我需要记住，D先生的生活发生了多大变化。他习惯于发号命令、授权、他人尊重他的决定。我怎样才能帮助他在这些角色之外找到一些掌控感？他的家人期待什么？还有哪些额外的关系、机构和社区支持可以帮助D先生在他出院时使他的生活运作？朋友？教会？"

续表

作业治疗干预过程	临床推理过程	
	目的	治疗师思考内容的举例
下一步计划 作为一名门诊者，D 先生努力做到：①在阅读和写作任务的背景下弥补忽略和视野缺陷；②发起社交互动，包括电话使用技巧；③监督情绪；④用辅助装置短距离行走；⑤练习以保持左臂的运动范围；⑥继续绘画和叙述；⑦探索职业要求和期望；⑧参加家访以评估安全和设备	预测当前和未来的患者问题并认识到过去的生活为他带来的意义和目的评估患者的理解能力，改变对缺陷和适应的相关作用的认识让家庭和其他照护者了解患者安全、日常作息、提示和社会支持方面所需的资源计划出院和门诊随访	"随着 D 先生继续适应他目前的生活，我预计他会对自身的依赖程度产生担忧。他是家庭的经济支柱，但他不太可能回到高薪职位。他过去照护他的妻子和家人。他们现在要照护他吗？他有再次发生脑卒中的风险，持续的医疗管理至关重要。他对此有何担忧？他的家人有什么恐惧和疑问？" "到目前为止，还没有出现恢复至平台期的迹象。D 先生想在出院后继续进行作业治疗，我同意他应该这样做。回家会很难，但他一直处于支持性的环境中，他的安全性得到了保证。他的家人一直很关心他，但没有家人主要负责对他的照护。门诊治疗将在这一关键转变期间继续，并持续提高患者的能力。必须理解家庭的期望；当他回到家时，他的家人将需要过渡性的支持。"

📖 作业治疗实践中的临床推理

与疼痛相关的认识

慢性疼痛通常与自我叙述的某些因素有关。作为有效治疗疼痛的一部分，个体必须学会意识到并改变那些损害功能和自尊的思想或认知（Gallagher，1997）。这些可代替的积极的想法可能通过监督或对话发现。以无助（helplessness）和依赖（dependency）为例，在下面提供的空格中为反思（rumination）和报应（retribution）、惩罚（punishment）的例子写下积极的可代替的想法。举例：

无助：痛苦阻止我做我想做的所有事情。这种痛苦让我对以往擅长的一切感到沮丧。为什么要试？

可代替为：当我调整自己节奏时，我会完成任务。做一些事情比较困难，但我仍然可以做很多事情。

依赖：当我有这种感觉时，我不能指望自己做任何事情。其他人应该替代我。

可代替为：有些目标难以实现，但我仍然可以做到。当我真正需要时，我会寻求帮助。

实践：
反思：我每时每刻都在考虑疼痛，以确保它不会变得更糟。

可代替为：＿＿＿＿＿＿＿＿＿＿＿＿＿＿＿＿

报应、惩罚：我一定做了什么而罪有应得。

可代替为：＿＿＿＿＿＿＿＿＿＿＿＿＿＿＿＿

D 先生的低睡眠质量

D 先生的妻子报告说他"睡眠质量从来就不好"，现在继续在晚上大声打鼾。睡眠障碍会导致他脑卒中吗？睡眠不好会影响 D 先生的适应能力和受益于治疗的能力吗？作业治疗师如何回应这些新的信息？

? 思考与总结

（1）从康复医院给你的亲密朋友或家人写一封信，描述你在应对功能障碍事故后的感受和努力。

（2）想出五个简短的假设，通过这些假设来理解为什么患者在治疗中似乎没有动力。考虑到这些假设，你认为对疼痛和抑郁的干预措施有什么共同之处，为什么？

（3）现在简要介绍 Morse 和 O'Brien（1995）描述的从损伤到康复的四个阶段。阶段理论在哪些方面有用？它们会产生什么错误的假设？

（4）功能障碍者的家人或伴侣可能会承受什么样的压力？作业治疗师怎样通过三种方式缓解这些压力？

（5）探索为患者或功能障碍者提供网络社区的互联网网站。举例说明你想要交流的支持和信息。你使用什么标准来评估参与者的这些网络连接和信息？交流在哪些方面可能像团体治疗？它们之间有什么不同？

（6）回答这位患者的问题："为什么要继续与严重功能障碍共同生活下去？"对于这样一个问题，你自己的感受或反应会导致你寻求其他的支持或监督学习吗？

（7）列出四个你可能为在问题6中出现的患者寻求精神方面的咨询或转诊的适应证。

（8）描述三种可能影响患者适应的睡眠障碍。列出同期可以支持改善患者睡眠的作业治疗干预措施。

（9）查看一部或多部描绘功能障碍者的电影。电影中有哪些应对策略？其中表现功能障碍者的亲密关系和作业活动的是什么？电影如何影响观众对功能障碍者生活的理解？

（10）检查患者或患者家属的病史。这些体验在哪些方面对你有用？这些对患者可能有帮助吗？

 术 语 表

适应（adaptation）：人类或其他物种根据状况或环境条件进行的改变或调整。

归因（attribution）：个体分配因果关系的过程。

认知行为治疗（cognitive-behavioral therapy，CBT）：一种系统的面谈治疗形式，强调思想对情绪和行为的影响。

应对（coping）：个体以自身认知、情感和行为效应，管理其一般资源的外部和内部挑战。

存在主义（existential）：对强调人类处境的观点的描述，包括对死亡的认识和创造意义的必要性。

正念（mindfulness）：在当下，时刻保持冷静和不带批判的意识。

阻塞性睡眠呼吸暂停（obstructive sleep apnea，OSA）：睡眠期间气道部分或完全阻塞导致由血氧饱和度降低引起的反复苏醒。

创伤后应激障碍（post-traumatic stress disorder，PTSD）：对目击或经历创伤事件的心理反应，特别是在无法预防的情况之下。

放松反馈（relaxation response，RR）：一种生理状态，其特征是脑电波减慢、心率和呼吸频率降低、血压降低，被认为可以增强健康和幸福感。

弹性（resilience）：以新的整合方式来应对干扰的心理能力。

参 考 文 献

Ader, R. (1981). *Psychoneuroimmunology* . Orlando, FL: Academic.

Alonso, A., & Swiller, H. (1993). *Group therapy in clinical practice* . Washington, DC: American Psychiatric Association.

American Occupational Therapy Association. (1995a). Position paper: Occupational performance: Occupational therapy's defi nition of function. *American Journal of Occupational Therapy, 49,* 1019-1020.

American Occupational Therapy Association. (1995b). Position paper: The psychosocial core of occupational therapy. *American Journal of Occupational Therapy, 49,* 1021-1022.

American Occupational Therapy Association. (2002). Occupational therapy practice framework: Domain and process. *American Journal of Occupational Therapy, 56,* 609-639.

American Occupational Therapy Association. (2008). Occupational therapy practice framework: Domain and process (2nd ed.). *American Journal of Occupational Therapy, 62,* 625-683.

Anaby, D. R. (2010). Theoretical exploration of two approaches to occupational balance. *The Canadian Journal of Occupational Therapy, 77,* 280-288.

Anson, K., & Ponsford, J. (2006). Coping style and emotional adjustment following traumatic brain injury. *Journal of Head Trauma Rehabilitation, 21,* 248-259.

Arias, A. J., Steinberg, K., Banga, A., & Trestman, R. A. (2006). Systematic review of the efficacy of meditation techniques as treatments for medical illness. *Journal of Alternative and Complementary Medicine, 12,* 817-832.

Banks, M. E. (2003). Disability in the family: A life span perspective. *Cultural Diversity and Ethnic Minor Psychology, 9,* 367-384.

Bartick, M. C., Thai, X., Schmidt, T., Altaye, A., & Solet, J. M. (2009). Decrease in as-needed sedative use by limiting nighttime sleep disruptions from hospital staff. *Journal of Hospital Medicine, September 18, 5*(3), E20-E24 .

Basson, R. (1998). Sexual health of women with disabilities. *Canadian Medical Association Journal, 159,* 359-362.

Bayard, M., Avonda, T., & Wadzinski, J. (2008). Restless legs syndrome. *American Family Physician, 78,* 235-240.

Benson, H. (1993). The relaxation response. In D. Goleman & J. Gurin (Eds.), *Mind-body medicine: How to use your mind for better health* (pp. 233-258). New York: Consumer Reports Books.

Benson, H. (1995). Commentary: Religion, belief and healing. *Mind/Body Medicine, 1,* 158.

Benson, H., & Proctor, W. (2010). *Relaxation revolution: Enhancing your personal health through the science and genetics of mind body healing* . New York: Scribner.

Bhogal, S. K., Teasell, R. W., Foley, N. C., & Speechley, M. R. (2003). Community reintegration after stroke. *Topics in Stroke Rehabilitation, Summer,* 10(2), 107-129.

Blakeney, A., & Marshall, A. (2009). Water quality, health, and human occupations. *American Journal of Occupational Therapy, 63,* 46-57.

Boeije, H. R., Duijnstee, M. S., Grypdonck, M. H., & Pool, A. (2002). Encountering the downward phase: Biographical work in people with multiple sclerosis living at home. *Social Science Medicine, 55,* 881-893.

Bontje, P., Kinebanian, A., Josephsson, S., & Tamuura, Y. (2004). Occupational adaptation: The experience of older persons with physical disabilities. *American Journal of Occupational Therapy, 58,* 140-149.

Braley, T. J., & Chervin, R. D. (2010). Fatigue in multiple sclerosis: Mechanisms, evaluation and treatment. *Sleep, 33,* 1061-1067.

Brendel, D. H., Florman, J., Roberts, S., & Solet, J. M. (2001). "In sleep I almost never grope": Blindness, neuropsychiatric deficits, and a chaotic upbringing. *Harvard Review of Psychiatry, 9,* 178-188.

Buning, M. E. (1999). Fitness for persons with disabilities: A call to action. *OT Practice, 8*, 27-32.

Burns, D. (1990). *The feeling good handbook*. New York: Plume.

Burton, A. R., Rahman, K., Kadota, Y., Lloyd, A., & Vollmer-Conna, U. (2010). Reduced heart rate variability predicts poor sleep quality in a case-control study of chronic fatigue syndrome. *Experimental Brain Research, 204*, 71-78.

Busch-Vishniac, I. J., West, J. E., Barnhill, C., Hunter, T., Orellana, D., & Chivukula, R. (2005). Noise levels in Johns Hopkins Hospital. *Journal of the Acoustic Society of America, 118*, 3629-3645.

Buxton, O. M., Ellenbogen, J. M., Wang, W., Carballeira, A., O'Connor, S., Cooper, B. S., McKinney, S. M., & Solet, J. M. (2012). Sleep disruption due to hospital noises. *Annals of Internal Medicine, 157*, 170-179.

Cambridge Health Alliance. (1995). *Mental health and addictions*. Unpublished training document.

Caudill, M. A. (1995). *Managing pain before it manages you*. New York: Guilford.

Champagne, T., Koomar, J., & Olsen, L. (2010). Occupational therapy's role with post-traumatic stress disorder. Retrieved July 4, 2013 from http://www.aota.org/Consumers/Professionals/WhatIsOT/MH/Facts/PTSD.aspx.

Chandola, T., Ferrie, J. E., Perski, A., Akbaraly, T., & Marmor, M. G. (2010). The effect of short sleep duration on coronary heart disease risk is greatest among those with sleep disturbance: A prospective study from Whitehall II cohort. *Sleep, 33*, 739-744.

Charon, R. (2005). Narrative medicine: Attention, representation, affiliation. *Narrative, 13*, 261-270.

Charon, R. (2006). *Narrative medicine: Honoring the stories of illness*. New York: Oxford University Press.

Chien, K., Chen, P., Hsu, H., Sung, F., Chen, M., & Lee Y. (2010). Habitual sleep duration and insomnia and the risk of cardiovascular events and all cause death: Report from an community-based cohort. *Sleep, 33*, 177-184.

Chodron, P. (1997). *When things fall apart: Heart advice for difficult times.* Boston: Shambala.

Coelho, F. M. S., Georgsson, H., Narayansingh, M., Swartz, R. H., & Murray, B. J. (2010). Higher prevalence of periodic limb movements of sleep in patients with history of stroke. *Journal of Clinical Sleep Medicine, 6*, 428-431.

Cohen, D. A., Wang, W., Wyatt, J. K., Konuer, R. E., Dijk, D.-J., Czeisler, C. A., & Klerman, E. B. (2010). Uncovering residual effects of chronic sleep loss on human performance. *Science Translational Medicine, 2*, 14ra3.

Coughlin, J. (2010). Estimating the impact of care-giving and employment on well-being. *Outcomes & Insights in Health Management, 2*, 1-7.

Crawford, A., Hollingsworth, H. H., Morgan, K., & Gray, D. B. (2008). People with mobility impairments: Physical activity and quality of participation. *Disability and Health Journal, 1*, 7-13.

Davidhizer, R. (1997). Disability does not have to be the grief that never ends: Helping patients adjust. *Rehabilitation Nursing, 22*, 32-35.

Denollet, J. (1998). Personality and coronary heart disease: The type-D scale-16. *Annals of Behavioral Medicine, 20*, 209-226.

Dewar, A. L., & Lee, E. A. (2000). Bearing illness and injury. *Western Journal of Nursing Research, 22*, 912-926.

Dickinson, E. (1999). I felt a cleaving in my mind. In R. W. Franklin (Ed.), *The poems of Emily Dickinson*. Cambridge, MA: Belknap.

Donohue, M. V., Hanif, H., & Berns, L. W. (2011). An exploratory study of social participation in occupational therapy groups. *Special Interest Section Quarterly, Mental Health, 34*, 1-3.

Dorset, P. (2010). The importance of hope in coping with severe acquired disability. *Australian Social Work, 63*, 83-102.

Drake, C., Roehrs, T., Breslau, N., Johnson, E., Jefferson, C., Scofield, H., & Roth, T. (2010). The 10-year risk of verifi ed motor vehicle crashes in relation to physiologic sleepiness. *Sleep, 33*, 745-752.

Durmer, J. S., & Dinges, D. F. (2005). Neuro-cognitive consequences of sleep deprivation. *Seminars in Neurology, 25*, 117-129.

Dusek, J. A., Out, H. H., Wohluerter, A. L., Bhasin, M., Zerbini, L. F., Joseph, M. G., Benson, H., & Libermann, T. A. (2008). Genomic counter-stress changes induced by relaxation response. *PLoS One, 3,* e2576.

Ehde, D. M., Jensen, M. P., Engel, J. M., Turner, J. A., Hoffman, A. J., & Cardenas, D. D. (2003). Chronic pain secondary to disability: A review. *Clinical Journal of Pain, 19,* 3-17.

Engel, J. M. (2011). Pain in persons with developmental disabilities. *OT Practice, 16,* CE-1-8.

Epstein, J. E., & Brown, R. (2010). Sleep disorders in spinal cord injury. In V. W. Lin (Ed.), *Spinal cord medicine: Principles and practice* (2nd ed., pp. 230-240). New York: Demos.

Flach, F. (2004). *Resilience.* New York: Hatherleigh Press.

Flier, J., & Elmquist, J. K. (2004). A good night's sleep: Future antidote to the obesity epidemic? *Annals of Internal Medicine, 141,* 885-886.

Frank, G. (1996). Life histories in occupational therapy clinical practice. *American Journal of Occupational Therapy, 50,* 251-264.

Franz, C. E., & White, K. M. (1985). Individuation and attachment in personality development: Extending Erikson's theory. *Journal of Personality, 53,* 224-256.

Gal, B. (1999). Veterinary update: Pets keep people healthy. *Veterinary Economics, Summer,* 3-4.

Gallagher, R. M. (1997). Behavioral and bio-behavioral treatment in chronic pain: Perspectives on effectiveness. *Mind/Body Medicine, 2,* 176-186.

Gardner, D. (1999). The protective barrier in brain injury. *TBI Challenge, April/May,* 8-12.

Ghaemi, S. N., & Sachs, G. (1999, April 10). Practical psychiatric update: Improving assessment and treatment of the bipolar spectrum. *American Occupational Therapy Association Conference Proceedings* , Boston.

Gilbertson, L., Langhorne, P., Walker, A., Allen, A., & Murray, G. D. (2000). Domiciliary occupational therapy for patients with stroke discharged from hospital: Randomised controlled trial. *British Medical Journal, 320* , 603-606.

Griffin, C. (2011). *Adaptation to disability in the workplace* . Unpublished presentation. Cambridge, MA: Cambridge Commission for Persons with Disabilities.

Groves, J. E. (1978). Taking care of the hateful patient. *New England Journal of Medicine, 298,* 883-887.

Haack, G., & Mullington, J. M. (2005). Sustained sleep restriction reduces emotional and physical well-being. *Pain, 119,* 56-64.

Hale, L. (2005). Who has time to sleep? *Journal of Public Health, 27,* 205-211.

Hamilton, N. A., Karlson, C., & Catley, D. (2007). Sleep and affective response to stress and pain. *Health Psychology, 26,* 288-295.

Hamilton, N. A., Kitzman, H., & Guyotte, S. (2006). Enhancing health and emotion: Mindfulness as a missing link between cognitive therapy and positive psychology. *Journal of Cognitive Psychotherapy, 20*, 123-134.

Harris, S., Morley, S., & Barton, S. B. (2003). Role loss and adjustment in chronic pain. *Pain, 105,* 363-370.

Hasselkus, B. R. (1991). Ethical dilemmas in family caregiving for the elderly: Implications for occupational therapy. *American Journal of Occupational Therapy, 45,* 206-212.

Hasselkus, B. R. (1994). Working with family caregivers: A therapeutic alliance. In B. R. Bonder & M. B. Wagner (Eds.), *Functional performance in older adults* (pp. 339-351). Philadelphia: F.A. Davis.

Hawkins, A. H. (1993). *Reconstructing illness: Studies in pathography* . West Lafayette, IN: Purdue University.

Haynes, P. L. (2009). Is CBT-1 effective for pain? Commentary on: Cognitive behavioral therapy for insomnia improves sleep and decreases pain in older adults with co-morbid insomnia and osteoarthritis. *Journal of Clinical Sleep Medicine, 5,* 355-362 and 363-364.

Heinemann, A. W., Mamott, B., & Schnoll, S. (1990). Substance abuse by persons with recent spinal cord injuries. *Rehabilitation Psychology, 35,* 217-228.

Hoch, D., & Ferguson, T. (2005). What I have learned from E-patients. *PLoS Medicine, 2,* e206.

Holzel, B. K., Carmody, J., Vangel, M., Congleton, C., Yerramsetti, S. M., Gard, T., & Lazar, S. W. (2011).

Mindfulness practice leads to increase in regional gray matter density. *Psychiatry Research: Neuroimaging, 191,* 36-43.

Hulter, B. M., & Lundberg, P. O. (1995). Sexual function in women with advanced multiple sclerosis. *Journal of Neurology, Neurosurgery, and Psychiatry, 59,* 83-86.

Hwang, J. E., Cvitanovich, D. C., Doroski, E. K., & Vajarakitiongse, J. G. (2011). Correlations between quality of life and adaptation factors among people with multiple sclerosis. *American Journal of Occupational Therapy, 65,* 661-669.

Irwin, M., Wang, M., Ribeiro, D., Jin Cho, H., Olmstead, R., Breen, E., & Cole, S. (2008). Sleep loss activates cellular inflammatory signaling. *Bio-psychiatry, 64,* 538-554.

Institute of Medicine. (2008). *Retooling for an aging America: Building the health care workforce* . National Academies Press.

Institute of Medicine. (2011). *Relieving pain in America: A blueprint for transforming care, education, and research.* Washington DC: National Academies Press.

Jenkins, G. R. (2011). The challenges of characterizing people with disabilities in the built environment. *OT Practice , 9,* CE1-CE7.

Johns, M. W. (1991). A new method for measuring daytime sleepiness: The Epworth Sleepiness Scale. *Sleep, 14,* 540-545.

Johnson, K. G., & Johnson, C. D. (2010). Frequency of sleep apnea in stroke and TIA patients: A meta-analysis. *Journal of Clinical Sleep Medicine, 6,* 131-137.

Jonsson, A. T., Moller, A., & Grimby, G. (1998). Managing occupations in everyday life to achieve adaptation. *American Journal of Occupational Therapy, 53,* 353-362.

Joseph, R. (2005). *Integrated healthcare and disease management* . Unpublished presentation. Cambridge, MA: Cambridge Health Alliance.

Kahana, J. R., & Bibring, G. (1964). Personality types in medical management. In N. Zinberg (Ed.), *Psychiatry and medical practice in a general hospital* (pp. 108-123). New York: International Universities.

Katz, N., Hartman-Maeir, A., Ring, H., & Soroker, N. (2000). Relationship of cognitive performance and daily function of clients following right hemisphere stroke: Predictive and ecological validity of the LOTCA Battery. *Occupational Therapy Journal of Research, 20,* 3-16.

Kautzman, L. N. (1992). Linking patient and family stories to caregivers' use of clinical reasoning. *American Journal of Occupational Therapy, 47,* 169-173.

Keith, B. (1999). *Psychological aspects of recovery from brain surgery* . Unpublished manuscript.

Kemp, B. J. (2005). What the rehabilitation professional and consumer need to know. *Physical Medicine and Rehabilitation Clinics of North America, 16,* 1-18.

Kemp, J. K. (1993). Psychological care of the older rehabilitation patient. *Geriatric Rehabilitation, 9,* 841-857.

Khantzian, E. J. (1990). Self-regulation and self-medication factors in alcoholism and the addictions. In M. Galanter (Ed.), *Recent developments in alcoholism* (Volume 8, pp. 255-271). New York: Plenum.

Kiecolt-Glaser, J., Christian, L., Preston, H., Houts, C., Malarkey, W., Emery, C., & Glaser, R. (2010). Stress, inflammation, and yoga practice. *Psychosomatic Medicine, 72,* 113-121.

Kielhofner, G. (1992). *Conceptual foundations of occupational therapy* . Philadelphia: F.A. Davis.

King, G. A., Shultz, I. Z., Steel, K., Gilpin, M., & Cathers, T. (1993). Self-evaluation and self-concept of adolescents with physical disabilities. *American Journal of Occupational Therapy, 47,* 132-140.

Kleinman, A. (1988). *The illness narratives: Suffering, healing, and the human condition* . New York: Basic.

Koenig, H. G., & George, L. K. (1998). Depression and physical disability outcomes in depressed medically ill hospitalized older adults. *American Journal of Geriatric Psychiatry, 6,* 230-247.

Kryger, M. H., Roth, T., & Dement, W. C. (2011). *Principles and practice of sleep medicine* (5th ed.). Philadelphia: Elsevier Saunders.

Kubzansky, L. D., Kawachi, I., Weiss, S. T., & Sparrow, D. (1998). Anxiety and coronary heart disease: A synthesis of epidemiological, psychological, and experimental evidence. *Annals of Behavioral Medicine, 20,* 47-58.

Kushida, C. A. (2007). Clinical presentation, diagnosis, and quality of life issues in restless legs syndrome. *American Journal of Medicine, 120,* S4-S12.

Laatsch, L., & Shahani, B. T. (1996). The relationship between age, gender and psychological distress in rehabilitation inpatients. *Disability and Rehabilitation, 18,* 604-608.

Larson, D. B., & Milano, M. A. G. (1995). Are religion and spirituality clinically relevant in health care? *Mind/Body Medicine, 1,* 147-158.

Lazarus, R. S., & Folkman, S. (1984). *Stress, appraisal, and coping* . New York: Springer.

Levine, C. (1999). The loneliness of the long-term care-giver. *New England Journal of Medicine, 340,* 1587-1590.

Lowenstein, A. (1999). *Alice's story: Notes from the rehabilitation center* . Unpublished manuscript.

Luyster, F. S., Chasens, E. R., Wasko, M. C. M., & Dunbar-Jacob, J. (2011). Sleep quality and functional disability in patients with rheumatoid arthritis. *Journal of Clinical Sleep Medicine, 7,* 49-55.

Lynch, J. W., Kaplan, G. A., & Shema, S. J. (1997). Cumulative impact of sustained economic hardship on the physical, cognitive, psychological and social functioning. *New England Journal of Medicine, 337,* 1889-1895.

Main, C. J., & Spanswick, C. C. (1991). Pain: Psychological and psychiatric factors. *British Medical Bulletin, 47,* 732-742.

Main, T. F. (1957). The ailment. *British Journal of Medical Psychology, 30,* 129-217.

Mazor for Rosh Hashanah and Yom Kippur: A prayer book for the days of awe. (1972). New York: Rabbinical Assembly.

Meyer, R. (1999). *Our models of addiction: Their promise and their problems*. Unpublished presentation. Psychiatry Grand Rounds, June 16, Cambridge Health Alliance.

Miner, L. (1999, March 25). The psychosocial impact of limb or digit amputation. *Occupational Therapy Week* , 10-11.

Minkler, M., Fuller-Thompson, E., & Guralnik, J. M. (2006). Gradient of disability across socioeconomic spectrum in the United States. *New England Journal of Medicine, 355,* 695-704.

Moore, D., & Li, L. (1994). Substance abuse among applicants for vocational rehabilitation services. *Journal of Rehabilitation, 60,* 48-53.

Morse, J. M., & O'Brien, B. (1995). Preserving self: From victim, to patient, to disabled person. *Journal of Advanced Nursing, 21,* 88-896.

Mukherjee, S. (2010). *The emperor of all maladies.* New York: Scribner.

Nemeroff, C. B. (1998, June). The neurobiology of depression. *Scientific American, 278,* 42-49.

O'Connor, G. T., Caffo, B., & Newman, A. B. (2009). Prospective study of sleep disordered breathing and hypertension: The Sleep Heart Health Study. *American Journal of Respiratory Critical Care Medicine, 179,* 1159-1164.

Ohayon, N. M., & Vecchierini, M. F. (2005). Normative sleep data, cognitive function and daily living activities in older adults in the community. *Sleep, 28,* 981-989.

Ospina, M. B., Bond, K., Karkhanah, M., Tjosvold, L., Vandermeer, B., Lang, Y., Bialy, L., Hooton, N., Buscemi, N., Dryden, D. M., & Klassen, T. P. (2007). *Meditation practices for health: State of the research* (AHRQ Publication No. 07-E010). Rockville, MD: Agency of Healthcare Research and Quality.

Pande, N., & Tewari, S. (2011). Understanding coping with distress due to physical disability. *Psychology and Developing Societies, 23,* 177-209.

Parcell, D. L., Ponsford, J. L., Redman, J. R., & Rajaratnam, S. W. M. (2008). Poor sleep quality and changes in objectively-recorded sleep after traumatic brain injury: A preliminary study. *Archives of Physical Medicine and Rehabilitation* , *89,* 843-850.

Passos, G. S., Poyares, D., Santana, M. G., Garbuio, S., Tufi k, S., & Mello, M. T. (2010). Effect of acute physical exercise on patients with chronic primary insomnia. *Journal of Clinical Sleep Medicine, 6,* 270-275

Patel, S. R., & Hu, F. B. (2008). Short sleep duration and weight gain: A systematic review. *Obesity, 16,* 643-653.

Patenaude, A. F. (2005). *Genetic testing for cancer: Psychological approaches for helping patients and families* . Washington, DC: American Psychological Association.

Peloquin, S. M. (2002). Reclaiming the vision of reaching heart as well as hands. *American Journal of Occupational Therapy, 56,* 517-526.

Perlis, M. L., Jungquist, C., Smith, M. T., & Posner, D. (2008). *Cognitive behavioral treatment of insomnia: A session by session guide* . New York: Springer.

Persson, D., Andersson, I., & Eklund, M. (2011). Defying aches and reevaluating daily doing: Occupational perspectives on adjusting to chronic pain. *Scandinavian Journal of Occupational Therapy, 18,* 188-197.

Pennebaker, J. W. (1995). *Emotion, disclosure, and health* . Washington, DC: American Psychological Association.

Poe, G., Walsh, C. M., & Bjorness, T. E. (2010). Both duration and timing of sleep are important to memory consolidation. *Sleep, 33,* 1277-1280.

Powdthavee, N. (2009). What happens to people before and after disability? Focusing effects, lead effects, and adaptation in different areas of life. *Social Science and Medicine, 69,* 1834-1844.

Quale, A. J., & Schanke, A.-K. (2010). Resilience in the face of coping with a severe personal injury: A study of trajectories of adjustment in a rehabilitation setting. *Rehabilitation Psychology, 55,* 12-22.

Quigly, M. C. (1995). Impact of spinal cord injury on the life roles of women. *American Journal of Occupational Therapy, 49,* 780-786.

Rankin, W. (1985). A theologian's perspective on illness and the human spirit. *Linacre Quarterly, November,* 329-334.

Ratey, J., & Hagerman, E. (2009). *Spark: The revolutionary new science of exercise and the brain* . New York: Little, Brown, and Company.

Redline, S. (2009). Does sleep disordered breathing increase hypertension risk? A practical perspective on interpreting the evidence. *Journal of Clinical Sleep Medicine, 5,* 406-408.

Rena, F., Moshe, S., & Abraham, O. (1996). Couple's adjustment to one partner's disability: The relationship between sense of coherence and adjustment. *Social Science Medicine, 43,* 163-171.

Robinson, K., Kennedy, N., & Harmon, D. (2011). Is occupational therapy adequately meeting the needs of people with chronic pain? *American Journal of Occupational Therapy, 65,* 106-113.

Rochman, D., & Kennedy-Spain, E. (2007). Chronic pain management: Approaches and tools for occupational therapy. *OT Practice, 12,* 9-15.

Rodgers, M. L., Strode, A. D., Norell, D. M., Short, R. A., Dyck, D. G., & Becker, B. (2007). Adapting multiple-family group treatment for brain and spinal cord injury intervention development and preliminary outcomes. *American Journal of Physical Medicine and Rehabilitation, 86,* 482-492.

Roehrs, T., Hyde, M., Blaisdell, B., Greenwald, M., & Roth, T. (2006). Sleep loss and REM sleep loss are hyperalgesic. *Sleep, 29,* 145-151.

Roehrs, T., & Roth, T. (2011). Sleep, sleepiness, and alcohol use. National Institute of Alcohol Abuse and Alcoholism website. Retrieved July 4, 2013 from pubs.niaaa.nih.gov/publications/arh25-2/101-109.htm.

Rowe, C. E., & MacIsaac, D. S. (1991). *Empathic attunement: The technique of psychoanalytic self psychology* . Northvale, NJ: Jason Aronson.

Saetersdal, B. (1997). Forbidden suffering: The Pollyanna syndrome of the disabled and their families. *Family Process, 36,* 431-435.

Schultz, A. W., & Liptak, G. S. (1998). Helping adolescents who have disabilities negotiate transitions to adulthood. *Issues in Comprehensive Pediatric Nursing, 21,* 187-201.

Schroevers, M. J., Kraaij, V., & Garnefski, N. (2011). Cancer patient's experience of positive and negative changes due to illness: Relationships with psychological well-being, coping, and goal reengagement. *Psycho-Oncology,*

20, 165-172.

Simkins, C. N. (1999). Pediatric brain injury may last a lifetime. *TBI Challenge, April/May*, 4-5.

Sixel-Doring, F., Schweitzer, M., Mollenhauer, B., & Trenkwalder, C. (2011). Intra-individual variability of REM sleep behavior disorder in Parkinson's disease: A comparative assessment using a new REM Sleep Behavior Disorder Severity Scale (RBDSS) for clinical routine. *Journal of Clinical Sleep Medicine, 7*, 75-80.

Social Security Administration. (n.d.). *Income of disabled-worker beneficiaries.* Retrieved July 4, 2013 from http://www.ssa.gov/policy/docs/chartbooks/income_workers/di_chart.pdf.

Solet, J. M. (1991). *Coping and injury attribution in head-injured adults* . Unpublished doctoral dissertation. Boston: Boston University.

Solet, J. M. (1995). Educating patients about pain. *Occupational Therapy Week, August 17*, 3-4.

Solet, J. M., & Barach, P. (2012). Managing alarm fatigue in cardiac care. *Progress in Pediatric Cardiology* (in press).

Solet, J. M., Buxton, O. M., Ellenbogen, J. M., Wang, W., & Carballiera, A. (2010). Validating Acoustic Guidelines for Healthcare Facilities-Evidence-based design meets evidence-based medicine: The sound sleep study. The Center for Health Design Research Coalition. Retrieved July 4, 2013 from http://www.brikbase.org/sites/default/files/CHP_SoundSleepStudy.pdf

Sontag, S. (1988). *Illness as metaphor and AIDS and its metaphors*. New York: Anchor.

Sorscher, A. J. (2008). How is your sleep? A neglected topic for health care screening. *Journal of the American Board of Family Medicine, 21*, 141-148.

Stewart, D. A., Law, M. C., Rosenbaum, P., & Williams, D. G. (2001). A qualitative study of transition to adulthood for youth with physical disabilities. *Physical and Occupational Therapy Pediatrics, 21*, 3-21.

Stern, R. A., Riley, D. O., Daneshvar, D. H., Nowinski, C. J., Canfu, R. C., & McKee, A. C. (2011). Long-term consequences of repetitive brain trauma: Chronic traumatic encephalopathy (concussion supplement). *Physical Medicine and Rehabilitation, 3*, 460-467.

Stoller, C. C., Gruel, J. H., Cimini, L. S., Fowler, M. S., & Koomar, A. A. (2012). Effects of sensory-enhanced yoga on symptoms of combat stress in deployed military personnel. *American Journal of Occupational Therapy, 66*, 59-68.

Stone, A. A., & Porter, M. A. (1995). Psychological coping: Its importance for treating medical problems. *Mind/Body Medicine, 1*, 46-54.

Stroe, A. F., Roth, T., Jefferson, C., Hudgel, D. W., Roehrs, T., Moss, K., & Drake, C. L. (2010). Comparative levels of excessive daytime sleepiness in common medical disorders. *Sleep Medicine, 11*, 890-896.

Taylor, D. (2011). Health costs of working age disabled adults. *The Incidental Economist* . Retrieved July 4, 2013 from http://theincidental economist.com/wordpress/health-costs-of-working-age-disabledadults/.

Thoren-Jonsson, A. L. (2001). Coming to terms with the shift in one's capabilities: A study of adaptation to poliomyelitis sequelae. *Disability Rehabilitation, 23*, 341-351.

Toglia, J. P. (2005). A dynamic interactional approach to cognitive rehabilitation. In N. Katz (Ed.), *Cognition and occupation across the lifespan: Models for intervention in occupational therapy* (pp. 29-72). Bethesda, MD: American Occupational Therapy Association.

Tomfour, L. M., Ancoli-Isreal, S., Loredo, J. S., & Dimsdale, J. E. (2011). Effects of continuous positive airway pressure on fatigue and sleepiness in patients with obstructive sleep apnea: Data from a randomized controlled trial. *Sleep, 34*, 121-126.

Trombly, C. A., & Ma, H. (2002). A synthesis of the effects of occupational therapy for persons with stroke: Part l. Restoration of roles, tasks, and activities. *American Journal of Occupational Therapy, 56*, 250-259.

Vasquez, M. M., Goodwin, J. L., Drescher, A. A., Smith, T. W., & Quan, S. F. (2008). Associations of dietary intake and physical activity with sleep disordered breathing in the Apnea Positive Pressure Long-term Efficacy Study (APPLES). *Journal of Clinical Sleep Medicine, 4*, 411-418.

Verse, T., & Hormann, K. (2011). The surgical treatment of sleep related upper airway obstruction. *Sleep Diagnosis and Therapy, 6,* 55-59.

Vgontzas, A. N., Liao, D., Pejovic, S., Calhoun, S., Karataraki, M., Basta, M., Fernandez-Mendoza, J., & Bixler, E. O. (2010). Insomnia with short sleep duration and mortality: The Penn state cohort. *Sleep, 33,* 1159-1164.

Ville, I., Ravaud, J. F., & Tetrafigap Group. (2001). Subjective well-being and severe motor impairments: The Tetrafigap survey on the longterm outcome of tetraplegic spinal cord injured persons. *Social Science Medicine, 52,* 369-384.

Viola-Saltzman, M., Watson, N. F., Bogart, A., Goldberg, J., & Buchwald, D. (2010). High prevalence of restless legs syndrome among patients with fibromyalgia: A controlled cross sectional study. *Journal of Clinical Sleep Medicine, 6,* 423-427.

Wadensten, B., & Ahlstrom, G. (2009). The struggle for dignity by people with severe functional disabilities. *Nursing Ethics, 16,* 453-465.

Wagner, D., & Takagi, E. (2010). Informal care-giving by and for older adults. *Health Affairs Blog* . Retrieved July 4, 2013 from http://healthaffairs.org /blog/2010/02/16/informal-caregiving-by-and-for-older-adults/.

Walker, L. G. (1999). Psychological intervention, host defenses, and survival. *Advances in Mind-Body Medicine, 15,* 273-281.

Watson, N. (2010). Stroke and sleep specialists: An opportunity to intervene? *Journal of Clinical Sleep Medicine, 6,* 138-139.

Weber, R. L. (1993). *Group therapy training materials* . Unpublished documents. Cambridge, MA: Cambridge Health Alliance and Harvard Medical School.

Woods, F. W. (1984). *Human sexuality in health and illness* . St. Louis: Mosby.

Yarkony, G. M. (1993). *Medical complications in rehabilitation* . New York: Hawor.

Zee, P. C., & Turek, F. W. (2006). Sleep and health: Everywhere and in both directions. *Archives of Internal Medicine, 166,* 1686-1688.

Zegans, L. (1991). The embodied self: Integration in health and illness. *Advances: Journal of the Institute for the Advancement of Health, 7,* 29-45.

Ziegler, R. G. (1999). *Individual and group psychotherapy: Principles for an epilepsy practice.* Unpublished manuscript. Boston: Seizure Unit, Children's Hospital.

Zizi, F., Jean-Louis, G., Brown, C. D., Ogebde, G., Boutin-Foster, C., & McFarlane, S. I. (2011). Sleep duration and risk of diabetes mellitus: Epidemiologic evidence and pathophysiologic insights. *Sleep Diagnosis and Therapy, 6,* 30-33.

致谢

我要感谢那些患者，他们是已经成为一名职业治疗师的我 40 多年来的老师；Jenny Lee Olsen，最近从剑桥健康联盟图书馆服务主任的岗位退休了，感谢她在文献检索方面的慷慨帮助和指导；以及编辑 Mary Radomski 和 Catherine Trombly Latham，感谢他们一直以来对我的贡献充满信心。

第三十一章　完善居家、社区和工作环境的可及性

原作者：Dory Sabata
译者：陆佳妮、施晓畅

学习目标

通过本章的学习，读者将能够：

（1）了解影响居家、社区和工作环境无障碍的重要历史事件和政策。

（2）探索以作业为基础的干预措施，最大限度地实现居家、社区和工作环境参与的无障碍。

（3）了解产品、设计特点和其他因素影响不同的功能障碍者参与作业活动能力的例子。

（4）总结当前关于减少环境障碍和易化居家、社区和工作环境无障碍的证据。

（5）在环境需求和个人能力之间建立一个契合点时，确定作业活动的结局。

一、概　　述

本章的重点是优化无障碍以此提高有躯体功能障碍的成年人作业活动表现。物理环境和技术是与无障碍相关的主要因素。本章描述了两种优化居家、社区和工作环境无障碍的策略：①改变政策；②通过环境改造和其他技术来改变物理环境。相关干预措施有效性的研究结果也将在本章进行介绍。

二、影响无障碍的历史观点和政策

政治宣传和立法影响了目前世界范围内对优化环境无障碍的作业治疗实践。本部分总结了美国和其他国家对于支持居家、社区和工作场所无障碍的关键公共政策和立法。在过去 20 年中，许多国家扩大了公共政策，以推广居家和社区的无障碍设计标准。20 世纪 90 年代初，随着联合国大会（the United Nations general assembly）批准《残疾人机会均等标准规则（standard rules on the equalization of opportunities for persons with disabilities ）》（1993），国际政策发生了明显变化。

（一）无障碍的立法举措

美国的一些关键立法举措为增加躯体功能障碍者的社区、工作和居家环境无障碍铺平了道路（实践程序 31-1）。下面的历史回顾强调了过去 50 年中支持性工作的影响。

1954 年，"Hill-Burton Act, Pub. L. No. 83-565" 阐述了联邦资助医院的建设和设计。1968 年 "Architectural Barriers Act of 1968, Pub. L. No. 90-480 （1968）" 宣布创建了美国建筑和运输障碍合规委员会（United States architectural and transportation barriers

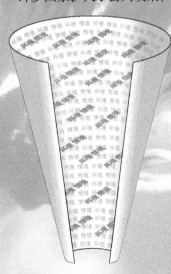

compliance board，ATBCB），该委员会被授权研究无障碍建筑的设计和开发标准。他们的发现发表在《最低无障碍设计指南（minimum guidelines for accessible design，MGRAD）》中。"The Rehabilitation Act of 1973，Pub. L. No. 93-112"扩大了 ATBCB 的权力，该委员会随后被授权在联邦资助的建筑物、联邦资助的项目、补贴和公共住房，以及交通设施中执行联邦无障碍要求。这些标准基于《最低无障碍设计指南》和美国国家标准协会（American national standards institute，ANSI）的指南，并被称为《统一联邦无障碍标准（uniform federal accessibility standards，UFAS）》。根据 1973 年"康复法"的综合康复服务修正案，建立了一些提高功能障碍者生活质量的服务。积极分子领导了功能障碍者们独立生活和公民权利运动（Ainsworth et al.，2011）。

　　基层民众对公民权利的倡导引起了联邦政策的变化，影响了美国功能障碍者的无障碍环境。此外，澳大利亚和新西兰政府也通过了解决关于功能障碍公民权利问题的政策。然而，包括加拿大和英国在内的其他国家并没有在影响州或联邦政府一级的政策方面支持该问题。在加拿大，各大区都采用了各自的功能障碍者公共场所无障碍的标准和原则，但这些标准和原则缺乏一致性。而在英国，社会政策也开始着手解决功能障碍者的无障碍问题（Ainsworth et al.，2011）。

📖实践程序 31-1

美国无障碍设计指南、标准和法规

　　与承包商和设计师一起工作的作业治疗师需要熟悉以下会影响无障碍和物理环境的标准、指南和法规。

- 1990 年《美国残疾人法案（Americans with disabilities act of 1990，ADA）》，2008 年修订
  - ■《美国残疾人法案无障碍指南（Americans with disabilities act accessibility guidelines，ADAAG）》
  - ■《美国残疾人法案无障碍标准（Americans with disabilities act accessibility standards）》
  - ■ 1999 年《欧姆斯特德决定（Olmstead decision of 1999）》
- 美国国家标准协会（American national standards institute，ANSI）
  - ■《最低无障碍设计指南（minimum guidelines for accessible design，MGRAD）》
- 1968 年《建筑障碍法（公法 90-480）[architectural barriers act of 1968（Public Law 90-480）]》
  - ■ 建筑和运输障碍合规委员会（architectural and transportation barriers compliance board，ATBCB）
- 1988 年《公平住房修正法（fair housing amendments act of 1988，FHAA）》
  - ■《公平住房法无障碍指南（fair housing act accessibility guidelines，FHAAG）》
- 《希尔-伯顿法（公法 83-565）[Hill-Burton act （Public Law 83-565）]》
- 1973 年《康复法（公法 93-112）[rehabilitation act of 1973 （Public Law 93-112）]》
  - ■《康复法》第 504 节（section 504 of the rehabilitation act）
- 《统一联邦无障碍标准（uniform federal accessibility standards，UFAS）》

（二）住房无障碍政策

　　本部分讨论影响日本、澳大利亚、欧洲国家、加拿大和美国无障碍的公共政策。日本在私人住宅的无障碍方面可能处于领先地位，在新建筑中实施通用设计。丹麦在独户家庭轮椅无障碍方面有最低标准要求。挪威、瑞典和澳大利亚部分地区对多户家庭也有基本的无障碍规定。

美国也许被认为是联邦公共无障碍政策的领导者，但在私人住房无障碍政策方面，美国却不尽如人意。目前，住房建设很少能适应业主不断变化的需求。美国唯一的住房无障碍政策与公共住房有关。

1988 年 FHAA 确立了 FHAAG，该指南适用于四个或更多单元的多户住宅，用于保障功能障碍者的住房民权。FHAA 保证了功能障碍者私人住宅无障碍合规和民权。功能障碍者享有平等的住房使用权，并在其公民权利受到侵犯时建立了投诉机制。根据本法，居民不得被剥夺修改出租房屋以满足个人无障碍需求的机会，且修缮费用由出租人承担。出租人需要由经认证的专业人士完成改造工作。承租人则需要建立一个托管账户，并必须在该账户中存入资金，用于将住宅返还至其原始状态。

其他的宣传工作已开始逐渐影响地方一级的住房建设实践。《具体变化》杂志的 Eleanor Smith 提出了可访问性的概念，并建议所有的居家环境都要设计成人们可以互相访问的状态。可访问性考虑了三个基本的居家特征，便于使用轮椅的个体进入：无台阶入口、宽门口（32 英寸）和盥洗室在一楼。在一些社区，建筑商现在为新建房屋提供了这些选择。所有这些努力为当前优化家庭环境的无障碍实践奠定了基础。

（三）影响功能障碍者公共场所无障碍的当代政策

1990 年，经国会批准，美国颁布了《美国残疾人法案（ADA）》，旨在通过扩大 1964 年《公民权利法》确立的平等权利来保护功能障碍公民的权利。《美国残疾人法案（ADA）》中规定，公共空间的设计或改造，包括商业建筑、学校、公园及其他娱乐设施、州和地方政府建筑，以及公共交通，必须考虑州和地方的无障碍法规。ATBCB 使用统一联邦无障碍标准（UFAS）和 FHAAG 标准在 2004 年制定了《美国残疾人法案无障碍指南（ADAAG）》。即使实施了这一系列政策和相关实践，居家、社区和工作环境的无障碍挑战依然存在。

一群功能障碍者主张进入社区，并对 ADA 规定的现行做法质疑。这导致了一项关键的美国最高法院决定：《欧姆斯特德决定 （Olmstead Decision）》（1999），该决定维持了 ADA 规定的残疾人权利，并增加了残疾人在社区生活和接受服务的机会。

ADAAG 的制定旨在为设计更便利的公共区域提供规范。然而，ADAAG 主要基于青年功能障碍者的需求，并不是为满足长者的需求而设计的（Sanford，2001）。ADAAG 于 2010 年重新制定了无障碍标准，该标准考虑了长者的一些需求，并成为促进美国公共场所就业和社区活动的起点。美国无障碍标准自 2012 年 3 月 15 日起实施（表 31-1）。

从以前的指导方针到目前标准的一个显著变化是扶手的配置。无障碍标准认为老年人经常需要在公共厕所使用扶手。之前的无障碍指南要求在马桶一侧的墙壁上安装两个水平扶手，并在马桶后面的墙上安装一个扶手。这些扶手提供给下肢截肢者进行上身转移时所需要的支撑。然而，目前的标准考虑到许多长者需要站立转移的支持。因此，在两侧的墙面上都安装扶手现在成为替代厕所后面的扶手的一个新的选择。

加拿大的《安大略省残疾人无障碍法 （the accessibility for Ontarians with disabilities act，AODA）》与 ADA 类似。这两个法规策略都有针对每个地区相应的设计规范。表 31-1 比较了 ADA 和 AODA 中的一些无障碍标准特征。此外，安大略省政府有一个更大的目标：到 2025 年建立无障碍社区。目前安大略省政府正在制定一系列标准，以提高其无障碍水平。政策的改变可以通过基层的努力在地方层级发生，也能够在数年到数十年的时间中在联邦层级发生。因此，作业治疗师通常会通过改变物理环境来发挥更大的作用，无论是对某类人群还是对某个人。本部分将探讨作业治疗师计划和实施物理环境干预措施以优化无障碍。

表 31-1　美国和加拿大安大略省的无障碍标准

公共空间测量	美国无障碍设计标准	加拿大安大略省无障碍设计标准
无障碍入口	至少一个	50%，至少一个
无障碍路线的最小净宽	净宽 32 英寸（815 mm）	900 cm（35 英寸）
门槛高度	最高 1/2 英寸，现有门最高 3/4 英寸，斜面最大坡度 1:2	最高 13 mm（0.5 英寸），斜面最大坡度 1:2
放置控制装置的无障碍范围	成人：最高 48 英寸（1220 mm），最低 15 英寸（380 mm）以上	成人：最高 1200 mm（47 英寸），最低 400 mm（16 英寸）
楼梯	高度：4～7 英寸（100～180 mm）高；深度：最小 11 英寸（280 mm）深	高度：125～175 mm（5～7 英寸）；深度：280～355 mm（11～14 英寸）
坡道	坡道不能高于地面 30 英寸（760 mm）；对于历史建筑来说，坡道的坡度（高度：长度）可超过 1:12；在空间允许的情况下，建议使用不太陡的坡道（1:18）；标准包括考虑横坡、边缘栏杆、扶手	净宽 1100 mm（43 英寸），坡度不超过 1:15；考虑横坡、边轨、扶手

注：比较 2008 年修订的 ADA 和 2008 年 AODA 中的无障碍综合条例下的部分无障碍标准。

三、物理环境的变化

为了制订一个优化无障碍的干预计划，作业治疗从业者需要考虑影响无障碍的政策和法律（如前所述）、环境如何影响作业活动的理论基础，以及第十章中描述的评估工具和方法。这些信息有助于活动分析和专业推理，从而制订干预计划。当分析活动时，需要考虑活动所发生的环境，包括空间和物体需求，以及社会和文化期望等。

（一）作业治疗在环境改造中的作用

作业治疗师通过分析与人类作业表现相关的物理环境，以确定具体的功能和环境需求，并与顾客和支持网络系统协商出干预方案。减少特定活动表现与环境需求之间关系的策略列举在实践程序 31-2 中。

全科实践者都明白可以通过改变环境来减少需求，或最大限度地提高活动表现能力。无障碍和环境改造方面的专家也应了解可能的干预措施的范围，并且精通与建筑专业人员及其顾客有效沟通所需的语言。其他专业人士的资质已由 AOTA 确定，用于认证环境改造专业。

作业治疗从业者包括全科人员或者是专科人员，他们都具有优化无障碍的技能。作业治疗师评估其顾客在物理环境中的作业功能，并对环境改造提出建议，以优化无障碍。以顾客为中心的服务方法使顾客能够利用知识和广泛的资源来表达自己的需求。

（二）优化无障碍的干预策略

通过活动分析，作业治疗师可以识别出物理环境中可能导致功能障碍者进一步受限的障碍（实践程序 31-2）。下面将介绍四种干预措施，来优化居家、社区和工作环境的无障碍以及提高功能障碍者参与程度。

📖 实践程序 31-2

以减少活动需求为目的的环境干预和表现技能之间的关系

表现技能的类型					以减少活动需求为目的的环境干预
视力	听力	运动	注意	交流	
X					触觉指示器、凸起标签、任务照明
	X				电视和视频上的闭路字幕功能
X		X			扶手杆、沐浴椅；低眩光照明
X		X	X	X	自动化药物管理
		X	X		预编程电话号码
X	X				振动装置/警报、放大装置
X		X			道路无障碍，无台阶入口
X			X		高对比度，减少复杂图案
X				X	将家具布置成可以使人们面对面坐着的样子
X		X			将镜子摆成一定角度放置在炉子上
	X		X		最小化背景噪声
	X			X	纸和笔
		X	X	X	个人应急响应系统
		X		X	环境控制单元
			X	X	视觉式的作息时间表

1. 包容性和通用性设计 作业治疗师了解不同健康状况的人的需求；作业治疗师可以帮助提高许多人使用的空间和物品的无障碍特性。物品和空间的包容性设计（inclusive design）考虑了功能障碍者的需要，而通用性设计则考虑到可能使用空间或物品的所有人。这两种相关的设计方法解决的是极端问题，而不是简单的人口平均特征。由于使用这些方法，有更多的人能够享受到无障碍性的物品和空间。

设计供所有人使用的物品应采用通用性设计原则（实践程序 31-3）。其中一个例子是自动门。自动门减少了对力量、运动技能和认知技能的需求。除了对具有这些功能限制的人有用之外，自动门还可以帮助任何携带包裹的工人通过门口。没有台阶的入口和可弯曲花洒是家庭环境内通用性设计的例子。

在计算机上使用各种已有的应用程序进行各种输入和输出，如语音识别、屏幕阅读和其他增强通信功能，是工作环境内包容性设计的例子（定义 31-1）。学校和其他学习环境也需要考虑学习材料的设计，以及它们是否可以让很多人能够无障碍地使用。

通用性设计的原始原则是针对物品和空间。后来，为了增加受教育机会，制定出了一系列通用性设计学习原则（实践程序 31-4）。

📖 实践程序 31-3

通用性设计原则

当设计一个空间或物品供所有潜在用户使用时，请考虑以下原则。

公平使用： 对不同能力的人该设计是有用和有市场的。

指导方针：

● 为所有用户提供相同的使用方法（尽可能相同）。

● 避免对任何用户进行隔离或污蔑。

● 对于隐私、防护和安全的规定应该平等地提供给所有用户。

● 让设计可以供所有的用户使用。

灵活使用：设计适应广泛的个人喜好和能力。

指导方针：

● 为使用方法提供选择。

● 适应右利手或左利手的可接触性和使用。

● 具有方便用户的准确性和精确性。

● 为用户的节奏提供适应性。

简单直观：使用本设计很容易理解，无论用户的经验、知识、语言技能或目前的专注程度如何。

指导方针：

● 消除不必要的复杂性。

● 与用户的期望和直觉保持一致。

● 适应广泛的识字和语言技能。

● 根据信息的重要性排列信息。

● 在任务完成期间和完成后提供有效的提示和反馈。

可感知信息：设计有效地向用户传达必要的信息，无论环境条件或用户的感官能力如何。

指导方针：

● 使用不同的模式（图像、语言和触觉）来重新呈现基本信息。

● 在基本信息和周围环境之间进行充分的对比。

● 最大化基本信息的"易读性"。

● 以可描述的方式区分要素（即易给出说明或指示）。

● 提供具有兼容性的各种技术和设备以供感官障碍者使用。

容错性：该设计可最大限度地减少危险以及意外或意外行为造成的不良后果。

指导方针：

● 安排好各项设计要素，尽量减少危险和错误：使用最多的要素应最容易获取；危险要素应消除、隔离或屏蔽。

● 提供危险和错误警告。

● 提供故障安全保护功能。

● 避免需要警觉的任务中出现无意识行为。

低体力：使用时高效、舒适、不易疲劳。

指导方针：

● 允许用户保持自然的身体姿势。

● 使用合理的操作力量。

● 尽量减少重复动作。

● 尽量减少持续的体力劳动。

接近和使用的大小和空间：无论用户的身材、姿势或移动性如何，都应有合适的大小及空间让用户接近、到达、操纵和使用。

指导方针：

● 为任一坐着或站着的使用者提供清晰的视线，以便看到重要的设计要素。

● 让任一坐着或站着的使用者都能舒适地接触到所有部件。

● 可适应手及手柄大小的变化。

● 为需使用辅助设备或他人帮助的使用者提供足够的空间。

📖 定义 31-1

通信辅助技术

● 增强和替代通信语音识别。

● 语音识别。

● 个人电子通信系统。

● 关闭字幕。

● 打开字幕。

2. 环境改造 大多数现有的环境都没有考虑到设计的通用性，因此需要对环境进行改造以增加无障碍性。环境改造是对当前物理环境所做的更改。作业治疗师应与顾客和其他团队成员（如设计、施工和其他建筑专业人员）合作，制订减少环境障碍的计划。

📖 实践程序 31-4

通用性设计学习原则

1. 原则一 提供多种表示方法。

指导方针1：为感知提供选择。

指导方针2：为语言、数学表达式和符号提供选择。

指导方针3：为理解提供选择。

2. 原则二 提供多种行动和表达方式。

指导方针4：为实际行动提供选择。

指导方针5：为表达和交流提供选择。

指导方针6：为执行功能提供选择。

3. 原则三 提供多种参与方式。

指导方针7：提供纳入兴趣的选择。

指导方针8：提供持续努力和坚持的选择。

指导方针9：为自我调节提供选择。

CAST.（2011）. *Universal design for learning guidelines*（version 2.0）.

作者：Wakefield，MA

（1）家庭环境改造：可以对任何物理环境进行修改。个体对自己家的变化有更多的控制权，他们经常花大量的时间在家里。因此，当改变物理环境时，家庭环境最有可能被改变。有证据表明，家庭环境干预在考虑个案的需求时是最有效的。

　　美国家庭浴室的建造样式对使用轮椅的人来说并不方便。因此，可能需要对家中的浴室进行重新装修，以提供住户使用卫生间的通道。一项改进方法可以是将浴缸换成淋浴，以方便在轮椅上洗澡，或在厕所附近增加扶手（图 31-1，图 31-2）。甚至卫生间的入口也可能不是为轮椅设计的。无障碍标准概述了标准轮椅进出房间（如浴室）（图 31-3）所需的转弯半径。本标准仅适用于公共空间，但通常用于指导那些为轮椅使用者设计浴室的改造者。

　　一项系统回顾表明，家庭环境改造有助于降低跌倒风险，并减少功能衰退的影响。当进行家庭环境改造时，将其与其他针对个人能力的干预措施相结合效果尤其明显。例如，肌力训练结合环境改造更能降低跌倒风险（Chase et al.，2012）。有关防跌倒的其他注意事项，请参见安全提示 31-1。

　　左边的照片是一个典型的带有水池马桶和淋浴的浴室。淋浴间设有扶手和浴缸转椅，方便转移。墙上挂着的水槽没有橱柜，轮椅可以从下面推过。管子是绝缘的，以防

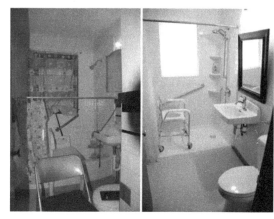

图 31-1　浴室改造

止腿烧伤。转移凳导致浴帘无法完全关闭，水洒在地板上。光线很差，空间很乱。右边的照片是改造后的，有一个带手持式喷头的可弯曲花洒。带滑轮的浴椅允许向淋浴处靠近。座椅上的开孔令使用者不用站着就可以清洗。自然照明和环境照明使照明得到改善。杂乱物品也已经被清理掉了（照片由 Lifewise Renovations 提供）。

📖安全提示 31-1

降低跌倒风险的安全考虑因素

　　跌倒可导致伤害甚至死亡。多因素法可以帮助在有跌倒和跌倒相关伤害最大风险的人群中降低跌倒风险。但是，所有人都有跌倒风险。一些策略可以有助于安全并最大限度地减少环境中的危险因素。

- 规律锻炼。参与需要平衡和移动能力的活动，如步行或打太极拳。
- 药物管理，特别是需要服用多种药物时。
- 与您的医疗服务提供者讨论跌倒风险因素并进行评估。
- 减少路径中的杂乱情况。
- 工作时有足够且低强度的光照。
- 使用随时可用的移动支持设备或方式（购物车、扶手、坐下休息）。
- 充足的睡眠。
- 移动时减少对于认知功能的需求，或者减少多重任务。
- 需要时选择有用且合适的移动设备（手杖、助行器和轮椅）。

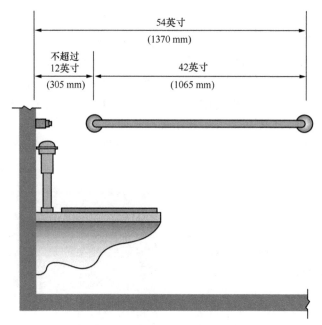

图 31-2　公共卫生间扶手设计

此图提供了有关根据 ADA 无障碍设计标准在公共卫生间放置侧壁扶手杆的信息。此位置的抓杆至少 42 英寸（1065 mm）长，且必须放置在距离后壁不超过 12 英寸（305 mm）的位置（此图片属公共领域，不受版权保护）

（2）公共空间改造：对工作场所或社区环境的改造更具挑战性。工作场所中，人们更有可能对自己的工作区进行改造而非更大的工作区域。有证据表明，与一般的工作场所相比，人们更倾向于在工作区进行改造来优化他们的工作无障碍环境 （Sabata et al.，2008）。在更广泛的社区环境中任何修改或无障碍特性通常都是人群宣传和政策变化的结果，通常不可能对物理环境进行更改以满足特定的个人需求。

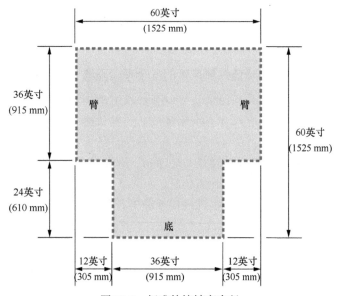

图 31-3　标准轮椅转弯半径

此图显示了 ADA 无障碍设计标准进退门口（包括浴室隔间）所要求的标准轮椅转弯半径（此图片属公共领域，不受版权保护）

3. 辅助技术 1998 年美国《辅助技术法案》将辅助技术定义为"购买、改制、定制的，用于增加、维持、改善残疾人功能的任何物品、设备或产品系统。"辅助技术可以添加到物理环境中。在浴室中使用的辅助技术的例子，为长柄沐浴海绵、预防跌倒的数字运动传感器。

4. 任务简化策略 设计元素、环境改善、辅助技术常用于为了减少环境障碍而减少工作对环境的要求。任务简化策略最小化了完成任务的步骤或过程的要求（实践程序 31-5）。作业治疗师为顾客提供培训，令他们学习如何以不同方式完成任务。

简化任务的一种方法是教会顾客用不同的姿势执行任务，如坐着而不是站着。坐着完成一项活动可以减少体力需求，让人腾出时间专注于完成一项活动所需的其他技能。例如，人们通常站着洗澡。对于害怕摔倒的人来说，淋浴时坐着仍然能让他们进行自我护理。增加一把淋浴椅，以及学会坐姿洗澡的技能，为人们提供了在家里自己进行日常生活活动（ADL）的机会。

另一种简化任务需求的方法是计划高能量和低能量的活动。在社区里走动比在家里走动要消耗更多的能源。容易疲劳的人可能需要计划好可控的社区出行，然后进行一段时间的休息活动。此外，通过重新认识他们的精力高峰时间（上午还是下午），顾客可以计划和优先考虑他们的情况，以最好地满足他们的需求。

个人可能能够做出改变，以减少活动需求。然而，一些活动可能需要社区的帮助，以使社区环境更容易通行。在一项研究中，研究人员发现，精神领袖往往愿意做出改变，但需要意识到创造融合性环境的策略。

📖**实践程序 31-5**

促进安全和独立性的治疗干预任务简化原则

- 尽可能用双手做对称的动作。
- 整理手边的工作用品。
- 滑动重物，而不是搬运重物。例如，将罐子从水槽滑到炉灶。
- 使用轮式手推车。
- 将工具稳定在工作台的表面，使双手自由工作。
- 利用重力（例如，垃圾槽、垃圾箱，或低于切菜板水平的锅）。
- 使用有效的、可见的存储方式（例如，使用带有钩子的壁挂式存储架、存储刀和器具的磁性存储架，以及垂直存储架）。
- 把控制开关放在触手可及的地方，或者使用自动化方式。在单个工作站的设计中考虑人体工程学、座椅和表面高度。
- 提供足够的照明和通风。
- 创造舒适的工作环境，减少压力和紧张。

（三）优化无障碍的以作业为基础的干预措施

承包商、设计师、政策倡导者和其他健康服务提供者可能都关心无障碍性。然而，作业治疗是针对每个人的，以及在某些环境下可以完成的作业。许多休闲活动、工具性日常生活活动（IADL）和一些 ADL 都是在社区空间进行的。在工作中，作业治疗通常关注作业场所的通道和完成工作任务的住宿。此外，还需要考虑其他活动，如与同事的社交、午餐时间和去卫生间。

在这些公共空间中，政府法规可能会影响当前的无障碍性（请参阅实践程序 31-1）。公共空间只允许较少的个性化，从而试图满足广大人群的需求。然而，这些公共空间往往达不到通用设计的标准。可能需要开展宣传活动，以改善现有的标准，使不同种族的人能够使用公共空间。

在家中，干预措施可以根据个人需求量身定制。在此环境中，人们参与日常生活活动，如洗澡、穿衣、吃饭，以及在家里走动。烹饪、清洁和照顾他人是在家中常进行的工具性日常生活活动。针对环境的干预可能与针对个人能力的干预同样重要。美国作业治疗协会制定了关于居家环境改造的实践指南（Siebert，2005）。目前正在对原始版本进行修订，以更好地证明和展示居家环境改造中的循证依据。

作业治疗师认识到每个人掌握不同的技能，每个家庭都有其独特之处，不同的人进行日常作业活动的方式可能也不同。因此，针对环境的干预措施还必须考虑作业活动的表现方式以及人们执行活动时需要具备的技能。

1. 居家和社区移动能力　　当在房子周围或在社区中走动时，台阶对某些人会构成挑战。上下台阶要求个体能够应对平衡和重心高度的变化（steps require a person to manage a change in balance and in elevation）。对于有走动能力但稳定性差的人来说，可以增设安全扶手来支撑身体。设置扶手是一种低成本的改造措施，最初用于帮助长者上下台阶。使用移动设备（mobility devices）（如助行器和轮椅）的人可能需要更多的环境改造，如坡道或升降机。

坡道是建立无台阶入口的一种选择。坡道的坡度必须在人体的耐力和肌力之间进行权衡。坡道陡则距离短，而坡道缓则距离长。图 31-4 显示了无障碍标准中指出的高宽比（rise to run ratio）或斜坡斜率。虽然这些标准不适用于个人住宅，但许多建筑商也将这些标准作为住宅斜坡的指南。

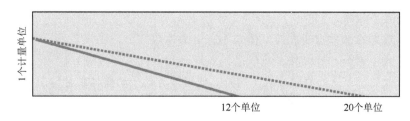

图 31-4　斜坡

实线表示斜坡斜率为 1∶12（高∶宽），这个坡道更陡峭更短。虚线表示较长的不太陡的斜坡，斜率为 1∶20（高∶宽）

当房屋入口非常陡峭或建造坡道所需的庭院空间不足时，可选择安装升降机。还有一个较为美观的方法是利用土壤和地面覆盖物搭建斜坡，称为土坡。

此外，旨在为残疾人创造平等机会的政策可促成一些设计，以提高残疾人在工作场所及周边的活动率。例如，沉重的门难以打开，美国无障碍标准表明门应该能被 5 磅及以下的力打开或受电子控制。本标准适用于工作场所等公共场所。

肥胖人口的增多加大了对无障碍家庭和公共环境的需求。现在，雇主正在采取措施改进工作场所的体力需求，以促使员工在工作中更健康地展开活动。例如，工作环境已促成一些员工选择了健康的生活方式，并在培养健康行为方面取得了一些成功。

2. 用厕、洗澡和修饰　通常在浴室进行。当浴室无法进入时，人们可以在其他地方进行这些活动。例如，有些人在卧室或客厅使用床头马桶而不是浴室的马桶。无法进入二楼浴室的人可以使用厨房洗涤池并用海绵洗澡，或考虑改造建立一个一楼浴室。

可对物理环境进行设计以满足个人需求并优化用厕、洗澡和修饰的可及性。须根据个人的表现技能（performance skills）和活动需求来考虑情境和环境中的特征（AOTA，2008）。下蹲坐在马桶上及结束后站起来需要一定的腿部力量和关节活动范围。然而，提高马桶的高度可以减少上厕所需要的下蹲和站起的幅度，从而更好地适应某些人的身体状况。此外有些人需要通过上身支撑以便在坐站转移时取得平衡，因此可考虑安装扶手。环境中的干预需要同时考虑人和活动的需求。图 31-1 显示，可以提供不同的选择来建造一个更可及（more accessible）的卫生间。

目前，工作场所的卫生间和休息室都符合无障碍的标准。用厕虽然不是工作任务的一部分，但仍然是工作中一个重要的作业活动。因此对于躯体功能障碍者，作业治疗师应该知道如何为他们改造工作场所的卫生间。

从之前的讨论可以清楚地看出，作业治疗师可以通过各种方式帮助躯体功能障碍者改造居家和工作环境。综上所述，个人能力和所处环境的相互作用，是决定何种干预措施是最利于作业表现的关键。特定的环境改造可以最小化特殊表现技能的活动需求。

四、从计划到实施：环境干预

作业治疗师与躯体功能障碍者合作，使他们意识到环境干预可以减少活动需求。躯体功能障碍者通常可以确定对他们来说比较困难的作业领域，但是他们可能没有意识到，环境为作业能力所带来的不利因素。因此，作业治疗师需要确定患者的需求和环境中的不利因素，以此为据制订治疗计划，来帮助躯体功能障碍者解决一些可及性的问题（accessibility issues）。

环境干预的目标是优化可及性，以促进活动表现。一些常见的环境干预的挑战包括了躯体功能障碍者对环境资源的认识、资金的获取和跨学科的交流。

（一）对环境资源的认识

作业治疗师能够帮助躯体功能障碍者确定需要的居家环境改造方案，并提供随访服务。居家环境改造通常由各种服务商一起合作完成。在美国，地区养老机构和独立生活中心是联邦政府所支持的社会服务组织，这些组织因地点以及是否提供居家环境改造服务而不同。Rebuilding Together 是一家美国全国性的非营利性的居家环境改造和维修服务提供商，与美国各地的分会合作。但是，地理位置的可变性在寻找协助创建无障碍的居家环境的服务提供商时，可能会具有挑战性。

职业康复服务通常为有残疾的人提供工作场所的环境改造。一些工作场所拥有人类环境改造学的顾问或部门，来帮助创建一个不仅降低受伤风险，同时还可以优化工作效率的工作环境。目前，老年工人的需求是许多工作场所开始面临的新的挑战。

公共场所的无障碍性由 ADA 规定。然而，许多建筑物和空间是在 1990 年（ADA 生效）之前建造的。较老的建筑依旧包含了很多可及性障碍（accessibility barriers）。当前，美国的新建筑必须符合 ADA 无障碍标准。而作业治疗师不仅可以担任社区顾问，来建立更多的无障碍设施，还可以作为一名倡导者，来提高居民对社区参与障碍的认识。

社区联盟、当地的建筑法规和服务的便利性都会影响社区的无障碍性。感兴趣的个人和组织可以组成当地的联盟，来推动建筑法规的变化或者更好地协调社区服务。从信息时代开始，虚拟社区也通过互联网而存在。作业治疗师可以通过各种格式的软件程序和残疾人所需要的技术接口来帮助残障人士获得电子和信息技术资源。

（二）资金的获取

居家、社区和工作环境可及性的主要障碍之一就是为了改造寻找资金支持。通用性设计是一个相对较新的概念，并不是设计新建筑，也不是设计房屋、社区和工作环境的标准做法。具有无障碍结构的新建筑比现有结构的改造费用低。

资金可以由多种途径拼凑而来，包括功能障碍患者自掏腰包，雇主资助工作住宿，一些保险公司提供居家和（或）工作场所的住宿费，以及社区组织可以提供补助金来帮助提高社区和居家环境的可及性。资金的选择因地点、组织机构和干预原因的不同而有很大的差异。

（三）跨学科的交流

与其他实践领域一样，作业治疗师与不同领域具有不同观点的专业人士合作。建筑专业领域如承包商、设计师、建筑师和建筑审查专员，虽然他们不是典型医疗团队的一部分，但是他们能够提供环境干预的方法，来促进无障碍环境实现。而专业团队需要开发一种促进多方合作、解决问题的沟通办法。

解决躯体功能障碍者作业功能问题的治疗建议，需要与了解建筑结构和施工问题的承包商一起协作完成。与其他类型的团队一样，所有成员都需要对目标有相似的了解，这样才能有效地实现预期的目标。

五、效率和结果

优化可及性的最终目标是最大限度地提高躯体功能障碍者的作业功能和促进他们参与社会。残疾人、长者、看护者、私人助理及处于特定环境中的任何人，都可以从环境干预中受益。

随着年龄的增长，衰老的变化可能通过减少活动参与来调节，而不是通过改变环境来适应衰老。在不知不觉中，由于限制了活动，长者的身体功能可能会进一步衰退。然而，研究人员已经证明居家环境改造和辅助技术实际上可以降低人们随着年龄增长而功能衰退的风险。越来越多的证据（证据列表31-1）认为居家环境的干预可以优化可及性。即使一个人的年龄在增长，环境依然在人们获得持续参与的方面发挥着重要的作用。

通常，在家中进行个性化干预有助于满足一个人的特定需求。而正在实施的公共政策，也有助于为广大人民提供无障碍设施和包容性的社区空间和活动。因此，在继续改善居家、社区和工作环境可及性方面，宣传工作和个性化干预措施都是不可缺少的。

关于居家环境改造干预的最佳作业治疗方案

干预措施	所检测干预措施的描述	参与者	治疗量	益处有效性	最佳证据的类型和证据等级	结果的统计概率和效应大小	参考文献
辅助技术和环境干预	作业治疗(OT)对于建议、辅助技术和环境干预的观察	纽约体弱的老年人（样本量 N=104；治疗组 n=52；对照组 n=52）	对于治疗组，使用辅助技术的平均值 n=15；使用环境干预的平均值 n=1.44；接受OT观察的平均值 n=8.9；接受技术人员观察的平均值 n=2.4。对照组接受常规护理（例如，护理观察）	接受辅助技术设备的成本有显著差异；接受环境干预的成本有显著差异；具有成本效益的长期护理替代方案	随机对照试验 证据等级：ⅠA2a	辅助技术设备：$t=6.57$, $P<0.001$ $r=0.297$ 环境干预：$t=4.1$, $p<0.001$ $r=0.14$ 与对照组相比（31 610 美元），治疗组的平均消体消费（14 173 美元）较低 有效值，$d=0.56$	Mann et al. (1999)
家庭干预以减少功能障碍	作业治疗和物理治疗(PT)的家访包括居家环境的改造方案，认知和行为策略的教育，以及与平衡相关的练习	日常活动困难的社区居住老年人（样本量 N=319；对照组 n=159；干预组 n=160）	干预组：每5次90分钟的访问加上一次20分钟的电话随访和一次90分钟的PT访问；对照组：未接受任何干预（测试后提供安全教育书）	与对照组相比，干预组的洗漱和上厕所的难度显著降低	随机对照组试验 证据等级：ⅠA1b	干预组的对象在工具性日常生活活动能力方面较对照组有较少的困难 $P=0.04$, 95%CI=$-0.28 \sim 0.00$；与日常生活活动能力相似（$P=0.03$, 95%CI=$-0.24 \sim -0.01$）	Gitlin et al. (2006)
作业治疗师与培训不合格的评估人员两者所提供的环境评估与修改方案的比较	Westmead 家庭安全评估量表和解决危害的策略	70岁以上的社区居民，最近有跌倒史（一般对照组 n=78；OT评估组 n=87；受训员工评估对照组 n=73）	1.5~2 小时的家庭评估和两次电话随访	在12个月的随访过程中，OT评估组参与者的跌倒次数明显减少；受训员工评估对照组的跌倒率没有变化	随机对照试验 证据等级ⅠA1a	OT评估组：偶然事件率（IRR）=0.54, 95%CI=$0.36 \sim 0.83$, $P=0.005$ 一般对照组：IRR=0.78 95%CI=$0.51 \sim 1.12$, $P=0.34$	Pighills et al. (2011)

案例分析

P 夫人：介入环境干预以获得最佳的作业表现

作业治疗干预过程	临床推理过程	
	目的	治疗师思考内容的举例
患者信息 P 夫人是一位 85 岁的老太太，两个月前因右侧脑血管意外而致左侧偏瘫。最近她从康复中心出院，搬进了与丈夫共同居住了 30 多年的公寓。P 先生想雇一个护工每天工作几个小时来照顾他夫人并帮忙料理家务，但经济状况不允许他这么做。P 先生和女儿承担着大部分的家务，并且他们已经表明感觉变得越来越沮丧和疲惫了。他们都说不相信可以让 P 夫人一个人待着，因为很担心她的安全和独立性。脑卒中之前，P 夫人为自己有能力照顾丈夫和家庭而自豪。P 夫人已被转介给社区作业治疗师，以解决家人对她在居家环境中的独立性和安全性的担忧。	理解背景 选择一种干预方法 反思能力	（评估过程描述及患者背景详见相关评估章节，第十章） "P 夫人正要回到她和丈夫住的家里。她需要个人护理和家务方面的帮助。她的丈夫想帮忙，但经济上负担不起为妻子雇助手的费用。他们的女儿就住在附近，能帮忙的时候就会来帮忙。" "我预期 P 夫人可以有能力安全地从事一些自理和家务活动。我也许可以通过实施环境干预，帮助她获得可以促进可及性并优化她的作业表现的辅助技术来推迟她进一步的衰退，甚至延迟她住院治疗的时间。" "我将把重点放在环境改造和辅助技术上，并决定如何减少家庭环境的需求来提高她的作业表现。" "我曾为数个由脑卒中导致单侧偏瘫的患者工作，他们都已经出院回家了。我熟悉各种工具和数据库（如 AbleData），我相信我能够针对顾客的需求提供一些有用的产品。我将与另一名治疗师合作，他精通脑卒中康复的其他技术，这些技术更侧重于补偿，如强制性诱导运动疗法。我也会转介社工来帮助他们寻找资金来源并找到看护者来支援家庭成员。"
建议 作业治疗师建议进行三到五次拜访，以协商环境改造和辅助技术。在与 P 夫人、她的丈夫及女儿合作中，作业治疗师设定了以下长期治疗目标：①卫生间改造完成后，P 夫人将在最少的监护和督促下安全完成洗浴活动；②在完成任务修改的指导后，P 夫人将在家人极少的帮助下从事较轻的家务劳动；③P 夫人将在辅助器具和口头提示的帮助下完成梳妆打扮任务；④P 夫人将参加老年中心的活动，一周两到三次	考虑患者的自我表现评价 考虑在治疗中会发生什么，多久发生一次，会持续多久 确认患者对计划的认可	"P 夫人缺乏安全风险意识。我怀疑她可能有注意力缺陷或执行功能障碍，需要进一步评估。这也许可以解释虽然她没有表现出任何记忆缺陷，但似乎在启动和排序方面有困难。她意识到自己执行有意义的活动的能力发生了变化。" "P 夫人将对她的浴室进行改装，包括用淋浴器替换浴缸，在淋浴地板上放置防滑条，以及安装扶手。以下展示了我打算如何着手处理 P 夫人的其他需求：为 P 夫人和她的家人提供有关安全问题方面以及如何保护和照顾很可能被她忽视的瘫痪侧的培训；使用任务改良策略让 P 夫人参与到有意义的家务工作中；提供视觉和语言提示，以鼓励对瘫痪侧进行视觉扫描，避免受伤；并提供辅助器具来协助穿衣、修饰及备餐的活动。" "P 夫人有做家务的动力，这对她很重要。她同意这个计划，并明白如果她按照建议的安全措施去做，她的家人会感到更安全。"
短期目标和进展的总结 （1）P 夫人将每天会使用辅助器具完成穿衣和修饰的任务 （2）P 夫人将可以利用任务改良策略、辅助器具和一些软性的居家安排完成至少两项工具性日常生活活动（IADL）	评估患者的理解力 将实际表现与预期表现进行比较	"我看得出，P 夫人对学习用纽扣钩穿衣服感到很沮丧。我们讨论了其他选择，最终，她倾向于在衣服上装尼龙搭扣来取代纽扣。" "P 夫人坐在餐桌旁时能够使用防滑的砧板。她的家人帮忙布置，除此之外，她能完成大部分的膳食准备工作。"

续表

作业治疗干预过程	临床推理过程	
	目的	治疗师思考内容的举例
作业治疗师介绍了有助于参与自我护理和家务活动的任务改良策略和辅助器具。治疗师认识到 P 夫人很有动力去为她的家人和家庭做贡献 作业治疗师认识到 P 夫人喜欢小工具，她对尝试减少躯体障碍的辅助器具呈现开放的态度。治疗师协助 P 夫人及其家人选择了多种辅助器具，以提高日常生活活动（ADL）及工具性日常生活活动（IADL）的表现情况，并培训 P 夫人如何使用它们。家人报告说，P 夫人在自理活动上对他们的依赖程度降低了	了解这个人 理解背景	"我预期 P 夫人将通过策略和设备改进她参与活动的情况。她的积极性很高。我们必须尝试一些不同的策略来获得预期的结果。另外，她的家庭照护者将感到负担减轻。"
下一步计划 修改短期目标（1 个月）： 在对浴室进行改造和训练使用辅助器具之后，P 夫人每周将在最少的监护下完成两次洗澡活动	决定患者未来是否应该继续或停止治疗，和（或）恢复	"P 夫人不想依赖她的丈夫帮她洗澡。她正在等待 Rebuilding Together（美国最大的志愿者家庭康复组织）的帮助，为她提供一个无障碍淋浴间来取代她的浴缸。" "我很担心 P 夫人的左侧视空间忽略。她似乎没有意识到这一缺陷而且她对向左进行视觉扫描的策略也很抵触。并且，她在过去的一个月里摔倒过几次。她的视觉和感知觉受损，从椅子上站起来有困难。我怀疑她是否正经历着直立性低血压，这是导致她有摔倒风险的原因之一。我把她介绍给了一位物理治疗师。在她的浴室改造之后，我会再去看她并提供培训。"

📖作业治疗实践中的临床推理

P 先生：决定环境干预措施，以优化社区无障碍性

P 先生昨晚睡得很不好，没睡多少觉。他起得很早，带妻子去看医生。他洗了个澡，出去的时候摔倒在瓷砖地板上。他很疼，身上有淤青，但没有任何重伤或骨折。然而，从那时起，他开始害怕再次摔倒。虽然他过去几乎每天洗澡，但现在每周洗一次。他只在自己洗澡的日子里才会和朋友见面或者出门。这大大改变了他在社区的活动。他有一个组合淋浴/浴缸，必须进入浴缸才能洗澡。浴室的灯在水池上方。一旦拉上浴帘，淋浴间的光线就很差。

环境中的哪些因素可能导致了 P 先生的摔倒？什么样的环境干预可以支持他洗澡，从而能支持他参与和朋友一起的活动？

❓ 思考与总结

（1）哪些历史事件和政策影响了当前居家、社区和工作环境无障碍方面的实践和趋势？为什么这些知识对提供无障碍咨询的作业治疗师来说很重要？

（2）提及的四种干预策略如何应用于居家、社区和工作环境？

（3）哪些设计和产品解决方案有助于减少居家、社区和工作环境中的活动需求？

（4）在居家、社区和工作环境中的作业表现类型如何影响所选择的环境干预类型？

（5）作业治疗师和家庭有什么资源可以帮助实施环境改造干预措施?

（6）研究居家，接受了环境干预的顾客获得了哪些关键性的有益之处?

 ## 术 语 表

活动需求（activity demands）：完成一系列任务所需的对象、空间、技能和能力。

情境（context）：个人外部的社会、生理、文化和时间因素。

环境需求（environmental demands）：与人的能力相互作用的外部因素。

环境改造（environmental modifications）：为改善安全性和作业表现而改变物理环境。

包容性设计（inclusive design）：考虑残疾人需求的设计。

表现技能（performance skills）：个人基于能力的行为。

物理环境（physical environment）：个人所处的环境在自然中建造或存在的特征。

空间和物品需求（space and object demands）：特定职业所需的房间和工具。

通用性设计（universal design）：物品和空间的设计理念，以满足所有可能的用户的需求。

无障碍性（visitability）：坐轮椅的人可以无障碍进出房屋的概念。

参 考 文 献

Accessibility for Ontarians with Disabilities Act. (2005). Integrated Accessibility Standards, Ontario Regulation 191/11. Retrieved June 16, 2012 from http://www.e-laws.gov.on.ca/html/source/regs/english/2011/elaws_src_regs_r11191_e.htm.

Ainsworth, E., de Jonge, D., & Sanford, J. (2011). Legislation, regulations, codes and standards influencing home modification practice. In E. Ainsworth & D. de Jonge (Eds.), *An occupational therapist's guide to home modification practice* (pp. 49-66). Thorofare, NJ: SLACK Inc.

American Occupational Therapy Association. (2008). Occupational therapy practice framework: Domain & process (2nd ed.). *American Journal of Occupational Therapy, 62*, 625-683.

American Occupational Therapy Association. (2013). AOTA Certification: Update on Changes. Retrieved July 10, 2013 from: http://www.aota.org/Practitioners/ProfDev/Certification.aspx

Americans with Disabilities Act of 1990, 42 U.S.C. § 12101 *et seq.* (2008).

Architectural Barriers Act of 1968, 20 U.S.C. § 1132D-11 *et seq.* (1968).

Assistive Technology Act of 1998, 29 U.S.C. § 3001 *et seq.* (1998).

Brehm, B. J., Gates, D. M., Singler, M., Succop, P. A., & D'Alessio, D. A. (2011). Environmental changes to control obesity: A randomized controlled trial in manufacturing companies. *American Journal of Health Promotion, 25,* 334-340.

CAST. (2011). Universal design for learning guidelines (version 2.0). Wakefield, MA: CAST.

Center for Universal Design. (1997). The principles of universal design. Retrieved June 16, 2012 from http://www.ncsu.edu/project/design-projects/udi/center-for-universal-design/the-principles-of-universal-design/.

Chase, C. A., Mann, K., Wasek, S., & Arbesman, M. (2012). Systematic review of the effect of home modification and fall prevention programs on falls and the performance of community-dwelling older adults. *American Journal of Occupational Therapy, 66,* 284-291.

DeJoy, D. M., Parker, K. M., Padilla, H. M., Wilson, M. G., Roemer, E. C., & Goetzel, R. Z. (2011). Combining environmental and individual weight management interventions in a work setting: Results from the Dow chemical study. *Journal of Occupational and Environmental Medicine, 53,* 245-252.

Fair Housing Act, 42 U.S.C. § 3601-3619 *et seq.* (1988).

Gitlin, L. N., Hauck, W. W., Dennis, M. P., Winter, L., Hodgson, N., & Schinfeld, S. (2009). Long-term effect on mortality of a home intervention that reduces functional difficulties in older adults: Results from a randomized trial. *Journal of the American Geriatrics Society, 57,* 476-481.

Gitlin, L. N., Winter, L., Dennis, M. P., Corocan, M., Schinfeld, S., & Hauck, W. W. (2006). A randomized trial of a multicomponent home intervention to reduce functional difficulties in older adults. *Journal of the American Geriatrics Society, 54,* 809-816.

Griffin, M. M., Kane, L. W., Taylor, C., Francis, S. H., & Hodapp, R. M. (2012). Characteristics of inclusive faith communities: A preliminary survey of inclusive practices in the United States. *Journal of Applied Research in Intellectual Disabilities, 25* (4), 383-391.

Hill-Burton Act, 42 U.S.C. § 291c(e) (1976).

Mann, W. C., Ottenbacher, K. J., Fraas, L., Tomita, M., & Granger, C. V. (1999). Effectiveness of assistive technology and environmental interventions in maintaining independence and reducing home care costs for the frail elderly: A randomized controlled trial. *Archives of Family Medicine, 8,* 210-217.

Architectural and Transportation Barriers Compliance Board. (1982). Minimum guidelines and requirements for accessible design. Final rule. 150 Fed. Reg. 33862.

Olmstead v. L. C. (1999). 527 U.S. 581 (98-536).

Petersson, I., Kottorp, A., Bergstrom, J., & Lilja, M. (2009). Longitudinal changes in everyday life after home modifications for people aging with disabilities. *Scandinavian Journal of Occupational Therapy, 16,* 78-87.

Pighills, A. C., Torgerson, D. J., Sheldon, T. A., Drummond, A. E., & Bland, J. M. (2011). Environmental assessment and modification to prevent falls in older people. *Journal of the American Geriatrics Society, 59,* 26-33.

Rehabilitation Act of 1973, 29 U.S.C. § 701 *et seq.* (1973).

Sabata, D., Williams, M., Milchus, K., Baker, P., & Sanford, J. A. (2008). A retrospective analysis of recommendations for workplace accommodations for persons with mobility and sensory limitations. *Assistive Technology, 20,* 28-35.

Sanford, J. (2001). Best practices in the design of toileting and bathing facilities for assisted transfers. Report for the U.S. Access Board. Retrieved November 20, 2006 from http://www.access-board.gov/research/Toilet-Bath/report.htm.

Siebert, C. (2005). *Occupational therapy practice guidelines for home modifications.* Bethesda, MD: American Occupational Therapy Association Press.

Stark, S., Landsbaum, A., Palmer, J. L., Somerville, E. K., & Morris, J. C. (2009). Client-centered home modify-cations improve daily activity performance of older adults. *Canadian Journal of Occupational Therapy, 76,* 235-245.

United Nations. (1993). The standard rules on the equalization of opportunities for persons with disabilities. Retrieved May 30, 2012 from http://www.un.org/esa/socdev/enable/dissre00.htm.

Velligan, D. I., Diamond, P., Mueller, J., Li, X., Maples, N., Wang, M., and Miller, A. L. (2009). The short-term impact of generic versus individualized environmental supports on functional outcome sand target behaviors in schizophrenia. *Psychiatry Research, 168,* 94-101.

Wilson, D. J., Mitchell, J. M., Kemp, B. J., Adkins, R. H., & Mann, W. (2009). Effects of assistive technology on functional decline in people aging with a disability. *Assistive Technology, 21,* 208-217.

Yen, I. H., Shim, J. K., Martinez, A. D., & Barker, J. C. (2012). Older people and social connectedness: How place and activities keep people engaged. *Journal of Aging Research.* Retrieved June 15, 2012 from http://downloads.hindawi.com/journals/jar/2012/139523.pdf.

致谢

感谢 Shoshana Shamberg 和 Michael Willams 对本章以前的迭代做的贡献。

第三十二章　预防老龄化的继发作业功能障碍

原作者：Glenn D. Goodman and Bette R. Bonder
译者：吴静怡

学习目标

通过本章的学习，读者将能够：

（1）描述与年龄相关的作业活动、作业表现技能、作业表现模式和个人因素（躯体功能和身体结构）的正常变化。

（2）讨论与日常生活活动、工具性日常生活活动、教育、工作、娱乐、休闲和社会参与相关的老年人的活动模式。

（3）描述评估老年人功能时的考虑因素。

（4）讨论促进老年人功能的作业治疗干预措施。

（5）分析影响伤病后老年人和年轻人干预方式不同的相关因素。

一、概　　述

2009 年美国老年人口（65 岁以上人口）为 3960 万（Administration on Aging，2013），占总人口的 12.9%，也就是说大约每八个人中就有一个老年人。到 2030 年，美国将有大约 7210 万老年人，是 2000 年老年人口的两倍多。2000 年时，年龄 65 岁及以上的老年人口占美国总人口的 12.4%，但到 2030 年预计老年人口将增长到 19%（Administration on Aging，2013）。

美国少数族裔的老年人口从 2000 年的 570 万（老年人口的 16.3%）增加到 2010 年的 800 万（老年人口的 20.1%），预计 2020 年将达到 1290 万（老年人口的 23.6%）。2010 年至 2030 年，年龄在 65 岁及以上的白人人口预计将增加 59%，而同样年龄的少数族裔人口预计将增加 160%，包括拉丁裔（202%）、非洲裔美国人（114%）、印第安人、阿拉斯加州原住民和阿留申人（145%）、亚裔和太平洋岛民（145%）（Administration on Aging，2011）。随着老年人口的增加，在急性和慢性健康问题的治疗和管理中将需要投入更多的健康服务。因此，为各个年龄段的美国人提供医疗保健服务将是 21 世纪的一项重大挑战（Administration on Aging，2011）。

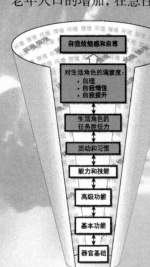

对于医疗保健提供者，尤其是作业治疗师而言，这些数字具有重大意义。提高老年人的功能表现可以为个人、家庭和整个社会带来效益。

本章的重点是阐述正常的衰老过程。老年人会遭受所有影响年轻人的疾病和伤害，当然还有一些更容易发生在老年人身上的疾病，如脑血管意外、痴呆和癌症。本书中的其他章节涉及了治疗师可以为这些疾病提供的有效干预措施。然而，当疾病或伤害发生时，治疗师必须将其后果置于个体生命阶段的背景中考虑，这使得理解正常的衰老过程至关重要。本章还讨论了对老年人进行干预时的特殊考虑因素。

二、正常的衰老过程

许多理论被应用于成功老龄化的研究中。与衰老相关的理论包括生物学（遗传/细胞，进化）、神经心理学、心理学（生命周期/发展，选择性补偿与代偿，认知和人格理论）和社会学理论（生命历程，社会交换和衰老的批判性观点）（Bengston & Bonder，2009）。

伴随正常衰老的变化发生在每个领域。在个体层面，正常衰老影响有机体的基本构成、基础能力、发展能力、活动、习惯、生活角色的满意度，以及自我效能感/自尊。然而，个体之间会存在广泛的差异，许多人80岁时也会有强有力的步伐，并从事可能需要消耗很多精力的活动。

老年人由年龄导致的各方面变化程度不同，对作业表现的影响也不同。身体变化的存在不一定导致相应的功能减少。许多研究明确了与成功老龄化相关的多种因素。其中一些因素包括遗传学因素（Glatt et al.，2007）、受教育水平（Depp & Jeste，2006）、婚姻状况、家庭状况（例如，有和没有孩子的家庭）、工作薪酬、志愿服务、实践健康行为、足够的社会支持等。

三、机体基本构成和基础能力

本部分总结了与年龄相关的变化在感觉、神经肌肉、心血管和认知系统方面的表现。这些有机体构成和基础能力在作业治疗实践框架（AOTA，2008）中属于个人因素和表现技能。

（一）感官变化

一些正常的感官变化通常与衰老相关；其他则是由老年人常见的疾病过程导致的（Hooper & Dal Bello-Haas，2009）。作业治疗师的一个职责是评估由感官变化和个体解释输入的感觉信息变化引起的功能障碍的程度，然后确定策略来解决这些影响能力、活动、任务和生活角色参与的问题。

变化通常发生在所有感觉领域，包括视觉、听觉、味觉、嗅觉、触觉和前庭感觉。多个感官通道的变化需要细致的干预以优化功能。此外，功能衰退可能发生在信息接收、解释或整合的层面，即可以是周围神经系统或中枢神经系统功能衰退（Bottomly & Lewis，2007）。感觉缺失会严重损害老年人的沟通能力，随之引起的社会心理后果也十分严重（Brennan & Bally，2007）。

1. 视觉　在老年人中，18%的人有视力缺陷。在85岁及以上的人口中，28%的人表示有视力困扰（Federal Interagency Forum on Aging-Related Statistics，2010）。与年龄相关的主要视觉功能变化包括眼睛周围皮下脂肪的流失；组织弹性和张力降低；眼肌肌力下降；角膜透明度降低；巩膜、瞳孔和虹膜变性；晶状体的密度和硬度增加；疾病如糖尿病的影响；中枢神经系统处理速度的下降（Hooper & Dal Bello-Haas，2009）。

近距离视力的衰退，称为老花眼（presbyopia），对大多数40岁及以上的人产生影响（American Optometric Association，n.d.）。其由晶状体薄弱、失去弹性，并变得不能聚焦导致（Lewis，2003）。通过使用众所周知的辅助设备：眼镜，可以轻松改善老花眼的症状。

另一个常见的变化是晶状体的退变性浑浊（白内障），导致其对颜色的敏感性降低，对眩光的敏感性增加，并且敏锐度降低（Hooper & Dal Bello-Haas，2009）。此外，控制眼球运动的肌肉组织往往会失去力量和张力（Tideiksaar，2009）。泪液分泌可能会减少，巩膜、瞳孔和虹膜可能发生退行性变化（Bottomly & Lewis，2007）。这种变化可能会导致过度眼干、明暗调节能力减退、夜间视力下降。最后，随着衰老，色觉减退及玻璃体改变对视网膜功能产生影响（Bottomly & Lewis，2007）。

糖尿病视网膜病变和视网膜色素变性等疾病的影响可能会导致完全失明，因为这两种疾病都是进行性和退行性的，所以在老年人群中最为明显（Hooper & Dal Bello-Haas，2009）。黄斑变性是一种随着黄斑恶化而导致中心视力丧失的疾病，在老年人中最为常见。大多数老年黄斑变性个体保留了足够的周边视力以帮助移动，但无法进行诸如阅读或看电视等活动（Perski，n.d.）。

2. 听觉 2008 年，42%的老年男性和 30%的老年女性有听力问题（Federal Interagency Forum on Aging-Related Statistics，2010）。85 岁及以上人群（60%）的比例高于 65～74 岁人群（28%）。传导性听力损失可能是由外耳或中耳的问题导致的，如耳垢堆积、耳咽管堵塞或听小骨和鼓膜硬化（Lewis，2003）。与年龄相关的感觉神经性听力损失，称为老年性耳聋（Presbycusis），是由耳蜗的感觉纤毛细胞功能障碍、耳蜗到大脑皮层和脑干的神经连接或听力系统的血管变化引起的（Lewis，2003）。耳鸣是一种嗡嗡作响的感觉，有两百万至三百万美国人经历过，并且其发生率会随着年龄的增长而增加（Hooper & Dal Bello-Haas，2009）。这些变化的功能性后果包括难以听到高频声音和讲话、不能消除谈话期间的背景噪声、听力反应时间增加以及内耳变化引起平衡功能障碍（Hooper & Dal Bello-Haas，2009）。

3. 味觉和嗅觉 味觉和嗅觉的阈值也常常随着年龄的增长而增高（Hooper & Dal Bello-Haas，2009）。味觉的丧失可能会导致食物无味，并导致继发性营养失调。个体也可能无法察觉有害气味，如煤气、变质的食物或烟雾（Hooper & Dal Bello-Haas，2009）。同时，吸烟或环境暴露可能会加剧与年龄相关的味觉和嗅觉变化（Bottomly & Lewis，2007）。

4. 触觉 Hooper 与 Dal Bello-Haas 在 2009 年的相关研究中报道了老年人触觉和压力觉感受器数量和灵敏度的变化。结果表明，老年人对触觉刺激的反应减弱，触觉阈值升高，以及察觉触觉和压力的能力降低，但这些变化的表现差异很大。通过治疗性的干预手段可以保持和改善触觉（Hooper & Dal Bello-Haas，2009）。一些文献表明，老年人神经纤维的结构和生化变化与疼痛和温度感知有关（Caprio & Williams，2007）。

（二）本体感觉和运动觉变化

单纯报告与衰老有关的本体感觉或运动觉变化的文献很少。由视力缺失、外周血管疾病、关节炎、心血管疾病、脑卒中、内耳紊乱和糖尿病引起的本体感觉改变已被研究报道（Bottomly & Lewis，2007）。

（三）前庭功能变化

跌倒是影响老年人健康的一个重要危险因素，因此研究前庭功能的变化尤其重要。每年约有 33%的老年人跌倒，其中 15%的人会出现严重的健康问题，如髋部骨折和颅脑损伤。跌倒是 65 岁及以上人群意外死亡的主要原因之一（Tideiksaar，2009）。

前庭翻正反应（vestibular righting response）会随着年龄的增长而减少，从而导致平衡障碍。与年龄相关的静态平衡、动态平衡和步态的变化似乎也增加了跌倒的可能性（Bottomly & Lewis，2007；Tideiksaar，2009）。

（四）中枢神经系统变化

随着年龄的增长，人的大脑萎缩（Bottomly & Lewis，2007），脑脊液间隙增大。中央前回、中央后回、颞上回和小脑浦肯野细胞中的神经元损失或萎缩（Bottomly & Lewis，2007），突触数量减少，神经递质系统改变（Dal Bello-Haas，2009）。此外，在功能正常的老年人大脑中也发现了斑块、纤维缠结和其他细胞异常（Lewis，2003）。脑电图显示，老年人对刺激的反应也会减慢。

（五）周围神经系统变化

随着年龄的增长，周围神经系统出现的变化包括神经元和有髓、无髓神经纤维的缺失，髓鞘减少，轴突萎缩和神经传导速度减慢（Dal Bello-Haas，2009）。然而，由于个体之间存在差异，从而无法进行功能和结构问题的总结。

（六）肌肉骨骼系统变化

肌肉骨骼系统的正常变化可能对移动和功能产生影响。以下描述了正常的衰老过程（它会影响肌肉和骨骼），以及各种疾病对肌肉骨骼系统的影响。

1. 肌肉　由衰老引起的肌肉变化包括肌肉纤维数量和体积的减少、脂肪和结缔组织的增加、蛋白质代谢的下降、肌肉疲劳的增加以及运动神经元数量的减少（Dal Bello-Haas，2009），这将导致肌肉力量、耐力下降，行走速度减慢和行走时间变长。

2. 关节　关节功能在 20 岁后逐渐下降。韧带和肌腱变得不那么有弹性，更容易受伤（Bottomly & Lewis，2007）。滑膜的数量和黏度随着衰老而下降。软骨也随着裂缝和磨损增加变得不透明（Bottomly & Lewis，2007），但是可以通过预防措施或矫正手术来减少影响。负重和压力对关节的影响以及各种关节炎等疾病的影响使得软骨退化的速度和性质差异很大。

3. 骨骼　男性和女性在 50 岁之前，骨量流失每年高达 1%（Dal Bello-Haas，2009）。年龄超过 50 岁的女性骨质流失率是男性的两倍。到 65 岁时，至少 50% 的女性患有某种形式的骨质疏松症。骨退行性变的速度在 70 岁时减慢（Lewis，2003）。80 岁以后，男性和女性的骨质流失率持续增加（Dal Bello-Haas，2009）。

4. 疾病对肌肉骨骼系统的影响　关节炎、骨质疏松症、结缔组织疾病、跌倒、创伤以及重复性运动引起的骨科损伤障碍在老年人中最为普遍（Tideiksaar，2009）。将近 50% 的男性和女性在 65 岁之前都患有某种形式的关节炎（Federal Interagency Forum on Aging-Related Statistics，2010）。美国每年约有 332 000 例髋部骨折，主要发生在 65 岁及以上的人群。约 25% 的髋部骨折的老年人在 1 年内死亡（Tideiksaar，2009）。

（七）心血管系统变化

心血管系统随着年龄的增长而失去效力，这是传导系统频率和节律变化，起搏细胞减少（Bottomly & Lewis，2007），血压改变（Federal Interagency Forum on Aging-Related Statistics，2010），动脉弹性、长度和厚度变化（Bottomly & Lewis，2007），心率和每搏输出量减少，以及心房和瓣膜等特定心脏组织的普遍增厚（Bottomly & Lewis，2007）等多方面因素导致的。

弹性组织减少、纤维组织增多，会影响由平滑肌构成的中小气道。胸壁关节变硬、横膈肌肉变平，胸壁变得更像桶状及顺应性下降（Dean & De Andrade，2009）。65 岁以上的人群中约有 50%患有高血压（Federal Interagency Forum on Aging-Related Statistics，2010）。但是，通过健身训练，老年人可以产生和年轻人相同的生理效益（Dean & De Andrade，2009）。

（八）认知变化

与年龄相关的认知变化发生在智力、解决问题能力、抽象推理能力、记忆力、记忆处理和注意力等多个方面。个体年龄达到 30 岁时认知功能开始逐渐下降，70 岁以后变化最为明显（Anstey & Low，2004）。根据韦氏成人智力量表（the Wechsler Adult Intelligence Scale）的测量，智商随着年龄的增长而下降，这在很大程度上是因为行为表现亚量表测量得分下降，而不是言语亚量表测量得分下降（Miller et al.，2009）。行为表现亚量表测量可能依赖于流体智力（fluid intelligence）（使用新信息的能力），而言语亚量表测量可能依赖于晶体智力（crystallized intelligence）（回忆存储的记忆）（Anstey & Low，2004）。虽然老年人在这些认知能力方面表现出广泛的个体差异，但是推理能力的灵活性似乎都有所下降（Miller et al.，2009）。尽管老年人在解决人际关系或情感突显（emotionally salient）问题方面有改善（Blanchard-Fields et al.，2007），但一些解决问题的技能似乎变得不那么有效（Anstey & Low，2004）。

一般来说，老年人在处理和存储短期信息方面没有问题，即使有些人很难同时编码大量信息（Anstey & Low，2004）。对于老年人来说，长期记忆和编码的减少是比较明显的（Anstey & Low，2004）。老年人比年轻人更难记住信息。他可能会记住一个熟人的面孔和性格，但很难记起对方的名字。当信息具有实际意义时，这种困难就不那么明显了。对老年人来说，日常记忆或实践记忆（practical memory）可能更重要（Riley，2009）。

当认知的变化开始影响功能时，这种下降被称为轻度认知障碍（mild cognitive impairment，MCI）（National Library of Medicine，2007）。MCI 的特征是记忆力的变化，与痴呆（dementia）不同，其他方面的认知功能相对不受影响。目前正在进行研究，了解 MCI 是否为阿尔茨海默病（Alzheimer's disease，AD）的前兆。据估计，大约 25%的 MCI 个体在一年内发生 AD（Petersen et al.，1999）。对于某些人来说，记忆训练有助于最大限度地减少相关功能减退（Riley，2009）。检查老年人认知变化的挑战在于感官衰退和认知之间的关联（Valentin et al.，2005），因为视觉或听觉的缺陷可能会降低个体准确回答问题或遵循指令的能力。

（九）关于痴呆的特别提示

痴呆在老年人中很常见。痴呆的特征是健忘、找词困难和其他认知能力的缺失，它不是衰老的正常状态。相反，它是几种疾病过程的一种症状（Riley，2009），如抑郁、感觉剥夺、营养不良和药物中毒，这类情况的痴呆是可逆的；也有一些不可逆的痴呆。AD 是痴呆最常见的一种形式，它是一种进行性疾病，最终导致完全残疾和死亡。在其后期，AD 会引起运动障碍和人格改变，AD 患者也难以参与到其他疾病状况的预防或康复治疗中。特别值得关注的是灾难性反应（catastrophic reaction），这是 AD 中期患者在遇到混乱或无法控制的情况时表现出的一种典型的严重的情绪爆发。

对痴呆患者的干预方法超出了本章的范围。一些建议的干预策略包含在实践程序 32-1 和本书的第二十四章中。医疗保健专业人员应该熟悉认知障碍的早期症状，如找词困难、忘记日常事件，以及缺乏对熟悉个体的记忆。当注意到这些症状时，应该由接受过培训的老年专科医生仔细评估。可逆原因相对容易治疗。如果个体患有不可逆的失智症，各种管理策略可以帮助照护者（caregivers）应对由此产生的问题，提高患者和照护者的生活质量。

📖 **实践程序 32-1**

痴呆个案的治疗策略

- 将经常使用的物品放在可看到的位置。
- 使用简单的、一步的说明。
- 根据需要简化活动并尽可能保持习惯性活动。
- 佩戴手环以防止因记忆损害导致的走失。
- 鼓励日间活动以改善夜间睡眠。
- 提供刺激记忆的活动（例如，烘焙或欣赏个人曾经喜欢的音乐）。
- 通过参与和程序性记忆相关的活动提高参与度，丰富生活。
- 避免可能会导致灾难性反应的过度拥挤或不熟悉的环境。
- 联系当地阿尔茨海默病协会以获得资源和支持。

四、发展性能力：自发性反应的变化

机体基本构成和基础能力的变化可能会影响老年人从椅子上站起来等自发性反应（voluntary responses）和步速。踝关节背伸和膝关节伸直无力通常与老年人的跌倒有关（Tideiksaar，2009）。

随着年龄的增长，老年人经常会出现灵活性和协调性的缺失（Dal Bello-Haas，2009）。灵活性测试的得分（Jebsen et al.，1969；Mathiowetz et al.，1985a，1985b）也会随着年龄的增长而下降。

五、能力和技能：躯体功能

正常衰老导致的技能和能力等的变化在躯体功能方面的典型表现包括：姿势调整、身体摆动和体位变化时身体不稳定（Tideiksaar，2009），粗大运动协调性（Bottomly & Lewis，2007）、精细运动协调性和灵活性、力量和耐力（Bottomly & Lewis，2007）、步行速度、步长和步宽（Bottomly & Lewis，2007；Tideiksaar，2009），以及反应时间（Bottomly & Lewis，2007）的下降。

六、活动、习惯和角色

与年轻人相比，老年人在决定自己的任务和生活角色方面有更多的个人选择。虽然有些人必须继续工作养活自己，特别是在经济困难时期，但仍有许多人可以选择从有薪工作中退休。那些有孩子的人通常已经完成养儿育女的责任，由于不再需要住在学区房，一些长者选择出售他们的房屋并搬到公寓或新社区。对于其他人来说，原居安老（aging in place）是一个重要问题（Rantz et al.，2011）。因此作业治疗师可以通过评估家庭环境的安全性，推荐可行性的改造方案，以及协助社区流动，为促进满足老年人日常生活需求以及获得有意义的任务和生活角色提供帮助。

与生理变化一样，活动模式也具有高度个体差异（Gauthier & Smeeding，2003）。一些老年人会从事许多活动；而另一些老年人可能只专注于一两个。习惯的改变包括时间分配的改变，即花更多的时间在休闲上，更少的时间在有偿工作上。同时，家务劳动和社会活动等活动则存在性别和文化差异（Gauthier & Smeeding，2003）。有益的、主导性的或无创造性的习惯的形成（AOTA，2008）会影响老年人的健康和寿命。

大多数老年人能通过改变日常习惯或寻找和接受帮助来更好地适应与年龄相关的变化，尤其是当这项活动可以在社会上获得帮助时。帮助驾驶、烹饪或理财通常是可以接受的。一些老年人决定自己照顾自己，而另一些老年人则接受甚至依赖他人照顾自己。

（一）自我照顾

独立完成自我照顾对于老年人来说是一个很重要的问题。2007 年，美国 65 岁以上的人群中，有 42% 的人表示完成日常生活活动（activities of daily living，ADL）和工具性日常生活活动（instrumental activities of daily living，IADL）存在困难。在机构疗养的美国老年人中，83% 的人报告 ADL（Administration on Aging，2011）的完成存在困难。繁重的家务劳动，如拖地和清理窗户，对许多人来说是困难的，可能会由家庭成员或雇人来完成。此外，大多数老年人在自理活动上花费的时间比他们年轻时更长（Christiansen et al.，2009）。当自理占据了一天中大部分的时间而导致其他所需活动无法进行时，时间问题就显得尤为重要。

相较于影响大多数老年人的渐进性变化，疾病或社会环境发生的突发改变，会更容易让老年人感受到自理方面的重度依赖。如果变化与丧失相关，那么伴随丧失而来的情绪反应就必须加以处理。然而，即使被认为是积极的变化，如搬到渴望已久的退休地点，也可能会导致意想不到的情绪困扰。

目前已有超过 2500 万的美国人受到尿失禁的影响。在所有居家的老年人中，失禁者的比例高达 53%（National Association for Continence，2008）。无法洗澡和大小便失禁的问题会影响老年人做出改变生活的决定。那些无法洗澡或失禁的人最有可能被安置在机构中，这是大多数老年人都不希望发生的事情。失禁的干预措施包括手术、药物治疗和行为治疗。作业治疗师可为其提供行为干预，包括定期排便、骨盆肌肉再训练（Kegel exercises）、生物反馈、膀胱训练、冲动抑制、肠道管理及饮食调整（Dumoulin et al.，2007）。

（二）工作

工作和退休新模式的出现，让老年人群的选择变得多样化（Sterns et al.，2009）。许多老年人正在做出与前几代人不同的选择。虽然与前几代人相比，退休年龄有提前的趋势，但在新的工作环境下，也有继续有偿就业的趋势（Bambrick & Bonder，2005）。长者们描述了想要继续工作的多种原因，包括独立、获取自我价值感以及希望继续为社会做出贡献。老年人在传统的 65 岁退休年龄层仍然有能力工作（Sterns et al.，2009）。劳动力也正在迅速变化，女性工人数量的增加和 55 岁及以上工人比例的增加是主要趋势（Sterns et al.，2009）。

历史上对老年工人的歧视正在通过诸如《反就业年龄歧视法案（the Age Discrimination

in Employment Act）》和《美国残疾人法案（the Americans with Disabilities Act）》（Sterns et al.，2009）等政策措施解决。不断变化的人口结构需要从根本上重新考虑旨在鼓励或阻止老年人选择有偿就业的政策。老年工人需要更多的时间来学习新技能。他们对基于实际例子的学习效果最好。他们完成的工作比年轻工人少，但错误率相当。如果有适当的住宿条件，老年工人在以后的生活中仍能保持高效率和进行有价值的工作。年龄与工作表现并不相关，而其他特征如个性、基本工作职能和动机在个人与任何特定工作环境的匹配中则更重要（Sterns et al.，2009）（图 32-1）。仍有许多老年工人继续从事着需要高水平躯体功能的工作。

（三）退休

大量证据表明，自愿退休并不被视为负面事件（Bambrick & Bonder，2005）。然而，当退休是非自愿的时候，无论是由于健康状况不佳等个人情况还是裁员等外部事件，个人都可能对退休感到不满（Sterns et al.，2009）。通常退休并不意味着停止生产活动（Bambrick & Bonder，2005）。志愿者、儿童看护员或其他形式的无偿服务者表示，从事这些工作对他们和其他人都有价值。Bambrick 和 Bonder（2005）发现，老年人重视这种工作，是因为它有助于自我概念（self-concept）的形成、回馈社会及保持参与。调整退休生活的关键因素包括时间利用、有意义的作业活动、自我价值及保持健康。

（四）休闲

休闲为那些不再工作的个体提供了认同感和生活满足感，并且似乎延迟了某些致残性疾病的发生。此外，它为表达重要的个人意义提供了机会。对于老年人来说，休闲和工作之间的界限可能模糊不清，活动既能给他人带来帮助，也能满足个人对参与和挑战的需求（Bambrick & Bonder，2005）（图 32-2）。同时，老年人也可以从有意义的休闲活动中获得极大的满足。

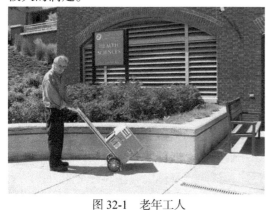

图 32-1 老年工人

尽管他的工作是在他的组织内运送物资，但图中的这位先生仍然在工作

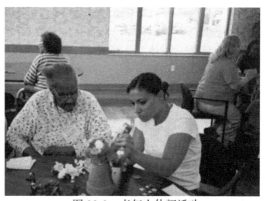

图 32-2 老年人休闲活动

即使是有严重障碍的老年人也会从有意义的休闲活动中获得极大的满足感

Bundy 和 Clemson（2009）确定了促进老年人休闲体验的三大因素：控制、动机和不受现实生活约束的自由。作业治疗师应确定活动的参与度、流程和投入（参与），并帮助老年人识别、管理、适应和享受这些活动。与老年人一起休闲时需要考虑的其他重要因素包括个人特征或偏好（例如，社会参与还是独立活动），自我认知（"如果我不能以常规方式打高尔夫球，那对我来说毫无意义"），身体、认知和社交能力，以及背景和环境。

（五）驾驶

根据公路安全保险协会（Insurance Institute for Highway Safety）（2011）的数据，2009年，在交通事故中死亡的人中，有61%是70岁及以上的司机本人，16%是他们的乘客。相比之下，在涉及至少一名30岁以下的驾驶员的交通事故中，42%的死亡事故是30岁以下驾驶员造成的，24%是他们的乘客。然而，自1997年以来，老年乘客的死亡人数下降了33%，而老年人的死亡人数下降了38%（Insurance Institute for Highway Safety，2011）。

AOTA给所有为老年司机提供特殊帮助的人员提供了与驾驶安全有关的优秀资源（http://www.aota.org/Older-Driver.aspx）。AOTA与美国汽车协会（American automobile association，AAA）和美国退休人员协会（American Association of Retired Persons，AARP）合作的一个项目是Car Fit（http:// www.car-t.org/）。该教育计划是帮助老年驾驶员评估他们与私人车辆的适配状况。老年驾驶员典型的驾驶评估和康复计划包括在进行道路评估之前评估驾驶员的能力；通过道路测试和干预来评估和改善驾驶员的表现；正确记录驾驶的适配度，影响司机、乘客和行人的环境及人体工程学因素；并与所有利益相关者进行沟通，以对老年驾驶员的安全表现作出决定（Ekelman et al.，2009；Pellerito，2006）。

（六）性生活

Andrew W. Miracle与Tina S. Miracle（2009）确定了关于性和老年人的三个谬见。

（1）老年人没有性行为。

（2）新药极大改善了老年人的性生活。

（3）随着时间的推移，人们对彼此的性吸引力减少。

在老年生活中发展和保持亲密关系是具有挑战性的。影响这一点的因素包括由于女性预期寿命比男性长而导致的男女比例失调；生活在机构中的老年人，由于政策和环境，以及健康状况下降的因素，性生活机会受限；影响身心功能的疾病发病率增加；吸烟和酗酒等不良习惯的形成等（Miracle & Miracle，2009）。作业治疗师应该意识到这是老年人的一项有价值的活动，并为其提供适当的干预措施以支持性活动。

在生活质量的研究中，性行为经常被忽视。一项研究报告称，性生活的数量与亲密度和对人际关系的满意度之间存在密切关系（Robinson & Molzahn，2007）。经常被提及的一个焦点是医疗保健人员不愿意与老年人或年轻人一起讨论性行为问题（Miracle & Miracle，2009；Robinson & Molzahn，2007）。关于老年人的性行为，重要的阻碍和相关因素包括失去生命伴侣以及再次"约会"的能力或兴趣；对性的认识和理解；家庭价值观和背景；隐私暴露；个体安全；生理问题；疾病的影响；药物；性交疼痛；认知、身体、心理和社交能力；以及酗酒和吸烟的影响（Miracle & Miracle，2009）。

（七）新出现的个人需求和意义的满意度

研究人员和从业人员越来越多地尝试了解老年人的作业活动（Bambrick & Bonder，2005；Nilsson et al.，2007；Windsor，2009）。研究人员对什么对老年人有重要意义，以及他们的作业活动如何影响生活质量尤其感兴趣。

身体健康本身并不能保证良好的生活质量（Lent，2004）。作业治疗反映了一种信念，当人们从事各种平衡了自我照顾、工作和休闲的作业活动时，他们对生活最满意（AOTA，2008）。研究表明，老年人和年轻人都是如此（Nilsson et al.，2007；Rowe & Kahn，1998；Windsor，2009）。

（八）减少或改变角色

老年人可以选择增加角色，但是很少会选择减少社会角色。配偶的死亡或躯体机能的缺失会极大地改变作业任务。例如，一位纺织女工发现她无法在大型织布机上工作，于是她选择在一个小型桌面织布机上编织（Bonder，2009b）。这个突出的问题是如何寻找表达个人意义的途径（Menec，2003；Morrow-Howell et al.，2003）。

（九）其他的角色

老年人可能会丧失或选择结束以前的角色，但他们还可以增加角色。结束有薪工作的老年人可以成为退休人员，也可成为志愿者。孩子已经长大的父母可能会成为祖父母。在某些情况下，即使非自主选择的角色也可能令人满意。例如，一些老人不仅会成为祖父母，而且会成为他们孙辈的代理父母。多达 10% 的老人是孙辈的监护人（Hayslip & Kaminski，2005）。虽然这可能被一些人视为负担，但仍有许多祖父母对这一角色表示非常满意。

七、能力与自尊：社会心理健康

心理状态可能是作业功能最重要的预测因素。积极、热情的人尽管有很大的躯体限制，但表现依旧良好（Chappell，2008）。从业者必须注意个人在受伤或患病后变得抑郁、失去动力而导致残疾加重的情况。

自尊在晚年会急剧下降（Robins & Trzesniewski，2005）。保护因素包括较强的应对技能（Moyle et al.，2010），特别是保持活跃、维持人际关系和社区联系以及精神信仰，这有助于在以后的生活中获得幸福感。

社会心理状态的变化必须分为心理状态和社会状态的变化。对于年龄较大的成年人，前者与晚年的发展任务相关，后者与外部因素相关，包括生活的重大变化，如退休和由于住宅搬迁、同龄人死亡而失去社会联系。

许多理论家试图阐释伴随年龄增长的正常心理过程。这些理论包括撤退论、活动理论、连续理论和生命全期理论。表 32-1 列出了这些理论的主要特征。尽管每种理论都具有吸引力，但在解释老年人的心理功能方面，每种理论也存在局限性。

众所周知，老年人的社会交往会显著减少（Bonder，2009a）。然而，在应对这种缺失时每个人有很大的差别。例如，失去配偶对大多数老年人来说是毁灭性的打击（McGarry & Schoeni，2005）。有些人会在一年左右的时间内代偿适应，而其他人则永远无法康复。较高的社会经济地位以及丰富的社会和精神资源似乎预示着在失去配偶的长期过程中会适应得更好。一些老年人会接受并积极寻找新的社会关系，而另一些人则越来越孤立。由于社会关系与晚年生活中的福祉密切相关（Park，2009），如果治疗侧重于构建社交网络的支持策略，那么它可能是有益的。

表 32-1　老年人作业治疗的相关理论总结

理论/类别	组成
遗传理论/生物学（Slagboom et al.，2010）	1. 特定的基因可以预测寿命或对疾病的易感性 2. 基因的突变可以延长寿命 3. 家族研究可以确定有长寿史的家庭中的长寿基因

续表

理论/类别	组成
活动理论/心理学（Havighurst，1963；Longino & Kart，1982）	1. 老年人努力保持活动 2. 幸福感与高水平的活动相关
连续性理论/心理学（Atchlog，1989）	1. 老年人试图继续从事对他们来说一直很重要的活动 2. 老年人认为活动是连续的 3. 老年人适应活动以补偿变化 4. 成功老龄化的特点是达到一定程度的连续性
生命全期理论/心理学（Erikson，1963；Levinson，1986；Neugarten，1975）	1. 老年是发展过程的延续，代表着一个新的发展阶段 2. 明确该阶段的特定任务 3. 成功老龄化是任务完成的结果
选择性优化与补偿理论/心理学（Baltes & Baltes，1990）	老年人通过以下方式应对变化的功能： 1. 选择他们可以维持的活动 2. 优化这些他们选择继续的活动 3. 补偿他们放弃的事物
神经退行性变化理论/神经心理学（Woodruff-Pak & Papka，1999）	1. 某些疾病（阿尔茨海默病和帕金森病）会产生与年龄相关的神经病理学变化，也会产生认知功能的变化 2. 没有一种理论能够充分解释这些观察到的现象 3. 认知训练和饮食改变等活动可以避免或逆转这些变化
社会建构主义理论/社会学（Bengston et al.，1997）	1. 个人老龄化过程受到社会定义和结构的影响 2. 每个人根据自己的经验构建意义 3. 强调定性研究
人-环境-作业理论/作业治疗学（Christiansen & Baum，1997）	1. 成功的作业参与是由人、环境和作业相互作用产生的 2. 可以干预三要素中的任何一个以提高作业表现

注：改编自 Bengston，V. L. 与 Bonder，B.（2009）。衰老理论：作业和物理治疗师的多学科回顾。在 B. R. Bonder 和 V. Dal Bello-Haas 合编的《老年人的功能表现》（第 3 版，28～44 页）中。Philadelphia：F. A. Davis。

八、作业功能障碍

（一）疾病的影响

几乎所有老年人都会生病或受伤，因此，可能需要进行二级或三级预防干预，即在治疗早期尽量减少不良后果，或在严重残疾发生后加强康复治疗。作业治疗师在制订干预计划时必须考虑老年人的以下特征。

1. 病情的严重程度　例如，流感在一些年轻人中相对无害，但可能对老年人产生严重影响（Dal Bello-Haas，2009）。另一方面，与年轻人相比，晚期癌症通常在老年人中进展缓慢。

2. 多种健康问题　老年人可能会有两到三种慢性健康问题（Administration on Aging，2013），如类风湿关节炎和骨质疏松症，每种都需要不同的干预措施。虽然适度的体力负重运动可能是预防骨质流失的首选治疗方法，但这种活动可能会加重关节炎。

3. 恢复期限　尽管老年人最终的恢复结果可以和年轻人一样好，但恢复速度通常比年轻人慢。对于老年人而言，治疗常常结束得太早。

4. 功能障碍的结果　大多数老年人更喜欢独立生活或"原居安老"（Bonder，2009a）。

他们希望继续生活在他们已经习惯的生活环境中。然而，疾病和功能障碍可能让他们做出去机构养老的决定。功能性活动的能力是做出这些决策的核心，尤其是洗澡和如厕的能力。因此，作业治疗师在治疗中常常会发现老年人想要强调这些能力。

（二）环境因素

和个人因素一样，环境因素，无论是物理的还是社会的，都会对功能产生深远的影响。因此，在与老年群体互动时，应仔细考虑本书第三章和第十章中描述的问题，从而会发现对个人、社会、文化和环境背景因素做出的改变可以极大地促进提高个人能力。

（三）抑郁和其他心理健康问题

与其他年龄组的情况一样，老年人可能会经历一些重大的精神疾病。上文讨论过的痴呆，被列入《精神疾病诊断与统计手册》（American Psychiatric Association，APA，2000），是主要影响老年人的少数精神疾病之一。老年人中最常见的精神疾病是焦虑症和抑郁症（Meeks et al.，2009）。

抑郁症是一种延续性的终身情绪障碍。然而，抑郁症也可能与心脏病（Ai et al.，2010；Mast，2010）、脑卒中或髋部骨折等疾病有关（Meeks et al.，2009）。与年轻人相比，抑郁症在老年人中有所不同。老年人可能有更多的身体不适、社交障碍和嗜睡的表现，但通常没有报告抑郁的情绪。此外，老年人的抑郁症可能表现为痴呆（Meeks et al.，2009）。抑郁性痴呆的特点是反应淡漠和冷漠，如果抑郁症得到成功治疗，这种情况是可逆转的。

与年轻人相比，年长者，尤其是老年男性自杀率较高（Szanto et al.，2002）。临床医生应警惕其自杀意念的迹象，并确保在怀疑有风险时提供适当的干预。

抑郁症是一种相对容易治疗的精神疾病。潜在有效的干预措施是进行特定类型的回忆，主要集中在生活回顾和建立关系上（Cappeliez et al.，2005）。另一种更有益的策略是通过干预来增强其抵抗力，这不仅可以治疗抑郁症，而且可以更广泛地支持心理健康（Moyle et al.，2010）。

（四）虐待

令人遗憾的是，有相当一部分老年人（1%～10%）遭受过某种形式的虐待（Anetzberger，2009）。虐待老人的形式多种多样，包括身体虐待、性虐待、忽视和财务欺诈（Anetzberger，2009）。身体虐待涉及对老年人进行过激的身体暴力，性虐待涉及不同形式的性行为，忽视的特点是未能提供足够的照顾，财务欺诈的表现是挪用资金。非专业的照护者（家庭成员或朋友）或专业的照护者（家庭护理员、治疗师或理财规划师）都可能会虐待老年人。

临床医生有责任对虐待行为进行筛查，并将可疑的虐待行为报告给成人保护服务机构。尽管筛查工具多种多样（Fulmer et al.，2004），但当老年人患有痴呆时，自我报告的结果可能不准确。即使是认知正常的老年人也可能不会准确报告，也许是因为他们害怕报复或失去独立性。因此，除了筛查评估外，临床医生也应该注意其他虐待的迹象，包括体重减轻、出现不明原因的淤伤以及存款账户中无法解释的变化。Lafata 和 Helfrich（2001）为作业治疗师开发了一个非常有用的清单。

九、作业功能的促进因素

临床医生在计划评估和干预以优化作业功能时应考虑每位患者的年龄。

（一）评定

细致的评定对成功的干预至关重要，这些干预的重点应以促进老年人的功能表现为主。其中最受关注的是对自我照顾的评估（Wilkins et al., 2009）。因此，在对老年人进行评估时，了解个人目标是很重要的（Canadian Association of Occupational Therapists，2002）。评估应聚焦在个人目标上，并确定支持或阻碍这些目标的因素。作业治疗实践框架（AOTA，2008）建议完成作业概况和作业表现分析。这两者结合提供了有关个人需求、意愿以及限制任务完成能力的相关因素信息。

有几种评估工具可能有助于确定这些目标。例如，加拿大作业表现评估量表（the Canadian occupational performance measure，COPM）（Law et al.，2005），它包括了对个案的访谈以及共同确定治疗目标两部分。同时这些目标也成为衡量结果的标准。其他常见的有效评估包括 Melville / Nelson 评估系统（Melville 和 Nelson, n.d.）、运动和过程技能评估（Fisher, 1995）、Arnadottir OT-ADL 神经行为评估（A-ONE）（Arnadottir，1990），以及活动卡片分类评估（Baum & Edwards，n.d.）。

立法，特别是《综合预算协调法案》（the omnibus budget reconciliation act，OBRA）（Glantz & Richman，1991），要求作业治疗师应在社区环境中对养老院的居民进行环境评估。评估时，有许多工具可供选择，如 SAFER-HOME（Chiu & Oliver，2006；Mann & Hicks，2009；Tideiksaar，2009）（详见第十章）。

目前，评估驾驶能力的工具也正在开发中（Pellerito，2006）。除此之外，跌倒风险的评估（Tideiksaar，2009），以及物理和社会环境的评估也很重要。

一些评估是由第三方支付机构授权的。例如，美国政府为养老院的居民提供了最低数据集（minimum data set，MDS）评估（Centers for Medicare and Medicaid Services，n.d.[a]），以及用于居家健康服务评估的结局评估信息系统（the outcomes assessment information，OASIS）（Centers for Medicare and Medicaid Services，n.d.[b]）。

（二）干预

从事老年康复的作业治疗师有一个重要的职责是预防或矫正功能性残疾（AOTA, 2008）。干预措施可能包括预防、持续监测先前未查明的问题或疑虑、环境改造、改变或替代活动、教育干预，以及为了个性化的照顾计划与老年人及其家人合作（以个案为中心的照顾）。证据列表 32-1 列出了证明作业治疗对老年人有益的研究。

（三）筛查

在所有的干预过程中，作业治疗师应警惕潜在的问题（Wilkins et al.，2009）。如果营养不良或近期经历生活重创者得到早期干预，残疾问题可能会最小化甚至避免。例如，个案因视力受损而无法开车，治疗师可能会让他熟悉社区交通服务，或者帮助他联系可以提供临时交通帮助的亲朋好友。这种干预有助于减少社会孤立的发生，反之可能导致抑郁甚至严重残疾。筛查应包括记录审查，对个案、家人和其他专业人员的咨询，以及对最终生活状况的考虑，如 PACE 计划（www.medicare.gov/Nursing/Alternatives/PACE.asp），旨在让老年人能够居家养老。

口证据列表 32-1

老年人作业治疗实践的最佳证据

干预措施	所检测干预措施的描述	参与者	治疗量	最佳证据的类型和证据等级	益处有效性	结果的统计概率和效应大小	参考文献
社区老年人独立地生活	辅助器具、技能培训、家庭危险评估、综合作业治疗干预	超过3800名参与者参与了研究		纳入17篇研究的系统综述	作为家庭危险评估的一部分，为辅助器具提供咨询的有效性已得到强有力的证据支持	两项随机对照试验报告了辅助器具训练的统计学结果：显著影响（优势比为 0.39 和 0.97）	Steultjens et al.（2004）
预防跌倒的环境干预	家庭评估干预	超过3200名参与者参与了研究		6篇临床试验的荟萃分析	对高危人群进行干预的效果显著	6项试验（n=3298）的综合分析显示，跌倒的风险（相对的风险）降低了 21%	Clemson et al.（2008）
对老年痴呆患者进行以社区为基础的作业治疗	使用认知行为疗法对使用辅具代偿认知功能下降的患者进行干预时，需对照护者进行行为和监督的培训	135 名轻到中度的痴呆患者	5 周内开 10 次会	随机对照试验和成本效益研究 证据等级：ⅠA1a	干预组平均成本较低；3 个月后治疗成功的比例有显著差异（P<0.05）		Graff et al.（2008）
重新设计生活方式	在作业治疗师的引导下，以模块化的内容进行小组讨论；社区活动	460 位老年人	多达10次1小时的个人会议以及小组会议	随机对照试验 证据等级：ⅠA1a	干预组在躯体疼痛、活力、社会功能、心理健康、心理功能、生活满意度、抑郁症、生活质量调整中表现出积极的评分变化	所有变量的 P<0.05；效应量从 0.14 到 0.23	Clark et al.（2011）
关于高效老龄化的回顾性研究	14 篇研究被发表在《美国作业治疗杂志》上			4篇系统评价文献，1篇工具开发文献，7篇基础性研究文献，1篇有效性研究文献（关于作业投入与健康之间的关系）	强有力的证据支持老年人参与驾驶		Murphy（2010）

（四）环境改造

另一个非常有效的干预措施是通过改变环境来降低一些需求（实践程序 32-2）。

（五）技术辅助

许多技术支持可以使功能最大化（实践程序 32-3）。有些技术支持很简单，如在门把手上安装警报，提醒家人有人在徘徊，或自动关闭炉灶以减少危险。而其他的技术支持如计算机操控的智能房屋，则非常复杂和昂贵。

📖 **实践程序 32-2**

针对老年人的环境改造

1. 认知障碍

（1）减少杂物。

（2）按内容对抽屉和橱柜进行标记。对于痴呆或其他严重认知障碍的患者，图片可能比文字更容易理解。

（3）使用颜色、纹理和灯光变化来提示位置，如从餐区到走廊利用地毯到瓷砖的变化来提示。

（4）使用计时器提醒特定事件。

（5）在炉灶和暖气上安装安全开关。

2. 视力问题

（1）使用高色调和低光泽的颜色以改善视敏度和深度感知觉（Tideiksaar, 2009）。

（2）鼓励触觉和听觉等感官系统的使用。

（3）为存在视力问题的个体维持相同的环境。

（4）减少杂乱，简化和重组环境以养成习惯。

（5）使用标记笔和粗体打印提高清晰度（Mann & Hicks, 2009）。

（6）与验光师、眼科医生和视力中心的人员或盲人协会取得联系。

（7）灯光应设置为高亮度、低眩光；避免使用荧光灯；并在电视上安装防炫屏（Tideiksaar, 2009）。

（8）教授患者视觉补偿技术（Lewis, 2003）。

（9）考虑便携放大镜等辅助技术，以及使用电脑屏幕阅读器、带语音功能的电子书、会发声的手表、协助倒液体的设备和可触摸式的地图。

3. 听觉与交流障碍

（1）转介至语言病理学家、听力学家或耳鼻喉科专家进行全面评估。

（2）使用深沉的声音，缓慢而清晰地与高频听力缺失的人讲话。

（3）确保患者在您说话时能够看到您（Hooper & Dal Bello-Haas, 2009）。

（4）必要时写下信息。

（5）对环境进行改造以改善传声效果和减少环境噪声。

（6）选择不需进行口头互动的活动。

（7）检查助听器是否正确安装和使用，并且确保电池是新的；请记住，这些辅助设备不能使患者恢复正常听力，也不能帮助所有有听力障碍的人。

（8）使用闪光灯等视觉提示引起老年人的注意。满足安全需求。

（9）咨询其他专业人士并使用诸如平板电脑、替代的沟通策略与辅助设备或文本和图片交流等辅助技术。参见第十八章中的进一步讨论。

4. 神经肌肉、运动或移动障碍

（1）确保环境中无湿滑的地板和建筑障碍等危险因素。

（2）调整椅子、床、梳妆台和马桶座的高度；并提供浴椅和扶手。

（3）在个人环境中提供以任务为导向的治疗，并反复训练。

（4）在机构环境中，记住综合预警协调预案（OBRA）的要求，减少约束。

（5）使用替代家具或辅助技术，如高度较低的床和报警系统。

5. 自我照顾：如厕和尿失禁问题

（1）确保洗手间是可直接进入的，并需添加扶手和防滑垫。

（2）清楚地标记洗手间。如有必要，使用大而清晰的文字、图片和颜色。

（3）睡前减少液体摄入量。

（4）定期提醒个体使用洗手间。

（5）实施定时排尿（定期上厕所）和提示排尿（照护者提醒）（Wiatrowski et al., 2008）。

📖实践程序 32-3

与老龄化问题相关的辅助技术

（1）带扩音器的电话，贴上用大号铅字排印的数字，利用单键拨号和记忆功能；无线电话或手机；外部扬声器。

（2）"智能"技术，如汽车感应雷达以方便停车；门应答系统；家庭传感器以检测运动、跌倒和外人入侵。

（3）悬吊轨道系统、楼梯滑道、坡道、电梯和其他设备，以协助移动。

（4）为了便于阅读将计算机的屏幕放大，利用字体效果增强和使用语音合成器。

（5）辅助听音设备，通信设备（TDD）或计算机软件；电视闭路字幕；将烟雾探测器、电话和门铃声音的输出转换为闪烁光装置。

（6）与紧急服务相连接的生命呼叫系统。

（7）移动技术，如轮椅座椅系统、动力推车、带轮锁和内置座椅的轮式助行器，以及汽车的自适应控制装置。

特定设备的来源

AbleData http://www.abledata.com/abledata.cfm? pageid=19327&ksectionid=19327

RESNA 目录和数据库 http://www.resna.org/resources/at_and_re_info.dot

辅助技术残疾人资源 http://www.disabilityresources.org/AT.html

由于技术应用对于年长者而言存在限制，一些老年人可能会拒绝学习使用新技术。此外，还可能出现设备损坏、维修成本高、购买设备的费用昂贵，并且不在保险报销范围内的情况。有时，老年人刚刚购买了昂贵的设备，市场上就会出现一种更好的新设备。然而，也有许多老年人喜欢使用技术设备并因此获得了相当高的独立性（Mann & Hicks, 2009）。

（六）改造和替代活动

活动分析是作业治疗的基础，对老年人特别有帮助。该过程包括将个体现有的技能、兴趣和动机与有激发性、挑战性、愉快性、目标导向和有意义的活动相匹配。在实践程序 32-4 中提供了一些具体的建议。

实践程序 32-4

促进老年人参与活动可选择的干预

（1）将老年人与可表达重要个人意义的活动联系起来，特别是那些与他人联系、精神性、服务他人及促进自我表达的活动（Bonder，2009b）。

（2）根据每个人的特点去选择可实现个人意义的活动。

（3）对由于粗心被独自留在家里的老人而言，了解具体的自我照顾活动是很重要的。

（4）将回忆作为建立和维持与他人联系的方法。

（5）使用活动清单激励年长者思考自己的价值。

（6）当老年人在完成所期待的活动中出现困难时，应调整活动或者帮助老年人寻找满足类似需求的活动。因此，确定活动中有意义的部分就变得很重要。

（七）保持健康

健康运动（Gallup，1999）是以实现最大化健康和活动表现为原则。与模型相关的活动聚焦在压力管理、运动、营养、驾驶训练和安全上（Bonder，2009a）。针对老年人量身定制的健康计划主要关注七个方面：身体、社交、情感、精神、专业/职业、认知/智力和环境（International Council on Active Aging，n.d.）。

1. 生活方式的重建　是一种侧重于"作业健康"的方法（Clark et al.，1997）。鼓励参与者意识到有意义的作业对健康和满足感的重要性。一些健康生活方式的改变与参与有意义活动的结合，对健康老龄化至关重要（Clark et al.，1997；Waite，2011）。该模型包括由执业作业治疗师主导的每周 2 小时的小组活动。以下列举了一些小组活动模块的实例：

（1）确定并实施与活动相关的可行和可持续的改变。

（2）制订计划，以克服与改变活动相关的现实障碍（例如，身体不适或交通限制）。

（3）参与选择的活动；在日常生活的常规活动中重复这些改变。

（4）时间利用和能量节约。

（5）评估日常能量利用模式；能量节省和关节保护；适应活动和日常生活安排。

（6）家庭和社区安全。

关于生活方式重建的相关研究已经证明，老年人预防措施和健康照顾是提供医疗服务的关键因素（Clark et al.，1997，2003，2011）。生活方式重建项目的干预措施被认为具有良好成本效益，可以提高活力、社会功能、心理健康和整体生活满意度。在该项目中，参与者的身体疼痛和抑郁症状亦有所缓解。

2. 认知训练　预防痴呆的新策略是认知训练（Clare et al.，2003）。这种干预措施是在标准化的任务中使用结构化训练，旨在维持认知功能（初级预防）或最大限度地减少认知功能丧失（二级预防）。虽然研究者们对认知训练的结果进行了相关性和实验性的策略研究（Hogan，2005），但这两种方法都有局限性。最近的文献综述（Gates & Valenzuela，2010）

发现，由于研究结果的方法存在很大差异，难以确定干预的影响。尽管如此，一项重要的研究表明，认知训练可能不仅可以预防痴呆，还可以最大限度地减少功能障碍（Gates & Valenzuela，2010）。认知训练没有明确的风险，有证据表明参加任何形式的活动都可以提高幸福感（Kaminsky，2010）。

在预防项目中，作业治疗师与其他医疗保健提供者合作，最大限度地提高个体的躯体健康和功能。作业治疗师可能会强调社会化和躯体健康、改变环境以减少事故发生的可能性，以及确定能给个人带来满足感的角色和活动。

3. 跌倒预防　预防中特别重要的一个问题是跌倒的预防。如上所述，跌倒十分常见，并且会导致与高死亡率相关的伤害，因此对老年人而言需要重点关注。此外，由于他们已经意识到跌倒的潜在危险，会对跌倒存在相当大的恐惧（Lach，2005）。即使在没有身体损害的情况下，由于这种恐惧，一些老年人也会减少他们的活动，并使他们期望完成的作业活动受到影响。

从本质上来讲，跌倒的影响因素有很多，其中包括避免跌倒所需的感觉变化（Tideiksaar，2009）、影响平衡和步态的骨骼肌肉和前庭功能的变化（Nitz & Choy，2004；Waddington & Adams，2004），以及如潮湿或不平整的地面等环境危害（Tideiksaar，2009）；风险因素包括跌倒的经历、移动受限、多重用药、头晕或直立眩晕，以及意识混乱或认知障碍。随着风险因素数量的增加，跌倒的风险也会增加（Tinetti & Kumar，2010）。

最近的研究结果报告了减少跌倒最有效的干预措施。在一项研究中发现家庭改造、使用维生素 D 和练太极拳是有效的（Frick et al.，2010）。一篇系统评价报告了物理治疗、家庭改造和使用维生素 D 可减少跌倒，但综合管理项目的效果有限（Michael et al.，2010）。其他研究则表明，在 ADL 训练期间结合锻炼和改善平衡的策略可有效减少跌倒的发生（Clemson et al.，2010；Pai et al.，2010）。

总之，对老年人进行干预需要了解正常的老龄化过程对活动表现的影响以及老年人特殊的生活环境。同时为了使干预最有效，必须了解所有功能领域的问题。干预时也应考虑与老年人变化相关的具体因素。治疗师应制订新的模式计划，以满足社区和老年人的个人需求（Kaminsky，2010）。对于老年人而言，通过参与令人满意的活动来衡量良好生活质量是可以实现的。作业治疗师合理的干预可以确保这一点。

📖案例分析

P 女士：尽管有年龄的限制但仍然有最佳的作业功能

作业治疗干预过程	临床推理过程	
	目的	治疗师思考内容的举例
患者信息 P 女士今年 73 岁，独自生活在小镇的一个单层平房里。她已成年的女儿每年看望她四次，她的儿子每年看望她一次。P 女士 12 年前离婚后未再婚，她在一家大学的附属医院当了 20 多年的护士。现在，她每周在离家三个街区的养老院工作两天，任务是病案记录检查方面的质量控制工作。P 女士一直很享受工作，觉得工作同事是她亲密的朋友。除了她的工作收入，P 女士唯一的资金来源是社会福利	案例背景分析	"P 女士给我的印象是一个非常独立的女人：一个习惯于发号施令的人。在整个治疗过程中，我会非常谨慎并且尊重她的这一特点。" "显而易见，P 女士有强大的社交网络。令我印象深刻的是，她与工作上的朋友和姐妹联谊会的姐妹都保持着密切的联系。我不知道她是否会考虑让这些朋友帮助她。"

续表

作业治疗干预过程	临床推理过程	
	目的	治疗师思考内容的举例
在P女士的整个成年生活中，她一直参加一个由十几位从年轻时起就是朋友的女性组成的联谊会。她们都住在附近。过去的多年时间里，她所在的女性团体还为附近城市的芭蕾舞团募集资金。在家的时候，P女士还喜欢忙于建造她自己的玩具屋 P女士有很长一段病史。她40多岁的时候做了乳腺癌手术，3年前做了结肠肿瘤切除手术。她有高血压，需要依靠药物控制血压。她还患有严重的听力障碍，并且情况在逐渐恶化		
转介作业治疗的原因 最近，P女士的姐妹们注意到了她社交行为发生的变化（错过会议，不接电话，拒绝社交邀请），并联系了她的儿子，表达了她们的担忧。她的儿子希望母亲能为她提供超过30年健康服务的家庭医生预约检查。随后，在家庭医生随访过程中发现她的高血压和听力问题都已经恶化。她还说自己非常疲惫，并且难以处理家事。医生安排了一系列的医学检查，并要求家庭健康机构派遣一名作业治疗师对P女士的功能活动和居家环境进行评估。医生向她保证，她的儿子同意支付这笔评估费用		"了解P女士在个人环境中是如何生活的对我来说很重要，我很高兴家庭医生安排了这次家庭评估。她在家庭环境中是最放松的，这样我就能够更清楚地了解影响她作业功能的障碍因素。"
作业治疗评估结果 P女士同意作业治疗师来家访。治疗师决定评估P女士的家和她在基本日常生活活动和工具性日常生活活动中的表现。治疗师使用了Check it out检查表（Pynoos & Cohen, 1990），以及兴趣检查表（the Internet checklist）和作业功能自我评估量表（the self assessment of occupational functioning）。她还请P女士带她参观房子并描述她在日常活动中遇到的问题	规划干预方案的设想 选择干预途径 能力反思	"我决定应用这些评估工具，因为它们对确定P女士最重要的作业领域是有帮助的，在我们合作制订干预计划时，需要应用理论实践模型（人类-作业模型）。" "在咨询过程中，我有许多核心假设： （1）重返工作岗位是可行的，且应受到雇主和患者的重视。 （2）咨询物理治疗师、医生、听力学家和社会工作者是可行的。 （3）患者退出社交圈的原因需要进一步评估。 （4）患者对当前的职业仍感兴趣。 （5）如果患者对当前的职业不感兴趣，她可能会对其他替代目前工作和休闲活动的作业活动感兴趣。" "咨询、适应、合作，以患者为中心等康复治疗方法都可得到实施。" "我有专业的知识和技能可以帮助P女士，作业治疗在能量节约、工作和居家安全改造、有意义的作业活动和社交技能上都有优势。物理治疗师、听力学家、家庭医生和社会工作者可以为患者的听力、高血压、经济和社会问题提供帮助。"
建议 （1）如果合适，与患者本人、家庭成员、雇主和姐妹联谊会的成员一起制订干预计划 （2）建议咨询物理治疗师、社会工作者、医生和听力学家 （3）与所有利益相关方协商后，优先考虑在经济和功能上均可行的干预目标	思考患者对作业表现的评价 思考治疗中会发生什么，治疗的频率，持续时间 确定患者对计划的认可	"P女士似乎需要帮助来改善她的功能，但我觉得在一次治疗中能为她做的事情确实有限。我想首先解决她的优先事项，如果她感兴趣，我想和她一起寻找其他可以为她提供照护资助的资源。" "我想知道是否有其他利益相关者会长期资助患者，他们能够和愿意提供什么支持？"

续表

作业治疗干预过程	临床推理过程	
	目的	治疗师思考内容的举例
问题清单和解决方法 治疗师和 P 女士讨论了这些问题，并共同努力寻找潜在的解决方案。因为治疗师被要求只进行一次评估，而不是提供长期干预，所以她必须向 P 女士提供足够的信息以解决她的问题 **家庭安全** P 女士的房子里堆满了旧报纸、小玩意儿和衣服，她不愿意扔掉任何东西，但同意女儿为她储存一些物品。尽管两人都认为磨损的斑块和翘起的地毯边缘会导致跌倒，但 P 女士仍旧表示没有钱更换破旧的地毯。她和治疗师讨论了几种可能的资金来源，并讨论了将地毯全部收起来的可能性 **体力下降** P 女士表示和以前相比，现在明显感觉精力不足，在房子里走动时很快就会喘不过气。她同意从每天绕着街区散步开始，进行循序渐进的身体锻炼计划 **社交障碍** P 女士的听力障碍较严重。治疗师鼓励她去找听力学家对她的听力进行评估。P 女士对支付助听器的费用表示担忧，但同意让儿子帮忙 P 女士说她的朋友们身体也不好，交往变得"没有乐趣"，她还说担心在工作中跌倒。她不愿意讨论与朋友保持联系的其他方式，但同意与上司讨论她对工作的担忧	评估患者的理解力 理解她正在做什么	"P 女士非常坦率地表现出对自己的担忧，并且同意我对她堆放的杂物带来的潜在安全隐患的一些观点。我不知道她不愿意清除杂物是因为做决定于她而言很困难，还是因为她的身体疲劳和功能失衡？" "P 女士非常有洞察力。她意识到在家中或在工作中跌倒可能会对健康造成严重后果，因此她会过度限制自己的活动。她似乎非常乐于接受我对如何安全地提高活动等级的建议。"
下一步计划 （1）患者将咨询医生解决高血压和疲劳的问题 （2）患者将咨询物理治疗师解决活动耐力不足的问题 （3）患者将咨询听力学家解决听力障碍问题 （4）患者将重返工作岗位 （5）患者将在工作、自我照顾和家务活动中采用能量节约技术，并且报告完成相关任务时出现的错误及疲劳症状是否变少 （6）患者将通过移除危险的障碍物解决家中由杂物和不安全的地面等导致的安全隐患 （7）患者每周与姐妹们一起参加两次活动 P 女士和她的作业治疗师一起确定了与她的医生、女儿、儿子和老板电话联系的时间安排，并确定会在 2 周后打电话给治疗师，以便她了解进展情况。在随访中，治疗师了解到 P 女士已经完成了大部分任务。P 女士的家庭医生诊断她患有恶性贫血，并为她每月注射维生素 B_{12}。P 女士报告，她觉得精力已经有所改善 现在，P 女士每天在院子里散步两次。她的女儿来看望并帮她整理房间。儿子为她准备了购买新的助听器的费用。P 女士还没有和她的老板谈过，她对这个谈话表示担心。因此治疗师和 P 女士一起进行了对话练习，并帮助她建立谈话的策略。一周后，P 女士打电话给治疗师，告诉她自己又开始工作了	预测患者目前和未来的担忧 分析患者的理解能力 确定患者是否需要继续/停止治疗或者之后再重新参与治疗	"我想知道雇主是否对 P 女士的工作表现感到满意。P 女士是否喜欢她的工作？" "我应该问 P 女士，她与姐妹们及家人的互动情况。是否有更频繁的互动？这些互动的质量如何？" "P 女士是在家里还是在工作中跌倒，频率多高？我该如何去评估呢？呼吸困难的发生率怎么样？在停止干预之前，我应该考虑这些因素。患者是否能够在不加重高血压或疲劳的情况下管理日常活动，包括工作？" "如果我只能干预一次，我怎样才能更有效地利用咨询、倡导和符合伦理规范的/职业的行为解决这些复杂问题？与医生、家人和其他专业人士进行沟通能否充分解决这一问题？"

续表

作业治疗干预过程	临床推理过程	
	目的	治疗师思考内容的举例
推理分析过程 治疗师的首要任务是收集与问题相关的信息。当治疗师获取信息时，需要咨询 P 女士和她的家人，根据他们提供的信息确定目标。在该案例中，作业治疗师提供了评估和建议，但将计划的实施留给了有能力的患者和家庭进行		

作业治疗实践的临床推理

通过干预以预防作业表现下降

如果在治疗师建议将清理 P 女士家中的杂乱物品作为首要任务后，该情况并没有改善，接下来治疗师可能会采取哪些后续措施来解决这个问题？

案例分析

S 女士：优化长期照护机构中的老年人的作业功能

作业治疗干预过程	临床推理过程	
	目的	治疗师思考内容的举例
患者信息 80 岁的 S 女士居住在护理养老机构，她有 5 个孩子。其中 4 人居住在距她 50 英里的范围内。S 女士曾在一所学院当了 20 年的教务长私人秘书。她兴趣广泛，包括阅读、烹饪、烘焙、教堂活动、剧院活动以及园艺等 S 女士在生活中面临过很多挑战，包括父亲早逝、经济大萧条、养育患有精神分裂症的孩子、丈夫突然早逝（丈夫去世时，她才 51 岁）、适应从家中搬入公寓再搬入护理机构的过程 S 女士的病史对她这个年纪的人来说是相当典型的。她患有双膝关节炎，并做了几次关节镜手术和两次全膝关节置换术。她曾因更年期后短暂的抑郁症住院治疗。她既有近视也有远视，但通过佩戴眼镜得到了矫正。她的双耳有严重的听力障碍，通过佩戴助听器进行了部分矫正 她从 70 岁开始就经历了多次脑卒中，脑卒中遗留下的轻度痉挛，导致上臂只有约 50% 的主动活动范围，且左手只能完成粗大的抓握。除了右侧膝关节缺少约 15° 的主动屈曲和左下肢轻度的痉挛和无力外，她双下肢功能基本正常。由于偏盲，她失去了左侧 25% 的视野范围，但可通过头部转动来代偿。S 女士也有轻度构音障碍与吞咽障碍。由于膀胱功能改变及括约肌无力，S 女士会有漏尿现象。她垫着小护垫，并用药物控制此问题。一年前，由于她置换的膝关节损坏，她难以接受需要再次手术的想法，因此出现了重度抑郁并试图自杀，进而入院治疗。同意膝关节置换手术后，她接受了精神治疗，并接受了长时间的康复治疗。除了抱怨药物无法控制的膝关节慢性疼痛外，她膝关节置换术后恢复很好 在第一次膝关节置换术失败之前，她的日常生活活动是完	案例背景分析	"我应该把重心放在过去和现在的作业职能以及作业领域方面的表现上。我要注意到 S 女士目前的身体功能和结构状况，以及这些情况对她作业领域表现的影响。十分重要的是，我需要明确 S 女士的作业表现方式、习惯、常规与她过去和现在环境因素中的文化、精神、物理、社会、个人、时效、虚拟情境等是如何相联系的。举例来说，我想知道这些因素中可能的变化是否影响了她的作业活动，又有哪些作业领域的活动可能被这些变化影响？"

续表

作业治疗干预过程	临床推理过程	
	目的	治疗师思考内容的举例
全独立的。在接受膝关节置换和康复治疗后，她曾试图居住在疗养院，但由于她如厕转移能力的下降，以及无法独立完成个人照护，使得疗养院生活困难重重。最终，她和她的家人决定让她住进护理养老机构，在那里她可以得到更密切的监督和帮助来完成个人照护		
转介作业治疗的原因 护理养老机构的工作人员担心 S 女士的安全和社交出现问题。S 女士仍在使用轮式助行器，但她发现左手很难放在助行器手柄上。她能够独立地从床上移动到卫生间，但最近跌倒过几次。如果她的衣服放在她床边的椅子上，她可以独立完成穿衣。然而，她在一些活动中表现出了比较糟糕的判断力，如在床边过度弯腰，不顾危险伸手去拿掉在地板上的东西。她走路时也会被东西绊倒。她和家人外出或者参加护理养老机构的活动时，都要使用轮椅。S 女士很少微笑，即使她的身体条件是允许的，护理人员说很难让她参加团体活动或外出活动中。她的家人能给予支持和帮助，大女儿是她的监护人和医疗委托人。S 女士个人支付了护理养老机构费用，剩余的资金还可以再支付约 2 个月的治疗费用。她愿意自己支付短期的作业治疗（OT）费用		
作业治疗的评估结果 作业治疗师查阅病历后，对 S 女士的生活角色、任务、活动、技能、能力和发展潜能进行了评估。S 女士和她的大女儿以及责任护士一起参与了访谈。访谈中提出了一些关键问题： （1）您最关心的安全问题是什么？ （2）您对现在的生活的满意度如何？您认为可以做些什么来改善生活满意度？ （3）您现在喜欢做什么？什么事让您不高兴？ （4）如果您能改变 5 件事使您变得更好，您会改变什么？ （5）您最担心什么？什么让您感到快乐？ （6）您对改善自己、环境或生活状况有什么目标？	规划干预方案的设想 选择干预途径 能力反思	"是否有标准化或非标准化的评估方法可以用来解决上述问题？" "在进行干预计划时，我有一些核心假设： （1）患者有改进的动力。 （2）照护者有动力对确定的目标开展协作。 （3）在实现目标的过程中家庭是支持的并有动力提供帮助。 （4）直接干预以及咨询和合作是实现目标的必要条件。 （5）患者有实现目标的潜力。 （6）其他利益相关者有合作的资源以完成确定的目标。 （7）咨询其他专业人员，如物理治疗师、泌尿外科医生、骨外科医生、疼痛管理专家、听力学家、社会工作者等专业人士在经济上是可行的。" "复原型、以患者为中心、咨询型、适应型和合作型的治疗方法可能都适用于该患者。" "需要其他专业人士的技能来解决许多问题。作业治疗在安全性、尿失禁、有意义的作业、功能性活动、ADL 和社会心理问题方面具有优势。"
建议 （1）与患者本人、家属、照护者和护理养老机构的工作人员面谈，以确定每个利益相关者最优先考虑的问题 （2）进一步评估 ADL 的安全性和表现 （3）建议咨询物理治疗、社会工作、听力学、精神病学和泌尿科方面的专家 （4）与所有利益相关者协商制订照顾计划	思考患者对作业表现的评价 思考治疗中会发生什么，频率和持续时间如何 确定患者对计划的认可	"我需要解决对患者、家庭和护理人员而言最重要的问题。我想知道是否所有利益相关者对这些问题及其重要性都达成了共识。我需要通过思考患者的优势和不足、所有利益相关者的动机和环境因素，以确定在咨询、直接作业治疗干预和与他人合作方面可以做些什么。应使用哪种团队干预模式，谁将负责目标实现？"

续表

作业治疗干预过程	临床推理过程	
	目的	治疗师思考内容的举例
短期目标和进展的总结 通过面谈和评估确定的问题： （1）S女士在等待协助时往往会感觉心烦意乱，并习惯亲自动手。这会导致不安全或危险的行为和活动 （2）S女士情绪低落，不想与他人交往，尤其是那些与她状况相似或更糟的病友 （3）S女士需要一些有意义的活动来替代以前给她带来乐趣的各种各样的活动 （4）S女士需要对她的环境进行一些改造，以提高安全性并改善她对现实事件的定向力 （5）S女士很容易感到尴尬，尤其是在排尿和个人卫生方面，并且很难寻求帮助 （6）S女士希望能和家人进行更多的互动与探访	评估患者的理解力 理解患者正在做什么 将实际表现与所期望的表现进行比较 了解患者	"我和团队怎样才能最好地监测跌倒、尿失禁的频率、参与必须的或选择性的休闲活动的质量和数量，以及积极和消极情绪？" "可以做些什么以评估患者、工作人员和家属在跟进建议方面的积极性，以及我是否需要根据取得的进展或缺乏的进展来调整指示和目标？" "我应该考虑对抑郁症、作业功能、认知/判断力和ADL功能进行标准化评估。"
作业治疗的目标 S女士、家属及照护者同意了以下的目标： （1）S女士会在前往卫生间时请求并等待帮助或监督，或在床边使用女性小便器 （2）如果她把任何物品掉在长柄取物夹不能够到的地方，她将会求助。另外，她将继续在衣物已经准备好时，独立完成穿衣 （3）S女士每周至少跟随从人或护理养老机构人员一起外出活动两次。她会就如何改善活动向工作人员提出建设性的意见 （4）S女士将学习自己推轮椅，这样她就可以安全地在整栋大楼里穿行而不会跌倒。她步行去洗手间或大厅时将受到监督 （5）S女士将使用作业治疗师推荐的调适性设备或技术，在一个月内选择并成功完成三项休闲活动 （6）S女士将列出一份她不满意的事情，以及她感激的事情的清单，每周与她的女儿一起分享讨论至少一次，以鼓励她适当地表达自己的感受		
下一步计划 为了实现这些目标，作业治疗师决定一个月内每周去看S女士一两次。S女士同意自己支付治疗费用，因为她不符合老年医疗保险规定的技术性照护服务的资格要求 **直接的干预** （1）指导她在房间内安全地活动 （2）调整呼叫器按钮和椅子的位置，并移走小地垫和其他妨碍在房间内安全移动的障碍物 （3）提供长柄取物夹并教授其如何使用 （4）评估穿衣和个人卫生过程中的安全问题 （5）为她玩扑克牌、阅读及进行植物培育提供相关的辅具使用建议 （6）制订每日日程，在固定的时间阅读报纸，或观看电视时事新闻 （7）每月末与S女士及其家人会面，评估进展情况并决定是否继续治疗或结束治疗	预测患者目前和未来的担忧 分析患者的理解能力 确定患者是否需要继续/停止治疗或者在之后回归治疗	"目标实现了吗？为什么实现或者为什么没有实现？其他被咨询的专业人员是否对干预措施有所贡献，结果如何？患者、照护者和家属反应如何？为了更有效地解决问题与实现目标，哪些障碍因素可以进一步解决？是否需要额外的支持来确保安全？根据治疗进展记录以及咨询所有利益相关者，患者是否在实现目标的过程中发挥了最大的潜能？可以记录哪些进展？是否所有利益相关者都觉得进一步的治疗可有助于实现特定目标？特定目标有哪些？"

续表

作业治疗干预过程	临床推理过程	
	目的	治疗师思考内容的举例
作业治疗师建议转介物理治疗以维持或加强患者的移动能力和躯体功能，转介言语治疗以评估与吞咽困难、构音障碍相关的问题，以及转介社会工作者帮助 S 女士及其家人申请医疗补助或其他支持，因为财务问题成了一个重点。治疗师咨询了护理和活动组织人员，并为工作人员提供了协助实现治疗目标建议的书面说明。还建议 S 女士和她的家人去预约治疗膝关节慢性疼痛的专家，以及泌尿科医生，以便对膀胱控制问题进行随访		

📖作业治疗实践中的临床推理

对增龄带来的衰退的干预

（1）S 女士的治疗重点是 ADL 和安全性。很明显，她还需要找到对她有意义的活动。治疗师对此提出了一些建议，还有什么可能有助于解决 S 女士这方面作业表现问题的方案呢？

（2）为了确保 S 女士记住所教的安全预防措施，还可以采取哪些其他的策略？

❓ 思考与总结

（1）健康老年人最典型的感觉变化是什么？它们是如何影响功能的？

（2）随着年龄增长，正常的神经肌肉变化如何影响移动能力？这些变化最终如何影响作业功能？

（3）与年龄相关的记忆障碍和 AD 相比，患者在认知障碍方面有何关键区别？描述可能对认知障碍产生疗效的不同干预方法。

（4）一般来说，老年人在过渡到退休时面临哪些调整？

（5）作业治疗师在评估老年人的情况时第一步应该做什么？

（6）在为老年人选择替代活动时，哪些因素是重要的？

（7）在选择技术干预时，应考虑哪些因素以确保新的设备会被接受？

（8）老年人患病或受伤后哪些因素会导致干预变得更复杂？

（9）关于老年人性活动的谬见有哪些？

（10）支持对尿失禁、跌倒预防和健康/生活方式重新设计干预措施的证据有哪些？

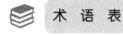 术 语 表

原居安老（aging in place）：留在年轻时一直居住的家庭和社区。

灾难性反应（catastrophic reaction）：阿尔茨海默病中期的情绪爆发特征，通常是过度和混乱的环境刺激的结果。

晶体智力（crystallized intelligence）：使用储存的或以前学过的信息的能力。

痴呆（dementia）：由许多情况引起的症状，其特征是记忆力、语言功能、抽象思维能力和自理能力受损。

流体智力（**fluid intelligence**）：应用新信息的能力。

老年性耳聋（**presbycusis**）：年龄相关的感觉神经性听力损失，特别是对于高频声音。

实践记忆（**practical memory**）：能够记住开展日常活动所需的例行程序、日程安排、重要电话号码、约会或其他实用信息。

远视眼（**presbyopia**）：由于晶状体失去弹性而引起的与年龄有关的视力变化，导致近的东西看不到。

参 考 文 献

Administration on Aging. (2011). A profile of older americans 2010. Retrieved August 10, 2011 from http://www. aoa.gov/AoARoot/Aging _Statistics/Profile/2010/4.aspx.

Administration on Aging. (2013). Aging statistics. Retrieved August 10, 2011 from http://www.aoa.gov/ AoARoot/Aging_Statistics/index.5aspx.

Ai, A. L., Rollman, B. L., & Berger, C. S. (2010). Comorbid mental health symptoms and heart diseases: Can health care and mental health care professionals collaboratively improve the assessment and management? *Health & Social Work, 35,* 27-38.

American Occupational Therapy Association. (2008). Occupational Therapy Practice Framework: Domain and process (2nd ed.). *American Journal of Occupational Therapy, 62,* 625-683.

American Optometric Association. (n.d.). Presbyopia. Retrieved August 10, 2011 from http://www.aoa.org/ x4697.xml.

American Psychiatric Association. (2000). *Diagnostic and Statistical Manual of Mental Disorders* (4th ed.). Washington, DC: Author.

Anetzberger, G. (2009). Elder abuse. In B. R. Bonder & V. Dal Bello-Haas (Eds.), *Functional performance in older adults* (3rd ed., pp. 609-632). Philadelphia: F.A. Davis.

Anstey, K. J., & Low, L. (2004). Normal cognitive changes in aging. *Australian Family Physician, 33,* 783-787.

Arnadottir, G. (1990). *The brain and behavior: Assessing cortical dysfunction through activities of daily living.* St. Louis: Mosby.

Atchley, R. C. (1989). Continuity theory of normal aging. *Gerontologist, 29,* 183-190.

Baltes, P. B., & Baltes, M. M. (1990). Psychological perspectives on successful aging: The theory of selective optimization with compensation. In P. B. Baltes & M. M. Baltes (Eds.), *Successful aging: Perspectives from the behavioral sciences* (pp. 1-35). Cambridge, UK: University of Cambridge Press.

Bambrick, P., & Bonder, B. (2005). Older adults' perception of work. *Work: A Journal of Prevention, Assessment, and Rehabilitation, 24,* 77-84.

Baum, C., & Edwards, C. (n.d.). Activity Card Sort (2nd ed.). Retrieved from http://myaota.aota.org/shop_aota/ prodview.aspx?TYPE=D& PID=763&SKU=1247.

Bengston, V. L., & Bonder, B. (2009). Theories of aging: A multidisciplinary review for occupational and physical therapists. In B. R.

Bonder & V. Dal Bello-Haas (Eds.), *Functional performance in older adults* (3rd ed., pp. 28-44). Philadelphia: F. A. Davis.

Bengston, V. L., Burgess, E. O., & Parrott, T. M. (1997). Theory, explanation, and a third generation of theoretical development in social gerontology. *Journal of Gerontology, Social Sciences, 52b,* 572-588.

Blanchard-Fields, F., Mienaltowski A., & Seay RB. (2007). Age differences in everyday problem solving effectiveness: Older adults select more effective strategies for interpersonal problems. *Journals of Gerontology Series B: Psychological Sciences & Social Sciences, 2007, 62B,* 61-64.

Bonder, B. R. (2009a). Interactions and relationships. In B. R. Bonder & V. Dal Bello-Haas (Eds.), *Functional performance in older adults* (3rd ed., pp. 386-408). Philadelphia: F.A. Davis.

Bonder, B. R. (2009b). Meaningful occupation in later life. In B. R. Bonder & V. Dal Bello-Haas (Eds.), *Functional performance in older adults* (3rd ed., pp. 45-62). Philadelphia: F.A. Davis

Bottomly, J. M., & Lewis, C. B. (2007). *Geriatric rehabilitation: A clinical approach* (3rd ed.). Upper Saddle River, NJ: Prentice Hall.

Brennan, M., & Bally, S. J. (2007). Psychosocial adaptations to dual sensory loss in middle and late adulthood. *Trends in Amplification, 11,* 281-300.

Bundy, A., & Clemson, L. (2009). Leisure. In B. R. Bonder & V. Dal Bello-Haas (Eds.). *Functional performance in older adults* (3rd ed., pp. 290-310). Philadelphia: F.A. Davis.

Canadian Association of Occupational Therapists. (2002). *Enabling occupation: An occupational therapy perspective* (Rev. ed.). Ottawa, Canada: Author.

Cappeliez, P., O'Rourke, N., & Chaudhury, H. (2005). Functions of reminiscence and mental health in later life. *Aging & Mental Health, 9,* 295-301.

Caprio, T. V., & Williams, T. F. (2007). Comprehensive geriatric assessment. In E. H. Duthie, P. R. Katz, & M. L. Malone (Eds.), *Practice of Geriatrics* (4th ed.). Philadelphia: Saunders Elsevier. Retrieved August 10, 2011 from http://www.mdconsult.com/books/page.do?eid=4-u1.0-B978-1-4160-2261-9..50007-0&isbn=978-1-4160-2261-9&sid=1198639207 &uniqId=277039270-571#4-u1.0-B978-1-4160-2261-9.50007-0.

Centers for Medicare and Medicaid Services. (n.d.[a]). MDS 3.0 for nursing homes. Retrieved August 10, 2011 from https://www.cms.gov/nursinghome qualityinits/25_nhqimds30.asp.

Centers for Medicare and Medicaid Services. (n.d.[b]). OASIS Overview. Retrieved August 10, 2011 from https://www.cms.gov/OASIS/01_Overview.asp.

Chappell, N. L. (2008). Aging and mental health. *Social Work in Mental Health, 7,* 133-138.

Chiu, T., & Oliver, R. (2006). Factor analysis and construct validity of the SAFER-HOME. *OTJR: Occupation, Participation, and Health, 26,* 132-142.

Christiansen, C., & Baum, C. (1997). Person-environment occupational performance: A conceptual model for practice. In C. Christiansen & C. Baum (Eds.), *Occupational therapy: Enabling function and well-being* (2nd ed.). Thorofare, NJ: Slack.

Christiansen, C., Haertl, K., & Robinson, L. (2009). Self care. In B. R. Bonder & V. Dal Bello-Haas (Eds.). *Functional performance in older adults* (3rd ed., pp. 267-289). Philadelphia: F.A. Davis.

Clare, L., Woods. R. T., Moniz Cook, E. D., Orrell, M., & Spector, A. (2003). Cognitive rehabilitation and cognitive training for early-stage Alzheimer's disease and vascular dementia. *Cochrane Database of Systematic Reviews,* (4), CD003260.

Clark, F., Azen, S. P., Zemke, R., Jackson, J., Carlson, M., Mandel, D., Hay, J., Josephson, K., Cherry, B., Hessel, C., Palmer, J., & Lipson, L. (1997). Occupational therapy for independent-living older adults: A randomized controlled trial. *Journal of the American Medical Association, 278,* 1321-1326.

Clark, F. A., Carlson, M., Jackson, J., & Mandel, D. (2003). Lifestyle redeisgn improves health and is cost-effective. *OT Practice, 8*(2) 9-13.

Clark, F., Jackson, J., Carlson, M., Chou, C. P., Cherry, B. J., Jordan-Marsh, M., Knight, B.G. Mandel, D., Blanchard, J., Granger, D.A., Wilcox, R.R., Lai, M. L., White, B., Hay, J. Lam, C., Marterella, A., & Azen, S. P. (2012). Effectiveness of a lifestyle intervention in promoting the well-being of independently living older people: Results of the Well Elderly 2 Randomised Controlled Trial. *Journal of Epidemiology and Community Health,* 66(9), 782-790.

Clemson, L., Fiatarone Singh, M., Bundy, A., Cumming, R. G., Weissel, E., Munroe, J., Manollaras, K., & Black, D. (2010). LiFE Pilot Study: A randomized trial of balance and strength training embedded in daily life activity to reduce falls in older adults. *Australian Journal of Occupational Therapy, 57,* 42-50.

Clemson, L., Mackenzie, L., Ballinger, C., Close, J. C. T., & Cumming, R. B. G. (2008). Environmental interventions to prevent falls in community-dwelling older people: A meta-analysis of randomized trials. *Journal of Aging and Health, 20,* 954-971.

Dal Bello-Haas, V. (2009). Neuromusculoskeletal and Movement Function. In B. R. Bonder & V. Dal Bello-Haas (Eds.), *Functional performance in older adults* (3rd ed., pp. 130-176). Philadelphia: F.A. Davis Dean, E., & De Andrade, A. D. (2009). Cardiovascular and pulmonary function. In B. R. Bonder & V. Dal Bello-Haas (Eds.), *Functional performance in older adults* (3rd ed. pp. 65-100). Philadelphia: F.A. Davis.

Depp, C. A., & Jeste, D. V. (2006). Definitions and predictors of successful aging: A comprehensive review of larger quantitative studies. *American Journal of Geriatric Psychiatry, 14,* 6-20.

Dumoulin, C., Korner-Bitensky, N., & Tannenbaum, C. (2007). Urinary incontinence after stroke: Identification, assessment, and intervention. *Stroke, 38,* 2745-2751.

Ekelman, B., Stav, W., Baker, P., O'Dell-Rossi, P., & Mitchell, S. (2009). Community mobility. In B. R. Bonder & V. Dal Bello-Haas (Eds.), *Functional performance in older adults* (3rd ed., pp. 332-385). Philadelphia: F.A. Davis.

Federal Interagency Forum on Aging-Related Statistics. (2010). *Older Americans: Key indicators of well-being* . Retrieved August 10, 2011 from http://www.agingstats.gov/agingstatsdotnet/Main_Site/Data/2010_Documents/Docs/OA_2010.pdf.

Fisher, A. G. (1995). *The assessment of motor and process skills* . Fort Collins, CO: Third Star Press.

Erikson, E. (1963). *Childhood and society.* New York: Norton Publications.

Frick, K. D., Kung, J. Y., Parrish, J. M., & Narrett, M. J. (2010). Evaluating the cost-effectiveness of fall prevention programs that reduce fall-related hip fractures in older adults. *Journal of the American Geriatrics Society, 58,* 136-141.

Fulmer, T., Guadagno, L., Dyer, C. B., & Connolly, M. T. (2004). Progress in elder abuse screening and assessment instruments. *Journal of the American Geriatrics Society, 52,* 297-304.

Gallup, J. W. (1999). *Wellness centers: A guide for the design professional* . New York: Wiley.

Gates, N., & Valenzuela, M. (2010). Cognitive exercise and its role in cognitive function in older adults. *Current Psychiatry Report, 12,* 20-27.

Gauthier, A. H., & Smeeding, T. M. (2003). Time use in older ages: Cross cultural differences. *Research on Aging, 25,* 247-274.

Glantz, C., & Richman, N. (1991). *Occupational therapy: A vital link to implementation of OBRA* . Rockville, MD: American Occupational Therapy Association.

Glatt, S. J., Chayavichitsilp, P., Depp, C., Shork, N. J., & Jeste, D. V. (2007)Successful aging: From phenotype to genotype. *Biological Psychiatry, 62,* 282-293.

Graff, M. J. L., Adang, E. M. M.,Vernooij-Dassen, M. J. M., Dekker, J., Jönsson, L., Thijssen, M., Hoefnagels, W. H. L., & Rikkert, M. G. M. O. (2008). Community occupational therapy for older patients with dementia and their care givers: Cost effectiveness study. *British Medical Journal, 336,* 134.

Havighurst, R. J. (1963). Successful aging. In R. H. Williams, C. Tibbitts, & W. Donahue (Eds.), *Processes of aging* (Vol. 1, pp. 299-320). New York: Atherton.

Hayslip, B., & Kaminski, P. L. (2005). Grandparents raising their grandchildren: A review of the literature and suggestions for practice. *The Gerontoligist, 45,* 262-269.

Hogan, M. (2005). Physical and cognitive activity and exercise for older adults: A review. International *Journal of Aging and Human Development, 60,* 95-126.

Hooper, C. R., & Dal Bello-Haas, V. (2009). Sensory function. In B. R. Bonder & V. Dal Bello-Haas (Eds.), *Functional performance in older adults* (3rd ed., pp. 101-129). Philadelphia: F.A. Davis.

Insurance Institute for Highway Safety. (2011). *Older drivers* . Retrieved August 10, 2011 from http://www.iihs.org/research/fatality.aspx?-topicName=Older-people&year=2009.

International Council on Active Aging. (n.d.). Wellness programs. Retrieved August 10, 2011 from http://www.icaa.cc/activeaging andwellness/wellness.htm.

Jebsen, R., Taylor, N., Trieschmann, R., Trotter, M., & Howard, L. (1969). An objective and standardized test of hand function. *Archives of Physical Medicine and Rehabilitation, 50,* 311-319.

Kaminsky, T. (2010,). The role of occupational therapy in successful aging. *OT Practice, 15*(6), 11-14.

Lach, H. W. (2005). Incidence and risk factors for developing fear of falling in older adults. *Public Health Nursing, 22,* 45-52.

Lafata, M. J., & Helfrich, C. A. (2001). The occupational therapy elder abuse checklist. *Occupational Therapy in Mental Health, 16,* 141-161.

Law, M., Baptiste, S., Carswell, A., McColl, M. A., Polatajko, H., & Pollock, N. (2005). *Canadian Occupational Performance Measure* (4th ed.). Ottawa, Canada: Canadian Occupational Therapy Association.

Lent, R. W. (2004). Toward a unifying theoretical and practical perspective on well-being and psychosocial adjustment. *Journal of Counseling Psychology, 51,* 482-509.

Levinson, D. J. (1986). A conception of adult development. *American Psychologist, 49,* 3-13.

Lewis, S. C. (2003). *Elder care in occupational therapy* (2nd ed.). Thorofare, NJ: Slack.

Longino, C. F., & Kart, C. S. (1982). Explicating activity theory: A formal replication. *Journal of Gerontology, 37,* 713-722.

Mann, W. C., & Hicks, E. E. (2009). Products and technology. In B. R. Bonder & V. Dal Bello-Haas (Eds.). *Functional performance in older adults* (3rd ed., pp. 591-608). Philadelphia: F. A. Davis

Mast, B. T. (2010). Vascular depression: Cardiovascular implications for mental health. *Annual Review of Gerontology and Geriatrics, 30,* 135-154.

Mathiowetz, V., Volland, G., Kashman, N., & Weber K. (1985a). Adult norms for the Box and Block Test of manual dexterity. *American Journal of Occupational Therapy, 39,* 386-391.

Mathiowetz, V., Weber, K., Kashman, N., & Volland G. (1985b). Adult norms for the Nine Hole Peg Test of finger dexterity. *Occupational Therapy Journal of Research, 5,* 24-38.

McGarry, K., & Schoeni, R. F. (2005). Widow(er) poverty and out-of-pocket medical expenditures near the end of life. *Journal of Gerontology: Social Sciences, 60B,* S160-S168.

Meeks, T. W., Lanounette, N., Vahia, I., Dawes, S., Jeste, D. V., & Lebowitz, B. (2009). Psychiatric assessment and diagnosis in older adults. *Focus, 7,* 3-16.

Melville, L. L., & Nelson D. L. (n.d.). Melville/Nelson Evaluation System. Retrieved May 13, 2013 from http://www.utoledo.edu/eduhshs/depts/rehab_sciences/ot/melville.html.

Menec, V. H. (2003). The relation between everyday activities and successful aging: A 6-year longitudinal study . *Journal of Gerontology: Social Sciences, 58B,* S74-S82.

Michael, Y. L., Whitlock, E. P., Lin, J. S., Fu, R., O'Connor, E. A., & Gold, R. (2010). Primary care-relevant interventions to prevent falling in older adults: A systematic evidence review for the U.S. preventive services task force. *Annals of Internal Medicine, 153,* 515-525.

Miller, L. J., Myers, A., Prinzi, L., & Mittenberg, W. (2009). Changes in intellectual functioning associated with normal aging. *Archives of Clinical Neuropsychology, 24,* 681-688.

Miracle, A. W., & Miracle, T. S. (2009). Sexuality in late adulthood. In B. R. Bonder & V. Dal Bello-Haas (Eds.), *Functional performance in older adults* (3rd ed., pp. 409-426). Philadelphia: F.A. Davis.

Morrow-Howell, N., Hinterlong, J., Rozario, P. A., & Tang, F. (2003). Effects of volunteering on the well-being of older adults. *Journal of Gerontology: Social Sciences, 58B,* S137-S145.

Moyle, W., Clarke, C., Gracia, N., Reed, J., Cook, G., Klein, B., Marais, S., & Richardson, E. (2010). Older people maintaining mental health well-being through resilience: An appreciative inquiry study in four countries. *Journal of Nursing and Healthcare of Chronic Illness, 2,* 113-121.

Murphy, S. L. (2010). Geriatric research. *American Journal of Occupational Therapy, 64,* 172-181.

National Association for Continence. (2008). Urinary incontinence. Retrieved August 10, 2011 from http://www.nafc.org/index.php? page=facts-statistics.

National Library of Medicine. (2007). 8 Areas of Age-Related Change: 1. Brain: Memory and Alzheimer's disease (AD). Retrieved from http://www.nlm.nih.gov/medlineplus/magazine/issues/winter07/articles/winter07pg10-13.html.

Neugarten, B. L. (1975). *Middle age and aging* . Chicago: University of Chicago.

Nilsson, I., Bernspang, B., Fisher, A. G., Gustafson, Y., & Löfgren, G. (2007). Occupational engagement and life satisfaction in the oldest-old: The Umeå85+study. *OTJR: Occupation, Participation, and Health, 27,* 131-139.

Nitz, J. C., & Choy, N. L. (2004). The relationship between ankle dorsiflexion range, falls, and activity level in women aged 40-80 years. *New Zealand Journal of Physiotherapy, 32,* 121-125.

Pai, Y., Bhatt, T., Wang, E., Espy, D. D., &, Pavol, M. J. (2010). Inoculation against falls: Rapid adaptation by young and older adults to slips during daily activities. *Archives of Physical Medicine and Rehabilitation, 66,* 782-90.

Park, N. S. (2009). The relationship of social engagement to psychological well-being of older adults in assisted living facilities. *Journal of Applied Gerontology August, 28,* 461-481.

Pellerito, J. M. (2006). *Driver rehabilitation and community mobility* . St. Louis: Mosby.

Perski, T. (n.d.). Watching TV with low vision. Macular Degeneration International website. Retrieved August 10, 2011 from http://www .maculardegeneration.org/large/biglvarticle2.htm.

Petersen, R. C., Smith, G. E., Waring, S. C., Ivnik, R. J., Tangalos, E. G., & Kokmen, E. (1999). Mild cognitive impairment: Clinical characterization and outcome. *Archives of Neurology, 56,* 303-308.

Pruchno, R. A., Wilson-Genderson, M., Rose, M., & Cartwright, F. (2010). Successful aging: Early influences and contemporary characteristics. *Gerontologist, 50,* 821-833.

Pynoos, J., & Cohen, E. (1990). *Home safety guide for older people: Check it out, fix it up* . Washington, DC: Serif.

Rantz, M. J., Phillips, L., Aud, M., Popejoy, L., Marek, K. D., Hicks, L. L., Zaniletti, I., & Miller, S. J. (2011). Evaluation of aging in place model with home care services and registered nurse care coordination in senior housing. *Nursing Outlook, 59,* 37-46.

Riley, K. P. (2009). Mental function. In B. R. Bonder & V. Dal Bello-Haas (Eds.), *Functional performance in older adults* (3rd ed., pp. 177-182). Philadelphia: F.A. Davis.

Robins, R. W., & Trzesniewski, K. H. (2005). Self-esteem development across the lifespan. *Current Directions in Psychological Science, 14,* 158-162.

Robinson, J. G., & Molzahn, A. E. (2007). Sexuality and quality of life. *Journal of Gerontological Nursing, 33,* 19-27.

Rowe, J., & Kahn, R. (1998). *Successful aging: The MacArthur Foundation study.* New York: Pantheon.

Slagboom, P. E., Beekman, M., Passtoors, W. M., Deelen, J., Vaarhorst, A. M., Boer, E. B., . . . Westendorp, R. G. (2010). Genomics of human longevity. *Philosophical Transactions of the Royal Society of Biological Science, 366,* 35-42.

Sterns, H., Lax, G. A., & Chang, B. (2009). Work and retirement. In B. R. Bonder & V. Dal Bello-Haas (Eds.), *Functional performance in older adults* (3rd ed., pp. 311-331). Philadelphia: F.A. Davis.

Steultjens, E. M. J., Dekker, J., Bouter, L. M., Jellema, S., Bakker, E. B., & van den Ende, C. H. M. (2004). Occupational therapy for community dwelling elderly people: A systematic review. *Age and Ageing, 33,* 453-460.

Szanto, K., Gildengers, A., Mulsant, B. H., Brown, G., Alexopoulos, G. S., & Reynolds, C. F., III. (2002). Identification of suicidal ideation and prevention of suicidal behaviour in the elderly. *Drugs & Aging, 19,* 11-24.

Tideiksaar, R. (2009). Falls. In B. R. Bonder & V. Dal Bello-Haas (Eds.), *Functional performance of older adults* (3rd ed., pp. 193-214). Philadelphia: F.A. Davis.

Tinetti, M. E., & Kumar, C. (2010). The patient who falls: "It's always a trade-off." *Journal of the American Medical Association, 303,* 258-266.

Valentin, S. A., van Boxtel, M. P., van Hooren, S. A., Bosma, H., Beckers, H. J., Ponds, R. W., & Jolles, J. (2005). Change in sensory functioning predicts change in cognitive functioning: Results from a 6-year follow-up in the Maastricht aging study . *Journal of the American Geriatrics Society, 53,* 374-380.

Waddington, G. S., & Adams, R. D. (2004). The effect of a 5-week wobble-board exercise intervention on ability to discriminate different degrees of ankle inversion, barefoot and wearing shoes. A study in healthy elderly. *Journal of the American Geriatrics Society, 52,* 573-576.

Waite, A. (2011). Well Elderly 2 Study. *OT Practice, 16*(13), 8-10.

Wiatrowski, N. L., Riccio, L., & Scheer, J. (2008).Using evidence to inform practice for urinary incontinence. *Gerontology Special Interest Section Quarterly Newsletter, 31,* 2-4.

Wilkins, S., Law, M., & Letts, L. (2009). Evaluation of functional performance. In B. R. Bonder & V. Dal Bello-Haas (Eds.), *Functional performance in older adults* (3rd ed., pp. 429-448). Philadelphia: F.A. Davis.

Windsor, T. D. (2009). Persistence in goal striving and positive reappraisal as psychosocial resources for ageing well: A dyadic analysis. *Aging & Mental Health, 13,* 874-884.

Woodruff-Pak, D. S., & Papka, M. (1999). Theories of neuropsychology and aging. In V. L. Bengston & K. W. Schaie (Eds.), *Handbook of theories of aging* (pp. 113-132). New York: Springer

第三十三章　脑　卒　中

原作者：Anne M. Woodson
译者：危昔均　蔡素芳　秦　萍

学习目标

通过本章的学习，读者将能够：
（1）了解脑卒中或者脑血管意外的定义，可简要地描述病因、发病率和脑卒中可能导致的损伤和残疾。
（2）描述脑卒中个案在恢复过程中的连续性照护，包括跨学科团队、各种照护场所及恢复和干预的阶段。
（3）描述在脑卒中患者恢复过程中，评定作业表现、技能表现和患者因素的方法。
（4）针对患者的脑卒中恢复过程，提出改善作业表现、技能表现和患者因素的目标和方法。
（5）分析作业治疗干预在提升脑卒中患者的生活质量和调适生活方面的有效性。

一、概　　述

　　脑卒中（stroke），又称脑血管意外（cerebrovascular accident，CVA），描述的是一类由脑血管损伤导致的突发神经损伤。脑部血管的损伤阻碍了血液的流动，限制了血液向周围细胞供氧，最终导致脑组织的死亡或者梗死。损伤的机制、位置和程度决定了患者的症状和预后。此章聚焦于脑卒中患者，然而，非血管性脑外伤或者疾病，如枪击伤或者肿瘤，也可能表现出类似的神经障碍，可以进行类似的治疗。

二、病　　因

　　脑卒中通常依据血管损伤的机制和位置进行分类。两个主要的类别是**缺血性脑卒中**和**出血性脑卒中**。缺血性脑卒中是由脑血管的堵塞造成的，可以进一步分为血栓形成和栓塞。血栓形成是指血管狭窄或者闭塞，通常是由动脉粥样硬化导致的。血管闭塞是一个逐渐发展的过程，通常伴随着前期预警信号，如短暂性脑缺血发作（transient ischemic attack，TIA）。栓塞是指在其他区域形成的血小板、脂质或者其他形式的物质脱落，伴随血液移动时，阻塞了脑血管。缺血性脑卒中是最常见的类型，占脑卒中的 87%（American Stroke Association，2011）。

　　出血性脑卒中是由薄弱的脑血管破裂导致的。对于这一类的脑卒中，血液在血管外堆积并压迫周围脑组织。出血性脑卒中的出血不是发生在脑内（血液进入大脑）就是发生在蛛网膜下腔（血液进入大脑周围的区域）。脑动脉瘤和动静脉畸形是常见导致出血性脑卒中患者血管薄弱的原因（American Stroke Association，2011）。出血性脑卒中没那么普遍（约占脑卒中的13%），但其死亡率高于缺血性脑卒中（Roger et al.，2011）。

涉及位置： 大部分损伤位置不是在前循环就是在后循环，前者出现的体征和症状是半球功能障碍，而后者出现脑干的体征和症状（Simon et al.，2009）。脑血管意外的另外一个与位置相关的不同点是损伤源于大血管还是小血管疾病。血栓形成通常发生于大的脑血管。小血管或者腔隙性脑卒中是小动脉梗死，这只发生于大血管的小动脉分支（National Institutes of Health，2011）。

三、发 病 率

脑卒中在美国是第三大致死因素，也是导致成年人慢性残疾的主要因素。据统计，美国每年有79.5万人首次或者复发脑血管意外，大约有三分之二幸存，这使美国人口中一直保持着超过900万的脑卒中患者（American Stroke Association，2011）。脑卒中患者是作业治疗师在神经诊断分类中最经常接触的患者（National Board for Certification in Occupational Therapy，2008）。美国人口的老龄化预计会提高脑卒中的发生率，因为大约三分之二的脑卒中发生于65岁以上（National Institutes of Health，2011）。

四、医 疗 管 理

急性期医疗聚焦于确认脑卒中的病因和涉及位置，预防进一步损伤，减轻脑水肿，预防继发性医疗并发症和治疗急性期神经症状（Bartels，2011）。诊断性影像技术，包括计算机断层扫描（computed tomography，CT）和磁共振成像（magnetic resonance imaging，MRI），可以分辨出血性脑卒中和缺血性脑卒中，以及确定涉及位置、大小和血管分布情况（National Institutes of Health，2011）。

对于急性缺血性脑卒中，治疗考虑的内容包括恢复血液流通和限制神经损害。药物治疗包括抗血栓和溶血栓治疗，是脑卒中最常使用的药物干预手段（National Institutes of Health，2011）。抗血栓药包括抗血小板药（如阿司匹林）和抗凝药（如肝素），用于防止进一步凝固或者血栓形成。脑卒中后，由于首次发病后容易复发，通常医生会使用抗血栓形成的药物以预防（National Institutes of Health，2011）。溶栓药物，如组织型纤溶酶原激活剂（tissue plasminogen activator，tPA），通过溶解脑血管的栓子重建脑部血流。一个由美国国家神经障碍和脑卒中研究院（national institute of neurological disorders and stroke）资助的为期5年的研究，对合适的受试者在脑卒中发病3小时内使用tPA治疗，相对于安慰组，可能恢复至极少或者没有残疾的患者数量增加至少33%（National Institutes of Health，2011）。考虑到相关的出血风险增加和必须发病3小时内使用才有效，溶栓药物的使用是有限制的。据统计，只有3%～5%的脑卒中患者能及时寻求医疗帮助及得到tPA治疗（American Stroke Association，2011）。对于出血性脑卒中，急性期治疗包括控制颅内压、防止再出血、维持脑灌注和控制血管痉挛。外科或者血管内手术是常用于控制损伤的方法（American Stroke Association，2011）。

五、脑卒中恢复

脑卒中后导致的功能丧失，及其严重程度和恢复的时间会因为损伤位置、种类、程度和所提供的治疗不同而存在差异（National Stroke Association，2011）。早期的改善或者自然恢复的发生是由于脑部病理过程的减退，以及梗死或者出血区域的邻近和远端神经传导的恢复而产生的（Dobkin，2005）。后期持续的改善是由于脑内结构和功能的重组或者神经可塑性。神经可塑性是指在学习和恢复的背景下，短暂性地形成功能改变，包括细胞层面的结构变化。神经可塑性包括两侧大脑半球正常神经元以更高的兴奋性和募集能力，响应刺激、参与、训练和体验（Albert & Kesselring，2011）。Langton Hewer（1990）描述了一种脑卒中恢复模型，包括内在神经恢复和适应性代偿恢复。内在神经恢复是指神经损伤的修复，如瘫痪肢体的运动功能恢复。适应性代偿恢复指在没有神经功能复原的情况下，重新获得完成有意义的活动、任务和角色的能力，如利用健手穿衣，使用手杖或者助行器步行。大部分患者会在一定程度上获得内在（神经）和适应性（代偿）两个方面的恢复。康复，包括作业治疗，旨在促进以上两个方面的恢复，令患者能获得最佳的生活功能和参与。

（一）神经损伤和恢复

不同的损伤位置和严重程度决定了每一位脑血管意外患者独特的功能障碍。定义 33-1 列出了最常见的脑卒中后神经损伤，也描述了可能影响的作业功能。脑血管意外最典型的表现是**偏身轻瘫（hemiparesis）**或**偏瘫（hemiplegia）**，患侧大脑的对侧肢体表现出轻度到完全的瘫痪。尽管通常脑卒中后 3～6 个月身体残损会降低（Roger et al.，2011），约有 80%的患者会产生不同程度的偏瘫（National Stroke Association，2011）。

有些残损与特定半球的损伤相关。例如，左侧脑血管意外导致右侧偏瘫、**失语症（aphasia）**或者其他交流障碍和（或）**失用症（apraxia）**或运动计划障碍。右侧脑血管意外导致左侧偏瘫、视野受损（visual field deficits，VFDs）或者空间忽略、洞察力和判断力减弱和（或）冲动行为（American Stroke Association，2011）。

许多患者不能重新获得全部的上肢运动功能。据研究报道，65%的脑卒中患者的偏瘫侧上肢无法参与日常功能活动（Lum et al.，2009）。传统认识中，偏瘫患者的运动恢复以往被形容为从近端运动发展到远端运动，从粗大、固定模式、未分化的运动发展到精细、协调的运动（Brunnstrom，1970；Fugl-Meyer et al.，1975）。现今，治疗师很少有机会观察到患者有如此明显的运动恢复进展，一部分原因是溶栓剂限制了脑的损伤，另一部分原因是保险制度限制了长期康复服务。

📖**定义 33-1**

脑卒中后的神经功能损伤	
神经功能障碍	可能影响的作业功能
偏瘫，偏身轻瘫	姿势调整和双侧整合能力受损 移动能力受损 部分或者全部基本日常生活活动（basic activities of daily living，BADL）和工具性日常生活活动（instrumental activities of daily living，IADL）的独立性降低

续表

神经功能障碍	可能影响的作业功能
偏盲，其他视觉障碍	环境感知能力降低，适应环境能力降低
	阅读、书写、移动时导航、人或者地方辨认、驾驶能力受损
	可影响所有的 BADL 和 IADL 的能力
失语	语言和口语理解，或者书面理解能力受损
	不能交流、阅读、理解符号或者方向
	社交或社区参与降低；孤立
构音障碍	口齿不清；口腔运动功能障碍，如进食、变换面部表情
躯体感觉障碍	感觉迟钝区域的损伤风险提高
	协调和灵巧运动受损
失禁	如厕独立功能丧失
	皮肤损伤风险提升
	社交和社区参与降低
吞咽障碍	误吸风险增加
	经口进食或者饮水功能受损
失用症	进行任何活动的独立能力下降（ADL、言语、移动），学习新任务或者技能的能力下降
认知障碍	进行 BADL 和 IADL 的独立能力下降；学习新技术的能力下降；社交互动减少
抑郁	活动的动机和参与降低；社交互动减少

（二）功能恢复

关于脑卒中患者的功能恢复备受关注，尽管残存的神经功能障碍会导致永久性的残损、活动受限和参与受限，但单凭残损并不能预示残疾或作业功能的水平（Kelly-Hayes et al., 2003）。功能恢复的重要层面，包括脑卒中患者完成日常生活任务需要的协助量以及是否恢复居家功能。据美国国家脑卒中协会（National Stroke Association, 2011）估算，10%的脑卒中患者可以几乎完全恢复功能，25%的患者存在轻微残损，40%的患者有中至重度残损，需要特别照护，10%的患者需要养老院或者其他长期照护机构照顾，15%的患者在发病后短期内死亡。研究显示患者的日常生活活动（ADL）独立水平会随着时间而提高，但另有一个社区的大型研究发现，65岁或以上的缺血性脑卒中患者，有26%的人日常生活活动依赖他人，30%的人6个月后仍需要协助步行（Kelly-Hayes et al., 2003）。

关于工具性日常生活活动（IADL）恢复的报道较少，如居家管理、工作、休闲娱乐和交流技巧。其中有一个研究通过分析脑卒中患者的功能状态发现，大部分的参与者在急性期后的3个月内，可以处理基本日常生活活动（BADL），但却难以处理更为复杂的、对完全参与家庭和社区生活起关键作用的 IADL（Shih et al., 2009）。大部分脑卒中患者的活动水平、社交水平和总体生活质量均下降，估计仅有25%的人能恢复至社区中对应的非脑卒中群组的日常生活参与水平（Lai et al., 2002）。

（三）影响恢复的因素

脑卒中恢复相关研究尝试寻找可以预测生存率、残疾程度和功能水平的特性和指标。众多的前瞻性研究均没有找到一个简单的预测指标。研究者将作业治疗实践框架（AOTA，2008）应用于脑卒中患者，阐述影响每一个脑卒中患者的因素的复杂性和广泛的变化性。身体结构如大脑损伤的类型、大小和位置，以及身体功能如偏瘫或者失语及其严重程度，均影响着恢复的程度和进程。此外，个人因素，如高龄和共存病及其严重程度，如糖尿病、心脏病和外周血管病，都可能阻碍最佳的功能恢复。年长可导致更常见的共发残损，如关节炎或者痴呆；许多恢复不佳的老年脑卒中患者均在患病前已存在功能下降（Stein & Brandstater，2010）。环境因素，如急性卒中单元和康复服务的安排、家属成员的帮助等，均可以促进或阻碍患者恢复。

作业表现，特别是 BADL 表现，经常用于预测长期恢复的疗效，因为 ADL 评定相对客观，使用工具简便，也与生活质量相关（Shih et al.，2009）。然而，一个针对严重脑卒中患者的研究发现，脑卒中患者出院时的 ADL 状况，并不能非常准确地预测患者的长远恢复情况，这提示，需要花更长的时间，才可以预测这类患者的恢复结果（Kashihara et al.，2011）。

引起功能恢复不佳的因素包括严重的初始运动障碍、坐位平衡不良、BADL 依赖他人、既往脑卒中、持续的失禁、严重的视觉空间障碍、严重的认知损伤、抑郁、严重的失语、意识水平改变和社会支持不足（如独居）。预测脑卒中后生活质量良好的因素包括家庭支持、BADL 独立和获得持续的服务（Stein & Brandstater，2010）。

（四）恢复的时间窗

综合归纳脑卒中的文献，最大限度的运动和功能恢复发生在脑卒中后的第 1 个月。脑卒中 6 个月之后还会恢复一些，但非常有限（Verheyden et al.，2008）。恢复的平台期可能是由于评定量表对渐进性改善的敏感度不足，而不是患者学习新任务或者获取技巧的潜力下降（Dobkin，2005）。缺乏持续性的康复治疗或者减少密集治疗也可以解释平台期的出现（Verheyden et al.，2008）。对于恢复情况的研究倾向聚焦于局限的因素（运动或者 BADL 的改善），而不是活动和参与水平。许多研究显示，脑卒中超过 1 年的患者在接受先进的康复治疗后，其运动和功能方面可以取得显著的改善（Page et al.，2004）。对于已经成功恢复生活角色或者获取新角色的患者来说，他们在技能和作业表现各方面的恢复会在发病后持续多年（Matola，2001）。

（五）恢复的阶段

一个脑卒中患者恢复的阶段，包括提供治疗和患者的损伤程度，均会影响治疗师对评定和干预措施的选择。在本章中，脑卒中作业治疗服务分成三个阶段：脑卒中后即刻的急性期、康复期和重新进入社区的持续调整期（Sabari & Lieberman，2008）。但对于大部分患者，恢复的进展和服务的提供并不会如此明显。因为各种原因，许多患者并不能获得全面的服务和顺利的持续性照护。因此，任何的评估或者治疗都可能被用于患者的任何或者全部阶段，这也应该被视作持续性照顾的一部分，以迎合患者随时间而变化的需求。为了达到最佳疗效，患者、家庭和照护者间在每一个康复阶段的协调和持续交流是必要的。

六、评　　定

目前有许多评定方法用于确定脑卒中的残损和残疾。针对脑卒中患者，治疗师之间选择的评定手段有非常大的差别，没有一个评定方法是被所有人接受的（Gresham et al.，1995）。

治疗师以实践模型和循证实践指南作为指引来甄选评定工具。脑卒中后的作业治疗评定包括确认作业概况（针对个体重要的角色、任务和活动）和个体作业表现分析（个体履行任务和活动的能力）。当决定是用自下而上还是自上而下的方法对患者进行评估时，治疗师需要考虑每一位个体和个体所处的恢复阶段。在急性期阶段，评估患者因素和表现能力对于确定出院后的安置是至关重要的。在康复和重回社区阶段，治疗师还必须考虑活动需求、环境、表现模式和技能整合，以帮助患者达到提高生活质量的目标并参与有意义的角色（Sabari & Lieberman，2008）。

治疗师可以利用实践指南的协助进行评定工具的选择。推荐的指南包括 AOTA 的《成年脑卒中作业治疗实践指南》（Sabari & Lieberman，2008）和美国心脏协会/美国脑卒中协会（American Heart Association/American Stroke Association，AHA/ASA）发布的《成年脑卒中康复照顾管理：临床实践指南》的附录 D（Duncan et al.，2005）。AOTA 指南列出了作业治疗师常用的脑卒中评定方法，包括标准化的评定和基于观察的评定。AHA/ASA 的指南列出和推荐了已验证的标准化评定方法，这些评定方法适用于所有专科和脑卒中的所有照护阶段。使用标准化的评估工具能够确保有可信的资料记录，有助于进行一致的治疗决策，有利于团队之间的交流和监控患者的进展（Duncan et al.，2005）。因为脑卒中患者个体的表现差异以及随着恢复的进程其需求发生变化，通常必须使用多种评定工具。

治疗师应该熟悉常用的标准化脑卒中评定量表，因为它们经常用于跨学科的基线功能总结或者作为评价恢复或者治疗效果的工具。美国国立卫生研究院脑卒中量表（National Institutes of Health Stroke Scale，NIHSS）（Brott et al.，1989）是一个可供医生、护士或者治疗师使用的简短、效度好的工具。评分项目包括觉醒状态、视觉、眼外肌运动、面瘫、肢体力量、共济失调、感觉、言语和语言。尽管没有一个评定可以完全描述或者预测脑卒中残疾和恢复的不同情况，但NIHSS被广泛应用为初始评定的工具,并用于指导出院安置计划（Kasner,2006）。

（一）作业领域的评定

患者希望恢复的自理、休闲娱乐、职业、居家和社区活动的能力，主要通过观察评估，而不是（自述）报告评估，因为患者认为自己能做到的和实际能做到的可能有区别。确定患者的作业功能水平的评估应提早进行，这样才能预先解答下列问题（Wade，1992）：①患者将在哪里生活，以及需要什么样体能上的适应？②患者将需要多少以及什么样的协助？③患者将能够扮演什么角色，以及他将花时间在什么事情上？

患者在临床机构内的 ADL 表现可能不能预示他们在家里的表现。例如，在治疗时能够穿脱衣服的患者可能并不能够从杂乱的衣柜中找到衣服并拿出来，不能依据天气选择合适的衣服或者在没有提示的情况下启动穿衣的流程（Campbell et al.，1991）。相反，患者可能不能够在不熟悉的门诊厨房准备简单膳食，但回家后可能非常容易执行这个任务。居家评估可以帮助确定患者需要什么资源和方法，来达到作业独立,也可以评定安全性和无障碍程度（见第十章）。

1. 自理 评定自理或者 BADL 能力的方法和评估工具的举例均在第四章有讨论。AHA/ASA 指南推荐评定 ADL 的工具是巴氏指数（Barthel index，BI）（Mahoney & Barthel，1965）和功能性独立量表（functional independence measure，FIM）（Keith et al.，1987）。这些跨专业学科的量表在脑卒中研究方面非常知名且被广泛使用，据报道，FIM 是康复医院最常使用的功能性评估量表。这些量表的使用可以强化脑卒中治疗的团队合作，通常作业治疗师完成这些量表的自理部分评定，其他学科完成直肠和膀胱控制、移动、交流、认知和社交方面的相关评定。这些功能性量表往往会出现天花板效应，限制了它们评估更高功能或者生活质量水平的能力（Duncan et al.，2005；Wolf et al.，2009）。

2. 工具性日常生活活动　患者的目标和出院时的情况可能会指导治疗师评估更为复杂的作业表现领域。AHA/ASA 的指南推荐"所有计划回归社区独立生活的患者均应在出院前评定 IADL"，且建议"单独待在家里所需要的最小 IADL 技能要求包括以下几点：①准备或者获取简单膳食；②使用安全预防措施和展示较好的判断力；③服药；④如果需要，获得紧急援助"（Duncan et al.，2005）。此指南推荐的 IADL 评定量表包括 Frenchay 活动指数（Frenchay activities index，FAI）（Holbrook & Skilbeck，1983）和费城老年中心工具性日常生活活动量表（Philadelphia geriatric center instrumental activities of daily living scale）（Lawton，1988）。FAI 是专为脑卒中患者开发的自我报告工具，主要通过与脑卒中前对比，评估患者发病后参与相同活动的频率，如洗衣、社交活动和园艺。此评估的目的是记录脑卒中后的活动模式的改变和反映生活质量，而不是评估生存技能的表现。而费城老年中心工具性日常生活活动量表是一种观察性评估工具，其对患者活动表现进行分级，如使用电话、服药管理和财务处理。此外，AOTA 的实践指南推荐的量表包括加拿大作业表现量表（Canadian occupational performance measure，COPM）（Law et al.，2005）、运动和过程技巧评估（assessment of motor and process skills，AMPS）（Fisher，1995）（见第四章）和脑卒中影响量表（stroke impact scale，SIS）（Duncan et al.，1999）。脑卒中影响量表是专为脑卒中患者开发的更为综合的结局评定量表（Lai et al.，2002），患者在评估者引导下进行自我报告，项目包括患侧肢体进阶功能、记忆和思维、心境和情感、交流技能、居家和社区的行动能力、典型的日常活动和参与有意义的生活角色。此量表涵盖项目源于脑卒中患者的反馈和他们的照护者所确认的脑卒中后持续的问题，这些问题对患者的生活质量影响最大。

在适当的时候，驾驶或者回归工作岗位的潜力可能由作业治疗师或者其他受过这方面训练的专家进行评估。一位患者重新驾驶或者回归工作岗位的能力在此章的后面讨论（亦见第二十六章和第二十八章）。

（二）表现技能和患者因素的评定

观察患者的作业表现可以使治疗师了解患者特定的表现技能和患者因素，这些可能强化或者阻碍患者期望的功能结果。表现技能的评估可以帮助确定一个人的运动和认知能力，以便完成有价值的任务和担任有价值的角色。患者因素的评定包括与脑卒中相关的原发性和继发性损伤的评定，这些可以帮助确定技能和作业表现的改善潜力（Saban & Lieberman，2008）。这些技能和因素可以直接通过评定工具测量。评估的领域包括姿势调整、上肢功能和运动学习能力。

1. 姿势调整　或者姿势控制，是指个体在活动或者改变体位时，持续达到、维持和恢复直立位姿势以对抗重力（平衡）的能力（Pollock et al.，2000）。姿势调整障碍的识别和治疗是脑卒中治疗的重要领域，因为非常多的日常生活活动均依赖于此技能（例如，穿袜子、进出浴缸、家务和参与体育）。评估和治疗仅限于那些需要床或轮椅来获得安全支持的患者，这些患者不能从事绝大部分的日常生活活动，因为这些活动都需要克服重力。偏瘫患者通常会存在运动控制能力下降、双侧运动和感觉整合困难、自动姿势反应受损（Oliveira et al.，2008）的问题，因而必须花费额外体力维持直立体位，导致关注有意义活动的能力下降。当参与有难度的活动时，偏瘫患者经常会借助代偿策略来维持稳定，如使用上肢协助支撑（Oliveira et al.，2008）。

虽然 Berg 平衡指数（Berg balance scale）（Berg et al.，1989）被 AHA/ASA 的临床指南和 AOTA 的实践指南列为推荐的工具，但姿势适应因素和技能在有意义的功能活动中观察可能更好。功能性前伸测试（functional reach test）是 AOTA 指南推荐的另一个平衡评估工具（Duncan et al.，1990）。确定脑卒中患者躯干控制能力是评定运动功能和技能的重要起点，因为不良的躯干控制可能导致肢体控制障碍，增加跌倒、挛缩和畸形的风险，坐和站耐力下降、头颈对线不良可致视觉反馈和吞咽效果下降，以及与环境交互能力受损（Gillen，2011a）。静态和动态的姿势和平衡都可以从患者的自理活动中观察和注意到，如穿衣、转移和沐浴。定义 33-2 比较了功能性正常坐姿和脑卒中后常见异常坐姿。

📖定义 33-2

脑卒中后常见的坐姿障碍

身体部位	功能性正常坐姿	脑卒中后常见异常坐姿
头，颈	中立位	向前 向弱势侧屈曲 远离弱势侧旋转
肩	等高 对齐骨盆	不等高 患侧肩后缩
脊柱，躯干	从后方看是直的 合适的侧曲线 双侧躯干肌肉等长	从后方看是弯曲的 胸椎后凸 躯干肌肉一侧短缩，对侧伸长延长
手臂	维持静态直立姿势无须使用手臂 放松的	使用健侧手臂维持直立姿势 患侧手臂肌张力增高或者降低
骨盆	双侧坐骨结节有对称的负重 骨盆中立位至轻微前倾 中立位旋转	非对称负重 骨盆后倾 单侧髋向前
腿	髋屈曲 90 度 膝髋对齐，髋在内收和外展的中立位，在内外旋的中立位 足在膝下 足踏平在地面，可承重	髋过伸 髋内收使双膝触碰，或者患侧髋外旋双膝分离 足在膝前方 足不在地面，不能承重

注：改编自 Gillen, G.（2011a）. Trunk control：Supporting functional independence. In G. Gillen（Ed.），*Stroke rehabilitation: A function-based approach*（3rd ed.，pp. 156-188）. St. Louis：Mosby.

2. 上肢功能 作业治疗师是临床工作者中最常涉及评估和治疗偏瘫或者偏身轻瘫患者的上肢功能障碍的人。脑卒中后，应用手臂和手功能的技能是复杂的，通常也是困难的，并涉及多个身体功能和结构的交互。评估患侧上肢应该涉及：感觉；力学和生理学上阻碍运动的因素；主动或随意运动的出现和程度；运动的质量，包括力量、耐力和协调性；运动功能活动范围。

（1）躯体感觉的评定：在评估脑卒中患者的感觉障碍过程中，记住感觉是功能非常重要的组成部分，仅当感觉问题影响到日常生活活动的能力时，其成为治疗的焦点。当躯体感觉障碍出现时，它常常伴随着相同解剖区域的运动功能损伤（Stein & Brandstater，2010）。

大部分的感觉测试要求注意、辨认和反映不同的刺激，因此，感觉测试对失语、意识混乱或者认知障碍的患者来说是非常困难的。通常需要先确定患者的理解和交流水平，包括应对是/否的可信度。表达性失语的患者可以通过点头、手势、指向书面或者图片提示，或者从对象阵列中选择刺激对象。当标准化的测试程序不可能实现的时候，通过观察患者在测试过程中的反应，仍然可以获得一些信息。尽管知觉分辨能力没办法确定，但粗略的保护性感觉（针刺时的退缩）仍然可以评定。

轻度 CVA 患者和基本感知完好的患者，可能需要使用两点辨别觉或者 Moberg 拾物测试（Moberg pick-up test）以评价更细致的辨别能力（Dellon，1981）。这些测试可以预示，当运动功能恢复较好时，手灵巧性仍受损。第九章有感觉评估的详细阐述。

（2）力学和生理成分：妨碍偏瘫上肢运动功能的因素包括被动关节活动的受限、关节对线不良、肌肉张力异常和疼痛。访谈和病历可以帮助确认这些问题是由脑卒中引起的还是发病前就已经存在的。肢体的关节或者软组织被动活动受限可能源于患者的身体结构和生活方式或者病前因素，如关节炎或者关节损伤。受限更可能直接由脑卒中导致，肌肉的虚弱或者痉挛会导致突然性的和持续性的关节制动。没有反向运动的关节如果持续保持刻板姿势，会导致肌肉、肌腱和韧带短缩并最终挛缩。循环减慢和肌肉活动消失所导致的继发性肿胀，可以进一步限制关节被动活动，特别是手部的活动。通常不使用测量被动关节活动范围（passive range of motion，PROM）的量角器评定，除非是特别针对增加 PROM 的治疗，如试图消除肘屈曲挛缩。对脑卒中患者更有用的评定是比较患侧和健侧手臂活动范围以确定大概的关节活动基线水平。

肩关节半脱位，或者肩肱关节对线不良，约有 50% 的脑卒中患者产生这类症状（Yu，2009）。这类症状发生的可能原因是当冈上肌和三角肌无力时，手臂的重量将肱骨下拉，同时肩胛肌无力导致关节盂下旋（ Stein & Brandstater，2010）。肩关节半脱位可以通过触诊鉴别：患者坐位，躯干稳定后，手臂自然下垂，测试者触诊位于肩峰和肱骨头间的肩峰下间隙，通过手指测量，也就是说，利用手指能放置到空隙的数量来测量（Yu，2009）。肩关节半脱位在肩痛中的角色是充满争议的，在肩关节内，关节囊粘连、肌腱炎、滑囊炎、肩袖撕裂、神经牵拉或者压迫和复杂性区域性疼痛综合征（complex regional pain syndrome，CRPS）都是偏瘫患者常见的并发症，且这些都可导致疼痛和关节活动范围（range of motion，ROM）受限（Duncan et al.，2005）。

痉挛，定义为速度依赖性牵张反射性张力增高，可导致关节活动受限和疼痛，通常导致挛缩和功能性损伤。Ashworth 量表/改良 Ashworth 量表（Ashworth Scale/modified Ashworth scale）（Bohannon & Smith，1987）是 AOTA 实践指南推荐的痉挛评定工具（见第八章；疼痛评估的描述见第三章）。

（3）随意运动：确定患者能做的随意运动的数量和质量是评定运动潜能的首要步骤之一（Warren，1991）。每一个脑卒中患者可以进行的运动模式是不同的。随着时间的推移，运动可以发生巨大的变化或者细微的改变，因此，在恢复的过程中需要仔细反复评定。评定患侧上肢运动控制的时候，应该考虑以下因素：

1）患者能够进行反射性运动而不是随意运动吗？例如，当平衡被干扰时，患者可以主动伸展患侧肘关节（平衡反应），或者当打哈欠时，患者能够屈曲偏瘫侧肘关节（联合反应），但患者不能按要求做这个动作。

2）近端节段（颈、躯干、肩、髋）是否能按需求为远端部分提供稳固的支撑作用，或者近端节段是否可代偿远端运动？例如，患者通过明显的躯干侧弯和过度抬高肩带举起偏瘫侧手臂。

3）是否可以在无辅助下完成抗重力的随意运动，或者是否可以仅通过体位、支持或者诱导的方法协助完成？例如，患者可以在减重的情况下，通过在水平面屈曲肘关节的方式，把手放到他的嘴边。

4）是否可以进行分离运动，或者仅可进行共同运动？例如，患者仅能通过肩外展、肘屈曲和躯干屈曲的方式拿取桌上的物品，而不能运用屈肩和伸肘这种更高效率的模式。

5）是否可以用实用的速度和精细度进行交替运动（在单一关节连续进行主动肌/拮抗肌运动）？例如，在进行握住杯子、喝水和把杯子放回桌面的活动时，患者不能进行肘关节伸展-屈曲-伸展的连续运动，但可以分别进行运动。患者不可以进行刷牙时需要的快速交替运动。

脑卒中后一个最主要的运动模式变化是获得分离运动和控制单一肌肉活动的能力和潜能，以及将它们整合应用于适合手头活动的运动模式。偏瘫患者的典型运动模式中，某一关节运动的启动会导致另一块因共同运动相联系的肌肉发生自动收缩。这会导致受限的和刻板的运动模式，而不是适应性或者选择性运动。在 Brunnstrom 的偏瘫肢体共同运动理论（Brunnstrom，1970）中，依据肘部的运动，典型的刻板模式分为屈肌或者伸肌协同作用模式。屈肌协同作用表现为肩胛骨后缩和（或）上抬，肩关节外展和外旋，肘关节屈曲和前臂旋前。伸肌协同作用表现为肩胛骨前伸，肩关节水平内收和内旋，肘伸展和前臂旋前。腕和手的位置有个体差异（Brunnstrom，1970）。协同作用有相当大的个体差异，其他导致异常刻板模式的原因包括代偿运动、不必要的动作、发力或紧张产生的肌肉张力、对抗重力的动作（如旋前）。依据 Brunnstrom 的理论（1970），脑卒中后的运动恢复取决于个体进行分离运动的能力。更新的临床研究建议，除了病理性的肢体协同作用，力量的缺失和由中枢神经控制的协调关节间活动的功能受损也可干扰正常运动并损害功能（Welmer et al.，2006）。有一个研究观察了异常的肢体协同作用程度对首次脑卒中患者偏瘫侧随意运动的影响，结果发现脑卒中后三个月，13%的患者进入了协同作用模式（Welmer et al.，2006）。

第八章和网络章节 A、B、C 描述了几个用于评定脑卒中后随意运动的方法。Fugl-Meyer 运动功能评定（Fugl-Meyer assessment）（Fugl-Meyer et al.，1975）和运动评定指数（motor assessment scale）（Carr et al.，1985）是被 AHA/ASA 临床指南和 AOTA 实践指南推荐的，用于评估脑卒中患者随意运动的有效和可信的工具。Fugl-Meyer 运动功能评定改编自 Brunnstrom 的偏瘫分级和进程记录（hemiplegia classification and progress record）（Brunnstrom，1970），并将 Brunnstrom 运动功能恢复的六级阶段结合在其中，体现了潜在的恢复顺序。Fugl-Meyer 运动功能评定的上肢功能部分（Fugl-Meyer assessment upper extremity，FMA-UE）是研究领域最常使用的评定工具并且被用于描述上肢运动损伤和评估新干预方法的有效性，但它所关注的协同作用，已不再成为更新颖的功能导向治疗的基础（Woodbury et al.，2007）。在研究 FMA-UE 的维度和结构有效性之后，研究人员发现 FMA-UE 的反射评定涉及非常有限的随意运动信息。他们也质疑 Brunnstrom 和 Fugl-Meyer 描述的阶梯式运动恢复顺序，并认为"恢复过程中的上肢运动行为可能是神经因素和任务导向运动的难度之间的动态相互作用"

（Woodbury et al., 2007）。

（4）力量和耐力：肌无力的范围是从不能完成肌肉激活至比正常肌力稍小的肌力，肌无力已经是公认的限制偏瘫患者作业活动和参与的因素（Harris & Eng, 2007）。使用肌肉力量评定来观察脑卒中患者的恢复是有争议的，因为传统的神经康复框架将肌肉阻力与上肢张力增高和疼痛相联系（Bobath, 1990）。一个随机对照研究的荟萃分析研究了训练瘫痪上肢力量的证据，发现力量训练可以提升脑卒中患者的上肢力量和功能，并不会增加张力或者疼痛（Harris & Eng, 2010）。用于量化脑卒中后肌肉力量的方法包括运动表现评定（如Fugl-Meyer运动功能评定）、徒手肌力测试、用握力计评定握力、主动关节活动范围测量（Bohannon, 2007；Wagner et al., 2007）。推荐使用此章提及的运动评定技术和第七章描述的技术来确定肌肉力量的基线水平。需要重点关注的是，研究表明脑卒中后非瘫痪肢体和躯干肌肉也会出现肌无力（Bohannon, 2007）。

耐力下降，可以看作是在一定的时间内维持运动或者活动的能力降低，是脑卒中后运动表现的重要限制因素，因为这会影响患者充分参与康复和作业活动的能力（deGroot et al., 2003）（研究笔记33-1）。耐力下降可能是因为费力地移动患肢导致身体的或者精神的疲劳，或者是因为并发的心脏或者呼吸系统疾病（详见第七章）。

研究笔记 33-1

Schepers, V. P., Visser-Meily, A. M., Ketelaar, M., & Lindeman, E. (2006). Poststroke fatigue: Course and its relation to personal and stroke-related factors. *Archives of Physical Medicine and Rehabilitation, 87*, 184-188.

摘要

目标是描述脑卒中后第一年的疲劳时间和确定脑卒中后第一年的疲劳和个人特点、脑卒中特点和脑卒中后损伤的相关性。参与者包括了167名首次脑卒中的住院康复患者，平均年龄56.4岁，73.7%的参与者与配偶或者同伴生活。主要的结局评估量表是疲劳严重指数（fatigue severity scale），这是一种通过自我报告评定疲劳对日常生活影响的工具。评估的时间为入院康复时、脑卒中后6个月和1年。结果显示脑卒中后6个月和1年的患者（分别为64.1%和69.5%）自我报告的疲劳的频率较刚住院患者（51.5%）更高。脑卒中后1年以下类型的患者受疲劳影响更大（$P<0.1$）：抑郁、高龄、女性和那些认为他们的健康相关结果取决于其他权威（如医生）而不是他们自己的行为的患者。这些脑卒中后1年报告疲劳的患者中，29.3%的人也同时存在抑郁，这支持了以前的研究结果。这四个决定性因素可以解释20%的疲劳影响的得分改变，因此，主要的疲劳影响可能不能够归咎于具体的因素。本研究的其他因素分析结果无显著性意义，包括婚姻状况、脑卒中种类、身体功能恢复的程度（运动功能恢复好和恢复差的患者都报告了疲劳影响）、整体认知损伤和出现睡眠障碍。建议进一步研究疲劳影响时应该分析这些因素，如身体健康水平、药物副作用、应对策略的使用和高级认知功能。

实践意义

（1）疲劳被认为是脑卒中发生不久后的一个问题，但是在脑卒中后数月或者数年，它不一定会被视为阻碍功能水平提高和作业活动的因素。当患者回归工作岗位或者社会角色之后，疲劳的影响可能变得更显著。在拟定社区或者居家治疗计划时，治疗师应该认识到疲劳症状的长期影响。

（2）应该常规向患者和家属提供关于脑卒中后疲劳的教育，以增加对问题的认识和减轻痛苦。节省体力训练和工作简化技术，包括维持休息和活动的节奏和平衡技术，对脑卒中患者是合适的，因为这些身心健康干预可以改善患者自我控制健康的感知。

（3）虽然脑卒中后的抑郁和疲劳是分开的，但抑郁是脑卒中后疲劳干预的重要焦点。治疗师应该觉察患者的抑郁症状并转介患者和家属给合适的专业人士。

（5）功能表现：评定脑卒中后偏瘫手臂功能性使用是有困难的，因为尽管作业表现评估可以确认 BADL 和 IADL 的障碍，但是它们不能准确地反映患者使用患肢完成任务的能力。一个基于人群的研究观察到患侧上肢严重瘫痪的患者中，超过半数患者的功能恢复是通过健侧上肢的代偿实现的（Nakayama，1994）。类似地，患者因素和运动或者操作技能的评估可以预测患者的偏瘫上肢功能性使用的潜力，但是不能预测作业表现。研究提出，"虽然潜在的运动感觉损伤仍然存在，但功能性运动的表现可以正常或者接近正常"（Wagner et al.，2007）。实际上代偿的趋势增加了对脑卒中患者进行日常自理活动的关注，而不是对偏瘫上肢表现技能的关注（Sabari & Lieberman，2008）。研究中描述的许多测试可以用于评估患侧上肢的功能，这些测试可以归类为任务导向性评估，包括熟悉活动的部分或者全部模拟，而不是相关的真实生活活动（Okkema & Culler，1998）。

评估脑卒中后功能表现的一大困难源于利手和非利手之间表现能力的正常差异。例如，使用器皿进食、梳头和书写正常情况下均由利手完成，测试非利侧偏瘫上肢完成这些活动的能力对患者来说是不相关或者无用的。上肢有非常广泛的功能，任何一个测试仅能评定实际功能的一部分。治疗师必须选择对患者来说最合适的测试。

AOTA 成年脑卒中实践指南列出的功能性测试包括偏瘫上肢功能测试（functional test for the hemiplegic/paretic upper extremity）（Wilson et al.，1984a，1984b）、上肢运动能力测试（arm motor ability test）（Kopp et al.，1997）和 Wolf 运动功能测试（Wolf motor function test）（Wolf et al.，2001）。

偏瘫上肢功能测试是由作业治疗师开发的标准化测试工具，专门用于评估患者使用偏瘫上肢完成有目的的任务的能力。这个测试包含 17 个任务，分为 7 个功能水平，从没有主动运动到选择性和协调的随意运动（图 33-1，图 33-2）。这些任务依据难度、复杂程度和反映 Brunnstrom 偏瘫运动功能恢复的等级模式进行编排。因为与 Fugl-Meyer 评估中运动功能得分呈现强相关，此测试工具被证明是有效的（Filiatrault et al.，1991）。据报道，此测试也可较好地测量评估者间信度，但未见与心理测量学属性相关的数据（Wilson et al.，1984a）。偏瘫上肢功能测试的大部分项目均非指定手完成，一般使用任意一侧上肢或者双侧上肢完成。此测试的缺点主要是不能提供关于患者任务失败原因的具体信息（Wilson et al.，1984a），以及使用"通过/失败"作为评估结果，而不是等级分类，这导致难以记录阶段性的进步。上肢运动能力测试和 Wolf 运动功能测试相关的描述请参考第八章。

3. 运动学习能力　运动学习是指个体在不同处境，采取策略去解决运动的挑战，从而能够适应其所处的环境（Bass-Haugen et al.，2008）。脑卒中后成功的运动学习需要重新获得适当的人-环境-作业的配合，以获得最佳的作业功能。在这种情况下，治疗师必须评估影响患者学习或再学习能力的因素，包括视觉功能、言语和语言功能、运动计划能力、认知功能以及社会心理调适。虽然可作为单独的类别讨论，但这些因素却是在整合系统中发挥作用的。

例如，通常难以辨别或区分认知功能与视知觉或言语功能。患者无法回应刷牙的要求，是因为他无法将牙刷定位在他的视野中，还是因为他忘记了如何对此任务步骤进行排序，还是因为他无法理解言语的要求，或者是因为他没有动力去执行梳洗任务？这样分类旨在协助治疗师识别患者脑卒中后学习障碍的成分。

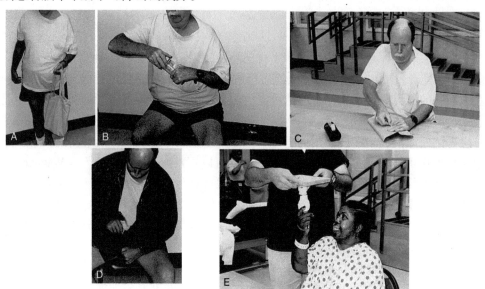

图 33-1　偏瘫上肢功能测试样本任务

A. 握住 1 磅重的袋子。B. 打开盖子时固定罐头。C. 包装时固定包裹。D. 扣上拉链并拉上拉链。E. 安装灯泡

（1）视觉功能：视觉系统是中枢和周围神经系统的许多部分的复合体；因此，任何类型或程度的脑损伤都会对视觉系统的功能产生一些影响（Warren，1999）。第五章描述了视觉和视知觉的评估。

视野缺损（visual field defect，VFD）是脑卒中最常见的视觉障碍，**同侧偏盲**是最常发生的 VFD 类型。偏盲会影响视野的一半。同侧是指缺陷涉及双眼。左侧同侧偏盲的患者在右眼的鼻侧区域和左眼的颞侧区域视觉下降或缺失。脑卒中患者的视觉注意缺陷包括半侧不注意和半侧忽略或**单侧忽略**。半侧不注意描述了患者倾向于忽略一侧视野的物体，并且可以伴随或不伴随可测量的 VFD 发生（Khan et al.，2008）。同样地，患者可以在没有半侧不注意或半侧忽略的情况下患有偏盲症。忽略是一种复杂的缺陷，会影响人的（身体）知觉以及对近或远的体外空间的判断（Albert & Kesselring，2011），几乎常常与右侧顶叶损害有关（Shinsha & Ishigami，1999），并且高度预测功能恢复不良（Khan et al.，2008）。仅患有 VFD 的人通常会知道缺失区域中存在物体，并且可调整其头部和眼部运动来完成任务。然而，对于忽略的患者来说，其认为缺失区域的物体根本不存在，难以调整运动（Khan et al.，2008）。

由于视觉障碍在某种程度上是致残的，会阻碍必要的 ADL 的完成，因此观察患者的作业表现，可以提供关于视觉系统最有价值的信息（Warren，1999，2009）。一项探讨 VFD 影响成人脑外伤患者 ADL 表现的初步试验（Warren，2009）发现，VFD 患者运用环境来表达或者协助其表现的能力会受损。因此，对视觉障碍患者的评估应侧重于这种能力，并且评估 ADL 的空间需求，以及评估患者有效地和安全地定位和区分完成任务所必需的物体特征的能

偏瘫上肢功能测试

患者姓名：E.G.（L CUA）

水平	任务	日期：2013.6.17 评估者：AMW		日期：2013.7.13 评估者：AMW		日期：2013.8.12 评估者：AMW	
		级别	时间	级别	时间	级别	时间
1	患者不能完成更高水平的任务						
2	A. 联合反应	（NA）		（NA）		（NA）	
	B. 手放到大腿	+	2 秒	+	2 秒	+	2 秒
3	C. 健手将患侧衣服塞入裤子里时患侧手臂能提起	+	5 秒	+	5 秒	+	3 秒
	D. 握住袋子	+	15 秒	+	15 秒	+	15 秒
	E. 固定枕头	+	25 秒	+	14 秒	+	8 秒
4	F. 固定罐头	+	12 秒	+	8 秒	+	5 秒
	G. 固定包裹	+	75 秒	+	66 秒	+	40 秒
	H. 拧干毛巾	+	32 秒	+	15 秒	+	10 秒
5	I. 握住锅盖	+	20 秒	+	20 秒	+	19 秒
	J. 扣上拉链并拉上拉链	+	55 秒	+	22 秒	+	15 秒
	K. 叠床单	−	>3 分钟	+	90 秒	+	50 秒
6	L. 移动木块和盒子	+	35 秒	+	20 秒	+	18 秒
	M. 盒子放到架子上	−	左手帮忙	+	15 秒	+	7 秒
	N. 硬币塞入投币口	−	不能捡起硬币	−	掉硬币	+	15 秒
7	O. 翻绳			−		+	45 秒
	P. 安装灯泡			−		+	30 秒（困难）
	Q. 取下橡皮圈					+	15 秒

图 33-2　偏瘫上肢功能测试（Copyright 1980 by the Occupational Therapy Department, Rancho Los Amigos Hospital, Downey, CA. Reprinted with permission. See Wilson, Baker, and Craddock [1984a, 1984b] for a description of the items.）

力。该研究确定了个人卫生-梳洗和进食是 VFD 患者最困难的 BADL（例如，没有注意到盘子左侧的食物、只剃右侧脸部的胡须等行为）。最具挑战性的 IADL 是开车、购物、财务管理以及膳食准备，这些都需要一种或多种技能，如移动、阅读或书写技能（Warren，2009）。

（2）言语和语言功能：沟通或理解口头或书面信息的能力紊乱会严重影响恢复或重新学

习日常活动的能力。与脑卒中有关的言语和语言障碍包括失语症、构音障碍和言语失用症。失语症是一种获得性多模式障碍，会导致理解或输入（听、读）受损和（或）表达或输出（说、写、使用手势）受损（Cherney & Small，2009）。脑卒中是失语症的主要原因，左侧大脑半球的损伤是常见的病因。用于分类和诊断各种类型失语症的系统已经被开发出来但存在争议，简化的临床失语症分类是基于患者产生言语的能力来识别流畅性和非流畅性失语症（Goodglass，1993）。分类的其他考量包括听理解、复述以及词语检索能力（Cherney & Small，2009）。流畅性失语症患者能够容易地产生自发言语，但是听理解和语言的理解是受限的。流畅性失语症最常见的类型是 Wernicke 失语或"接受性失语症"，其特点是患者语言清晰流畅，但存在不正确的词汇或语音替换，以及无法命名物体、重复短语或听从指令。非流畅性失语症患者言语输出困难，其特点是缓慢、笨拙的表达，在保存相对完好的听理解的情况下，词汇量和语法使用有限。例如，Broca 失语或"表达性失语症"，患者能够听从指令但不能命名物体、重复短语或表达想法。左侧大脑半球大面积或多发性损害的患者可能会显示为"完全性失语症"，所有言语模块都会严重受损。大部分失语症患者表现为阅读和书写障碍（Cherney & Small，2009）。牢记语言和言语障碍是复杂的、高度个体化的，以及很少出现单纯形式的失语症类型。

构音障碍是一种由言语肌肉组织的瘫痪、虚弱或不协调引起的言语障碍，导致言语产生问题（发音不良、发声不良、声音质量差）以及流涎或面部表情减少。言语失用症是一种沟通交流问题，患者难于启动和排序言语产生所必需的动作（Cherney & Small，2009）。

作业治疗师需要与言语治疗师合作，以知晓患者沟通能力的评估结果、支持患者语言恢复的目标以及向患者提供沟通的策略，从而增强患者脑卒中后的参与（Stewart & Riedel，2011）。

（3）运动计划能力：运动计划能力缺陷或失用症，是指用于达到目标的熟练的、有组织的、有目的性的运动序列的缺陷。失用症是不能使用运动或感觉障碍或无法遵从指令来解释的（West et al.，2008）。这些缺陷最好是在日常生活任务的表现中进行确认。运动计划能力缺陷的临床表现包括以下几个方面（Warren，1991）：

1）未能在任务中将头或者身体正确地定位，如在尝试进行如厕转移的时候，患者在没有调整好身体姿势的情况下，尝试去坐到马桶上。

2）未能将手恰当地定位到物体上和（或）工具使用不良，如患者使用健手书写时必须提醒其正确握笔的方法。

3）启动或执行一系列的动作有困难，如接近正常运动表现的患者，在没有一步一步的口头和躯体引导时，无法穿上衬衫。

4）以犹豫和持续为特征的运动，如患者刷完牙之后，拿着剃须刀准备剃胡须。在一小段时间的迟疑之后，患者将剃须刀放进口中，尝试使用它来刷牙。

5）运动只能在有熟悉的物体存在的情况下或情景中进行，如在不给予吃或喝的东西的情况下，患者不会听从指令将手移动到嘴。

这些缺陷在学习期间最为明显，如在训练轮椅推进或单手扣纽扣时，以及训练多步骤活动时，如制作三明治。

（4）认知功能：认知功能障碍是脑卒中后常见的问题，包括注意力、定向力、记忆力以及执行功能的问题（Duncan et al.，2005）。更高层次的执行能力确保人们形成目标，计划如何达成目标，并有效地完成计划，以执行独立生活所必需的一系列复杂的 ADL（Baum et al.，2008）。这些能力损害的患者可能安全意识下降，以及难以学习执行任务的新技巧。Wolf、Baum 和 Connor（2009）在分析脑卒中后的大量人群时发现，轻至中等严重程度的年轻脑卒中患者（<65 岁）的比例越来越高，他们出院后直接回家，并且即使他们接受过包括 OT 在内的康复服务，也仍旧不能进行需要复杂认知行为策略的 IADL。这表明治疗师需要更多关注执行功能的微小缺陷，这些缺陷会影响家庭和社区参与。虽然精神状态筛查测试，如简易精神状态评价（mini-mental state examination，MMSE）（Folstein et al.，1975），常常用于脑卒中后急性阶段，然而以作业表现为基础的评估更能预测现实中的能力，这些评估侧重于计划、启动、组织、排序、判断以及解决问题的调适能力（Baum et al.，2008）。第六章描述了具体的认知评估技术，也可以参考 AOTA 的《成年脑卒中作业治疗实践指南》（Sabari & Lieberman，2008）推荐的评估方法。治疗师必须非常小心地区分认知缺陷和脑卒中常见的沟通困难两者的不同（Gresham et al.，1995）。

（5）社会心理调适：残疾人的心理调适是康复的重要组成部分，然而有效的调适措施尚未有描述。大多数患者面对脑卒中会有自然的情绪反应，包括否认、焦虑、愤怒以及抑郁（Falk-Kessler，2011）。脑卒中后抑郁是最常报道的反应，影响了 25%～40%发病一年内脑卒中的患者（Eriksson et al.，2004）。脑卒中后抑郁既是大脑生化改变的生理结果，又是对患者个人损失的一种反应，随着时间的推移，患者会意识到他们不会完全恢复（Eriksson et al.，2004）。虽然脑卒中后抑郁已被发现对脑卒中患者的恢复和独立会产生负面的影响，然而对其评估却是困难的：对于脑卒中后抑郁没有普遍接受的评估工具，并且认知和言语缺陷会使评估变得困难（Duncan et al.，2005）。

其他常见的脑卒中后心理表现包括焦虑和情绪化。对于脑卒中患者，已发现焦虑常常与抑郁共存，并且可以产生担忧或恐惧情绪，以及产生可以减少参与康复或家庭/社区角色的躯体症状（Duncan et al.，2005）。脑卒中患者预期存在情绪反应。然而，许多脑卒中幸存者，会产生一种更加极端的情绪反应，被称为情绪不稳定。这是一种不随意的情绪反应，如无法控制的笑或哭，与情绪刺激不相称的反应（Falk-Kessler，2011）。例如，患者可能在见到家庭成员时或被问及有价值的活动时都会哭。

情绪反应，加上认知、知觉以及言语障碍，可能会导致以下结果：否认、沮丧、愤怒、不耐烦、烦躁、过度依赖、冷漠、攻击性、漠视他人以及呆板思维（Falk-Kessler，2011）。这些反应会进一步导致人际互动受损、社会参与下降以及逐渐被孤立。通过访谈、观察以及与康复团队的其他成员分享信息，可以评估患者和家庭对脑卒中、康复以及与脑卒中后遗症共存的前景的调整情况。

七、治　　疗

对评估结果仔细解读可以帮助确定患者在作业功能领域的优势和劣势。通常脑卒中患者 OT 干预的目标有预防继发性损伤、恢复表现技能、必要时改良活动需求和情景、促进形成健康和满意的生活方式，以及维持表现和健康状况（Sabari & Lieberman，2008）。干预通常是治疗师与患者/家庭或照护者之间合作的过程。患者从脑卒中中恢复的可能目标包括以下内容：

（1）患者将在有价值和必须的 BADL 和 IADL 中获得能力，从而在预期的出院环境中获得最大限度的独立性。

（2）患者将改善姿势控制能力，以完成日常生活任务所需要的平衡和身体姿势改变的能力。

（3）患者将获得增强的躯体感知觉和（或）应用代偿策略，以安全地执行 ADL。

（4）患者和（或）照护者可以演示针对偏瘫上肢合适的管理技巧，以预防疼痛和其他继发性机械或生理运动限制。

（5）患者将获得患侧上肢必要的肌力、耐力和运动控制能力，从而在 ADL 表现中能自发地使用患侧上肢。

（6）患者将获得视觉功能或采用代偿策略，从而安全地执行患病前可执行的 ADL。

（7）患者将提高运动计划能力，从而再学习执行 ADL 的旧方法或学习新的方法。

（8）患者和（或）照护者能够运用合适的策略，以改善或代偿在 ADL 表现中的认知缺陷。

（9）患者和（或）照护者将能够描述脑卒中情绪反应的事实和影响，以及确定应对策略或资源，从而帮助患者调适生活并与脑卒中共存。

（10）照护者可以运用合适的方法以及问题解决策略来帮患者进行 ADL 以及居家活动，提高/维持其表现技能。

（11）患者将获得执行任务和进行活动的能力，这些能力是患者在社区中重新获得有价值的角色或新的有意义的角色所必需的。

干预手段会因患者所处的恢复阶段、干预环境、生活环境、受损程度以及个人目标和喜好而有所不同（Sabari & Lieberman，2008）。在治疗中以及治疗后，患者的安全是所有阶段中的一个关注点（安全提示 33-1）。

📖**安全提示 33-1**

脑卒中患者的安全预防措施

（1）脑卒中后的急性期，每天治疗前确定患者的医疗状况和稳定性。了解进展或再次脑卒中的征兆。

（2）在急性照护的环境中，要知道如何读取 ICU 监护仪，并根据需要处理引流管和管路（如生命体征监护仪、Foley 导管、静脉输液管、鼻饲管）。

（3）确定心脏或呼吸系统的预防措施是否应用于特定的患者并进行相应监测，观察心脏病和血压变化的迹象，包括头晕、呼吸困难、胸痛、过度疲劳，以及心率或节律的改变。

（4）在转移或其他的体位转换性活动中，提供合适的监护和辅助来预防跌倒。

（5）为了避免肩部受伤或疼痛，切勿在转移或其他的体位转换性活动中通过患侧手臂或在患侧手臂下牵拉或提起患者。

（6）存在皮肤感觉减退时，尤其是患者同时存在视野缺损和（或）单侧忽略时，需要使用恰当的预防措施。

（7）在进食过程中，确保患者有能力进行吞咽以及遵循所建议的吞咽管理技巧。

（8）对于有冲动行为和（或）安全意识较差的患者，提供恰当的监督。

（9）教育患者、家庭成员以及其他的健康工作者关于患者的安全问题。

（一）急性期

脑卒中诊断一旦确定，并且威胁生命的问题受到控制后便开始进行脑卒中康复（Duncan et al.，2005）。急性期住院通常只进行必要的诊断检查、开始适当的医疗救治以及为康复的下一阶段做出决策和安排。急性期优先处理的是预防再次发生脑卒中和发生并发症、尽可能帮助患者活动、鼓励自理活动的执行以及为患者及其家属提供情绪支持（Duncan et al.，2005）。

由于预防措施、监测以及患者的意识水平不同,可能需要在床旁为急性期脑卒中患者提供服务。在此阶段,患者必须对突然的、不可预期的从正常生活角色到患者角色这一转变而进行调整。

1. 早期活动和恢复自理能力 急性脑卒中的患者在入院后,只要医疗上是允许的,都应给予被动活动,并鼓励其进行自理活动。BADL 的早期介入,如床上翻身、坐在床边、转移到轮椅或马桶、自己进食、梳洗以及穿衣,可以帮助患者重新建立对环境的控制,以及提高作业功能及其构成成分的能力和潜力(Gresham et al., 1995)。即使在早期阶段,作业治疗师对患者的评估也有助于确定最适合的康复和出院的环境。急性期出院计划的目标是确定急性期后康复的需求、安排最佳的生活环境以及确保出院后照护的连续性(Gresham et al., 1995)。

2. 降低发生继发性并发症的风险 作为脑卒中照护团队的一员,作业治疗师应当采取手段来预防或降低脑卒中引起的并发症。

(1)皮肤管理:据估计高达 21% 的脑卒中患者会出现压疮(Langhorne et al., 2000)。昏迷、营养不良或失禁的患者,或患有糖尿病、患有周围血管性疾病、感觉异常、严重瘫痪或肌肉痉挛的人面临的风险最大(Duncan et al., 2005)。作业治疗师通过下列的做法帮助患者维持皮肤的完整性:

1)使用合适的转移和移动技巧来避免过度摩擦皮肤。

2)建议恰当的卧床和坐位姿势,并根据需要参与预定的姿势变换计划。

3)协助轮椅和座椅的选择和调适。

4)教导患者和照护者避免感觉迟钝的皮肤和患侧受伤的预防措施。

5)观察患者皮肤受压或破损的迹象(淤伤、发红、水疱、擦伤、溃疡),尤其是在骨突部位,并适时提醒护士或医务人员。

(2)维持软组织的长度:挛缩,或者说是皮肤、肌腱、韧带、肌肉和(或)关节囊变短,可能是由脑卒中后不活动引起的。危险因素包括肌肉麻痹、痉挛以及主动肌群和拮抗肌群之间的不平衡。挛缩会限制活动,它可能伴随疼痛,并且可能限制功能恢复(Gillen, 2011b)。因此恰当管理是一种预防性的方案,包括合适的姿势摆放以及软组织和关节的活动。基于文献回顾(Carr & Kenney, 1992),推荐的脑卒中患者床上体位摆放的方法总结在实践程序 33-1 中。然而,就像任何治疗措施一样,床上体位摆放也必须予以调整以满足患者的个体需求。在治疗的过程中,务必小心谨慎以保护患侧上肢,因为不恰当的处理、体位摆放以及转移技巧会对脑卒中早期脆弱的肩部造成很大的压力(Walsh, 2001)。训练偏瘫肩的具体技术将在本章后面讨论。常使用手休息位支具来预防软组织变短,但还未发现它们的应用可有效地预防或转变腕和手指屈肌的挛缩(Lannin et al., 2007)。

📖**实践程序 33-1**

推荐的偏瘫患者床上体位摆放原则

1. 仰卧位

(1)头和颈轻微屈曲。

(2)躯干伸直和对线。

(3)患侧上肢在肩胛骨和肱骨下方用小枕头或毛巾予以支持,肩胛前伸,肩关节轻微屈曲、外展、外旋,肘关节伸直或轻微屈曲,前臂中立位或旋后,腕关节中立位,手指打开。

(4)患侧下肢的髋部向前置于枕头上,没有任何东西对抗脚底。

2. 健侧卧位

（1）头和颈中立位及对称。

（2）躯干对线。

（3）患侧上肢前伸，手臂向前置于枕头上，肘关节伸直或轻度屈曲，前臂和腕关节中立位，手指打开。

3. 患侧卧位

（1）头和颈中立位及对称。

（2）躯干对线。

（3）患侧上肢前伸、外旋，肘关节伸直或轻度屈曲，前臂旋后，腕关节中立位，手指打开。

（4）患侧下肢膝关节屈曲。

（5）健侧下肢膝关节屈曲支撑在枕头上。

信息来自 Carr, E. K., & Kenney, F. D.（1992）. Positioning of the stroke patient: A review of the literature. *International Journal of Nursing Studies*，*29*，355-369.

有调控及频繁的软组织及关节活动是预防挛缩的首选方法（Gillen, 2011b）。当患者不能使用患侧身体参与有意义的活动时，治疗师应当指导患者开始进行在监督下的主动或主动-辅助活动。当主动活动不可能时，治疗师必须确认患者不能活动的身体部位至少每天完成一次被动关节活动。在进行患侧手臂的被动关节活动时，在手臂抬高之前确保肩胛骨在胸壁上活动，并且根据需要使用手法协助肩胛骨上旋。**安全提示：除非肩胛骨可以自由地上旋滑动，否则不要尝试过头的活动范围。**在外展的过程中，肱骨需要外旋以防止冈上肌在肱骨大结节和肩峰之间被挤压（Gillen, 2011b）。患者应尽快学习安全关节活动范围的活动，这些活动可以自己独立完成，也可在照护者的帮助下完成。

（3）跌倒预防：对于住院的脑卒中患者，跌倒是受伤最常见的原因（Gresham et al., 1995）。增加跌倒风险的因素包括高龄、思维混乱、合并症、冲动行为、行动不便、平衡或协调不良、视觉障碍或忽略以及干扰患者及时请求协助的沟通障碍。有助于预防跌倒的治疗方法包括察觉和移走环境障碍物、计划日常如厕时间表、优化运动控制、推荐恰当的辅助用具以及教导患者及其家属安全措施。

（4）患者和家庭的宣教：在康复初期，最好以教育形式向脑卒中患者及其家属提供支持，以促进对脑卒中的原因和结果，以及康复过程、目标和预后的实际理解（Duncan et al., 2005）。在一篇系统综述中，Forster 等（2001）发现有证据表明，仅仅是被动教育，如提供书面讲义，不如课堂或培训课程等被动和互动教育的组合那样有效。脑卒中患者的 OT 评估和治疗的所有方面都应被视为教育的机会，例如，邀请合作以及参与制订有意义的治疗目标、强调残余的能力和残疾，以及促进治疗效益的延续。由于脑卒中后的这段时期对于患者及其家属来说都是有压力、情绪化和疲惫的，在急性期提供的教育课程必须是言简意赅的，并且根据需要加以重复或使用适当的学习辅助工具（详见第十三章）。

（二）康复期

筛查对康复服务的需求是脑卒中急性期出院计划的一部分。AHA/ASA 指南推荐"急性脑卒中患者，如果脑卒中后功能状况低于脑卒中前状况，以及存在改善的潜能，就需要接受康复服务"（Duncan et al.，2005）。康复选择取决于患者的条件、社会支持系统以及社区提供的资源。为了在康复机构里进行有质量的进一步治疗，患者需要多个治疗学科积极和持续的干预，需要一个高强度的康复治疗计划（通常由一周至少5天，每天至少3个小时的治疗组成），以及被合理地期望主动参与康复计划并从中获益（U.S. Department of Health and Human Services，2011）。不适合这种康复水平的患者可以在专业护理机构或长期照护机构接受多学科康复服务，或者在家庭护理或门诊诊所接受一个或多个学科的治疗。

在这个恢复阶段，患者和家庭关注让患者变得更好，并且通常更关心恢复丧失的功能，而不是适应慢性残疾的生活（Sabari，1998）。成功的OT干预可以将患者努力恢复功能与潜在代偿和替代作业角色这两个方面协调好。

1. 改善作业任务表现的治疗　在脑卒中康复中，作业治疗师的首要任务是通过作业活动增强患者的参与和生活质量。改善BADL表现的干预措施是脑卒中患者治疗的主要部分。实际上，BADL的独立程度被用于衡量康复的成功与否（Stroke Unit Trialists' Collaboration，2001）、作为脑卒中研究方案的结局指标（Sulter et al.，1999），并且在美国，其还被用于确定治疗费用的报销（Sabari & Lieberman，2008）。一项对9个随机对照试验的系统评价（Legg et al.，2007）发现，脑卒中后关注改善BADL的OT能够提高BADL表现以及降低这些方面技能变差的风险。

公认的实践表明，可教导严重表现技能缺陷的患者使用代偿方法进行重要的任务和活动，即在可能的情况下尽量使用患侧手臂，若不可，可使用健侧肢体（Gresham et al.，1995）。许多人认为侧重于调整活动需求、情景以及表现模式（代偿技巧）的早期ADL训练会导致更快的成功，因此更具有成本效益，并且使那些重获能力的患者感到满意（Nakayama et al.，1994）。其他人认为，当ADL训练侧重于单手操作技术以及辅具或改良方法的使用，而不努力恢复作业表现技能时，患者就无法重新学习双侧运动，取而代之的是发展成为单侧习惯（Bobath，1990；Roberts et al.，2005）。专业的OT干预措施会考虑到每个个体的需求、目标和动机，并且结合代偿性和矫治性治疗策略，以及使患者参与有意义的活动来试图改善作业活动领域的表现技能。以穿开衫为例，除了帮助患者重新获得穿衣任务的独立性外，还涉及以下组成部分的能力、潜力和条件：

（1）关节和软组织的完整性（在准备穿衣时受累上肢自我牵伸或使用放松技术，将手臂放在平面上以防止偏瘫肩组织受到牵拉）。

（2）患侧上肢的随意运动和功能（外展肩部来穿衣袖，伸直肘部将手穿过衣袖，系纽扣时捏住衬衫的一侧固定）。

（3）躯体感知觉（衬衫的质地，患侧手臂的位置）。

（4）姿势调适（骨盆前倾，躯干旋转，坐/站平衡，重心移动）。

（5）视知觉技能（在视野范围内找到衬衫，区分上和下，找到袖口开口）。

（6）认知技能和情感反应（操作顺序，注意力广度，忍耐挫折的能力，动机）。

脑卒中患者的ADL训练从简单的任务开始，随着患者获得能力后逐渐增加难度（Gresham et al.，1995）。若干研究区分了自我照顾技能获取的等级。一项研究的结果显示，洗澡、穿衣和上下楼梯是脑卒中患者最常需要辅助的活动，在脑卒中后12个月，32%的患者洗澡需要帮助、25.5%的患者穿衣需要帮助以及 32%的患者上下楼梯需要帮助（Carod-Artal et al.，2002）。对于脑卒中患者而言，穿衣尤其困难的部分是穿患足的袜子和鞋子、系鞋带和穿裤子（Walker & Lincoln，1990）。一项调查穿衣能力和认知、知觉以及躯体缺陷之间关系的研究发现，通常情况下穿裤子与运动表现更相关，而穿上衣与认知或知觉表现更相关（Walker & Lincoln，1991）。如果辅助器具可以提高患者或照护者的完成任务容易程度、独立性和安全性，应当予以考虑。

随着患者的进步，尤其是在患者期望返回社区独立生活的情况下，BADL 以外的作业表现应当予以处理（Duncan et al.，2005）。与 BADL 任务相比，IADL 任务，如做家务、家庭管理以及社区移动，涉及与物理环境和社会环境更多的互动，并且需要更高水平的问题解决能力和社会技能（Carod-Artal et al.，2002）。第二十五章讨论了无法使用单侧身体的患者重新获取 BADL/IADL 独立性的具体技术。业余爱好也是治疗的一个重要领域，包括运用代偿的方法继续以前的爱好。由于不能返回工作，许多患者面临休闲时间的增加；然而，脑卒中后，社会和休闲参与的下降却常常发生（Lai et al.，2002）。

2. 提高作业表现技能和患者因素的治疗 作业表现成分的目标是基于与脑卒中相关的残损，并与作业表现目标直接相关联。用于解决这些成分缺陷的目标和方法必须是对患者有目的和有意义的（Trombly，1995/2011）。治疗师使用以作业活动为本的干预措施、目的性活动及准备性方法来帮助患者达到长期的作业目标（AOTA，2008）。因此，除了直接训练穿衣和个人卫生活动外，患者可以参与地板游戏以改善穿袜子所需的坐位平衡能力，或使用治疗泥进行抗阻抓握活动以加强挤牙膏所需的肌肉力量。脑卒中障碍的治疗将在以下部分逐一描述，但是在康复中的绝大多数患者会存在多种相互影响的问题，需要有效的综合干预计划来同时解决几个障碍领域。

（1）姿势调整：进行自动姿势调整的能力是作业任务成功表现的前提，包括控制躯干和维持平衡。有关平衡训练对脑卒中后平衡表现影响的最近证据（一篇系统评价）支持对中度严重脑卒中患者进行平衡训练（Lubetzky-Vilnai & Kartin，2010）。作业治疗师在训练脑卒中患者 ADL 独立性时应理解每个患者在稳定性和活动性方面的优势和劣势。例如，一些患者可能面临在整个进食过程中保持床边坐位平衡的挑战，而其他患者可能已经准备好来提高动态站立平衡以投下钓鱼线或打高尔夫球。治疗师应当教导患者最安全、最有效和有效率的"准备性"姿势，以参与活动以及适应身体姿势变化的策略。在任务表现过程中加强姿势控制的建议包括以下几方面：

1）提供反馈，以帮助患者感受对线和非对线姿势之间的差异（Gillen，2011a）（患者看到镜子中的自己或尝试重复治疗师的姿势/动作）。

2）使用不同的姿势以及将体位转换性运动结合到活动中（完成个人卫生活动时，选择站位而非坐位；坐着从地板上的包包里拿出东西并收拾好，然后站立并放置在超过头的架子上）。

3）分级活动以诱发不同的躯干运动和重心转移（将穿衣所需的衣服放在需要前屈或躯干旋转的位置上；将烹饪所需的物品放在较高或较低的架子上）。

4）使用双侧上肢来提高无手臂支撑下的坐位或站位平衡（折叠毛巾；在柜台上使用患手稳定磨碎机以磨碎奶酪）。

特别具有挑战性并且认识甚少的姿势控制障碍是倾斜综合征。临床上将倾斜综合征定义为描述偏瘫患者使用健侧肢体将自己从健侧推开，并对抗阻力使自己维持直立姿势的尝试（Davies，2000）。由 Perennou 等（2002）进行的一项试验认为倾斜综合征并不是由扰乱了前庭信息的处理引起的，而是因为处理来自身体左侧的躯体感觉信息的更高层次的破坏，可能是单侧忽略现象。由于倾斜综合征患者通过手部的抗阻力活动来调整他们的身体对线，治疗师在治疗时应调整环境（够取以鼓励身体重心移向健侧），以及提供外在提示（如口头提示："将右肩靠近墙壁"）（Gillen，2011a）。

（2）上肢功能：双侧上肢的使用对于有效的以及有效率的作业表现是重要的。脑卒中患者通常将重新获取受累手臂的功能置于高度优先地位。作业治疗师必须确定哪些障碍最能够影响患者的上肢表现，并策划实际的、多层级的、以任务为导向的治疗来帮患者重新获取功能或者促进他们对功能丧失的适应。

1）躯体感觉缺失：据估计，60%的脑卒中患者会表现出某种形式的感觉障碍（Winward et al.，1999）。患侧的感觉功能下降会导致安全问题、患手抓握和操作技能障碍、重获 ADL 所需的技巧性动作的能力下降以及无法自发地使用患手，常常导致**习得性弃用**（Schabrun & Hillier，2009）。尽管如此，支持脑卒中后感觉障碍治疗的循证依据却很少。

代偿性治疗是利用功能正常的感觉（如视觉）替代丧失的或有障碍的感觉，通常在作业活动中进行安全教育时用到该治疗方法。Yekutiel 和 Guttman（1993）曾提出过一个矫治性治疗方案。他们的感觉再教育方案包括探究每个患者感觉丧失的本质和程度、选择患者感兴趣的感觉任务来促进学习以及训练察觉、定位和辨别力。另一种增加患手感觉输入的推荐方法是通过被动运动和抓握来提供重复的、非特异性的感觉刺激（Schabrun & Hillier，2009）。鼓励患者在 ADL 中尽可能地使用患手，并在患侧负重的接触面或在通常使用的器具握柄表面，如杯子、刀叉和笔，使用不同的材质（如泡沫、毛巾布和魔术贴）。

治疗师需要确定每种治疗方法对于每个患者的适用性。例如，感觉再训练不适用于下列患者：只有最少随意运动、视野忽略或认知功能较差的患者。

Schabrum 和 Hillier（2009）研究了大量脑卒中后感觉功能再训练的循证依据，发现了有关被动感觉训练有效性的一些支持证据（在没有肌肉收缩的情况下应用电刺激激活皮神经）。虽然个别研究报道了感觉辨别训练对功能的有效性（Carey et al.，2011），但是 Schabrum 和 Hillier（2009）发现由于小样本、受试者异质性以及不可靠的疗效评估限制了主动感觉训练的循证可靠性。重新获得触觉意识的治疗以及运用代偿方法处理感觉丧失的治疗已在第二十二章讨论。

2）运动的生物力学和生理成分：维持软组织长度和避免在脑卒中急性期发生患侧上肢疼痛的技术应持续运用，并应随着患者的运动或肌张力的改变而调整。随着患者康复进程的变化，需要采取措施保护患侧上肢的结构以避免由重力影响和不恰当运动导致牵拉或受伤。实践程序 33-2 总结了患侧上肢的处理技巧。

📖实践程序 33-2

偏瘫上肢恰当的处理技巧

（1）教导患者在转移、床上移动以及其他涉及体位改变的活动中尽早注意手臂姿势。

（2）使用腰带，而不是患侧手臂，来协助患者移动他的身体。

（3）除非肩胛骨上旋和肱骨外旋，否则需要避免肩关节前屈和外展活动度超过 90°（Gresham et al.，1995）。

（4）避免高过头的滑轮练习，它们会增加肩关节疼痛的发生率，这是因为没有肩胛骨和肱骨旋转运动的参与，以及力度可能会过度（Kumar et al.，1990）。

与偏瘫肩相关的问题的治疗是以症状和潜在诱因的预防和管理为中心的。实证研究并不支持使用支撑性设备，如吊带、矫形器和轮椅附件，来预防或治疗半脱位或减少患肩的疼痛

（Ada et al.，2009）。使用吊带的原因包括缓解盂肱关节的半脱位、为手臂提供支持、防止创伤以及预防或降低疼痛。Zorowitz 等（1995）研究了使用四种吊带时的 X 线片，并报道吊带并未消除半脱位造成的两侧不对称。并且，未发现这些支撑可以改善躯干或肩胛骨的对线（Gillen，2011b）。控制疼痛是使用支撑性设备的一个有效理由；然而，半脱位和肩痛之间的关系并不明确。一项关于偏瘫肩痛以及肩痛与半脱位之间关系的文献综述显示了不一致的观点（Gillen，2011b），绝大多数研究发现脑卒中后肩痛和半脱位的关联性较低，而其他研究发现肩痛和被动肩关节外旋受限之间有较高的关联性（Zorowitz et al.，1996）。这些研究支持了一般性的建议，即对偏瘫手臂应当给予适当的支撑，但肩关节的支撑不应该统一地用于所有肩关节半脱位的患者。假如要考虑使用吊带，治疗师应该解决以下问题（Gillen，2011b；Ridgway & Byrne，1999）。

对以下问题的正面回应可能显示需要吊带治疗：

- 当手臂下垂时，疼痛或肿胀会增加吗？
- 吊带的使用是否促进患者在站立、行走或转移过程中的平衡或表现？
- 在运动过程中，患者是否无法照顾和保护手臂呢？
- 患者或照护者是否能够独立地正确穿脱吊带呢？

对以下问题的正面回应可能显示不需要吊带治疗：

- 吊带是否阻止或妨碍手臂的主动运动或功能呢？
- 足够支撑的吊带是否会阻碍循环或对颈部造成过度的压力？
- 吊带是否会因为固定而使患者处于孪缩的风险中吗？
- 吊带会降低感觉的输入以及促进单侧的忽视吗？

另类支撑肩部的放置方法和设备包括肩关节和肩胛骨的贴扎（Ridgway & Byrne，1999）、轮椅餐桌板和扶手槽、坐着或站时使用桌子、把手放在口袋里或站着时使用挎肩包（Gillen，2011b）（图 33-3）。使用功能性电刺激（functional electrical stimulation，FES）来预防或改善肩关节半脱位、减轻疼痛和改善关节活动范围。评价 FES 有效性的研究显示其在治疗期间有益，但治疗结束后益处减少（Walsh，2001）。肩痛持续存在且干扰功能或治疗进展的任何患者应当转介给最有资格诊断和治疗肩部问题的专家。

除了保护以外，学习管理其患侧手臂的患者应当了解主动、辅助主动或被动运动的技术，从而维持关节活动范围、牵拉紧张的组织或降低肌张力。舒适的体位摆放以及由肌肉痉挛和力量减弱导致的肌肉失衡会引起出现偏瘫上肢模式化的非功能性体位，即肩关节后缩、内收及内旋，肘关节屈曲，前臂旋前以及腕关节和手指屈曲。治疗师应强调经常改变姿势以防止孪缩和疼痛的发生，并识别出患者是否只在治疗期间活动患侧手臂，因为单纯治疗是不足以使软组织拉长至足够长度以保持全范围关节活动度（Ada et al.，2005）。在一项前瞻性的随机对照试验中，纳入 36 位新发脑卒中患者，试验组每日除了肩关节训练和标准化的上肢护理外，还接受两次 30 分钟的患侧肢体肩关节最大舒适范围的外旋摆放，而对照组仅接受训练和标准化护理。在 4 周末，与对照组相比，试验组肩关节外旋活动范围丧失明显减少（Ada et al.，2005）。

即使在没有运动恢复的情况下，患侧手臂的被动和辅助主动运动也可以融入活动中，让患者在功能性的情景中体验并关注运动。教导自我管理关节活动范围的方法包括双侧活动，如当患者向前倾够及地板时让其双手相握，或者让患者手臂支撑在桌面上的毛巾上双手向前

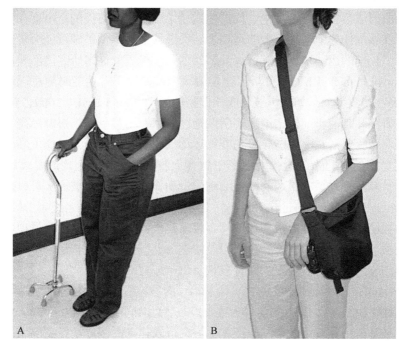

图 33-3 站立时支撑患侧手臂的替代性方法
A. 把手放在口袋里。B. 使用挎肩包

推（Gillen，2011b）。这些活动的好处是患者很容易被置于一个功能性的情景中，如从地板上捡起物体或擦去桌子上的灰尘，并且患者可以监控自己的疼痛阈值，因此不会担心手臂的运动。Nelson 等（1996）在一项脑卒中患者的研究中发现，与使用机械式的常规训练相比较，使用简单的骰子游戏以进行双侧辅助的前臂旋前可以获得更好的结果（更多的 ROM，更多的重复）。关节活动范围的自我管理应该受到密切监督，可能不适合以下人群，如患侧意识减退的患者、运动过快的患者、不关心疼痛的患者或肩胛骨缺乏活动的患者。

手肿是偏瘫常见的并发症。肿胀控制技巧包括手部抬高、向心性按摩以及使用压力手套和袖套。只有最少量随意运动的患者应当避免手和手臂长时间的悬垂。长期的手肿会导致被动活动范围受限、疼痛和软组织挛缩。肿胀合并严重疼痛、过度敏感以及手的血管舒缩运动障碍，是肩-手综合征（shoulder-hand syndrome）的表现，常称为 CRPS，应积极处理以防止进一步的功能性潜能的丧失（Gillen，2011b）（见第三十七章）。

3）随意运动和功能：第二十一章和网络章节 A、B、C 描述了促进脑卒中患者运动能力和潜力恢复的各种治疗方法。治疗师常常使用多种技巧来应对干扰患者上肢使用的多种复杂因素。调查住院脑卒中康复的作业治疗干预的组成部分的研究发现，作业治疗师针对每位患者的残疾状况综合使用以障碍为中心的活动和以功能为中心的活动（Richards et al.，2005），并且作业治疗师针对提高表现技能和改善身体结构使用准备性方法多于使用以作业为基础的干预措施（Smallfield & Karges，2009）。Gillen（2011b）建议"干扰上肢功能的复杂问题可能需要一个综合性的治疗方法，即使用功能性任务作为干预的基础"，而准备性和矫治性的方法作为辅助疗法。

在恢复偏瘫上肢的随意运动和将该运动与 ADL 相结合的方面，成功是有限的，可能是因为对脑卒中后增强或阻碍运动技能和运动处理的因素的研究有限（Winstein et al.，2004）。Lum 等（2009）将功能性随意运动的恢复定义为运动流畅性、关节之间的协调性、主动关节活动范围以及肌肉激活模式的正常化。代偿性运动定义为使用替代的自由度和（或）肌肉来完成任务（如在够取任务中增加躯干的运动）。促进代偿的干预措施可能会带来短期的功能改善，但限制了长期的运动恢复（Lum et al.，2009）。最近的许多研究已经使用运动学和肌电图（electromyographic，EMG）分析以厘定偏瘫上肢发挥手臂功能时随意运动的定性特征（如速度、准确性和效率），如分析够及或抓握物体运动（Lum et al.，2009；Wagner et al.，2007）。这些研究和其他研究的结论证实阴性神经症状（力量下降、协调障碍）可能比阳性神经症状（痉挛和反射活跃）更能导致功能性运动的丧失（Gillen，2011b）。

尽管需要更多的研究来确定改善脑卒中患者上肢功能和作业表现的具体临床肌力强化方法的有效性，但是经过精心挑选的抗阻活动通过动作功能测试已被证实可以提高运动表现（Kluding & Billinger，2005）。Harris 和 Eng（2010）的一项纳入 517 名患者的荟萃分析发现，力量训练对增强偏瘫手臂抓握力量和功能具有显著疗效，但对 ADL 的测量项目并无治疗效果。作者认为由于 ADL 是由力量、ROM 以及协调性共同组合而成，是一个复杂体，需要对所有成分进行训练来改善作业表现，并且很难将每个成分孤立出来。

由脑卒中引起的身体和精神耐力下降会限制治疗的参与和表现，因此治疗需要仔细分级来弥补和提高下降的耐力。治疗时间长短、体力要求以及休息时间需要根据患者的需求来进行调整。

协调性运动是对力量、活动范围、速度、方向以及运动时间成功控制的结果。因为几乎所有的目的性活动都需要协调性，所以在 BADL 或 IADL 中鼓励使用患侧肢体是改善协调性的恰当方法。治疗应当从单侧活动（患者能完全集中于患侧手臂的控制），到双侧同时活动（双臂一起进行相同的运动，如提起并搬运一个盒子，抓住并扔出一个大球），到双侧交替活动（双臂在同一时间进行不一样的运动，如分类和组装螺母和螺栓）。对精细运动进行分级需要从粗大到精细，并尝试更加困难的抓握和捏的模式。手臂离开身体的距离越远，对于偏瘫患者来说手和手臂的控制越困难，因此应该改变活动时肢体的放置。书写是高度协调的任务，通常是那些需要签署文件的脑卒中患者的目标。如果患者计划使用偏瘫手或未受累的非利手进行写字，则需要进行书写训练。

4）特定任务和以任务为导向的干预：鉴于运动障碍的范围和复杂性以及无数可用的治疗策略，作业治疗师应当设计符合患者水平和兴趣的治疗。越来越多的证据表明，与机械的训练或被动的方式相比较，提供情景相关的、有意义的参与活动的干预策略更有益于技能的获取（Winstein et al.，2004）。特定任务的训练旨在通过以目标为导向的重复训练来改善所选择的任务的成分技能，如训练手部肌肉抓握刀叉以进食。以任务为导向的训练的一个例子是患者模仿一个有用的或熟悉的活动，如使用勺子将干豆从一个容器转移到另外一个容器。尽管治疗师需要进行必要的改变来帮助患者成功地完成目标，但作业参与，如患者在家中使用偏瘫手臂吃饭，可以最大限度地囊括患者自我选择、动机以及活动意义（AOTA，2008）。Trombly 和 Wu（1999）发现治疗过程中在功能性的情景里提供有意义的物体（如够取桌板上的食物）可以提高作业表现，这样做的效果超过运动或够取中性目标的训练。Fasoli 等（2002）发现，脑卒中或没有脑卒中的成年人在进行功能性及物任务的过程中，与关注该任务的指导语（如"思考一下你够取的水杯的大小、形状和重量"）相比较，关注具体动作的指导语（如"伸直你的肘部"）会导致更慢、更无力的及物动作。

治疗师需要检查上肢的各种可能的功能，以选择患者可以成功完成的活动。手臂动作受限或手无随意性运动的患者可以训练其无操作性的活动，如主动地放置患侧手臂以确保安全、进行床上移动或自理活动，以及前臂或手部负重来支撑或固定物体。若患者存在最小的手部运动，可以静态抓握物体（如抓握毛巾清洗健侧手臂），以及如果可以的话，尝试不同的够取-抓握-搬运-释放的活动，可以根据肩关节、肘关节和前臂所处的不同位置来分级，也可以根据不同的抓握和捏持的方式来分级。一些患者可以进行分离的手指运动和高级的操作，如拨打触屏手机或敲击键盘。

5）强制性诱导运动疗法（constraint-induced movement therapy，CIMT）：患者往往难以将受限的上肢运动转化为功能性使用，因此尽早并始终如一地促进患侧上肢的功能性使用是很重要的。即使手臂运动足以完成简单的活动，但是患者仍常常诉说他们的手臂是"死的"或"没有用的"。虽然运动可能可以自发地恢复，但治疗性的干预和练习可以加强手臂的功能或促进有目的性地使用（Blanton & Wolf，1999）。基于动物和人的研究，Taub 等（1993）描述了习得性失用的现象，偏瘫患者认为使用患侧肢体的负面效果可以通过健侧肢体的使用来成功代偿，这加剧了习得性失用的现象（Blanton & Wolf，1999）。强制性诱导运动疗法是一种经过充分研究和基于证据的干预措施，旨在抵消习得性失用的影响，适用于具有特定运动标准的脑卒中患者（图33-4）。在一项对照性临床研究中，Taub 等（1993）将慢性脑卒中患者（至少发病后一年）的健侧上肢在清醒的时间里限制在手套里，共两周时间。这组受试者也参与了使用患侧手臂进行密集的功能性任务训练。对照组设计的活动旨在鼓励使用受损侧手臂，但没有练习，并且也没有限制健侧手臂。与对照组相比较，被限制健侧手臂的受试者在运动功能测量中显示出更大的进步，并且显示这种功能可以转移到生活任务中，以及在两年的随访中其获得的功能可以维持。Dromerick、Edwards 和 Hahn（2000）发现 CIMT 可以在急性康复（脑卒中后 1～2 周）期间实施，在治疗 14 天结束时使患侧手臂功能改善。该研究表明，通过早期干预来预防或减少习得性失用相比消除习得性行为更为可取。肢体强制性诱导疗法评估（extremity constraint-induced therapy evaluation，EXCITE）试验，是一系列多站点、随机的、前瞻性、单盲的临床研究，纳入 222 名满足 CIMT 标准的脑卒中受试者，强化了以下证据，即该干预措施对于改善脑卒中后 3～9 个月的患者的手臂和手的功能是有效的（Wolf et al.，2006），从 CIMT 中获取的进步在干预后可以维持 2 年（Wolf et al.，2008），以及 CIMT 对于脑卒中后 15～21 个月的慢性脑卒中患者是有效的（Wolf et al.，2010）。

为了能够参与标准的 CIMT 方案，患者必须满足最少的随意运动要求，包括能够启动 20°或更大的腕关节背伸活动范围，以及 10°或更大的手指伸直活动范围。结果显示，受益于该方法的人群局限于那些运动受累不太严重的患者，或比例占 20%～25%的慢性脑卒中患者（Blanton & Wolf，1999）。CIMT 在临床实践中较难实施，因为标准的方案包括使用偏瘫手臂和手每天进行 6 小时的以功能性为导向的任务训练，持续 2 周，每周 5 天。此外，在 90%的清醒时间里未受累侧手臂被限制在吊带或手套中。限制 CIMT 应用的其他问题包括患者对限制时间表的依从性差、来自限制性设备引起的安全性和独立性受限的顾虑、缺乏设施资源来提供密集的训练课程，以及对费用报销的顾虑（Page et al.，2008）。为了应对这些限制，Page 等（2004）描述了针对门诊患者的改良的强制性诱导运动疗法（modified constraint-induced movement therapy，mCIMT），包含以下两个部分：①使受累侧手臂参与每周 3 次结构化的 30分钟功能性任务训练；②未受累侧手臂每个工作日进行 5 个小时的限制。后续的研究表明，mCIMT 在增加偏瘫手臂的使用和增强功能方面和 CIMT 一样有效（Page et al.，2008）。

虽然"关于 CIMT 及其各种调整方案的大量研究为基本的 OT 原则提供了直接的支持，即在自然情景中的活动参与的训练机会对于改善运动技能是重要的和必需的"（Sabari & Lieberman，2008），但需要更多的研究来确定治疗最有益的要素、剂量-反应关系以及运动

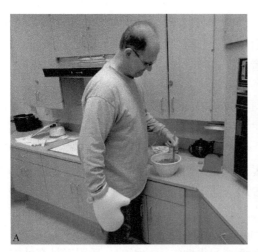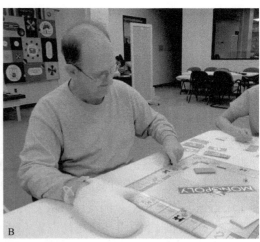

图 33-4　强制性诱导运动疗法

A. 搅拌布朗尼烘焙粉。B. 当未受累侧手被限制时，使用受累上肢玩桌面游戏

学结果。CIMT 有效性的研究已经包括了其他常用的 OT 干预措施，如集体训练、塑造法、功能性活动、以患者为中心的方法、居家方案以及准备性方法，但并没有确定每种干预措施的独立效果（Hayner et al.，2010）。其他研究总结得出，治疗强度而非健侧肢体的限制导致结局的改善（Dobkin，2007；Uswatte et al.，2006）。Massie 等（2009）表明 CIMT 可能会鼓励患者依赖常用的代偿性运动和（或）共同运动，而不是促进使用更加正常的运动模式。

6）新兴的技术和科技：近年来新型的脑卒中康复治疗技术和科技的发展，是由于发现了越来越多运动治疗改善神经可塑性的证据，以及在面临医疗费用的增加和康复服务可及性的减少的情况下所作出的改善功能性结局的努力（Fasoli，2011）。临床一线人员应探索新的方法，并采用可以增强患者作业活动和以更有效、更经济的方式参与的循证支持的干预措施。在临床上使用了这些干预措施来协助那些不能参与重复性特定任务的或以任务为导向的治疗的中度至重度运动障碍的患者，如 CIMT。在面临治疗经费减少的情况下，使用其他的干预措施来增加进行重复性任务训练的机会。

● 神经肌肉电刺激（neuromuscular electrical stimulation，NMES）：NMES 已被用作脑卒中后上肢康复的辅助方法，以减少肩关节半脱位和疼痛，以及改善手臂的运动和功能。Hsu 等（2010）发现更高和更低剂量的 NMES 联合标准化的住院脑卒中康复可以改善严重的上肢运动缺陷患者的运动恢复。一项上肢偏瘫干预措施的系统评价（Urton et al.，2007）认为可使用 NMES 来改善中度至重度手臂缺陷患者的功能结局，并且居家使用是可行的（见第十八章）。

● 想象训练/意象（mental practice/ imagery）：想象训练是一种越来越多被用于辅助脑卒中康复的训练方法，当中涉及在无实际的躯体运动的情况下，使用运动意象来预演运动技能（Nilsen et al.，2010）。Page、Levine 和 Hill（2007）表明想象训练是一种使上肢偏瘫的患者有条件进行 mCIMT 的有效途径，并可引起更多的功能改善。一项系统评价认为想象训练在脑卒中康复中似乎很有前景，但是需要更多的研究来引导治疗师对该练习的使用，以提高患者的作业表现（Nilsen et al.，2010）。

● 机器人辅助治疗（robot-assisted therapy）：已经在实验室和临床中研发了许多用于神经康复的机器人设备。通常情况下，患者的偏瘫手臂被置于手柄上或支撑物上，允许患者进行被动、辅助或分级的任务导向性运动。虽然其目前在大多数的临床环境中成本较高，但相比起一对一的治疗，机器人辅助治疗使无法独立完成特定性的任务或以任务为导向的运动的患者获得密集的、重复的训练所能带来的更多益处（Sabari & Lieberman，2008）。一项机器人辅助治疗对脑卒中后上肢恢复效果的系统性回顾（Kwakkel et al.，2008）发现，虽然随后的敏感性分析显示上肢运动功能的显著改善，但是远端和近端手臂机器人技术的研究存在明显的差异性。未来的研究需要更好地定义机器人技术对功能结局的影响。想要获取更多信息，可参考 Fasoli（2011）和 Pignolo（2009）。

● 虚拟现实（virtual reality，VR）：利用计算机科技和"市面现成的"游戏机（例如，Nintendo Wii）来模拟现实世界的活动和物体，是最近用来加强重复性任务训练对脑卒中上肢康复效果的一种方法。VR 的优势是可以提供一种互动的、高度引发动机的干预措施，与传统治疗相比，它能够个性化地以更高强度来提供功能性任务训练。虽然有关的研究有限，但初步研究表明 VR 有希望成为改善脑卒中后上肢运动和功能的额外工具（Joo et al.，2010；Saposnik et at.，2010）。

● 镜像治疗（mirror therapy）：在这种形式的视觉反馈中，患者坐在桌子前方，镜子垂直放置在靠近患者中线的桌面上。患侧手臂放置在镜子的后方，健侧手臂放置在镜子的前方，指示患者尝试双手运动时看着镜子中健侧手臂。因此患者接收到的视觉印象是患侧肢体（镜中的肢体）正常地发挥功能（Albert & Kesselring，2011）。虽然数据有限，但是两项随机试验已经发现接受镜像治疗的患者获得了偏瘫手功能的改善（Dohle et al.，2009；Yavuzer et al.，2008）。

● 矫形器辅助疗法（orthotic-aided therapy）：在 OT 中临床上用于上肢神经康复的商业矫形器的两个例子是神经假体装置和动态弹簧矫形器。神经假体装置（Bioness H-200：Bioness Inc.，Valencia，CA）是一种前臂-手模型矫形器，为肌肉再训练提供功能性电刺激，可以特定地诱发偏瘫手的抓握和放松。虽然这种设备的高成本限制了它的使用，但它的一个优势是允许在没有治疗师的躯体辅助下给予手臂支撑和促进。两项研究（Alon et al.，2008；Hill-Hermann et al.，2008）报道了使用该技术的患者临床上有意义的结果。SaeboFlex（Saebo，Inc.，Charlotte，NC）是一种机械动态矫形器，用于摆放偏瘫手，以便主动手指屈曲用于抓握，然后辅助松开手。一项关于该设备临床有效性的预实验（Farrell et al.，2007）表明，SaeboFlex 可能是一种经济实惠的工具，可用于脑卒中后手臂运动中度障碍无法接受其他治疗的患者［如 CIMT（Fasoli，2011）］进行重复性运动训练。

（3）运动学习能力：由于作业治疗师主要教导技巧，他们必须顾及学习的过程以帮助患者提高作业表现和参与。即使是最熟悉的任务，如穿衣，也需要适应许多环境或情景。治疗师可以通过帮助患者发展他们自己的问题解决技巧和策略来应对他们所处的环境，从而能够更好地协助脑卒中患者。

1）视觉障碍：第二十三章阐述了视觉缺陷患者的治疗。一般来讲，治疗师能够为脑卒中后视觉障碍的患者从两个基本的干预方法中选取一个来进行介入，这取决于视觉障碍的程度和患者能力的完整性：①建立或恢复患者的表现技能；②改良活动和（或）环境（Warren，2009）。第一种方法的目的是利用功能性活动来增加 VFD 区域的视觉搜索的速度和准确性，或者通过将头转向左侧来进行代偿，从而提高患者的视觉扫描能力。第二种方法的例子包括简化活动需求，如将梳洗所需要的所有物品放在一个抽屉里；简化任务的顺序，如在手机上设置快速拨号功能；或者改变建筑物的环境以消除噪声和阻碍物（Warren，2009）。

尽管研究有限，但有证据表明可以利用视觉扫描干预来提高 VFD 患者的视觉搜索的效率和有效性（Pambakian et al.，2004）。该研究和其余的研究表明，必须面对脑卒中后视知觉障碍，并且必须教导患者认识他们的障碍，以确保治疗的有效性。与患者及其家属分享客观评估的结果、针对视觉障碍对功能性表现的影响给予反馈以及教导患者认识和矫正表现中的错误，这些策略可以提高患者对自身障碍的认识。

关于视觉训练技巧对单侧忽略的影响的研究（Cherney et al., 2003；Tham et al., 2001）显示，以下治疗可以改善脑卒中后认知-知觉能力，包括强化对忽略空间的意识、任务特定性训练以及使用持续性策略来完成功能性活动。为了确保训练技能的转移，Toglia（1991）建议使用多情景的方法，即利用多种任务和多种成分需求在多种环境中进行策略的训练。例如，治疗师可以采用触摸和移动目标（捡起叉子，并将它们放进抽屉里的正确位置）来强化视觉搜索任务（在洗碗机中找到所有的叉子），从而提供更强的学习活动。训练必须针对患者的障碍和作业功能的目标；为了达到安全驱动轮椅的目标，偏盲和（或）单侧视觉忽略的患者在轮椅上进行特定的环境扫描活动（障碍课程或杂货店购物），较纸笔或计算机活动获益更多。

2）言语和语言障碍：作业治疗师需要与言语治疗师紧密合作，致力于改善患者的言语和语言功能。治疗师能够通过适当的姿势，来辅助说话时的呼吸和眼神接触。治疗也提供社交环境以及言语/语言技能训练的机会。不管什么时候，治疗师都应当将言语和语言的目标结合在治疗中，如要求口语的反应（计算活动的重复次数或命名所使用的物体）或处理功能性阅读和书写任务（阅读标志和菜谱或写支票）。作业治疗师可以协助患者选择和调适非语言形式的沟通，如书写、绘图、使用沟通板以及手势。与失语症患者及其家属一起工作的建议包括以下几个方面（American Heart Association, 1994）：

● 避免不必要的噪声；关掉电视机，寻找一个安静的空间。

● 当患者参与躯体活动时，不要和他说话或要求他说话。

● 允许患者用足够的时间反应；不要催促或强迫沟通；不要快速转移话题。

● 永远不要认为失语症患者不能理解他人所说的话；永远不要让他人忽视失语症患者。

● 使用简单、准确的语言说得慢一点、清晰一点；不要大声说话，除非患者听力受到损害；不要像对待孩子一样和患者说话。

● 必要时使用示范、视觉引导以及手势来帮助患者理解。

3）运动计划能力缺陷：运动计划能力缺陷或失用症是严重的学习障碍，也是最难康复的。治疗的重点应放在教导 ADL 代偿技巧上，关注哪个/哪些运动计划阶段对于患者而言是最困难的：重视任务的启动、计划的执行或活动的控制以达到恰当的结果（van Heugten et al., 1998）。治疗建议包括特定 ADL 的策略性训练、感觉/本体感觉刺激、手法引导运动、提示和促进、物体和情景的重复性分级使用以促发更多的自发反应、向前或向后连锁以及尽可能接近患者的常规环境或日常来训练（West et al., 2008）。一项 Cochrane 合作组织研究（West et al., 2008）回顾了脑卒中运动失用的治疗性干预措施的几项随机对照试验，并在两项研究中发现其具有短期的临床效果。

4）认知缺陷：第二十四章讨论了优化认知能力的治疗方法。如同其他领域的功能障碍，脑卒中后认知问题的治疗方法包括特定的成分技能的再训练、教导代偿技巧或以健全的能力替代以及环境的调适。治疗技术的例子包括使用提示或引导来塑造期望的行为；为作业表现给予建议和策略的反馈以作改善；提供视觉辅助，如记忆日志、清单、地图或图标，排序或组织记忆缺损部分的清单、计划步骤或组织计划的清单；以及为注意力有缺陷的患者简化身处的环境和分级任务。照护者必须接受有关被推荐的调适方法、安全注意事项以及监护所需求的教育（参考安全提示 33-1）。

与仅强调障碍或活动受限的治疗方法相比较，以角色表现/参与水平为目标的干预措施似乎对患者的生活质量有更大的影响（Gillen & Rubio，2011）。对脑卒中认知治疗的循证文献进行全面回顾（Cicerone et al.，2000），显示了实证对于脑卒中患者注意力和记忆力缺陷以及执行功能和问题解决障碍的治疗的支持有限。Henshaw 等（2011）已经开始对认知任务特定性训练方案进行初步研究，以改善患者脑卒中后的参与。

5）社会心理调适：脑卒中患者及其家属通常需要辅助以实现健康的情绪调适。在患者及其家属应对脑卒中相关的损害不佳的情况下，期望他们完全投入治疗方案似乎不合情理。在面对住院、艰苦的康复治疗以及身体形象的变化时，患者通常抱有希望和决心，但是许多人相信他们将再次"恢复正常"（Sabari，1998）。治疗师应当加强康复团队的努力，并且鼓励患者及其家属说出他们对脑卒中的反应以及他们对进步和预后的理解。鉴于康复期限的缩短，治疗师应确保患者及其家属理解脑卒中后的恢复并非因出院或康复方案的结束而终止。治疗师也应当帮助患者及其家属意识到康复的最终目标不是躯体或智力障碍的完全恢复，而是重拾担任有价值的生活角色的能力。

治疗师应能分辨抑郁的症状和体征，并且在治疗尚未开始前告知相应的团队成员。对于情绪不稳定的患者，患者及其家属都无须紧张，因为情绪不稳定是脑卒中的症状。协助患者及其家属发展处理策略，包括问题解决、社会支持、信息的寻找以及活动参与策略，可以帮助减少心理压抑的影响（Falk-Kessler，2011）。据报道，社区支持可以缓解残疾对脑卒中幸存者及其照护者的影响（Duncan et al.，2005），治疗师应努力为患者提供社区参与的机会。小组活动、社交互动以及社区外出可以让患者演练脑卒中前的角色，以及使患者意识到即使遗留残疾，患者的角色只是继续生活下去的暂时过渡。

（三）回归社区

"脑卒中后，如何带着残疾去生活是一个终生的挑战，人们会继续去寻找方法，来代偿或适应这种神经系统损伤所残留的功能障碍。对于很多脑卒中患者和他们的家庭来说，正规的康复治疗结束才是真正恢复的开始。"（Duncan et al.，2005）

1. 出院计划　出院计划贯穿了整个康复阶段。成功的计划会使患者及家属为出院安排感到安心舒适；会让患者及家属觉得尽管没有康复专家的有力的支持，也有能力维持所获得的功能并能持续进步；会让患者及家属有能力去监测一些需要调整或进一步干预的变化。作业治疗师帮助患者确定一个最合适的出院环境，帮助培训患者、家属和照护者必备的技能；并且安排社区服务以提供持续性的照料。决定出院环境的因素包括患者和家属优先的选择、患者功能障碍的程度、照护者支持的水平、安全问题和居家环境的无障碍程度（Gresham et al.，1995）。通常，一个功能相当高的患者经常由于欠缺照护者或缺乏安全或无障碍的环境，而不能回家居住。相对地，一个功能障碍较严重的患者却因为有一个健全的配偶愿意承担照护者的角色，并且有安全且无障碍的居住环境，而可以回家。治疗师的主要的职责就是与患者及家属一起参与家访安全评估和建议所需的家居改造或推荐一些辅助设备。

2. 患者、家属和照护者教育　理想地，每次治疗环节都是教导患者、家属或照护者的机会，教导他们一些康复治疗阶段结束后能应用的技巧和解决问题的策略。因为学习方式各异，并且反复学习很重要，最好是能够给患者和家属提供示范、体验课程、书面指导相结合的服务。照护者应该示范他们如何帮助患者安全地、独立地生活，而不是简单地口述。在患者结束康复治疗时，患者和家属常常被各种他们必须学习的专业信息所淹没。在正式的治疗结束后，很多患者和照护者表示很有意愿根据所制订的计划进行居家训练，但同时也承认，日常生活占据了非常多的时间，以至于几乎没有时间或精力去实施居家治疗计划。因此，最有效的居家治疗是将治疗功能障碍的活动融合在自理活动、工具性日常生活活动和休闲活动中去。比如，"在洗澡或穿衣前，简短地进行以下牵伸活动以获得一个最好的姿势、使上肢运动功能达到最好的状况，再进行这些活动"；这样的做法相较于以下的做法，在居家环境中更容易持续进行："做以下练习，每个练习重复 10 次，一天至少两次"。居家训练应该是个体化的，并且能提醒患者应用已经掌握的技能、提醒患者使用其可以合理期望获得的技能、提醒患者脑卒中后通常可能会遇到的问题。在出现新的能力或问题时，患者和家属应该充分被告知如何获取信息或帮助。预防跌倒是居家训练中很必要的一部分，应该在确认和减少了跌倒风险的情况下，鼓励更独立的行动（Gresham et al.，1995）。

3. 恢复重要的角色和任务 尽管大部分脑卒中的患者都重获了一些能力如步行、自理，但这通常不代表他们能够成功地在社区中活动（Beckley，2006）。一项关于社区居住的脑卒中患者的长期作业活动参与的研究（White et al.，2008）发现，不管脑卒中后功能障碍的程度如何，作业活动的变更和角色丧失的情况，会一直持续到脑卒中后 5 年。这些发现同其他的研究结果相似，提示作业治疗师需要将康复服务扩展至社区，并且将重心从基本的自理活动技能扩展到更复杂的作业活动技能，以满足患者恢复或适应工作、家庭、社区角色的需要（White et al.，2008；Wolf et al.，2009）。

（1）工作：对于希望回归工作的患者，应该鼓励他们进行工作前的评估或工作评估和适当的工作适应性训练（详见第二十八章）。尽管这一领域在大部分的康复训练中没有被强调（Wolf et al.，2009），重返有薪的工作是很多脑卒中患者恢复的重要指标，尤其是考虑到有三分之一的脑卒中患者都是 65 岁以下的，并且大部分美国人都会工作到超过退休年纪（Hartke et al.，2011）。一篇综述（Treger et al.，2007）统计了脑卒中后重返工作岗位的情况，发现有 19%～73%的患者重返工作岗位。数据有很大的差异性是源于样本人群的多样化以及对工作的定义有差别。很小比例的患者能够恢复全职的、有竞争性的工作，有很大比例的患者回归了兼职的或在家里的工作。重返工作岗位的患者显示有更高的主观生活满意度（Vestling et al.，2003）。以下因素显示与重返工作岗位正相关：能独立进行自理活动、能够步行、年龄偏小、高的文化和职业水平、稳定的婚姻关系、保留了言语和认知功能，反之，最显著的阴性预测因子是更严重的脑卒中（Treger et al.，2007；Vestling et al.，2003）。Treger 等（2007）提到说，这一定量研究的结果没有提示人们如何用有效的干预方法帮助脑卒中后的患者回归工作岗位。在他们的定性研究中，Hartke、Trierweiler 和 Bode（2011）建议，对重返工作岗位的干预一定要针对个体（例如，对功能障碍的适应和调整）、工作（患者的工作对生理和心理的要求）和社区（例如，如何使用交通工具）——强调人-环境-作业的相互适应，而不仅仅是脑卒中后的功能障碍。

（2）休闲和娱乐：在整个康复过程中，应该了解对于患者来说重要的休闲活动，鼓励患者进行有关活动，并且使患者有能力去进行这些活动。参与休闲活动成为阻止脑卒中后健康衰退和社会隔离越来越重要的因素（Bhogal et al.，2003）。有效的治疗方案应将患者感兴趣的休闲活动融合到治疗中去，这样一来，处于恢复阶段的患者能够开始分析自己的功能障碍如何影响从事这些重要活动的能力，并且提前使用一些策略来重拾这些能力。在一个招募了 40 名完成康复治疗的脑卒中患者的研究显示，影响其参与休闲活动的因素包括家庭和社会的支持、交通工具或经济的障碍、对改变了的休闲活动表现的态度、空闲时间的多少和感兴趣的休闲活动的数量（Jongbloed & Morgan，1991）。很多脑卒中患者会反映，因为疲劳、抑郁和（或）自理的需求增多，所以在进行休闲娱乐活动的时候有精力不足、动力不足或时间减少的情况。很多患者不接受在重要的休闲活动中的表现不尽如人意。例如，偏瘫患者可能会宁愿放弃打高尔夫球，也不愿意接受自己高尔夫球的水平降低。很多患者，尤其是那些患病时正在工作的人，没有建立休闲的角色或没有投入休闲爱好。Desrosiers 等（2007）做的随机对照试验评估了对脑卒中患者进行居家休闲活动宣教的效果，宣教内容包括对休闲活动的认识和对自我的认识（发掘符合患者兴趣和能力的新休闲活动），以及培养相应的能力（在居家环境或社区环境中，寻找克服身体功能障碍的方法，以适应或接受一项重要的休闲活动）。这项研究发现，该宣教有利于促进患者休闲活动的参与、提高对休闲活动的满意度以及减少抑郁。

（3）性行为：对患者及其配偶的调查发现，脑卒中后男性患者会有性欲减少、勃起功能受损的状况而影响性能力，对女性而言，会有阴道润滑能力减弱、减少性活动频率的情况（Nation Stroke Association，2006）。原因可能是生理层面的（运动、感觉或认知功能的减弱，ADL 方面的依赖，耐力减弱，失禁，共存的疾病，或药物副作用），或社会心理层面的（自我形象差，抑郁，角色转变，沟通交流能力受损，对性无能或脑卒中复发的恐惧）（Farman & Friedman，2011；National Stroke Association，2006）。

为了帮助患者进行性方面的表达，所有治疗师都可以告知患者在脑卒中后仍可关注性方面的问题和寻找有关的讯息。治疗师需要给予患者肯定，有关性方面的问题是普遍的，并且患有脑卒中后进行性活动并不是禁忌（Duncan et al.，2005）。其他可能的干预方法：提供相关资源，以增加患者对这方面的知识，鼓励他们同伴侣之间进行开心见诚的交流，建议一些调适性方法，如改变进行性活动时的姿势或时间的配合，以及将患者转介给专业的人士（Duncan et al.，2005；Farman & Friedman，2011）。

（4）驾车：对于大部分脑卒中患者来说，优先想要恢复的是驾驶能力，驾驶也被视为能让人们继续在社会中独立生活和避免社会隔离的方法。随着脑卒中后生存率和寿命的延长，医务工作者越来越需要对恢复脑卒中后患者驾车的能力提供建议（Korner-Bitensky et al.，2006）。因为驾车存在复杂性和危险性，脑卒中后驾车这一问题往往都是在患者已经重返家庭生活，并且在自理、IADL 和短距离移动方面获得了满意的独立性后才被顾及。据报道，仅有30%发病前会开车的脑卒中患者能够继续进行驾驶活动，有87%发病前会开车的脑卒中患者，没有接受任何形式的驾驶评估（Fish et al.，1997）。尽管对影响驾驶能力的因素还没有很明确的认识，早期的研究发现，更年轻、更好的功能状况、在视觉注意任务中分数高，是预测能够继续进行驾驶活动的因素。然而最近的一个多中心的队列研究显示，缺血性脑卒中的患者相较于出血性脑卒中的患者，以及那些脑卒中后 3 个月拥有更强肌力、运动活动能力和认知功能的患者，更有可能在脑卒中 1 年后重获驾驶的能力（Perrier et al.，2010）。仅仅偏瘫似乎不是阻碍患者重获驾驶能力的因素，因为可以对车辆构造或开车技巧进行适应性改变去代偿大部分的运动功能缺陷。Elgin 等（2010）对一些偏盲患者（没有忽略）进行了标准化上路驾驶的评估，发现他们的表现评分和有正常视野的患者相似。没有标准的评估流程来确定脑损伤患者可以重新驾驶的能力，但是一致的做法包括①进行驾驶前的组套评估，测试扫视能力、视觉注意能力、更高级别的视觉认知技巧、注意力分散能力、反应能力、解决问题的能力、遵从导向的能力；②进行模拟驾驶评估；③进行路面驾驶测试，包括在安全情况下的驾驶测试和在真实交通情况下的驾驶测试（Korner-Bitensky et al.，2006）。现有研究尚未确定驾驶前评估的各个组成部分在预测路面驾驶表现方面的准确性的证据。

很少研究证实协助患者重新学习驾驶的康复手段的有效性，但是临床上有两种方法，一是通过重新训练视觉和认知技巧来治疗潜在的损伤的治疗性训练方法，二是用模拟驾驶器和路面驾驶课程来进行的功能性训练方法。两个小型的随机对照试验（Crotty & George，2009；Devos et al.，2009）发现，应用更情景化的、更功能性的训练方法，更有利于提高脑卒中患者的驾驶表现。Crotty 和 George（2009）研究了使用"Dynavision"进行治疗性训练。Dynavision 是用于解决潜在的运动和视觉障碍的设备，如解决视觉扫描、外周视觉意识、视觉注意和视觉-运动反应时间方面的问题。但是未能发现应用这种设备治疗可影响路面驾驶的表现。Devos 等（2009）发现，接受了模拟驾驶治疗的受试者相比于接受了认知训练治疗的受试者，会表现出更好的路面驾驶能力。治疗师必须记得，决定脑卒中患者是否能够继续驾驶最终取决于国家许可局（见第二十六章）。

（5）社区支持和资源：患者重新融入社区的方法（如选择交通工具、解决建筑物环境的障碍、来自家庭或朋友的协助，以及去往老年人中心）应该贯穿在整个康复中，因为不能继续进行发病前的社区活动已经被认为与脑卒中患者的孤立和抑郁情绪有显著关联（Logan et al.，2004）。基于不同的脑卒中个体，重返社区可能会耗费不只是几个月而是数年的时间（White et al.，2008），即便是在患者结束了常规的康复治疗后也会一直持续。AHA/ASA 临床实践指南推荐，急症医院以及康复中心需要有现有的社区资源的详细清单，并把这些信息提供给脑卒中患者及其照护者，并帮助他们获得所需要的服务（Duncan et al.，2005）。总的来说，为患者和家庭提供的支持包括教育性支持、工具性支持和情感性支持（Duncan et al.，2005）。教育资源可通过相关机构获得（资源 33-1），这些机构会提供直接的录音、视频、印刷文件和（或）专门的网络信息给脑卒中患者。工具性支持是指提供人力帮助的项目，如提供私人服务、上门送餐服务以及那些建造轮椅坡道的志愿者团队服务。情感性支持可来源于家庭、朋友、心理健康管理专家还有其他脑卒中的幸存者。

📖 **资源 33-1**

从下述网站或机构中获取地方脑卒中社团的名单：

美国脑卒中协会（美国心脏协会的分支）

脑卒中网络中心

美国国家失语症协会

神经系统损伤和脑卒中美国国家研究所

健康神经学美国国家研究所

美国国家脑卒中协会

脑卒中引擎

脑卒中支持小组

提供支持给予长期照护者是非常重要的，因为照护者很容易出现许多危机，如筋疲力尽、抑郁、孤独和一些健康问题（Duncan et al.，2005）。治疗师可以鼓励并推荐一些资源让他们寻求暂时休息、支持小组或咨询。不幸的是，许多社区给患者及其家庭提供的资源是很局限的。因此，治疗师可以在社区项目的发展上起提倡者和咨询者的作用，让患者及家庭融入社区中的脑卒中群体，建立脑卒中俱乐部，为脑卒中患者找一些志愿者工作的机会。

（6）出院后服务的延续：随着脑卒中患病年龄的日趋下降，轻中度的脑卒中患者，以及早期从急救中心和康复中心出院的脑卒中患者日益增多，这些给作业治疗师带来很大的挑战，作业治疗师不仅需要使用传统的脑卒中临床治疗手段，而且需要发展促进患者社区参与的方法。脑卒中不再被认为是急性的情况，而被认为是一种慢性的状态，伴随着行为和健康的改变（Wolf et al.，2009）。Sabari 和 Lieberman（2008）认为从康复机构出院后的长期阶段是"持续调整的阶段"，在这个阶段，脑卒中幸存者努力尝试在家中或者有支持的环境下（如长期或有辅助的生活环境）重新进行活动和参与角色。推荐的康复项目包括：在回归社区的一个月内，进行随访来监测脑卒中患者的进展，并且在至少 12 个月内有规律地进行（Gresham et al.，1995）。Sabari 和 Lieberman 建议，在正式的康复治疗阶段结束后，患者及其家属可能需要在不同时间段接受间歇性 OT 服务：在改变了居住环境后可能需要转介进行居家评估，为安置在长期照护机构的患者提供咨询服务，为专项活动或角色参与（如回归工作或者驾车）进行评估/治疗，以及观察运动功能的情况（因为它的进步或者倒退可能影响患者作业表现）。

健康管理项目往往倾向于把资源用在急性期患者以及恢复 BADL 的独立性和回归家庭上。随着脑卒中后平均寿命的增加，作业治疗师应该寻找符合经济效益的社区为本的服务，以满足脑卒中康复者的持续需要，从而维持其在社区生活中的活跃性和独立性，并减少继发性并发症所带来的风险及提高生活质量（Sabari & Lieberman，2008）。例如，治疗师可以同脑卒中康复者一起寻求其他的社区资源来促进/维持健康状态，如进行水中的有氧运动（Mehrholz et al.，2011）、瑜伽（Lynton et al.，2007）和太极（Taylor-Piliae & Haskell，2007）。

八、治疗的有效性

《成年脑卒中作业治疗实践指南》（Sabari & Lieberman，2008）强调，使用科学文献来证实对脑卒中患者所实施的干预方法的有效性是很重要的。这个指南表明作业治疗实践已经扩展为将临床思维与来自科学文献的证据以及患者的特征和偏好结合起来的专业（Sabari & Lieberman，2008）。这个指南总结了脑卒中作业治疗干预有效性的证据，可以分为以下几个广泛的类别：

（1）在大脑损伤后，神经可塑是可能的，并且任务为本的环境刺激对其可塑性有正面的影响。

（2）功能性的改善，可反映作业治疗干预在提高脑卒中后运动功能和处理技巧方面的有效性。

（3）作业治疗干预能有效地促进活动能力和角色表现，从而带来生活质量的改善。

在选择评估和干预的方法时，治疗师有责任去利用这些科学性的证据基础，而不是依赖过时的专业训练或者临床资源（Doucet，2012）。例如，在证据列表 33-1 中的证据和在这章中引用的研究文章。把治疗建立在科学性的证据上时，常涉及放弃那些传统的、不被科学支持的方法，或者运用新的有循证依据的技术。发展最佳循证实践为脑卒中患者提供治疗，这是一个不断变化的、持续的过程：随着专业文献数量的增多，以及越来越多的治疗师开始进行有循证依据的实践，可以收集和评估更多的数据，有利于发展新的以实践为基础的证据。

证据列表 33-1

针对脑卒中中最好的作业治疗实践证据

干预措施	所检测干预措施的描述	参与者	治疗剂量	最佳证据的类型和证据等级	益处/有效性	结果的统计概率和效应大小	参考文献
根据患者选择的 BADL 或 IADL, 进行特定任务的训练	在熟悉的环境内实践跟实践特定的任务	323 名急性脑卒中患者 (147 名右侧偏瘫/156 名左侧偏瘫); 平均年龄 72.5 岁	6 周~5 个月内, 1~15 次家访	荟萃分析 (纳入 2 篇研究文献) 证据等级: I	有效。试验组通过巴氏 (Barthel) 指数衡量的 BADL 有改善, 通过诺丁汉日常生活活动量表 (Nottingham EADL Sale) 衡量 IADL 有改善	加权平均效应量: $r=0.16$, 相当于成功率超过对照组 16%	Trombly & Ma (2002)
使用提示策略来改善单侧忽略的扫视功能	用视觉或者策略提示进行扫视任务训练	13 名急性脑卒中患者 (0 名右侧偏瘫/13 名左侧偏瘫); 平均年龄 57.5 岁	每天 21 次试验, 连续 4 天。每次训练内容的次序是随机的	随机对照试验 证据等级: IC1b	有效。通过平分中线测试发现, 相比干对照组, 视觉提示和运动提示均有效 (最佳效应为运动提示)	平均效应量: $r=0.87$, 相当于成功功率超过对照组 87%	Lin et al. (1996)
实施目标导向性的任务活动, 来提高随意性主动活动范围	试验组: 使用锻炼设备和游戏来增加前臂旋后范围 对照组: 使用相同的锻炼设备但不进行游戏	30 名急性脑卒中患者 (11 名右侧偏瘫/15 名左侧偏瘫/4 名其他; 平均年龄 68.4 岁	每种训练内容进行 2 组, 每组 10 次, 不同天数的治疗周期	随机对照试验 证据等级: IC2c	有效。试验组平均增加了 13.4° 的旋后角度 (旋转手柄)	效应量: $r=0.42$, 相当于成功率超过对照组 42%	Nelson et al. (1996)
使用目标导向性的物体诱导的活动, 来加强运动的质量	试验组: 利用物体诱导前伸够物的目标练习, 或去完成功能性的活动 对照组: 不使用用物体或无功能性目标进行前伸够物的练习	28 名慢性脑卒中患者 (17 名右侧偏瘫/9 名左侧偏瘫/2 名其他; 平均年龄 63.4 岁	在 1 天内完成, 每个训练内容进行 10 次试验	荟萃分析 (纳入 2 篇研究文献) 证据等级: I	有效。有功能性目标会更好地完成前伸够物的运动, 体现在运动的速度、流畅性, 所使用的策略和力量的改善上	合并效应量: $r=0.62$, 相当于成功功率超过对照组 62%	Ma & Trombly (2002)
使用改良限制性诱导性运动疗法 (mCIMT), 来减少残疾和改善偏瘫手的使用	试验组: 使用 mCIMT 进行重复性任务训练: ADL 任务; 限制健侧手的使用 对照组: 使用传统的康复治疗方法, 包括神经发育疗法、本体感觉神经肌肉促进技术、ADL 代偿技术, 任务训练、肌力强化训练	278 名临床诊断为上肢偏瘫的脑卒中患者, 平均年龄 57 岁; 发病时间从 2 天到 60 个月不等	每天 30 分钟~3 小时, 3~5 天/周, 总共 2~10 周; 试验组, 限制健侧手的使用时间 5~6 小时/天	荟萃分析 (纳入 13 篇研究文献) 证据等级: I	有效。试验组较对照组在 Fugl-Meyer 运动功能评定、功能独立性评定 (FIM) 和运动活动量表上显示更高的分数	Fugl Meyer 运动功能评定: 平均差值 (MD) =7.8; 95%CI 4.21~11.38, $P<0.001$; $r_w=0.40$[1] FIM 的 MD=57; 95%CI 0.75~13.26, $P=0.03$; $r_w=0.45$[2] 运动活动量: 使用量 MD=1.09; 95%CI 0.26~1.91, $P=0.01$; $r_w=0.64$[3]	Shi et al. (2011)

(1) 加权平均效应量, r, 基于两个研究 ($n=73$) 报道的效应量; 显示了相较于对照组, mCIMT 组在上肢运动控制方面有高于 40% 的改善率。

(2) 加权平均效应量, r, 基于所有三个使用 FIM 测评的研究 ($n=88$); 显示了相较于对照组, mCIMT 组在自理生活活动能力上有高于 45% 的改善率。

(3) 加权平均效应量, r, 基于四个研究 ($n=135$), 报道的效应量; 显示了相较于对照组, mCIMT 组在使用上肢的运动方量方面有高于 64% 的改善率。

📖案例分析

H 夫人：右侧脑血管意外

作业治疗干预过程	临床推理过程	
	目的	治疗师思考内容的举例
患者信息 H 夫人是一位独自居住的寡妇，82 岁，自理活动和工具性日常生活活动（IADL）均独立，除了社区交通有困难外。她在家被邻居发现没有了任何反应，结果被诊断为右脑中动脉大面积梗死 在她急性住院期间，一位作业治疗师评估了 H 夫人，并报告了其意识状况不稳定、左侧无自主动作、左侧偏盲及偏侧空间忽略。治疗包括了引导患者进行简单的自我照顾活动及早期卧床肢体摆放和运动，并与护理人员及物理治疗师一起预防继发性并发症。脑卒中后 10 天，H 夫人能够在轮椅上维持 1 小时坐位，能够听从一步指令，能够完成简单的个人修饰及在小量帮助下进行床上功能性转移。她被转介到了一个住院康复单元接受更密集的治疗。从急性期照护单元出院时，H 夫人大小便失禁并且尾骨的一小块区域出现皮肤破损。社工描述 H 夫人曾经有久坐不动的生活习惯，并喜欢去教堂、拜访邻居和家人、读读圣经和看电视。医院工作人员说她的言语能力、理解力和记忆力都还好，尽管 H 夫人对还需要住院治疗表现出沮丧，并且她表明期望能痊愈并回家生活。H 夫人有 4 个成年的孙儿，他们各有自己的家庭，他们都不能转换工作或者改变他们的生活状况来全职照顾 H 夫人。家人支持也希望 H 夫人回到家中后能请一位照顾者，尽管他们也考虑，如果 H 夫人不能恢复足够的身体功能，不足以在家生活的话，将会打算把 H 夫人安置在专业的护理院中	了解患者的诊断或者情况 了解患者本人	"H 夫人的大范围病灶、意识状况的持续变化、早期 ADL 的严重依赖、运动缺失、视空间障碍和失禁，都预示着患者预后功能较差，会有漫长的恢复期。对她有利的是，H 夫人之前是自己能在家独自居住并且没有严重的既往病史。" "H 夫人似乎对脑卒中的本质及其导致的障碍仅有很限的了解。她似乎没有什么依赖他人的生活经历。因为她不是一个会经常运动的人，所以在密集的康复训练中会很容易感到疲劳。然而对她来说，在轮椅上进行活动以及恢复有价值的角色是不难的，尤其是在有朋友和家人支持的情况下。实际上，她的思维看起来是没问题的，这可以帮助她达到她的康复目标，但是她的视知觉障碍会阻碍她学习新的技能。"
转介到作业治疗的原因 H 夫人被转介到作业治疗（OT），可增加其自我照顾的独立性，提升其左侧视空间范围的意识，应给予 H 夫人左侧肢体适当的管理指导，并帮助其决定最优住院计划。她也将每天到物理治疗师那里接受治疗，定期接受言语、社交、心理及治疗性的娱乐治疗	环境评估 建立初步假设	"我会与其他学科紧密合作来完成我所提供的治疗，以避免患者的过度疲劳并建立持续的策略。我将尽早让她的家人也参与到治疗计划中，因为似乎 H 夫人出院后会需要中量到大量有技巧性的照护。"
评估过程和结果 作为标准康复流程的一部分，康复团队为 H 夫人进行了功能独立性评定（FIM）测试（Keith et al., 1987）。H 夫人在 FIM 运动项中共得 28 分（满分 91 分），认知项中共得 30 分（满分 35 分）。OT 评估的领域中，H 夫人在进食、梳洗和穿上衣中需少量帮助（25%），在床上擦澡和如厕转移中需要大量帮助（75%），在穿裤子、如厕和浴缸转移中需完全帮助（超过75%）。在面谈/观察休闲活动技能时，H 夫人描述自己看书困难（"我觉得需要新的眼镜"）和看电视困难（"这个画面不是很清晰"）。H 夫人被观察到持续地将她的头转向右侧并且很难察觉或将注意力集中在她左侧视野的人或者物体上	考虑评估方式和方法 解释观察结果	"从物理治疗的评估中我得知 H 夫人姿势控制上的问题。观察她在自我照顾中的表现是很重要的，由于她似乎对她功能障碍的自知很限，所以不能仅依赖自我报告。尽管观察 ADL 能让我得到一些有关她视野和注意力问题的信息，但我仍会考虑进行进一步的视觉功能评估，也许可以使用大脑损伤视觉评估量表成人版（Brain Injury Vision Assessment Battery for Adults, BIVAB-A, Warren, 1996）的一部分进行评估，因为她期望自己能恢复阅读能力。" "我观察到 H 夫人在穿裤子、洗澡和转移中能力很限，因为她的坐位平衡很差并且缺乏移动能力。她在穿上衣、个人修饰和进食完成中有困难，这是因为她对左侧视空间和左侧肢

续表

作业治疗干预过程	临床推理过程	
	目的	治疗师思考内容的举例
OT 对成分能力的评估表明她左上肢有感觉障碍；左侧胸肌、内旋肌、肱二头肌只有不稳定的微小运动；过肩水平的运动时有轻微肩痛。除此之外，视野功能筛查显示其左侧周围视野感知严重缺损 言语治疗师评估发现她有吞咽困难并建议她食用非液体的浓稠食物。物理治疗师评估 H 夫人在床边转移中需大量帮助（75%），并且不能在无支撑下坐、站或者推动轮椅		体的注意减少。她左侧躯体感觉和运动的缺失以及她对自身视觉障碍的无知加重了她的左侧忽略。"
作业治疗问题清单 ● 在 BADL 中缺乏独立性 ● 在 IADL 和休闲活动中缺乏独立性 ● 因缺乏自主运动、感觉减退和视空间忽略而使得左上肢有受伤或者发生并发症的风险 ● 对脑卒中导致的躯体功能残损、残疾及对恢复的预期仅存有限的自知力	综合结果	"H 夫人的脑卒中严重削减了她在家独立生活的能力，尽管返家是她的出院目标。她的偏瘫程度、姿势的不稳定性以及忽略和自知力的缺乏增加了她罹患继发性并发症的风险。"
作业治疗目标清单 患者能够进行如下活动： ● 在监督和最少的提示下进食、梳洗及穿上衣 ● 在中度（50%）帮助下进行穿裤子、如厕转移和洗澡（凳上沐浴）的活动 ● 通过远程控制独立地操控电视和听录音机（播放文章） ● 在进行上肢活动时能在床边维持坐位平衡至少 2 分钟 ● 在床上改变姿势及坐轮椅时能安放好左侧上肢 ● 能独立完成左侧手、腕、前臂和肘关节的牵伸和活动度的练习；在中等帮助下完成肩部的牵伸及活动度练习 ● 能学会合适的姿势摆放技术 ● 能帮助左上肢移动 ● 能在至少 50%的时间里注意到左侧视野范围的事物	建立干预假设 选择干预方式 考虑治疗中可能发生的情况，发生的频率及持续时间	"我不认为 H 夫人最终能独立生活，但是提升她的基础能力（平衡、视觉注意力）能帮助她参与简单有意义的活动。宣教能辅助她在新的环境中接受到持续的照料，并能让患者及其家属感觉到他们也能促进恢复进程。" "作业治疗干预包括恢复、代偿和预防方法。" "我认为 H 夫人在治疗中会进步缓慢，但必会从多学科治疗中受益。她至少还需要 2 周的住院康复。她每天进行 OT，接受一天两次的短时治疗（30 分钟），以便治疗之间可间隙休息。"
干预 H 夫人两周的住院康复期间的治疗项目包括①强调 BADL 和 IADL 训练的活动，以促进坐位平衡、转移运动、左上肢的管理、左侧视野的注意和扫视；②对患者及家属进行宣教，让他们知道脑卒中的预后、恢复的进程、安全意识、继发性损伤的预防、代偿性的技巧和适应方法，以促进其功能独立 出院时，H 夫人能独立进食、完成简单的洗漱活动，并在安装好（相关设备）的情况下以及在监督下使用电视和录音机。其他 ADL 能力则无改变。坐位平衡仍然很差，左侧视空间忽略仍无进展。H 夫人仍需要大量帮助来保护和移动左侧上肢 H 夫人的家人在她出院前参加了家庭训练指导会，并得到了文宣材料的训练指导	评估患者理解力 理解她正在做什么 对比实际和期望的表现 了解患者本人 了解环境	"H 夫人在学习新技巧来从事熟悉的活动方面有困难，所以她需要重复练习和从日常护理及其他专业训练中进行强化。因为 H 夫人发现不了她视野或者平衡障碍的问题，所以以提高这些能力的干预措施不得不更依赖于外部调整而非内部调整。H 夫人总是很开心并且乐于配合，也一直认为她很快能够康复并能回家。但令人失望的是，她未能获得更多的独立性，但是我认为 H 夫人的家人理解脑卒中给她带来的影响并且明白她的恢复期可能会很漫长。"

续表

作业治疗干预过程	临床推理过程	
	目的	治疗师思考内容的举例
下一步计划 H夫人会被转介到专业护理机构，她可以在那里继续接受作业治疗和物理治疗。所有治疗文件的复印件都提前送到了该机构，并通过电话进行了相关信息的沟通 在出院前的讨论会议中，告知她的家人未来H夫人可能需要到持续照护机构，并且给予了他们一系列家庭健康服务、门诊服务以及服务提供者的清单	预测现在和未来患者遇到的问题 分析患者的理解能力 决定患者未来是否应继续进行治疗和（或）回家	"我认为直接与专业护理机构的治疗师交流H夫人特有的问题很重要。她脑卒中还不到一个月，很难说她能恢复到什么程度。我向患者和她的家人强调了从康复单元转介出去并不意味着她的恢复就结束了，那仅仅是进入了下一个不同的阶段。我曾给予患者和她的家人尽可能多的信息帮助他们认识到一些进步或者退步的征兆，这样他们就能确保H夫人是在合适的时间接受适当的治疗。"

作业治疗实践中的临床推理

预防继发性并发症

　　H夫人因为脑卒中产生了许多障碍，这使得她有出现继发性并发症的风险。列举这些障碍和可能的并发症。哪些障碍可能增加H夫人的跌倒风险？治疗师能够给予什么特殊的治疗干预来帮助她预防这些并发症？治疗师能够提供什么指导来帮助患者及其家人预防这些并发症及预防跌倒？

案例分析

G先生：左侧脑血管意外

作业治疗干预过程	临床推理过程	
	目的	治疗师思考内容的举例
患者信息 G先生，38岁，有高血压史，突然出现右侧无力，语言能力丧失。他很快住院，并被诊断为左侧蛛网膜下腔出血。他在急性照护中心住了9天，并在康复中心住院两个星期，然后出院回家，与妻子和10岁及12岁的子女同住。在住院期间，G先生进步很快，并恢复了大部分的言语功能和右侧肢体的运动功能。出院时，G先生能够在安全监督下以及耗时较长的情况下进行自我照顾、准备简单的食物，使用单拐在家中步行。他有轻微的失用症，对多步骤任务的起动有延迟、步骤顺序错乱的问题。他对右上肢的控制较差，特别是当试图将右上肢提高到肩部水平或进行精细运动时。 在脑卒中之前，G先生在一家汽车经销商的零配件部门工作。他的工作内容包括清点库存、订货、囤货、取货和送件。他的妻子是一名教师，目前暑假放假在家，计划在2个月后开学时重返工作岗位	了解患者的诊断或者情况 了解患者本人	"G先生快速的恢复和年纪轻都预示着良好的功能恢复。他应该在独立自我照顾方面能够取得进一步发展，但在高水平的右上肢和右下肢功能、高水平的认知和沟通技巧以及熟练的运动计划能力上会持续存在困难，这些可能会影响他参与期望的生活角色。" "G先生成功地实现了住院期间的康复目标，很可能在回家后，他也会期待类似的快速恢复。他和妻子会很急切地希望他在接下来的两个月内获得更高水平的功能。出院后的前几个月，当患者在恢复以前的角色时遇到困难，他们会感到压力和沮丧。"
转介到作业治疗的原因 G先生被转介到门诊接受作业治疗，以继续在日常生活活动（ADL）和工具性日常生活活动（IADL）方面取得进步，并恢复社区角色。同时，他还被转介去接受门诊物理治疗，以改善平衡和步态，并接受言语治疗，以提高找词能力、更高水平的阅读能力和计算能力	了解环境 建立初步假设	"对于G先生来说，家庭是最适合实践和完善ADL/IADL技能的场所。当他在家庭中的表现获得自信并有了足够的表现技能后，他会更努力地去恢复在社区的角色，尤其是他的工作/家庭支柱的角色。"

续表

作业治疗干预过程	临床推理过程	
	目的	治疗师思考内容的举例
评估过程和结果 G 先生作业治疗的目标是在妻子返回工作岗位后，能够安全独立地在家进行自我照顾，恢复右利上肢的正常功能，并尽快重返工作岗位	考虑评估方式和方法	"我喜欢用脑卒中影响量表和偏瘫/瘫痪上肢功能测试来进行评估，因为它们针对脑卒中患者，帮助患者关注功能结果，能够反映出典型的问题。这些评估对长期跟进患者的进展也是有用的。"
门诊初评工具包括脑卒中影响量表（stroke impact scale，Duncan et al.，1999），该量表可以让 G 先生评价出由脑卒中造成的各种损伤和残疾对他的生活质量造成了哪些影响	解释观察结果	"G 先生正处于开始体验和意识到脑卒中对自己人生角色影响的这一阶段。他对自己的问题表现出良好的洞察力，这将帮助他实现或调整自己的目标。他的 ADL 能力缺陷是由动态平衡问题、起步困难、疲劳和右上肢协调性下降的综合因素造成的。他能够有效地使用右上肢的辅助稳定功能并能进行简单的抓握和释放动作，但在抬高手臂到肩膀水平以上或右手进行精细抓捏和精细操作时，仍然有困难。"
量表结果结合进一步的访谈表明，G 先生很担心他右上肢会使用困难；担心自己成为家庭的负担，担心无法重返工作岗位。他因为在说话、阅读、书写和计算方面经常出错而觉得自己愚蠢和感到信心不足；他承认自己在日常自理和家务上动作迟缓，并需要依赖于妻子的帮助，尽管他并不愿意这样；他容易疲劳，并且觉得没能力参与大多数以前的休闲娱乐活动和社交活动		
我们完成了一项家庭评估，以观察 G 先生的晨浴/穿衣/梳洗活动，并评估了安全风险。他花了将近 2 个小时来完成这些任务，偶尔需要休息，偶尔需要接触性的辅助来保持身体平衡，需要语言提示来对任务步骤排序，并且在一些精细的运动任务上有困难，比如扣纽扣		
对 G 先生进行偏瘫/瘫痪上肢功能测试（functional test for the hemiplegic/paretic upper extremity，Wilson et al.，1984a，1984b），以确定其右上肢的功能性使用水平（图 33-3）		
作业治疗问题清单 ● 需要监督和较长时间来完成洗澡、梳洗和穿衣 ● 需要监督和（或）需要较长时间执行家庭 IADL 任务（写支票、做饭） ● 无法执行工作任务，包括使用电脑、提起重箱子和驾车 ● 无法恢复休闲娱乐活动，包括打保龄球和指导儿子的棒球运动 ● 进行在肩部水平以上的活动时难以使用右上肢 ● 无法使用右手完成精细抓捏或精细操作任务 ● 对失去生活独立性和生活角色以及经济上的不确定性感到沮丧、焦虑	综合结果	"G 先生在短期内功能恢复良好，并正在努力重新适应家庭环境。然而，他在更高层次的作业活动和表现技能方面的缺陷降低了他的角色胜任力。"
作业治疗目标清单 ● 在 45 分钟或更短的时间内独立完成早晨的自理活动 ● 承担部分备餐和洗衣任务 ● 使用右臂梳头发，并将物品放在眼睛水平高度的架子上 ● 用右手系鞋带、操控硬币、签名并执行简单的电脑操作	建立干预假设	"我认为 G 先生将能够完全独立地进行基础性日常生活活动（BADL），也能完成部分 IADL。他将在恢复重要角色方面取得实质性进展，但这可能需要很长时间，他可能需要接受调整后的角色。"
	选择干预方式	"作业治疗干预主要会采取恢复性和维持性的策略，会按需要适当地采用代偿性或适应性干预。"

续表

作业治疗干预过程	临床推理过程	
	目的	治疗师思考内容的举例
● 和孩子们一起参加粗大运动的休闲活动（游泳、乒乓球） ● 连续 2 小时不间断地进行职业模拟活动 ● 完成驾驶前评估 ● 能够独立使用社区交通工具	考虑治疗中可能发生的情况，发生的频率及持续时间	"因为 G 先生有一个时间目标（他妻子重返工作岗位），我将在第一个月内每周见他三次，然后在第二个月内每周见他两次。"
干预 治疗包括以下方面： （1）对 ADL、IADL 和工作活动进行特定任务训练。活动设计根据 G 先生的能力进行调适、升降级和扩展 （2）重复任务导向的活动，以提高运动计划能力、姿势调整能力、右上肢力量和控制能力。这个活动被设计成可以在家中进行 （3）宣教关于安全的问题、家庭和活动的调整、社会支持以及可用的社区资源 G 先生的妻子和孩子每周至少会参加一次治疗，并提供了宝贵的建议和支持，为过渡到在家中治疗做准备 所有目标均在 2 个月结束时实现。他在偏瘫/瘫痪上肢功能测试和脑卒中影响量表上都取得了显著的进步。G 先生能够独立完成给他的书面家庭治疗方案，并能够口头表达适当的安全预防措施	评估患者理解力 理解他正在做什么 对比实际和期望的表现 了解患者本人 了解环境	"G 先生对治疗有很高的积极性，看到治疗效果的逐步改善而感到欣慰。看起来，应用熟悉的、有意义的、重复性的治疗活动来治疗他所存在的问题疗效最好。治疗旨在为他提供失业的代替方案，使他在家里恢复其他的角色，并使他能够去探索恢复他以前工作的可能性。"
下一步计划 在脑卒中后的一年内，G 先生被安排每 3 个月到脑卒中门诊拜访他的神经科医生一次，这使得作业治疗师有机会联系他并监测他的进展。他进行了实地驾驶评估和培训。他开始办理美国国家职业康复经济援助和培训服务的申请手续。作业治疗师为他和他的妻子提供了可供咨询的资源的名字，以帮助他们应对接下来康复会面临的压力	预测现在和未来患者将遇到的问题 分析患者的理解能力 决定患者未来是否应继续进行治疗和（或）回家	"我预计 G 先生将继续在作业成分技能和作业能力方面得到提高，但他的恢复速度会慢下来。我很高兴我将有机会定期对他进行评估，改变他的家庭治疗计划（如需要），并确定他是否会受益于额外的治疗。根据职业筛选的结果，他可能决定从事需要特定职业培训的其他职业。他和他的妻子看起来都明白抑郁和疲劳是脑卒中的常见并发症。"

作业治疗实践中的临床推理

处理认知障碍在社区重新融合过程中的影响

　　G 先生成功地重新获得了足够的身体功能，使其在家里能够生活自理，但在重获 IADL 能力方面却没有那么成功，因为这需要更高层次的认知功能。哪些特定的认知障碍会影响 G 先生重返工作岗位和恢复以前的社区角色？说出能够解决这些障碍的干预措施。

思考与总结

　　（1）列出两种主要的脑卒中类型及每一种类型的亚型和原因。
　　（2）列举六种由脑卒中引起的神经系统障碍，并描述每一种障碍会如何影响穿衣这一活动。
　　（3）脑卒中后神经系统恢复与功能恢复有什么区别？OT 如何促进患者两种类型的康复？

（4）列举五种作业治疗师治疗脑卒中患者的场合，并描述每一种场合里可能接触到的患者的特征。

（5）明确姿势调整的定义，并指出三种会影响作业表现的姿势调整功能损伤。描述改善姿势控制的治疗方法。

（6）偏瘫上肢的运动应该评估哪些生物力学和生理成分？有什么方法可以防止肩部疼痛的发生？

（7）在评估偏瘫上肢自主运动时应考虑哪些变数？

（8）哪些因素可以影响脑卒中患者学习和组织运动的能力？描述这些领域的缺陷是如何影响自我照顾活动的。

（9）为脑卒中患者选择一个治疗活动，并描述该活动是如何既提高 ADL 独立性（减少残疾），又提高成分能力和潜力的（减少残损）。

（10）描述帮助脑卒中患者在康复机构出院后恢复在家庭和社区中重要角色的方法。

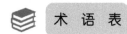 术 语 表

失语症（aphasia）：由大脑损伤引起的语言障碍，影响书面或口头语言的产生和（或）理解。

失用症（apraxia）：不是由运动或感觉障碍所导致的，而是有组织的、受控制的运动或运动计划的损害。

偏身轻瘫（hemiparesis）：由脑损伤引起的身体一侧的无力或部分瘫痪。

偏瘫（hemiplegia）：脑损伤引起的身体一侧的瘫痪。

出血（hemorrhage）：因血管破裂而出血。

同侧偏盲（homonymous hemianopsia）：由脑损伤引起的视野损害，患者无法察觉每只眼睛的一半视野。

缺血（ischemia）：血管血流减少，导致周围组织的血液和氧气供应不足，如当血块阻塞大脑动脉时。

习得性失用（learned nonuse）：在偏瘫患者中观察到的现象，患者会因失败的尝试而避免使用患侧肢体，因为成功的尝试不断使用健侧肢体。

姿势调整（postural adaptation）：身体自动保持平衡的能力，并在姿势发生改变和平衡遭到挑战时保持直立。

肩关节半脱位（shoulder subluxation）：肩肱和（或）肩胛肌群的无力、拉长或异常张力导致盂肱关节的不完全脱位。

单侧忽略（unilateral neglect）：对脑损伤对侧空间刺激的注意、定向或作出反应的能力减弱。

参 考 文 献

Ada, L., Foongchomcheay, A., & Canning, C. G. (2009). Supportive devices for preventing and treating subluxation of the shoulder after stroke. *Cochrane Database of Systematic Reviews,* (1), CD003863.

Ada, L., Goddard, E., McCully, J., Stavrinos, T., & Bampton, J. (2005). Thirty minutes of positioning reduces the development of shoulder external rotation contracture after stroke: A randomized controlled trial. *Archives of Physical Medicine and Rehabilitation, 86,* 230-234.

Albert, S. J., & Kesselring, J. (2011). Neurorehabilitation of stroke. *Journal of Neurology, Online First,* 1 October 2011. doi: 10.1007/s00415-011-6247-y.

Alon, G., Levitt, A. F., & McCarthy, P. A. (2008). Functional electrical stimulation (FES) may modify the poor prognosis of stroke survivors with severe motor loss of the upper extremity: A preliminary study. *American Journal of Physical Medicine and Rehabilitation, 87,* 627-636.

American Heart Association. (1994). *Caring for the person with aphasia* . Dallas: American Heart Association.

American Occupational Therapy Association. (2008). Occupational therapy practice framework: Domain and process (2nd ed.). *American Journal of Occupational Therapy, 62,* 625-683.

American Stroke Association, American Heart Association. (2011). About stroke: What are the types of stroke? Retrieved September 27, 2011 from www.strokeassociation.org/ STROKEORG/AboutStroke /AboutStroke_UCM_308529_SubHomePage.jsp.

Bartels, M. N. (2011). Pathophysiology and medical management of stroke. In G. Gillen (Ed.), *Stroke rehabilitation: A function-based approach* (3rd ed., pp. 1-48). St. Louis: Mosby.

Bass-Haugen, J., Mathiowetz, V., & Flinn, N. (2008). Optimizing motor behavior using the occupational therapy task-oriented approach. In M. V. Radomski & C. A. Trombly Latham (Eds.), *Occupational therapy for physical dysfunction* (6th ed., pp. 598-617). Baltimore: Lippincott Williams & Wilkins.

Baum, C. M., Connor, L. T., Morrison, T., Hahn, M., Dromerick, A. W., & Edwards, D. F. (2008). Reliability, validity, and clinical utility of the Executive Function Performance Test: A measure of executive function in a sample of people with stroke. *American Journal of Occupational Therapy, 62,* 446-455.

Beckley, M. N. (2006). Community participation following cerebrovascular accident: Impact of the buffering model of social support. *American Journal of Occupational Therapy, 60,* 129-135.

Berg, K., Wood-Dauphinee, S., Williams, J. I., & Gayton, D. (1989). Measuring balance in the elderly: Preliminary development of an instrument. *Physiotherapy Canada, 41,* 304-311.

Bhogal, S. K., Teasell, R. W., Foley, N. C., & Speechley, M. R. (2003). Community integration after stroke. *Topics in Stroke Rehabilitation, 10* , 107-130.

Blanton, S., & Wolf, S. L. (1999). An application of upper-extremity constraint-induced movement therapy in a patient with subacute stroke. *Physical Therapy, 79,* 847-853.

Bobath, B. (1990). *Adult hemiplegia: Evaluation and treatment* (3rd ed.). London: Heinemann Medical.

Bohannon, R. W. (2007). Muscle strength and muscle training after stroke. *Journal of Rehabilitation Medicine, 39,* 14-20.

Bohannon, R. W., & Smith, M. B. (1987). Interrater reliability of a modified Ashworth scale of muscle spasticity. *Physical Therapy, 67,* 206-207.

Brott, T., Adams, H. P., Olinger, C. P., Marler, J. R., Barsan, W. G., Biller, J. Spilker, J., Holleran, R., Eberle, R., & Walker, M. (1989). Measurements of acute cerebral infarction: A clinical examination scale. *Stroke, 20,* 864-870.

Brunnstrom, S. (1970). *Movement therapy in hemiplegia* . New York: Harper & Row.

Campbell, A., Brown, A., Schildroth, C., Hastings, A., Ford-Booker, P., Lewis-Jack, O., Adams, C., Gadling, A., Ellis, R., & Wood, D. (1991). The relationship between neuropsychological measures and selfcare skills in patients with cerebrovascular lesions . *Journal of the National Medical Association, 83,* 321-324.

Carey, L., Macdonell, R., & Matyas, T. A. (2011). SENSe: Study of the effectiveness of neurorehabilitation on sensation: A randomized controlled trial. *Neurorehabilitation and Neural Repair, 4,* 304-313.

Carod-Artal, F. J., Gonzales-Gutierrez, J. L., Herrero, J. A. E., Horan, T., & deSeijas, E. V. (2002). Functional recovery and instrumental activities of daily living: Follow-up 1 year after treatment in a stroke unit. *Brain Injury, 16,* 207-216.

Carr, E. K., & Kenney, F. D. (1992). Positioning of the stroke patient: A review of the literature. *International*

Journal of Nursing Studies, 29, 355-369.

Carr, J. H., Shepherd, R. B., Nordholm, L., & Lynne, D. (1985). Investigation of a new motor assessment scale for stroke patients. *Physical Therapy, 65,* 175-180.

Cherney, L. R., Halper, A. S., & Papachronis, D. (2003). Two approaches to treating unilateral neglect after right hemisphere stroke: A preliminary investigation. *Topics in Stroke Rehabilitation, 9,* 22-33.

Cherney, L. R., & Small, S. L. (2009). Aphasia, apraxia of speech, and dysarthria. In J. Stein, R. L. Henry, R. F. Macko, C. J. Winstein, & R. D. Zorowitz (Eds.), *Stroke recovery and rehabilitation* (pp. 155-181). New York: Demos Medical.

Cicerone, K. D., Dahlberg, C., Kalmar, K., Langenbahn, D. M., Malec, J., F., Bergquist, T. F., Felicetti, T., Giacino, J. T., Harley, J. P., Harrington, D. E., Herzog, J., Kneipp, S., Laatsch, L., & Morse, P. A. (2000). Evidence-based cognitive rehabilitation: Recommendations for clinical practice. *Archives of Physical Medicine and Rehabilitation, 81,* 1596-1615.

Crotty, M., & George, S. (2009). Retraining visual processing skills to improve driving ability after stroke. *Archives of Physical Medicine and Rehabilitation, 90,* 2096-2102.

Davies, P. M. (2000). *Steps to follow: A guide to the treatment of adult hemiplegia* (2nd ed.). Berlin: Springer-Verlag.

deGroot, M. H., Phillips, S. J., & Eskes, G. A. (2003). Fatigue associated with stroke and other neurologic conditions: Implications for stroke rehabilitation. *Archives of Physical Medicine and Rehabilitation, 84,* 1714-1720.

Dellon, A. (1981). *Evaluation of sensibility and re-education of sensation in the hand* . Baltimore: Williams & Wilkins.

Desrosiers, J., Noreau, L., Rochette, A., Carbonneau, H., Fontaine, L., Viscogliosi, C., & Bravo, G. (2007). Effect of a home leisure education program after stroke: A randomized controlled trial. *Archives of Physical Medicine and Rehabilitation, 88,* 1095-1100.

Devos, H., Akinwuntan, A. E., Nieuwboer, A., Tant, M., Truijen, S., De Wit, L., Kiekens, C., & De Weerdt, W. (2009). Comparison of the effect of two driving retraining programs on on-road performance after stroke. *Neurorehabilitation and Neural Repair, 23,* 699-705.

Dobkin, B. H. (2005). Rehabilitation after stroke. *New England Journal of Medicine, 352,* 1677-1684.

Dobkin, B. H. (2007). Confounders in rehabilitation trials of taskoriented training: Lessons from the designs of the EXCITE and SCILT multicenter trials. *Neurorehabilitation and Neural Repair, 21,* 3-13.

Dohle, C., Pullen, J., Nakaten, A., Kust, J., Rietz, C., & Karbe, H. (2009). Mirror therapy promotes recovery from severe hemiparesis: A randomized controlled trial. *Neurorehabilitation and Neural Repair, 23,* 209-217.

Doucet, B. M. (2012). The issue is . . . Neurorehabilitation: Are we doing all that we can? *American Journal of Occupational Therapy, 66,* 488-493.

Dromerick, A. W., Edwards, D. F., & Hahn, M. (2000). Does the application of constraint-induced movement therapy during acute rehabilitation reduce arm impairment after ischemic stroke? *Stroke, 31,* 2984-2988.

Duncan, P. W., Wallace, D., Lai, S. M., Johnson, D., Embretson, S., & Laster, L. (1999). The Stroke Impact Scale Version 2.0: Evaluation of reliability, validity, and sensitivity to change. *Stroke, 30,* 2131-2140.

Duncan, P. W., Weiner, D., Chandler, J., & Studenski, S. (1990). Functional reach: A new clinical measure of balance. *Journal of Gerontology: Medical Sciences, 45,* M192-M197.

Duncan, P. W., Zorowitz, R., Bates B., Choi, J. Y., Glasberg, J. J., Graham, G. D., Katz, R. C., Lamberty, K., & Reker, D. (2005). Management of adult stroke rehabilitation care: A clinical practice guideline. *Stroke, 36,* 100-143.

Elgin, J., McGwin, G., Wood, J. M., Vaphiades, M. S., Braswell, R. A., DeCarlo, D. K., Kline, L.B., & Owsley, C. (2010). Evaluation of onroad driving in people with hemianopia and quadrantanopia. *American Journal of Occupational Therapy, 64,* 268-278.

Eriksson, M., Asplund, M. D., Glader, E. L., Norrving, B., Stegmayr, B., Terent, A., Asberg, K. H., & Wester, P. O.

(2004). Self-reported depression and use of antidepressants after stroke: A national survey. *Stroke, 35,* 936-941.

Falk-Kessler, J. (2011). Psychological aspects of stroke rehabilitation. In G. Gillen (Ed.), *Stroke rehabilitation: A function-based approach* (3rd ed., pp. 49-65). St. Louis: Mosby.

Farman, J., & Friedman, J. D. (2011). Sexual function and intimacy. In G. Gillen (Ed.), *Stroke rehabilitation: A function-based approach* (3rd ed., pp. 648-664). St. Louis: Mosby.

Farrell, J. F., Hoffman, H. B., Snyder, J. L., Giuliani, C. A., & Bohannon, R. W. (2007). Orthotic aided training of the paretic upper limb in chronic stroke: Results of a phase 1 trial. *NeuroRehabilitation, 22,* 99-103.

Fasoli, S. E. (2011). Rehabilitation technologies to promote upper limb recovery after stroke. In G. Gillen (Ed.), *Stroke rehabilitation: A function-based approach* (3rd ed., pp. 280-306). St. Louis: Mosby.

Fasoli, S. E., Trombly, C. A., Tickle-Degnen, L., & Verfaellie, M. H. (2002). Effect of instructions on functional reach in persons with and without cerebrovascular accident. *American Journal of Occupational Therapy, 56,* 380-390.

Filiatrault, J., Arsenault, A. B., Dutil, E., & Bourbonnais, D. (1991). Motor function and activities of daily living assessments: A study of three tests for persons with hemiplegia. *American Journal of Occupational Therapy, 45,* 806-810.

Fisher, A. G. (1995). *Assessment of motor and process skills.* Fort Collins, CO: Three Star Press.

Fisk, F. D., Owsley, C., & Pulley, L. V. (1997). Driving after stroke: Driving exposure, advice and evaluations. *Archives of Physical Medicine and Rehabilitation, 78,* 1338-1345.

Folstein, M. F., Folstein, S. E., & McHugh, P. R. (1975). Mini-mental State: A practical method for grading the cognitive state of patients for the clinician. *Journal of Psychiatric Research, 12,* 189-198.

Forster, A., Smith, J., Young, J., Knapp, P., House, A., & Wright, J. (2001). Information provision for stroke patients and their caregivers. *Cochrane Database of Systematic Reviews,* (3)*,* CD001919.

Fugl-Meyer, A. R., Jaasko, L., Leyman, I., Olsson, S., & Steglind, S. (1975). The post-stroke hemiplegic patient: I. A method for evaluation of physical performance. *Scandinavian Journal of Rehabilitation Medicine, 7,* 13-31.

Gillen, G. (2011a). Trunk control: Supporting functional independence. In G. Gillen (Ed.), *Stroke rehabilitation: A function-based approach* (3rd ed., pp. 156-188). St. Louis: Mosby.

Gillen, G. (2011b). Upper extremity function and management. In G. Gillen (Ed.), *Stroke rehabilitation: A function-based approach* (3rd ed., pp. 218-279). St. Louis: Mosby.

Gillen, G., & Rubio, K. B. (2011). Treatment of cognitive-perceptual deficits: A function-based approach. In G. Gillen (Ed.), *Stroke rehabilitation: A function-based approach* (3rd ed., pp. 501-533). St. Louis: Mosby.

Goodglass, H. (1993). *Understanding aphasia* . San Diego: Academic Press, Inc.

Gresham, G. E., Duncan, P. E., Stason, W. B., Adams, H. P., Adelman, A. M., Alexander, D. N., Bishop, D. S., Diller, L., Donaldson, N. E., Granger, C. V., Holland, A. L., Kelly-Hayes, M., McDowell, F. H., Myers, L., Phipps, M. A., Roth, E. J., Siebens, H. C., Tarvin, G. A., & Trombly, C. A. (1995). *Post-stroke rehabilitation. Clinical Practice Guideline 16* (AHCPR Publication 95-0662). Rockville, MD: U.S. Agency for Health Care Policy and Research.

Harris, J. E., & Eng, J. J. (2007). Paretic upper-limb strength best explains arm activity in people with stroke. *Physical Therapy, 87,* 88-97.

Harris, J. E., & Eng, J. J. (2010). Strength training improves upper-limb function in individuals with stroke. *Stroke, 41,* 136-140.

Hartke, R. J., Trierweiler, R., & Bode, R. (2011). Critical factors related to return to work after stroke: A qualitative study. *Topics in Stroke Rehabilitation, 14,* 341-351.

Hayner, K., Gibson, G., & Giles, G. M. (2010). Research Scholars Initiative: Comparison of constraint-induced movement therapy and bilateral treatment of equal intensity in people with chronic upper-extremity dysfunction after cerebrovascular accident. *American Journal of Occupational Therapy, 64,* 528-539.

Henshaw, E., Polatajko, H., McEwen, S., Ryan, J. D., & Baum, C. (2011). Cognitive approach to improving participation after stroke: Two case studies. *American Journal of Occupational Therapy, 65,* 55-63.

Hill-Hermann, V., Strasser, A., Albers, B., Schofi eld, K., Dunning, K., Levine, P., & Page, S. J. (2008). Task-specific, patient-driven neuroprosthesis training in chronic stroke: Results of a 3-week clinical study. *American Journal of Occupational Therapy, 62,* 466-472.

Holbrook, M., & Skilbeck, C. E. (1983). An activities index for use with stroke patients. *Age and Ageing, 12,* 166-170.

Hsu, S. S., Hu, M. H., Wang, Y. H., Yip, P. K., Chiu, J. W., & Hsieh, C. L. (2010). Dose-response relation between neuromuscular electrical stimulation and upper-extremity function in patients with stroke. *Stroke, 41,* 821-824.

Jongbloed, L., & Morgan, D. (1991). An investigation of involvement in leisure activities after a stroke. *American Journal of Occupational Therapy, 45,* 420-427.

Joo, L. Y., Yin, T. S., Xu, D., Thia, E., Chia, P. F., Kuah, C. W., & Kong, K.-H. (2010). A feasibility study using interactive commercial offthe-shelf computer gaming in upper limb rehabilitation in patients after stroke. *Journal of Rehabilitation Medicine, 42,* 437-441.

Kashihara, L., Nakao, S., Kawasaki, J., Takata, S., Nagahiro, S., Kaji, R., & Yasui, N. (2011). Long-term outcome of severe stroke patients: Is the ADL status at discharge from a stroke center indicative of the longterm outcome? *Journal of Medical Investigation, 58,* 227-234.

Kasner, S. E. (2006). Clinical interpretation and use of stroke scales. *Lancet Neurology, 5,* 603-612.

Keith, R. A., Granger, C. V., Hamilton, B. B., & Sherwin, F. S. (1987). The Functional Independence Measure: A new tool for rehabilitation. In M. G. Eisenberg & R. C. Grzesiak (Eds.), *Advances in clinical rehabilitation* (Vol. 2, pp. 6-18). New York: Springer.

Kelly-Hayes, M., Beiser, A., Kase, C. S., Scaramucci, A., D'Agostino, R. B., & Wolf, P. A. (2003). The influence of gender and age on disability following ischemic stroke: The Framingham study. *Journal of Stroke and Cerebrovascular Diseases, 12,* 119-126.

Khan, S., Leung, E., & Jay, W. M. (2008). Stroke and visual rehabilitation. *Topics in Stroke Rehabilitation, 15,* 27-36.

Kluding, P., & Billinger, S. A. (2005). Exercise-induced changes of the upper extremity in chronic stroke. *Topics in Stroke Rehabilitation, 12,* 58-69.

Kopp, B., Kunkel, A., Flor, H., Platz, T., Rose, U., Maurtiz, K. H., Gresser, K., McCulloch, K. L., & Taub, E. (1997). The Arm Motor Ability Test: Reliability, validity, and sensitivity to change of an instrument for assessing disabilities in activities of daily living. *Archives of Physical Medicine and Rehabilitation, 78,* 615-620.

Korner-Bitensky, N., Bitensky, J., Sofer, S., Man-Son-Hing, M., & Gelinas, I. (2006). Driving evaluation practices of clinicians working in the United States and Canada. *American Journal of Occupational Therapy, 60,* 428-434.

Kumar, R., Metter, E. J., Mehta, A. J., & Chew, T. (1990). Shoulder pain in hemiplegia: The role of exercise. *American Journal of Physical Medicine and Rehabilitation, 69,* 205-208.

Kwakkel, G., Boudewijn, J., Kollen, B. J., & Krebs, H. I. (2008). Effects of robot-assisted therapy on upper limb recovery after stroke: A systematic review. *Neurorehabilitation and Neural Repair, 22,* 111-122.

Lai, S.-M., Studenski, S., Duncan, P. W., & Perera, S. (2002). Persisting consequences of stroke measured by the Stroke Impact Scale. *Stroke, 33,* 1840-1844.

Langhorne, P., Stott, D. J., Robertson, L., MacDonald, J., Jones, L., McAlpine, C., Dick, F., Taylor, G. S., & Murray, G. (2000). Medical complications after stroke: A multicenter study. *Stroke, 31,* 1223-1229.

Langton Hewer, R. (1990). Rehabilitation after stroke. *Quarterly Journal of Medicine, 76,* 659-674.

Lannin, N. A., Cusick, A., McCluskey, A., & Herbert, R. D. (2007). Effects of splinting on wrist contracture after stroke: A randomized controlled trial. *Stroke, 38,* 111-116.

Law, M., Baptiste, S., Carswell, A., McColl, M., Polatajko, H., & Pollock, N. (2005). *Canadian Occupational Performance Measure manual* (4th ed.). Ottawa, Canada: CAOT Publications.

Lawton, M. P. (1988). Instrumental activities of daily living (IADL) scale: Original observer-rated version.

Psychopharmacology Bulletin, 24, 785-787.

Legg, L., Drummond, A., Leonardi-Bee, J., Gladman, J. R. F., Corr, S., Donkervoort, M., Edmans, J., Gibertson, L., Jongbloed, L., Logan, P., Sackley, C., Walker, M., & Langhorne, P. (2007). Occupational therapy for patients with problems in personal activities of daily living after stroke: Systematic review of randomized trials. *British Medical Journal/Online First, 335*, doi:10.1136/bmj.39343.466863.55.

Lin, K.-C., Cermak, S. A., Kinsbourne, M., & Trombly, C. A. (1996). Effects of left-sided movements on line bisection in unilateral neglect. *Journal of the International Neuropsychological Society, 2*, 404-411.

Logan, P. A., Dyas, J., & Gladman, J. R. F. (2004). Using an interview study of transport use by people who have had a stroke to inform rehabilitation. *Clinical Rehabilitation, 18*, 703-708.

Lubetzky-Vilnai, A., & Kartin, D. (2010). The effect of balance training on balance performance in individuals poststroke: A systematic review. *Journal of Neurologic Physical Therapy, 34*, 127-137.

Lum, P. S., Mulroy, S., Amdur, R. L., Requejo, P., Prilutsky, B. I., & Dromerick, A. W. (2009). Gains in upper extremity function after stroke via recovery or compensation: Potential differential effects on amount of real-world limb use. *Topics in Stroke Rehabilitation, 16*, 237-254.

Lynton, H., Kligler, B., & Shiflett, S. (2007). Yoga in stroke rehabilitation: A systematic review and results of a pilot study. *Topics in Stroke Rehabilitation, 14*, 1-8.

Ma, H., & Trombly, C. A. (2002). A synthesis of the effects of occupational therapy for persons with stroke: Part II. Remediation of impairments. *American Journal of Occupational Therapy, 56*, 260-274.

Mahoney, F. I., & Barthel, D. W. (1965). Functional evaluation: The Barthel Index. *Maryland State Medical Journal, 14*, 61-65.

Massie, C., Malcolm, M. P., Greene, D., & Thaut, M. (2009). The effects of constraint-induced therapy on kinematic outcomes and compensatory movement patterns: An exploratory study. *Archives of Physical Medicine and Rehabilitation, 90*, 571-579.

Matola, T. (2001). Stroke: A bird's eye view. *Topics in Stroke Rehabilitation, 7*, 61-63.

Mehrholz, J., Kugler, J., & Pohl, M. (2011). Water-based exercises for improving activities of daily living after stroke. *Cochrane Database of Systematic Reviews, (1)*, CD008186.

Nakayama, H., Jorgenson, H. S., Raaschou, H. O., & Olsen, T. (1994). Compensation in recovery of upper extremity function after stroke: The Copenhagen study. *Archives of Physical Medicine and Rehabilitation, 75*, 852-857.

National Board for Certification in Occupational Therapy. (2008). Executive summary of the practice analysis study for the occupational therapist registered OTR. Retrieved November 8, 2011 from www. nbcot.org

National Institutes of Health, National Institute of Neurological Disorders and Stroke. (2011). *Stroke: Hope through research.* Retrieved September 29, 2011 from www.ninds.nih.gov/disorders/stroke/detail_stroke.htm.

National Stroke Association. (2006). Recovery after stroke: Redefining sexuality. Retrieved December 7, 2011 from http://www.stroke.org/site/PageServer?pagename=Recov_factsheets.

National Stroke Association. (2011). Stroke treatment. Retrieved October 7, 2011 from www.stroke.org/site/PageServer?pagename=treatment.

Nelson, D. L., Konosky, K., Fleharty, K., Webb, R., Newer, K., Hazboun, V. P., Fontane, C., & Licht, B. C. (1996). The effects of an occupationally embedded exercise on bilaterally assisted supination in persons with hemiplegia. *American Journal of Occupational Therapy, 50*, 639-646.

Nilsen, D. M., Gillen, G., & Gordon, A. M. (2010). Use of mental practice to improve upper-limb recovery after stroke: A systematic review. *American Journal of Occupational Therapy, 64*, 695-708.

Okkema, K., & Culler, K. (1998). Functional evaluation of upper extremity use following stroke: A literature review. *Topics in Stroke Rehabilitation, 4*, 54-75.

Oliveira, C. B., Medeiros, I. R. T., Frota, N. A. F., Greters, M. E., & Conforto, A. B. (2008). Balance control in hemiparetic stroke patients: Main tools for evaluation. *Journal of Rehabilitation Research & Development, 45*, 1215-1226.

Page, S. J., Gater, D. R., & Bach-y-Rita, P. (2004). Reconsidering the motor recovery plateau in stroke rehabilitation. *Archives of Physical Medicine and Rehabilitation, 85,* 1377-1381.

Page, S. J., Levine, P., & Hill, V. (2007). Mental practice as a gateway to modified constraint-induced movement therapy: A promising combination to improve function. *American Journal of Occupational Therapy, 61,* 321-327

Page, S. J., Levine, A., Leonard, A., Szaflarski, J. P., & Kissela, B. M. (2008). Modified constraint-induced therapy in chronic stroke: Results of a single-blinded randomized controlled trial. *Physical Therapy, 88,* 333-340.

Page, S. J., Sisto, S., Levine, P., & McGrath, R. E. (2004). Efficacy of modified constraint-induced movement therapy in chronic stroke: A single-blinded randomized controlled trial. *Archives of Physical Medicine and Rehabilitation, 85,* 14-18.

Pambakian, A. L. M., Mannan, S. K., Hodgson, T. L., & Kennard, C. (2004). Saccadic visual search training: A treatment for patients with homonymous hemianopsia. *Journal of Neurology, Neurosurgery, and Psychiatry, 75,* 1443-1448.

Perennou, D. A., Amblard, B., Laassel, E. M., Benaim, C., Herisson, C., & Pelissier, J. (2002). Understanding the pusher behavior of some stroke patients with spatial deficits: A pilot study. *Archives of Physical Medicine and Rehabilitation, 83,* 570-575.

Perrier, M.-J., Korner-Bitensky, N., & Mayo, N. E. (2010). Patient factors associated with return to driving poststroke: Findings from a multicenter cohort study. *Archives of Physical Medicine and Rehabilitation, 91,* 868-873.

Pignolo, L. (2009). Robotics in neuro-rehabilitation. *Journal of Rehabilitation Medicine, 41,* 955-960.

Pollock, A. S., Durward, B. R., Rowe, P. J., & Paul, J. P. (2000). What is balance? *Clinical Rehabilitation, 14,* 402-406.

Richards, L. G., Latham, N. K., Jette, D. U., Rosenberg, L., Smout, R. J., & De Jong, G. (2005). Characterizing occupational therapy practice in stroke rehabilitation. *Archives of Physical Medicine and Rehabilitation, 86 (Suppl. 2),* 51-60.

Ridgway, E. M., & Byrne, D. P. (1999). To sling or not to sling? *OT Practice, 4,* 38-42.

Roberts, P. S., Vegher, J. A., Gilewski, M., Bender, A., & Riggs, R. V. (2005). Client-centered occupational therapy using constraint-induced therapy. *Journal of Stroke and Cerebrovascular Diseases, 14,* 115-121.

Roger, V. L., Go, A. S., Lloyd-Jones, D. M., Adams, R. J., Berry, J. D., Brown, T. M., Carnethon, M. R., Dai, S., diSimone, G., Ford, E. S., Fox, C. S., Fullerton, C. G., Greenlund, K. J., Hailpern, S. M., Heit, J.A., Ho, P. M., Howard, V. J., Kissels, B. M., Kittner, S. J., Lackland, D. T., Lichtman, J. H., Lisabeth, L. D., Makuc, D. M., Marcus, G. M., Marelli, A., Matchar, M. M., McDermott, M. M., Meigs, J. B., Moy, C. S., Mozaffarian, D., Mussolino, M. E., Nichol, G., Paynter, N. P., Rosamond, W. D., Sorlie, P. D., Stafford, R. S., Turan, T. N., Turner, M. B., Wong, N. D., & Wylie-Rosett, J. (2011). Heart disease and stroke statistics—2011 Update: A report from the American Heart Association. *Circulation, 123,* 18-209.

Sabari, J. S. (1998). Occupational therapy after stroke: Are we providing the right services at the right time? *American Journal of Occupational Therapy, 52,* 299-302.

Sabari, J. S., & Lieberman, D. (2008). *Occupational therapy practice guidelines for adults with stroke.* Bethesda, MD: American Occupational Therapy Association, Inc.

Saposnik, G., Teasell, R., Mamdani, M., Hall, J., McIlroy, W., Cheung, D., Thorpe, K. E., Cohen, L. G., & Bayley, M. (2010). Effectiveness of virtual reality using Wii gaming technology in stroke rehabilitation: A pilot randomized clinical trial and proof of principle. *Stroke, 41,* 1477-1484.

Schabrun, S. M., & Hillier, S. (2009). Evidence for the retraining of sensation after stroke: A systematic review. *Clinical Rehabilitation, 23,* 27-39.

Schepers, V. P., Visser-Meily, A. M., Ketelaar, M., & Lindeman, E. (2006). Poststroke fatigue: Course and its relation to personal and stroke- related factors. *Archives of Physical Medicine and Rehabilitation, 87,* 184-188.

Shi, Y. X., Tian, J. H., Yang, K. H., & Zhau, Y. (2011). Modified constraint-induced movement therapy versus traditional rehabilitation in patients with upper-extremity dysfunction after stroke: A systematic review and meta-analysis. *Archives of Physical Medicine and Rehabilitation, 92,* 972-982.

Shih, M.-M., Rogers, J. C., Skidmore, E. R., Irrgang, J. J., & Holm, M. B. (2009). Measuring stroke survivors' functional status independence: Five perspectives. *American Journal of Occupational Therapy, 64,* 600-608.

Shinsha, N., & Ishigami, S. (1999). Rehabilitation approach to patients with unilateral spatial neglect. *Topics in Stroke Rehabilitation, 6,* 1-14.

Simon, R. P., Greenberg, D. A., & Aminoff, M. J. (2009). *Clinical neurology* (7th ed.). New York: Lange Medical Books/McGraw-Hill.

Smallfield, S., & Karges, J. (2009). Classification of occupational therapy intervention for inpatient stroke rehabilitation. *American Journal of Occupational Therapy, 63,* 408-413.

Stein, J., & Brandstater, M. E. (2010). Stroke rehabilitation. In W. R. Frontera, J. A. DeLisa, B. M. Gans, N. E. Walsh, L. R. Robinson, J. Basford, W. Bockenek, G. Carter, J. Chae, L. H. Gerber, A. Jette, T. P. Stitik, G. Stucki, & R. Zafonte (Eds.), *Physical medicine and rehabilitation principles and practice* (5th ed., pp. 551-574). Philadelphia: Lippincott Williams & Wilkins.

Stewart, C., & Riedel, K. (2011). Managing speech and language deficits after stroke. In G. Gillen (Ed.), *Stroke rehabilitation: A function-based approach* (3rd ed., pp. 534-552). St. Louis: Mosby.

Stroke Unit Trialists' Collaboration. (2001). Organised inpatient (stroke unit)care for stroke. *Cochrane Database of Systematic Reviews, (3),* CD000197.

Sulter, G., Steen, C., & De Keyser, J. (1999). Use of Barthel index and modified Rankin scale in acute stroke trials. *Stroke, 30,* 1538-1541.

Taub, E., Miller, N. E., Novack, T. A., Cook, E. W., III, Fleming, W. C., Nepomuceno, C. S., Connell, J. S., & Crago, J. E. (1993). Technique to improve chronic motor deficit after stroke. *Archives of Physical Medicine and Rehabilitation, 74,* 347-354.

Taylor-Piliae, R. E., & Haskell, W. L. (2007). Tai Chiexercise and stroke rehabilitation. *Topics in Stroke Rehabilitation, 14,* 9-22.

Tham, K., Ginsburg, E., Fisher, A. G., & Tegner, R. (2001). Training to improve awareness of disabilities in clients with unilateral neglect. *American Journal of Occupational Therapy, 55,* 46-54.

Toglia, J. P. (1991). Generalization of treatment: A multicontext approach to cognitive perceptual impairment in adults with brain injury. *American Journal of Occupational Therapy, 45,* 505-516.

Treger, I., Shames, J., Giaquinto, S., & Ring, H. (2007). Return to work in stroke patients. *Disability and Rehabilitation, 29,* 1397-1403.

Trombly, C. A. (1995/2011). Occupation: Purposefulness and meaningfulness as therapeutic mechanisms. *American Journal of Occupational Therapy, 49,* 960-972. Reprinted in Padilla, R., & Griffiths, Y. (Eds.). (2011). *A professional legacy: The Eleanor Clarke Slagle lectures in occupational therapy, 1955-2010* (3rd ed.). Bethesda, MD: AOTA Press.

Trombly, C. A., & Ma, H. (2002). A synthesis of the effects of occupational therapy for persons with stroke, Part I: Remediation of roles, tasks, and activities. *American Journal of Occupational Therapy, 56,* 250-259.

Trombly, C. A., & Wu, C.-Y. (1999). Effect of rehabilitation tasks on organization of movement after stroke. *American Journal of Occupational Therapy, 53,* 333-344.

Urton, M. L., Kohia, M., Davis, J., & Neill, M. R. (2007). Systematic literature review of treatment interventions for upper extremity hemiparesis following stroke. *Occupational Therapy International, 14,* 11-27.

U.S. Department of Health and Human Services. (2011). Inpatient rehabilitation therapy services: Complying with documentation requirements. Retrieved April 21, 2012 from www.cms.hhs.gov/Outreachand-Education/Medicare-Learning-Network-MLN/MLNProducts/Downloads/Inpatient_Rehab_Fact_Sheet_ICN905643.pdf.

Uswatte, G., Taub, E., Morris, D., Barman, J., & Crago, J. (2006). Contribution of the shaping and restraint components of constraint-induced movement therapy to treatment outcome. *NeuroRehabilitation, 21,* 147-156.

van Heugten, C. M., Dekker, J., Deelman, B. G., van Dijk, A. J., Stehmann-Saris, J. C., & Kinebanian, A. (1998). Outcome of strategy training in stroke patients with apraxia: A phase II study. *Clinical Rehabilitation, 12,* 294-303.

Verheyden, G., Nieuwboer, A., De Wit, L., Thijs, V., Dobbelaere, J., Devos, H., Severijns, D., Vanbeveren, S., & De Weerdt, W. (2008). Time course of trunk, arm, leg, and functional recovery after ischemic stroke (Clinical report). *Neurorehabilitation and Neural Repair, 22,* 173-180.

Vestling, M., Tufvesson, B., & Iwarsson, S. (2003). Indicators for return to work after stroke and the importance of work for subjective well-being and life satisfaction. *Journal of Rehabilitation Medicine, 35,* 127-131.

Wade, D. T. (1992). Stroke: Rehabilitation and long term care. *Lancet, 339,* 791-793.

Wagner, J. M., Lang, C. E., Sahrmann, S. A., Edwards, D. F., & Dromerick, A. W. (2007). Sensorimotor impairments and reaching performance in subjects with poststroke hemiparesis during the first few month of recovery. *Physical Therapy, 87,* 751-765.

Walker, M. F., & Lincoln, N. B. (1990). Reacquisition of dressing skills after stroke. *International Disability Studies, 12,* 41-43.

Walker, M. F., & Lincoln, N. B. (1991). Factors influencing dressing performance after stroke. *Journal of Neurology, Neurosurgery and Psychiatry, 54,* 699-701.

Walsh, K. (2001). Management of shoulder pain in patients with stroke. *Postgraduate Medical Journal, 77,* 645-649.

Warren, M. (1991). Strategies for sensory and neuromotor remediation. In C. Christensen & C. Baum (Eds.), *Occupational therapy: Overcoming human performance deficits* (pp. 632-662). Thorofare, NJ: Slack.

Warren, M. (1996). *Brain injury vision assessment battery for adults.* Birmingham, AL: visABILITIES Rehabilitation.

Warren, M. (1999). *Evaluation and treatment of visual perceptual dysfunction in adult brain injury* (Part I). Birmingham, AL: visABILITIES Rehabilitation.

Warren, M. (2009). Pilot study on activities of daily living limitations in adults with hemianopsia. *American Journal of Occupational Therapy, 63,* 626-633.

Welmer, A. K., Holmqvist, L., & Sommerfeld, D. K. (2006). Hemiplegic limb synergies in stroke patients. *American Journal of Physical Medicine & Rehabilitation, 85,* 112-119.

West, C., Bowen, A., Hesketh, A., & Vail, A. (2008) Interventions for motor apraxia following stroke. *Cochrane Database of Systematic Reviews* . doi: 10.1002/14651858.CD004132.pub2.

White, J. H., MacKenzie, L., Magin, P., & Pollack, M. R. P. (2008). The occupational experience of stroke survivors in a community setting. *Occupational Therapy Journal of Research: Occupation, Participation and Health, 28,* 160-167.

Wilson, D. J., Baker, L. L., & Craddock, J. A. (1984a). Functional test for the hemiparetic upper extremity. *American Journal of Occupational Therapy, 38,* 159-164.

Wilson, D. J., Baker, L. L., & Craddock, J. A. (1984b). Protocol: Functional test for the hemiplegic/paretic upper extremity. Unpublished manuscript. Downey, CA: County Rehabilitation Center, Rancho Los Amigos, Occupational Therapy Department.

Winstein, C. J., Rose, D. K., Tan, S. M., Lewthwaite, R., Chui, H. C., & Azen, S. P. (2004). A randomized controlled comparison of upper-extremity rehabilitation strategies in acute stroke: A pilot study of immediate and long-term outcomes. *Archives of Physical Medicine and Rehabilitation, 85,* 620-628.

Winward, C. E., Halligan, P. W., & Wade, D. T. (1999). Current practice and clinical relevance of somatosensory assessment after stroke. *Clinical Rehabilitation, 13,* 48-55.

Wolf, T. J., Baum, C., & Connor, L. T. (2009). Changing face of stroke: Implications for occupational therapy practice. *American Journal of Occupational Therapy, 63,* 621-625.

Wolf, S. L., Catlin, P. A., Ellis, M., Link Archer, A., Morgan B., & Piacentino, A. (2001). Assessing Wolf Motor

Function Test as outcome measure for research inpatients after stroke. *Stroke, 32,* 1635-1639.

Wolf, S. L., Thompson, P. A., Winstein, C. J., Miller, J. P., Blanton, S. R., Nichols-Larsen, D. S., Morris, D. M., Uswatte, G., Taub, E., Light, K. E., & Sawaki, L. (2010). The EXCITE stroke trial: Comparing early and delayed constraint-induced movement therapy. *Stroke, 41,* 2309-2315.

Wolf, S. L., Winstein, C. J., Miller, J. P., Taub, E., Uswatte, G., Morris, D., Giuliani, C., Light., K. E., & Nichols-Larsen, D. (2006). Effect of constraint-induced movement therapy on upper extremity function 3 to 9 months after stroke: The EXCITE randomized clinical trial. *Journal of the American Medical Association, 296,* 2095-2104.

Wolf, S. L., Winstein, C. J., Miller, J. P., Thompson, P. A., Taub, E., Uswatte, G., Morris, D., Blanton, S., Nichols-Larsen, D., & Clark, P. C. (2008). Retention of upper limb function in stroke survivors who have received constraint-induced movement therapy: The EXCITE randomised trial. *The Lancet Neurology, 7,* 33-40.

Woodbury, M. L., Velozo, C. A., Richards, L. G., Duncan, P. W., Studenski, S., & Lai, S. M. (2007). Dimensionality and construct validity of the Fugl-Meyer Assessment of the Upper Extremity. *Archives of Physical Medicine and Rehabilitation, 88,* 715-723.

Yavuzer, G., Selles, R., Sezer, N., Sutbeyaz, S., Bussmann, J. B., Koseoglu, F., & Stam, H. J. (2008). Mirror therapy improves hand function in subacute stroke: A randomized controlled trial. *Archives of Physical Medicine and Rehabilitation, 89,* 393-398.

Yekutiel, M., & Guttman, E. A. (1993). A controlled trial of the retraining of the sensory function of the hand in stroke patients. *Journal of Neurology , Neurosurgery and Psychiatry, 56,* 241-244.

Yu, D. T. (2009). Shoulder pain and other musculoskeletal complications. In J. Stein, R. L. Henry, R. F. Macko, C. J. Winstein, & R. D.

Zorowitz (Eds.), *Stroke recovery and rehabilitation* (pp. 437-451). New York: Demos Medical.

Zorowitz, R. D., Hughes, M. B., Idank, D., Ikai, T., & Johnston, M. V. (1996). Shoulder pain and subluxation after stroke: Correlation or coincidence? *American Journal of Occupational Therapy, 50,* 194-201.

Zorowitz, R. D., Idank, D., Ikai, T., Hughes, M. B., & Johnston, M. V. (1995). Shoulder subluxation after stroke: A comparison of four supports. *Archives of Physical Medicine and Rehabilitation, 76,* 763-771.

第三十四章　颅　脑　损　伤

原作者：Janet M. Powell
译者：李开元　伍　娟

学习目标

通过本章的学习，读者将能够：
（1）分别描述重度、中度及轻度颅脑损伤患者在典型的康复过程中的异同点。
（2）为处于急性医疗期、住院期以及康复期的颅脑损伤患者选择合适的评估工具和策略。
（3）应用本书相关章节的内容治疗颅脑损伤患者的运动、认知、行为及情绪等方面的障碍。
（4）分析颅脑损伤患者家属的需求在康复和适应阶段如何改变，并且确定如何利用作业治疗满足他们的需求。
（5）预期作业治疗师在颅脑损伤患者的长期康复需求中扮演的角色。

一、概　　述

颅脑损伤（traumatic brain injury，TBI）是由外部力量造成的脑功能改变，患者多由于认知、行为、情感和（或）身体功能的障碍导致能力的改变以至于无法重拾以往重要的角色、任务及活动。事实上，中度至重度颅脑损伤的影响几乎可波及患者及其家属生活中的每个方面（Pagulayan et al.，2006）。对很多在青年时遭受颅脑损伤的患者来说，他们功能和能力的改变对作业功能的影响将维持数月、数年甚至数十年。由于与颅脑损伤相关的损伤、社会背景、生活环境等因素盘根错杂，这就要求在治疗中融入多学科手段。因此，作业治疗师在治疗颅脑损伤患者时，必须重视其他医疗团队人员的贡献和专业意见。

为了让读者认识颅脑损伤在社会层面的影响，本章将先讨论该疾病的发病率与病因，然后解释损伤的机制。通过回顾重度颅脑损伤康复的典型过程，强调作业治疗如何在整个临床过程中修复损伤并使患者适应障碍。我们也会强调轻度颅脑损伤患者（颅脑损伤程度最轻的类型）以及打斗致伤的颅脑损伤患者的特殊需求，但是希望读者能根据这两种极端情况的描述而判断适合中度颅脑损伤患者的评估和治疗手段。由于颅脑损伤康复要求整合多方面作业治疗的评估和治疗技术，读者可参考本书的其他章节。证据列表34-1罗列了作业治疗干预技术在严重颅脑损伤病例中应用的证据。

二、发病率、患病率及病因

如前文所述，颅脑损伤被定义为由外力导致的脑功能改变或者其他已证实的脑病变。脑功能改变具体表现为①意识状态的丧失或下降；②发病前后的失忆［例如，**创伤**

后失忆症（post-traumatic amnesia，PTA）]；③神经系统的损伤，如虚弱、瘫痪、平衡功能下降、视觉改变、感觉丧失或者失语；④发生损伤时精神状态改变，如混乱、定向障碍、思维迟缓；⑤任何可见的、神经影像学或实验室检查证据显示的脑受损（Menon et al.，2010）。导致颅脑损伤的外力因素包括①被物体砸中，或自己撞上某物；②大脑受到突然加速或者减速运动的冲击未伴有直接颅脑外伤；③外物穿刺颅脑；④冲击波或者爆炸。

每年大约有 170 万美国公民罹患颅脑损伤（Faul et al.，2010）。其中 3%（52 000 人）死亡，16%（275 000 人）住院，80%（140 万人）在急诊科接受救治并且出院。此外还有未知数目的颅脑损伤患者，他们在急诊科就诊，而出院时未被诊断为颅脑损伤（Powell et al.，2008），也可以是没有在急诊科或医院就诊，或者从未确诊（Faul et al.，2010）。每年有 8 万~9 万美国人因 TBI 而致残（Langlois et al.，2004），此外，全美约有 310 万儿童和成人由 TBI 导致终身残疾。在美国，0~4 岁的儿童，13~15 岁的青少年颅脑损伤相关急诊部门的就诊率最高（2002~2006 年数据），而 75 岁及以上老年人颅脑损伤住院率和死亡率最高（Faul et al.，2010）。此外，男性的颅脑损伤患病率大于女性。

在 2002~2006 年期间，跌倒在美国是颅脑损伤多年龄阶段的首要致病原因（占 35%），其次是交通事故（17%）、撞击或者被物体撞击（17%），以及袭击（10%）（Faul et al.，2010）。在所有年龄段中，跌倒相关的颅脑损伤急诊就诊和住院的比例最高，而交通事故是颅脑损伤致死的首要原因。65 岁及以上的颅脑损伤患者中，61%是因为跌倒，其比例甚至高于 75 岁及以上由跌倒导致颅脑损伤的患者。在 20~24 岁颅脑损伤患者人群中交通事故和袭击是最常见的发病因素，而在 65 岁及以上的老人中，仅 1%颅脑损伤是由袭击导致的。

酒精滥用是导致多种颅脑损伤事故的原因，估计有 1/3~1/2 的颅脑损伤患者在受伤时处于醉酒状态（Corrigan，1995）。受伤前饮酒会影响颅脑损伤的结局、治疗及长期恢复。有报道称在受伤前醉酒的颅脑损伤患者的住院治疗时间更长，躁动行为的时间更长，并且在出院时其认知水平往往低于没有醉酒的患者（Kelly et al.，1997；Sparadeo & Gill，1989）。不仅如此，有颅脑损伤病史的患者再次发生颅脑损伤的风险显著增加。在颅脑损伤发生后，患者再发的风险比无颅脑损伤病史的患者高出 3 倍，并且如果再发颅脑损伤后，第 3 次受损的风险达到正常人的 8 倍（Annegers et al.，1980）。

根据影响情况来评估颅脑损伤的严重程度十分重要。通常，颅脑损伤可分为轻度、中度及重度。严重程度分类系统会有所区别，但是大多数都依据格拉斯哥昏迷量表（Glasgow coma scale，GCS）评估出的昏迷程度（Teasdale & Jennett，1974）（表 34-1）、意识丧失的持续时间和（或）PTA 持续时间（Institute of Medicine，IOM，2011）来进行分类。大多数颅脑损伤患者的受伤情况相对轻微（至少 75%美国的颅脑损伤患者）（Faul et al.，2010）。

表 34-1　格拉斯哥昏迷量表
（Glasgow coma scale）

睁眼反应（E）	自发性	4
	语言触发	3
	疼痛触发	2
	未引出	1
运动反应（M）	服从指令	6
	刺激定位	5
	肢体回缩	4
	异常屈曲	3
	伸肌反射	2
	未引出	1
语言反应（V）	正常问答	5
	答非所问	4
	不可理解的单字应答	3
	无意义发声	2
	未引出	1

注：昏迷量表得分=（E+M+V）=3~15 分。
经授权改编自 Jennett B. & Teasdale G.（1981）.
Management of head injuries. Philadelphia：F. A. Davis.

□证据列表 34-1

关于作业治疗在严重颅脑损伤后应用的最佳证据

干预措施	所检测干预措施的描述	参与者	治疗量	最佳证据的类型和证据等级	益处/有效性	结果的统计概率和效应大小	参考文献
认知康复	多种认知复技术	112项研究中的颅脑损伤或卒中患者（具体数目不详）	各研究有差异	系统回顾 证据等级：I	根据系统回顾建议：急性期后康复过程中注意力治疗的训练标准，元认知策略训练；严重颅脑损伤的的记忆力代偿实践指南	未记录	Cicerone et al.（2011）
无差错的学习	学习项目包括词语罗列、词语配对	168名严重记忆损伤患者（其中颅脑损伤患者数据不详）	各研究有差异	8个研究的荟萃分析 证据等级：I	效果确定。无差错的学习方法较测试-纠错性学习疗效更佳	效应量 =0.87；P=0.008	Kessles & de Haan（2003）
自理技能训练	患者接受包括清洁及穿衣流程的训练	4名在院机构的患者（其中3人是颅脑损伤患者），受伤至少7个月，伴有严重躯体及认知功能损害	反复训练每日的ADL并且逐渐减少辅助和提示	4个单样本研究组成 证据等级：IV C2b	样本4个人中有3个人在训练后可以独立完成清洁和穿衣活动（分别于20、37、11天内完成），另外1人未能完成	未见正式数据报告	Giles et al.（1997）

三、损伤机制和临床意义

根据生物力学的损伤，颅脑损伤可分为开放性颅脑损伤和闭合性颅脑损伤（IOM，2009）。开放性颅脑损伤即是外物进入颅腔，如子弹。一些分类系统将所有开放性颅脑损伤列入穿刺伤范畴（Mass et al.，2010）。其他分类系统则根据物体是否留存在颅腔内（穿入）或者穿过头颅留下创口（穿孔）以区分。开放性颅脑损伤的严重程度取决于损伤形状、大小、方向以及外物进入的速度（IOM，2009）。

直接或间接冲撞造成的未穿透脑组织的颅脑损伤，即为闭合性颅脑损伤。闭合性颅脑损伤可由动态或者静态受力导致（IOM，2009）。动态受力多由快速加速和减速导致。而静态受力亦称作挤压伤（Mass et al.，2010），多出现于外力缓慢地压于颅脑，如头颅在地震后被残垣长时间卡压。这种类型损伤较为少见。闭合性颅脑损伤所导致的伤害与其类型（如剪切力和牵拉力致伤）和在事故当时产生力的轻重（Katz，1992）直接相关。在挤压伤中，外力对于颅骨的破坏程度往往大于脑组织（Mass et al.，2010）。

爆裂性创伤现今往往被认为是一种颅脑损伤的特殊类型（Mass et al.，2010）。爆裂性创伤是由各种爆炸所致，包括简易爆炸装置（improvised explosive devices，IEDs）。爆裂性创伤往往伴有开放性或者闭合性颅脑损伤。

（一）局灶性与弥漫性损伤

颅脑损伤也可以根据损伤的病理范围分为局灶性损伤和弥漫性损伤。局灶性损伤可以由撞击、撕裂以及大量血液形成**血肿**造成（Duff，2001）。局灶性损伤多见于额叶和颞叶的前端和下皮层。该类损伤通常出现于脑与颅骨撞击时，脑组织和上述部位的不规则骨性结构发生碰擦（Katz，1992）。由于枕叶和顶叶的表层光滑，此处较少受损。在额叶皮层及颞叶前部区域的局灶性损伤会干扰皮质下边缘系统的连接性，并且影响记忆、情绪及内在驱动力的调节（Katz，1992）。眶额区的局灶性损伤比弥漫性损伤更容易导致冲动行为，然而额外侧皮质损伤会造成偏瘫、冲动行为、注意力受损以及思维灵活性降低（Trexler & Zappala，1988）。

弥漫性损伤见于车祸碰撞导致的头部剧烈活动（Smith et al.，2003）。外伤性轴索损伤（traumatic axonal injury，TAI）之前也被称作弥漫性轴索损伤（diffuse axonal injury，DAI），它是一种由脑组织突然在颅腔内加速、减速和扭转导致的弥漫性损伤类型。脑干比大脑更稳定，因为在外力下，大脑会绕着脑干转动，而转动会对传递大脑和脑干上下行信息的长轴突产生剪切力或牵扯力（Leech & Shuman，1982）。尽管导致 TAI 的机制不明，其原因包括弥漫性的轴突细胞膜的渗透性改变，导致神经传导受阻。这将导致轴索的局部肿胀，最终导致水肿部位的轴突脱离（Povlishock & Katz，2005）。这样的损伤容易导致昏迷（Duff，2001）。

如果轴索的损伤轻微，昏迷症状可能会迅速逆转；如果轴突破裂，昏迷状态就会持续进展至植物状态。患者从昏迷恢复过程会进入一段混乱的时期，伴随着注意力受损及 PTA。混乱过后，其他的认知功能损伤就会变得明显。损伤可能包括思维运作速度和效率下降，涉及分散性注意力的任务完成困难，这种任务要求患者同时处理来自两处的信息。高层次认知功能也会受损，如抽象分析、规划及解决问题能力。典型的行为特征从冲动性、应激性、夸张病前特征等到情感淡漠和主动性不足（Katz，1992）。弥漫性损伤通常波及脑干及小脑通路，导致共济失调、复视和构音障碍（Trexler & Zappala，1988）。弥漫性损伤和局灶性损伤在颅脑损伤中经常共同存在，尤其可见于严重的病例。这两种损伤中，细胞、生化、分子层面上的继发损伤会比原发损伤造成更广泛的影响（IOM，2009）。

（二）颅脑损伤相关的脑神经损伤

脑神经会遭受撕裂、牵拉或挫伤。额叶在头颅眶骨刮擦可引起嗅觉神经（Ⅰ）的磨损和撕裂（Leech & Shuman，1982）。视觉神经（Ⅱ）可能直接受损，或者视力也可能因眼部、视神经束或者视觉皮层的损伤受到影响（Brandstater et al.，1991）。控制眼球运动的第Ⅲ、Ⅳ、Ⅴ对脑神经都很容易受损（Brandstater et al.，1991；Leech & Shuman，1982）。动眼神经（Ⅲ）可因为出血及水肿挤压颅内而受到牵拉，导致颞叶钩脱出至枕骨大孔并挤压脑干（Leech & Shuman，1982）。展神经（Ⅵ）走行较长，因此也容易受损。如果在颅骨基底部的颞骨骨折，可损伤面神经与前庭耳蜗神经（Ⅶ、Ⅷ）（Brandstater et al.，1991；Leech & Shuman，1982）。第Ⅴ对脑神经以及第Ⅸ～Ⅻ对脑神经极少受损（Leech & Shuman，1982）。

（三）骨折及其他与颅脑损伤相关的并发症

颅骨的受力部位或者受力部位的远端在受到打击后就可能会导致骨折。车祸或者跌倒导致颅脑损伤的患者多伴有其他系统功能创伤，如四肢、肩带、骨盆或脸部的骨折；颈部的骨折可能合并脊髓损伤；腹腔创伤；气胸或者其他胸腔创伤。

（四）继发损伤及继发效应

组织缺氧、低血压、低体温和体温过高是颅脑损伤后最常出现的系统性继发损伤（Mass et al.，2010）。继发损伤会加剧病情的恶化，在原发性颅脑损伤基础上诱发二次损伤，因此在现场和医院的救护人员此时应全力避免或者减少继发损伤的发生（Mass et al.，2010）。继发效应可以即时发生，也可以在损伤数小时至数天内逐步出现（Jennett & Teasdale，1981）。创伤可以阻断或者干扰大脑血流的自动调节、血-脑屏障功能、血管收缩等，导致大脑能量代谢失调、颅内低压、脑血管痉挛、颅内压增高（ICP）和脑水肿（Duff，2001；Jennett & Teasdale，1981）。颅脑损伤的其他继发效应包括颅内出血、钩回疝导致脑干受压、癫痫、电解质失调、呼吸节律改变、颅内感染以及异常的自主神经系统反应（Lillehei & Hoff，1985）。通常当患者病情稳定后并且要求作业治疗介入的时候，脑部创伤的继发效应也开始出现，并且会影响患者对于治疗的反应。

四、颅脑损伤患者生命的四个阶段

根据文献回顾，《卫生保健政策和研究证据机构报告》（Agency for Health Care Policy and Research Evidence Report）的作者在关于颅脑损伤患者康复疗效的章节中描述了中度至重度颅脑损伤患者生命的4个阶段：损伤前期、医疗期、康复期和生存期（图34-1）（Chestnut et al.，1999）。尽管颅脑损伤患者的管理通常需要多学科团队，以下关于每个阶段的叙述都会以重度颅脑损伤的典型康复过程为例，重点强调作业治疗的评估与治疗。请注意作业治疗在不同阶段的角色转变，随着患者康复进程不断深入，逐渐提高对其作业功能的关注度。

（一）损伤前期

"在 Chris 人生的前 17 年，人们对她的评价大多是'优异'。她以前总是每个重点班里最优秀的学生……她同样是优秀的风琴手和体操队员。在她 17 岁之前，表现优异是常态，她很容易表现出优秀。"（Rain，2000）

作业治疗师往往从个体的状态、损伤和残疾中看到他们的独特性。每位来康复的颅脑损伤患者，都有他们自己的个人背景、社会背景和文化背景（第三章）。Chestnut 等（1999）提出尽管标准化治疗适用于颅脑损伤急性治疗阶段，但随着患者经由康复和适应而逐渐好转，应该逐渐重视个体的差异性。

Rosenthal 和 Bond（1990）对了解影响颅脑损伤患者康复的病前因素的重要性进行了总结。他们指出，研究者们注意到颅脑损伤患者中很多在伤前已出现学习障碍和行为失调。他们建议通过学校记录、家庭访问以及调查任何已有的神经系统疾病来了解患者病前的认知方面的优缺点。Eames、Haffey 和 Cope（1990）进一步提出询问患者家属患者之前是如何面对挫折的，以便识别和避免诱发压力的情况。

（二）颅脑损伤的医疗介入

"随着我在医院逐渐恢复意识，我幻想自己正经历一场噩梦……当我睁开眼睛看见房间四周的监护仪、插管和输液瓶，就希望这场噩梦快些结束。"（Rain，2000）

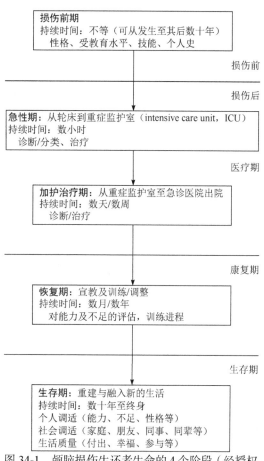

图 34-1　颅脑损伤生还者生命的 4 个阶段（经授权改编自 Chestnut, R. M., Carney, N., Maynard, H., Mann, N. C., Patterson, P., & Helfand, M. [1999]. Summary report：Evidence for the effectiveness of rehabilitation for persons with traumatic brain injury. *Journal of Head Trauma Rehabilitation*, 14, 176-188.）

这一阶段恢复的首要目标集中于存活、稳定病情，并且预防或者减少继发损伤和继发效应对于受损中枢神经系统的影响（Hartl & Ghajar，2005）。

1. 紧急医疗救护　紧急医疗服务（emergency medical service，EMS）人员一般是最先回应重度颅脑损伤患者需求的医疗专业人员。医护人员此时优先做的是稳定气道、重建呼吸及循环系统生理稳态（Hartl & Ghajar，2005）。因为继发低氧血症及动脉压力不足与高死亡率和发病率相关（Baron & Jallo，2007），所以辅助供氧和气管内插管可用于维持血氧饱和度，并且静脉输液也有助于调节并维持心脏收缩压（Brain Trauma Foundation，2007）。

关于在急救现场的神经系统评估或检查建议包括确定原始 GCS 得分（Teasdale & Jennett，1974）及瞳孔检查。GCS 评分系统使用 15 分的得分系统，通过运动反应、睁眼反应以及语言反应评估昏迷的程度，从而评定颅脑外伤的严重程度（表 34-1）。GCS 评分 13～15 分提示轻度颅脑损伤，9～12 分提示中度颅脑损伤，8 分及以下提示严重颅脑损伤。在一些病例中，患者有酒精或其他药物中毒，以及紧急医疗服务医务人员应用镇静剂和（或）患者插管状态下不适用于做该评估（Marion，1996）。任何时候都应该将患者转移至最近的可以进行 CT（computed tomography）扫描、神经科专业检查、颅内压监测的医疗机构就诊。紧急医疗服务人员按惯例使用坚硬的硬板固定伤者的脊柱，并在颈部佩戴硬质颈托，因为 4%～8%的颅脑损伤患者会伴有颈椎损伤（Baron & Jallo，2007）。在转运至急救中心过程中，需要密切监控血氧饱和度和血压，一旦有病情恶化的迹象应立即处理（Brain Trauma Foundation，2007）。

一旦进入急诊科，医疗团队应持续保证患者气道通畅及正常的呼吸和血压水平（Baron & Jallo，2007）。此阶段的首要目标是避免进一步的神经系统损伤并且稳定颅脑损伤以外的严重的胸、腹、面、肢体部分的损伤。急诊医疗团队会为其他损伤做一个全面的评估并且重复进行 GCS 评估及检查瞳孔确定神经系统功能。同时也要做胸椎和颈椎的 X 线检查。在抵达急诊科后，立即进行头部 CT 扫描以检查颅内损伤及明确结构性损伤如血肿或者挫伤（Baron & Jallo，2007）。

血肿是由血管破裂导致大量血液占据某一器官或空间造成的（Scott & Dow，1995）。急性硬膜下血肿发生于硬脑膜与蛛网膜之间，而急性硬膜外血肿则位于硬脑膜与颅骨之间。在神经系统症状稳定并排除其他损伤后，急需通过手术清除血肿以提高生存率和康复机会。脑挫伤，即为大脑组织的挫伤，导致大面积出血及组织坏死。更为严重的颅内脑挫伤可能同样需要手术降低颅内压（Baron & Jallo，2007）。

2. 重症管理 在对于致命损伤进行相应的评估和治疗后，严重的颅脑损伤患者将被送入重症监护病房（intensive care unit，ICU）。重症监护病房的医疗措施旨在增加大脑灌注和脑组织供氧，减轻脑水肿，将其他生理指标维持在正常范围内（Marion，1996）。患者在重症监护病房接受治疗的时间主要取决于脑水肿的控制情况，一般脑水肿在 4～5 天内消退（Marion，1996）。康复医师一般会在患者被收入 ICU 的前几天内进行会诊，以确定合理的康复治疗计划。康复团队的其他成员，如作业治疗师会见患者进行康复咨询和提供意见。康复医师为昏迷患者制订可以在 ICU 进行的康复项目，包括作业治疗。通常情况下，较为严重的患者会由重症监护病房送入急诊住院康复机构。但是康复治疗同样可以在非重症病房、护理院或者门诊进行。治疗方案的制订依据患者恢复的程度和速度，以及其他实际因素，如患者的医疗保险覆盖范围、治疗机构的便利性及患者的支持系统等。

3. 严重意识障碍患者 根据损伤的严重性，颅脑外伤患者可发生数次意识状态的改变。很多术语可用于描述从意识完整到意识完全丧失状态之间的持续状态（定义 34-1）。重度颅脑损伤首发表现为昏迷，一些患者可逐渐地或者突然地从昏迷状态中出现意识恢复，然而其他患者大多要逐渐经历超过 2～4 周的过程转变至植物状态（Duff，2001）。植物状态患者依然有可能恢复意识，但是进度慢，根据可辨识的意识迹象，患者大部分时间是在微意识状态中度过的（Phipps et al.，1997）。维持视觉追踪的眼球运动有可能是渡过植物状态的第一个迹象（Giacino & Kalmar，1997），也是可以开始康复的最早标志（Ansell，1993）。

📖 **定义 34-1**

关于严重意识障碍的定义

1. 昏迷 昏迷表示一种无法唤醒的状态并未能在脑电图（electroencephalogram，EEG）上显示为睡眠觉醒周期，此时患者无法与外界环境进行交互。神经行为学的标准包括（American Congress of Rehabilitation Medicine，1995）：

（1）患者无法自主或者是在外界刺激情况下睁眼。

（2）患者无法执行指令。

（3）患者无法说出可辨识的词汇。

（4）患者未见意向性动作（或许可表现出反射性动作，如痛觉回缩的姿势反射，或者是不自主微笑）。

（5）如果人为地使患者睁眼，患者无法在任何方向上完成45°以上幅度的视觉追踪。

（6）这些表现不是因为用了神经肌肉阻断剂。

2. 植物状态　植物状态意味着患者对自己及环境完全失去意识。处于植物状态的患者存在睡眠觉醒周期，并且中间会睁开眼，未见存在非反射性的"维持的、重复性的、目的性的对于视觉、听觉、触觉或者有害刺激的自主行为反应"（Multi-Society Task Force on PVS，1994）。

3. 微意识状态　微意识状态的患者会有些许意识觉醒。他们表现出并非单纯反射的可见行为并且展现出对自我及周围环境的意识（Giacino et al.，2002）。诊断性标准包括可持续或者可重复性地执行下列一项或多项行为：

（1）执行简单指令。

（2）可以用姿势或语言来回答是或否（不管是否正确）。

（3）可理解的言语表达。

（4）对于相关环境刺激产生有目的性的行为反应。例如，①寻取物体时采用能清楚表现出物体位置和路线明确关系的方式；②用一种适合物体大小和形状的方式接触和拿握物体；③对带有感情的视觉或语言刺激产生适当的笑或哭反应。

如果一个患者开始出现微意识状态，他能够展示功能性交流和使用物品的能力（Giacino et al.，2002）。功能性交流在这里是定义为在连续2次评估中，准确地用"是"或"否"回答6个当时情景最基本相关的问题（如"你现在坐着吗？"）。功能性使用物体为患者能在连续2次的评估中，至少准确地使用2种不同的物体（如拿起梳子放到头上等）。

（1）评估：特定意识障碍的诊断和预后判断有待临床医师及其他有意识损伤患者神经系统评估经验的专业人员来决定（American Congress of Rehabilitation Medicine，1995）。包括作业治疗师在内的康复团队会运用不同的客观评估工具来监测患者功能的变化和对于药物、环境及行为干预的反应，以及尽早察觉神经系统并发症。

1）Rancho Los Amigos 认知功能分级量表：利用行为观察以区分患者的认知功能等级（表34-2）（Hagen，1998；Hagen et al.，1979）。该量表有助于临床医师之间以及和家属交流患者的认知功能等级，并制订合适的康复策略。Rancho Los Amigos 认知功能分级量表的前三个等级描述从昏迷状态中恢复过来的患者对于刺激和环境的反应。

表 34-2　Rancho Los Amigos 认知功能分级量表

等级	表现
Ⅰ	无反应：患者对刺激完全无反应
Ⅱ	一般反应：患者对刺激的反应不明确、不一致、无目的
Ⅲ	局部反应：患者对刺激有直接反应，但不一致和延迟
Ⅳ	混乱-烦躁反应：患者反应强烈、严重混乱或有攻击性

续表

等级	表现
V	混乱-反应不恰当：能对简单的命令做出相应的反应，但对复杂指令执行混乱，表现为严重分心
VI	混乱-适当：患者出现有针对目的的反应，但须依赖提示
VII	自动-适当：机器式反应，欠缺判断和解决问题能力
VIII	有目的地-适当（需随时协助）：能基本完成熟悉的任务，但仍有不明显的障碍，需要协助以理解他人的需要及看法，以及变动规划
IX	有目的地-适当（按要求提供协助）：在熟悉的处境做出有效的反应，但是大体上需要提示去预测将面对的困难和调整行动，抗挫折能力较低
X	有目的地和适当（有条件的独立）：能从容应对多种任务，然而可能需要更多的时间和间断休息；能独立应用认知代偿策略并在有需要时调整任务

注：Rancho 分级的 I ～ VIII 级被广泛用于颅脑损伤康复，在 1998 年（开始修改）增加的等级 IX ～ X 级表现了更高等级的认知、行为、情绪等的障碍对功能的影响（Hagen，1998；Hagen et al.，1979）。

2）基于行为的评估工具：除了 GCS 外，表 34-3 所列举的都是简易评估工具以方便作业治疗师和其他康复团队成员在床旁评估有严重意识改变患者的情况。

表 34-3　评估意识状态改变的行为基础工具

躁动行为量表 [a]（Agitated Behavior Scale）（Corrigan，1989）	对躁动行为的衡量随着病程进展可被用于判断躁动程度（Center for Outcome Measurement in Brain Injury，COMBI，2011）。该量表包括 14 个条目，得分反应总体躁动程度，亚量表专用于评估去抑制、攻击性、不稳定性等状态
残疾评级表 [a]（Disability Rating Scale）（Rappaport et al.，1982）	可用于评定严重颅脑损伤康复过程中从昏迷到回归社区生活期间的定量信息（COMBI，2011）。该量表包括 4 大类共 8 项：觉醒与意识，自我照顾的认知能力，对他人的依赖性，在工作、家务和学校中的心理调节能力
JFK 昏迷量表修订版（J F K Coma Recovery Scale-Revised，CRS-R）[a]（Kalmar & Giacino，2005）	检测轻度的神经行为状态变化以区分植物状态和微意识状态，并可辨别微意识状态中的紧急情况（COMBI，2011）。该量表共有 6 个方面 23 项评估：听觉、视觉、运动、口唇运动-语言、交流以及觉醒程度。可依据反应规范参考对于诱发特殊反应可实施的特殊刺激
Western 神经感觉档案（Western Neuro Sensory Stimulation Profile）（Ansell & Keenan，1989）	评估严重损伤患者的认知功能（Rancho 分级 II ～ IV）并且监测恢复缓慢的非昏迷患者的变化。总表由 32 个项目组成，与觉醒、注意力、对刺激的反应、交流表达有关，并形成 6 个总结了个人的反应模式的分量表

a 源自 Centers for Outcome Measurement in Brain Injury.（2011）.COMBI: featured scales.来自 http://www.tbims.org/combi/list.html.

3）单样本试验法的使用：DiPasquale 与 Whyte（1996）建议医师可以使用单样本试验法作为回答个体化的神经反应问题的一种手段。他们叙述了这种方法是如何用于确定颅脑损伤患者是否能听从指令去紧握他的手。实施过程是由作业治疗师对患者右手施以被动活动，并将患者的手放在治疗师的手上，之后等待 1 分钟。三种指令：①正确指令（紧握我的手）；②错误指令（系上鞋带）；③观察期（相同时长，但无指令给出）。尝试 6 次试验随机给出上述 3 种指令，治疗师每次等待 5 秒观察患者反应。如果患者 5 秒内无法反应，会重新再次给出指令。如果再过 5 秒还是未见反应则被记录为无反应。使用该方法所获得的试验结果确保可以客观评价患者是否具备自主意识的反应并且为康复团队制订康复计划提供参考。DiPasquale 与 Whyte 也提供了相似的方法以评估患者视觉的最小反应（Whyte & DiPasquale，1995）。

（2）预后诊断与治疗结果：及早预测治疗结果能将昂贵的医疗及康复治疗资源分配给存活率较高和后遗损伤较少的患者，并且能够使家属为现在及长期护理安排知情和做出实际的决定（Jennett & Teasdale，1981）。许多研究者尝试使用年龄、临床观察（如格拉斯哥昏迷量表得分、无意识状态持续时间、PTA 的持续时间等）或结构性损伤神经影像学证据对预后进行评估（Healey et al.，2003；Nakase-Richardson et al.，2011）。就算是拥有成熟的临床和影像学技术，在受损的前几天内，都无法精确地预测治疗结果以便提供依据指导早期治疗或者决定停止治疗（Marion，1996）。数周和数月持续地关注神经系统恢复情况，一贯是预测患者完全及接近完全恢复的最佳评估方法。

疗效量表的引入使得临床医师可以将最终的恢复等级与早期的治疗和预后评估相结合。格拉斯哥结局量表（扩展版）[Glasgow outcome scale （extended），GOS-E]（Wilson et al.，1998）是其中使用最广泛的治疗结果评估工具。格拉斯哥结局量表（扩展版）使用结构化访谈，访谈内容包括意识、室内和户外活动的独立情况、工作、社交和娱乐活动、亲友关系，以及回归正常生活等。对于幸存患者，治疗结果可分为植物状态、低度严重残疾、高度严重残疾、高中度残疾、低度恢复良好、高度恢复良好。

治疗师不需要预测治疗结果，但是在确定治疗目标、康复时间时需要考虑预测因素。认知、性格、动机都可潜在地影响患者生存的质量（Jennett et al.，1981），因此需要将它们纳入确定治疗目标的考量中。然而，治疗结果的预测是基于患者群体，而不是预期受损严重但恢复却更加彻底的个体。

（3）严重意识障碍患者的康复干预：包括预防与恢复策略（Hirschberg & Giacino，2011）。植物状态和微意识状态的患者有可能发生与长期制动相关的并发症。此时，应开展预防性的措施以减少和避免肺部和尿道的感染，皮肤破损，肌肉、肌腱、软组织挛缩（Hirschberg & Giacino，2011；Mysiw et al.，1996）。恢复策略旨在增加患者觉醒程度和有目的的行为反应，可能包含激活中枢神经的药物疗法、丘脑深部刺激以及感觉刺激治疗（Hirschberg & Giacino，2011）。早期干预被认为有助于缩短康复住院时间并且使患者在出院时具备更高 Rancho 认知等级（Lippert-Grüner et al.，2003）。但是，旨在促进觉醒程度的感觉刺激治疗始终存在争议，因为有相反的证据质疑其有效性（Giacino et al.，1997；Golisz，2009）。Giacino 等（1997）建议，意识障碍患者至少应接受包括关节活动范围、体位摆放、张力改善的措施。他们建议感觉刺激治疗的实施需要考虑每个个案，因为通常很难区分是大脑恢复或是治疗效果。Golisz（2009）注意到尽管现有的证据不足以确定感觉刺激方案能否促进患者恢复意识，但是此类训练确实可以帮助康复团队识别昏迷状态，并且为治疗师提供一种系统的方法，以加强患者对于环境刺激有目的的反应。此阶段康复的重点是减少患者躁动反应（Eames et al.，1990），并且支持和教育不知所措的家属（Phipps et al.，1997）。

对处于恢复阶段的患者来说，治疗一般要求解决肢体功能的障碍，为之后关注的活动、任务角色训练奠定基础（实践程序 34-1）。鉴于很多患者处于接受早期医疗措施状况，作业治疗师应严格遵守安全注意事项（安全提示 34-1）。

实践程序 34-1

颅脑损伤患者的康复目标设定

作业治疗的治疗目标随着重度颅脑损伤患者在康复和适应过程中作业功能的变化而变化。下文为根据 Chestnut 等（1999）所叙述的患者在各期内的康复和适应情况设计出的一些例子。

1. 医疗期：治疗关注于身体功能

（1）在 3 周内，患者至少 75%的时间，能够在触觉、嗅觉、听觉或视觉刺激出现后不到 15 秒内作出局部反应，为使用交流板奠定基础。

（2）3 周内患者可以独立抓取并且握住梳子去梳理他的头发，在 5 次尝试中成功 4 次。

2. 康复期：治疗主要关注能力、技巧与活动、习惯和任务完成能力

（1）在 2 周内患者可以根据列表完成自我清洁任务，在此期间的特别提示不超过 2 次。

（2）在 2 周内患者可以在记事本找到日程及根据计划去处理每日作息活动。

（3）在 2 周内患者可以在没有辅助的情况下根据文字或者图画指令完成上肢关节活动度训练。

3. 生存期：治疗主要关注生活习惯、任务完成能力和生活角色的满意度

（1）在 4 周内，患者可以利用代偿性认知策略 100%地安排他的孩子在放学后的活动（时间规划和交通安排）。

（2）在 4 周内，患者可以利用提示装置 100%准时参加工作会议。

📖 **安全提示 34-1**

治疗意识障碍患者的安全注意事项

严重颅脑损伤患者可能会在病情完全稳定前就被转介给作业治疗师。由于系统性损伤、颅脑损伤的继发效应、生理节律系统紊乱，用于治疗患者的生命保障系统有诸多相关的安全注意事项。作业治疗师需要留心此类注意事项。常规的注意事项在下文叙述，也需要留意其他的注意事项，并且同护士、医师或者患者病历确认后方可实施评估。

急性颅脑损伤主要关注控制颅内压（intracranial pressure，ICP）。颅内压持续增高是致命的（Jennett & Teasdale，1981）。颅内压监测仪可以在治疗期间随时提供患者颅内压情况，对于没有进行颅内压监测的患者，治疗师应密切关注瞳孔收缩情况，如是否有神经反应的减少、异常脑干反射、张力迟缓、行为变化、呕吐，以及心律、血压、脉搏和呼吸频率变化等。液体摄入将被控制，或患者需保持头颅中立位30°抬高以调节颅内压。将患者头部转向一侧可能会阻断颈内静脉，导致颅内压突然增高（Boortz-Marx，1985）。颈部不能屈曲或者伸展，需保持中立位，以保证最佳的静脉引流从而降低颅内压。家人在床边轻抚、低声交流、抚摸脸部等被证明可降低成人患者的颅内压（Mitchell，1986）。侧卧位时最好将床头抬高。患者一旦可以忍受，应尽快辅助90°坐起以助于改善呼吸、获得躯体平衡的对线支撑并且提高对四周环境的觉醒度（Palmer & Wyness，1988）。

早期（一般泛指发病 7 天内）颅脑损伤患者创伤后癫痫的发病率达 5%，而在后期，长时间意识消失、颅骨压缩性骨折或颅内血肿患者的创伤后癫痫的发病率达 20%（Jennett & Teasdale，1981；Schaffer et al.，1985）。新的研究建议在损伤后的第一周就进行药物性癫痫预防。为了在治疗过程中减少癫痫的发作率，开始时缓慢地进行触觉刺激和关节活动以评估患者的生理反应。监测心率、血压、面部颜色和任何自主神经变化，如突然的流汗和躁动不安。随着治疗师对患者反应的熟悉，治疗师可以逐渐增加刺激量和强度。使用癫痫预防措施：避免迅速反复刺激，如震动、闪烁的灯光、摆动的风扇。如果癫痫突然发生，则需确保气道畅通，并将患者头部放置于一侧以防止吸入胃内容物，即时请求医疗辅助（Greenberg et al.，1993）。癫痫发作时不应限制患者的四肢。

如果患者由于颅内血肿进行开颅手术以减压，骨瓣是被移除的，仅遗留皮瓣包裹患处容纳大脑扩张。该处禁止直接挤压，而患者应当从床上起来后一直佩戴头盔直到颅骨修补后。如果颅内水肿吸收良好，并且无其他感染情况下，修补一般在 6 周内完成。如果患者出现硬膜撕裂导致脑脊液外溢，首要措施是将头部抬高，进行抗感染治疗并且严禁擤鼻（Jennett & Teasdale，1981；Schaffer et al.，1985）。

如果患者存在其他系统创伤，如骨折和胸腔外伤，在刺激和移动患者时一定要注意相应禁忌。小心不影响到静脉输液管、气管套管、鼻饲管、气管内或是肺插管以及骨折的牵引等。如果患者留置了鼻饲管，应留意患者头部不可低于其胃部以防止误吸和反流。

1）体位摆放：作业治疗师和康复团队其他成员合作调整患者姿势以维持肌张力正常，并减少挛缩和与严重损伤相关的异常姿势,这些姿势会影响患者的活动能力(Rinehart,1990)。应定期复查患者的姿势并且严密观察其反应，包括面部表情、肌张力的变化以及语调的变化。轻微的调整即可决定舒适与否。当患者神经肌肉功能提高时可以撤去支持姿势的辅具。护理人员和患者家属应留意患者在床和轮椅上的最佳体位，并且严格遵守辅具的穿戴规程。

如果情况允许，对于姿势异常的患者保持身体良好对线的侧卧位和半俯卧位优于仰卧位（Carr & Shepherd，1980）。仰卧位可诱发伸肌反射。在侧卧位中，头部置于小枕头上，应和躯干都处于中立位对线，患侧卧位时上肢应处于肩胛骨中度前伸并且肱骨外旋位；健侧卧位时，肩胛骨也应处于前伸位，肩关节轻度屈曲，并且在底部支撑枕头以防止水平内收。患侧卧位时肘部应处于屈曲位，而健侧卧位时肘部应处于伸直位，手腕处于伸展位，并且于手中置一圆锥体防止肌痉挛并保存虎口活动度。注意保护拇指第一掌指关节（carpometacarpal，CMC）以确保拇指的活动性并且关注非代偿性的拇指指间关节过伸。膝盖之间垫枕头减少臀部内旋和内收。小腿也可能需要枕头支撑和大腿对齐。脚不应该置于高于膝和髋关节的水平，因为这会导致膝盖产生扭矩使臀部内旋。臀部和膝盖只轻微地扭曲。如有需要，可以使用一个硬枕填充大腿和小腿肚之间的空间以防止膝盖过屈。躯干下侧肩胛骨和骨盆之间的延展姿势是理想的。侧卧时躯干姿势可能需要枕头或沙袋置于背和肩膀后面来维持。塞在躯干前面的枕头也可以帮助保持对齐。如果采用长形枕，常可定位并支持下肢外展并且托住上方下肢的小腿和足部。脚踏板由于会诱发伸肌反射所以应该撤去。支具或特殊的鞋被切割可避免对前脚掌的压力，但仍可以维持踝关节 90°屈曲，并且减轻足下垂，其使用可以减少伸肌痉挛反射。

如果患者必须维持仰卧位，头部需要小枕头支撑。如果患者无法保持头部正中位，可在小枕头下安置卷起的枕头。此外，肩胛骨下也应垫枕头，以保证肩胛骨轻微前伸，肩部处于轻度外展、外旋位，肘部伸直位。手部应保证握有锥状物或者分指器（Charness，1986）。如果一侧骨盆后缩，可将毯子折起置于该侧，并且将该侧腿部向中线旋转。尽管在看护时应防止膝关节屈肌挛缩，仍可利用卷起的毯子放置于膝下大腿远端下以使膝关节保持一定的屈曲度。机械通气的患者应安排取半卧位，保持床头 45°的斜度以减少误吸和肺炎的发生（Helman et al.，2003）。

早期以及正确正中位的轮椅姿势摆放可以通过视觉和前庭感觉刺激而有助于促醒，抑制异常张力,提供正确的本体感觉刺激输入,减少长期卧床引起的挛缩和并发症的可能性和(或)程度。在姿势摆放之前骨盆的位置应首先妥当安排。骨盆应该处于中立的位置或需要的话可轻微前倾以减少伸肌反射。骨盆应该保持对称，没有一侧内收或抬高。硬座椅和靠背嵌件与其他嵌件、衬垫、坐垫一起使用以获得最佳的对齐效果。

由于脊柱和胸腔是肩部和骨盆之间的重要连接部分，在这些结构中获得最佳的对线对于促进肩部的最佳对线非常重要。躯干应该是对称的，在矢状面、额状面和水平面上处于肩和骨盆的中线。躯干两侧的支撑可以帮助减少躯干侧屈。坐姿测试和调整是必要的，因为每位患者的躯干控制是不同的。治疗师不能提供太多躯干支持，只需要提供一定的支持以促进患者自己正常地移动和控制。有坚实的座位和靠背，患者可能不需要额外的躯干支持，而在其他情况下，可能需要背带、肩带或胸带来防止躯干前倾。

在坐位时，膝盖和脚踝屈曲到 90°，脚跟轻微置于膝盖后面，双脚处于旋前旋后和内外翻中的中立位。脚板应足够大以支撑整只脚。足楔子、脚后跟垫环、脚后挡板、特殊的鞋子、护脚板或者综合使用这些的组合可能有助于减少异常张力并且促进足后跟承重。

理想的上肢位置为肩胛骨处于上抬或者下降的中立位，伴有肩胛骨轻微前突，肩轻微外旋、前屈以及外展。肘部应处于舒适的屈曲位，前臂需要部分旋前。手腕处于屈曲-伸展及桡偏-尺偏的中立位。手指放松，并且拇指处于偏桡侧的外展位，使拇指活动起始于拇指第一掌指关节。倾斜座椅和（或）放置肩带、胸带和侧躯干支架可以提供适当的肩部支持。此外，桌板需可以承担上肢的负重。需要注意的是，虽然姿势调节建议经常强调肩胛骨前突，但是肩胛骨后缩和肩胛骨中立位的位置同样很关键。

理想情况下，头部处于中线伴随颈部后伸延展，下巴略收。体位摆放很重要的一点是避免下巴突出和颈部过伸。患者骨盆、躯干、肩膀位置都可以影响头部的位置。可参考第十七章进一步讨论轮椅及座椅系统的选择和体位摆放。

2）被动关节活动：被动关节活动治疗和体位摆放结合使用，可减少由制动姿势和张力异常导致的挛缩进展。被动关节活动在肌张力增加时难以施展，缓慢地对异常张力施展相反的抑制性活动并持续地伸展可以使肌肉放松。需避免突然的牵伸、不适当的刺激以及操作。肩胛骨的活动需在上肢被动关节活动前完成，以使接下来在被动关节活动训练之中肩胛骨能活动自如，并且增加肩胛骨和肱骨的正常运动（Palmer & Wyness，1988）。在疼痛限制内的被动关节活动训练和姿势调整可以减少由挛缩导致的异位骨化（Citta-Pietrolungo et al.，1992）。可于第二十章参考关于关节活动范围训练的完整讨论。

3）支具和打石膏：使用支具和石膏固定的目的是减少异常张力和增加患者的功能性活动。虽然持续石膏固定也许在处理下肢运动范围限制方面可能更有效（Golisz，2009），但当肘部和（或）手腕的痉挛情况严重时，石膏或纤维玻璃持续固定也可能适用（Mortenson & Eng，2003）。可脱卸的支架预留活动空间令肢体可以从紧密收缩的姿势里放松下来；双阀支架，可一分为二，以绒皮保护边缘，它们可以在治疗和护理过程中被卸除；此外，可使用制造出来的接近理想的足或手负重姿势的承重抑制模具（Carr & Shepherd，1980）。使用石膏固定的禁忌证包括未控制住的高血压、严重的开放性伤口、骨折未愈合、血液循环受损、急性感染、近期短暂性发作的自主神经失调，或者医护人员需要接触四肢观察输液管或者生命体征的情况（Stoeckmann，2001）。

4）感觉刺激：感觉刺激方案的目的是促进患者从昏迷中苏醒，促进应用适当的运动模式以及促进对环境的反应（Rinehart，1990）。感觉刺激方案需对患者的身体和认知能力进行个体化设定，但它们总是包含多个周期的观察和详细的数据收集（Mysiw et al.，1996）。临床医生使用一致的流程来标准化刺激和数据表的管理，记录呼吸、脉搏、血压、头部运动、睁眼、眼球移动、视觉锁定、模仿反应、定向和非定向运动反应以及关节的反应率和变化（Lippert-Grüner & Terhaag，2000），记录针对触觉、前庭觉、嗅觉、运动觉、本体感觉、听觉和视觉刺激的反应。如果患者口腔运动状态允许，可以使用味觉刺激。可使用令人愉快的和不愉快的以及使用熟悉和不熟悉的刺激。每次训练刺激的反应都将在开始和结束时被记录，每种感觉刺激后的反应都应记录。患者对刺激的反应可能是相当缓慢的，因为中枢神经系统处理功能会由于损坏而减缓或受阻。重要的情感刺激最有可能诱发患者的回应。治疗师应该等待患者对刺激的反应，必要时重复刺激［可参考前文关于单样本试验方法的讨论（DiPasquale & Whyte，1996）］。临床医生监测观察记录，期望患者对刺激的特定反应模式逐渐增强，这表示反应能力得到提高。Rancho Ⅱ 级的患者经常表现出非特异性的反应，如听觉刺激引起的烦躁不安。当患者提升至 Rancho Ⅲ 级，反应就会更具有刺激特异性。例如，口腔运动刺激，期望获得的运动反应为关闭嘴唇等。

5）躁动管理：一旦患者能够定位刺激时，可能会变得非常焦虑和不安（Scott & Dow，1995）。据报道，有 33%～50% 的颅脑损伤患者在急诊门诊中发生创伤后焦虑（Sandel et al.，1998），并可能持续几天或几周。躁动是新发昏迷患者的一种亚型精神错乱，涉及额颞部的损伤、定向障碍、医疗并发症和（或）需使用抗惊厥药物（Kim，2002）。躁动导致冲动行为，包括一些激进行为、无法安静［坐立不安或内心烦躁不宁（Ivanhoe & Bontke，1996）］、失控和情绪不稳（Sandel et al.，1998）。Eames、Haffey 以及 Cope（1990）建议在努力进行行为管理之前，由临床医生进行背景评估以确定问题的原因。以下因素是临床医生需要评估的：①患者因素——颅脑损伤的程度和部位；身体功能障碍状态，包括疼痛；以及诸如智力、人格特征和应对方式等病前因素。②社会背景和环境——在表现出不适应行为时的出现的人物；强化因素；③ 物理环境——发生问题行为时环境的属性。

在临床状态不稳定时，患者会出现由创伤后精神混乱和处理信息能力不足所引起的躁动（Eames et al.，1990 年）。患者可能表现出明显的无目的性的身体运动，如反复摇动身体；或者目标导向的行为，如试图摘除维持生命的管道或起床；尖叫、呻吟或奇怪的语言；以及失控的行为，如不受控制的笑声或不恰当的性行为（Eames et al.，1990）。本阶段行为管理的主要目标是对无意中表现出的不当行为的强化进行控制以确保继续进行必要的治疗，尽量减少阻碍正常康复进程的因素（Eames et al.，1990）。可见实践程序 34-2 中作业治疗期间关于躁动管理的详细建议。

📖实践程序 34-2

躁动管理：Rancho Ⅵ级

在此康复阶段，作业治疗师首要力求减少患者躁动情况，可通过尝试组织好作业任务和环境减少过度刺激、混乱和沮丧状态，并采用适当的体能活动的安排方法使患者在不危及安全的情况下，活动和释放能量（Eames et al.，1990；Golisz，2009）。需牢记的是，患者不应为躁动、敌对或攻击性负责任，他只是在反应内心的困惑，并不针对某个人或专业人士。同时，治疗师必须组织好反应来保护患者和自己。

1. 治疗环境日常化的策略

（1）请家庭成员携带熟悉的物品（照片或所属物），并将它们摆放在患者看得见的地方（Eames et al.，1990）。

（2）在安静的环境中工作，尽量减少干扰。

（3）提供定向信息，保持可预测的日常运作和程序。

（4）在每次治疗时做自我介绍，告诉患者他在哪里，治疗师要做什么（Eames et al., 1990）。当患者不太可能知道答案时，尽量减少定向和其他问题。

2. 身体管理策略

（1）使用设备和装备，保证最大限度地自由活动和安全。未分离拇指的连指手套可以防止患者拔管。地板床（地上安置的床垫，周围是可移动的内衬治疗垫的墙壁）允许患者在床上自由移动，而没有跌倒的危险。加长轮椅，这样它既不会倒着翻，也不会穿过门口掉下来，还可以保证安全移动（Eames et al., 1990）。

（2）如果患者有能力的话，让他从事一些粗大动作为主的活动，如洗脸、接球、打气球和穿简单的衣服。体力活动、步行甚至是坐轮椅都可以帮助减少躁动。

（3）一旦患者表现出疲劳或焦躁不安的迹象时马上准备好改变活动。可以考虑转移到其他环境或提供饮料或零食（若患者有正常的口腔运动）。避免对淫秽或怪异的言语做出反应；简单地把它们看作是用另一种分散患者注意力的活动线索。

（4）流露出冷静、自信和接受的态度。患者需要你能表现出一致性和可预测性，以化解他的困惑。

6）家庭支持与教育：颅脑损伤对家庭和患者本人会造成差不多程度的影响。当患者经受了严重的颅脑损伤后，家庭成员倍感欣慰的是患者幸存下来，但是不清楚接下来患者和家庭将要面临的情况（Phipps et al., 1997）。电视中经常描写患者突然完好（没有明显的功能缺陷）地从昏迷中"醒来"。这些情节会导致家属期待患者的全面康复，并且难以接受与他们期待不相称的信息（Phipps et al., 1997）。

在康复初期，家庭成员经常会注意到患者有一些反应，但工作人员未能证实。在康复初期，家属倾向于将患者对刺激毫无反应的情况归咎于，如耳聋、缺乏兴趣或懒惰等（Phipps et al., 1997）。由于患者的反应水平通常会决定他去哪些医疗服务机构、医疗服务时间的长短，以及康复是否取得进展，不堪重负的家庭与康复团队之间关系普遍十分紧张（Phipps et al., 1997）。治疗师需要就家属最关心的问题提供相应的准确的信息，帮助家属逐步理解到底发生了什么，不至于盲目点燃过高期望或者压制希望。

Holland 和 Shigaki（1998）提出了一个三阶段模型以教育颅脑损伤患者家属和照护者。他们建议家属可从患者康复阶段和家属的适应阶段的相关信息中获益。他们建议在最初阶段（ICU 至急性住院期），家庭教育应侧重于提供基本指导，帮助家庭理解正在发生的情况，并说明与创伤护理和颅脑损伤有关的术语和程序。家庭成员也需要外界的帮助来理解患者混乱和偶尔的怪异行为，并将其视为康复的自然组成部分（Eames et al., 1990）。最后，反复的谈话与指导必须经常开展，因为家庭承受着巨大的压力。要提供适时和合适水平的教育，临床医生应该尝试了解患者和家庭背景，包括家庭结构、家庭习惯及日常活动与以往使用服务的经验等（Sohlberg et al., 2001）（资源 34-1 可用作家庭教育的材料）。

（三）康复

我的作业治疗师答应带我去医院的小教堂弹奏风琴。我妈妈把我的风琴书带到医院……现在我可以向治疗师表明我不需要他们的训练……（Rain, 2000）

康复可以在病房、门诊与家中进行。通常来说，住院患者康复的首要目标是稳定病情、减少身体损伤以及获得基本的自我照顾技能。亚急性期康复强调减少由认知和行为损伤造成的重返社区的障碍（Malec et al.，2000）。患者可能需要数周、数月或数年的时间才能达到目标，或患者遇到瓶颈期而不再从康复干预中获益。然而，住院时间的缩短导致许多患者在出院时并没有意识到自身恢复基本技能和功能的潜力，住院之外的康复越来越多着力解决患者的医疗需求、提高主要功能和基本技能而不只是重返社区。

1. 住院康复　尽管每个患者的转诊模式不尽相同，但是通常可在以下情况出现时转介参与密集的住院康复：患者在急性期表现出对特定刺激有反应；解决了创伤后混乱和躁动或者参与治疗无困难（如 Rancho 评级Ⅴ级和Ⅵ级）。在第Ⅴ级，患者定向力仍然混乱和感到困惑，但目标指向越来越明确（Heinemann et al.，1990）以及具有教与学互动的能力（Abreu & Toglia，1987）。他们无法以正常速度处理信息或对所有环境刺激做出适当反应。这个水平的患者可能需要最大限度的生活技能的依赖，表现出明显的神经肌肉损伤，需要最明显的定向暗示，显示严重的记忆损伤，可能表现出语言和精神过程的混乱，并且很难持续学习新事物。患者进展到RanchoⅥ级时，他们的定向能力仍然混乱，但开始对医疗人员和家人做出适当反应，并表现出再学习和执行熟悉任务的能力。

（1）评估：住院康复。正在康复的颅脑损伤患者可以参加正式的评估。作业治疗师通常从视力、视觉感知和认知能力筛查开始。第五章和第六章详细讲解了许多适用于颅脑损伤恢复阶段患者的评估工具和方法。医疗人员必须确定患者扫描、参与、遵循和保留指令的程度，以解释其在其他传统评估中的表现，包括上肢力量和功能以及日常生活活动的表现。许多专门用于评估颅脑损伤患者的工具被用于各种康复学科，包括作业治疗（表 34-4）。更多详细评估工具可见《成人颅脑损伤作业治疗实践指南（Occupational Therapy Practice Guidelines for Adults with Traumatic Brain Injury）》（Golisz，2009）和颅脑损伤结局测量中心（COMBI）网站（www.tbims.org/combi）。

📖 **资源 34-1**

American Occupational Therapy Association 美国作业治疗师协会　提供颅脑损伤证据摘要和颅脑损伤（TBI）相关研究的结构摘要。

Be Smart. Be Well. 健康生活　提供由颅脑损伤专家制作的有关颅脑损伤患者的真实经历的简短教育视频。

Brain Injury Association of America（BIAA）美国颅脑损伤协会　美国颅脑损伤倡导组织，提供有关颅脑外伤的信息，包括为幸存者、家属、专业人员和美国国家颅脑损伤协会提供资源（state brain injury associations，BIAS）。资源包括"康复之路"系列，这是为外行撰写的一系列相关主题的文章。

Center for Outcomes Measurement in Brain Injury（COMBI）颅脑损伤结局测量中心　提供用于颅脑损伤康复的评估工具。

Family Caregiver Alliance 家属照护者联盟　为包括颅脑损伤在内的慢性病患者的护理人员提供资源。提供西班牙文和中文的情况说明。

Living with Traumatic Brain Injury 与颅脑外伤共舞　提供 30 分钟可下载的纪录片，从 4 名颅脑损伤患者和专家视角讲述了颅脑损伤的影响。还提供了以宣传为目的的 5 分钟视频版本。

Model Systems Knowledge Translation Center（MSKTC）模型系统知识翻译中心　提供颅脑损伤患者生活相关信息资源，系统回顾颅脑损伤相关知识研究，以及由美国残疾与康复研究所资助的 TBI 模型系统中心进行的研究综述资源（NIDRR）。

National Institute of Neurological Disorders and Stroke 美国神经疾病和脑卒中研究所 National Institutes of Health.（2002）. Traumatic brain injury：Hope through research.（NIH Publication No. 02-158）.Bethesda，MD：National Institutes of Health.

National Resource Center for Traumatic Brain Injury 美国颅脑损伤资源中心　本中心的使命是向专业人士、颅脑损伤患者、家庭成员提供实用和相关的信息。可供购买的资源包括工作手册、幸存者和照护者指南、干预工作簿和评估包，其中许多是作为 Virgina TBI 模型系统开发项目的一部分。

（2）治疗：住院康复。住院患者康复过程中的作业治疗旨在优化运动、视觉感知和认知功能；恢复基本自我维持（self-maintenance）任务的能力；帮助持续的行为和情绪适应；并在准备出院时，支持患者家属。

1）优化运动功能。治疗师最初可通过帮助有严重认知障碍的患者参与粗大运动来优化运动功能，因为该类运动几乎可以自动执行，如玩接球或击打沙袋（图 34-2）。这类活动对患者已经受损的注意力、专注力和记忆力需求降至最低。随着患者运动和认知功能不断恢复，干预的重点越来越多地集中在精细运动功能的恢复上。患者通过传统的锻炼方案和活动以及虚拟现实锻炼方法和活动来改善力量和平衡能力（Holden，2005；Thorton et al.，2005）（图 34-3）。作业治疗师应当使用最符合治疗目标和患者能力的方法，详见第二十章和第二十一章。

表 34-4　颅脑损伤患者康复评估及结局测量工具

评估工具	简介
Mayo-Portland Adaptability Inventory[a]（Malec & Thompson，1994）	用于亚急性康复期的跨学科合作设计；涵盖广泛的可观察特征，如身体功能、认知能力、情绪状态、社会行为、自我照顾、工作和驾驶（COMBI，2011）。患者在 30 个项目上的状态分为 4 个等级：无损害、临床检查有损害但不影响日常功能、损害确实影响日常功能、完全或几乎完全丧失功能
Moss Attention Rating Scale（MARS）[a]（Whyte et al.，2003）	颅脑损伤后注意相关行为 22 项观察量表（COMBI，2011）。这些项目包括表明注意力良好和受损的行为，按照 Likert 的 5 分制进行评分
神经行为评定量表（Neurobehavioral Rating Scale，NRS）（Levin et al.，1987）	27 项临床评定量表，评估与颅脑损伤相关的常见认知、行为和情绪障碍；用于跟踪神经行为恢复和测量对于干预的行为反应变化
患者能力评定量表（Patient Competency Rating Scale，PCRS）[a]（Leathem et al.，1998）	30 项自我测量以评估颅脑损伤后的自我意识（COMBI，2011）。将患者的反应与亲属或治疗师的评分进行比较，以确定得分差异是否提示能力的提高。主要包括日常生活活动、行为和情感功能、认知能力和身体功能的评估
Participation Objective, Participation Subjective（POPS）[a]（Brown et al.，2004）	参与相关的 5 个类别 26 个项目：①家庭生活；②重大生活活动；③交通；④人际交往和关系；⑤社区、娱乐和公民生活（COMBI，2011）。对于每一项，参与者都被问及参与程度（客观）、对参与程度的满意度（主观）以及该特定活动对生活满意度的重要性（主观）。客观和主观的反应对总分有贡献

a 详见 http://www.tbims.org/combi. 在 COMBI 网站上可以找到这些评估工具的心理测量数据，包括信度。

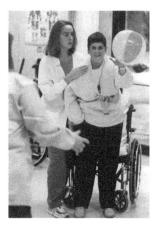

图 34-2　早期优化运动功能着重诱导自发运动

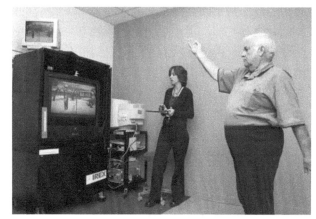

图 34-3　虚拟现实锻炼方法

虚拟现实技术可以让颅脑损伤患者在进行有趣的、有激励作用的活动的同时练习技能，否则在现实中这些活动可能是不安全的，或者对于他们来说无法触及

2）优化视觉和视觉感知功能。颅脑损伤经常导致基础视觉和（或）视觉感知障碍，从而损害患者作业功能（Bouska & Gallaway，1991）。屈光不正、变焦（即聚焦）功能和眼睛会聚功能受损的短暂变化很常见（Suter，2004）。视野缺损通常见于上半象限，动眼神经系统经常伴随眼球定位受损、眼球偏离导致复视，以及视觉扫描困难（Scott & Dow，1995）。在感知评估过程中，处理复杂视觉信息的限制会变得明显（Warren，1993）。尽早发现可能存在的视力障碍是很重要的，以便将合适的患者转介给专业验光师和（或）眼科医生评估，治疗师可以努力避免视力障碍对患者日常表现的影响。第五章详细介绍了可能适用于颅脑损伤患者的具体评估方法。正如在第二十三章中 Kaldenberg 所建议的，基本视力障碍的干预强调环境适应、补偿技术、辅助设备以及患者和家庭教育。感知修复的效果是具有争议的。根据对感知再训练研究的复审（Neistadt，1994b），Neistadt 对该训练方法适用于颅脑损伤患者持悲观的看法："对于弥漫性颅脑损伤和严重认知障碍的患者，不管在康复的早期或晚期，即使有各种各样的训练任务和长达 6 周的训练，也不会发生从治疗性任务到功能性任务的能力转变"。

3）优化认知功能。第二十四章介绍了优化认知功能的作业治疗方法，这些方法都适用于颅脑损伤患者。颅脑损伤住院患者通常处于一个相对快速改善的时期，因此治疗师可以提供认知矫治活动和训练来挑战和刺激患者基本认知领域（注意、记忆和执行功能），希望促进和加速自然恢复。也可以使用卡片或棋类游戏、谜题，以及诸如单词识别、字母或数字划消练习等纸笔任务和计算机程序。然而，完全依赖于反复接触和计算机任务训练而缺乏治疗师参与是不推荐的（Cicerone et al.，2011）。患者可以参加小组治疗，例如，在一个指导小组中，他们可演练并加强对时间、地点和环境的意识。

Vanderploeg 等（2008）比较了两种主流康复方法来治疗住院患者颅脑损伤相关的认知障碍，这两种方法是在中度到重度的颅脑损伤患者等样本中进行的。认知教学方法强调反复练习和进行一对一矫正不同的认知领域的训练以建立自我意识。功能-体验方法侧重于开发功能性能力或技能，使用无错学习技术、环境管理和补偿策略，主要是在现实环境中进行训练。两组患者都使用了代偿性记忆笔记本。除了每天 1.5～2.5 小时的特定方案治疗外，每个患者每天还按照指定的方法接受额外的 2～2.5 小时的作业治疗和物理治疗。受伤 1 年后，56%认知治疗组和 62%功能治疗组的患者独立生活，39%认知治疗组和 35%功能治疗组的患者重返工作或学校。两组干预治疗的主要结果在统计学上没有显著差异，并且基于道德原因，该研究没有纳入非治疗组，因此无法知道如果没有两种干预治疗，患者的情况如何。Vanderploeg 等人的结论是，在 90%严重颅脑损伤的样本中，相对较高的独立生活和重返工作或学校的比例证明了这两种方法都有潜在益处。

美国康复医学大会颅脑损伤跨学科特别兴趣小组的认知康复专题组对认知康复的研究进行了三次系统综述，从而对颅脑损伤提出了更加具体的实践建议（Cicerone et al., 2000, 2005, 2011）。没有足够的证据来确定急性康复过程中注意力的改善是定向注意力训练、其他认知干预还是自发恢复的结果。然而，有大量证据支持使用定向注意训练和元认知训练来修复颅脑损伤后急性康复期间的注意障碍的方法是有效的。对于轻度记忆障碍的患者推荐使用的记忆策略训练包括内化策略（如视觉意象）和外部记忆补偿（如日程计划工具和记事本）。他们建议对有严重记忆障碍的人使用与功能活动直接相关的外部记忆补偿法。他们进一步推荐进行元认知策略训练，以解决执行功能方面的障碍。

美国医学研究所（Institute of Medicine, 2011）的一篇文献中的建议更为保守，研究结果局限于对颅脑损伤认知康复治疗（CRT）的适度支持，其疗效因认知领域、损伤严重程度和损伤后时间的不同而不同。委员会澄清，由于现有研究的局限性，缺乏更多针对 CRT 的临床建议，但不应排除对颅脑损伤患者进行认知康复训练（IOM, 2011）。

结合上述方法，作业治疗师经常使用多方面探索方法（Toglia, 1989），在这种方法中，认知再训练活动成为在各种环境下评估患者表现的机会。仔细的活动分析加上详细记录观察所得以及环境变数，治疗师提供资料向家人提出建议，告知他们当患者出院后在何种情况下可以有最佳发挥。这些信息对家庭来说是非常宝贵的，因为他们每天都承担着安排患者日程和活动的责任。

作业治疗师还能利用实际环境来优化患者在这一康复阶段的认知潜能和能力。颅脑损伤专科病房常设置增强患者定向能力的标志和技术，此类监督系统使患者即使感到困惑和迷失方向也能活动。作业治疗师还会有策略地在患者的房间里摆放患者熟悉的图片、物品、日历和时钟，以优化患者的定向感。

4）恢复自我维持能力。如前所述，住院患者的康复通常侧重于帮助患者重新获得基本的自我维持技能，如洗澡、穿衣、卫生和饮食。一般来说，如果一个自我维持任务简化到患者足以持续成功地完成它，然后这个活动的复杂性可以逐渐增加，而外部提供的帮助可逐渐减少。环境干扰被控制在最低限度。治疗师组织任务，收集要使用的物品，并通过向患者提供适当的物品和指导，一步一步地对任务进行排序。例如，在穿衣时，治疗师首先把短裤递给患者，然后在必要时给予简单的口头指导和肢体上的帮助，让患者把短裤套在腿上并拉起来。直到患者的短裤穿好后，治疗师才会把 T 恤给他们看。一开始，治疗师可以选择扣子较少的纯色衣服，以减少患者感知上的混乱。如果患者的耐力很低，忍受挫折的能力很低，或者运动技能有限，治疗师应局限任务，让患者只做整个任务的一个或两个步骤（例如，只穿T 恤）。患者体位的选择（如在床上、坐在轮椅上或坐在床边穿衣）、穿衣的方法以患者的神经肌肉功能为依据。渐渐地，随着患者在穿衣方面越来越顺利，治疗师会减少口头和身体触碰的暗示，可使用清单和（或）分级提示（见第二十四章）。洗澡、卫生训练、饮食和轮椅转移训练都以同样的方式进行。作业治疗师可以通过列出患者完成任务最顺利的一系列步骤，帮助他们在家里建立一致的、自动的自我维持程序。

在患者住院康复期间，作业治疗师评估患者处理更复杂的 ADL 的能力，如做饭和清洁、洗衣和使用电话（图 34-4）。治疗师会考虑患者对某项任务的熟悉程度，以确定患者是否会重新建立熟悉的活动习惯和日程，或学习新的、相对陌生的技能（Powell et al.，2007）。作业治疗师采用多方面探索的方法来确定患者在何种情况下能够安全地、适当地开展这些活动，以及最有效的干预策略。

5）行为和情绪适应。行为后遗症可能间歇性地影响患者在这一阶段参与治疗的能力。颅脑损伤本身可能引起社会心理变化，如易怒、攻击性或冷漠（Prigatano，1992）。当患者变得更加警觉时，他对外在情况可能会下意识增加易怒感、不配合或情绪波动。对自身缺损缺乏自我认识的患者还可能对工作人员和家属限制其活动感到沮丧。此外，在各种任务上反复失败的患者可能会变得抑郁或焦虑（Prigatano，1992）。对于作业治疗师来说，了解许多颅脑损伤者在这一康复阶段的内在混乱和脆弱状态是很重要的（Groswasser &

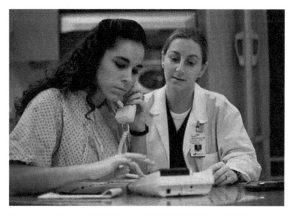

图 34-4　作业治疗师经常模拟现实生活中的活动，如通过电话收集信息

Stern，1998）。如果无法以完整记忆为主线，把经历的事情联系起来，"生活就会降级为一系列不相关、脱节和零星的事件"（Groswasser & Stern，1998）。为了不过早强迫患者面对缺损，治疗师应避免将患者置于充满挫折和失败的情境中，要精心安排那些能让患者不断增强自己仍有潜力完成事情的信心的训练，让他们相信自己仍有潜力完成事情（Groswasser & Stern，1998）。这样做可以建立患者对治疗师的信任，为后期的康复阶段奠定基础，那时患者能够更好地比较发病前和当前的能力。建立治疗关系的指导原则见第十四章。

当与颅脑损伤相关的行为后遗症干扰了康复进展和患者重新融入社区的潜力时，康复团队应建立一个跨学科团队的合作计划，减低或消除患者表现出来的社会上不可接受的行为，促进亲社会的、适应性的行为。Eames、Haffey 和 Cope（1990）指出，康复的主要目的是回归社会，在康复环境中对患者的不正常行为的简单遏制或容忍是不够的，因为整个社会不会对这种行为采取宽容的态度。Ylvisaker、Jacobs 和 Feeney（2003）建议将注意力集中在与积极行为相关的前因上，而不是与问题相关的后果上。以下是一些有助于患者在住院康复期间及之后学习有效行为的策略：

● 重新设计环境（Ylvisaker et al.，2003）。例如，如果噪声和干扰可能导致患者易怒和好斗，那么就在安静祥和的地方提供治疗和护理。

● 利用颅脑损伤后程序性记忆优于陈述性记忆的优势，帮助患者学习日常情景相关的作业活动，而不是采取泛化性活动策略（Ylvisaker et al.，2003）。

● 识别积极的竞争性行为，以及作为一个团队，持续且频繁地奖励所有的适应性行为（Eames et al.，1990）。

● 撤销所有维持反常行为的奖励。使用冷静、机械的沟通方式，而不是给予患者更多的社交接触作为奖励（Eames et al., 1990）。

● 帮助患者学习新技能，体验成功感，减少挫折导致的反常行为。

（3）家庭支持。患者家属持续需要信息及支持，以了解患者恢复和康复过程，做出决定及规划出院的安排。Holland 和 Shigaki（1998）建议康复小组向家属提供关于①颅脑损伤全部可能的预后的信息，以提高实际的恢复期望；②颅脑损伤对家庭系统的影响及出院后家庭结构可能发生的变化；③出院后，进行护理及监护的好处、挑战与责任；④亚急性期可获得的康复资源。参与住院患者的康复治疗可以帮助家庭成员了解患者的优缺点，了解帮助患者优化表现的技术，并帮助家属认识到患者突然康复到受伤前的"同一个人"的期望是不切实际的（Phipps et al., 1997）。

2. 亚急性期康复　Malec 和 Basford（1996）在文献中描述了一系列可能为颅脑损伤顾客获取的亚急性期康复计划（文献中从"患者"过渡到"顾客"，意味着在亚急性期康复和幸存者阶段，治疗师和颅脑损伤幸存者之间的合作治疗关系日益密切）。作业治疗师通常参与所有这些选择，包括以下内容：

● 家庭治疗为那些无法获得门诊服务，或者可以从包括家庭环境在内的特定环境训练中获益的顾客，提供单一学科或跨学科的干预。

● 居家神经行为项目为严重行为障碍的患者提供密集治疗。

● 社区居家再融合计划为严重认知和行为障碍患者或缺乏门诊选择而无法参与门诊计划的患者，提供综合的认知、情感、行为、身体和职业康复服务。

● 综合（整体）日间治疗项目提供综合的、多学科的康复治疗，强调自我意识、社交技能和认知补偿。

● 门诊社区康复项目提供特殊的康复治疗和职业服务。

Malec 和 Basford（1996）在他们关于对比亚急性颅脑损伤康复与颅脑损伤自然恢复的综述文章中总结道，尽管这些研究总体上不是对照研究，但许多都证明了对颅脑损伤患者的益处，其中包括独立性的增强以及独立工作或训练的比例超过 50%，在密集综合（整体）日间治疗项目中，这一比例可能达到 60%～80%。亚急性康复通常不是一系列连续的康复服务，而是有时限、目标明确的一组康复训练。

一般来说，亚急性康复期的目的是为患者重新进入社区做好准备，虽然一些项目也提供专门的轨道或路径，但重点关注患者的身体、行为、认知或自我照顾技能（Abreu et al., 1996）。尽管作业治疗师的角色和职责因项目的类型，甚至地点的不同而不同，本章的这一部分回顾了通常涉及的领域。本部分还将讨论轻度颅脑损伤，因为这些幸存者很少接受住院康复服务。

（1）亚急性期康复：作业治疗评估。作业治疗师继续使用本章之前描述的许多评估工具和作业治疗干预方法（表34-4）。随着患者有更多的实际经验和自我意识的不断提升，像加拿大作业表现量表（Canadian Occupational Performance Measure，COPM）（Law et al., 1994）这样的评估量表变得适合确定对患者重要的治疗目标。然而，这一评估工具对于那些有自省力和自我意识重大缺损的患者来说并不奏效，因为这些患者不太可能认为自己有可以在治疗中处理的问题。此外，更准确的自我评估会导致患者自评的表现能力和满意度下降，尽管后续治疗中患者实际表现有改善。

（2）亚急性期康复：治疗方案。患者从急性期过渡至亚急性期后，大多数需要作业治疗介入，目的是教会他们弥补认知和视觉感知上的残损，恢复承担自我维持、自我发展（self-advancement）和自我增强（self-enhancement）的角色。

1）优化认知功能。在亚急性康复治疗中，患者（通常为 Rancho 分级Ⅶ或Ⅷ级）可能在短期和长期记忆、推理、概念化、理解、抽象思维、信息处理速度、信息组织、问题简化、判断和问题解决等方面存在障碍（Dikmen et al.，1983）。他们可能在试图存储信息时注意力下降，无法确定所听到或读到的重要的内容或相关细节，组织和联系相关信息的能力下降，以及认知灵活性下降（Scherzer，1986）。尤其是如果顾客的自我觉察能力也下降了，这些障碍会影响他条理决策的能力和计划未来的能力。

作业治疗师仍会帮助顾客和他们的家庭改变物理与社会情境和环境，以优化患者的作业功能。这可能包括减少分散注意力的刺激和在家里及工作地点增加重要的视觉线索以优化认知功能。探访家庭和工作现场使治疗师能够确定做出这类调整的可行性。此外，由于亚急性期康复患者的生活状况通常比他们住院时期更稳定，作业治疗师可以利用患者环境和日常生活活动的一致性，帮助他们进行日常生活活动和养成习惯，通过反复多次执行相同任务来减少患者处理信息的需求。作业治疗师还可利用各种活动和练习，如电脑游戏、工作清单、工艺活动和团体活动，以及模拟家庭和工作任务，帮助顾客提高对自己优缺点的认识。随着顾客意识到自身认知障碍对恢复角色的巨大影响，作业治疗师可教他们在个人相关的真实任务中使用补偿性认知策略，如纸质或电子日历/记事本、提示设备、智能手机和问题解决纲要（第二十四章）。

2）优化视觉和视觉感知功能。同样，作业治疗师继续帮助顾客改变环境和策略，以消除视觉和视觉感知障碍的影响。例如，Williams（1995）描述了一名颅脑损伤超过 12 个月的女性的读写障碍的作业治疗干预。由眼科医生及作业治疗师所做的全面视力评估显示，她有足够的中央视敏度、较低的对比敏感度、双眼下方视野缺失以及双眼中央凹附近有致密的盲点。干预包括阅读和写作时的灯光改善、动眼肌练习和策略训练，最终她能够重新从事这些重要的活动。

3）重建自我维持的能力。无法独立完成基本自我维持和家务的患者，继续在亚急性期康复朝着这些目标努力。Giles 等（1997）利用行为训练帮助过渡生活中心的颅脑损伤患者，在相对较短的治疗时间（11～37 天）内培养其独立的穿衣和洗衣技能。即使是拥有熟练的自我维持技能的患者，也能从联系个人技巧和常规日程的治疗中获益（第二十四章）。基于 Rabideau Kitchen Evaluation-Revised 的评估表现，Neistadt（1994a）使用了一种餐前准备方案来帮助颅脑损伤门诊患者学习准备热饮和零食。在连续 6 周，每周 3 次，每次 30 分钟的训练后，参与者的独立性有所提高，完成时间也有所缩短。在自我维持和家务方面的干预通常涉及家庭和（或）护理人员的参与，以及确保顾客将新获得的技能转移到其生活环境中的措施。

当顾客和家人对顾客的日常生活技能和做家务（如清洁、做饭和洗衣）的能力感到满意时，作业治疗就会关注顾客回归社会的技能。许多顾客依赖作业治疗来帮助他们学习或重新学习理财、购物、使用银行服务和公共交通工具。为了做到这一点，治疗师需要调整环境，帮助患者养成行为习惯，并教会患者使用补偿策略。由于患者判断力和解决问题能力以及一些身体功能受限，治疗师必须详细评估所需的指导及组织。

几乎一出院，许多颅脑损伤的幸存者就会询问他们是否有能力开车。治疗师必须彻底评估顾客身体、认知、感知和视觉的障碍程度，以确定其安全驾驶的能力。治疗师还必须认真考虑顾客的社会心理状态，包括仔细考量自我控制能力、冲动控制能力和挫折容忍程度。汽车改造可以弥补患者一些身体上的功能障碍（第二十六章），可以采取诸如关掉收音机等措施来减少开车时分散注意力的刺激；然而，对突发事件反应迟缓、缺乏判断或解决问题的能力、路上的空间或方向混乱或深度知觉障碍，这些问题是无法补偿的（Jones et al.，1983）。

4）重建休闲和社会参与能力。作业治疗在亚急性期康复中起着重要的作用，它可以帮助患者恢复以往的休闲活动，或者帮助他们找到更符合当前能力的新的休闲活动。许多颅脑损伤幸存者不仅要改变他们的休闲方式，还要改变他们在哪里以及和谁一起做这些事情。颅脑损伤后的休闲活动倾向于久坐、居家和社交孤立（Wise et al.，2010）。很少有友谊能经受得住颅脑损伤带来的认知、行为和情感上的剧变。活动类型的变化（例如，更少的乙醇相关活动）也会导致减少接触受伤前的朋友（Wise et al.，2010）。作业干预的重点可以是帮助顾客建立新的社会关系、参与支持团体、重新学习建立和维护社交网络必需的社交技能。头部严重受伤后的社交技巧再培训发展了社会行为技能，促进了患者成功的社会交往。一般来说，行为学习方法是训练严重颅脑损伤的人克服社交技能障碍的最有效方法（Clark-Wilson，1993）。治疗通常包括社交技巧指导及模仿，实践及反馈，并塑造患者的技能，直到它被正确使用（Yuen，1997）。

5）恢复工作能力。在顾客重新建立起维持自我角色的能力之后，他们就准备好了开始探索如何重返工作。亚急性期作业治疗利用职前计划，专注工作行为和习惯（如准时、全面、对反馈的反应以及记录和使用笔记的能力）的训练来促进这一过程。作业治疗师也可以将顾客与合适的志愿者工作联系起来。在这些工作中，他们可以应用新学会的补偿性认知策略，培养他们的忍耐力和工作耐力。

6）行为和情绪适应。当顾客试图恢复熟悉的活动时，他们无可避免地意识到自己在某些方面发生了变化（Groswasser & Stern，1998）。情绪和行为的困难可以归因于发病前患者的个性和应对方式，以及颅脑损伤后的认知障碍和（或）与伤害相关的缺损造成的悲痛（Hanks et al.，1999）。这些情绪和行为的变化可能包括社交或性的去抑制、对挫折或压力的低忍耐力、自省力或判断力的下降、性情不稳、易怒、冲动和抑郁。在极端情况下，患者可能会经历精神病如偏执症、恐惧症、混乱或妄想意念等（Ashman et al.，2004；Benton，1979）。无论治疗的具体目标是什么，作业治疗师在患者面对和处理影响其表现的障碍和无效反应时，都需对颅脑外伤患者提供支持和指导。作业治疗师应提供针对性和及时的反馈，否则的话可能会导致患者排斥社交和在社会中被孤立。由于抑郁症对颅脑损伤后的社会心理功能有负面影响（Hibbard et al.，2004），作业治疗师也应对客户可能需要的心理或精神干预的指标做出反应，并根据需要进行转诊（见第三章和第三十章；参见研究笔记34-1）。

（3）支持患者家庭。在大多数情况下，当事人的家属最终会为颅脑损伤幸存者提供长期的帮助和支持。中度至重度颅脑损伤患者的照护者描述了积极和消极的护理体验，且消极体验与更严重的创伤、更差的神经心理功能和更高的依赖性密切相关（Machamer et al.，2002）。随着时间的推移和受伤的影响越发明显，家庭成员可能会经历强烈的、支离破碎的和长期的悲伤情绪（Muir et al.，1990）。作业治疗师在这个阶段继续提供教育，以支持家庭。Holland和Shigaki（1998）建议在这一阶段的恢复和适应中，家庭教育应强调下列主题：①颅脑损伤的恢复实质上是很漫长的；②患者从自己的角度形成康复经验；③行为和性格变化的调整和可行的管理；④性需求问题；⑤社区资源；⑥家庭环境调整。

（四）生存

我已经在严重的颅脑损伤的多重影响下生活了 23 年……许多年都是在孤独中度过的，不知道噩梦什么时候会结束……现在，我正集中我的精力接触外界和内心以活好这段人生。（Rain，2000）

幸存者的治疗和康复阶段的生活时间，相比颅脑损伤后遗症的生活时间来说是短暂的。大多数幸存者最终可独立地进行自我照顾，以及恢复运动功能，但认知、行为和情感问题是患者过上高质量生活的长期阻碍（IOM，2009）。Dikmen 等（2003）发现，中度至重度颅脑损伤后 3～5 年，个人自我照顾和行走功能受到的影响最小，前者和后者分别有 65% 和 50% 的幸存者恢复到受伤前的水平。然而，约 60% 的患者在完成日常生活活动中出现认知问题，60% 的患者无法进行受伤前的主要角色活动，约 25% 的患者经济完全依赖他人。与受伤前水平相比，约 60% 的患者在休闲娱乐方面存在更多限制，45% 的患者在社会融合方面存在更多限制，40% 的患者在家庭管理方面存在更多限制。

研究笔记 34-1

Bombardier, C. H., Fann, J. R., Temkin, N. R., Esselman, P. C., Barber, J., & Dikmen, S. S. (2010). Rates of major depressive disorder and clinical outcomes following traumatic brain injury. *Journal of the American Medical Association, 303*, 1938-1945.

摘要

本研究的目的是描述颅脑损伤（TBI）患者在创伤后第一年期间重度抑郁症（major depressive disorder, MDD）的发生率、预测因素、结局和治疗。研究人员在患者受伤后的第 6 个月、第 8 个月、第 10 个月和第 12 个月连续随访了 559 名有轻度至重度颅脑损伤并发症的成人。在每次随访中，研究人员进行患者健康问卷（PHQ）抑郁和焦虑模块的评估。超过一半（53.1%）的参与者在随访期间至少符合一次 MDD 的标准，大大超过了一般人群 6.7% 的预期比例，其中约一半的参与者在 3 个月后确定为 MDD。相比那些在受伤前有 MDD 病史，受伤时有 MDD 病史以及终生酒精依赖的人来说，受伤后发生 MDD 的风险更高。MDD 患者并发焦虑症的比例较高，生活质量较低，但仅有 44% 的患者接受过抗抑郁药物治疗或相关咨询。

临床意义

● 颅脑损伤后的 MDD 未受到充分认识和治疗。作业治疗师应该意识到 MDD 的危险因素，并认识到若患者没有充分意识到自身功能的局限性可能会导致抑郁的发生。作业治疗师应在整个护理过程中与其他团队成员一起参与筛查颅脑损伤幸存者的抑郁症状，并转诊以进行诊断和治疗。

● 抗抑郁药物对颅脑损伤患者的疗效可能受到药物滥用和（或）焦虑症的共同影响。研究发现，与其他治疗方式相比，颅脑损伤患者更喜欢咨询和锻炼。作业治疗师可以帮助颅脑损伤幸存者识别并参与愉快的活动和健康的日常活动，包括锻炼，根据需要使用补偿策略和设备。

颅脑损伤还会影响人们的工作能力。对于那些在受伤前是工人的个体来说，中度到重度颅脑损伤会增加受伤后失业的可能性，胜任损伤之前的职位的可能性会降低（IOM，2009）。颅脑损伤患者比非颅脑损伤患者需要更长的时间才能重返工作岗位，其不良的就业结局与损伤的严重程度和损伤后神经心理障碍有关（IOM，2009）。重返工作岗位的能力下降尤其令人担忧，因为就业可能与颅脑损伤后的生活质量有关（O'Neill et al.，1998）。O'Neill 等（1998）发现，兼职或全职工作有助于增强幸存者的幸福感、社会融合感和对有意义的家庭活动的追求。

这些长期无法得到满足的需求强调了面向颅脑损伤患者的间断性长期康复服务以及社区资源的重要性。不幸的是，大多数康复服务仍然以医学为导向，往往侧重于对身体损伤的干预。

需求和服务供应之间的落差尤其令作业治疗师感到不安，因为他们所具有的专业能力和技术，是能够改变颅脑损伤幸存者的生活的。例如，Nelson 和 Lenhart（1996）描述了一个案例分析，在 5 个月的时间里，每周一次的门诊作业治疗帮助一名颅脑损伤后 5 年的妇女提高了她处理学校、家庭和社会责任的能力。Trombly、Radomski 和 Davis（1998）以及 Trombly 等（2002）发现，创伤后 2 年以上的成人颅脑损伤患者在门诊作业治疗中实现了自我认同的目标。

颅脑损伤患者的生存阶段为治疗师提供机会使用那些真正独特的作业治疗方案，并综合治疗师的教育、哲学和价值观，提高患者在社会中的作业功能。读者面临的挑战是考虑以下方法来平衡自己的行动：

● 建议为中度至重度颅脑损伤的幸存者准备一份人生护理方案（Sherer et al.，2000）。人生护理方案描述了幸存者当前和长期护理所需的服务和项目，以及这些服务的成本。人生护理方案可用于临床上规划合适的长期护理，包括间断性随访和司法鉴定，如确定将满足伤者终生需要的适当解决方案（Sherer et al.，2000）。可考取资格证书来处理人生护理方案，使它成为作业治疗师职责的一部分。

● 向可能的转介来源宣传你所能做的，以加强社区融合和改善颅脑损伤患者的生活质量。加入你所在地区的颅脑损伤协会，联系你所在州的职业康复科，熟悉当地高校支持残疾学生的关键人员。

● 与顾客及其家人建立良好的治疗关系，当他们遇到困难时能回到你身边寻求帮助。尊重患者对治疗的接受情况，这意味着有时虽然不进行干预，但要确保他知道你能随时为他们提供服务。

● 应确保患者终止作业治疗门诊服务时，安排随访和给予可能出现情景的详细信息，因为进一步的作业治疗可以有所帮助。并向患者及其家属提供关于重新获取康复服务的资料。应记住颅脑损伤的本质妨碍患者维护自身的利益（例如，缺乏自主性、记忆力受损），因此您必须创造机会来察觉和回应他们的需求。

五、轻度颅脑损伤

轻度颅脑损伤，或脑挫伤，其特征与严重颅脑损伤相比，脑功能受到的破坏时间更短、受损程度更轻。据估计，在美国，每年约有超过 110 万人经历轻度颅脑损伤（National Center for Injury Prevention and Control，2003）。在如何定义轻度颅脑损伤的具体问题上存在一些差异。最常用的定义之一：轻度颅脑损伤是指头部遭受外力打击或冲击后导致短暂的精神状态的改变，如神志不清或失去定向力、持续 24 小时或以下的记忆丧失、持续 30 分钟或以下的意识丧失，和（或）头部受伤后急性癫痫 （National Center for Injury Prevention and Control，2003）。轻度颅脑损伤的症状包括头痛、头晕、恶心、易怒、疲劳和认知障碍，如注意力、信息处理速度和记忆力受损（National Center for Injury Prevention and Control，2003）。大多数轻度颅脑损伤患者在 1～3 个月内恢复正常功能，然而大约 10%的患者在受伤一年后仍存在问题（Ruff et al.，1996）。

专家们对轻度颅脑损伤后认知问题的持久性和原因的观点存在分歧（Dikmen et al.，2001）。部分专家将认知障碍与急性应激联系起来（Bryant et al.，2003），而另一部分专家则将其归因于颅脑损伤（DeKruijk et al.，2001）。Montgomery（1995）从多因素描述了轻度颅脑损伤后残疾的原因。他认为，个人因素（完美主义或消极思维倾向）与轻度颅脑损伤（如头痛和精神效率低下）相互作用，导致短期表现下降。过早地恢复正常活动会对患者处理信息能力造成过重的负担，从而造成犯错和执行缓慢。随着时间的推移，个体开始对因果关系做出错误的归因，开始质疑自己的基本能力，甚至是心智（Montgomery，1995）。这些人可从门诊康复服务中获益，康复服务能够处理身体上的残留症状，提供信息和支持，并教他们使用减少对工作记忆的需求的认知补偿策略。通过常化和解释认知障碍，帮助患者重建日常习惯，以及教授记忆备份的使用方法，作业治疗师在帮助这些顾客恢复发病前的角色和执行发病前的任务上发挥关键作用。有证据表明，有可能将轻度颅脑损伤后症状的发展和随后的影响降到最低。Bell 等（2008）在轻度颅脑损伤发生后不久就开始为患者提供一项简短主动电话咨询项目（4 或 5 个疗程）。咨询项目的重点是教育、症状管理和鼓励逐步恢复日常活动。在受伤后 6 个月，接受咨询干预的患者报告的症状较少，症状对日常功能的影响也较小。

临床医务工作者需要了解的是，寻求康复专业人员帮助的轻度颅脑损伤患者仅占小部分，认知问题可能是由和颅脑损伤无关的各种各样的原因引起的（来自测试、已有病症、诉讼或情绪问题）（Dikmen et al.，2001）。考虑到对轻度颅脑损伤后认知问题的潜在机制观点存在分歧，对于最佳干预方案几乎没有共识也就不足为奇了。目前，很少有文献指导作业治疗师寻求循证方法进行干预，这就是为什么本部分没有证据列表的原因。

与战斗相关的颅脑损伤可以通过几种机制发生，最常见的是冲击波。简易爆炸装置或路边炸弹产生的强大冲击波会以外伤性轴索损伤、水肿或出血的形式对脑部造成损害（Taber et al.，2006）。爆炸本身造成的伤害被认为是首要伤害。第二种伤害形式是由于爆炸产生的超压将碎片和弹片推离爆炸地点，对脑部和身体造成穿透性伤害。第三种伤害形式发生在离爆炸点很近的人被抛向空中或撞向静止物体造成加速/减速伤害。第四种伤害包括其他相关损伤，如烧伤、吸入有毒气体引起的呼吸问题和创伤性截肢造成的失血（DePalma et al.，2005）。颅脑损伤也可能是由头部或面部的枪伤、训练活动，以及肢体碰撞因素造成的。

📖案例分析

K. R.：重度颅脑损伤急性期与康复期的作业治疗

作业治疗干预过程	临床推理过程	
	目的	治疗师思考内容的举例
患者信息 K. R. 是一名 20 岁的大学生，在一次车祸中发生了颅脑损伤。事故发生前，K. R. 是一名物理系的学生，家人都说他踏实肯干，大学前两年的平均绩点是 3.8	了解患者的诊断或病情	"K. R. 最近的病史显示，他有严重的颅脑损伤，在整个护理过程（急诊治疗、住院、门诊和随访）中很可能需要作业治疗服务和其他康复服务。"
	了解患者	"从他父母告诉我的情况来看，K. R. 听起来是

作业治疗干预过程	临床推理过程	
	目的	治疗师思考内容的举例
急诊室检查显示他的前额有撕裂伤并且右侧有气胸。血液乙醇浓度为 0.226（超过法定限额的两倍）。初次 GCS 评分为 3 分。颅内压升高，面部骨折。连续 CT 扫描显示外伤性轴索损伤、水肿及右后侧颞顶叶实质内出血。于受伤后的第一周内，放置气管插管与鼻饲管，不久之后，行右颧上颌骨复合性骨折切开复位内固定术 受伤 10 天后开始作业治疗和物理治疗，治疗医嘱为关节活动、体位摆放和对感官刺激的反应进行评估。在他从重症监护病房转到普通病房之前，第一次接受作业治疗时，四肢被动关节活动范围在正常范围内，仅右肘和右腕屈肌轻度痉挛。K. R. 言语不流畅，也无法执行命令。观察到他经常翻来覆去，主要是移动他的左侧身体，有时，他的移动似乎是有目的的（拉身上的插管，似用左脚抓他的右腿）。他似乎无法使用左眼连贯地追踪物体。他在 Western Neuron Sensory Stimulation Profile 中得分是 23 分，治疗师认为他的功能处于 Rancho II～III 级（对特定刺激越来越敏感）		个非常勤奋的人。显然，除了功课之外，K. R. 每周花 16 小时在宿舍里做洗碗碟工。从家属的描述中听起来，K. R. 性格安静，说话温和，但喜欢和一小群朋友玩在一起。我发现他的业余爱好包括打高尔夫球、越野滑雪和弹钢琴。花时间和 K. R. 的父母谈话是值得的。我可以说，我喜欢和他们一起工作，他们提供给我的信息将帮助到我，因为我试图让 K. R. 感到治疗有趣和令他投入其中。"
转介到作业治疗部门的原因 在医疗机构治疗不到 1 周后，K. R. 被转到颅脑损伤康复病房，受伤 3 周后再次接受作业治疗、物理治疗、言语治疗和神经心理治疗。在作业治疗中，接受了刺激反应的评估、体位摆放和适当的日常生活活动训练。与和在急性住院期间一样的是，他的一位家庭成员（通常是他的母亲）参加了大部分的治疗过程	了解相关背景 提出初步假设	"从医疗部门转到康复部门意味着 K. R. 的治疗产生了明显变化。在康复机构中有更多刺激，整体治疗重点从医学生存转向康复和适应。" "我预计，通过实施正式的干预措施和观察方案，我们将能够最大限度地提高他对刺激的反应能力，以及最终从康复中获益的能力。让他的家人参与进来，不仅是为了他的家人，也是为了他自己，这一点很重要。"
评估过程与结果 再次进行 Western Neuron Sensory Stimulation Profile 的评估，K. R. 的得分从 54 分到 80 分不等，在听觉理解、视觉追踪、物体操作、觉醒和注意力方面都有显著改善 在 Galveston Orientation and Amnesia Test 测试中，K. R. 人物定向正常，但是地点定向与时间定向有障碍，无法描述受伤前后的事件 在评估过程中，K. R. 保持眼神交流的时间少于 25%，并且每次测试中大约有 20 分钟是清醒的。他约有 50% 的时间，双眼水平视觉追踪过身体中线，而在一个方向上垂直跟踪的时间要少一些。他大约有 25% 的时间能基本执行粗大运动指令 在正式评估 K. R. 右上肢的最低功能时，根据观察，他无法使用或移动上肢。他双上肢的关节活动范围没有任何限制 在评估期间，K. R. 无法完成 ADL	考虑评估方式和方法 解读观察结果	"在评估过程中，我主要依靠观察，并且仔细记录我看到的情况，这样我就能够觉察到患者反应和功能的变化。" "我发现我的评估过程真的被治疗弄得模糊不清：似乎我一直在做这两件事。我很受鼓舞的是在他的总体反应中显示出了更多的特异性。虽然他讲的话我听不懂，但他似乎在更频繁地用语言表达。自从他来康复中心，我注意到他可以参加更长时间的治疗，这也是令人受鼓舞的。"
作业治疗问题清单 （1）觉醒和注意力下降 （2）记忆受损 （3）视觉追踪减少与视觉追踪不连贯 （4）无法连贯执行指令 （5）右上肢功能下降 （6）ADL 依赖	整合结果	"比较 K. R. 在急诊科的记录，他的整体反应能力似乎在稳步提高。我将使用与 ADL 和上肢功能相关的干预手段来提高患者的觉醒和注意力。"
早期作业治疗目标清单 由于很难预测患者的康复进度或对治疗的反应，康复团队每 2 周设定一次目标，同时了解到患者在康复部门的住院时间将	提出干预假设	"我的基本假设是，当我们提供'刚刚好'的刺激和环境结构时，K. R. 会变得越来越警醒和专注，这是他真正参与康复过程所必需的。在日

续表

作业治疗干预过程	临床推理过程	
	目的	治疗师思考内容的举例
取决于患者是否能从干预中明显得益。与此同时,患者家属正在探讨是否选择出院回家继续接受以家庭为中心的服务或前往亚急性康复机构 K. R. 将保持每天 3 次,每次 30 分钟的清醒时间,在至少 75% 的时间里显示出对视觉和听觉刺激的特异性反应 在简单的梳洗活动中,K. R. 至少有 50% 的时间会对单个指令做出反应 K. R. 将在中度辅助量与逐步口头提示下,完成穿上衣活动	分析证据选择干预方法 考虑在治疗中会发生什么事情、发生频率及持续时间	常训练中完成 K. R. 所熟悉的基本 ADL 将有助于促进 K. R. 日常生活的独立,同时可提供一个提高他遵循简单的运动指令的机会。" "基于 Cicerone(2011)等人的循证回顾,建议使用无错学习技术为颅脑损伤后严重记忆障碍的患者提供具体技巧。" "此时,我将同时使用矫治法和补偿法。" "K. R. 正处于很可能是漫长的康复过程的开端,而且无法对这个过程会持续多久做出确切的预测。根据我的经验,我预计 K. R. 可能需要几周的时间才能持续地遵循指令并真正参与治疗。在他 3~4 周的康复住院期间,我将每天至少见他 3 次。在这一点上,我总是不愿谈论细节,尤其是对其家人,因为很难确定患者的结果。"
干预 K. R. 每天接受 3 次治疗,其中 2 次在治疗诊所,每个疗程持续 20~30 分钟。他能参与简单的个人卫生和穿衣活动,如他能根据指示打开水龙头,拿起湿毛巾,并完成洗脸活动。根据治疗师的建议,K. R. 的父母带来了朋友和家人的照片,并把照片贴在他的房间里。右侧上肢的被动关节活动与感觉刺激项配合起来,并通过要求 K. R. 抓住或击中气球来诱发上肢的自主运动。他在各个方面都取得了稳定的进步,因此在他接受康复治疗的 3 周内,他大约有 70% 的时间可遵照单步指令,并且在持续的语言和触觉提示下,可在 25 分钟的治疗时间内参与早上个人卫生活动。当治疗师舀起食物时,他可以用右手拿着餐具自己进食。大约在发病 6 周后,K. R. 开始用短句说话,并迅速发展成能说出完整的句子,如他提出上卫生间的需要。随着 K. R. 认知能力的恢复,作业治疗师帮助他提高穿衣、洗漱以及上肢运动的独立性,并增加了他的定向感和注意力持续时间。他能够使用一个日程本(由其他人记录的条目)来回答关于他日常活动的问题 出院时,K. R. 需要他人监督进行梳洗和穿上衣,并在中等量协助下进行穿脱裤子和洗澡。K. R. 的母亲被教导在家中辅助他的方法。他能够拄着一根四点拐杖,在中度的辅助量下行走;在接触性辅助下保持站立平衡。出院时,使用盖尔维斯顿定向遗忘试验(Galveston Orientation and Amnesia Test)来评估他的人物定向、地点定向、时间定向能力,得分在正常范围内,并显示出一定程度上的在不同治疗时段的良好的治疗效果。由于他的记忆、解决问题和判断能力持续受损,治疗师建议 24 小时监护 发生颅脑损伤两个月后,他出院回到父母家中,计划回到日间医院接受日常治疗(全天多学科治疗,每晚回家)	评估患者的理解力 了解他在做什么 对比实际和预期的表现 理解患者 了解患者相关背景	"在他转往康复中心接受作业治疗时,K. R. 的认知状态对他的功能构成了主要障碍,尤其是他的觉醒和注意力水平较低。" "我把运动活动和 ADL 作为治疗方法来促进觉醒,追踪 K. R. 的反应能力和服从命令的能力。" "K. R. 仍然需要提示来完成基本的 ADL。当 K. R. 在治疗中进步时,我可以开始提供更多主动的基于学习的干预。" "我开始了解 K. R. 的性格,以及他家庭成员的性格。他即使是定向力混乱和对他所处的环境相当迷惑,也可以很容易地投入治疗任务,特别是有挑战性的任务。" "K. R. 在他能独立完成 ADL 之前就出院了,因为他的父母能够提供帮助和监督,而且他也能去康复门诊接受治疗。"
下一步计划 K. R. 在这家日间医院 3 周期间,作业治疗干预计划专注于辅助记忆工具的使用和 IADL 能力的重建上,包括餐前准备、洗衣、支票簿管理和账单支付 重返正常生活的体验增加了他的动机和改善了自省力,这些体验的贡献远远超过了他在康复机构的经历。当他不再需要全天监护时,他从日间医院出院,但继续进行每周 3 次的门诊	预测患者现在和将来的担忧 分析患者的理	"我很高兴我们能为 K. R. 和其家人提供全面和长期的康复服务。在他们未来一年面临新的挑战时,如开车、重新独立生活、重返学校和工作,他们将时不时地需要我们。他的父母加入了一个支持小组,并与我们的工作人员密切合作,继续 K. R. 的治疗工作。" "K. R. 的注意力和意识已经提高到可以从更积

续表

作业治疗干预过程	临床推理过程	
	目的	治疗师思考内容的举例
作业治疗	解力 决定他是否应该继续或停止治疗和（或）在未来返回作业治疗部门	极的以学习为基础的干预措施中获益的水平，如认知学习治疗和策略培训。" "K. R. 在继续进步，并将受益于持续的门诊治疗。"

作业治疗实践中的临床推理

急性期康复的作业治疗干预

就在 K.R. 转到康复住院病房之前，他的家人兴奋地说，当询问他问题时，他几乎每次都在眨眼睛。但你的评估显示他执行简单运动指令的时间不到 20% 的概率。对于这种差异的解释可能是什么？你如何帮助他的家人更好地评估他的反应能力？

案例分析

Dr.N.：轻度颅脑损伤的作业治疗

作业治疗干预过程	临床推理过程	
	目的	治疗师思考内容的举例
患者信息 Dr. N. 是一名 29 岁的单身女性，她从自行车上摔下来时遭受了轻微的颅脑损伤。她当时没有戴头盔。主诉没有失去意识，她在急诊室的 GCS 评分为 13 分。出院两天后，尽管有中重度的头痛、平衡和记忆问题，Dr. N. 还是回到了工作岗位 Dr. N. 拥有生物化学学位，在一所大学做博士后研究员。她的父母和四个兄弟姐妹住在另一个州，她和她的另一半一起生活了 4 年 由于认知效率低下持续干扰她的功能，尤其影响她的工作，Dr. N. 在受伤约 6 个月后参加了神经心理学评估。评估结果表明，她的近期语言和非语言记忆有轻度损害，执行功能有轻度损害。这些认知上的变化导致了患者工作效率的降低（解决问题的速度变慢，需要重读专业文献，记笔记没有条理，难以完成自己的日程和工作任务） 此外，Dr. N. 感觉到焦虑并且沮丧。患者主诉尽管极度疲劳，她还是难以入睡。她担心自己是否已经完成了预定的任务，整天不停地自我检查。她说自己很容易受挫，缺乏自信，比平时更依赖她的另一半。她每周大约有 4 天感到头痛 神经心理学专家希望 Dr. N. 在他人的帮助下调整自我期望值与信息处理习惯，借此能够成功地保住自己的工作，以及追求发病前的职业目标	了解患者的诊断或病情 了解患者	"考虑到她的 GCS 分数，以及她没有丧失意识的事实。我可以推断她的颅脑损伤并不严重，而且预后良好，可完全康复。" "我猜测 Dr. N. 已经习惯了强迫自己，她住院后很快就返回工作岗位就是明显的证据。显然，Dr. N. 是一个聪明的女人，对自己有很高的期望。她受伤后认知能力的低效一定让她感到恐惧和困惑。我很高兴她能得到社会支持。"

作业治疗干预过程	临床推理过程	
	目的	治疗师思考内容的举例
转介到作业治疗部门的原因 Dr. N. 被转介到作业治疗部门，来帮助她制订补偿性认知策略和行为惯例，以提高她在家庭和工作中的效率。她同时被转介给一位心理学家，寻求支持和生物反馈治疗，以控制头痛	了解患者背景 提出初步假设	"Dr. N. 被介绍到一家专门为轻度颅脑损伤患者服务的颅脑损伤诊所进行门诊治疗。" "文献表明，如果工作人员避免过度强调对永久性认知障碍的担忧，并鼓励顾客将症状重新解读为短期的、可控的，那么轻度颅脑损伤患者的治疗效果可达到最好。"
评估过程与结果 （1）通过访谈与自我问卷调查了解患者存在的问题、效率低下的状况以及患者如何处理现有信息 （2）访谈"典型的一天" （3）观察患者的反应以及跟进家庭作业的口头报告	考虑评估方式和方法 解读观察结果	"因为我看过 Dr. N. 的神经心理评估报告，所以对她再进行认知评估是不必要也是不合适的。事实上，对类似领域的重复评估可能是有害的，可能会过度暗示患者短期出现的认知效率低下。相反，我将尝试了解患者表现模式和日常功能。" "当我让她下次带照片来的时候，Dr. N. 在她的钱包上大概贴了 8 张便利贴，其中一张是提醒自己带照片。她似乎很喜欢用记事便条，但我猜她的记事便条对取代她的记忆作用不大，因为她可能在需要的时候找不到它。"
作业治疗问题清单 （1）对个人能力的错误归因和错误理解 （2）外部信息处理策略使用不足 （3）个人日常习惯被打乱，尤其是就寝前后	整合结果	"Dr. N. 没有将诸如头痛和疲劳等分心因素与记忆衰退和心不在焉的发生联系起来，也没有理解工作记忆不足的影响。我注意到 Dr. N. 开始给自己写很多记事便条，但并没有系统地存储或应用它们。她每天在脑子里制订一个计划，但无法在多项任务中确定轻重缓急。我担心的是她傍晚睡得太多，然后做更多的家务活。难怪后来她睡不着。"
早期作业治疗目标清单 预期治疗周期为 4～6 个疗程 Dr. N. 将利用代偿策略独立按时完成 90% 的工作任务，包括跟进最新的待完成和已完成任务的列表，使用日程表，以及在她精力更充沛的早晨处理更困难的任务 在工作日的时候，Dr. N. 会在上午中间时段至中午左右休息 10 分钟，下班回家休息 30 分钟，晚上 8 点前完成家务，晚上 10 点前上床睡觉	提出干预假设 分析证据 选择干预方法 考虑在治疗中会发生什么、发生频率及持续时间	"造成 Dr. N. 目前状况的因素很多，包括轻度颅脑损伤的后遗症、将正在经历的有关问题而引发的焦虑错误地归咎于轻度颅脑损伤，以及信息处理策略能力不足。作业治疗的干预将重点帮助她找出表现问题相关的正确根源，增加信息处理能力以及代偿性的组织策略能力。" "目前还没有针对轻度颅脑损伤患者进行习惯训练的经验研究，但我已将这种方法应用于其他患者，并看到他们从中受益。" "我将采用教育咨询的方式，教她信息处理的知识，帮助她完善信息管理策略。" "我认为她需要相对较短的作业治疗周期。我建议她每周来一次，持续几周。这将使她能够尝试我们讨论的策略，我们可以共同努力，相应地完善这些策略。"
干预 Dr. N. 在 3 个多月的时间里参加了 5 次治疗，持续 3 周每周参加治疗，以及 6 周 2 次的随访。随着认知效率低下一部分原因被定义为压力和身体不适导致的分心，以及相关的工作记忆过载。Dr. N. 急切地探索减少处理内部信息的需求的方法 她买了一个日计划表，并在治疗师的建议下，制订了每日和每周的计划。每日和每周的计划帮助她在任务中设定优先顺序，分配空闲时间。她尝试为自己	评估患者的理解力 了解她在做什么 对比实际和预期的表现	"Dr. N. 有相对轻微或细微的损伤，这改变了她的认知能力。和许多平常人一样，Dr. N. 从来没有思考过自己的思维策略，也没有认识到自己的技术储备还不够广泛。此外，在试图理解变化造成的伤害和影响时，Dr. N. 未能意识到轻微的损伤、压力、对病前认知策略的依赖，以及与疼痛相关的分心，对她的信息处理过程的累积效应。当她得知自己并没有'失控'时，她松了一口气，很快就开始和我一起解决问题，讨论可能改变的策略和习惯、如何提高自己日

续表

作业治疗干预过程	临床推理过程	
	目的	治疗师思考内容的举例
"典型"的一天的某些方面建立例行公事，安排休息时间，把认知需求低的任务分配到精力往往较差的时间段。她改变了下班后的作息，设置了20~30分钟的小睡时间，随后是30分钟的散步。她还建立了一个睡前放松计划，减少了她入睡所需的时间	了解患者相关背景	常表现的问题。她参与治疗时间虽短，但凸显了整体作业治疗服务的好处：极大地提高个人的职业功能和生活质量。"
下一步计划 从作业治疗部门出科	预测患者现在和将来的担忧 决定患者是否应该继续或停止治疗和（或）在未来返回作业治疗部门	"我不认为 Dr. N. 需要进一步的治疗，预期她的整体功能会继续改善。她对认知效率低下做出了正确的归因，知道如何以及何时使用补偿策略来减轻自己的负担。"

作业治疗实践中的临床推理

轻度颅脑损伤治疗计划的多因素考虑

许多轻度颅脑损伤患者在没有直接临床干预的情况下，一般在1~3个月内恢复正常功能。是什么因素导致 Dr.N.的恢复时间更长，症状持续时间更长？这些因素如何影响你为Dr.N.提供作业治疗服务？

？ 思考与总结

（1）颅脑损伤发病年龄对治疗计划有哪些影响？描述相关的损伤原因、发展阶段和可能的并发症。

（2）作业治疗师在临床推理过程中如何使用关于每位患者受伤机制的资料？例如，弥漫性颅脑损伤的临床表现与局灶性颅脑损伤的临床表现有何不同？治疗师如何获得关于指定患者的损伤机制的信息？

（3）描述患者受伤前的性格特点和背景可能影响康复和预后的具体方式。

（4）总结用于描述患者意识状态改变的术语，以及为什么这些状态之间的区别对作业治疗师很重要。

（5）对于颅脑损伤的预后和康复结局，有哪些经常被引用的预测因素？就目标、治疗时间和家庭需求而言，这些预测因素在为患者规划治疗方案时对作业治疗有何影响？

（6）描述颅脑损伤患者与家庭之间的调整和适应过程的比较。详细说明在康复和适应的每个阶段，患者和家庭成员需要从作业治疗中获得哪些支持和教育。

（7）优化住院患者认知潜能和能力的治疗方法与亚急性期康复或患者多年后返回康复服务的治疗方法有何不同？

（8）将 Montgomery（1995）对轻度颅脑损伤后残疾的多因素解释与您自己对重度颅脑损伤后残疾的解释进行比较。

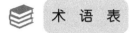 术 语 表

躁动（agitation）：颅脑损伤幸存者在意识状态改变时所特有的一种谵妄亚型，在这种状态下，患者会出现过激行为，包括攻击性、去抑制、躁狂和混乱。

血肿（hematoma）：由血管破裂引起的局限于器官或空间的血块（Scott & Dow, 1995）。

轻度创伤性脑损伤/轻度颅脑损伤（mild traumatic brain injury）：头部遭受外力打击或冲击后导致短暂的精神状态的改变，如神志不清或失去定向力、持续24小时或以下的记忆丧失、持续30分钟或以下的意识丧失和（或）头部受伤后急性癫痫（National Center for Injury Prevention and Control, 2003）。

创伤后失忆症（post-traumatic amnesia）：无法记住颅脑外伤后的日常事件，包括损伤前的事件（称为逆行性遗忘）和损伤后发生的事件。从损伤到恢复持续记忆的时间是描述颅脑损伤严重程度的一个指标。

外伤性轴索损伤（traumatic axonal injury）：轴索损伤包括轴突簇的剪切伤伴反应性肿胀、连续性中断、轴索损坏及少见的轴索撕裂。以前称为弥漫性轴索损伤（diffuse axonal injury, DAI）。由加速或减速损伤引起（Povlishock & Katz, 2005）。

颅脑损伤（traumatic brain injury）：由外力引起的脑功能改变或其他脑病理学表现（Menon et al., 2010）。

参 考 文 献

Abreu, B. C., Seale, G., Podlesack, J., & Hartley, L. (1996). Development of paths of postacute brain injury rehabilitation: Lessons learned. *American Journal of Occupational Therapy, 50,* 417-427.

Abreu, B. C., & Toglia, J. P. (1987). Cognitive rehabilitation: A model for occupational therapy. *American Journal of Occupational Therapy, 41,* 439-448.

American Congress of Rehabilitation Medicine. (1995). Recommendations for use of uniform nomenclature pertinent to patients with severe alterations in consciousness. *Archives of Physical Medicine and Rehabilitation, 76,* 205-209.

Annegers, J. F., Grabow, J. D., Kurland, L. T., & Laws, E. R. (1980). The incidence, causes, and secular trends of head trauma in Olmsted County, Minnesota, 1935-1974. *Neurology, 80,* 912-919.

Ansell, B. J. (1993). Slow-to-recover patients: Improvement to rehabilitation readiness. *Journal of Head Trauma Rehabilitation, 8,* 88-98.

Ansell, B. J., & Keenan, J. E. (1989). The Western Neuro Sensory Stimulation Profile: A tool for assessing slow-to-recover head-injured patients. *Archives of Physical Medicine and Rehabilitation, 70,* 104-108.

Ashman, T. A., Spielman, L. A., Hibbard, M. R., Silver, J. M., Chandna, T., & Gordon, W. A. (2004). Psychiatric challenges in the first 6 years after traumatic brain injury: Cross-sequential analyses of Axis I disorders. *Archives of Physical Medicine and Rehabilitation, 85,* S36-S42.

Baron, E. M., & Jallo, J. I. (2007). TBI: Pathology, pathophysiology, acute care and surgical management, critical care principles, and outcomes. In N. D. Zasler, D. I. Katz, & R. D. Zafonte (Eds.), *Brain injury medicine: Principles and practice* (pp. 265-282). New York: Demos.

Bell, K. R., Hoffman, J. M., Temkin, N. R., Powell, J. M., Fraser, R. T., Esselman, P. C., Barber, J. K., & Dikmen, S. (2008). The effect of telephone counseling on reducing post-traumatic symptoms after mild traumatic brain injury. *Journal of Neurology, Neurosurgery, and Psychiatry, 79,* 1275-1281.

Benton, A. (1979). Behavioral consequences of closed head injury. In G. L. Odom (Ed.), *Central nervous system trauma research status report* (pp. 220-231). Bethesda, MD: National Institute of Neurological and Communicative Disorders and Stroke.

Boortz-Marx, R. (1985). Factors affecting intracranial pressure: A descriptive study. *Journal of Neurosurgical Nursing, 17,* 89-94.

Bouska, M. J., & Gallaway, M. (1991). Primary visual deficits in adults with brain damage: Management in occupational therapy. *Occupational Therapy Practice, 3,* 1-11.

Brain Trauma Foundation. (2007). Guidelines for prehospital management of traumatic brain injury (2nd edition). *Prehospital Emergency Care, 12,* S1-S52. Retrieved December 1, 2011 from http://www.braintrauma. org/pdf/protected/Prehospital_Guidelines_2nd_Edition.pdf.

Brandstater, M. E., Bontke, C. F., Cobble, N. D., & Horn, L. J. (1991). Rehabilitation in brain disorders: 4. Specific disorders. *Archives of Physical Medicine and Rehabilitation, 72,* S332-S340.

Brown, M., Dijkers, M. P. J. M., Gordon, W. A., Ashman, T., Charatz, H., & Cheng, Z. (2004). Participation Objective, Participation Subjective: A measure of participation combining outsider and insider perspectives. *Journal of Head Trauma Rehabilitation, 19,* 459-481.

Bryant, R. A., & Harvey, A. G. (1998). Relationship between acute stress disorder and posttraumatic stress disorder following mild traumatic brain injury. *American Journal of Psychiatry, 155,* 625-629.

Bryant, R. A., Moulds, M., Guthrie, R., & Nixon, R. D. V. (2003). Treating acute stress disorder following mild traumatic brain injury. *American Journal of Psychiatry, 160,* 585-587.

Carr, J. H., & Shepherd, R. B. (1980). *Physiotherapy in disorders of the brain* . London: Heinemann Medical.

Center for Outcome Measurement in Brain Injury. (2011). COMBI: Featured scales. Retrieved October 20, 2011 from http://www.tbims .org/combi/list.html.

Charness, A. L. (1986). *Stroke/head injury: A guide to functional outcomes in physical therapy management* (Rehabilitation Institute of Chicago Series). Rockville, MD: Aspen.

Chestnut, R. M., Carney, N., Maynard, H., Mann, N. C., Patterson, P., & Helfand, M. (1999). Summary report: Evidence for the effectiveness of rehabilitation for persons with traumatic brain injury. *Journal of Head Trauma Rehabilitation, 14,* 176-188.

Cicerone, K. D., Dahlberg, C., Kalmar, K., Langenbahn, D. M., Malec, J. F., Bergquist, T. F., Felicetti, T., Giacino, J. T., Harley, J. P., Harrington, D. E., Herzog, J., Kneipp, S., Laatsch, L., & Morse, P. A. (2000). Evidence-based cognitive rehabilitation: Recommendations for clinical practice. *Archives of Physical Medicine and Rehabilitation, 81,* 1596-1615.

Cicerone, K. D., Dahlberg, C., Malec, J. F., Langenbahn, D. M., Felicetti, T., Kneipp, S., Ellmo, W., Kalmar, K., Giacino, J. T., Harley, J. P., Laatsch, L., Morse, P. A., & Catanese, J. (2005). Evidence-based cognitive rehabilitation: Updated review of the literature from 1998 through 2002. *Archives of Physical Medicine and Rehabilitation, 86,* 1681-1692.

Cicerone, K. D., Langenbahn, D. M., Braden, C., Malec, J. F., Kalmar, K., Fraas, M., Felicetti, T., Laatsch, L., Harley, J. P., Bergquist, T., Azulay, J., Cantor, J., & Ashman, T. (2011). Evidence-based cognitive rehabilitation: Updated review of the literature from 2003 through 2008. *Archives of Physical Medicine and Rehabilitation, 92,* 519-530.

Citta-Pietrolungo, T. J., Alexander, M. A., & Steg, N. L. (1992). Early detection of heterotopic ossification in young patients with traumatic brain injury. *Archives of Physical Medicine and Rehabilitation, 73,* 258-262.

Corrigan, J. D. (1989). Development of a scale for assessment of agitation following traumatic brain injury. *Journal of Clinical and Experimental Neuropsychology, 11,* 261-277.

Corrigan, J. D. (1995). Substance abuse as a mediating factor in outcome from traumatic brain injury. *Archives of Physical Medicine and Rehabilitation, 76,* 302-309.

Defense and Veterans Brain Injury Center (2013). DoD worldwide numbers for TBI. http://www.dvbic.org/dod-worldwide-numbers-tbi. Retrieved June 18, 2013.

DeKruijk, J. R., Twijnstra, A., & Leffers, P. (2001). Diagnostic criteria and differential diagnosis of mild traumatic brain injury. *Brain Injury, 15,* 99-106.

DePalma, R. G., Burris, D. G., Champion, H. R., & Hodgson, M. J. (2005). Blast injuries. *New England Journal of Medicine, 352,* 1335-1342

Dikmen, S. S., Machamer, J. E., Powell, J. M., & Temkin, N. R. (2003). Outcome 3 to 5 years after moderate to severe traumatic brain injury. *Archives of Physical Medicine and Rehabilitation, 84,* 1449-1457.

Dikmen, S., Machamer, J., & Temkin, N. (2001). Mild head injury: Facts and artifacts. *Journal of Clinical and Experimental Neuropsychology, 23,* 729-738.

Dikmen, S., Reitan, R. M., & Temkin, N. R. (1983). Neuropsychological recovery in head injury. *Archives of Neurology, 40,* 333-338.

DiPasquale, M. C., & Whyte, J. (1996). Use of quantitative data in treatment planning for minimally conscious patients. *Journal of Head Trauma Rehabilitation, 11,* 9-17.

Duff, D. (2001). Review article: Altered states of consciousness, theories of recovery, and assessment following a severe traumatic brain injury. *Axon, 23,* 18-23.

Eames, P., Haffey, W. J., & Cope, D. N. (1990). Treatment of behavioral disorders. In M. Rosenthal, E. R. Griffith, M. R. Bond, & J. D. Miller (Eds.), *Rehabilitation of the adult and child with traumatic brain injury* (pp. 410-432). Philadelphia: F. A. Davis.

Faul, M., Xu, L., Wahl, M. M., & Coronado, V. G. (2010). *Traumatic brain injury in the United States: Emergency department visits, hospitalizations and deaths 2002-2006.* Atlanta: Centers for Disease Control and Prevention, National Center for Injury Prevention and Control. Retreived December 1, 2011 from http://www.cdc.gov/ traumaticbraininjury/pdf/blue_book.pdf.

Giacino, J. T., Ashwal, S., Childs, N., Cranford, R., Jennett, B., Katz, D. I., Kelly, J. P., Rosenberg, J. H., Whyte, J., Zafonte, R. D., & Zasler, N. D. (2002). The minimally conscious state: Definition and diagnostic criteria. *Neurology, 58,* 349-353.

Giacino, J. T., & Kalmar, K. (1997). The vegetative and minimally conscious states: A comparison of clinical features and functional outcome. *Journal of Head Trauma Rehabilitation, 12,* 36-51.

Giacino, J. T., Zasler, N. D., Katz, D. I., Kelly, J. P., Rosenberg, J. H., & Filley, C. M. (1997). Development of practice guidelines for assessment and management of the vegetative and minimally conscious states. *Journal of Head Trauma Rehabilitation, 12,* 79-89.

Giles, G. M., & Clark-Wilson, J. (1993). *Brain injury rehabilitation: A neurofunctional approach* . San Diego: Singular.

Giles, G. M., Ridley, J. E., Dill, A., & Frye, S. (1997). A consecutive series of adults with brain injury treated with a washing and dressing retraining program. *American Journal of Occupational Therapy, 51,* 256-266.

Golisz, K. (2009). *Occupational therapy practice guidelines for adults with traumatic brain injury* . Bethesda, MD: AOTA Press.

Greenberg, D. A., Aminoff, M. J., & Simon, R. P. (1993). *Clinical neurology* (2nd ed.). East Norwalk, CT: Appleton & Lange.

Groswasser, Z., & Stern, M. J. (1998). A psychodynamic model of behavior after central nervous system damage. *Journal of Head Trauma Rehabilitation, 13,* 69-79.

Hagen, C. (1998). *Rancho levels of cognitive functioning: The revised levels* (3rd ed.). Downey, CA: Rancho Los Amigos Medical Center.

Hagen, C., Malkmus, D., & Durham, P. (1979). *Levels of cognitive functioning, rehabilitation of the brain-injured adult: Comprehensive physical management* . Downey, CA: Professional Staff Association of Rancho Los Amigos Hospital.

Hanks, R. A., Temkin, N., Machamer, J., & Dikmen, S. S. (1999). Emotional and behavioral adjustment after traumatic brain injury. *Archives of Physical Medicine and Rehabilitation, 80,* 991-997.

Hartl, R., & Ghajar, J. (2005). Neurosurgical interventions. In J. M. Silver, T. W. McAllister, & S. C. Yudofsky

(Eds.), *Textbook of traumatic brain injury* (pp. 51-58). Washington, DC: American Psychiatric Publishing.

Healey, C., Osler, T. M., Rogers, F. R., Healey, M. A., Glance, L. G., Kilgo, P. D., Shackford, S. R., & Meredith, J. W. (2003). Improving the Glasgow Coma Scale score: Motor score alone is a better predictor. *Journal of Trauma, 54,* 671-680.

Heinemann, A. W., Saghal, V., Cichowski, K., Ginsburg, K., Tuel, S. M., & Betts, H. B. (1990). Functional outcome following traumatic brain injury rehabilitation. *Journal of Neurological Rehabilitation, 4,* 27-37.

Helman, D. L., Sherner, J. H., Fitzpatrick, T. M., Callender, M. E., & Shorr, A. F. (2003). Effect of standardized orders and provider education on head-of-bed positioning in mechanically ventilated patients. *Critical Care Medicine, 31,* 2285-2290.

Hibbard, M. R., Ashman, R. A., Spielman, L. A., Chun, D., Charatz, H. J., & Seton, M. (2004). Relationship between depression and psychosocial functioning after traumatic brain injury. *Archives of Physical Medicine and Rehabilitation, 85,* S43-S53.

Hirschberg, R., & Giacino, J. T. (2011). The vegetative and minimally conscious states: Diagnosis, prognosis and treatment. *Neurologic Clinics, 29,* 773-786.

Hoge, C. W., McGurk, D., Thomas, J. L., Cox, A. L., Engel, C. C., & Castro, C. A. (2008). Mild traumatic brain injury in U.S. soldiers returning from Iraq. *New England Journal of Medicine, 358,* 453-463.

Holden, M. K. (2005). Virtual environments for motor rehabilitation: A review. *CyberPsychology and Behavior, 8,* 187-211.

Holland, D., & Shigaki, C. L. (1998). Educating families and caretakers of traumatically brain injured patients in the new health care environment: A three phase model and bibliography. *Brain Injury, 12,* 993-1009.

Institute of Medicine. (2009). *Gulf War and health. Volume 7: Long-term consequences of traumatc brain injury.* Washington, DC: National Academies Press.

Institute of Medicine. (2011). *Cognitive rehabilitation therapy for traumatic brain injury: Evaluating the evidence.* Washington, DC: National Academies Press.

Ivanhoe, C. B., & Bontke, C. F. (1996). Movement disorders after traumatic brain injury. In L. J. Horn & N. D. Zasler (Eds.), *Medical rehabilitation of traumatic brain injury* (pp. 395-410). Philadelphia: Hanley & Belfus.

Jennett, B., Snoek, J., Bond, M. R., & Brooks, N. (1981). Disability after severe head injury: Observations on the use of the Glasgow Outcome Scale. *Journal of Neurology, Neurosurgery, and Psychiatry, 44,* 285-293.

Jennett, B., & Teasdale, G. (1981). *Management of head injuries* . Philadelphia: F. A. Davis.

Jones, R., Giddens, H., & Croft, D. (1983). Assessment and training of brain-damaged drivers. *American Journal of Occupational Therapy, 37,* 754-760.

Kalmar, K., & Giacino, J. T. (2005). The JFK Coma Recovery Scale— Revised. *Neuropsychological Rehabilitation, 15,* 454-460.

Katz, D. I. (1992). Neuropathology and neurobehavioral recovery from closed head injury. *Journal of Head Trauma Rehabilitation, 1,* 1-15.

Kelly, M. P., Johnson, C. T., Knoller, N., Drubach, D. A., & Winslow, M. M. (1997). Substance abuse, traumatic brain injury and neuropsychological outcome. *Brain Injury, 11,* 391-402.

Kessles, R. P. C., & de Haan, E. H. F. (2003). Implicit learning in memory rehabilitation: A meta-analysis on errorless learning and vanishing cues methods. *Journal of Clinical and Experimental Neuropsychology, 25,* 805-814.

Kim, E. (2002). Agitation, aggression, and disinhibition syndromes after traumatic brain injury. *NeuroRehabilitation, 17,* 297-310.

Langlois, J. A., Rutland-Brown, W., & Thomas, K. E. (2004). *Traumatic brain injury in the United States: Emergency department visits, hospitalization, and deaths* . Atlanta, GA: Centers for Disease Control and Prevention, National Center for Injury Prevention and Control.

Law, M., Baptiste, S., McColl, M. A., Carswell, A., Polatajko, H., & Pollock, N. (1994). *Canadian occupational *performance measure* . Toronto, Canada: Canadian Association of Occupational Therapists.

Leathem, J. M., Murphy, L. J., & Flett, R. A. (1998). Self- and informant-ratings on the Patient Competency Rating Scale in patients with traumatic brain injury. *Journal of Clinical and Experimental Neuropsychology, 20,* 694-705.

Leech, R. W., & Shuman, R. M. (1982). *Neuropathology: A summary for students* . New York: Harper & Row.

Levin, H. S., Goldstein, F. C., & MacKenzie, E. J. (1997). Depression as a secondary condition following mild and moderate traumatic brain injury. *Seminars in Clinical Neuropsychology* . 2, 207-215.

Levin, H. S., High, W. M., Goethe, K. E., Sisson, R. A., Overall, J. E., Rhoades, H. M., Eisenberg, H. M., Kalisky, Z., & Gary, H. E. (1987). The Neurobehavioral Rating Scale: Assessment of the behavioral sequelae of head injury by the clinician. *Journal of Neurology, Neurosurgery, and Psychiatry, 50,* 183-193.

Lillehei, K. O., & Hoff, J. T. (1985). Advances in the management of closed head injury. *Annals of Emergency Medicine, 14,* 789-795.

Lippert-Grüner, M., & Terhaag, D., (2000). Multimodal early onset stimulation in rehabilitation after brain injury. *Brain Injury, 14,* 585-594.

Lippert-Grüner, M., Wedekind, C., & Klug, N. (2003). Outcome of prolonged coma following severe traumatic brain injury. *Brain Injury, 17,* 49-54.

Machamer, J., Temkin, N., & Dikmen, S. (2002). Significant other burden and factors related to it in traumatic brain injury. *Journal of Clinical and Experimental Neuropsychology, 24,* 420-433.

Malec, J. F., & Basford, J. S. (1996). Postacute brain injury rehabilitation. *Archives of Physical Medicine and Rehabilitation, 77,* 198-207.

Malec, J. F., Moessner, A. M., Kragness, M., & Lezak, M. D. (2000). Refining a measure of brain injury sequelae to predict postacute rehabilitation outcome: Rating scale analysis of the Mayo-Portland Adaptability Inventory. *Journal of Head Trauma Rehabilitation, 15,* 670-682.

Malec, J. F., & Thompson, J. M. (1994). Relationship of the Mayo-Portland Adaptability Inventory to functional outcome and cognitive performance measures. *Journal of Head Trauma Rehabilitation, 9,* 1-15.

Marion, D. W. (1996). Pathophysiology and initial neurosurgical care: Future directions. In L. J. Horn & N. D. Zasler (Eds.), *Medical rehabilitation of traumatic brain injury* (pp. 29-52). Philadelphia: Hanley & Belfus.

Mass, A. I., Harrison-Felix, C. L., Menon, D., Adelson, P. D., Balkin, T., Bullock, R., Engel, D. C., Gordon, W., Orman, J. L., Lew, H. L., Robertson, C., Temkin, N., Valadka, A., Verfaellie, M., Wainwright, M., Wright, D. W., & Schwab, K. (2010). Common data elements for traumatic brain injury: Recommendations from the interagency working group on demographics and clinical assessment. *Archives of Physical Medicine and Rehabilitation, 91,* 1641-1649.

Menon, K. D., Schwab, K., Wright, D. W, & Mass, A. I. on behalf of the Demographics and Clinical Assessment Working Group of the International and Interagency Initiative toward Common Data Elements for Research on Traumatic Brain Injury and Psychological Health. (2010). Position statement: Defi nition of traumatic brain injury. *Archives of Physical Medicine and Rehabilitation, 91,* 1637-1640.

Mitchell, P. H. (1986). Intracranial hypertension: Influence of nursing care activities. *Nursing Clinics of North America, 21,* 563-576.

Montgomery, G. K. (1995). A multi-factor account of disability after brain injury: Implications for neuropsychological counseling. *Brain Injury, 9,* 453-469.

Mortenson, P. A., & Eng, J. J. (2003). The use of casts in the management of joint mobility and hypertonia following brain injury in adults: A systematic review. *Physical Therapy, 83,* 648-658.

Muir, C. A., Rosenthal, M., & Diehl, L. N. (1990). Methods of family intervention. In M. Rosenthal, E. R. Griffith, M. R. Bond, & J. D.

Miller (Eds.), *Rehabilitation of the adult and child with traumatic brain injury* (2nd ed., pp. 433-448). Philadelphia: F. A. Davis.

Multi-Society Task Force on PVS. (1994). Medical aspects of the persistent vegetative state: First of two parts. *New England Journal of Medicine, 330,* 1499-1508.

Mysiw, W. J., Fugate, L. P., & Clinchot, D. M. (1996). Assessment, early rehabilitation intervention, and tertiary prevention. In L. J. Horn & N. D. Zasler (Eds.), *Medical rehabilitation of traumatic brain injury* (pp. 53-76). Philadelphia: Hanley & Belfus.

Nakase-Richardson, R., Sherer, T., Seel, R. T., Hart, T., Hanks, R., Arango-Lasprilla, J. C., Yablon, S. A., Sander, A. M., Barnett, S. D., Walker, W. C., & Hammond, F. (2011). Utility of post-traumatic amnesia in predicting 1-year productivity following traumatic brain injury: Comparison of the Russell and Mississippi PTA classification intervals. *Journal of Neurology, Neurosurgery, and Psychiatry, 82,* 494-499.

National Center for Injury Prevention and Control. (2003). *Report to Congress on mild traumatic brain injury in the United States: Steps to prevent a serious public health problem* . Atlanta, GA: Centers for Disease Control and Prevention.

Neistadt, M. E. (1992). The Rabideau Kitchen Evaluation-Revised: An assessment of meal preparation skill. *Occupational Therapy Journal of Research, 12,* 242-253.

Neistadt, M. E. (1994a). A meal preparation treatment protocol for adults with brain injury. *American Journal of Occupational Therapy, 48,* 431-438.

Neistadt, M. E. (1994b). Perceptual retraining for adults with diffuse brain injury. *American Journal of Occupational Therapy, 48,* 225-233.

Nelson, D. L., & Lenhart, D. A. (1996). Resumption of outpatient occupational therapy for a young woman five years after traumatic brain injury. *American Journal of Occupational Therapy, 50,* 223-228.

O'Neill, J., Hibbard, M. R., Brown, M., Jaffe, M., Sliwinski, M., Vandergroot, D., & Weiss, M. J. (1998). Quality of life and community integration after traumatic brain injury. *Journal of Head Injury Rehabilitation, 13,* 68-79.

Pagulayan, K., Temkin, N. R., Machamer, J., & Dikmen, S. S. (2006). A longitudinal study of health-related quality of life after traumatic brain injury. *Archives of Physical Medicine and Rehabilitation, 87,* 611-618.

Palmer, M., & Wyness, M. A. (1988). Positioning and handling: Important considerations in the care of the severely head-injured patient. *Journal of Neuroscience Nursing, 20,* 42-50.

Phipps, E. J., DiPasquale, M., Blitz, C. L., & Whyte, J. (1997). Interpreting responsiveness in persons with severe traumatic brain injury: Beliefs in families and quantitative evaluations. *Journal of Head Trauma Rehabilitation, 12,* 52-69.

Povlishock, J. T., & Katz, D. I. (2005). Update of neuropathology and neurological recovery after traumatic brain injury. *Journal of Head Trauma Rehabilitation, 20,* 76-94.

Powell, J. M., Ferraro, J. V., Dikmen, S. S., Temkin, N. R., & Bell, K. R. (2008). Accuracy of mild traumatic brain injury diagnosis. *Archives of Physical Medicine and Rehabilitation, 89,* 1550-1555.

Powell, J. M., Temkin, N. R., Machamer, J. M., & Dikmen, S. S. (2007). Gaining insight into patients' perspectives on participation in home management activities following traumatic brain injury. *American Journal of Occupational Therapy, 61,* 269-279.

Prigatano, G. P. (1992). Personality disturbances associated with traumatic brain injury. *Journal of Consulting and Clinical Psychology, 60,* 360-368.

Rain, K. (2000). Survivor's voice. *TBI Challenge!, 4,* 6.

Rappaport, M., Hall, K. M., Hopkins, K., Belleza, & Cope, N. A. (1982). Disability Rating Scale for severe head trauma: Coma to community. *Archives of Physical Medicine and Rehabilitation, 63,* 118-123.

Rinehart, M. A. (1990). Strategies for improving motor performance. In M. Rosenthal, E. R. Griffith, M. R. Bond, & J. D. Miller (Eds.), *Rehabilitation of the adult and child with traumatic brain injury* (2nd ed., pp. 331-350). Philadelphia: F. A. Davis.

Rosenthal, M., & Bond, M. R. (1990). Behavioral and psychiatric sequelae. In M. Rosenthal, E. R. Griffith, M. R. Bond, & J. D. Miller (Eds.), *Rehabilitation of the adult and child with traumatic brain injury* (pp. 179-192).

Philadelphia: F.A. Davis.

Ruff, R. M., Camenzuli, L., & Mueller, J. (1996). Miserable minority: Emotional factors that influence the outcome of mild traumatic brain injury. *Brain Injury, 10,* 551-565.

Sandel, M. E., Bell, K. R., & Michaud, L. J. (1998). Brain injury rehabilitation: 1. Traumatic brain injury: Prevention, pathophysiology, and outcome prediction. *Archives of Physical Medicine and Rehabilitation, 79,* S-3-S-9.

Schaffer, L., Kranzler, L. I., & Siqueira, E. B. (1985). Aspects of evaluation and treatment of head injury. *Neurology Clinics, 3,* 259-273.

Scherzer, B. P. (1986). Rehabilitation following severe head trauma: Results of a three-year program. *Archives of Physical Medicine and Rehabilitation, 67,* 366-374.

Scott, A. D., & Dow, P. W. (1995). Traumatic brain injury. In C. A. Trombly (Ed.), *Occupational therapy for physical dysfunction* (4th ed., pp. 705-733). Baltimore: Williams & Wilkins.

Sherer, M., Madison, C. F., & Hannay, H. J. (2000). A review of outcome after moderate to severe closed head injury with an introduction to life care planning. *Journal of Head Trauma Rehabilitation, 15,* 767-782.

Smith, D. H., Meaney, D. F., & Shull, W. H. (2003). Diffuse axonal injury in head trauma. *Journal of Head Trauma Rehabilitation, 18,* 307-316.

Sohlberg, M. M., McLaughlin, K. A., Todis, B., Larsen, J., & Glang, A. (2001). What does it take to collaborate with families affected by brain injury: A preliminary model. *Journal of Head Trauma Rehabilitation, 16,* 498-511.

Sparadeo, F. R., & Gill, D. (1989). Focus on clinical research: Effects of prior alcohol use on head injury recovery. *Journal of Head Trauma Rehabilitation, 4,* 75-82.

Stoeckmann, T. (2001). Casting for the person with spasticity. *Topics in Stroke Rehabilitation, 8,* 27-35.

Suter, P. (2004). Rehabilitation and management of visual dysfunction following traumatic brain injury. In M. J. Ashley (Ed.), *Traumatic brain injury: Rehabilitative treatment and case management* (2nd ed., pp. 209-249). Boca Raton, FL: CRC Press.

Taber, K. H., Warden, D. L., & Hurley, R. A. (2006). Blast-related traumatic brain injury: What is known? *Journal of Neuropsychiatry & Clinical Neurosciences, 18,* 141-145.

Teasdale, G., & Jennett, B. (1974). Assessment of coma and impaired consciousness: A practical scale. *Lancet, 2,* 81-84.

Thorton, M., Marshall, S., McComas, J., Finestone, H., McCormick, A., & Sveistrup, H. (2005). Benefits of activity and virtual reality based balance exercise programmes for adults with traumatic brain injury: Perceptions of participants and their caregivers. *Brain Injury, 19,* 989-1000.

Toglia, J. P. (1989). Approaches to cognitive assessment of the brain-injured adult. *Occupational Therapy Practice, 1,* 36-55.

Trexler, L. E., & Zappala, G. (1988). Neuropathological determinants of acquired attention disorders in traumatic brain injury. *Brain and Cognition, 8,* 291-302.

Trombly, C. A., Radomski, M. V., & Davis, E. S. (1998). Achievement of self-identifi ed goals by adults with traumatic brain injury: Phase I. *American Journal of Occupational Therapy, 52,* 810-818.

Trombly, C. A., Radomski, M. V., Trexel, C., & Burnett-Smith, S. E. (2002). Occupational therapy and achievement of self-identified goals by adults with acquired brain injury: Phase II. *American Journal of Occupational Therapy, 56,* 489-498.

Vanderploeg, R. D., Schwab, K., Walker, W. C. Fraser, J. A., Sigford, B. J., Date, E. S., Scott, S. G., Curtiss, G., Salazar A. M., & Warden, D. L. for the Defense and Veterans Brain Injury Study Center Group. (2008). Rehabilitation of traumatic brain injury in active duty military personnel and veterans: Defense and Veterans Brain Injury Center randomized controlled trial of two rehabilitation approaches. *Archives of Physical Medicine and Rehabilitation, 89,* 2227-2238.

Warren, M. (1993). A hierarchical model for evaluation and treatment of visual perceptual dysfunction in adult acquired brain injury: Part 1. *American Journal of Occupational Therapy, 47,* 42-54.

Whyte, J., & DiPasquale, M. C. (1995). Assessment of vision and visual attention in minimally responsive brain injured patients. *Archives of Physical Medicine and Rehabilitation, 76,* 804-810.

Whyte, J., Hart, T., Bode, R. K., & Malec, J. F. (2003). The Moss Attention Rating Scale for traumatic brain injury: Initial psychometric assessment. *Archives of Physical Medicine and Rehabilitation, 84,* 268-276.

Williams, T. A. (1995). Low vision rehabilitation for a patient with a traumatic brain injury. *American Journal of Occupational Therapy, 49,* 923-926.

Wilson, J. T., Pettigrew, L. E., & Teasdale, G. M. (1998). Structured interviews for the Glasgow Outcome Scale and the extended Glasgow Outcome Scale: Guidelines for their use. *Journal of Neurotrauma, 15,* 573-585.

Wise, E. K., Mathews-Dalton, C., Dikmen, S., Temkin, N., Machamer, J. Bell, K., & Powell, J. M. (2010). Impact of traumatic brain injury on participation in leisure activities. *Archives of Physical Medicine and Rehabilitation, 91,* 1357-1362.

Ylvisaker, M., Jacobs, H. E., & Feeney, T. (2003). Positive supports for people who experience behavioral and cognitive disability after brain injury. *Journal of Head Trauma Rehabilitation, 18,* 7-32.

Yuen, H. K. (1997). Positive talk training in an adult with traumatic brain injury. *American Journal of Occupational Therapy, 51,* 780-783.

致谢

感谢 Jenny Owens、OTO、OTR/L 对相关颅脑损伤部分的贡献，以及 Mechthild Rast 博士和 OTR/L 对定位部分的帮助。

第三十五章　神经退行性疾病

原作者：Susan J. Forwell, Lucinda Hugos, Lois F. Copperman,and Setareh Ghahari

译者：杨　莉　李开元

学习目标

通过本章的学习，读者将能够：

（1）描述四种神经退行性疾病，包括病程和症状。

（2）根据个别病患的特点和需求，为神经退行性疾病的患者选择适当和标准的作业治疗评定和评估工具。

（3）根据个别病患的特点和需求，根据作业治疗评估，以及研究证据，为神经退行性疾病的患者制定适当的治疗方式，以尽可能地维持他们的功能独立。

一、概　　述

神经退行性疾病一般是慢性的、潜在进展的，通常伴随着残疾和功能的缺失。本章将讲述四种神经退行性疾病的病理问题，并展示了周围神经系统和中枢神经系统（CNS）受到攻击的机制，这些病理机制导致了身体功能和结构的残损与日常生活各方面受限。虽然不能治愈，但随着研究和医学的进步，包括康复的干预，可以提高神经退行性疾病患者的生存时间及生活质量。

本章首先介绍神经退行性疾病患者的作业治疗的概述情况。广泛地回顾了包括评估、目标设定和干预在内的内容，然后对多发性硬化症、帕金森病、肌萎缩侧索硬化、格林-巴利综合征进行了详细的讨论。

二、神经退行性疾病的作业治疗

对神经退行性疾病患者，作业治疗主要关注其生命中有价值的作业活动。然而作业治疗是没有既定方案的，因为这些作业活动的性质、种类、强度和内容因个别神经退行性疾病患者个体差异而不同。但是通过倾听患者的主诉，并结合专业的作业治疗领域的知识，作业治疗师能够给患者提供一套系统的流程和多样化的解决方案。

作业治疗常常从诊断开始，并提供持续不断的综合服务；服务的场所包括住院急诊中心、住院康复中心、门诊、家里，或者在长期照护机构。急性期的住院患者的治疗，通常是在疾病和（或）危险情况复发或恶化之后，因此疗程是很短的并被限制的，这时期更多的是要临床医疗干预来稳定症状。住院康复治疗的患者，每天都会接受治疗，住院时长可以持续一到数周，以应对变化的症状。门诊治疗通常按周计算，一周 45～60 分钟的个人治疗以达到最高的居家独立性，尽可能减少症状对日常生活活动的影响，以及确定并获得所需的设备。在长期照护机构中的作业治疗与住院康复相似，都是为了让患者调整对变化的症状的适应，以此来确保功能的维持，或为患者制定姑息治疗计划。作业治疗师应注意自己的观点并保持客观性，尤其是在治疗那些预知会加重残疾或死亡的顾客时。

（一）作业治疗的评估

作业治疗的评估以访谈形式开始，收集患者的相关信息，包括有价值的角色、作业活动，相关神经退行性疾病的病史，先前的和现在的管理日常生活的策略，目前所关注的事情或问题的本质。这个访谈必须敏感地发现患者的功能变化和对未知的恐惧，同时也应当尝试阐明患者那些不易自然表明的问题，如疲劳、抑郁、性功能和认知问题，这些会影响患者的职业和社交网络。根据这些信息，治疗师选择适当的评估和测量工具，来挖掘进一步的信息，以探索患者所关注的作业活动领域。对于这些神经退行性疾病患者，这些测量内容所涉及层面可能会很少，也可能会涉及很广泛的作业表现领域[如日常生活活动（ADL）、工具性日常生活活动（IADL）、工作、休闲和精神层面的活动]和（或）症状（如痉挛、无力和记忆困难）。

（二）作业治疗干预的过程

神经退行性疾病的突发和深远影响通常使实际的目标设定和干预变得复杂，这需要作业治疗师的敏感性、灵活性和精明的谈判技巧。治疗师经常帮助患者改良他们的行为和人生设想并帮助患者和其重要的人制定实际的新目标。鉴于许多神经退行性疾病逐渐进展的特点，随着治疗的进行，定期重新评估和重新设定目标及确定患者优先考虑的问题是必要的。

由于神经退行性疾病所致残疾的复杂性，一方面的治疗有可能影响其他几个症状或问题，如疲劳，可能与疼痛或无力有关。治疗必须因人而异，也要有患者亲人的参与，尤其是随着疾病逐渐进展。下面的综述，讲述了作业治疗帮助神经退行性疾病的患者在关键角色中获得最佳表现的方法。

1. 自我维持角色　在日常生活活动和工具性日常生活活动中，作业治疗师帮助患者在他们优先考虑的活动中尽量做到独立，他们会运用专业的设备、使用节省体力的方法，如：

- 协助设定优先次序
- 在一些领域提供宣教如疾病过程如何影响运动和认知的变化
- 提供居家环境改善的建议，来提高安全性和独立性
- 关节活动度和力量训练来优化作业活动如洗澡
- 行为改变如利用体力和时间管理技巧
- 利用智能手机和平板电脑技术来做购物清单和设置提醒
- 在独立及别人帮助之间取得平衡

2. 自我提升角色　神经退行性疾病的发生可能影响居家办公或在外的就业。通过向作业治疗师咨询，许多人可以继续工作而不是追求残疾人的社会福利。继续工作有利于获得经济独立、获得多样的健康照护的选择、维持个人社交网络和保持一个拥有生产能力的形象及自尊。治疗师应严谨地评价工作的期望，并建议环境改造、行为改变、提供设备及资

源，以及对患者及雇主提供建议。

3. 自我加强角色 维持休闲活动，并参与社区、邻里、家庭活动等对于神经退行性疾病患者来说可能是一个非常需要优先考虑的问题，但是这样的作业活动和角色通常首先被舍弃。改良活动、创新的交通方案和利用基于互联网的交流使得患者可以继续加入有意义的作业活动中。

与自我维持、自我提升和自我加强角色相关的任务，可以通过一些新兴的主流技术包括智能手机、平板电脑和环境控制来支持。对于神经退行性疾病患者来说，这些先进技术消除了参与的差异，大大减低或改变了对辅助设备和环境改造的需要和实施，并使以前不可获得的信息更易于获得，促进人际关系（参考第十八章关于技术的深刻讨论）。然而，对于技术而言，存在许多挑战，尤其是面对着海量的信息，作业治疗师通过提供可以解决问题的可靠网站来协助患者。资源 35-1 列出了值得作业治疗师和顾客信赖的一些网站。

📖**资源 35-1**

神经退行性疾病

肌萎缩侧索硬化

ALS Association

Muscular Dystrophy Association, ALS Division

格林–巴利综合征

Guillain-Barré Syndrome Foundation International

Guidelines for Physical and Occupational Therapy www.gbs-cidp.org/wp-content/uploads/2012/01/PTOTGuidelines.pdf

Guillain-Barré Syndrome Support Group

多发性硬化症

National Multiple Sclerosis Society (NMSS)

Multiple Sclerosis Association of America (MSAA)

Consortium of Multiple Sclerosis Centers (CMSC)

帕金森病

Parkinson Society Canada

American Parkinson Disease Association, Inc.

National Parkinson Foundation

Michael J. Fox Foundation for Parkinson's Research

其他

National Organization of Rare Disorders (NORD)

Paralyzed Veterans of America (PVA)

National Institute of Neurological Disorders and Stroke-Clearinghouse on Disability Information

（三）康复团队的成员和角色

根据功能受限的种类和严重程度不同，涉及的康复团队的成员也会不同，但康复团队对于保持患者最高的功能水平和生活质量来说是至关重要的（Martin & Wieler，2003）。当认知问题影响了每天的作业，通常需要咨询心理医生、言语治疗师和作业治疗师（Brown & Kraft，2005）。根据团队设置，神经心理学家可以进行深入的认知评估，三位专业人员都可以对认知能力缺陷的干预提出建议，包括如何改善或如何代偿。当有构音障碍或语言表达吃力的患者，言语治疗师是需要介入的。对于吞咽困难的患者来说，作业治疗师、言语治疗师和（或）营养师通常组成一个治疗团队。当有财产转移或照护的需要时，社会工作者可以协助进行相关适宜项目的申请，然后询问患者及其亲人使其更好处理角色变化和需求。由于无力、痉挛、感觉障碍、疼痛、耐力下降和关节活动度的下降所致的身体变化，需要物理治疗师和作业治疗师一起加强活动性、上肢的功能和全身情况来减少跌倒和保持他们的参与能力。当患者在照顾自己和应对周遭环境方面有困难，或在参与工作以及进行熟悉的休闲活动有困难时，需要作业治疗的服务。

三、特定的神经退行性疾病

下面的内容涉及四种神经退行性疾病：多发性硬化症、帕金森病、肌萎缩侧索硬化、格林-巴利综合征。第一部分是多发性硬化症，详细阐述了作业治疗对该疾病的情况进行详细的评估与治疗的临床推理过程，并适用于各种情况。比如，一个肌萎缩侧索硬化的患者的疲劳问题，可以运用多发性硬化症中所描述的节省体力技术。因此，神经退行性疾病发生的共同问题，在后续章节中不会详细说明。然而，每种神经系统疾病都有其潜在的基础病理学、特点和预后。了解这些问题有助于治疗师制定适当的干预计划。

（一）多发性硬化症

多发性硬化症是最常被确诊的神经系统疾病，它会导致年轻人残疾。在美国，估计有40万人患有多发性硬化症［National Multiple Sclerosis Society（NMSS），2012］，而世界上约有250万人患有多发性硬化症（Multiple Sclerosis Trust，2012）。部分多发性硬化症患者出现严重残疾，但是许多人能够继续过着积极且有质量的生活，并没有严重的残疾（Rodriguez et al.，1994）。

多发性硬化症的确切病因未明。目前的理论是环境诱因或遗传易感人群受到感染因子的影响，引发了自身免疫反应（Trapp et al.，1998）。多发性是指病变和复发的时间和位置多发。硬化症是指由自身免疫攻击中枢神经系统所形成的硬化或硬化斑的瘢痕组织（覆盖轴突和髓鞘）。

在多发性硬化症的损伤中，**轴突横断**与**脱髓鞘病变**是同样重要的（McGavern et al.，2000）。至少，脱髓鞘轴突可临时进行髓鞘再生并提供神经冲动的传导。横断的轴突被永久性破坏并失去所有传导电位。还有证据表明，即使在临床安静期间或症状没有明显改变的情况下，疾病活动仍在继续（Trapp et al.，1998）。在脱髓鞘和轴突损伤时都会引发炎症，这可以解释为什么用皮质类固醇抗炎药对于疾病复发有明显的改善。

1. 多发性硬化症的诊断　　多发性硬化症（MS）最常诊断的年龄是15～50岁，尽管越来越多的孩子也被确诊（Krupp & Macallister，2005）。发病的高峰年龄是20～30岁。女性患病的可能性是男性的2～3倍。北欧血统的白种人患MS的风险最高，而居住在相似的纬度区域的挪威拉普人、因纽特人和新西兰毛利人不会患MS（NMSS，2012）。

由于磁共振成像（MRI）技术的引入和发展，MS的诊断在过去30年中有不少进展。该标准于2010年更新，称为修订的麦当劳标准，是基于病史、神经系统检查、MRI结果和脑脊液分析的结合（Polman et al.，2011）。包括视觉诱发电位和血液测试在内的其他测试可用于证实MS诊断或排除其他疾病的可能。MS的表现包括无力，反射亢进，巴宾斯基征阳性表现，辨距障碍，眼球震颤，以及振动觉或位置觉受损。扩展残疾状态量表（Kurtzke，1983）和MS功能组合体（MSFC）（Fischer et al.，2001）是两个在临床上和研究中最常用的评估残损等级的工具。

2. 多发性硬化症的病程　　MS的病程主要分为四种：复发-缓解过程，继发性进展型，原发性进展型，渐进式复发型。复发-缓解过程，在诊断时最常见，这一阶段有明显确定的神经功能急性恶化发作，而后表现出部分或完全改善，然后进入发作稳定期（Trapp et al.，1998）。继发性进展型MS的人群通常有10～15年的复发-缓解阶段。当有连续的神经系统恶化时，将被确诊为继发性进展型MS。患有原发性进展型MS的患者从发病开始就有持续的神经功能下降（Lublin & Reingold，1996）。渐进式复发型病程不太常见，以持续的疾病进展为特征，具有叠加的复发。鉴别多发性硬化症是由独立的综合征引起的还是首次神经系统发作引起的是很重要的，为此提供的相关治疗可以减缓疾病的进展。

3. 医疗发展对多发性硬化症的医疗保健的改变　　我们对MS的理解以及评估和处理问题的方法已经取得了一些进展。最重要的临床医学进步是疾病改善疗法（DMTs）的出现，这进行了大量的研究工作并影响临床实践。在美国有五种自我注射的免疫调节药物被批准可用（NMSS，2012）：干扰素β-1a（Avonex），干扰素β-1b（Betaseron），干扰素β-1b（Extavia），醋酸格拉替雷（Copaxone），干扰素β-1a（Rebif）。这些药物已被磁共振证明可以降低损伤的数量，并且可以降低复发的频率和严重度，尽管最近一项研究建议β干扰素不会影响长期残疾水平（Shirani et al.，2012）。那他珠单抗（Tysabri）是一种每月注射剂，由合格的从业者管理，并被批准用于复发-缓解过程MS。米托蒽醌（Novantrone），一种免疫抑制剂而不是免疫调节剂，很少被使用，因为有很大副作用。芬戈莫德（Gilenya）是唯一口服的疾病改善疗法药物，通常在对可注射疾病改善疗法的反应减弱时使用。另一类药物，神经功能改变剂，针对潜在病理生理和MS症状（Panitch & Applebee，2012）。在这些药物中，达伐吡啶已被证明可以改善任何类型MS患者的行走能力（Goodman et al.，2009）。

患者会想与他们的治疗师讨论他们所服用的药物，询问他们对药物疗效的建议。这些药物，尤其是疾病改善疗法的药物，不是用来逆转残疾的而是减缓疾病的进展的，这是事实。治疗师的责任是理解并解释服药的重要性，因为带来的益处包括维持更长时间的就业和重要作业活动的参与。

患者也想就慢性脑脊髓静脉功能不全（chronic cerebrospinal venous insufficiency，CCSVI）的问题进行讨论，颈部与胸部静脉的狭窄会导致从大脑到脊髓的血流灌注降低〔Food and Drug Administration（FDA），2012〕，这是导致MS的其中一个因素（Zamboni

& Carinci，2011）。尽管有国际研究的支持，但是至今，几乎没有实证支持慢性脑脊髓静脉功能不全和 MS 之间有重要的联系（FDA，2012; Mayer et al.，2011）。然而，科学界和医疗保健行业与公众和 MS 患者在这一点的理解上意见相反，因为社交媒体往往描绘出这种治疗的积极或近乎奇迹的一面（Ghahari & Forwell，2012）。因此，医患间紧张的关系常出现在医生办公室和 MS 诊所，这也加深了双方的不信任，患者不愿讨论他们对 CCSVI 的想法或问题。

对于诸如 MS 之类无法治愈且具有渐进过程的情况，可能不时会出现未经证实的治疗性措施。今天与以往不同的是互联网的出现使得更多未经证实的治疗性措施出现并捕获广泛关注。作业治疗师必须及时了解新出现的治疗措施和趋势，以及与之相关的研究。然后，在以平等的方式交流实证的同时，倾听也很重要，也要对患者的情况保持敏感性，对他们的问题提供诚实、富有同情心和准确的回答，而不是让他们的希望破灭。

4. 潜在的社会、情感和经济成本 疾病对年轻人生活各方面带来了巨大影响，包括经济、社会和情感的代价。在 20～40 岁的群体中，人们主要流入劳动市场，建立自己的职业，遇见生命伴侣并组建家庭。MS 以它最常见的疲劳、无力症状、很难长时间站立或行走、认知障碍和抑郁问题，影响人们在工作中的生产活动，影响家庭与社交参与度。

一项可能影响家庭计划的研究正在开展。MS 复发率在怀孕期间明显下降，但在宝宝出生后的前 3 个月复发率增加，然后回到怀孕期水平（Vukusic et al.，2004）。MS 的发病率在同卵双胞胎和母女之间有增加（Sadovnick et al.，1993）。治疗师必须认识到这个研究并帮助患者寻求相关的信息，在适当时进行转介。

鉴于 MS 中未知的疾病进展，对未来的规划是一项不确定的承诺。这种不确定性可能是导致抑郁症和焦虑症的原因。据估计患者发生抑郁的终生风险为 50%（Sá，2007），焦虑症为 35%（Korostil & Feinstein，2007）。研究表明能够掌控 MS 日常管理，对其获得满意的生活是非常重要的（Thorne，Paterson，& Russell，2003）。

在 DMT 发展之前进行的就业研究表明，超过 70% 的 MS 患者在初步诊断 MS 后的 10～15 年内失去了劳动力（Kalb，1996）。然而，诸如《美国残疾人法案》等就业残疾法规已经为人们提供了长期维持生产性有偿就业的机会。事实已经表明，离开劳动力市场的 MS 患者与继续工作的相比，可能具有更大的社会隔离心理、心理障碍、很重的疾病负担，以及低收入和更少机会获得医疗保险（Hakim et al.，2000）。保持就业已被证明具有较高的与健康相关的生活质量（Buchanan et al.，2012）。

5. 作业治疗中主要处理的症状 作业治疗的干预可以减轻 MS 症状的影响，包括无力、感觉变化、平衡障碍、视觉改变、大便及小便失调、认知改变、吞咽困难、头晕或眩晕、疼痛、共济失调性步态、震颤、性功能障碍、抑郁、痉挛和疲劳。这里描述了其中一些例子来说明治疗服务。

（1）疲劳。疲劳是 MS 症状中最普遍的，也是转介到作业治疗最主要的一个原因。它影响了 60%～80% 的 MS 患者，是导致不被雇佣和整体残疾的非常重要的一个因素（Julian et al.，2008）。MS 的疲劳症状加重了其他的症状，主要在下午时加重，并且轻重变化不一，有可能与环境和身体的温度增加相关（Leavitt et al.，2012）。

治疗师必须对 MS 疲劳的种类和诱因有所了解（详见定义 35-1）（Forwell et al.，2008; Stewart et al.，2007）。用于 MS 疲劳的大量筛查工具包括疲劳程度表（Krupp et al.，1989），改良疲劳影响表（Fisk et al.，1994）和 Rochester 疲劳日记（Schwid et al.，2002）。综合疲劳评估-MS（CFAB-MS）（Dawes et al.，2010）是用来确认引起 MS 疲劳的因素并引导治疗师作出治疗决策。因此治疗的方向在于减轻这些诱因并管理好 MS 原发疲劳。

📖定义 35-1

多发性硬化症疲劳的种类

原发性多发性硬化症疲劳：这类疲劳是由多发性硬化症（MS）疾病过程引起的，其原因尚不清楚。

继发性多发性硬化症疲劳：这类疲劳是由未被治愈的 MS 问题导致的，如步行困难。

身体疲劳：这类疲劳常发生在肢体、躯干、头和颈部，使得身体处于很累的状态。

认知疲劳：这类疲劳会影响思考、计划、记忆、找词和做决定，使得大脑感觉筋疲力尽。

局部或焦点疲劳：由无效神经传导引起的运动疲劳，发生在选定的身体部位。

整体疲劳：一种全身的体验；身体与认知的完全疲劳。

正常疲劳：在人们过多的体力输出后或长时间（普通的一天）没有休息或没有睡觉一直处于醒着状态后的一种疲劳感受。

多发性硬化症的诱因

● 其他医疗问题，如贫血、关节炎、心脏问题、无效呼吸、感染和甲状腺功能问题。
● 睡眠问题，通常与肌痉挛、抑郁或小便问题相关。
● 抑郁
● 压力
● 焦虑
● 疼痛
● 退化
● 药物副作用
● 营养或能力不足
● 移动困难

（2）无力。无力可以发生在身体的所有部位，也是被转介过来治疗的原因。肌肉重复收缩后的无力加重或相同肌肉的无力称为"神经纤维疲劳"。原因不明但是极有可能与脱髓鞘神经的损伤传导相关。比如踝关节背伸无力的增加使得步行之后足下垂，这会增加绊倒的可能性，尤其是在不平整的地面上。平衡的下降和步态障碍一起使得跌倒的风险增加到 58%（Cattaneo et al.，2002）。休息之后，肌肉传导和收缩会有所改善。

（3）认知。高达 65%的 MS 患者有不同程度的认知问题（Patti，2009），这看来与脑容量的缺失相关，尤其是灰质（Hasan et al.，2011）。据估计有 5%～10%MS 患者因有认知问题而妨碍他们参与日常作业（NMSS，2012）。认知问题可以出现在疾病发展的所有阶段，并且是 MS 患者不被雇佣的最重要的原因（Johnson et al.，2009）。

常见的 MS 存在的认知问题包括记忆力（获得和储存新信息），找词能力，注意力，专注力，执行功能和缓慢的信息处理速度（NMSS，2012）。感知-认知问题也可能会发生，如视觉空间受损会容易导致迷路或发生交通事故。MS 的认知问题与身体残疾没有关系，但是会受到抑郁、压力、焦虑和疲劳的影响（Bol et al.，2010），并在一天之中变化，下午会加重或者当需要持续地集中精神时会加重（Krupp & Lekins，2000）。通常患者和家人都不会意识到认知的问题，像自知力下降和固执的想法是与疾病相关的，因此不应该被误认为是性格和心理因素所导致的。

认知的许多方面都维持于正常的水平，导致一些筛查工具，像简易精神状态检查，往往缺乏敏感度，未能察觉有关的问题（Beatty & Goodkin，1990）。因此，完成一个冗长的神经心理评估测试是需要的。然而，幸运的是，一项耗时 90 分钟，由 6 个神经心理评估组成的成套工具被专门设计出来为 MS 患者使用，称为多发性硬化症的认知功能的基本评估（the Minimal Assessment of Cognitive Function in MS（MACFIMS）（Benedict et al.，2002）。此外，还有 3 个筛查工具，即多发性硬化症神经心理筛查问卷（Benedict et al.，2004），节拍听觉连续加法测试及符号数字模式测验（SDMT），操作者可以很快实施评估，而且这些评估工具被证实对 MS 具有敏感性（Foley et al.，2012）。这些量表当中，SDMT 的口述版本被认为是很好的筛查工具，因为它具有良好的信度，并且可以作为不被雇佣的预测因素。通过确认认知功能的障碍，可以建议运用个体化的补偿策略来减少认知障碍对日常生活的影响。

（4）疼痛。疼痛约在 40%～60%的 MS 患者中出现，有研究表明 48%的人有慢性疼痛（NMSS，2012）。疼痛给生活质量和独立性带来了消极影响（Douglas et al.，2009），这与年龄、发生时间或者残疾程度没有联系，尽管女性有疼痛的情况比男性多两倍。MS 的疼痛是局部的，如三叉神经痛、莱尔米特征（当颈部前屈时，突然剧烈的刀刺、触电感沿着脊柱传导），或由于痉挛产生的疼痛（Solaro et al.，2004）。由神经系统损伤直接导致的疼痛被认为是 MS 原发的疼痛，需要利用药物进行治疗。而 MS 继发的疼痛通常来源于姿势、步态和体位的问题，这些疼痛可以通过治疗和适当的活动设备减轻。

（5）痉挛。MS 中的痉挛通常在下肢较为明显，可能是产生疼痛的原因，也会干扰睡眠以及引起活动受限。高达 30%患者由于痉挛而不活动或者改变了活动（Rizzo et al.，2004）。引起或加剧痉挛的因素包括感染、膀胱膨胀、压力或疾病进展（Schapiro，2011）。

（6）震颤和共济失调。**意向性震颤**是 MS 中最常见的震颤，也是最难管理的问题之一（NMSS，2012）。随着一项活动的进行，肢体越接近目标（当需要非常精细地去接近一个点时），震颤越严重。不仅上肢会发生意向性震颤，下肢、躯干和颈部也会有。一个名为震颤多面评估（the Multidimensional Assessment of Tremor，MAT）的综合作业治疗评定方法已制定，不仅可以用来评估意向性震颤的严重程度，也可以评估其功能影响（Daudrich et al.，2010）。

共济失调倾向出现在躯干和下肢，这些地方在上肢活动之前就有预先姿势反应。由于共济失调涉及多个关节的运动，共济失调所致的功能性挑战就更加巨大。

（7）吞咽困难。在未使用电视透视检查 MS 吞咽问题的一些研究中指出 34%～43%的受试患者有吞咽障碍，尽管其中只有一半的患者表示有吞咽困难（Calcagno et al.，2002；Thomas & Wiles，1999）。然而，当电视透视检查被应用后，那些在非电视透视检查的吞咽评估下没有被检查出来有吞咽问题的，在电视透视检查中被发现有吞咽异常（Weiser et al.，2002）。这些研究提示了，疾病的严重程度和影响到小脑和脑干是吞咽困难最大的危险因素。作业治疗师需要常规地对窒息、误吸、吞咽困难进行筛查，更多的信息可以在第四十三章找到。

6. 适应多发性硬化症　尽管只有一小部分比例的 MS 患者会有严重的残疾，但是确诊对患者来说会带来沉重的打击。适应症状的变化和有关残损的需要及面对疾病过程的未知和恐惧会影响自尊、关系、性功能、身体活动、职业目标和兴趣爱好。从妊娠问题到认知功能的变化以及影响能力和安全的问题，MS 影响了每一个角色和关系。疾病的多样性和很多症状的隐匿性，如认知变化和疲劳，通常让患者很难或很不自在去向朋友、同事和家人解释。

每一个人对 MS 发生的反应也是因人而异，这些反应也影响了他们的适应能力。研究显示，复发时，患者会用情绪处理技巧，而当缓解之后，则会多些利用问题解决策略和个人的社交网络（Pakenham，1999）。这是有实证支持的，MRI 显示，情感的波动是有关 MS 新的损伤的一项临界的指标（Mohr et al.，2002）。而有研究也表明，很大程度上利用问题解决策略是心理调节好转的一个指标（Warren et al.，1991）。比如说，那些参加压力管理课程的患者比没有继续参加的有较少病灶（Mohr et al.，2012）。

人们最初往往关注自己的诊断，因为这代表着对未来预计带来挑战的重大的变化。随着时间的推移，尤其是 MS 患者重获了全部功能，他们经常会忽略诊断并且很少去关注 MS 的问题。只要这种忽视不引起负面影响，这也许是健康的态度。治疗师帮助患者处理变化的影响并找出改良方法来减轻他们的影响。患者需要对有关新症状的全部信息做出成功的调整。

7. 作业治疗评估　在 MS 患者的评估过程中，有一些特征需要从患者的 MS 的发病史和生活经验中了解并采纳。作业治疗评估从访谈开始，了解患者治疗目标以及症状和所经治疗的简单病史。这些让治疗师了解疾病发展的过程和患者过去的应对方式。在访谈的全过程中，治疗师听取认知困难的关键信息，要注意到是不是有重要的隐匿的残损。简单的问题，像关于头晕、问题思考、动机或者做事情的兴趣、麻木和刺痛、手的灵活性、长时间持续走和站、就业、家居环境和社会环境，业余爱好，膀胱问题、日常生活活动能力、工具性日常生活活动能力、能量、睡眠模式、肌肉痉挛、疼痛、精细运动活动、跌倒和平衡问题和视觉，这些资料可以为进一步针对性的评估提供线索。如果存在认知问题，在患者同意后，应该鼓励患者的家人或亲人一起来参与评估。

作业表现的评估：工具和方法

第一次访谈为治疗师提供了所需评估的工具和方法的指示，包括：
- 加拿大作业表现量表（COPM）（Law et al.，2005; Lexell et al.，2006）
- 改良疲劳影响量表用来筛查疲劳严重程度　（Fisk et al.，1994）
- 6 分钟步行测试来评估耐力和疲劳（Pankoff et al.，2000）
- 多发性硬化症步行量表用来评估活动问题（Hobart et al.，2003）
- 睡眠史问卷或日记（Paralyzed Veterans of America [PVA]，1998）
- 家居评估

- 贝克抑郁快速清单筛查来评估抑郁（Benedict et al., 2003）
- MS 神经心理筛查问卷来筛查认知（Benedict et al., 2004）
- 功能独立性量表（FIM）中的活动模块来评估步态或床上移动能力
- 日常生活活动能力、工具性日常生活活动能力和吞咽困难的评估
- 九孔木棒测试或普渡钉板来测试灵活性（详见第三十七章）
- Semmes-Weinstein 单丝检测感觉（详见第九章）
- 徒手肌力测定（MMT），关节活动度测试和握力测量（仪器测定）（详见第七章）
- 前庭功能评估

此外，还有包含一连串评定的合并评估，能够更加详细或多样化地评估患者的能力。比如测量认知的 MACFIMS 量表（Benedict et al., 2002）；测量意向性震颤的 MAT 量表（Daudrich et al., 2010）；评估残疾状态的 MSFC 量表（Fischer et al., 2001）；测量疲劳的 CFAB-MS 量表（Dawes et al., 2010）；还有测量视觉的成人脑损伤视觉评估（biVABA）（Warren, 1999）。

实施这些评估需要治疗师对患者的情况以及功能性的挑战与症状之间复杂的相互关系进行准确的解释说明。比如说，治疗师必须通过考虑几个评估的结果来鉴别多种类型的疲劳。很高的抑郁指数可能表示抑郁导致疲劳的原因，然而缓慢的 6 分钟步行测试也可能暗示了一个神经纤维或运动疲劳的成分。从一个睡眠问卷的信息可能提示由尿频导致的睡眠干扰是白天疲劳的一个因素。MS 患者有几种疲劳的因素是很正常的，这需要多种医疗健康专业共同进行治疗。

8. 作业治疗干预过程 患者优先选择和兴趣是设定目标和治疗计划的基础，需要用一个合作的过程来达到现实的和满意的结果。MS 患者和转介者常常都会错误地相信他们不得不和 MS 所导致的问题共存，而实际上那些问题是可以通过治疗而治愈的。访谈计划必须把每位 MS 患者特有的问题考虑进去。比如，Finlayson（2004）建议对于那些 MS 老人，治疗师必须确保让他们有掌控未来的感觉，与家人一起对抗 MS，并提倡加强社区支持的建议。此外，专注于单一症状的治疗可能并不有效，因此需要统筹医护团队一起合作提供介入治疗。证据列表 35-1 的实证呈现了 MS 作业治疗的最好的证据。特别问题的考虑如活动策略、设备和环境改造、运动项目、症状管理和就业问题在下面会一一讨论。

（1）活动策略和节省体力。基于综合的评估，疲劳的干预开始于作业治疗师提出对影响个体的每一种相关的疲劳种类和因素的解释（定义 35-1）。之后患者可以完成一份详细的活动日记，这可以在一个很好的选择的软件上完成，并可以列出目标列表及优先考虑的事情（PVA, 1998）。治疗师和患者可以利用日记系统地分析日常工作、居家和休闲活动，并很好地理解休息-活动比例。然后确定活动、环境改造、设备和技术，来处理随之而来的疲劳问题。节省体力策略和运动习惯也会被考虑进来，通过最佳体力管理技术，帮助患者完成有价值的作业和活动。参考定义 35-2，有很多体力管理策略的例子，使得 MS 患者把他们有限的体力放在有用的、有意义的活动中，并且使他们进行运动选择，使他们能够掌握每天的作业活动。

证据列表 35-1

关于多发性硬化症治疗的作业治疗临床实践的最佳证据

干预措施	所检测干预措施的描述	参与者	治疗量	最佳证据的类型和证据等级	益处/有效性	结果的统计概率和效应大小	参考文献
一个节省体力课程对于多发性硬化症患者的疲劳、生活质量（QOL）和自我效能感的治疗效果和有效性	基于社区的节省体力课程包括但不局限于：休息的重要性、有效的交流、合适的身体力学和环境改善	169 名多发性硬化症患者：140 名女性、29 名男性；平均年龄~48 岁	每周 2 小时节省体力课程，持续 6 周	随机对照试验，交叉设计方案 证据等级：I A1a	节省体力课程对于使用体力节省策略来降低疲劳的影响，增加活力和提高自我效能感有显著性意义	结果显示 $P<0.05$。利用科恩效应量来进行重复测试，认知的疲劳力分量表（0.52～0.57），身体（0.74～0.90），社交（0.69～0.77）以及 SF-36 中的 3/8 个分量表，包括角色-体能（0.52～0.63）和精神健康（0.53～0.60），均显示出中等到大的效应值	Mathiowetz et al.（2005）
Nintendo Wii Fit 及其它对身体活动行为的影响	运动项目每周 3 次，每次都使用 Wii Fit 进行瑜伽、平衡、力量和有氧训练。在开始的 7 周内，通过电话询问受试者接受治疗的副作用，以及鼓励受试者增加使用 Wii Fit 锻炼的时间和频率	30 名受试者：23 名女性、7 名男性；复发-缓解过程 MS；住在距离伊利诺斯州大学 40 里以内，年龄在 18~60 岁，可以使用或不用拐杖步行 25 英尺。招募标准：每周 2.5 小时的活动，低视力、下肢瘫痪、妊娠、严重疲劳、抑郁或心脏疾病	Wii Fit 训练项目每周 3 天，持续 14 周	一组重复测量设计，5 周基线对照阶段，2 周 Wii Fit 建立，以及 14 周的跟踪训练 证据等级：III B3b	平衡和力量在第 7 周有显著改善，但是在第 14 周，身体活动等级相较于第 7 周有所下降，并且与对照阶段比较无显著差异	利用多元方差分析，数据显示身体活动在第 14 周有提升（$P=0.001$；ES=0.65），尽管在第 21 周有下降；自我效能逐渐提升直至到第 21 周（$P=0.025$）；在生活质量或疲劳等级方面没有不同	Plow & Finlayson（2011）
将个人数码辅助（PDA）作为有认知障碍的多发性硬化症患者的辅助技术	训练受试者使用 PDA，来提醒自己一系列事情（比如日历、简便、联络电话和要做事情的菜单），PDA 中的数据从电脑中转移过来	20 名 MS 患者：16 名女性、4 名男性；住在社区；有认知障碍；主诉认知是他们最大问题之一，并且有足够的视力、听力和灵活性来使用 PDA	8 周基线时间（无治疗）之后，进行 3 周的家访来进行 PDA 训练：2 个 60 分钟，2 个 90 分钟，然后 8 周的 PDA 使用期	单组治疗前后的重复测试，分别在第 1 周、第 10 周、第 12 周、第 21 周的随访测试 证据等级：III B3b	PDA 的使用者其功能表现有显著的改善，并且可以持续到第 8 周的随访	重复测量方差分析法显示在 COPM 方面有显著结果在表现方面 $F=96.02$，$P<0.001$；在满意度方面 $F=104.92$，$P<0.001$ 在治疗上有显著性改善，有明显的效应值（$P<0.001$，$r=0.79$）。治疗后的结果比治疗前结果要好	Gentry（2008）

定义 35-2

节 省 体 力

为了节约，应保存体力或减少消耗或支出。人在作业参与时进行节省体力和耐力优化指的是有效利用足够的体力同时减少不必要的消耗。以下综合了节省个人体力的一些策略，包括使用"大脑而不是肌肉"的方法：

- 适当使用高水平技术、低水平技术和智能技术。
  - 利用智能设备和有帮助的软件来节省步骤，如声音选择来代替接触输入。
  - 通过把任务改良变成坐着完成，从而降低长时站或走的时间。
  - 保持较低的体温，比如通过使用空调、放在腕或脖子上舒服的降温包或活动时穿着降温背心（图 35-1）。
  - 通过使用踝足矫形器、拐棍或助行器来降低步行的能量消耗。
  - 使用轮椅上躯干支撑坐位维持系统。
  - 工作时，使用合适的有扶手的人体工效学椅子，可调节高度，有背部支撑。
- 计划作业活动及每日日程。
  - 重要的事情放在早上做。
  - 把大的、花费时间的事情分成一些小的任务，每次只做一件事情。
- 解决问题时使用一步接着一步的方法。
  - 使用一些技术来保持低体温，如分层穿着，温水淋浴而非热水淋浴，避免在睡觉时使用电热毯或羽绒被。
- 将必要的高耗能作业活动委派给他人。
- 管理环境控制和改善。
  - 调整工作台面的高度来避免劳损。
  - 在日常活动中避免爬楼梯。
- 简化或消除任务。
  - 避免多重任务。
  - 把做任务时需要的工具准备好，放在伸手可及的位置。
- 告知他人你的能量极限。
  - 教导他人关于增高体温和降低功能与体力的影响。
  - 与他人一起完成一项任务，分担体力消耗。
- 有休息时间点的活动。
  - 活动中间穿插休息的时间，如走—坐—再走。

研究已经证实了面对面的治疗师领导的小组治疗（Packer et al., 1995）对 MS 使用的节省体力策略的效果（Mathiowetz et al., 2005）。电话访谈形式（Finlayson & Holberg, 2007）和在线版的节省体力项目（Ghahari et al., 2010）都被证明是有效的。更多地，还有一个 6 周的小组视频项目——"疲劳：控制住！"也被测试证明具有积极的效果（Hugos et al., 2010）。除了这些项目，作业治疗师应该与物理治疗师合作来治疗疲劳，包括利用步行设备、建议适当的有氧训练习惯、向患者宣教功能性活动时的体力消耗及锻炼耐力的运动。任何一项治疗，也要提供书面的建议和摘要。之后，患者应在 2～3 个月内进行随访，如果症状有变化或在完成策略时有困难，患者应在更短的时间内回来随访。

（2）设备、行为和环境改善。设备、环境和行为改善帮助 MS 患者代偿了无力、痉挛、震颤、疲劳、共济失调和认知问题。许多标准的可采用的辅助设备（如小轮摩托车、电动车、沐浴凳、淋浴椅和床栏）在减少疲劳和减轻与无力和痉挛相关的功能受限的问题上是很有用的。由于疲劳，手动驱动的轮椅就不适用了。如前面提到的，像电脑、运动传感器和具有声音选项的智能仪器这些主流技术可以减少许多 MS 症状带来的影响。在适当时机，治疗师需要确认消费科技和辅助仪器设备并促进设备的使用。

改变行为习惯，如把运动项目从午饭时间移动到工作后及合并午饭时间的小睡，可以提高个人生产的能力。另一个例子就是在工作的时候利用电梯（而不是通过爬楼梯来锻炼）以最好的体力来工作，并在其他时间才作锻炼运动。环境改造可以在很多方面帮助患者，由维持日常生活活动的独立性至继续就业和参与社区活动。家居和（或）工作场所的探访对于确定环境改善是必需的。正确的设备、行为的改变和环境改善的合并运用取决于患者的需求、所拥有的资源和个人的喜好。建议进行有计划的随访，来确定随着变化的发生，是否需要新的或更进一步的改善。

（3）运动项目。作业治疗师教会患者要监察任何 MS 运动项目对疲劳和从事优先选择活动的能力的影响。MS 的两个症状，疲劳和痉挛，经常随着有规律的运动而减轻。有组织的有氧训练已被证明可以减轻疲劳和增加耐力（Kileff，2005），并且痉挛可以通过伸展活动和有节律的运动像步行或骑车来管理。治疗师可以帮助客户将运动锻炼整合到每周日常程序中，这样运动锻炼不会降低执行其他活动的能力。

有氧训练的家居计划将根据几个考虑因素而有所不同。受雇者可以选择家居静力自行车项目，每周 3 次或 4 次，每次 20 分钟，而不是在最近的冷水池中进行水上运动项目。伸展运动强调更少的重复次数和更长的持续时间。力量训练并不能逆转由 MS 导致的神经系统无力，但它们可以减少由于无力所导致的退化。可定期进行的务实锻炼计划比从未遵行的理想计划更加可取。每个家居计划都应附有良好的插图和书面说明。

（4）痉挛干预。合适的痉挛干预方法取决于其严重程度以及对功能干扰和生活质量的影响（Rizzo et al.，2004）。除了伸展练习，采用改良穿衣技巧也是有帮助的，像利用一张小凳子可以保持屈髋以此来降低伸肌张力，或使用穿衣棍来代偿够不到脚。也可以实施家居站立训练，利用站立架每天站立 30～60 分钟。其他的干预包括使用休息位支具和体位、姿势摆放技术，像屈曲髋部达到 90°或以上来降低下肢伸肌张力（PVA，2003）。

治疗师应该熟悉痉挛的常用药物，如巴氯芬和替扎尼定，以及其副作用（嗜睡），这可能会加重疲劳（PVA，2003）。肉毒毒素是一种神经毒素，可以使目标肌肉松弛，效果可持续长达 3 个月（Hyman et al.，2000）。鞘内巴氯芬泵可减轻中度至重度痉挛性 MS 患者的疼痛，改善其功能和生活质量（Erwin et al.，2011）。如果需要使用巴氯芬泵，治疗师可能会在置入泵之前参与评估，并在置入后进行重新评估。

（5）认知代偿。对有认知问题的患者进行作业治疗干预时，重点是补偿认知缺陷和低效率，以便管理日常生活。治疗疲劳通常会改善自我认知的表现（Diamond et al.，2008）。应在仔细考虑每种情况后，谨慎向雇主透露认知问题。对患者和家庭进行认知的教育通常是有益的。意识到这些问题是由于 MS 而不是个性所致，缓解了压力并且提高了对改善的接受度。

小组治疗，压力管理，个人数码辅助，电子记忆辅助和认知行为治疗干预措施已被证明对 MS 的认知功能有积极作用（Brown & Kraft，2005；Gentry，2008；Johnson et al.，2009）。认知技术、策略和改善的例子包括：

- 安排工作职责和需要较高认知功能的任务，以减少认知问题的影响；比如可以在早上或休息后计划做这些。
- 保持使用纸张、智能手机或电子日记作为记忆辅助工具，帮助确定认知和疲劳问题发生的时间以及发生这些问题时的环境。
- 改变环境以减少干扰和障碍，促进组织管理。
- 使用问题解决策略进行决策而不是以情绪为中心的策略。
- 支持社交网络的参与，以协助解决问题。
- 使用逐步的家居和（或）工场指示。
- 一次做一个活动，避免多任务同时处理。
- 采用辅助技术改善高阶 IADL 的功能，如资金管理和账单支付，家庭日程安排和交通选择。
- 增加为活动分配的时间，并减少计划或从事活动的数量。
- 将困难任务委托给他人。
- 在学习过程中使用重复方法。
- 评估驾驶安全性并建议适当的测试和干预措施。

（6）疼痛干预。对于与无力或痉挛有关的疼痛，诸如姿势训练，人体工学座椅，牵伸，支撑性支具和肌肉扳机点的局灶性热疗等干预可能是有效的。个人量身定制符合人体工效学的工作站（如带有扶手的人体工效学椅，耳机，鼠标和键盘托架）是有利的。用于纠正步态问题的运动项目和移动设备也可以帮助减少疼痛。

（7）震颤与共济失调干预。对震颤和共济失调的作业治疗干预的特点是近端稳定或支撑、职业的改良，以及适应性的设备和矫形器。近端稳定包括支撑躯干及上肢和下肢的较大关节。例如，在进餐时，将患者的躯干倚靠着桌子，双臂放在桌子上（Gillen，2000）。因为在坐着的姿势下，下肢得到支撑，躯干靠在桌子上稳定，肩膀和肘部得到支撑。改进的作业方法可以是手把手引导来进行书写或拨打手机。如果一只手不受震颤的影响，可以考虑重新训练未受影响的手。像颈托等矫形器的使用以减少头颈部活动的幅度，或使用腕部支具以减少关节活动的幅度和活动关节的数量。例如，手腕上的负重也可用于抑制震颤（NMSS，2012），但可能会增加疲劳。前臂的外周冷却已被证明可以减少震颤幅度和频率，并增加活动能力长达 30 分钟（Feys et al.，2005）。一项作业治疗干预项目，针对 MS 特定开发的意向性震颤治疗的逐步方法（step-wise approach to the treatment of intention tremor）进行了试点测试，并显示了一些有希望的结果（Hawes et al.，2010）。

（8）就业改善。前面部分所描述的问题可能会影响 MS 患者的工作表现。维持就业，生产力和满意度的改善可能包括：

- 更改执行任务的时间
- 通过电话会议、互联网和应用程序来减少长时间的步行、站立和旅途
- 使用适当的步态设备和驱动移动设备
- 换到便于频繁活动的办公室
- 修改工作时间
- 完全或部分在家工作
- 安排可作定期休息的空间

9. 对干预的看法　尽管转诊到作业治疗服务可以发生在 MS 的整个病程，但通常是那些被认为具有相对严重残疾的患者才被转诊过来治疗。不幸的是，到那个时候已错过了最好的时机，可给予步行技巧（从而减少或延迟对轮式助行器的需求）、注意疲劳和体力管理、就业改造以支持继续就业，提升有关MS 的每日生活自我管理技能的干预。治疗师必须向医生和其他转诊来源进行宣教，让他们了解 MS 患者早期对干预的需求和益处。

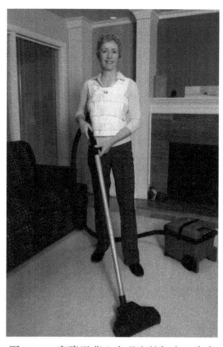

图 35-1　穿降温背心在吸尘的妇女。当参与特定的作业活动时，如果对热很敏感，可以穿降温的衣服，如降温背心（像上面那样）或者佩戴于脖子或手腕上的降温包

还必须认识到，MS 患者以及其他慢性病患者在其病情的自我管理中发挥着不可或缺的作用（Bodenheimer et al.，2002）。MS 患者了解他们的需求和独特情况，并可提供相关信息补充了医护专业人员的知识。研究表明，参与自我管理计划的人生活质量更高，能更好地利用医护专业人员的时间（Barlow et al.，2000）。还有证据表明，自我管理能力差的 MS 患者，会感觉控制力差，不确定性增加，会增强抑郁和绝望感，出现不良的心理调节（Bishop et al.，2008）。MS 患者的自我管理决策包括通过掌控有计划的策略和日常生活，以及在医疗服务提供者的期望和建议与他们生活中的实际情况之间寻找平衡点（Thorne et al.，2003）。正因为如此，自我管理是医疗保健的重要组成部分，对于身患 MS 的人来说至关重要。

（二）帕金森病

帕金森病（Parkinson's Disease，PD）是一种渐进发病并且病情复杂多变的疾病。多于中年起病，平均发病年龄 55～60 岁。帕金森病在 60 岁以上的人群中发病率为 1%，即在 60 岁以上的人群中每 10 万人中有 1000 人患有帕金森病（de Lau & Breteler，2006）。帕金森病发病是渐进的，症状可能持续发展数年的时间（Baker & Graham，2004）。帕金森病可通过三个典型症状：震颤、**强直（rigidity）**和**动作迟缓（bradykinesia）**来鉴别。姿势不稳定也经常被列于症状表现中（Conley & Kirchner，1999）。震颤通常是首发主诉，表现为静息性震颤，随着紧张情绪加剧，也可能表现为搓丸样（Gelb et al.，1999）。强直倾向于发生在帕金森病的晚期（Gelb et al.，1999）。**动作迟缓**导致缺乏面部表情，或"面具脸"，影响行走、活动参与和眨眼（Conley & Kirchner，1999）。姿势不稳定起始表现为手臂摆动减少，头部和躯干向前倾斜，迈的步子变短逐渐演变为速度越快的**急促步伐**。姿势反射的丧失会导致跌倒和**运动失用（akinesia）**或动作"冻结"的事件发生，阻碍患者自发性的步行启动、转弯和跨越门槛（Hass et al.，2005；Ward & Robertson，2004）。

其他帕金森病症状，特别是中晚期阶段包括吞咽改变，轻声说话，**慌张步态**，自主神经系统障碍，便秘，疲劳，睡眠障碍，精神并发症（尤其是抑郁和焦虑）及痴呆（Shulman et al.，2002；Verbaan et al.，2007）。当慌张步态与动作"冻结"合并后，37% 的患者摔倒的概率增加（Giladi et al.，2001）。吞咽问题可以发生在帕金森病病程中任意时间点并与疾病严重程度无关。此类问题包括吞咽反射延迟，和舌头控制异常导致的食物残渣滞留在口中（Plowman-Prine et al.，2009）。

15%～20%的帕金森病患者伴有痴呆，并且痴呆倾向发生于那些确诊有帕金森病病史、合并抑郁症病史、年龄较大的患者（Aarsland et al.，1996）。认知功能受影响的主要方面是运动计划、抽象推理、注意力集中、组织和排序能力（Ward & Robertson，2004）。已被证实的是，帕金森病患者在学习新任务时，依赖于外部提示、反馈和重复的学习（Ward & Robertson，2004）。

帕金森病被认为是由遗传因素和环境因素引起的。在5%～10%的案例中，遗传因素与4号染色体突变有关，虽然这种突变与帕金森病的发生关系是不确定的（Conley & Kirchner，1999）。导致帕金森病的环境因素包括暴露于井水和农药并与在农场生活相关（Marder et al.，1998）。

其发病机制与黑质中缺失的多巴胺能神经元有关，黑质提供多巴胺输入至纹状体，它部分地调节丘脑及其与运动皮层的连接（Ward & Robertson，2004）。基底神经节的生化异常也在发病过程中出现（Conley & Kirchner，1999）。补偿多巴胺的药物用于弥补多巴胺缺失在一段时间内是有效的，但是可随之出现药效逐渐失去的情况，尤其在后期。同时也可能导致难以控制的"开/关"波动现象（译者注：在服药后期患者症状突然缓解，又突然加重，无法预料）（Varanese et al.，2010）。作业治疗的干预措施必须能应对症状的波动。

1. 帕金森病的诊断　在尸检研究中，25%的帕金森病病例被证明是误诊的（Calne，1995）。导致诊断困难的部分原因是面对发展病发前的生物标志的挑战及缺乏确定的生物标志物的挑战（Wu et al.，2011）。目前，诊断是依据临床证据，使用临床诊断标准，主要表现为震颤、僵硬、**动作迟缓**与姿势稳定性（Jankovic，2008）。

2. 帕金森病的病程　帕金森病病程有两种分类方法，一种有五个阶段（Hoehn & Yahr，1967），一种有三个阶段（Bradley，1996）（定义35-3）。这些阶段广泛地描述了症状的出现、对功能的影响及对药物的反应。

📖**定义 35-3**

帕金森病的分期

Hoehn-Yahr（1967）的分期建议

第1阶段：单侧受累，无或极少累及功能，通常表现为静止性震颤。

第2阶段：中线或双侧受累，未影响平衡，躯干移动能力和姿势性反射轻微受影响。

第3阶段：姿势不稳，轻度到中度功能障碍。

第4阶段：姿势不稳定增加，但能行走；功能障碍增加，影响日常生活（ADL）；手的操作能力和灵活性降低。

第5阶段：患者活动被限制于轮椅和床。

Bradley（1996）的分期定义

早期：无功能障碍；单一症状；对药物治疗反应良好；这阶段可维持数年。

无波动期：一些功能障碍；加入左旋多巴药物治疗；80%的功能可得到恢复。

波动期：功能受限；左旋多巴的副作用出现；症状难以控制，姿势不稳定，步态障碍，变得衰弱。

3. 潜在情绪、社会、经济影响　在帕金森病的初始阶段，肢体残疾的程度是最小的。但其带来的情感负担和社会影响着实显著。静息性震颤，极少造成运动障碍，但却是心理困扰的常见来源，许多人表示会因此感到尴尬或难为情（Uitti, 1998）。在后期，震颤和强直与压力和生活质量降低高度相关（Peto et al., 1995）。其他生活质量下降的可预知因素包括抑郁、认知能力衰退、社会孤立、睡眠障碍、行动不便、疲劳、神志不清、尿失禁、不可控制的"开/关"波动现象、疼痛和日益增加的依赖性（Rahman et al., 2008）。由于45%的帕金森病患者患有严重抑郁症，所以早期鉴别和干预至关重要（Karlson et al., 1999）。

帕金森病对社会有着显著的影响。在早期，患者的字迹可能开始不稳定并开始缩小，从而难以辨认（Gillen, 2000）。在中后期，声音变得轻微和单调。面部表情和细微手势的减少会带来交流的减少和传递负面的信息（Tickle-Degnen, 2006）。帕金森病患者可能对社交和以前喜欢的休闲活动兴趣减退。帕金森病可危及家庭关系和角色的维持，患者本人以及其家庭成员，尤其是配偶或成年子女，会随着照护时间的增加，而感到内疚、绝望和愤怒（Baker & Graham, 2004）。

帕金森病带来的经济影响常常与药物、轮椅移动、无障碍环境改善、自理和安全设备，以及家庭支持相关。如果就业，由于身体功能的受限，可能需要就业改善、提前退休及申请伤残福利，这些往往连带着经济收入的损失（Schrag & Banks, 2006）。帕金森病患者停止工作比正常人群早5~6年（Dick et al., 2007）。年长的看护者可能需要帮助和休假，但这将带来进一步经济影响，并且长期的护理及其安置费用相对昂贵。

4. 作业治疗评估　在帕金森病的早期阶段，除非有功能受限或心理问题，很少涉及作业治疗干预。在这个阶段，患者被建议维持家庭内和家庭外的兴趣和角色，包括就业、社会活动和驾驶（Baker & Graham, 2004）。作业治疗通常是在病程的中后期介入（Hoehn & Yahr, 1967）。评估应包括一个简要的病史，在中期阶段，应确定与以下因素相关的作业表现问题：活动能力降低，安全问题，吞咽，精细活动不协调，运动迟缓、**齿轮样强直**和抑郁的情感。

标准化的生活质量评估——帕金森病问卷调查-39，可能是一个有效的筛查工具。它的39个项目被分成8个与作业治疗相关的领域：移动能力，ADL，情绪健康，自我认识，社会支持，认知，沟通和身体不适（Peto et al., 1995）。治疗师也应该留意被排除的作业活动（Gillen, 2000）。以下的一些举例说明了，活动时存在的功能障碍和能力受限例子，可包含在评估内的：

- 在家庭、工作和社区环境中的精细活动（写作、吃饭、刮胡子、系鞋带）。
- 安全移动，如走路、爬楼梯、开车、从坐到站。
- 疲劳影响大多数的活动。
- 帕金森病早期阶段的工作评估，以减少失业或提前退休风险。
- 与参与自理、家务、去杂货店购物等活动受限有关的动作迟缓、姿势不稳定和强直。
- 吞咽或其他用餐时间存在的问题导致进食时间延长及摄食量减少。
- 影响一般活动中相关角色的认知问题。
- 性活动的限制包括相关动作迟缓、疲劳、抑郁和心理社会问题。
- 睡眠障碍。

● 声音的变化。

5. 作业治疗干预过程 在与帕金森病患者和其他亲人一同制定目标时，治疗师必须平衡活动的体力需求及动机和挫败感，以及照顾者在依赖-相互依赖-独立贯穿的背景下的时间安排（Gillen，2000）。其他人的参与对干预措施的可行性来说至关重要，其治疗各异，依据患者的优先考虑和资源、疾病的阶段、评估时发现的作业方面的困难而定。实践程序 35-1 中描述的许多干预措施可以在家中和其他相关环境中使用。许多研究报告了作业治疗和其他康复干预对帕金森病的总体效果（Dixon et al.，2007；Rao，2010）。一项荟萃分析显示，15 项研究中有 10 项研究展示了作业治疗的积极效果，干预结果显示，接受治疗的帕金森病患者中 63%的人病情好转，而未接受治疗的帕金森病患者中只有 37%的人病情好转（Murphy & Tickle-Degnen，2001）。一个近期的随机对照试验揭示了自我管理康复计划对帕金森病患者的疗效（Tickle-Degnen et al.，2010）。其他研究也对 Lee Silverman 语音治疗（Lee Silverman voice treatment，LSVT）和自我提示言语康复项目（Rehab-SelfCue-Speech programs）进行测试。

📖 **实践程序 35-1**

帕金森病的作业治疗

减少孤立和沟通问题的干预措施：
● 对患者进行宣教，让患者安排好活动的时间，使其与最佳的药物效果同步。
● 改良休闲活动来鼓励参与和减少孤立。
● 提供关于支持和援助组织的信息。
● 对照护者进行宣教，让他们改变交流方式和活动以促进患者的参与。
● 参与 LSVT 和 LSVT®BIG 项目。
● 实现书写改善，包括使用粗柄的笔尖触感记号笔和在精力充沛时进行书写。
● 使用交流辅助设备，包括智能设备如电子平板电脑（手机可能太小），有大键盘的电话和日常生活电子辅助（EADL）。
● 提供家居运动计划以保持面部活动和社交的表达。
安全相关措施：
● 使用自我提示言语康复项目（Rehab-SelfCue-Speech programs）中的技术来指导坐站转移和床上移动。
● 指导如何处理在步行时运动的"冻结"，包括避免人群拥挤、狭窄的空间和房间的角落；减少分心、走路时不要带东西；减少路径中的杂物；留意转向;用有节奏的拍子或计数来保持动力。
● 推荐设备以增加独立性如高的马桶座和抓握把手。
● 行走辅具（给有慌张步态的患者予以助行器）。
● 如有需要，建议有适当的座位系统、靠垫及可调节的脚/腿托和扶手的轮椅，以便在社区内移动。
● 建议良好的、均匀的照明，特别是在狭窄的空间和门口。
● 提供家居运动练习以保持移动性、协调性、姿势和耐力。
● 实施家居评估和建议家居改善，可能包括卫浴室的改建（例如，防滑表面，浴凳/

椅）和地板改善（例如，移除小张地毯），可在患者步态"冻结"经常出现位置的地板上铺设横条，并消除家具造成的拥塞。

维持独立性和参与性的干预措施：

● 修改进食的习惯，包括摄取小部分、减少干扰、在充足的时间中安排多次用餐，提供辅助设备如防滑涂层的盘子和加装把手。

● 如果难以进入浴室，可建议使用成人内衣护垫来减少尴尬情况。

● 建议休息和排尿后以及药效最强时进行性活动。

● 指导在家居、休闲和工作活动中运用体力效益的策略。

● 减少或消除对精细活动的需要，如穿很少扣子或者没有扣子的衣服。

● 减少感知问题的影响，可在无干扰的环境下使用视觉线索和有节奏的音乐；慢慢地说出简单的指示。

● 实施家居评估。

LSVT 是一个每周 4 天，为期 4 周的项目，旨在教授并使患者习惯补偿性言语和语音策略，以促进更响亮、更清晰的言语，这通常由作业和（或）物理治疗师来实施治疗。LSVT 有助于激励帕金森病患者的积极性，来改善声音响度、吞咽、言语、手势交流和面部表情（Sapir et al.，2007）。Lee Silverman 的修订版项目，被称为 LSVT®BIG，用于促进帕金森病患者高幅度的运动（Ebersbach et al.，2010）。在这个项目中，鼓励患者追求更高的治疗目标。快速、剧烈、爆发性的运动旨在减轻**动作迟缓**的影响。自我提示言语康复项目（Rehab-SelfCue-Speech programs）是为轻度到中度帕金森病患者设计的（Hoehn-Yahr 分级表的第 3 阶段）（Maitra，2009；Maitra & Dasgupta，2005）。它以运动控制原理和感觉反馈为基础，以减轻**动作迟缓**为目标，利用自我提示来启动运动相关的动作。为了练习自我提示言语康复项目，治疗师帮助患者选择要完成的任务，然后在活动中选择动作词并在活动时大声说出来，以促进活动表现。患者用这些提示来练习几节课，而最终的目标是将这些技术泛化到家居活动中去。以从椅子上站起来这个活动为例子，动作文字提示可以是"前倾"，然后"站起来"。从此，每当患者想从椅子上或其他平面上起立时，就会用到这些提示词。证据列表 35-2 展示了对于帕金森病作业治疗干预的最佳证据。

（三）肌萎缩侧索硬化

肌萎缩侧索硬化（amyotrophic lateral sclerosis，ALS），俗称卢伽雷病，是一种最常见的、迟发性的、致命性的神经退行性疾病，累及上运动神经元（UMN）和下运动神经元（LMN）。每 10 万人中有 2 人患有肌萎缩侧索硬化，男性发病率更高［Amyotrophic Lateral Sclerosis Association（ALSA），2012］。除了临床检查，尚无其他检验手段，因此，会选择一些诊断测试来进行详细、多步骤的鉴别诊断（ALSA，2012）。肌萎缩侧索硬化病因尚不清楚，初期症状差别很大。

发病的平均年龄为 58 岁，尽管也有 20 岁的成年人被确诊。发病年龄和症状的发展模式对判断个体预后有帮助，年轻上运动神经元损伤患者的预后相对较好。研究还表明，SF-36 量表的基线分数是长时间监测健康状况的重要预测因子（Norquist et al.，2003）。一般来说，个别患者的预后最好交由擅长肌萎缩侧索硬化的神经学家来判断。

作业治疗实践对干帕金森病干预的最佳证据

干预措施	所检测干预措施的描述	参与者	治疗量	益处/有效性	最佳证据的类型和证据等级	结果的统计概率和效应大小	参考文献
跨学科合作式的帕金森病患者自我康复管理	18 个小时的小组练习包括灵活性、力量和言语练习；日常生活活动 (ADL)、步态训练、对认知策略、沟通、压力管理以及跌倒预防的讨论	119 名*帕金森病患者：30 名女性，90 名男性；平均年龄 66 岁	参与者被随机分为三组：(1) 无康复治疗 (2) 18 个小时的临床小组康复和 9 小时的社交治疗 (3) 27 小时康复服务 (18 小时的小组康复，9 小时的居家或社区的个人康复治疗，练习技能的转换)	接受康复治疗的两组者的帕金森病相关生活质量 (HRQOL) 均有改善，且在交流和运动方面均有进展。干预组之间的 HRQOL 得分没有差异	随机对照试验 证据等级：I B2a	采用重复测量协方差分析 (ANCOVA) 治疗后干预效应以及随访的结果，$F=3.98$，$P=0.02$，中等效应值 ($\eta=0.26$)。HRQOL 在交流 (2 个月随访) 和运动方面 (6 个月随访) 显示了显著性结果 ($P=0.03$)	Tickle-Degnen et al. (2010)
LSVT®BIG，源于 Lee Silverman 的声音疗法	该项目侧重于高强度的高振幅运动训练	处于 Hoehn-Yahr 分级表的第 1~3 阶段的 58 名帕金森病患者：36 名女性，22 名男性	参与者被随机分为三组 (1) 一对一的训练 (LSVT® BIG) (2) 使用 Nordic Walking (WALK) 的小组训练 (3) 无监督下的家居练习 (HOME)	进步表现在：(1) 统一帕金森评定量表 (Unified Parkinson's Disease Rating UPDRS) 中的运动评分 (2) 起立行走试验 (Timed up-and-go，TUG) 得分 (3) 10 m 步行测试组间生活质量无差异	随机对照试验 证据等级：I C2b	使用协方差分析 (ANCOVA) 进行组间比较，LSVT®BIG 项目显示在 UPDRS 上有明显的改善 ($F=11.9$，$P=0.001$) 及 TUG ($F=3.64$，$P=0.033$)，而 10 m 步行测试 ($F=0.97$，$P=0.059$) 接近显著效益	Ebersbach et al. (2010)
帕金森病患者住院康复项目	康复包括由物理治疗师和职业治疗师提供的运动策略和运动训练	28 名帕金森病患者；平均年龄 68 岁，住院治疗，处于 Hoehn-Yahr 分级表第 2 或 3 阶段，能独立行走 10 米 3 次且无须辅助	在两周的住院期间，最多 16 次训练，每次 45 分钟；训练次数从 5 次到 16 次不等。参与者被随机分为运动策略组和运动训练组	运动策略组与运动训练组相比，在 UPDRS，10 m 步行测试，两分钟步行测试，平衡和生活质量方面均有所提高	随机对照试验 证据等级：I C1a	生活质量在出院时 ($t=3.65$，$P=0.003$) 和 3 个月随访时 ($t=3.65$，$P=0.003$) 均有明显改善。两分钟步行测试在出院时 ($t=-5.54$，$P=0.000$) 和随访时 ($t=-5.27$，$P=0.000$) 均有明显改善。UPDRS ($t=3.16$，$P=0.008$)、10 m 步行测试 ($t=3.66$，$P=0.003$) 和平衡 ($t=3.74$，$P=0.002$) 在出院时有改善，但效果没有维持到 3 个月	Morris et al. (2009)

* 译者注：原有 120 名患者，后有 1 名患者因诊断变化退出。

在肌萎缩侧索硬化患者中，上运动神经元和下运动神经元疾病的早期表现在初始发病部位有所不同。上运动神经元损伤导致全身无力、痉挛和反射亢进。下运动神经元损伤可导致肢体无力或肌肉萎缩、颈伸肌无力、**肌束颤动（fasciculations）**、肌肉绞痛及反射丧失。早期延髓受累影响言语、吞咽和呼吸，有时高龄患者往往表现出进展更快的病程（Mitsumoto et al.，1998）。随着病情的发展，UMN 和 LMN 受损都会出现言语障碍（Ball et al.，2004）。认知能力很少受到影响，视力、肠道和膀胱的控制和感觉都不会受到影响。

现在暂无可治愈或可有效治疗肌萎缩侧索硬化的药物，利鲁唑（Rilutek），一种抗谷氨酸药物，可改变肌萎缩侧索硬化的病程，是唯一通过 FDA 许可的肌萎缩侧索硬化治疗用药。有其他几种药物正被研究，包括干细胞治疗，为肌萎缩侧索硬化患者带来了希望（ALSA，2012）。药物还可以帮助治疗痉挛、焦虑、失眠和唾液过多等症状，但不改变疾病的进展。辅助通气、气管切开术和胃造口术可缓解进食和呼吸问题（Mitsumoto et al.，1998）。由于疾病的进展、症状诸多以及潜在的干预措施，多学科的团队可使患者生活质量得到提高（Van den Berg et al.，2005）。

1. 肌萎缩侧索硬化的病程　根据临床特征，肌萎缩侧索硬化被分为 6 个阶段（表 35-1）。诊断后的生存期中位数为 23～52 个月，但也有相当一部分患者存活 5 年或 5 年以上（ALSA，2012；Mitsumoto et al.，1998）。臂、腿无力或累及延髓部位是一种常见的初始症状（Mitsumoto et al.，1998）。萎缩可能开始于手部，伴随着鱼际肌和小鱼际肌的萎缩，以及肩部肌肉的萎缩。由于手背和手掌骨间肌萎缩，手指伸展功能通常比握力更早受到影响。由于下肢无力，通常会出现摔倒、走路和床上活动的问题。

表 35-1　ALS 患者在不同阶段的康复

阶段	临床特点	维持运动功能的活动	所需设备
I	可步行，ADL 没问题，轻微的无力	正常活动，未受累的肌肉进行中等强度的、主动 ROM 锻炼和力量锻炼	无
II	可步行，某些肌肉中度无力，疲劳感增加	生活适度改善；适度的锻炼；主动及辅助的 ROM 练习	辅助器具，使用免提设备，电子平板电脑
III	可步行，某些肌肉严重无力，ADL 增加困难；明显的疲劳	适应以继续保持活跃的生活；主动、辅助、被动 ROM 练习；关节疼痛管理	智能技术，适应性设备，家居设备和环境控制
IV	轮椅依赖，几乎是独立的，双腿严重无力	被动 ROM 运动，未受累肌肉的适度力量练习	智能技术，适应性设备，家居设备，环境控制，轮椅
V	轮椅依赖，生活依赖，上肢和下肢明显无力	被动 ROM 运动，疼痛管理，预防褥疮	智能技术，适应性设备，家居设备，环境控制，轮椅
VI	只能卧床，ADL 活动不能完成，生活需要最大程度协助	被动 ROM 运动，疼痛管理，预防褥疮和静脉血栓形成	智能技术，适应性设备和家居设备来帮助照护人员，环境控制，轮椅

注：ADL，日常生活活动（activities of daily living）；ROM，关节活动度（range of motion）。

引自：Mitsumoto, H., Chad, D., & Pioro, E. (1998). *Amyotrophic lateral sclerosis. Contemporary neurology series.* Philadelphia: Davis; Sinaki, M. (1980). Rehabilitation. In D. W. Mulder (Ed.), *The diagnosis and treatment of amyotrophic lateral sclerosis* (pp. 169–193). Boston: Houghton Mifflin.

肌萎缩侧索硬化有三种类型，包括散发型、家族型和关岛型（ALSA，2012）。最常见的是散发型肌萎缩侧索硬化，在肌萎缩侧索硬化患者中占 90%～95%，而家族型肌萎缩侧索硬化患者占 5%～10%，家族型肌萎缩侧索硬化患者似乎有基因联系，通常家族中会出现不止一例病例（ALSA，2012）。第三种形式是当关岛在 20 世纪 50 年代出现肌萎缩侧索硬化高发病率之时发现的。

2. 潜在的情绪、社会及经济影响　肌萎缩侧索硬化是一种对个人及其家庭具有极大影响的疾病。其进展相对较快，再加上上肢功能早期丧失，可能还伴有言语和吞咽障碍，这意味着该病很快就会影响患者的工作能力、日常生活活动、工具性日常生活活动、维持就业和生活质量等方面。研究表明，与正常对照组相比，肌萎缩侧索硬化患者有更多的抑郁、外在控制和绝望感（McDonald et al.，1994），而这些与身体功能或社会人口因素无关（Plahuta et al.，2002）。

在他们面对他们所爱的人日益严重的残疾之前，肌萎缩侧索硬化患者和他们的家人几乎没有时间对诊断结果及其影响进行心理调整。家庭成员对肌萎缩侧索硬化诊断的接受程度可能会影响他们参与以下内容的意愿：计划，接受必要的改变以提高肌萎缩侧索硬化患者的独立性，并在知情的情况下选择干预治疗（Ball et al.，2004）。

患者经常在确诊后不久就离开工作岗位，可能不得不面对经济问题和医疗保险问题。由于受影响最普遍的年龄组是有工作的，并积极参与家庭和社区活动，这种突然的变化是毁灭性的。

3. 作业治疗评估　对肌萎缩侧索硬化患者的评估应基于明确的功能障碍水平（表 35-1）及个人的需求和优先考虑。早期干预应针对影响作业活动的个人症状。随着肌萎缩侧索硬化的进展，干预措施集中在个人功能，以及现实和社会环境。Neudert、Wasner 和 Borasio 对此提供了支持（2004），他们证明了当肌萎缩侧索硬化患者的生活质量在他们的家庭和社交网络的支持下会依然保持稳定，尽管健康状况有所下降。

可以使用 ALS 功能评级表（Mitsumoto et al.，1998）协助评估。为确定持续的功能改善情况，应将 ADL 和 IADL 包括在所有评估中。功能限制可能是由于上肢能力下降，因此普渡钉板、九孔木棒测试或其他计时的上肢功能测试及标准 ROM 和 MMT 是有用的。疲劳表现出对体能相关的生活质量的影响（Lou et al.，2003），并且可选择多维疲劳调查表（Multidimensional Fatigue Inventory）或本章较早前描述的其他筛查方法。随着交流和吞咽功能的衰退（Higo et al.，2004），评估和干预是必需的，以确保营养需求和社会参与的维持。由于疾病的进展，每次就诊都需要重新评估。

4. 作业治疗干预过程　由于肌萎缩侧索硬化是进展性疾病，这要求康复治疗具有代偿性，侧重于适应残疾和预防继发性并发症。目标是让人尽可能地保持活跃和独立。对于早期患者，作业治疗的目标举例如下：

- 使用家居锻炼计划优化力量和 ROM（Drory et al.，2001）。
- 通过使用辅助或适应性设备来维持 ADL 和 IADL 的功能。
- 通过使用支具和矫形器减少颈部和四肢的疲劳。
- 通过使用关节保护和工作简化技术来管理疼痛和体能。

随着功能的衰退，活动和自理变得越来越困难。家居评估和家居治疗愈发重要，此时干预的重点是使照护人员能够安全、有效地帮助患者。治疗师在以下方面来帮助照护者-患者团队：

- 优化安全措施和体位摆放，实施安全的转移，保持皮肤完整性。

- 通过使用增强式的交流设备确保交流（Ball et al.，2004）。
- 评估和管理吞咽困难（Higo et al.，2004）。
- 优化社会参与。
- 识别和获取设备，例如病床，可使患者持续地活动并且舒适。
- 改善环境来增强参与、安全和舒适性。

在整个疾病的过程中，作业治疗师必须对患者、家人和照护人员保持敏感，因为身体需求、经济上的顾虑，以及把家庭变成类似医院的环境都会产生巨大的压力和紧张感（Mitsumoto et al.，1998）。与患者、照护人员和肌萎缩侧索硬化团队进行讨论和密切合作，有助于解决患者不断变化的需求。

在治疗肌萎缩侧索硬化的患者时，治疗师必须了解患者对便携设备的接受程度、经济情况及社会和文化背景。关于肌萎缩侧索硬化的运动、设备和辅助技术和言语障碍等的特殊考量将在下文叙述：

1）运动。主动和被动关节活动训练、肌力训练、耐力、伸展和家居呼吸训练方案在疾病的各个阶段都应提倡，并且可有效地减少继发性并发症（Mitsumoto et al.，1998）。注意过度用力、潜在的继发性问题、肌肉痉挛和对疲劳的详细监测对一个运动计划的成功是很重要的。患者最初可能能够独立执行一个家居伸展训练计划，但随着病情的发展，当患者执行该计划变得过于劳累或困难时，照护人员可能要参与。

2）设备和辅助技术。治疗师将提供信息，并协助获取辅助技术和适应性设备，帮助患者在肌萎缩侧索硬化的各个阶段达到最佳的独立水平（见表35-1）。颈托或万用套等辅助设备可能会有帮助。由于独立行走在进展迅速的疾病（如肌萎缩侧索硬化）中变得困难，订购轮椅可能需要尽快进行。根据功能的不同，移动设备可能包括防足下垂支具、手杖和（或）助行器。一项研究表明，57%患有中度残疾的人在使用轮椅的同时还使用了移动辅助设备（Trail et al.，2001）。同时，家居评估和患者-照护者咨询也可为患者选择轮椅提供参考资料。有关轮椅选择的特点及详情，请参阅第十七章。

随着疾病的发展，主流技术和环境控制的作用开始凸显，如照明和呼叫警报系统、运动传感器、门（解）锁系统及遥控的电视和收音机等。使用带有音频选项的智能设备（如果声音微弱，可以替换为其他设备）来取代触控打字可有效节省体力和保持沟通（参见第十八章）。

3）吞咽困难。吞咽困难可能出现在肌萎缩侧索硬化的任何阶段，尤其是延髓部位明显受累时。干预措施可包括（不仅局限于以下）：减少吃饭时的分心（限制谈话和其他活动）；改变食物的黏稠性（例如，浓稠液体）；教授吞咽的手法技巧；并确保充足的用餐时间。如果营养和维持体重成为问题，可以建议尽早采用另一种营养途径。

（四）格林-巴利综合征

格林-巴利综合征（Guillain-Barré Syndrome，GBS）或急性炎症性脱髓鞘性多发性神经病可导致周围神经轴突脱髓鞘（Meythaler et al.，1997）。其典型表现包括快速进展的从足开始上行的对称性无力；腿部疼痛；无深肌腱反射；手足部有轻度感觉丧失；脑神经功能障碍伴随可能的面瘫和吞咽问题；体位性高血压和心动过速的自主神经系统反应；呼吸肌无力；疼痛，疲劳和泌尿功能障碍（Gregory et al.，2005）。然而，患者的认知能力仍然完好无损

（Guillian-Barré Syndrome-Chronic Inflammatory Demyelinating Polyneuropathy Foundation International[GBS-CIDP]，2012）。症状有的很轻微，不太需要医疗照护，有的很严重，以至于致死率有 1%～10%（Khan，2004）。

GBS 的病因尚不清楚。其患者遍布全球，发病率为（1.3～2）/10 万（GBS-CIDP，2012）。男性格林-巴利综合征的发病率是女性的 1.5 倍，并且易发生在成年人中 20～24 岁和 70～74 岁的群体（van Doorn et al.，2008）。遗传易感性或接种疫苗不会导致 GBS 发生（Hughes & Rees，1997）。然而，有 41% 的病例显示肠炎先于 GBS 发病，呼吸道感染和艾滋病也可能是 GBS 的先发病（Carroll et al.，2003；Jiang et al.，1997）。

1. 格林-巴利综合征的诊断 格林-巴利综合征的诊断包括症状、体格和神经检查，包括神经传导测试和脑脊液分析（GBS-CIDP，2012）。针对格林-巴利综合征的医疗干预措施力图减轻病情的严重性，但并非治愈这种疾病，所以在最初诊断后，患者被收入医院监测呼吸和其他功能，直到格林-巴利综合征的病情稳定下来（GBS-CIDP，2012）。治疗包括静脉注射免疫球蛋白、血浆交换（或称血浆置换）和类固醇（van Doorn et al.，2008）。

2. 格林-巴利综合征的病程 格林-巴利综合征有 3 个阶段。在 95% 以上的患者中，在刚发病或急性炎症期表现为至少两个肢体的无力，并在 2～4 周内发展到最大程度，伴随症状加重（Van Doorn，2008）。20%～30% 的患者需要机械通气（Dematteis，1996）。随后是无显著变化的平台期，持续数天或数周，此时残疾最严重。第 3 个阶段是渐进性恢复期，即发生髓鞘再生和轴突再生，虽然平均时间为 12 周，但最长可持续 2 年（van Doorn et al.，2008）。恢复开始于头部和颈部，而后向远端发展（Karavatas，2005），并且恢复程度不同；大约 50% 的患者完全恢复了功能，另外 35% 的患者残留了一些无力的情况还未恢复。剩下 15% 的患者要忍受更严重的永久性残疾（Khan et al.，2010）。疲劳是 93% 的患者最常见的残留问题（Parry，2000）。轻微的认知损伤可能存在于执行功能、短期记忆和决断力（Gregory et al.，2005）。

3. 潜在的情绪、社会和经济影响 情绪和心理的反应是对快速出现的症状和残疾程度的反映。震惊、绝望、恐惧和愤怒等反应可能较为强烈（Dematteis，1996）。由于恢复和进步是缓慢的，调整、不耐烦和挫折感会伴随着持续存在的残疾（GBS-CIDP，2012）。根据随访调研报告，格林-巴利综合征会影响患者的自信心和独立生活的能力，且 18% 的人患有抑郁症，22% 的人患有焦虑症（Khan et al.，2010）。

对于年轻的成年患者来说，格林-巴利综合征可能会带来教育、就业和经济方面的影响。这个年龄段的人职业生涯刚开始，可能只有很少的积蓄。对于那些在晚年罹患格林-巴利综合征的患者来说，其对经济的影响可能较小。对于那些格林-巴利综合征后重返工作的人来说，工作可能会有新的价值，需要应付失去工作角色以及重拾工作角色的问题，以及需要应对策略来解除工作适应方面的困境。公众缺乏对于格林-巴利综合征的认识可能是患者重返工作岗位的障碍（Royal et al.，2009）。

4. 作业治疗评估 中到中重度的格林-巴利综合征患者，通常会被转介到作业治疗。约 40% 的格林-巴利综合征患者需要康复服务（Meythaler et al.，1997）。评估中发现平台期通常发生在重症监护病房，此时患者正在接受大量的医治，疼痛可能非常严重。治疗师应在此时完成一次访谈，借此了解患者的感受和恐惧（GBS-CIDP，2012），并评估沟通、环境控制、舒适度和焦虑程度。感觉评估是必要的，因为感觉过敏是急性格林-巴利综合征的典型表现；指导原则是在接触患者之前先询问（GBS-CIDP，2012）。治疗师还应了解 7 分 GBS 残疾量表，该量表主要评估行走和对呼吸机的需要（Hughes et al.，1978）。

在康复阶段，治疗师评估患者自我照顾、沟通能力，同时也应评价休闲、行动、感觉、力量、关节活动度，以及在适当的情况下重返工作岗位等项目。不应该强迫格林-巴利综合征患者做导致疲劳的事情，因为恢复时间会延长，疲劳可能会减缓康复进程（GBS-CIDP，2012）。在这一阶段，作业治疗可以提供住院康复、门诊康复，和（或）在家或工作中提供服务（Karavatas，2005）。

5. 作业治疗干预流程 由于格林-巴利综合征的自然病程是趋于好转的，所以患者和照护者对疾病的预后都持乐观态度。长期目标是完全恢复，在有或者没有改善的情况下，以使患者恢复到与发生格林-巴利综合征前相同水平。目标应集中在可忍受的疼痛水平内，在每个恢复阶段实现最佳功能（GBS-CIDP，2012）。在急性期，患者需要积极地参与照护指导，而不仅仅是身体上的参与，提供机会宣教患者和其他人如何在床上保持舒适，防止褥疮，以及将来的治疗（GBS-CIDP，2012）。在急性期和平台期可考虑以下的临时改造：

- 通信工具，如标志或图板或声控装置（如适用）。
- 远程遥控护士铃、电视和灯光。
- 使用免提电话。
- 改造卧躺和坐的位置，以优化功能和舒适度。
- 将躯干、头部和上肢置于良好的体位，以保证稳定性和舒适度。
- 介绍减少焦虑的策略。

恢复期的干预一开始仅需要完成几次重复的练习，但中途需要定时休息。逐步增加任务的数量和复杂性（GBS-CIDP，2012）。干预措施的例子包括：

- 提供活动和动态支具以维持 ROM，尤其是腕关节、指关节和踝关节（铰链式防垂足矫形器）。
- 指导照护者和患者安全的移动和独立的转移。
- 提供适当的感官刺激或脱敏治疗。
- 训练改良的自我照护技术和适应其他日常活动。
- 使用智能设备来促进沟通和节省体力。
- 适当地改善和鼓励重新参与日常的活动。
- 在家庭、休闲和工作中使用适应性设备。
- 指导节省体力和疲劳管理策略。
- 根据指导改善工作角色、任务和环境。
- 推荐精细活动的训练项目以改善力量、协调和感觉。
- 如果合适的话，接受家居环境评估和改善以更好地促进患者重返家庭。

国际 GBS-CIDP 基金会发布的 GBS 的作业治疗和物理治疗评估和治疗指南（资源 35-1）是一个优质的资源，可从中获得相关服务的信息。

📖案例分析

患有多发性硬化症的 K 女士重返工作岗位

作业治疗干预过程	临床推理过程	
	目的	治疗师的思考内容的举例
患者信息 K 女士，37 岁，在她首次向作业治疗（OT）求诊之前有复发-缓解过程多发性硬化症 2 年的病史，最近她向工作了 15 年的雇主提交辞职申请。对于必须离开管理岗位她感到心烦，并提出了以下困扰：①严重的疲劳，在过去的一年里加剧，导致她不能做家务，不能完成她的日常生活活动（ADL），并且工作往往会让她筋疲力尽。②下肢的无力加剧，导致完成需要长时间站立和行走任务的能力减退。③上肢和下肢的沉重和僵硬感。④手灵巧度减退。⑤经常性摔倒。⑥日常性头痛。⑦眩晕。⑧膀胱控制困难。⑨视力问题。⑩睡眠问题。⑪注意力及记忆力问题。在她首次治疗探访过程可见她的辅助工具包括一个手动轮椅和四脚杖。她已经不开车了。她的丈夫很支持她并为了她在最近停止了收养程序。K 女士现在正在服用膀胱治疗药物，并接受疾病改变疗法（disease-modifying therapy，DMT）	了解患者的诊断和服务的环境 了解患者的个人情况	"对于 K 女士来说，这不是一个新的诊断，尽管这是她第一次和作业治疗师交流，或许她以前不需要 OT 服务。" "我想知道 K 女士在辞职之前经历了多长时间的困扰，以及她是如何解决这些问题的。看来她对自己的未来做出了一些相当重要的决定。根据我的经验，一些患者会担心 MS 症状的复发会出现最坏的结果，而不是真正理解 MS 和所有潜在的治疗方案。了解'她处于哪种情况'将是我的首要任务。"
转诊 OT 的原因 转诊范围很广，提示患者需要改善由于疲劳导致的整体功能下降的情况。经过与健康管理小组和 K 女士及其丈夫的详细讨论，转诊作业治疗的目的是改善家居功能并重新评估就业和交通选择	对整体环境进行评估 提出临时假设	"K 女士没有工作，并且在家庭生活方面有困难。因为她的丈夫的支持，他很可能会支持我在治疗中做出的任何改变。她可能使用疲劳管理策略不足。"
OT 评估 OT 评估显示：下肢和优势上肢力量下降；下肢张力增强；优势上肢感觉和手灵巧度下降；头部运动时严重头晕；头部、颈部和肩部有激痛点；有严重的疲劳。K 女士决心不向疾病屈服，但没有做出任何调整来减少日常活动中的体力消耗。她被安排进行神经心理学评估，以确定她目前的认知功能和所存在的问题。她自选的设备并不适合她。她没有服用药物来缓解痉挛或疲劳。她在家和工作的座位都不合适。K 女士因为没有锻炼计划，所以她每天早上都自觉地爬楼梯，并将办公桌放置于距离洗手间很远的地方来进行锻炼	考量评估的方式和方法 分析观察结果	"我想我会在会面中使用加拿大作业表现量表（COPM）来了解 K 女士她过去的应对策略，以及她的主要关注点。根据这些信息以及我已经了解到的患者信息，我将使用一些具体的评估，如改良疲劳影响量表（Modified Fatigue Impact Scale），改良的 Ashworth 量表（Modified Ashworth Scale）和功能独立性量表（Functional Independence Measure，FIM™）。" "我认为疲劳是她大部分作业表现问题的根源，而无力和痉挛更是雪上加霜。她目前的设备和环境设置似乎也对她没有帮助。我同时也非常在意，（我认为）她申请辞职和放弃开车的决定太过于草率。"
OT 问题 患者所面临问题如下： （1）设备应用不当 （2）体力节省策略应用不足 （3）在对其他选项了解不充分的情况下，就选择辞职 （4）缺少家居锻炼计划 （5）在没有调查其他可行性的情况下放弃驾驶 **OT 目标** 和 K 女士一同制定的康复目标如下： （1）获取适当的移动设备 （2）在她的一天中，至少采用六种体力节省策略 （3）撤回辞职申请	整合评估结果 发展关于治疗计划的假设	"她的作业表现问题是由于对疲劳缺乏相关的了解和改善、不合适的设备、人体工效学布局不良，缺乏日常锻炼计划所致。" "我将按照先后顺序进行干预，把重点放在对 K 女士来说最关注的事情上。我假设，关于体能效率策略的教育将促进日常任务的成功执行，对工作环境和适当设备的评估和改变"

续表

作业治疗干预过程	临床推理过程	
	目的	治疗师的思考内容的举例
（4）改变工作环境，使用耳机和符合人体工效学的椅子，并将她的办公桌移到离洗手间更近的地方 （5）向她的雇主提交申请，要求在洗手间安装自动开门器 （6）申请进行职业复康，并与治疗师和供应商合作安装手动驾驶控制系统 （7）教 K 女士进行头部、颈部和肩部的锻炼	选择干预方式 考虑到治疗中可能发生的情况，该情况发生的频率和持续时间	将有助于她重返工作岗位。我将提倡使用手动控制，让 K 女士重新开始驾驶。" "我认为代偿和教育的方式最为有效。" "我建议每周进行一次门诊治疗，持续 6 周。我们将与物理治疗师合作，他们将负责疼痛、步态和运动干预。"
OT 干预 OT 干预包括：①在家居、工作和社区指导和采用节省体力技术（Hugos et al., 2010; Mathiowetz et al., 2005）；②认识和获得机械动力设备；③通过头部、颈部和肩部的伸展减轻头痛；④识别和获取设备，减少体能消耗和认知问题对家庭和工作的影响（Mathiowetz et al., 2005; PVA, 1998）；⑤获得符合人体工效学的座椅和工作站，减少疼痛和能耗；⑥促进手动操控驾驶的使用；⑦继续全职或者兼职的工作；⑧指导前庭及力量的家居训练	评估患者的配合程度 患者理解自己当前所做的事情 了解患者 评估干预环境	"K 女士之所以积极参与治疗，是因为有可能重返工作岗位。从我的经验来看，我意识到治疗的成功取决于她（和她丈夫）运用技术的能力、获取和使用设备的能力，以及在她的生活中应用人体工效学改造融入生活的能力。" "当谈到疲劳问题时，K 女士意识到她是在对抗疲劳，而不是在管理它。一开始，她很难把休息等建议考虑进去，但 K 女士开始减少长距离步行，而选择在家进行短时间的锻炼。" "虽然她不希望添置更多的设备，但是如果可以帮助她维持她继续进行日常活动，她对于合适设备还是很感兴趣的。" "由于她的丈夫和雇主都很支持，所以在家里和在工作的改造设备应会得到安置。"
下一步 治疗评估结束后，K 女士撤回了辞职申请，开始对工作进行调整。她还计划通过适当的手动控制恢复驾驶	预计当前及之后可能关注到的问题 决定患者是否应该继续接受治疗和（或）重返生活	"当 K 女士返回工作岗位后，我将继续跟进，以帮助她解决与人体工效学改变相关的问题，并帮助她解决工作中的难题。她具备毫无顾虑地拥有积极重返工作岗位的经历，这一点很重要。" "我将每年进行随访，或如果她的功能情况有变化，我会更早地进行随访。"

📖作业治疗实践中的临床推理

一个月的回访：成功和持续的问题

　　K 女士已经实现了她的体力节省目标，并且感到更有自信，她觉得自己能处理自己的疲劳。她也撤回了她的辞职申请。然而，她出现了右足下垂，在疲乏时影响她的平衡。OT 可以提出什么样的工作和活动适应的建议，以对她的体能和功能进行优化？

？　思考与总结

　　（1）MS 的病程有哪几种？
　　（2）MS 的何种症状可能需要作业治疗介入？
　　（3）对于一个全职工作并且照顾两个孩子的严重 MS 女性患者，治疗师应给予的首要改造建议是什么？

（4）治疗师该如何帮助还任职的神经退行性疾病的患者？

（5）哪些环境改造对于帕金森病患者来说是需要的？

（6）列出在家庭安全访问的过程中，你会对神经退行性病变的患者提出的首要的改造建议。

（7）在计划干预时，为什么将其他重要人员纳入很关键？

（8）对于有运动不能、动作迟缓、肌肉强直并且经常摔倒的帕金森病患者，如何制定门诊治疗计划。

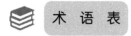 术 语 表

运动失用（akinesia）：开始随意运动和自发运动的反应受损，如注意力分散时运动表现的中断（如帕金森病患者的冻结）。

轴索横断（axonal transection）：轴索与突触后神经元的分离，动作电位的传播被永久性地阻断。

动作迟缓（bradykinesia）：肢体活动缓慢或者缺少身体动作。

齿轮样强直（cogwheel rigidity）：在被动运动过程中，一系列的阻力卡顿。

脱髓鞘（demyelination）：覆盖神经纤维的髓鞘缺失或受损，导致神经传导缺失或受损，通常表现为残疾和功能障碍。

肌束颤动（fasciculations）：肌肉某部分中发生快速的、忽隐忽现的颤搐运动，并且发生的时间和部位不规律。

慌张步态（festinating gait）：帕金森病患者会出现的非常小步、快速的步态，其头部和躯干不由自主地向前倾，超过足，重心（center of gravity，COG）向前移动。正常来说，人们会通过向前迈一大步来纠正这种不平衡，而帕金森病患者会采取几个匆忙的小碎步，来增加步态速度，以"追上"自己的重心，然而他们的重心一直在足的前方。

意向性震颤（intention tremor）：一种在视觉引导下，目标导向的运动中发生的震颤，当距离目标越来越近，需要更高的精度时，这种震颤更严重（这意味着震颤幅度更大）。其对功能的影响，尤其是对精细运动功能的影响，可能是毁灭性的。

髓磷脂（myelin）：覆盖神经的高脂绝缘材料，可加速神经冲动的传导。

强直（rigidity）：主动肌和拮抗肌的高张力导致的，肢体对被动运动具有一直存在的抵抗力。

参 考 文 献

Aarsland, D., Tandberg, E., Larsen, J. P., & Cummings, J. L. (1996). Frequency of dementia in Parkinson disease. *Archive of Neurology, 53,* 538-542.

Amyotrophic Lateral Sclerosis Association. (2012). What is ALS? Retrieved March 31, 2012 from http://www.alsa.org/about-als. Baker, M. G., & Graham, L. (2004). The journey: Parkinson's disease. *British Medical Journal, 329,* 611-614.

Ball, L. J., Beukelman, D. R., & Pattee, G. L. (2004). Acceptance of augmentative and alternative communication technology by persons with amyotrophic lateral sclerosis. *Augmentative and Alternative Communication, 20,* 113-122.

Barlow, J. H., Turner, A. P., & Wright, C. C. (2000). A randomized controlled study of the Arthritis Self-Management Programme in the UK. *Health Education Research, 15,* 665-680.

Beatty, W. W., & Goodkin, D. E. (1990). Screening for cognitive impairment in multiple sclerosis: An evaluation of the Mini-Mental State Examination. *Archives Neurology, 47,* 297-301.

Benedict, R. H., Cox, D., Thompson, L. L., Foley, F., Weinstock-Guttman, B., & Munschauer, F. (2004). Reliable screening for neuropsychological impairment in multiple sclerosis. *Multiple Sclerosis, 10,* 675-678.

Benedict, R. H., Fischer, J. S., Archibald, C. J., Arnett, C. A., Beatty, W. W., Bobholz, J., Chelune, G. J., Fisk, J. D., Langdon, D. W., Caruos, L., Foley, F., LaRocca, N. G., Vowels, L., Weinstein, A., DeLuca, J., Rao, S. M., & Munschauer, F. (2002). Minimal neuropsychological assessment of multiple sclerosis patient: A consensus approach. *Clinical Neuropsychology, 16,* 381-397.

Benedict, R. H. B., Fishman, I., McClellan, M. M., Bakshi, R., & Weinstock-Guttman, B. (2003). Validity of the Beck Depression Inventory- Fast Screen in multiple sclerosis. *Multiple Sclerosis, 9,* 393-396.

Bishop, M., Frain, M., & Tschopp, M. (2008). Self-management, perceived control, subjective quality of life in multiple sclerosis: an exploratory study. *Rehabilitation Counselling Bulletin, 52,* 45-56.

Bodenheimer, T., Lorig, K., Holman, H., & Grumbach, K. (2002). Patient self-management of chronic disease in primary care. *Journal of American Medical Association, 288,* 2469-2475.

Bol, Y., Duits, A. A., Hupperts, R. M. M., Verlinden, I., & Verhey, F. R. J. (2010). The impact of fatigue on cognitive functioning in patients with multiple sclerosis. *Clinical Rehabilitation, 24,* 854-862.

Bradley, W. E. (1996). *Neurology in clinical practice* (2nd ed.). Boston: Butterworth-Heinemann.

Brown, T. R., & Kraft, G. H. (2005). Exercise and rehabilitation for individuals with multiple sclerosis. *Physical Medicine and Rehabilitation Clinics of North America, 16,* 513-555.

Buchanan, R. J., Haung, C., & Kaufman, M. (2012). Health-related quality of life among young adults with multiple sclerosis. *International Journal of MS Care, 12,* 190-199.

Calcagno, P., Ruoppolo, G., Grasso, M. G., De Vincentiis, M., & Paolucci, S. (2002). Dysphagia in multiple sclerosis: Prevalence and prognostic factors. *Acta Neurological Scandinavia, 105,* 40-43.

Calne, D. B. (1995). Diagnosis and treatment of Parkinson's disease. *Hospital Practice, 30,* 83-86, 89.

Carroll, A., McDonnell, G., & Barnes, M. (2003). A review of the management of Guillian-Barré syndrome in a regional neurological rehabilitation unit. *International Journal of Rehabilitation Research, 26,* 297-302.

Cattaneo, D., De Nuzzo, C., Fascia, T., Macalli, M., Pisoni, I., & Cardini, R. (2002). Risks of falls in subjects with multiple sclerosis. *Archives of Physical Medicine and Rehabilitation, 83,* 864-867.

Conley, C. C., & Kirchner, J. T. (1999). Parkinson's disease: The shaking palsy. *Post Graduate Medicine, 109,* 39-52.

Daudrich, B., Hurl, D., & Forwell, S. J. (2010). Multidimensional assessment of tremor in multiple sclerosis: A useful instrument. *International Journal of MS Care, 12,* 23-32.

Dawes, L., McCloy, K., & Forwell, S. J. (2010). Development of a comprehensive fatigue assessment battery for multiple sclerosis. The Consortium of Multiple Sclerosis Centers 24th Annual Meeting, San Antonio, TX. Retrieved from June 2-5, 2010. http://annual meeting.mscare.org/images/pdf/2010/S30.pdf.

de Lau, L. M. L., & Breteler, M. M. L. (2006). Epidemiology of Parkinson's disease. *Lancet Neurology, 5,* 525-535.

Dematteis, J. A. (1996). Guillain-Barré syndrome: A team approach to diagnosis and treatment. *American Family Physician, 54,* 197-200.

Diamond, B. J., Johnson, S. K., Kaufman, M., & Graves, L. (2008). Relationships between information processing, depression, fatigue and cognition in multiple sclerosis. *Archives of Clinical Neuropsychology, 23,* 189-199.

Dick, S., Semple, S., Dick, F., & Seaton, A. (2007). Occupational titles as risk factors for Parkinson's disease. *Occupational Medicine-Oxford, 57,* 50-56.

Dixon, L., Duncan, D., Johnson, P., Kirkby, L., O'Connell, H., Taylor, H., & Deane, K. H. O. (2007). Occupational therapy for patients with Parkinson's disease. *Cochrane Database of Systematic Reviews (Online), 3.*

Douglas, C., Wollin, J. A., & Windsor, C. (2009). The impact of pain on the quality of life of people with multiple sclerosis: A community survey. *International Journal of MS Care, 11*, 127-136.

Drory, V. E., Gotsman, E., Reznick, J. G., Mosek, A., & Korczyn, A. D. (2001). The value of muscle exercise in patients with amyotrophic lateral sclerosis. *Journal of Neurological Sciences, 191*, 133-137.

Ebersbach, G., Ebersbach, A., Edler, D., Kaufhold, O., Kusch, M., Kupsch, A., & Wissel, J. (2010). Comparing exercise in Parkinson's disease: The Berlin BIG Study. *Movement Disorders, 25*, 1902-1908.

Erwin, A.,Gudesblatt, M.,Bethoux, F., Bennett, S.E., Koelbel, S., Plunkett, R., Sadiq, S., Stevenson, V. L., Thomas, A. M., Tornatore, C., Zaffaroni, M., & Hughes. M. (2011). Interthecal baclofen in multiple sclerosis: Too little, too late? *Multiple Sclerosis, 17*, 705-713.

Feys, P., Helsen, W. F., Liu, X., Nuttin, B., Lavrysen, A., Swinnen, S. P., & Ketelaer, P. (2005). Interaction between eye and hand movements in multiple sclerosis patients with intention tremor. *Movement Disorders, 20*, 705-713.

Finlayson, M. (2004). Concerns about the future among older adults with multiple sclerosis. *American Journal of Occupational Therapy, 58*, 54-63.

Finlayson, M., & Holberg, C. (2007). Evaluation of a teleconferencedelivered energy conservation education program for people with multiple sclerosis. *Canadian Journal of Occupational Therapy, 74*, 337-347.

Fischer, J. S., Jak, A. J., Kniker, J. E., Rudick, R. A., & Cutter, G. (2001). *Multiple Sclerosis Functional Composite (MSFC): Administration and scoring manual* . New York: National Multiple Sclerosis Society.

Fisk, J., Pontefract, A., Ritvo, P. G., Archibald, C. J., & Murray, J. T. (1994). The impact of fatigue on patients with multiple sclerosis. *Canadian Journal of Neurological Sciences, 21*, 9-14.

Foley, F. W., Benedict, R. H. B., Gromisch, E. S., & Deluca, J. (2012). The need for screening, assessment, and treatment for cognitive dysfunction in multiple sclerosis. *International Journal of MS Care, 14*, 58-64.

Food and Drug Administration. (2012). FDA safety communication: Chronic cerebrospinal venous insufficiency treatment in multiple sclerosis patients. Retrieved May 20, 2012 from http://www.fda.gov/MedicalDevices/Safety/AlertsandNotices.

Forwell, S. J., Brunham, S., Tremlett, H., Morrison, W., & Oger, J. (2008). Differentiating primary and non-primary fatigue in MS. *International Journal on MS Care, 10*, 14-20.

Gelb, D. J., Oliver, E., & Gilman, S. (1999). Diagnostic criteria for Parkinson disease. *Archive of Neurology, 56*, 33-39.

Gentry, T. (2008). PDAs as cognitive aids for people with multiple sclerosis. *American Journal Occupational Therapy, 62*, 18-27.

Ghahari, S., & Forwell, S. J. (2012). CCSVI: The message in social media. Annual conference of the Consortium of MS Centers, San Diego, CA. Retrieved from May 30-June 2, 2012. http://annualmeeting.mscare.org/index.php?option= com_content &view= article&id= 174&Itemid= 105.

Ghahari, S., Packer, T. L., & Passmore, A. E. (2010). Effectiveness of an online fatigue self-management program for people with chronic neurological conditions: A randomized controlled trial. *Clinical Rehabilitation, 24*, 727-744.

Giladi, N., Shabtai, H., Rozenberg, E., & Shabtai, E. (2001). Gait festination in Parkinson's disease. *Parkinsonism and Related Disorders, 7*, 135-138.

Gillen, G. (2000). Improving activities of daily living performance in an adult with ataxia. *American Journal of Occupational Therapy, 54*, 89-96.

Goodman, A. D., Brown, T. R., Krupp, L. B., Schapiro, R. T., Schwid, S. R., Cohen, R., Marinucci, L. N., Blight, A. R., & the Fampridine MS-F203 Investigators. (2009). Sustained-release oral fampridine in multiple sclerosis: A randomised, double-blind, controlled trial. *Lancet, 373*, 732-738.

Gregory, M. A., Gregory, R. J., & Podd, J. V. (2005). Understanding Guillain-Barré syndrome and central nervous system involvement. *Rehabilitation Nursing, 30*, 207-212.

Guillian-Barré Syndrome-Chronic Inflammatory Demyelinating Polyneuropathy Foundation International. (2012). All about GBS. Retrieved March 31, 2012 from http://www.gbs-cidp.org/home/ gbs/all-about-gbs.

Hakim, E. A., Bakheit, A. M., Bryant, T. N., Roberts, M. W., McIntosh Michaelis, S. A., Spackman, A. J., Martin, J. P., & McLellan, D. L. (2000). The social impact of multiple sclerosis: A study of 305 patients and their relatives. *Disability and Rehabilitation, 22,* 288-293.

Hasan, K. M., Walimuni, I. S., Abid, H., Frye, R. E., Ewing-Cobbs, L., Wolinsky, J. S., & Narayana, P. A. (2011). Multimodal quantitative magnetic resonance imaging of thalamic development and aging across the human lifespan: Implications to neurodegeneration in multiple sclerosis. *Journal of Neuroscience, 31,* 16826-16832.

Hass, E. J., Waddell, D. E., Fleming, R. P., Juncos, J. L., & Gregor, R. J. (2005). Gait initiation and dynamic balance control in Parkinson's disease. *Archives of Physical Medicine and Rehabilitation, 86,* 2172-2176.

Hawes, F., Billups, C., & Forwell, S. J. (2010). Interventions for upper limb intention tremor in multiple sclerosis: A feasibility study. *International Journal of MS Care, 12,* 122-132.

Higo, R., Tayama, N., & Nito, T. (2004). Longitudinal analysis of progression of dysphagia in amyotrophic lateral sclerosis. *Auris Nasus Larynx, 31,* 247-254.

Hobart, J. C., Riazi, A., Lamping, D. L., Fitzpatrick, R., & Thompson, A. J. (2003). Measuring the impact of MS on walking ability: The 12-item MS walking scale (MSWS-12). *Neurology, 60,* 31-36.

Hoehn, M. M., & Yahr, M. D. (1967). Parkinsonism: Onset, progression and mortality. *Neurology, 17,* 427-442.

Hughes, R. A. C., & Rees, J. (1997). Clinical and epidemiologic features of Guillain-Barré syndrome. *Journal of Infectious Diseases, 176(Suppl. 2),* S92-S98.

Hughes, R. A., Newsom-Davis, J. M., Perkin, G. D., & Pierce, J. M. (1978). Controlled trial prednisolone in acute polyneuropathy. *Lancet, 2,* 750-753.

Hugos, C. L., Copperman, L. F., Fuller, B. E., Yadav, V., Lovera, J., & Bourdette, D. N. (2010). Clinical trial of a formal group fatigue program in multiple sclerosis. *Multiple Sclerosis, 16,* 724-732.

Hyman, N., Barnes, M., Bhakta, B., Cozens, A., Bakheit, M., Kreczy Kleedorfer, B., Poewe, W., Wissel, J., Bain, P., Glickman, S., Sayer, A., Richardson, A., & Dott, C. (2000). Botulinum toxin (Dysportt) treatment of hip adductor spasticity in multiple sclerosis: A prospective, randomised, double blind, placebo controlled, dose ranging study. *Journal of Neurology Neurosurgery Psychiatry, 68,* 707-712.

Jankovic, J. (2008). Parkinson's disease: Clinical features and diagnosis. *Journal of Neurology Neurosurgery Psychiatry, 79,* 368-376.

Johnson, K. L., Bamer, A. M., & Fraser, R. T. (2009). Disease and demographic characteristics associated with unemployment among working-age adults with multiple sclerosis. *International Journal on MS Care, 11,* 137-143.

Johnson, K. L., Bamer, A. M., Yorkston, K. M., & Amtmann, D. (2009). Use of cognitive aids and other assistive technology by individuals with multiple sclerosis. *Disability Rehabilitation Assistive Technology, 4,* 1-8.

Julian, L. J., Vella, L., Vollmer, T., Hadjimichael, O., & Mohr, D. C. (2008). Employment in multiple sclerosis: Exiting and re-entering the work force. *Journal of Neurology, 255,* 1354-1360.

Kalb, R. C. (1996). *Multiple sclerosis: The questions you have-The answers you need*. New York: Demos.

Karavatas, S. G. (2005). The role of neurodevelopmental sequencing in the physical therapy management of a geriatric patient with Guillain-Barré syndrome. *Topics in Geriatric Rehabilitation, 21,* 133-135.

Karlson, K. H., Larsen, J. P., Tandberg, E., & Maeland, J. G. (1999). Influences of clinical and demographic variables in quality of life in patients with Parkinson's disease. *Journal of Neurology, Neuropsychiatry and Psychiatry, 66,* 431-435.

Khan, F. (2004). Rehabilitation in Guillain-Barré syndrome. *Australian Family Physician, 33,* 1013-1017.

Khan, F., Pallant, J. F., Ng, L., & Bhasker, A. (2010). Factors associated with long-term functional outcomes and psychological sequelae in Guillain-Barré syndrome. *Journal of Neurology, 257,* 2024-2031.

Kileff, J. (2005). A pilot study of the effect of aerobic exercise on people with moderate disability multiple sclerosis.

Clinical Rehabilitation, 19, 165-169.

Korostil, M., & Feinstein, A. (2007). Anxiety disorders and their clinical correlates in multiple sclerosis patients. *Multiple Sclerosis, 13,* 67-72.

Krupp, L., LaRocca, N., Muir-Nash, J., & Steinberg, A.D. (1989). The fatigue severity scale: Application to patients with multiple sclerosis and systemic lupus erythematosus. *Archives of Neurology, 46,* 1121-23.

Krupp, L. B., & Lekins, L. E. (2000). Fatigue and declines in cognitive functioning in multiple sclerosis. *Neurology, 55,* 934-939.

Krupp, L. B., & Macallister, W. S. (2005). Treatment of pediatric multiple sclerosis. *Current Treatment Options in Neurology, 7,* 191-199.

Kurtzke, J. F. (1983). Rating neurologic impairment in multiple sclerosis: An Expanded Disability Status Scale (EDSS). *Neurology, 33,* 1444-1452.

Law, M., Baptiste, S., Carswell, A., McColl, M. A., Polatajko, H., & Pollock, N. (2005). *COPM: Canadian Occupational Performance Measure.* Ottawa, Canada: Canadian Association of Occupational Therapists.

Leavitt, V. M., Sumowski, J. F., Chiaravalloti, N., & DeLuca, J. (2012). Warmer outdoor temperature is associated with worse cognitive status in multiple sclerosis. *Neurology, 78,* 964-968.

Lexell, E. M., Iwarrson, S., & Lexell, J. (2006). The complexity of daily occupations in multiple sclerosis. *Scandinavian Journal of Occupational Therapy, 13,* 241-248.

Lou, J.-S., Reeves, A., Benice, T., & Sexton, G. (2003). Fatigue and depression are associated with poor quality of life in amyotrophic lateral sclerosis. *Neurology, 60,* 122-123.

Lublin, F. D., & Reingold, S. C. (1996). Defining the clinical course of multiple sclerosis: Results of an international survey. *Neurology, 46,* 907-911.

Maitra, K. K. (2009). Strategies for Curing with Self-Speech in People Living with Parkinson's Disease. In I. Sodenback (Ed.), *International Handbook of Occupational Therapy Interventions,* 317-324. New York: Springer.

Maitra, K. K., & Dasgupta, A. K. (2005). Incoordination of a sequential motor in Parkinson's disease. *Occupational Therapy International, 12,* 218-233.

Marder, K., Logroscino, G., Alfaro, B., Mejia, H., Halim, A., Louis, E., Cote, L., & Mayeux, R. (1998). Environmental risk factors for Parkinson's disease in an urban multiethnic community. *Neurology, 50,* 279-281.

Martin, W. R., & Wieler, M. (2003). Treatment of Parkinson's disease. *Canadian Journal of Neurological Science, 30(Suppl. 1),* S27-S33.

Mathiowetz, V., Finlayson, M. L., Matuska, K. M., Chen, H. Y., & Luo, P. (2005). Randomized controlled trial of an energy conservation course for persons with multiple sclerosis. *Multiple Sclerosis, 11,* 592-601.

Mayer, C. A., Pfeilschifter, W., Lorenz, M. W., Nedelmann, M., Bechmann, I., Steinmetz, H., & Ziemann, U. (2011). The perfect crime? CCSVI not leaving a trace in MS. *Journal of Neurology Neurosurgery Psychiatry, 82,* 436-440.

McDonald, E. R., Wiedenfeld, S. A., Hiller, A., Carpenter, C. L., & Walter, R. A. (1994). Survival in amyotrophic lateral sclerosis: The role of psychological factors. *Archives of Neurology, 51,* 17-23.

McGavern, D. B., Murray, P. D., Rivera-Quinones, C., Schmelzer, J. D., Low, P. A., & Rodrigues, M. (2000). Axonal loss results in spinal cord atrophy, electrophysiological abnormalities and neurological deficits following demyelination in a chronic inflammatory model of multiple sclerosis. *Brain, 123,* 519-531.

Meythaler, J. M., DeVivo, M. J., & Braswell, W. C. (1997). Rehabilitation outcomes of patients who have developed Guillain-Barré syndrome. *American Journal of Physical Medicine and Rehabilitation, 76,* 411-419.

Mitsumoto, H., Chad, D., & Pioro, E. (1998). *Amyotrophic lateral sclerosis.* Contemporary neurology series. Philadelphia: Davis.

Mohr, D. C., Goodkin, D. E., Nelson, S., Cox, D., & Weiner, M. (2002). Moderating effects of coping on the relationship between stress and the development of the new brain lesions in multiple sclerosis. *Psychosomatic*

Medicine, 64, 803-809.

Mohr, D. C., Lovers, J., Brown, T., Cohen, B., Neylan, T., Henry, R., Siddique, J., Jin, L., Daikh, D., & Pelletier, D. (2012). A randomized trial of stress management for the prevention of new brain lesions in MS. *Neurology, 79,* 412-419.

Morris, M. E., Iansek, R., & Kirkwood, B. (2009). A randomized controlled trial of movement strategies compared with exercise for people with Parkinson's disease. *Movement Disorders, 24,* 64-71.

Multiple Sclerosis Trust. (2012). Prevalence and incidence of multiple sclerosis. Retrieved July 15, 2012 from http://www.mstrust.org.uk/atoz/prevalence_incidence.jsp.

Murphy, S., & Tickle-Degnen, L. (2001). The effectiveness of occupational therapy-related treatments for persons with Parkinson's disease: A meta-analytic review. *The American Journal of Occupational Therapy, 55,* 385-392.

National Multiple Sclerosis Society. (2012). About MS. Retrieved March 10, 2012 from http:// www.nationalmssociety. org.

Neudert, C., Wasner, M., & Borasio, G. D. (2004). Individual quality of life is not correlated with health-related quality of life or physical function in patients with amyotrophic lateral sclerosis. *Journal of Palliative Medicine, 7,* 551-557.

Norquist, J. M., Jenkinson, C., Fitzpatrick, R., Swash, M., & the ALS-HPS Steering Group. (2003). Factors which predict physical and mental health status in patients with amyotrophic lateral sclerosis over time. *ALS and Other Motor Neuron Disorders, 4* , 112-117.

Packer, T. L., Brink, N., & Sauriol, A. (1995). *Managing Fatigue: A six week course for energy conservation* . Tucson, AZ: Therapy Skill Builders.

Pakenham, K. I. (1999). Adjustment to multiple sclerosis: Application of stress and coping model. *Health Psychology, 18,* 383-392.

Panitch, H., & Applebee, A. (2011). Treatment of walking impairment in multiple sclerosis: An unmet need for a disease-specific disability. *Expert Opinion on Pharmacotherapy, 12*(10), 1511-1521.

Pankoff, B., Overend, T., Lucy, D., & White, K. (2000). Validity and responsiveness of the 6 minute walk test for people with fibromyalgia. *Journal of Rheumatology, 27,* 2666-2670.

Paralyzed Veterans of America: Multiple Sclerosis Council for Clinical Practice Guidelines. (1998). *Fatigue and multiple sclerosis: Clinical Practice Guidelines* . Washington, DC: Paralyzed Veterans of America.

Paralyzed Veterans of America: Multiple Sclerosis Council for Clinical Practice Guidelines. (2003). *Spasticity management in multiple sclerosis: Clinical practice guidelines* . Washington, DC: Paralyzed Veterans of America.

Parry, G. J. (2000). Residual effects following Guillain-Barré. Retrieved from http://www.angelfire.com/home/gbs/residual.html.

Patti, F. (2009). Cognitive impairment in multiple sclerosis. *Multiple Sclerosis, 15,* 2-8.

Peto, V., Jenkinson, C., & Fitzpatrick, R. (1995). The development of validation of a short measure of functioning and well being for individuals with Parkinson's disease. *Quality of Life Research, 4,* 241-248.

Plahuta, J. M., McCulloch, B. J., Kasarskis, E. J., Ross, M. A., Walter, R. A., & McDonald, E. R. (2002). Amyotrophic lateral sclerosis and hopelessness: Psychosocial factors. *Social Science and Medicine, 55,* 2131-2140.

Plowman-Prine, E. K., Sapienza, C. M., Okun, M. S., Pollock, S. L., Jacobson, C., Wu, S. S., & Rosenbek, J. C. (2009). The relationship between quality of life and swallowing in Parkinson's disease. *Movement Disorders, 24,* 1352-1358.

Plow, M., & Finlayson, M. (2011). Potential benefi ts of Nintendo Wii Fit among people with multiple sclerosis. *International Journal of MS Care, 13,* 21-30.

Polman, C. H., Reingold, S. C., Banwell, B., Clanet, M., Cohen, J. A., Filippi, M., Fujihara, K., Havrdova, E., Hutchinson, M., Kappos, L., Lublin, F. D.,Montalban, X., O'Connor, P., Sandberg-Wollheim, M., Thompson, A.

J.,Waubant, E.,Weinshenker, B., & Wolinsky, J. S. (2011). Diagnostic criteria for multiple sclerosis: 2010 revisions to the McDonald criteria. *Annals of Neurology, 69*(2), 292-302.

Rahman, S., Griffin, H. J., Quinn, N. P., & Jahanshahi, M. (2008). Quality of life in Parkinson's disease: The relative importance of the symptoms. *Movement Disorders, 23,* 1428-1434.

Rao, A. K. (2010). Enabling functional independence in Parkinson's disease: Update on occupational therapy intervention. *Movement Disorders, 25,* S146-S151.

Rizzo, M. A., Hadjimichael, O. C., Preiningerova, J., & Vollmer, T. L. (2004). Prevalence and treatment of spasticity reported by multiple sclerosis patients. *Multiple Sclerosis, 10,* 589-595.

Rodriguez, M., Siva, A., Ward, J., Stolp-Smith, K., O'Brien, P., & Kurland, L. (1994). Impairment, disability, and handicap in multiple sclerosis: A population-based study in Olmsted County, Minnesota. *Neurology, 44,* 28-33.

Royal, E., Reynolds, F. A., & Houlden, H. (2009). What are the experiences of adults returning to work following recovery from Guillain-Barré syndrome? An interpretative phenomenological analysis. *Disability and Rehabilitation, 31,* 1817-1827.

Sá, M. J. (2007). Psychological aspects of multiple sclerosis. *Clinical Neurology and Neurosurgery, 110,* 868-877.

Sadovnick, A. D.,Armstrong, H., Rice, G. P., Bulman, D., Hashimoto, L., Paty, D. W., Hashimoto, S. A., Warren, S., Hader, W., Murray T. J., Seland, T. P., Metz, L., Bell, R., Duquette, P., Gray, T., Nelson, R., Weinshenkar, B., Brunt, D., & Ebers, G. C (1993). A population-based study of multiple sclerosis in twins: update. *Annals of Neurology, 33,* 281-285.

Sapir, S., Spielman, J., Ramig, L., Story, B., & Fox, C. (2007). Effects of intensive voice treatment (LSVT®) on vowel articulation in dysarthric individuals with idiopathic Parkinson's disease: Acoustic and perceptual findings. *Journal of Speech Language and Hearing Research, 50,* 899-912.

Schapiro, R. T. (2011). Team approach to complex symptomatic management in multiple sclerosis. *International Journal of MS Care, 13,* 12-19.

Schrag, A., & Banks, P. (2006). Time of loss of employment in Parkinson's disease. *Movement Disorders, 21,* 1839-1843.

Schwid, S. R., Covington, M., Segal, B. M., & Goodman, A. D. (2002). Fatigue in multiple sclerosis: Current understanding and future directions. *Journal of Rehabilitation Research and Development, 39,* 211-224.

Shirani, A., Zhao, Y., Karim, M., Evans, C., Kingwell, E., van der Kop, M. L., Oger, J., Gustafson, P., Petkau, J., & Tremlett, H. (2012). Association between use of interferon beta and progression of disability in patients with relapsing-remitting multiple sclerosis. *Journal of the American Medical Association, 308,* 247-256.

Shulman, L. M., Taback, R. L., Rabinstein, A. A., & Weiner, W. J. (2002). Non-recognition of depression and other non-motor symptoms in Parkinson's disease. *Parkinsonism & Related Disorders, 8,* 193-197.

Sinaki, M. (1980). Rehabilitation. In D. W. Mulder (Ed.), *The diagnosis and treatment of amyotrophic lateral sclerosis* (pp. 169-193). Boston: Houghton Mifflin.

Solaro, C., Brichetto, G., Amato, M. P., Cocco, E., Colombo, B., D'Aleo, G., Gasperini, C., Ghezzi, A., Martinelle, V., Milanese, C., Patti, F., Trojano, M., Verdun, E., Mancardi, G. L., & the PaIMS Study Group. (2004). The prevalence of pain in multiple sclerosis: A multicenter cross-sectional study. *Neurology, 63,* 919-921.

Stewart, T. M., Tran, Z. V., & Bowling, A. (2007). Factors related to fatigue in multiple sclerosis. *International Journal of MS Care, 9,* 29-34.

Thomas, F. J., & Wiles, C. M. (1999). Dysphagia and nutritional status in multiple sclerosis. *Journal of Neurology, 246,* 677-682.

Thorne, S., Paterson, B., & Russell, C. (2003). The structure of everyday self-care decision making in chronic illness. *Qualitative Health Research, 13 ,* 1337-1352.

Tickle-Degnen, L. (2006, March). Wilma West Lectureship. USC Occupational Science Symposium, University of Southern California, Los Angeles, CA.

Tickle-Degnen, L., Ellis, T., Saint-Hilaire, M. H., Thomas, C. A., & Wagenaar, R. C. (2010). Self-management rehabilitation and healthrelated quality of life in Parkinson's disease: A randomized controlled trial. *Movement Disorders, 25,* 194-204.

Trail, M., Nelson, N., Van, J. N., Appel, S. A., & Lai, E. C. (2001). Wheelchair use by patients with amyotrophic lateral sclerosis: A survey of user characteristics and selection preferences. *Archives of Physical Medicine and Rehabilitation, 82,* 98-102.

Trapp, B. D., Peterson, J., Ransohoff, R. M., Rudick, R., Mork, S., & Bo, L. (1998). Axonal transection in the lesions of multiple sclerosis. *New England Journal of Medicine, 338,* 278-285.

Uitti, R. J. (1998). Tremor: How to determine if the patient has Parkinson's disease. *Geriatrics, 53,* 30-36.

Van den Berg, J. P., Kalmijn, S., Lindeman, E., Veldink, J. H., de Visser, M., Van er Graaff, M. M., Wokk, J. H. J., & Van der Berg, L. H. (2005). Multidisciplinary ALS care improves quality of life in patients with ALS. *Neurology, 65,* 1264-1267.

van Doorn, P. A., Ruts, L., & Jacobs, B. C. (2008). Clinical features, pathogenesis, and treatment of Guillain-Barré syndrome. *Lancet Neurology, 7,* 939-950.

Varanese, S., Birnbaum, Z., Rossi, R., & Di Rocco, A. (2010). Treatment of advanced Parkinson's disease. *Parkinson's disease.* Published online February 7, 2011. doi: 10.4061/2010/480260.

Verbaan, D., Marninus, J., Visser, M., van Rooden, S. M., Stigglebout, A. M., & van Hilten, J. J. (2007). Patient-reported autonomic symptoms in Parkinson disease. *Neurology, 69,* 333-341.

Vukusic, S., Hutchinson, M., Hours, M., Moreau, T., Cortinovis-Tourniaire, P., Adeleine, P., Confavreux, C., & the Pregnancy in Multiple Sclerosis Group. (2004). Pregnancy and multiple sclerosis (the PRIMS Study): Clinical predictors of post-partum relapse. *Brain, 127,* 1353-1360.

Ward, C. D., & Robertson, D. (2004). Rehabilitation in Parkinson's disease. *Reviews in Clinical Gerontology, 13,* 223-239.

Warren, M. (1999). biVABA (Brain Injury Visual Assessment Battery for Adults). visABILITIES Rehab Services Inc. Retrieved June 18, 2013 from www.visabilities.com/bivaba.

Warren, S., Warren, K. G., & Cockerill, R. (1991). Emotional stress and coping in multiple sclerosis exacerbations. *Journal of Psychosomatic Research, 35,* 37-47.

Weiser, W., Wetzel, S. G., Kappos, L., Hoshi, M. M., Witte, U., Radue, E. W., & Steinbrich, W. (2002). Swallowing abnormalities in multiple sclerosis: Correlation between videofluoroscopy and subjective symptoms. *European Radiology, 12,* 789-792.

Wu, Y., Le, W., & Jankovic, J. (2011). Preclinical biomarkers of Parkinson disease. *Archives of Neurology, 68,* 22-30.

Zamboni, P., & Carinci, F. (2011). Face, brain, and veins: A new perspective for multiple sclerosis onset . *Journal of Craniofacial Surgery, 22,* 376.

第三十六章 骨 科 疾 病

原作者：Colleen Maher

译者：李文分　马嘉吟

学习目标

通过本章的学习，读者将能够：

（1）确定作业治疗师在由肌肉骨骼系统损伤与疾病所导致的作业功能障碍患者的评估与治疗计划制定中所承担的角色。

（2）根据肌肉骨骼系统损伤或上肢疾病的恢复程度选择恰当的评估工具和相应的治疗计划。

（3）描述如何在髋部骨折或手术后，能够在避免引起不良后遗症的情况下，完成日常生活任务。

（4）阐述人体力学的原理，并描述如何将它们应用于日常生活的活动和任务中。

（5）描述上肢骨折后各阶段的处理方式，以及如何在每个阶段优化作业功能。

骨科疾病（orthopaedic conditions）包括损伤，疾病以及骨骼、关节和相关软组织（肌肉、肌腱、韧带和神经）的畸形。这些骨科疾病可由一些创伤性事件所引起，如车祸、娱乐或工作相关的意外事故、累积性创伤、肥胖或先天性异常等。另外，在老年人口中肌肉骨骼系统疾病最为常见，预计到 2030 年，65 岁及以上的老年人人数将增长 1 倍。急速增长的老年人口是肌肉骨骼损伤和疾病的高危发病群体，由此可能会进一步导致长期的慢性疼痛的发生（American Academy of Orthopaedic Surgeons，2008）。

本部分概述了对于存在骨科或肌肉骨骼系统疾病的成年患者应如何开展作业治疗评估与作业治疗干预措施。具体回顾了上肢和髋部骨折及其后遗症、外伤或疾病后的髋部手术，肩部损伤及其对功能的影响，以及下腰痛为主的疼痛。

一、骨科疾病作业治疗的目的与作用

在骨科康复中，作业治疗的目的是帮助患者达到最大程度的身体和肢体功能，以恢复作业功能。在康复的急性阶段，作业治疗师的主要职责是帮助患者缓解疼痛，减少肿胀和出血，协助进行伤口护理，保持关节或肢体力线对齐，恢复损伤部位的功能。作业治疗师还应教会患者在保护受伤部位使其正常愈合的同时，安全地执行所需完成的任务和活动。随着伤口愈合达到临床愈合标准，作业治疗师可以着手对患者进行日常生活活动和其他作业任务的再培训。

对于患有慢性关节疾病（如骨性关节炎）或累积性创伤（如下腰痛）的患者来说，作业治疗师所扮演的角色取决于患者所处的不同康复阶段以及康复治疗团队的整体决策。作业治疗师可直接帮助患者缓解疼痛、对齐结构或减轻对软组织的压力，亦可与物理治疗师密切合作，将强调功能的治疗方案与物理治疗所提供的治疗相互联系起来。随着疼痛的急性发作逐渐减少，作业治疗师可将治疗重点放在每个患者的个别教育训练上，帮助患者从生理和心理两方面做出必要的生活方式改变，以达到并维持患者理想的作业功能。

二、骨科疾病作业治疗的评估

评估是一个与患者恢复的阶段密切联系的持续进程。作业治疗师需要选择能够提供足够信息的评估工具，用以制定治疗计划和指导患者的康复治疗，但与此同时，治疗师所选取的评估手段不能影响伤口的愈合。因此，作业治疗师在选择评估工具时应考虑患者骨愈合的程度，所选择的复位和固定方式，以及在愈合或急性炎症发作期间的活动计划。作业治疗师评估患者对自身角色的参与程度，主要包括作业领域、表现技能与形式，以及潜力（**capacities**）和**能力**（**abilities**）损伤。

（一）生活角色的参与

虽然在**后续照护计划**（**aftercare program**）的起始阶段可能无法实现生活角色的恢复，但是生活角色影响着每个患者对于治疗计划的选择，也决定着康复治疗应该到何时结束。作业治疗师通过使用在第七章中所描述的评估工具不仅可以记录患者能够或不能完成的作业活动，还可以观察到患者是否过度夸大了他的损伤而使其在社会生活中扮演弱势群体角色。

（二）能力和潜力损伤

身体损伤（**physical impairments**）可以通过各种评估工具直接进行测量。在本书的第七章描述了疼痛、水肿、**关节活动度**（**ROM**）、感觉、肌力和耐力的相关评估。骨科医生在医嘱中通常会明确规定骨折部位的制动或在其周围不得施加外力，也可能会允许术后立即或3～4周稳定期后开始可控范围内的关节活动（图 36-1）。如果骨科医生在医嘱中明确提出受

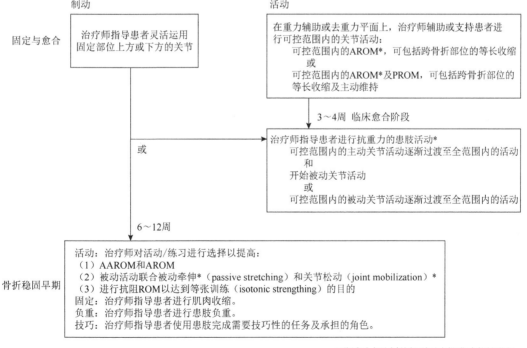

图 36-1　骨折愈合和稳固期间的治疗干预指南。AAROM 即辅助下主动关节活动度，AROM 即主动关节活动度，PROM 被动关节活动度，ROM 即关节活动范围

伤部位的骨与关节需要完全制动，那么关节活动范围的测量可在允许活动后再进行。患者在术后可能存在一些特定的注意事项，如可控范围内的关节活动，因此作业治疗师在进行关节活动范围的测量时切勿超过所限制的活动范围，同时也需提醒患者谨遵医嘱。邻近关节的活动范围同样需要进行测量，若出现其活动范围小于正常功能范围时，同样需要纳入治疗计划之中。若患者需要进行具体的肌力测试，那么施加阻力的等级评估一般将推迟到骨折稳固或急性炎症趋于平稳后再进行。由于评估过程需要患者主动用力，患者的抓握和捏力的评估通常会推迟至前臂的固定石膏拆除 2~4 周后再进行。**安全提示：骨折后的肌力评估需要遵循骨科医生的医嘱执行。**作业治疗师不仅需要关注损伤和邻近部位的直接测量，还需要从姿势变化、疼痛反应和心理反应等方面密切观察患者的整体反应。

三、骨科作业治疗

最重要的治疗目标就是恢复患者的作业功能。为了达到这一目标，患者从康复初期阶段开始就需要在治疗师的指导下进行活动，并且尽可能使用所有未被外伤和疾病所累及的关节。对于上肢骨折或正处于短期炎症的患者来说，作业治疗师可以建议患者先暂时使用未受伤的手，通过使用日常辅助用具，来完成部分日常生活活动，如按压式的牙膏和洗发水，**纽扣钩**（button hook）和**摇臂刀**（rocker knife）等。其他的日常生活活动可能需要别人的临时协助，以免影响损伤部位的愈合。在患者临床稳定的基础上，作业治疗师通过对活动的细致分析，确定患者如何安全地完成与其恢复状态相符的活动任务，使受伤或处于炎症发作期间的肢体安全地重新融入活动。此时，康复的重心应放在恢复患侧肢体的活动能力、稳定性、承重能力并最终恢复熟练的活动（图 36-1）。当疾患成为长期病患，如全髋关节置换术后或下腰痛，作业治疗师可建议采用替代方式，辅助设备或进行环境改善，以保证患者能够安全地完成任务。

（一）急性创伤：骨折

凡是涉及骨折治疗时，骨科医生总会分成"**活动派**"（movers）和"**休息派**"（resters）。骨科医生习惯于将"休息"作为骨折的治疗方法，因此他们倾向于让患者在较长一段时间里通过使用牵引、石膏和**玻璃纤维**（fiberglass）限制其活动。然而，对于许多骨科医生来说，骨折的治疗目标是尽可能根据恢复的状况而活动受损部位，使患者重返工作和休闲活动（Salter，1999）。

骨折治疗的目的是在受损部位进行精准而有效的固定，以达到最佳的恢复效果和解决功能上的问题。闭合性骨折既没有发生骨折移位也较为稳定，仅需要提供保护，无须进行复位和固定。未发生移位但不稳定的骨折不需要进行复位，但是需要通过外部固定装置，如吊带、石膏或骨折支架进行摆位和固定。开放性骨折、不稳定的闭合性骨折和仅依靠闭合性手法不能准确复位的情况下可以进行切开复位内固定手术。在手术复位过程中，骨科医生将骨折游离端重新固定以恢复正常解剖对线，并通过插入内固定装置，如钉、针、螺丝、杆、加压骨板或外固定器，使其变得更为稳固（McKinnis，2010；Shin，2011）。外科修复手术还可以包括假体装置的植入以恢复关节正常活动。

当骨折部位制动于石膏、支具或者骨折支架中（图 36-2）时，其愈合是通过未成熟的**网状骨**（immature woven bone）或外部**骨痂**（external callus）的形成而达到的。随着网状骨合成，板层骨重塑形成以完成骨折部位的修复（Smith et al.，2006）。当内固定可以达到完全固定的作用时,外部骨痂不再形成,此时骨折端直接愈合。若是外部骨痂在前期先形成了,那么骨折部位可能会需要更长时间才能愈合。骨折愈合有一个常规的"时刻表",可以通过体格检查和X线检查的方式进行判断,这样可以在推进康复治疗计划之前揭示患者骨折部位的愈合情况(定义36-1)。骨折的愈合常被分为三个阶段:炎症期(涉及高达10%的愈合时间)、修复期或成纤维(占总愈合时间的40%)和重塑期(可占愈合时间的70%)。当骨折部位稳固或骨折完全修复时,则表示骨折部位已恢复到最佳功能状态;当出现纤维愈合时,骨折部位将变得不再脆弱和疼痛,影像学检查中不会显现骨折线的修复,骨折部位在被动过程中也不会出现移动(McKinnis,2010)。

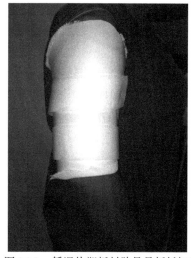

图 36-2 低温热塑板材肱骨骨折托架在患者骨折愈合过程中支撑肱骨的长度

📖定义 36-1

骨 折 愈 合

成人无合并症的骨折愈合时间估算大致如下:

	上肢	下肢
骨痂形成阶段	2～3 周	2～3 周
愈合阶段	4～6 周	8～12 周
稳固阶段	6～8 周	12～16 周

改编许可源自 Solomon, L., Warwick, D. J., & Nayagam, S. (2005). *Apley's concise system of orthopaedics and fracture* (3rd ed.). London: Hodder Armold.

　　一旦完成了石膏固定或是在拆除石膏后的一到两天内,康复治疗便可开始介入了。治疗时间、频次和治疗活动的方法取决于患者骨折的部位和种类以及骨科医生选择的骨折复位的方法,在某些情况下,患者的年龄因素也应当在治疗师的考虑范围之内。临床经验表明,在骨折愈合过程中早期通过特定形式使用患肢(早期强调使用受伤侧肢体)可以减少或除去制动后的治疗需要(Salter,1999)。早期运动可以预防不必要的固定后副作用,如关节僵硬、失用性肌肉萎缩和肌无力。

　　1. 骨折术后的评估过程　此评估过程需要经过精心设计与调整以适应骨折恢复的不同阶段以及不同类型的骨折。本部门专门介绍了各种骨折经历的恢复阶段:**制动期(immobilization)**、**活动早期(early mobilization)**和**稳固早期(early consolidation)**。

　　(1)制动期或活动早期(0～6周):在短暂的活动受限期间内,作业治疗师需确定患者在哪些任务和活动上需要学习并适应或是寻求辅助,以避免在活动中骨折部位受到影响。对骨折部位相邻的关节需要进行关节活动度以及肿胀部位周长的测量。对受损关节的关节活动度测量应考虑其所采用的保护及固定的类型以及早期与骨科医生讨论的术后照护方案。骨折部位进行了内固定的患者可在稳固期前,通常为手术后1～2周内在骨科医生的密切监督之下开展受累关节轻柔的关节活动度练习。

（2）稳固早期（6～8周）：作业治疗师需决定患者是否可以，或是在何种程度上可以，在能够保证安全的情况下使患肢重新参与到目的性活动或是基于作业的任务中。作业治疗师需持续对患者使用患肢完成功能性任务的能力进行评估，以配合临床进展调整治疗计划。在初次评估中，作业治疗师在测量关节活动范围时，除了肩关节骨折需测量患者的**辅助下主动关节活动度（AAROM）**或被动关节活动度（PROM）以外，其他骨折所累及关节需测量其主动关节活动度（AROM）。水肿（edema）与感觉功能（sensibility）也需要进行评估。可用 10 cm 视觉模拟评分对患者的疼痛程度进行测评。然而，抓握和捏力的测试需在骨科医生下达医嘱后才能进行评定。作业治疗师还需要观察患者的患肢是否有感染迹象，如泛红、发热、肿胀、疼痛、功能丧失或循环障碍。为进行辨别，作业治疗师需要观察患肢的颜色（发紫、发暗或泛白表示血液循环出现了障碍）及温度（皮肤在接触时是否有过烫或过冷的情况）。如作业治疗师发现以上异常情况应立即向骨科医生报告。

2. 骨折术后的治疗过程　骨科疾病康复干预策略的制定需要以患者所处的康复阶段和治疗方案为基础。作业治疗师在选择并应用干预手段时需要遵照骨科医生的制动与活动计划安排、治疗禁忌及注意事项，以及治疗目标。

（1）制动期或活动早期：活动早期的治疗方案需遵循特定且有针对性的治疗处方，该处方注明所需的运动时间、类型和合理的活动量（图 36-1）。治疗方案的进展需要根据每位患者的骨折部位稳定情况和 X 线片上的骨折愈合情况来确定（McKinnis，2010）。谨慎的运动控制通常最先从重力辅助或去重力运动开始。所选择的活动通常是辅助下的主动关节活动，或主动关节活动训练先从全活动范围的一半开始，逐渐过渡到全范围的关节活动训练。作业治疗师在仔细的指导和**徒手辅助（manual handling）**下，鼓励患者进行跨骨折部位的等长收缩，以促进循环和骨的愈合。在部分医嘱中，需要进行控制下的被动关节活动，随即进行**主动停滞（active hold pattern）**。也就是说，作业治疗师通过指定的弧线被动地移动患者的患肢，然后患者通过等长收缩的方式短暂地保持在所达到的位置。

作业治疗师可能需在患者骨折愈合过程中，为患者配备适合的吊带、**肩部限制装置（shoulder immobilizer）**、支具或骨折支架，从而为患者提供保护性支持或是开始进行早期在控制下的活动。为了让患者在佩戴外固定器促进稳定的过程中更为舒适，治疗师可以为患者推荐并制作一个**支持性静态支具（supportive static splint）**。对于掌骨和指骨骨折的患者可以通过使用**低温热塑性支具（thermoplastic splinting）**来实现相对的制动和固定（见第十五章和第三十七章）。在对肱骨干骨折等长骨骨干骨折进行闭合性复位的首次治疗之后，骨科医生可根据 Sarmiento 所推广的和图 36-2 所示（Colditz，2011），开具一个功能性矫形器的处方。此轻型热塑性骨折支架允许患者骨折部位上下方的关节进行活动，并降低因长期固定而产生的不良影响。在治疗过程之中，作业治疗师应密切关注患者的循环功能、生物力学对线和合理的（控制下的）活动，及时调整外固定以增进其舒适度和应对改变如患肢挛缩，亦应对在支具固定下的运动量进行合理调整。

（2）稳固早期：该阶段的治疗通常集中在主动使用患肢。主动治疗由使用受损部位的肌肉为目的的任务和活动组成。作业治疗师指导患者参与循序渐进的治疗项目，以减少当前所出现的障碍，并使患肢重新融入正常和惯用的功能性任务和角色表现中。若患者患处的相邻部位出现了继发性变化或身体姿势发生了改变时，则此时期的治疗目标也需包括解决这些问题。

当患者在抬高肢体和主动运动之后仍存在水肿，则需要尝试另外的方式，如压力手套或袖套，以及温和的淋巴按摩促进水肿的消退。作业治疗师在患者运动和活动前，可建议患者先使用蜡疗、水疗和热敷疗法来改善僵硬和疼痛的情况（见第十九章）。若僵硬问题明显且骨折部位已稳定时，则可进行关节松动术和被动牵伸，以促进关节间的附属动作，提升被动活动范围的潜力。当然，在将上述治疗方式纳入患者的治疗方案前，需要得到骨科医生的认可。**动态支具**（dynamic splinting）、**静态渐进性支具**（static progressive splinting）和**连续的被动运动**（continuous passive motion，CPM）也可以随着时间的推进，增加被动活动范围。在开放性复位或是软组织修复时所形成的粘连和增生性瘢痕也会限制骨折部位的活动，增加疼痛并造成该部位的感觉异常。为了预防这一情况的出现，作业治疗师需指导患者进行**深层组织按摩**（deep pressure tissue massage），对瘢痕组织持续施压，以促进瘢痕的重塑（见第四十章）。

四、骨　　折

对于骨科医生和作业治疗师的挑战就是如何最终让患者重新在作业表现中使用患肢。为了对骨折患者进行合理而有效的治疗，作业治疗师必须掌握肢体的解剖结构及其生物力学，以选择制定与骨折修复生理过程相一致的干预策略。

（一）肩部骨折

肩关节复合体（shoulder complex）由盂肱关节、肩胛胸壁关节、胸锁关节和肩锁关节组成。肩关节复合体不仅为手提供了广泛的可及范围，同时也为手的提物、推拉，伸手抓物和承重提供了重要的稳定功能（Greene & Roberts，2005）。肩部骨折的康复治疗也是公认的身体部位中最具挑战性的部分。创伤、退行性病变或手术性肩部损伤后，康复治疗的目标要巧妙地在缓解疼痛、恢复活动和肌力、促进骨痂的形成和受损部位骨折断端的修复各方面取得平衡。

肩关节的制动（immobilization）会导致肩关节僵硬和疼痛。因此，非手术治疗和手术后需为患者制定特定的被动关节活动、辅助下主动关节活动或确保在受控制的安全活动范围内的主动关节活动。肩部骨折需要从最初进行控制下的被动关节活动和辅助下的主动关节活动起就密切关注患者肩部 X 线片的变化。然而，目前就被动关节活动仍存在一定争议。一些学者认为，被动活动是禁忌的，尤其是对于老年患者来说（Goldstein，1999）。还有一些学者认为，如果在骨科医生所规定的范围内进行被动关节活动，那么被动关节活动便是安全的。但是，作业治疗师必须谨记的是被动关节活动与被动牵伸之间的区别。被动关节活动度（PROM）指的是肢体在外力的作用下达到自身可及的活动范围的终末端或所设定的活动范围的终末端。被动牵伸指的是肢体在外力的作用下达到该关节的活动范围的终末端，并在终末端施加压力以扩大活动范围。**安全提示：被动牵伸禁止在骨折愈合的早期使用**。重点在于鼓励患者参与无阻力的功能活动，并在允许运动时，尽快使用受伤肢体参与活动。

由于制动会很快导致僵硬的出现，因此当肩部骨折稳定之后及急性疼痛有所缓解，就尽快开始进行肩部的活动。治疗一般可在损伤后 7～10 天就开始进行，包括**钟摆运动**（pendulum exercises）以及使用吊带制动（McKinnis，2010）。这之后训练将逐渐过渡至轻柔的被动关节活动或辅助下主动关节活动（通常从肩胛骨上提和外旋开始）。在 2～8 周内，患者可开始进行主动关节活动和轻体力型自理活动。8 周后，患者基本无须使用吊带，并且可以开始进行肌力训练（Hodgson，2006）。

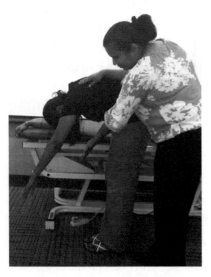

图 36-3　Codman 式钟摆训练

不稳定的肩关节骨折通常需要手术的介入以对骨折部位进行固定。治疗的处方需要根据骨折的分类、手术方式以及患者的年龄和活动水平进行制定，一般都遵循最初由 Neer（1990）所写的指南进行。部分术后治疗方案会在早期进行运动治疗，然而有些则需要一段时间的制动。Agorastides 等（2007）对术后立即进行早期活动的患者与术后安排 3 周制动的患者在功能上进行对比，研究发现，他们之间并无显著差异。在骨科医生认可的情况下，可以先进行 **Codman 式钟摆训练**（**Codman's pendulum exercises**）（图 36-3）。患者在进行 Codman 式钟摆训练时，应弯腰使患肢下垂与地板垂直。在重力的辅助作用下，患者进行顺时针或逆时针的环形运动，以及前屈、后伸、内收、外展这些方向的运动。安全提示：当患者的上肢存在水肿时，则禁止进行 Codman 式钟摆训练。此外，在患者术后 6~8 周内，可开始进行渐进性肩关节屈曲和内外旋，如等长收缩训练一样，这也是一种促进骨折愈合和骨痂形成的刺激方式，还包括**爬墙**（**wall climbing**），无阻力治疗性活动和轻体力型日常生活活动。而被动关节活动只有在显示临床愈合，并且不再担心破坏骨折部位的情况下才可以开始进行。

肱骨头骨折通常较不稳定，若出现了明显的移位则需要通过肱骨头置换术的方式进行治疗，这种手术一般称为**半肩关节置换术**（**hemiarthroplasty**）。若患者出现严重的肩关节炎合并肱骨近端骨折，则建议其进行全肩关节置换术（Keenan & Mehta，2006）。目前，一种新的手术治疗方法称为**反式全肩关节置换术**（**reverse total shoulder replacement**），此项手术用于当肩袖出现严重损伤或严重的盂肱关节炎的患者，其主要限制是肩关节旋转受损（Gallinet et al.，2009；Garrigues et al.，2012）。

全肩关节置换术后的治疗方式需要根据患者手术植入的假体类型和手术方法的不同而进行相应的设计，康复治疗一般在手术后的 1~2 天内开始进行，所进行的训练不应引起患者的疼痛。治疗能否取得满意功能效果的关键在于及早令患者达到在肩胛骨平面的肩上抬和外旋。

在术后的第 2~3 天，患者可开始进行 Codman 式钟摆训练、仰卧位下健手辅助进行被动肩关节上提、在**体操棒**（**exercise wand**）辅助下进行被动肩关节外旋（Tan et al.，2011），每天进行 4~6 次。由于肩胛下肌腱在手术中可能被切开，肩袖的完整性可能被破坏，因此一些骨科医生建议在手术后的前 4 周循序渐进地进行肩关节外旋的训练，另一些骨科医生认为应在术后第 2 天就开始进行被动肩关节外旋。被动肩关节外旋运动应选择在肱骨内收的体位下进行较为合适。在此阶段，作业治疗师应指导患者进行无阻力型日常生活活动，如刷牙、进食，在进行练习的过程中保持患者处于肩关节内收的状态。

术后 6 周，患者在治疗师的指导下增加肩关节被动内旋、伸和水平内收的动作。患者还可进行等长收缩肌力训练，以及使用**治疗性阻力带**（**Thera-band®**）进行内、外旋的训练。如果**肩胛下肌**（**subscapularis**）在手术中出现分离，骨科医生可能会在此时期限制该肌肉进行肌力训练。8~12 周内，患者可重点关注肩上提和旋转的活动，进行治疗性阻力带训练、以及**无负重**（**free weights**）训练和目的性训练。12 周时，患者便可以在作业治疗师指导下参与体育活动和工作。但是需要注意的是，至少 6 个月内患者的患肢禁止负重（Neer，1990；
Tan et al.，2011）。

肱骨干或肱骨颈骨折的治疗通常分为三个阶段。第一阶段包括体位摆放、Codman 式钟
摆训练和被动辅助训练，每天进行多次以预防关节僵硬。早期被动活动和体位摆放对于肱骨
干和肱骨颈骨折的患者应用效果良好。作业治疗师可以为患者制作与其肱骨长度相符的骨折
支架，为肱骨干提供最初的支持（图 36-2）。安全提示：作业治疗师必须适度地向外拉宽支
具的边缘，并将其修整圆滑，以防止在允许合理活动时，阻碍血液循环和造成神经卡压。在
肱骨干骨折的个案中，由于损伤发生于桡神经的附近，因此有可能出现桡神经损伤的情况。
桡神经损伤主要表现为患者不能伸展肘关节、腕关节和手指。其他较不常见的并发症包括了
肱骨干骨折延迟愈合和不愈合，他们的出现可能是由于肱骨骨折导致肱骨中轴的营养动脉受
损（McKinnis，2010），骨刺激器（bone stimulator）的使用可促进骨的愈合。

第二阶段，作业治疗师可以鼓励患者进行主动助力下的向心和离心运动，并逐渐将难度
增加至主动关节活动和轻度抗阻训练。这些训练模式的进行一般是从患者仰卧位下开始，逐
渐过渡至坐位，在此过程中，作业治疗师首先需支撑患者患肢的重量。第三阶段涉及牵伸训练
和肌力训练。在恢复的情况允许时，患者可进行肩前屈伴外展外旋或无外旋的运动（Bastiet al.，
1994）。在此过程中，应鼓励患者使用患肢参与 "目的性作业活动"（occupation-as-end）。

（二）肘部骨折

肘部运动提供个体将手放置在靠近身体或远离身体空间中各个位置的能力，用以进行精细
的运动，并为力量性活动提供稳定的支持（Davila，2011）。肘部运动是由两个自由度所完成
的，分别为肱尺关节与肱桡关节的屈曲和伸展，以及近端桡尺关节的旋前和旋后。髁间骨折和
髁上骨折（伸型）是影响肘关节功能的最常见的肱骨远端骨折。这类骨折的常见并发症包括畸
形愈合和周围神经损伤，以及一种称为 Volkmann 式缺血（Volkmann's ischemia）的前臂间室
综合征（McKinnis，2010）。缺血（ischemia），是一种较为危急的医学问题，可能是由于筋
膜包围造成压迫所形成的水肿引起，也可能是由于急性肘关节屈曲所致的动脉被骨骼压迫所引
起。缺血所表现的症状包括肤色泛白或泛青，无法触及前臂桡动脉搏动，手部感觉减退并伴有
严重疼痛。安全提示：若出现这类表现应立即进行报告。尽管周围神经确实有再生的潜力，
但是他们也只能承受 2～4 小时的缺血，所以当发现此类情况时应立即采取措施。肌肉能够承
受约 6 小时的缺血，但是肌肉并不具备再生能力（McKinnis，2010；Salter，1999）。长时间
的血管闭塞会使坏死肌肉组织变得致密、短缩，形成纤维性瘢痕组织，最终演变为挛缩组织。

未移位或是移位程度较小的髁上骨折可采用闭合复位，并使用可拆卸的石膏或热塑性支
具进行制动。在 1～2 周后，患者可每天取下支具，在带铰链的支具（hinge splint）中进行轻
柔的主动活动训练（Beredjiklian，2011）。6 周后可以撤除固定支具，作业治疗师可以鼓励
患者尽其全力进行轻体力型日常生活活动。

复杂的肘部骨折包括发生移位的髁上骨折和髁间骨折，最常采用的治疗手段为切开复位
和稳固固定（well-secured fixation）。在手术后的 2～3 天，患者可开始进行主动活动，此时
患者肘关节使用支具固定于屈曲至 90°的位置，而并非伸直位，因为在此屈曲位置下，患者
才能获得最大的功能性活动。作业治疗师可拆下支具以开始进行轻柔的主动关节活动训练或
是辅助下主动关节活动训练。肘关节屈曲伸展的关节活动度训练最好在患者仰卧位下进行，
若患者在骨折的同时损伤了侧副韧带，那么骨科医生在医嘱中还需限制患者在进行肘关节屈

伸活动时前臂的旋转。前臂活动训练需在患者坐位下进行，此时肘关节需处于屈曲 90°的位置上（Davila，2011）。在术后 6～8 周，患者可开始进行温和的被动关节活动训练和轻型的等张训练，作业治疗师也可鼓励患者尽自己所能进行轻体力型自理活动。在 8 周后，治疗目标将着重于恢复完整的关节活动范围以及增大肌力。在老年人中，肘部骨折通常仅使用悬吊装置进行治疗，并且需要在早期进行活动以预防僵硬和疼痛。通过此种方式，老人在进行日常生活活动时所需的功能性活动范围可以得到实现，但是不一定能达到全关节活动度。

桡骨头骨折可以通过闭合性复位进行治疗，根据损伤的严重程度，可能需要进行桡骨头切除。桡骨头骨折较少使用吊带以外的装置进行制动。应尽早地鼓励患者进行主动旋前和旋后练习，康复的重点应放在提升患者主动旋后的功能上，因为相较于前臂旋前，完成充分的旋后活动更为困难且容易产生疼痛（Davila，2011）。旋前和旋后运动应在患者坐位或站位的情况下进行，肩关节内收紧贴体侧，肘关节屈曲 90°，患者需每天进行 6 次训练，每次最少重复进行 2 组，每组将动作重复 10 下，运动应在无痛的状态下进行。持续被动活动、动态旋后支具和静态渐进性支具可进一步促进前臂旋转运动（详见第三十七章，腕部和手部骨折）。

五、肩 袖 损 伤

肩部复合体是所有上肢运动的基础。肩袖肌肉的参与在上肢功能和控制中是不可或缺的。其中，冈上肌参与肱骨上提；冈下肌和小圆肌参与外旋；肩胛下肌参与内旋。除了他们所产生的运动外，肩袖肌群作为力偶控制肱骨头于关节窝内，其解剖位置在肩峰下间隙，喙肩弓与肱骨头之间，使肩袖极易受到挤压。Charles Neer（1990）认为，钩状肩峰（第 3 型）是导致撞击综合征的原因之一，可能演变为肩袖撕裂。冈上肌处也有一个低血管区，叫做临界区，该区域是冈上肌腱于肱骨大结节的止点。由于冈上肌腱所处的解剖位置和低血管面积，最常出现肩袖肌腱的撞击。肩袖损伤的患者经常会无法完成大多数个人自理活动。许多日常生活活动，如如厕、护理头发、扣胸罩搭扣都需要肩袖的参与。

（一）肩部撞击综合征

肩部撞击综合征（shoulder impingement syndrome）是一种肩峰下空间结构受到挤压而产生的症状。肩峰下的结构（由上至下）包括肩峰下滑囊、冈上肌、关节囊和二头肌的长头。肩部撞击综合征最常见的原因就是肩峰呈钩状以及肩关节重复或持续抬高超过 90°，若肩部撞击长时间无法得到治疗，则可能会进一步导致肩袖撕裂的出现。Neer（1990）开发了一个分类系统，以便于理解肩部撞击综合征的进展。第 I 阶段通常被描述为水肿、炎症和出血期。在此阶段，关节囊和（或）肌腱开始疼痛和发炎，这些症状可以通过作业治疗的干预来缓解，此时作业治疗重点将放在活动方式的调整上。在第 II 阶段，关节囊和肌腱增厚并纤维化。在此阶段患者可以进行保守治疗，但是将需要更长的时间恢复。在第 III 阶段，患者可能会形成骨刺以及软组织部分或全部的撕裂，轻微撕裂小于 1cm，中等撕裂介于 1～3cm，较大的撕裂为 3～5cm，严重撕裂则大于 5cm（Post et al.，1983）。

（二）肩袖肌腱炎和肱二头肌肌腱炎

患者可能并没有肩部撞击综合征，但存在肩袖肌腱炎或肱二头肌肌腱炎（shoulder cuff tendonitis and bicipital tendonitis）。肌腱炎的最主要的症状是在肱骨进行 90°以上的运动时出现疼痛。在大多数情况下，患者可独立进行日常生活活动，但是患者在完成这些任务的过程中会感受到疼痛。常见的原因是重复进行举过头顶的动作；肩峰呈弯状或钩状；肩胛部肌肉无力及关节囊紧张。常规针对肌腱炎的保守治疗方式包含使用缓解疼痛的物理因子疗法，活动方式调整，肌力训练及进行以作业为基础的活动。

（三）滑囊炎

肩关节滑囊炎（bursitis）指的是肩峰下滑囊的炎症。肩峰下滑囊炎与肩袖肌腱炎的区别在于肩峰下滑囊炎的患者在被动肩关节抬高时出现疼痛，而在肩袖肌肉肌力测定和主动关节活动时不出现疼痛。但是滑囊炎很少单独成为患者肩部疼痛的主要原因，它通常与肩部撞击综合征同时存在（McMahon & Kaplan, 2006）。详细内容可参考肩部撞击综合征产生的原因。

（四）钙化性肌腱炎

钙化性肌腱炎（calcific tendonitis）表现为肌腱在骨上的止点钙沉积。肩关节的钙化性肌腱炎常见于冈上肌腱和冈下肌腱。引起钙化性肌腱炎的原因目前尚不清楚，但是这种类型的肌腱炎通常会通过自发吸收的形式自愈，钙的再吸收大约需要几个月的时间。在这段时间内，患者可能需要承受显著的疼痛。物理因子疗法、无痛的关节活动训练以及调整活动方式的治疗方法都可用来缓解疼痛。

（五）肩袖撕裂

肩袖撕裂（rotator cuff tear）既可以是部分性撕裂，也可以是完全性撕裂。关于撕裂程度轻重的描述详情可以参见"肩部撞击综合征"部分。肩袖撕裂可以是外伤所致，也可以是因肩部撞击综合征的进展演变而来，又或者是肌腱退行性改变与老化所致。肩袖撕裂的患者主要表现为完成抬高过肩部活动时存在困难，并常需要通过使用斜方肌上部代偿以抬高肩部。在日常生活中，一些涉及肩关节旋转的活动，如把手伸向背后将衬衫边角塞进裤子里，或是从裤子后的口袋中取出钱包等，都可能受到限制。因此，肩袖撕裂严重影响着患者的作业功能。在诊断方面，可以借助**磁共振成像（magnetic resonance imaging，MRI）**和**磁共振关节造影（magnetic resonance arthrography，MRA）**来进行肩袖撕裂的诊断（Toyoda et al., 2005）。部分性撕裂可以通过保守治疗的方式进行，如进行活动方式调整以及肩袖肌群和肩胛骨周围肌群的肌力训练。对于那些接受过保守治疗但并无好转的患者，可以选择进行**关节镜手术（arthroscopic）**、**微创手术（mini-open）**和**开放性修复手术（open repairs）**进行治疗。术后的治疗重点应放在获得完整的关节活动范围、肩胛骨周围肌群和肩袖肌群的肌力训练、日常生活活动训练和其他对患者有意义的任务上。

1. 非手术患者的评估过程　　评估首先应从患者完成作业概况和了解患者全面的病史开始。需要对损伤机制展开讨论，症状发生是急性发作还是逐渐加重的？若患者的症状是逐渐加重的，那么需确定患者在进行什么活动或采取什么姿势时会引发肩袖的疼痛，并对患者的疼痛程度进行评分（评分为0～10分）。疼痛是局部性疼痛还是牵涉性疼痛？什么样的活动或作业会导致疼痛的产生？患者能否患侧卧睡？另外，治疗师还应该观察处于静息和肩胛骨向上旋转时，患者的姿势以及两侧肩胛骨的对称性。对患者身体功能进行评估时，作业治疗师可以先让患者展示各种功能性动作，如触碰后背、碰对侧腋窝、碰到头顶等。有关主动关节活动和被动关节活动评估以及徒手肌力测试的内容，详情可见第七章。为了排除颈部受累的可能性，作业治疗师还需对患者颈椎主动关节活动和 $C_4 \sim T_1$ 节段的感觉进行评估。为了判断是否存在疼痛和肿胀，作业治疗师可以在肩袖肌群肌腱部位进行触诊。另外，还需要对患者进行特殊检查，以确定所有涉及结构的功能正常与否。肩袖肌群常用的特殊检查包括，**Neer 撞击征（Neer impingement sign）**，**Hawkins 试验（Hawkins test）**，**空罐试验（empty can test）**，**垂臂试验（drop arm test）**，**肱二头肌速度试验（biceps speed's test）**（步骤详见实践程序 36-1）。

📖**实践程序 36-1**

肩袖损伤的特殊检查

（1）Neer 撞击征：前屈处于内旋状态的肩关节，若患者出现疼痛，则为阳性指征，表明冈上肌和（或）肱二头肌长头受压和（或）存在炎症（图 36-4）。

（2）Hawkins 试验：内旋处于屈曲 90° 的肩关节和肘关节，若患者出现疼痛（图 36-5），则为阳性指征，表明冈上肌和（或）肱二头肌长头受压和（或）存在炎症。

（3）空罐试验：肩部抬高至 45° 并内旋（拇指向下），治疗师在肩外展位置施加阻力（力的方向向下）（图 36-6），若出现疼痛或无力则为阳性指征，表明出现了冈上肌肌腱的撕裂。在 90° 位置重复进行此测试，若只会在 90° 位置出现疼痛，则怀疑患者可能为滑囊炎。

（4）垂臂试验：患者处于外展 90° 的位置后，慢慢地将手臂放至体侧。若患者在完成该动作时手臂直接掉落至体侧，则为阳性指征，表明患者出现了冈上肌撕裂（图 36-7）。

（5）肱二头肌速度试验（biceps speed's test）：患者处于肩关节屈曲 90°，前臂旋后，肘关节伸直。治疗师在患者肘屈曲时施加阻力（使用长杠杆臂的向下的阻力），若患者出现肱二头肌沟位置疼痛，则为阳性指征（图 36-8）。

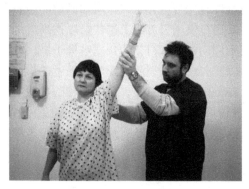

图 36-4　Neer 撞击征

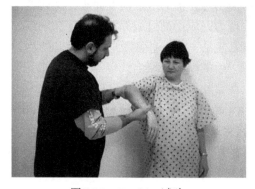

图 36-5　Hawkins 试验

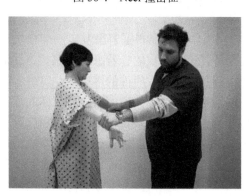

图 36-6　空罐试验

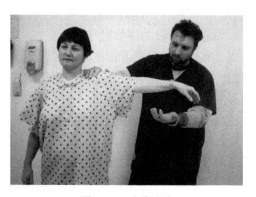

图 36-7　垂臂试验

　　日常生活活动的评估需要作业治疗师观察患者在较低范围（腰部水平）、中等范围（肩部水平）和最大范围（肩部以上水平）内使用患肢进行活动。作业治疗师在观察患者活动时，应注意记录患者在完成活动时是否有代偿的动作或疼痛的表现，并予以记录。除此以外，还有许多针对肩部活动的标准化功能评估量表，作业治疗师在对患者进行评估的过程中选择合适的量表进行使用。很多标准化肩部功能评估工具都是根据**世界卫生组织的国际功能、残疾和健康分类**

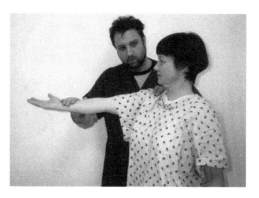

图 36-8　肱二头肌速度试验

（**International Classification of Functioning，ICF**）的三个组成部分：损伤、活动受限和参与受限所设计的，包括：上肢功能受损程度评估（**the Disabilities of Arm，Shoulder and Hand，DASH**），美国肩肘外科手术自我报告（**American Shoulder and Elbow Surgeons Self Report**），肩部残疾问卷（**Shoulder Disability Questionnaire**），肩痛和残疾量表（**Shoulder Pain and Disability Index**），以及 Penn 肩部评分（**the Penn Shoulder Score**）（Dixon et al.，2008；Drummond et al.，2007；Hudak et al.，1996；McClure & Michener，2003；Roy et al.，2009）。

　　2. 手术后患者的评估过程　　手术后患者的评估过程需要在骨科医生的指导下进行。开始康复治疗的恰当时机以及康复治疗如何推进需要取决于许多影响因素，包括了肩袖撕裂的大小与位置、受损组织的状况和手术方法等（Ghodadra et al.，2009）。手术后的作业治疗一般需要在患者手术后 24 小时内开始。对疼痛、被动关节活动以及活动适应的评估是常见的手术后评估流程。根据手术修复类型的不同，主动关节活动评估可以在术后 4～6 周进行，在术后 8 周可以进行肌力的评估。

　　3. 非手术患者的治疗　　保守治疗的患者，其治疗一般从活动方式的调整开始。作业治疗师应指导患者避免进行肩部水平以上的活动，直至不会出现疼痛。另外，还需要对患者的睡眠姿势进行调整，患者应避免手臂在肩部水平以上或肩内收、内旋的姿势入睡，若患者长时间处于肩内收、内旋的位置，则可能对冈上肌肌腱的血液供应造成进一步的损害。患者的活动应着重于无痛的关节活动范围内，从被动关节活动训练开始，当疼痛减轻后，可逐渐过渡至进行主动关节活动训练。对于肩袖肌群和肩胛周围肌群的肌力训练需包括等张运动和等长运动两种不同的形式。患者还可以通过进行功能性训练，如穿衣以提高关节活动度和肌力（图 36-9）。作业治疗师需调查哪些作业对患者来说非常重要，并请他们带来必要的器具，如高尔夫球棍和网球拍。此时，作业治疗为患者制定的长期目标是让其不受限制且无痛地参与作业性功能活动。

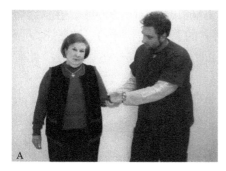
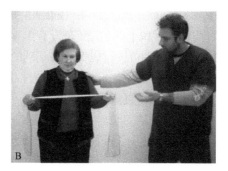

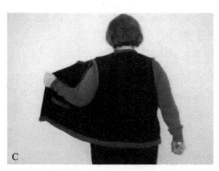

图 36-9 肌力训练的治疗方案

A. 抵抗阻力情况下的肩外旋等长收缩。B. 抵抗阻力情况下的肩外旋等张收缩。C. 融入外旋动作的功能性活动

4. 手术后患者的治疗 肩袖修复手术后的康复治疗需要视撕裂的大小、手术修复的类型和周围组织的情况而定。手术后，患者需佩戴**肩外展枕托（abduction pillow brace）**。在较小或中等程度的撕裂通过手术得到修复之后，患者在修复后的 4～6 周后可以开始进行被动关节活动或辅助下主动关节活动。其中需着重进行的运动：无痛的 Codman 式钟摆训练、被动肩上抬，以及在肩胛骨平面上轻度外展下的肩内外旋。在运动前、运动期间和运动后都可使用冰袋，以减少损伤部位的疼痛和肿胀。作业治疗师需指导患者在家中使用健手辅助下完成这些训练。患者在仰卧位下进行肩内外旋训练时，肩部轻微外展至 30°（在肩胛骨平面上），肘关节屈曲至90°。患者双手握住手杖或棍子，在健侧上肢带动下，完成靠近胃部（内旋）和远离胃部（外旋）的运动。根据修复部位的张力不同，骨科医生将限制患者关节活动范围。安全提示：只有在骨科医生允许的情况下，患者才能使用高过头顶的滑轮，因为重复的肩部上抬可能会刺激修复部位。在此期间内，作业治疗师需要指导患者掌握**单手技巧（one-handed techniques）**进行日常生活活动。除非骨科医生下达了明确的医嘱，否则患侧肩部在这个时期不应参与任何活动。在训练之间的休息时期，患者的患侧肩部需要通过佩戴肩外展枕托进行保护。术后 4～6 周，患者可逐渐过渡至进行主动关节活动训练，难度从减重状态的运动逐渐递增至抗重力的运动。在术后 6～8 周时，患者的治疗中可增加肩部伸展和肩内旋触碰至腰骶部的活动。在这个时期，作业治疗师应鼓励患者进行功能性关节活动训练，将其整合至轻度日常生活活动中，同时还需注意避免代偿性运动，如肩胛骨上提和躯干侧弯。当患者进行抗重力的日常生活活动时，活动的难度从腰部水平的活动循序渐进过渡至肩部以上水平的活动。在术后 6 周，患者可开始进行肌力训练，为之后所要进行的功能性活动做好准备。肌力训练一般开始于肩袖等长收缩训练和肩胛骨稳定性训练。术后 8 周，患者可使用**治疗性弹力带**并自由调节阻力进行等张训练。所有的肌力训练应该在 90°以下的无痛范围内进行。刚开始时，患者可从仰卧位开始进行任意阻力的运动，从而减去重力影响并避免代偿动作的产生，最终将难度增加至不超过 90°的抗重力肌力训练（Boissonnault et al., 2007；Butler, 2007；Ghodadra et al., 2009）。在这之后，可以着重进行超过肩部水平以上的活动（若没有出现肩胛骨的上抬代偿动作），如烹饪、折叠衣物等。在术后 12 周时，患者可进行以作业为基础的抗阻训练。需要再一次强调的是，此时的长期目标应是使患者回归无痛状态下正常的作业性功能活动。

在肩袖的大范围撕裂到修复后，患者需使用肩外展枕托进行制动（O'Brien et al., 2011）。关节活动度训练只能从 Codman 式钟摆训练开始，活动的范围取决于骨科医生的医嘱。一些患者在术后第 1 周就开始进行被动关节活动训练，另一些患者则在术后 6 周才开始进行。肩袖大范围撕裂术后的准备性活动（锻炼和冰敷）和目的性活动与轻度撕裂和中度撕裂术后的训练相同，但是活动开始的时间应适当推后。时间期限是由骨科医生所决定的。这里所给出的治疗方案仅供大家参考，而与骨科医生在治疗过程中紧密的沟通才是最为重要的。

六、髋部骨折

在 50 岁以上的成年人中，最常见的髋部骨折类型是股骨粗隆间骨折和股骨颈骨折（Altizer，2005；Lareau & Sawyer，2010），这类骨折常发生在骨质疏松尤为明显的骨骼处（Salter，1999）。许多这类患者有并存疾病，包括充血性心力衰竭、冠状动脉疾病、高血压、慢性阻塞性肺疾病或糖尿病，这将影响患者康复治疗计划的时长及患者恢复的潜力（Altizer，2005）。

髋部骨折可采用闭合复位手段进行治疗，包括卧床、牵引或早期活动。然而大部分的髋部骨折采用的治疗方法为切开复位法，并使用针、钉、螺钉、钢板或杆进行内固定（Keenan & Waters，2003；Lareau & Sawyer，2010）。**半关节置换术（hemiarthroplasty）** 是对部分股骨颈和股骨头骨折的一种治疗手段，它是一种部分关节置换术，用配有钛杠杆的陶瓷头作为假体替换股骨头和股骨颈。当股骨头被切除后，假体干的远端被插入股骨的髓管内，使假体头部与正常的髋臼相连（Lareau & Sawyer，2010）。如果股骨头和髋臼均发生了破坏性的变化，则需行**全髋关节置换术（total hip arthroplasty，THA）**（Keenan & Waters，2003）。

髋关节骨折和手术后的作业治疗

术侧下肢的负重和活动限制程度都直接与以下这些因素相关：骨折的严重程度和位置，手术方法，固定装置或植入的假体抵抗外力的能力，骨骼的完整性，患者的体重，以及患者的认知水平（Goldstein，1999）。物理治疗师会依据术侧下肢允许承担体重的百分比来指导患者使用助行器或双拐（定义 36-2）。作业治疗师则是在遵循医嘱和配合术后术侧下肢负重的物理治疗进展的情况下，指导患者如何安全地完成日常生活活动。对于先前已存在的风险因素或新髋关节存在移位风险的患者，必须在另一个人的辅助下完成下肢的穿衣和洗浴。

术侧下肢承重和移动能力的进展速率是根据患者个体而言，顺应其骨折愈合的速度和其治疗中的反应（Goldstein，1999）。与康复团队中各个成员的紧密交流是非常有必要的，这样能提供给患者质量最好的照护，并保证术后患者学习如何发挥功能的一致性。治疗师评估患者安全独立进行基本和工具性日常生活活动的能力以及对适应性设备或其他人的辅助的需要，对于大多数情况下少于 1 周住院后的计划性出院是十分重要的（Bargar et al.，1998；Sandell，2008）。

📖定义 36-2

髋关节手术后负重能力的进展（Goldstein，1999）

负重水平	术侧下肢承载体重的百分比	步行辅助设备
完全不能负重	0%	助行器（标准式或轮式）或双拐
轻微负重	10%～15%	助行器（标准式或轮式）或双拐
部分负重	30%	助行器（标准式或轮式）或双拐
50%负重	50%	单拐
完全负重	75%～100%	单拐或不需要辅助设备

经许可改编自 Goldstein. T. S.（1999）. *Geriatric orthopaedics: Rehabilitative management of common problems*（2nd ed.）. Gaithersburg, MD; Aspen.

　　对于术侧下肢完全不能承重或能轻微承重的患者，最好是教会患者采用坐位进行日常生活活动，以节省能量，并增加安全性。一旦患者可以部分承重时，他们就可以在安全站立情况下进行个人梳洗活动。患者的活动需要至少术后 6 周的时间加以限制以保证其安全性，有些患者可能需要更长的时间。这些限制制约了患者弯腰或用手去碰脚等动作，因此需要一些调适（实践程序 36-2）以解决在洗浴、穿脱衣、功能性移动和处理家务中遇到的问题。

📖 **实践程序 36-2**

髋关节置换术后日常生活活动的适应性改变

问题	适应性改变
洗浴时洗脚	长柄洗浴海绵
进/出浴缸	防滑浴垫、扶手、浴缸浴椅
穿、脱鞋	长柄鞋拔（后外侧入路手术受术者从内侧使用鞋拔，前外侧入路手术受术者从外侧使用鞋拔）、弹力鞋带
穿、脱袜	穿袜器
穿裤	够物器或穿衣杆
转移进/出坐厕、浴缸和床	加高坐厕椅、加高的椅和床
坐下、从椅子上站起	楔形坐垫（在椅背处是较厚的楔形）
打开、关上橱柜	重新放置经常要使用的物品以减少弯腰的需要、使用够物器

　　安全提示：治疗师必须提醒术后患者的髋关节不能被动或主动屈曲，并且下肢不能内收越过身体中线（安全提示 36-1）。治疗师为患者提供长柄的穿衣和梳洗辅助用具后，需要教会患者如何使用这些辅具对术侧肢体进行洗浴和穿衣，以避免俯身（髋屈）或交叉术侧下肢（髋内收）。对于洗浴来说，在允许的情况下，部分患者可站在浴缸内进行淋浴，但出于安全考虑，需在浴缸区域内安装辅助扶手和铺设防滑浴垫。还有部分患者更适合于坐位下进行洗浴，以节省体力或是增加安全感，对于这类患者，治疗师需要给他们配置一个浴椅。浴椅的高度需适宜，以避免髋关节屈曲超过 80°～90°。这类患者也需要配备防滑浴垫和辅助扶手以保障他们在完成活动时的安全。实践程序 36-3 描述了在髋关节手术后进、出浴缸的具体流程。

安全提示 36-1

髋关节手术后的活动限制

- 髋关节屈曲不得超过 90°，包括俯身的活动。
- 髋关节不得旋转（后外侧入路手术避免髋内旋，前外侧入路手术避免髋外旋）。
- 术侧下肢不得交叉在非术侧下肢上。
- 术侧下肢不得内收。

实践程序 36-3

髋关节手术后进、出浴缸的流程

1. 进入浴缸

（1）站立，两脚平行于浴缸侧边，术侧下肢靠近浴缸。

（2）将身体重量转移到非术侧下肢。

（3）握住一个辅助扶手作为支撑。

（4）将术侧下肢摆成伸髋、屈膝的体位，然后外展髋关节让这条下肢跨过浴缸边缘。

（5）术侧下肢跨过浴缸边缘后立刻伸膝。

（6）将术侧下肢置于浴缸内的防滑浴垫上。

（7）保证平衡后，将身体重量转移至术侧下肢。

（8）抬起非术侧下肢跨过浴缸，并且置脚于防滑浴垫上。

2. 出浴缸

（1）摆位，两脚平行于浴缸的侧边，术侧下肢首先出浴缸。

（2）与进浴缸时采用一样的流程出浴缸。

坐下和起身时，为了减少髋关节屈曲角度，治疗师需要指导患者使用加高的坐厕椅、加高的床和椅。通过椅脚或床脚下方放置木块来升高床和椅的高度。通过增加床垫和椅垫的硬度以避免被动髋屈曲，如在床垫和弹簧床架之间、在椅垫和椅架之间塞入夹板。治疗师应引导患者使用楔形坐垫，或将卷起的枕头或毛巾置于座椅和椅背连接处以达至倾斜的坐姿，这种方法最早是由 McKee 提出的（1975）。

对于只能坐常规高度座椅的患者，治疗师要教会他们在不过度屈曲术侧髋关节的情况下起身的方法。在有扶手的座椅中，患者可先挪到座椅前缘，保持术侧髋关节在伸位，利用扶手将自己的身体撑起，撑起过程中避免弯腰向前。在没有扶手的座椅中，患者首先挪动到椅子前缘，以使术侧下肢超过座椅边缘，术侧脚应置于椅子的中线位置，此时患者术侧髋关节处于伸位，将脚置于靠近患者自身重心，使患者能够在没有过度屈曲髋关节的情况下具备起身的动力。运用这个技巧，非术侧的髋、膝、踝都恰好处于承重的位置。

术后 6 周，几乎所有患者都能在单拐下步行，也可以进行一些无辅助下的步行；大多数患者能够回归到驾车、游泳和工作之中（Goldstein，1999）。然而，还有一些患者对俯身穿鞋袜、术侧卧位下睡眠和使用常规高度的坐厕的身体活动限制需要在术后 8～12 周才能撤销。

七、慢 性 疾 病

一些骨科疾病是慢性的，其中有一种是由退行性疾病导致的渐进性髋关节疼痛。即使在使用了药物，休息，使用减少下肢承重的单拐、助行器或拐杖，以及物理治疗的情况下，患者在完成日常生活任务和活动时仍受到疼痛的干扰，则提示患者需要髋关节手术（Salter，1999）。髋关节置换手术之后，治疗师要教会患者在所规定的承重范围和活动限制内活动其术侧下肢。除了持续性髋关节疼痛以外，治疗师在骨科疾病的治疗实践中另外一种常见的慢性疾病就是下腰痛，每年因下腰痛而产生的医疗费用支出在 200 亿～500 亿美元（Hu et al.，2006）。以下我们要讨论的内容是髋关节置换手术后的作业治疗和如何减轻下腰痛以促进患者作业表现。

（一）髋关节疾病术后的作业治疗

有一定数量的手术是为了减轻髋关节疼痛而进行的。这些手术包括**骨切除术（osteotomy）**、关节固定术（arthrodesis）或称作**髋关节融合（hip fusion）**、**髋关节表面重建术（hip resurfacing）**及髋关节部分或完全**置换术（arthroplasty）**。在手术的选择上，骨科医生不仅需要考虑患者的年龄和身体状况，还需考虑他们的作业需求和作业生活方式。

骨切除术是一种旨在减缓髋关节承重，对股骨力线进行矫正的手术。在骨切除术完成后，使用压板稳定骨骼，患者就可以开始进行被动关节活动作为术后早期活动。自术后 6 个月至骨骼完全愈合，只有术侧下肢达到部分承重才允许使用拐杖。骨切除术并不能被选择作为减轻髋关节炎造成的关节疼痛的治疗方法（Namba et al., 2006）。

髋关节融合术融合了髋臼和股骨头，使股骨头位于 25°～30°屈曲以及外展和旋转的中立位。关节融合术可在 60 岁以下、身体状况佳并且只有一侧髋关节疼痛的患者群体中考虑进行。这种手术并不像别的髋关节手术那么普遍，进行关节固定术的患者由于工作或娱乐活动中的大量身体需求超出了植入物的耐受范围而不适合进行人工髋关节置换。这也是对那些植入髋关节失败者所考虑采取的补救措施。髋关节融合术后 1 周内患者即可活动，并允许在术后 2 个月内逐渐增加负重以达到完全承重。有些患者在手术后很长一段时间内都使用单拐。由于早期术后对髋关节屈曲的限制，患者需要在洗浴和穿衣时，使用长柄用具来辅助清洗到脚。6 个月完全愈合后，患者就能够屈膝坐于椅子上，完成穿鞋袜的活动，并且也能够不在视觉引导下，只用触觉来够到鞋袜后面。关节融合术会遗留给患者长久的功能障碍，但髋关节是坚固而没有疼痛的，可满足患者包括工作在内的日常活动有足够耐力。

全髋关节置换手术替换了受疾病或创伤影响的整个髋关节。关节置换的主要益处是解决关节疼痛。关节置换手术也能够保留肢体的长度和其力线排列，从而获得提升关节活动度和功能的潜能（Drake et al., 2002）。这个手术用**钛关节窝（titanium cup）**和**聚乙烯塑料线衬垫（polyethylene plastic liner）**置换了发炎的**髋臼（arthritic acetabular cup）**，而股骨头则是以陶瓷做的股骨头植入体和钛股骨干替代。

进行全髋置换手术策略因不同骨科医生而有所差异，最常见的是后外侧入路策略（Youm et al., 2005）。应用这种策略，不会干扰到臀中肌和臀小肌，因此髋外展不会受到损害。后外侧入路策略的风险是向后脱位，为了避免脱位，应在术后立即使用**髋外展枕（abduction pillow）**对患者进行摆位。一些骨科医生也会选择用**膝关节制动器（knee immobilizer）**对同侧膝关节进行摆位来进一步降低脱位的风险。治疗师需要指导患者避免髋屈曲超过 90°、髋内收和内旋。第二种最常见的手术策略是前外侧入路策略（Youm et al., 2005）。尽管这种手术策略会降低髋关节向后脱位的风险，且无须使用髋外展枕，但骨科医生需切开臀中肌和臀小肌，并有可能干扰到臀上神经而导致髋外展无力（Bertin & Rottinger, 2004），这种肌无力的情况会导致患者出现跛行。治疗师需要指导患者避免将髋关节屈曲超过 90°、髋内收和内外旋超过 45°（Peak et al., 2005）。

骨科医生在进行全髋关节置换手术时还需要做的一个选择就是用何种植入固定物，可以选择**骨水泥的（cemented）**、**非骨水泥的（cementless）**或**混合假体（hybrid prostheses）**（Namba et al., 2006）。骨水泥的全髋关节置换术通常需要 4～6 周的时间才能在使用标准或带轮助行器时耐受承重，随后患者可以直接使用单拐承重。非骨水泥的假体，需依靠松质骨向内生长而稳固起来，患者需要 6～12 周部分承重，之后才可使用单拐。部分骨科医生会开始时要求患者不能承重。在选择混合假体的情况下，股骨部分是骨水泥的而髋臼部分是非骨水泥的，在引入单拐使用前要经历 4～6 周的部分承重（Youm et al., 2005）。

术前宣教是对将行全髋关节置换的患者开始作业治疗的第一阶段。髋关节注意事项、长柄用具的演示和医疗上必要的**耐用型医疗设备（durable medical equipment，DME**）均需呈现给患者。根据研究显示，术前宣教与减少患者焦虑情绪密切相关（Spalding，2003）。手术后的前 2 个月对于新髋关节的保护和功能是至关重要的。术后训练项目应为日后髋关节的稳定而设计，以保证股骨大转子和软组织的愈合以及包覆关节周围的关节囊的发展。*安全提示：在软组织愈合之前，应避免髋关节屈曲超过 90°、髋内收和旋转（后外侧入路策略下是内旋、前外侧入路策略下是外旋）。在最开始的 2 个月中，活动至极限位置都可能使假体脱位*。如果发生脱位，髋关节就要进行**闭合性复位（closed reduction）**或手术介入重组。患者可能需要佩戴**髋关节人字形石膏（hip spica cast）**或膝关节制动器进行摆位，这样会延缓康复的进程（Best，2005）。为了保护假体，作业治疗师要指导患者调适日常生活活动的步骤及改善环境的方法，以保障日常生活活动和家务的安全表现。用来帮助全髋关节置换术患者的技巧与之前描述过的内容并行，即避免髋屈曲和内收，限制髋旋转，且严格遵守承重准则。康复在手术后 2 天便可进行。

　　对于后外侧入路手术的患者，为使其在卧位或坐位时保持髋外展的体位，可以使用**髋外展海绵楔形垫（foam abduction wedge）**。患者在物理治疗中髋关节屈曲角度一旦可达到 55°就能够采用在加高的座椅上利用卷起的枕头或楔形坐垫置于座位与椅背之间而采取倾斜的坐位，并在双腿之间放置一个髋外展海绵楔形垫。治疗师需教患者学会在卧位到站位的转移过程中通过保持两膝远离（髋外展）以及负重于非术侧下肢来滑动至床外，从而使术侧髋屈曲不超过 90°。部分患者会用悬于头顶的悬吊杆来辅助转移。患者也需要练习从很多不同平面进行转移，如高椅（图 36-10）、浴缸浴椅、加高的厕所座椅和轿车座位。

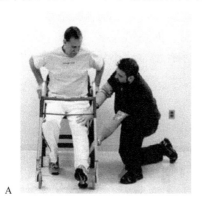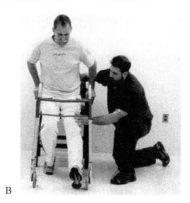
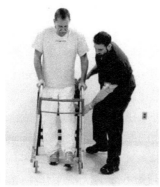

图 36-10　全髋关节置换术后患者在无负重状态下进行坐站转移
A. 伸膝，同时支撑于椅子扶手上。B. 在撑离椅子时避免屈髋超过 90°。C. 在站立时保持无负重状态

有骨水泥或混合全髋关节假体的患者通常术后立即便可在助行器或拐杖辅助下开始部分负重。在一些案例中，患者可在术后最初 3 天内就达到完全负重；然而，许多骨科医生会等到 3 周后开始允许患者全负重（Goldstein，1999）。对于日常生活活动项目来说，治疗师可以在患者站立情况下教其运用前文描述过的与髋关节骨折后洗浴和穿裤子相同的技巧（实践程序 36-2 和安全提示 36-1）。经非骨水泥全髋关节置换术患者通常在最初的恢复进程中为轻微负重，并且需谨慎地过渡到部分负重（Goldstein，1999），这使得在坐位下学习日常生活活动成为必需（图 36-11）。当患者的术侧下肢负重可达 50% 时，其日常生活活动才能向单拐支持下站立的情况过渡，单拐需持续使用至**特伦德堡步态（Trendelenburg gait，摇摆步态）**消失。

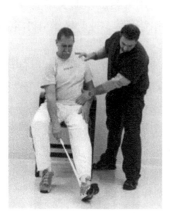

图 36-11 全髋关节置换术后的脱鞋方式
若手术采用的是后外侧入路策略，用长柄鞋拔够到鞋的内侧部分以预防髋内旋

通常全髋关节置换术后的患者在住院康复之后不会再进行门诊治疗，尽管许多患者可能会接受作业治疗师和物理治疗师对居家安全照护相关的评估和（或）治疗。证据列表 36-1 描述了一种有效的术后作业治疗项目和两种同样有效的针对接受关节置换患者的术前训练项目。

术后第 2~3 个月，患者通常会重新回到所有惯常的日常活动中，但始终要遵守安全提示 36-1 中所列出的活动限制。对有些患者来说，这些活动限制也许会持续很长时间，甚至要延续终生。梅奥诊所建议以下这些低影响的体育活动，须在手术 12 周后才可进行，如高尔夫球、游泳、骑脚踏车、保龄球、划船和水肺潜水。不建议患者进行网球、滑雪和慢跑活动。

（二）下腰痛

疼痛被定义为"一种与实际的或潜在的组织损伤、或依据特定的损伤描述相关联不适的感觉和情感体验"（International Association for the Study of Pain，2012）。急性疼痛往往与身体检查发现的情况呈正相关，通常显示患者曾受创伤或损害身体组织。对急性疼痛的生理和心理反应会包括肌肉防御性反应、焦虑和疼痛行为增加（Healy et al.，2001）。慢性疼痛被描述为损伤后延续超过 3 个月的疼痛（International Association for the Study of Pain，2012）。有慢性疼痛的患者会对相关症状全神贯注，经历失眠，并在日常生活活动中表现困难（Cieza et al.，2014）。

大约 80% 的成年群体曾经表示有下腰痛（Hu et al.，2006；World Health Organization，2003），姿势性压力和椎间盘退化是下腰痛最常见的原因（Cohen et al.，2008）。姿势性压力源包括不良的睡眠和坐位姿势、拱背抬举或够取物品及长时间的站立或坐着（McKenzie，2015）。其他一些导致腰部疼痛的原因有椎管狭窄症、椎骨骨折、肿瘤、感染、脊椎滑脱及关节炎。下腰痛大多发作时期都是具有自限性的；90% 的患者在 6 周内能回归工作，但是，1% 的患者会遗留慢性疼痛并且超过 6 个月无法工作（Hu et al.，2006）。

医疗管理腰部健康的首要目标就是防止患者发展为慢性疼痛而导致作业功能障碍。如果疼痛不能够减轻，长时间以来的客观评估发现的结果也许与伤害性刺激（疼痛激惹源）无关

□证据列表 36-1

髋部骨折相关作业治疗的最佳实践循证

干预措施	所检测干预措施的描述	参与者	治疗量	最佳证据的类型和证据等级	益处/有效性	结果的统计概率和效应大小	参考文献
早期术后个别作业治疗	作业治疗组：基础日常生活活动和工具性日常生活活动的个别训练，包括使用技术辅助和一次家访。对照组：传统护理	100名大于65岁、经髋部骨折手术的患者。所有人都独自居住，其中没有人在住院前使用步行或辅助器具（随机入组）。90名患者完成了研究（10%病例脱落率）	在术后的第3~4天开始，作业治疗组在3~33天内每周末早上接受45~60分钟个性化的训练（包括辅助器具）。对照组则在3~23天内接受传统护理人员给予的传统护理。所有患者都会接受移动辅助步行的指导	随机对照实验。证据等级：ⅠB1b	有效。作业治疗会加速患者进行日常生活活动的能力，提升出院后回家的概率。出院时，作业治疗组在独立穿衣、个人卫生、如厕和洗浴方面能力都有提高。没有其他因素（如年龄、性别、骨折类型等）能对实验结果进行解释。2个月后，所有患者都重获独立	Klein-Bell日常生活活动子量表测验：穿衣：$F_{(2,91)}$=79.0, P=0.0001, r=0.79[a]。如厕：$F_{(2,90)}$=5.97, P=0.02, r=0.34。洗浴/卫生：$F_{(2,91)}$=2.20, P=0.1, r=0.21。作业治疗组（只评估了该组）内52%的参与者需要辅助器具和家居改变，90%家庭需要作出预防性改变（去掉松软地毯等）	Hagsten et al.（2004）
在陆地上或在冰池里的术前训练项目	每个项目包含一个教学活动、训练课程（在游泳池或在陆地上）、一个家居训练项目和作业治疗家居评估。在陆地冰池里的训练项目有以下益处：浮力，水压，温热疗效	等待接受全髋关节或膝关节置换术的患者（平均年龄70.3岁）。82名参与者（分类为髋或膝关节置换）被随机分组。冰池组42名。陆地组40名。参与者中51名为女性，除了8名参与者其他都被归为肥胖类	两个项目开展6周时间，每周2次，每次治疗持续1小时	随机对照实验。证据等级：ⅠB2b	有效。尽管在陆地上和在游泳池里的项目之间没有显著的干预后差异，两组都有明显的疼痛减轻和功能改善。冰池组的参与者在训练后立即报告道疼痛显著减少（P=0.019）。	WOMAC功能子量表（P=0.112；P=0.739和WOMAC疼痛子量表F=0.257；P=0.614）结果显示组别的主效应没有显著差异。评估时间，（基线至7周）在功能（陆池组：P=0.000；冰池组：P=0.016）和疼痛（陆池组：P=0.000、冰池组：P=0.011）中显示出显著的主效应。以第15周的评估为基线。两组WOMAC功能子量表（陆池组：P=0.012；冰池组：P=0.045）都都显示进步，但WOMAC疼痛子量表（陆池组：P=0.015；冰池组：P=0.431）只有陆池组显示改善	McBarney, & Schutz（2009）

a r值是由作报道的数据而计算得出，所用公式F的分子自由度大于1。
r值的效应量在≥0.50时则以为是大，>0.30则以为是中等，>0.10则以为是小。
西安大略和麦克马斯特大学骨关节指数（The Western Ontario and Mcmaster Universities Arthritis Index，WOMAC）。

联。慢性下腰痛越来越与心理情绪障碍、非生理性行为如伪病或放大症状（夸大症状）以及确信有疾病或人为障碍症（factitious disorder）（使自己和别人确信疾病存在）相关（Manchikanti et al.，2003）。这种情况会让治疗变得很困难，通常需要多学科治疗方法（multidisciplinary approach）。

治疗急性或慢性下腰痛的患者主要关注的焦点在于尽快使他们重返工作岗位和重新恢复日常生活，治疗师应致力于通过运动医学治疗的实践，以镇痛和放松肌肉，从而预防慢性疼痛综合征的发展。目前，卧床休息已被早期应用物理治疗、弹性训练项目及主动参与以作业为目的的渐进式训练项目所替代。研究表明锻炼可以很大程度上减少下腰痛患者请病假的次数（Kool et al.，2004）。由于物理治疗师已通过弹性训练、牵伸和关节活动训练来帮助患者改善腰椎的动态控制，作业治疗师的职责便是指导患者在活动表现中需要保持腰骶的中立位置（在骨盆前倾和后倾之间可达到的范围的中点）。作业治疗师要教会患者正确的人体力学和改善在家和工作中进行活动的技巧，从而使患者能理解、管理和保护下腰部（Sanders，2004）。随着患者在物理治疗中的耐力训练表现进步，作业治疗师需要提升日常生活活动的类型和总量以及工作相关的任务难度。当患者即将可以重拾惯常的活动时，治疗就要专注于安全和预防腰痛再发作。

多年以来，向患者进行腰部和身体力学的宣教已成为康复的一部分。康复的多学科团队常常包含一名医生，一名物理治疗师，一名作业治疗师，在某些情况下，团队中还需有一名社会工作者或是心理学家。下腰痛作业治疗的哲理为教导患者脊柱的解剖结构、功能以及日常生活和文娱活动中正确人体力学的内容，有助于下腰痛患者长期进行腰部健康的管理。患者主诉日常活动的参与和有能力参与社会交往比起疼痛存在与否更能代表生活质量（Hush et al.，2009）。多学科下腰痛治疗策略能显著减轻疼痛和改进作业功能（Guzman et al.，2001）（证据列表 36-2）。

1. 下腰痛患者的评估　　首次面谈中，治疗师要询问疼痛史和活动中的疼痛反应。患者需要描述他们疼痛的位置、强度（用 0～10 疼痛量表）、类型（锐痛、有跳动感、有灼烧感等）和持续时间。完整的作业状况能让作业治疗师了解对患者而言最有意义的作业活动是什么，以及患者在一天里如何平衡这些活动。当提及患者的下腰痛时，需要提出额外的问题以判断患者适应程度和完成任务的方法。对实际或模拟的任务表现的观察可显示患者的功能限制和做决策的过程。

2. 下腰痛患者的治疗　　作业治疗师通过对患者进行人体力学和如何安全参与活动的宣教来促进患者在任务和活动中的主动参与。基于研究，作业治疗项目中有效的治疗包括干预前准备，如热敷包、**经皮电刺激（transcutaneous electrical nerve stimulation，TENS）**、牵伸训练、减少压力的放松技巧、肌肉控制的生物反馈和小组宣教（Snodgrass，2011）。人体力学的指导要与静态姿势、动态姿势和转位（如坐到站，站到弯腰）相关。作业治疗师要结合常执行的任务来演示人体力学，以呈现给患者如何将这些原则应用在每日任务中，重点在于认知和运动的同时学习，从而促进患者的理解以及在运动活动中安全地自我调整。治疗性活动，包括游戏、手工艺、日常生活活动和工作任务都可选择作为实践的内容。通过反馈，治疗师在活动中引导患者的表现，并鼓励其发展自我调整能力。

📖证据列表36-2

疼痛管理相关的作业治疗最佳实践循证

干预措施	所检测干预措施的描述	参与者	治疗量	最佳证据的类型和证据等级	益处/有效性	结果的统计概率和效应大小	参考文献
多学科疼痛管理项目	这个项目包括身体的、社会心理的、以活动为基础的和以社会互动为基础的训练和教育。这个团队包括作业治疗师、心理学家、医生、物理治疗师和社会工作者。这是小组的项目（每组8~9人），但也是对每个患者个别制定的治疗	188名有疼痛症状诊断的患者（纤维组织肌痛、下腰痛、颈部扭伤和肌痛） 男性：42名 女性：146名 平均年龄41岁 平均疼痛周期为女性7.6年，男性5.8年	每次治疗5~7小时，5周内每周1次	单组别重复测量实验设计 证据等级：ⅢA2a	有效。由加拿大作业表现量表（COPM）测量的作业表现和表现满意度有显著进步；30%~37%的参与者在COPM中提升了2分或以上；44%~56%的参与者在表现和满意度评分提升了1分或以上	$P<0.001$ 数据不足无法计算结果效应量	Person et al.（2004）

人体力学：良好的人体力学形成需要在不同的体位下，或当搬运物品时不断地实践学习如何减少脊柱上的负荷或压力。应避免脊柱的挤压和扭转，因这些动作令脊柱在未有足够支撑下承受压力（实践程序36-4）。在各种不同姿势下应用人体力学原则的建议如下：

● 当站立时，如在厨房烹饪、洗碗盘或在浴室的水池刷牙，患者将一只脚置于水池下的架子或矮凳上来达到骨盆后倾。患者可将这个技巧用于任何需要久站的时候。

● 要坐下时，患者需通过膝与髋的屈曲来降低身体重心，而不是直接使脊柱弯曲。为了实现此做法，患者需将双手放在椅子的扶手上，双手引导坐下的方向，并在转位中提供支持。加高的座椅可以减少对肌肉力量的需求，从而减轻腰部的疼痛和压力，因此而被提倡。长时间久坐的患者应倾向于选择稍微倾斜的坐位姿势。当坐在桌前工作时，患者要将椅子放置于离工作区域较近的地方，与此同时还需根据患者需求抬高或倾斜工作台，从而避免弯腰工作。

● 当处于卧位时，理想的姿势为屈膝仰卧，来减少脊柱的压力。可用一个枕头垫在膝下来维持屈膝的姿势。卧位到坐位要运用滚木式动作。对于习惯于侧卧的患者，可以使两膝微屈，两腿之间放一个枕头。

● 对于那些原本就需要大量伸够动作和脊柱弯曲的任务，如扫地、吸尘或擦拭，治疗师需要教会患者如何距离他们的任务更近，也就是说，边走边扫或擦拭，而不是努力去够到某个地方。对于从地上搬起物品，采取的姿势是依据物品的大小和重量而选择的。若要拿起重量轻的物品，如一份报纸，患者面向报纸，向地板方向屈曲双膝采取半蹲的姿势（或者称为芭蕾舞屈膝姿势），同时要保持背部伸直、骨盆后倾。当抬起一个大或重的物品或小孩时，患者通过向地板方向屈曲其中一个膝盖（半跪位）而得到了更多的核心支持，从而使身体靠近而面向物品。这样做的目的是将大部分负重尽量靠近身体的重心。抱小孩时，小孩要先爬到成人的身上抱住成人的身体。一旦紧紧握持好物品或抱住小孩，在地板上的膝盖将助推身体起立，通过双下肢伸直来托举重量。此时应指导患者将重量提高到中间高度，如提到椅子上，可能的话，最好是休息片刻，再提起搬运。

●患者在搬运重量轻、负载较平衡的需洗衣物、杂货和包裹时需将物品靠近自己的身体，移动婴儿最好是用婴儿前背带或后背带或婴儿车。通过大量实践，患者会掌握其在给定的距离或时间内安全负载的最大能力，实践中应用常见的物品是很重要的，如重 4 磅(约 1.81 kg)的半加仑(1 加仑约等于 3.79 L)的牛奶或重 8 磅(约 3.63 kg)的 1 加仑的瓶装水。

📖实践程序 36-4

人体力学原则（图 36-12）

指导患者如下内容：

● 在静态坐位或站位下结合骨盆倾斜来卸除椎间关节的负荷，有助于患者对骨盆位置的关注，并减少下腰部肌肉的张力。

● 使自己的身体靠近并面向任务，这会使物品尽可能靠近身体重心而有助于平衡，物品离身体远会需要所有肌肉更多的力来提起或握持住它，物品靠近身体也有助于减少脊柱的扭转或弯曲。

● 避免扭转，扭转会造成脊柱周围韧带和小肌群的压力，取而代之的做法是利用双脚挪动步子使身体转向并面对活动。

● 运用屈髋肌和伸髋肌来降低和升高身体，这些大肌肉群的杠杆作用及力量能进行重量负载。脊柱的关节和周围肌肉小得多，杠杆作用和力量也就更少。

● 避免长时间重复的活动或静态的体位，每小时间休息一下，简单走动或拉伸一下。

● 劳逸结合以促进耐力和安全性，将休息片段结合到具体的活动中，或者在要求不同肌群的两个工作交替进行。

● 运用宽阔的支撑，双足与髋同宽会增加提物的稳定性，一足稍在另一足前会提供额外的支持。

● 保持背部正确的力线排列，双耳在肩正上方，肩在髋之上，髋在膝、足之上，从而保持背部的自然生理曲线。面对镜子进行练习。

● 在提物前先测试重量，以决定提物方式是否要调整。描述如何调整提物方式：寻求帮助、分开几次提物或把物品放置于滑轮上。

● 保持身体矫健，强壮的肌肉和灵活的关节是对损伤或损伤复发的最佳抵御。

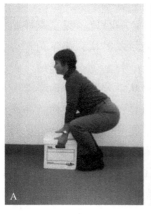 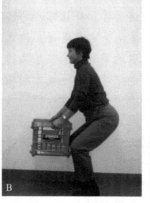 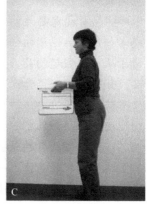

图 36-12　正确运用人体力学提物

A. 向要提起的物品靠近。B. 用下肢力量进行提举，保持正常的腰椎曲线。C. 在整个提物活动中保证正常的腰椎曲线

3.　治疗疼痛的补充和替代疗法　　随着我们尝试令治疗疼痛从传统治疗方式转向更为全面的策略，替代及另类医学（complementary and alternative medicines，CAMs）越来越被人们接受。瑜伽常用于治疗关节炎、下腰痛和上肢疾病。瑜伽结合了姿势的力线排列、拉伸、正确的呼吸方式及放松等。大量研究显示瑜伽能有效治疗疼痛，然而，这些研究并没有阐明瑜伽可能造成的不良反应（Posadzki et al.，2011）。**正念冥想（mindfulness meditation）**结合了深度放松、冥想及轻柔的运动来管理疼痛和缓解肌肉张力。初步研究显示，正念冥想在改善疼痛、睡眠和生活质量方面获得了令人满意的效果（Morone et al.，2008）。每周4～5天参与时长为30分钟的正念冥想可以改善被诊断为下腰痛患者的疼痛程度（Morone et al.，2008）。太极是另一种作业治疗师运用过的替代治疗，太极最主要的特点在于它可保持脊柱竖直、运用正确的腹式呼吸和不同推手样式的、缓慢的、有序的运动。太极的相关研究表明其能够在纤维组织肌痛、骨性关节炎、类风湿关节炎患者中改善其疼痛程度。太极尤其在改善下肢平衡、力量和疼痛方面格外有效（Field，2011）。在作业治疗中应用CAMs时应展示其资格并要注意应用的许可法律条例（American Occupational Therapy Association，2011）。没有特殊许可的作业治疗师应该考虑将患者转介给其他受过相关培训的专业人士处接受治疗，如针刺疗法、**印度韦达养生疗法（Ayurveda）**、**能量疗愈（energy healing）**和**按摩治疗（massage therapy）**。

📖**案例分析**

B 太太：全髋关节置换术后恢复家庭主妇和志愿者的角色

作业治疗过程	临床推理过程	
	目的	治疗师思考内容的举例
患者个人信息 B 太太是一位 72 岁的已婚女性，3 天前在从家走到私家车的途中在冰面上摔倒。当日被诊断为右侧股骨粗隆间骨折而收入院。由于髋部骨折的严重性，B 太太当日就需要手术介入，她接受了骨水泥填充式的全髋关节置换术，B 太太期望她可以回归与丈夫在一起的家庭生活，并最后恢复她家庭主妇和志愿者的角色	掌握患者的诊断或疾病状况 掌握手术后的注意事项 了解患者 了解她出院后的环境	"大多数骨水泥填充式的全髋关节置换术后的患者都能在可耐受的程度下开始承重，所以我希望 B 太太也会被给予相同的负重要求，骨科医生进行的全髋关节置换术运用的是后外侧入路策略，因此注意事项一定要遵行以避免关节脱位。" "B 太太两侧髋关节都有骨性关节炎病史，然而她能够用布洛芬®（Advil®）管理疼痛。" "B 太太显然很重视她的家庭生活，并在社区中很积极、活跃。"
转介到作业治疗的理由 B 太太在她大约术后 3 天急性住院阶段被转介至作业治疗，学习在遵行髋关节注意事项的同时安全地移动、练习转移，并且开始恢复个人的日常生活活动。她同时也被转介至物理治疗	重视周围环境 发展暂时的假说	"B 太太将会跟随医院全髋关节置换的关键路径，有 3 天的在院时间，我很高兴她被转介给物理治疗，这样我们就能够协调我们的服务，也能在我们的一些治疗部分中协同治疗，我预期在住院的 3 天后 B 太太会理解髋关节注意事项，并练习使用长柄器具以改善作业功能。与物理治疗的协同治疗会帮助她建立转移活动的自信和能力。"
评估过程和结果 ● 评估从建立作业档案开始，B 太太述说她与丈夫共同居住在一个一层楼的农庄式房屋。进入家前要上 4 级台阶，浴室是盆浴和淋浴一体的。据她描述，她丈夫已经退休，并且对她的生活十分支持，她喜爱为她丈夫和孩子烹饪美食	考虑评估策略和方法 解释所观察到的情况	"由于 B 太太所患是骨科的损伤，治疗的方向会集中在她受损的技能和表现模式，以评估受损的能力和潜力。" "在整个评估过程中，B 太太都表示疼痛，我担心这会干扰她的治疗进程。我联系了她的骨科医生，治疗疼痛的药物会增加及派发，并与作业治疗、物理治疗协调。双上肢的关节活动度和肌力都要评估，以确定

续表

作业治疗过程	临床推理过程	
	目的	治疗师思考内容的举例
● 评估床上移动和转移。B 太太床上移动需要最小程度的帮助，在入浴和如厕转移中需要言语提示下的接触保护（在运用标准助行器的情况下） ● 自我照料： 穿脱衣：重新复习了髋关节注意事项，并演示了长柄辅助用具的使用。B 太太上半身的穿脱衣可以独立完成，但下半身的穿脱衣需要中等程度的辅助。在穿衣活动评估过程中，需要不断言语提醒她髋关节的注意事项。 洗浴：B 太太可以独立进行上半身的擦浴（在床边演示的），但下半身擦浴中需要中等程度的辅助（在使用长柄海绵的情况下） ● 上肢关节活动：双上肢主动关节活动在功能范围内 ● 徒手肌力测试：双上肢的肌力都为 4/5 级 ● 疼痛（0～10 评分）：据 B 太太描述，右髋疼痛 7/10，她称疼痛是持续的，并干扰了她的睡眠和任何护理人员要求她做的任何活动		双上肢可协助转移活动的能力。我与物理治疗师交谈过，由于她有摔倒史，我们都同意她从标准助行器开始。尽管很多患者在全髋关节置换术后都使用带轮助行器，但带轮的助行器会移动得较快，可能会在 B 太太的体重负载下滑走。B 太太的主要限制在于她的日常生活活动和移动活动。"
作业治疗要解决的问题 ● 影响睡眠和活动的疼痛 ● 受减损的日常生活活动 ● 由于全髋关节置换术而产生的不安全的转移和移动活动 ● 全髋关节置换术的限制	综合分析评估结果	"B 太太有接受全髋关节置换术后大多数患者都要面临的典型问题。"
作业治疗目标列表 （1）B 太太在所有自我照料活动中疼痛水平为 3/10 （2）B 太太能够在遵行髋关节术后注意事项的同时转移进、出椅子、床、浴缸浴椅和坐厕 （3）B 太太演示如何用长柄用具独立进行厨房内、卧室内和浴室内的功能性任务，并且同时遵行髋关节术后注意事项	发展干预的假设 选择一种干预策略 考虑治疗中可能会发生的情况及发生的频率和时长	"我感觉 B 太太的作业表现会通过学习全髋关节置换术后注意事项得到改善。结构化的日常治疗也会帮助她建立在进行移动和转移任务时的信心。" "作业治疗干预会同时结合代偿/适应性策略和恢复/补偿策略。" "根据关键路径，B 太太将会在她住院阶段接受 3 次个别作业治疗，另外还有 3 次针对她移动和转移活动的与物理治疗的协同治疗。"
干预过程 B 太太在 3 天住院期间会参与 6 次治疗，为协助作业治疗的顺利开展，B 太太会依据处方服用止痛药。作业治疗师和物理治疗师会教她髋关节安全的姿势和活动，包括转移、坐下、站立和卧床时，以及在基础日常生活活动和工具性日常生活活动中需要弯腰和够取的活动。转移要在使用标准助行器的情况下进行。B 先生一同参与了他妻子所有的作业治疗过程，并且他同意在 B 太太有困难的活动中协助她。治疗师在基础日常生活活动和工具性日常生活活动中教 B 太太运用节省体力技巧（energy conservation）。治疗师会给 B 太太一本图文并	将实际的表现与预期的表现进行对比	"B 太太在团队的密集治疗和家庭支持下，在作业表现中取得了显著的进步。"

续表

作业治疗过程	临床推理过程	
	目的	治疗师思考内容的举例
茂的与日常生活活动相关的髋关节置换术后的限制的手册。治疗师认为 B 太太的丈夫在家庭健康助理的协助下，能给予 B 太太必要的照料，去处理因髋关节注意事项而不能完成的基础性日常生活活动和工具性日常生活活动。因此，建议她出院回家，而不是去专业护理机构（skilled nursing facility）		
接下来要做的 ●在家庭健康助理的协助下出院回家 ●建议接受居家作业治疗	预想现在和未来患者所担心的问题 决定患者是否需要继续或终止治疗，或是在将来回访	"B 太太是一个非常积极主动的患者，将会从家居作业治疗中受益，以进一步增加她的作业表现。她理解居家训练的重要性，也会继续进行有组织和监督下的作业治疗。我有信心6个月后，B 太太会成功参与生活中她所重视的作业角色（妻子、家庭主妇和志愿者）。"

作业治疗实践中的临床推理

选择居家治疗的治疗内容

在 B 太太出院回家后，她要继续接受居家照料服务。基于她的作业档案，依据她住院时手术史、恢复史、治疗经历和进展，如果你是 B 太太的居家治疗师，你会选择什么干预方法使得她能够追求她所重视的作业活动，并且确保遵行髋关节术后注意事项？

注意事项的理解

在作业治疗第二阶段，你会讨论她在住院期间成功使用配给她的长柄用具。B 太太告诉你直到她能够俯身给自己穿衣并且不发生疼痛，她的丈夫都会帮助她。你会如何进行接下来的治疗？

？ 思考与总结

（1）任何骨折制动不希望看到的不良反应有哪些？

（2）你如何引导你的患者预防因长期制动而引起的不良反应？

（3）上肢骨折患者的主要治疗目标是什么？

（4）为何肘关节骨折治疗中不采用被动关节活动？

（5）紧随在骨科手术后推进患者参与术后治疗项目的指导原则有哪些？

（6）什么是临床愈合，为什么提及治疗项目时很重视？

（7）为什么要鼓励跨过骨折区域的等长收缩？

（8）对诊断为肩袖肌腱炎的患者你会建议何种活动调整？

（9）请描述肩袖损伤修补术术后6周、8周和12周可以进行的准备性介入形式。

（10）请描述肩袖损伤修补术术后6周、8周和12周可以进行的以作业为基础的活动形式。

（11）对于髋部骨折后经全髋关节置换术患者，作业治疗师的角色是什么？

（12）髋部骨折或全髋关节置换术后，治疗师指导患者安全地进行体现作业表现的任务。

有哪些特定的任务可能会威胁到手术过程的完整性？为什么？

（13）请列出必须指导全髋关节置换术后患者的注意事项（后外侧手术入路和前外侧手术入路）。

（14）请描述运用所有可用的人体力学原则，如何教下腰痛患者进行下半身的穿脱衣？同样地描述扫地任务和在电脑上工作的任务。

 ## 术　语　表

外展枕支架（abduction pillow brace）：一种用于将肩关节固定于外展30°～45°以保护修复术后的冈上肌的吊带或者支架。

临床愈合（clinical union）：尽管骨折线仍然存在，但是在影像学检查中已证实有骨痂形成（Salter，1999）。

Codman式钟摆运动（Codman's pendulum exercises）：一种大部分肩部手术患者在早期康复中所规定进行的练习。患者处于坐位或站位，弯腰屈髋，使躯干与地面平行。患者的患侧上肢在有吊带固定或没有的情况下，远离躯干，移动至垂直于地面的位置。在此重力辅助的体位之下，患者根据外科手术处方被动或主动地移动患侧上肢，首先进行前后运动，向前运动的同时肘关节屈曲，向后运动的同时肘关节伸展；接着进行肩部外展和内收活动，之后进行画圈运动（Salter，1999）。

可控的运动范围（controlled range of motion）：在预先决定好的安全范围内进行主动和被动运动。通常来说，所允许的运动范围一般从原活动范围的中间开始，随着患者的愈合逐步过渡至全范围的活动。在此过程中可以使用夹板，以起到设定活动边界或限制不必要活动的作用。

深层组织按摩（deep pressure tissue massage）：用手用力按压患者皮肤约5秒钟，使手下方的瘢痕组织变白，此种按摩手法在拆线完成后即可开始进行。在进行按摩时，可以在闭合的伤口上使用含有羊毛脂和维生素E的润肤霜。按摩一般从瘢痕组织的周围开始进行，逐渐向瘢痕处移动，最后直接作用于手术瘢痕之上。

人为障碍症（factitious disorder）：指一种功能失调的状态，即个体表现出一种疾病的状态而其并未患有该种疾病。

肩胛平面（scapular plane）：指个体肩部前屈和肩部外展之间的中点（所在的垂直于地面的平面）。大多数的功能性活动都发生在肩胛平面中。

肩部制动器（shoulder immobilizer）：用于上肢需要进行严格制动的情况。该制动器在腰部配有一条可调节的松紧带，同时腰部还有两根带子将上肢同于固定和摆放在轻微外展和内旋的位置。

弹性治疗带（thera-band®）：具有不同阻力程度的训练用弹力带［用八种不同颜色所表示，从阻力最小（棕色）至阻力最大（金黄色）］，用于提升肌肉力量。最常使用的弹力带颜色为红色［在100%的伸长率下阻力达2.7磅（约为1.22kg）］、绿色［3.1磅（约为1.41kg）］和蓝色［4.5磅（约为2.04kg）］。

特伦德伦堡步态（Trendelenburg gait，摇摆步态）：由于臀中肌减弱而导致的步态模式。患者走路时步态蹒跚，倾向患侧，将重心放在髋部。它的特点表现为当患者患侧足在步态摆动周期时出现健侧髋下垂。

Volkmann 式缺血（Volkmann's ischemia）：由于骨折或挤压伤，肢体的一个解剖区域内筋膜间隔区压力增加。常见于上肢前臂。主要原因是由于压力增加导致的小血管关闭。患者会表现为剧烈疼痛，尤其是被动牵伸肢体时。当骨筋膜室内组织压超过 30mmHg（1mmHg=0.133kPa）时外科急诊将介入以进行筋膜切开术（Bednar&Light，2006）。

爬墙、手指走路、手掌滑行（wall climbing，finger walking，palm gliding）：锻炼肩部屈曲的一系列练习。患者面朝墙壁，将受伤肩膀侧的手放在墙上，用手指走路或者手掌滑行的方式先向天花板方向运动然后向地板方向运动。若进行肩关节和肩胛骨外展的练习，患者稍微转离墙壁，同样通过手指走路或者手掌滑行的方式在肩胛平面上进行肩部外展。购置的手指爬梯可以通过在墙上或桌面上使用的方式为手指走路设置增量；还有一些肩梯可以调整至不同的角度以适应不同程度的运动。

参 考 文 献

Agorastides, I., Sinopidis, C., El Meligy, M., Yin, Q., Brownson, P., & Frostick, S. P. (2007). Early versus late mobilization after hemiarthroplasty for proximal humerus fractures. *Journal of Shoulder and Elbow Surgery, 16,* S33-S38.

Altizer, L. (2005). Hip fractures. *Orthopaedic Nursing, 24,* 283-292.

American Academy of Orthopaedic Surgeons. (2008). *The burden of musculoskeletal diseases in the United States: Prevalence, societal and economic cost* . Rosemont, IL: United States Bone and Joint Decade.

American Occupational Therapy Association. (2011). Complementary and alternative medicine [Position Paper]. *American Journal of Occupational Therapy, 65(Suppl.),* S26-S31.

Bargar, W. L., Bauer, A., & Borner, M. (1998). Primary and revision total hip replacement using the Robodoc system. *Clinical Orthopaedics and Related Research, 354,* 82-91.

Basti, J. J., Dionysian, E., Sherman, P. W., & Bigliani, L. U. (1994). Management of proximal humeral fractures. *Journal of Hand Therapy, 7,* 111-121.

Bednar, M. S., & Light, T. R. (2006). Hand surgery. In H. B. Skinner (Ed.), *Current diagnosis and treatment in orthopedics* (4th ed., pp. 568-569). New York: Lange Medical Books/McGraw-Hill.

Beredjiklian, P. K. (2011). Management of fractures and dislocations of the elbow. In T. M. Skirven, A. L. Osterman, J. M. Fedorczyk, & P. C. Amadio (Eds.), *Rehabilitation of the hand and upper extremity* (6th ed., pp. 1049-1060). Philadelphia: Elsevier Mosby.

Bertin, K. C., & Rottinger, H. (2004). Anterolateral mini-incision replacement surgery: A modifi ed Watson-Jones approach. *Clinical Orthopedic Related Research, 429,* 248-255.

Best, J. T. (2005). Revision total hip and total knee arthroplasty. *Orthopaedic Nursing, 24,* 174-179.

Boissonnault, W. G., Badke, M. B., Wooden, M. J., Ekedahl, S., & Fly, K. (2007). Patient outcomes following rehabilitation for rotator cuff repair surgery: The impact of selected medical conditions. *Journal of Orthopaedic and Sports Physical Therapy, 37,* 312-319.

Butler, M. (2007). Common shoulder diagnoses. In C. Cooper (Ed.), *Fundamentals of hand therapy: Clinical reasoning and treatment guidelines for common diagnoses of the upper extremity* (pp. 150-182). St. Louis: Mosby Elsevier.

Cieza, A., Stucki, G., Weigl, M., Kullmann, L., Stoll, T., Kamen, L., Kostanjsek, N., & Walsh, N. (2004). ICF core sets for chronic widespread pain. *Journal of Rehabilitation Medicine, 44,* 63-68.

Cohen, S. P., Argoff, C. E., & Carragee, E. J. (2008). Management of low back pain. *British Medical Journal, 337,* a2718.

Colditz, J. C. (2011). Functional fracture bracing. In T. M. Skirven, A. L. Osterman, J. M. Fedorczyk, & P. C. Amadio (Eds.), *Rehabilitation of the hand and upper extremity* (6th ed., pp. 1061-1074). Philadelphia: Elsevier Mosby.

Davila, S. A. (2011). Therapist's management of fractures and dislocations of the elbow. In T. M. Skirven, A. L. Osterman, J. M. Fedorczyk, & P. C. Amadio (Eds.), *Rehabilitation of the hand and upper extremity* (6th ed., pp. 1061-1074). Philadelphia: Elsevier Mosby.

Dixon, D., Johnston, M., McQueen, M., & Court-Brown, C. (2008). The Disabilities of the Arm, Shoulder and Hand Questionnaire (DASH) can measure the impairment, activity limitations and participation restriction constructs from the International Classification of Functioning, Disability and Health (ICF). *BMC Musculoskeletal Disorders, 20,* 114-119.

Drake, C., Ace, M., & Maale, G. E. (2002). Revision total hip arthroplasty. *AORN Journal, 76,* 414-428.

Drummond, A. S., Sampaio, R. F., Mancini, M. C., Kirkwood, R. N., & Stamm, T. A. (2007). Linking the disabilities of arm, shoulder, and hand to the international classification of functioning, disability, and health. *Journal of Hand Therapy, 20,* 336-344.

Field, T. (2011). Tai Chi research review. *Complementary Therapies in Clinical Practice, 17,* 141-146.

Gallinet, D., Clappaz, P., Garbuio, P., Tropet, Y., & Obert, L. (2009). Three or four part complex proximal humerus fractures: Hemiarthroplasty versus reverse prosthesis: A comparative study of 40 cases. *Orthopaedic & Traumatology: Surgery and Research, 95,* 48-55.

Garrigues, G. E., Johnston, P. S., Pepe, M. D., Tucker, B. S., Ramsey, M. L., & Austin, L. S. (2012). Hemiarthroplasty versus reverse total shoulder arthroplasty for acute proximal humerus fractures in elderly patients. *Orthopedics, 35,* e703-e708.

Ghodadra, N. S., Provencher, M. T., Verma, N. N., Wilk, K. E., & Romeo, A. A. (2009). Open, mini-open, and all arthropscopic rotator cuff repair surgery: Indicators and implications for rehabilitation. *Journal of Orthopaedic & Sports Physical Therapy, 39,* 81-89.

Gill, S. D., McBarney, H., & Schutz, D. (2009). Land-based versus poolbased exercise for people awaiting joint replacement surgery of the hip or knee: Results of a randomized controlled trial. *Archives of Physical Medicine and Rehabilitation, 90,* 388-394.

Goldstein, T. S. (1999). *Geriatric orthopaedics: Rehabilitative management of common problems* (2nd ed.). Gaithersburg, MD: Aspen.

Greene, D. P., & Roberts, S. L. (2005). *Kinesiology: Movement in the context of activity* (2nd ed.). St. Louis: Mosby/Elsevier.

Guzman, J., Esmail, R., Karjalainen, K., Malmivaara, A., Irvin, E., & Bombardier, C. (2001). Multidisciplinary rehabilitation for chronic low back pain: Systematic review. *Journal of British Medicine, 322,* 1511-1516.

Hagsten, B., Svensson, O., & Gardulf, A. (2004). Early individualized postoperative occupational therapy training in 100 patients improves ADL after hip fracture: A randomized trial. *Acta Orthopedica Scandinavica, 75,* 177-183.

Healy, W. L., Iorio, R., & Lemos, M. (2001). Athletic activity after joint replacement. *American Journal of Sports Medicine, 29,* 377-388.

Hodgson, S. (2006). Proximal humerus fracture rehabilitation. *Clinical Orthopaedic & Related Research, 442,* 131-138.

Hu, S. S., Tribus, C. B., Tay, B. K., & Bhatia, N. N. (2006). Disorders, diseases, and injuries of the spine. In H. B. Skinner (Ed.), *Current diagnosis and treatment in orthopedics* (4th ed., pp. 221-297). New York: Lange Medical Books/McGraw-Hill.

Hudak, P. L., Amadio, P. C., & Bombardier, C. (1996). Development of an upper extremity outcome measure: The DASH (disabilities of the arm shoulder and hand). *American Journal of Industrial Medicine, 29,* 602-608.

Hush, J. M., Refshauge, K., Sullivan, G., De Souza, L., Maher, C. G., & McAuley, J. H. (2009). Recovery: What does this mean to patients with low back pain? *Arthritis & Rheumatism, 61,* 124-131.

International Association for the Study of Pain. (2012). IASP pain terminology. Retrieved September 8, 2012 from http://www.iasp-pain. org/content/NavigationMenu/GeneralResourceLinks/PainDefinitions/ default.htm.

Keenan, M. E., & Mehta, S. (2006). Rehabilitation. In H. B. Skinner (Ed.), *Current diagnosis and treatment in orthopedics* (4th ed., pp. 671-728). New York: Lange Medical Books/McGraw-Hill.

Keenan, M. E., & Waters, R. L. (2003). Rehabilitation. In H. B. Skinner (Ed.). Current diagnosis and treatment in orthopedics (3rd ed., pp. 689-693). New York: Lange Medical Books/McGraw-Hill.

Kool, J., Bie, R. D., Oesch, P., Knusel, O., Brandt, P. V. D., & Bachmann, S. (2004). Exercise reduces sick leave in patients with non-acute nonspecific low back pain: A meta analysis. *Journal of Rehabilitation Medicine, 36,* 49-62.

Lareau, C., & Sawyer, G. (2010). Hip fracture surgical treatment and rehabilitation. *Medicine & Health/Rhode Island, 93,* 108-111.

Manchikanti, L., Fellows, B., Singh, V., & Pampati, V. (2003). Correlates of non-physiological behavior in patients with chronic low back pain. *Pain Physician, 6,* 159-166.

McClure, P., & Michener, L. (2003). Measures of adult shoulder function. *Arthritis & Rheumatism, 49,* 50-58.

McKee, J. I. (1975). Foam wedges aid sitting posture of patients with total hip replacement. *Physical Therapy, 55,* 767.

McKenzie, R. (2005). *Treat your own back* (7th ed.). New Zealand: Spinal Publication.

McKinnis, L. N. (2010). *Fundamentals of musculoskeletal imaging* . Philadelphia: F.A. Davis Company.

McMahon, P. J., & Kaplan, L. D. (2006). Sports medicine. In H. B. Skinner (Ed.), *Currentdiagnosis and treatment in orthopedics* (4th ed., pp. 163-220). New York: Lange Medical Books/McGraw-Hill.

Morone, N. E., Greco, C. M., & Weiner, D. K. (2008). Mindfulness meditation for the treatment of chronic low back pain in older adults: A randomized controlled pilot study. *Journal of the International Association for the Study of Pain, 134,* 310-319.

Morone, N. E., Lynch, C. S., Greco, C. M., Tindle, H. A., & Weiner, D. K. (2008). "I felt like a new person": The effect of mindfulness meditation on older adults with chronic pain: Qualitative narrative analysis of diary entries. *Journal of Pain, 9,* 841-848.

Namba, R. S., Skinner, H. B., & Gupta, R. (2006). Adult reconstructive surgery. In H. B. Skinner (Ed.), *Current diagnosis and treatment in orthopedics* (4th ed., pp. 381-423). New York: Lange Medical Books/McGraw-Hill.

Neer, C. S., II. (1990). *Shoulder reconstruction* . Philadelphia: Saunders.

O'Brien, M. J., Leggin, B. G., & Williams, G. R. (2011). Rotator cuff tendinopathies and tears: Surgery and therapy. In T. Skirven, A. L. Osterman, J. Fedorczyk, & P. C. Amadio (Eds.), *Rehabilitation of the hand and upper extremity* (6th ed., pp. 1157-1173). Philadelphia: Mosby Elsevier Inc.

Peak, L. E., Parvizi, J., Ciminiello, M., Purtill, J. J., Sharkey, P. F., Hozack, W. J., & Rotman, R. H. (2005). The role of patient restrictions in reducing the prevalence of early dislocation following hip arthroplasty: A randomized prospective study. *Journal of Bone and Joint Surgery, 87-A,* 247-253.

Persson, E., Rivano-Fischer, M., & Eklund, M. (2004). Evaluation of changes in occupational performance among patients in a pain management program. *Journal of Rehabilitation Medicine, 36,* 85-91.

Posadzski, P., Ernst, E., Terry, R., & Lee, M. S., (2011). Is yoga effective for pain? A systematic review of randomized clinical trials. *Complementary Therapies in Medicine, 19,* 281-287.

Post, M., Silver, R., & Singh, M. (1983). Rotator cuff tear: Diagnosis and treatment. *Clinical Orthopedic, 173,* 78.

Roy, J.-S., MacDermid, J. C., & Woodhouse, L. J. (2009). Measuring shoulder function: A systematic review of four questionnaires. *Arthritis Care & Research, 61,* 623-631.

Salter, R. B. (1999). *Textbook of disorders and injuries of the musculoskeletal system* (3rd ed.). Baltimore: Williams & Wilkins.

Sandell, C. (2008). A multidisciplinary assessment and intervention for patients awaiting total hip replacement to improve their quality of life. *Journal of Orthopaedic Nursing, 12,* 26-53.

Sanders, M. J. (2004). Ergonomics of child care. In M. J. Sanders (Ed.), *Ergonomics and the management of musculoskeletal disorders* (2nd ed., pp. 410-417). St. Louis: Butterworth & Heinemann.

Shin, E. K. (2011). Fractures: General principles of surgical management. In T. M. Skirven, A. L. Osterman, J. M. Fedorczyk, & P. C. Amadio (Eds.), *Rehabilitation of the hand and upper extremity* (6th ed., pp. 351-360). Philadelphia: Elsevier Mosby.

Smith, W. R., Agudelo, J. F., Parekh, A., & Shank, J. R. (2006). Musculoskeletal trauma. In H. B. Skinner (Ed.), *Current diagnosis and treatment in orthopedics* (4th ed., pp. 138-264). New York: Lange Medical Books/McGraw-Hill.

Snodgrass, J. (2011). Effective occupational therapy interventions in the rehabilitation of individuals with work related low back injuries and illnesses: A systematic review. *American Journal of Occupational Therapy, 65,* 37-43.

Solomon, L., Warwick, D. J., & Nayagam, S. (2005). *Apley's concise system of orthopaedics and fracture* (3rd ed.). London: Hodder Armold.

Spalding, N. J. (2003). Reducing anxiety by pre-operative education: Make the future familiar. *Occupational Therapy International, 11,* 278-293.

Tan, V., Leggin, B. G., Kelley, M. J., & Williams, G. (2011). Surgical and postoperative management of the shoulder arthritis. In T. M. Skirven, A. L. Osterman, J. M. Fedorczyk, & P. C. Amadio (Eds.), *Rehabilitation of the hand and upper extremity* (6th ed., pp. 351-360). Philadelphia: Elsevier Mosby.

Toyoda, H., Ito, Y., Tomo, H., Nakao, Y., Koike, T., & Takaoka, K. (2005). Evaluation of rotator cuff tears with magnetic resonance arthrography. *Clinical Orthopaedics and Related Research, 439,* 109-115.

World Health Organization. (2003). *WHO Technical Report Series: The burden of musculoskeletal conditions at the start of the new millennium* . Geneva, Switzerland: World Health Organization.

Youm, T., Maurer, S. G., & Stuchin, S. A. (2005). Postoperative management after total hip and knee arthroplasty. *Journal of Arthroplasty, 20,* 322-324.

第三十七章　手　部　损　伤

原作者：Cynthia Cooper

译者：白钟飞　华烨

学习目标

通过本章的学习，读者将能够：

（1）描述手评估及治疗过程中的原则及注意事项。

（2）选择支具的摆放位置以减少、防止或矫正手畸形。

（3）描述常见手损伤的临床特征。

（4）认识及培养有利于良好组织反应的手治疗干预手段。

（5）促进手损伤患者的无痛作业功能活动。

一、概　　述

手的问题是容易被发现的，可能是外观方面，也可能是功能方面，或二者兼有。手的功能很精细，如手势、表达、触摸、照料、穿衣、进食等。功能障碍导致的影响可以是极为巨大的。本章的目的就是为读者介绍手治疗的各元素，特别是手治疗包含广泛的内容，以及探索未来研究所需要的资源。

手部复杂的活动与它精细的解剖结构、多关节的特征是密不可分的，因此，僵硬、瘢痕、水肿对手功能的影响都是巨大的。手部某一处的损伤就可能导致手部其他位置的僵硬。为了验证这一点，请被动地将你的环指放在伸直的位置，然后尝试握拳。这个例子也叫做四马战车效应（quadriga effect），通过限制一根手指的活动就可限制其余手指的活动，这显示了四个手指之间的相互联系（Giambini et al., 2010）。正因为如此，手损伤的治疗不应只关注损伤的部位，也必须持续地检测患者在各种作业活动中的表现。

手治疗起源于第二次世界大战。在那个时代及随后的战争中，上肢的毁灭性损伤促进了团队合作医疗模式的发展。现在，手治疗的康复团队包括医生、医生助理、护士、作业治疗师、作业治疗师助理、物理治疗师、物理治疗师助理及其他技术人员。此外，受伤工人的赔偿代表或个案管理员也可能参与其中。

被认证的手治疗师是具有高级临床技能的且通过了有关手治疗特定资格考试的作业治疗师或者物理治疗师。需具备最少5年的临床工作经验并符合其他条件，方可参加该考试。在专攻手治疗前，建议手治疗师应在作业治疗各个领域均有较广泛的经验。

手治疗和其他专科的作业治疗是不一样的，如小儿科和老年科，因为它包含了作业治疗和物理治疗，还有它自己专门的专业组织。虽然大多数手治疗师是作业治疗师，但是实际的临床实践看起来更像物理治疗，而不是作业治疗。从事手治疗的作业治疗师应该通过实施具有本专业核心思想的干预方案，以此维护作业治疗的专业身份认同。最后，手治疗师不应该过分注重手部的解剖结构，而忽视了患者本身。在治疗手部的同时，还应该致力于解决患者在作业活动表现技巧与表现模式上的问题。

二、影响治疗结果的心理社会因素

　　为什么有一些手损伤较轻的人最后会有严重的残疾，而一些手损伤严重的人却仅遗留较轻的残疾？损伤后，每个人的个人形象、功能需求及个人环境因素均可影响手损伤后的适应性反应。每个人手的象征意义、自尊、家庭及朋友支持系统、应对策略都会对最终预后带来影响。此外，还需要尽可能鼓励患者参与治疗。治疗师向患者介绍自己，保持眼神交流，仔细聆听，使用非医学术语和指导性的图册，鼓励患者进行一些友善亲切的交流（Vranceanu et al.，2009），对患者的手进行支持性的触摸和给予正面的意见，这都是对预后极有帮助的（见第十四章）。

　　动机对预后来说是非常重要的影响因素。切实的期望，以及适切的交流，注重患者参与决策和教育都是非常重要的 （Moorhead & Cooper，2007）。早期介入对手损伤后心理症状的康复也是有帮助的。

三、手治疗的概念

　　以下概念对手损伤的临床诊疗都是非常关键的。手治疗的干预不应只取决于损伤的临床诊断，还应结合身体结构、病理、伤口愈合、生物力学、组织耐受、心理社会因素、预后等方面的认识。介于人和人之间的千差万别的变化，没有两个人的治疗方案是一样的。

　　1. 组织愈合　组织愈合包括炎症期、纤维增生期、成熟期或重塑期。炎症期会持续数天，它包括血管收缩，随后的血管舒张，伴随着白细胞迁移的过程，促进吞噬细胞移除外来组织和凋亡的细胞。基于该诊断，在炎症期，通常建议制动休息（Fess et al.，2005）。

　　纤维增生期大约从第 4 天开始，持续 2～6 周。在这个阶段，纤维增生合成瘢痕组织。随着胶原纤维的合成，伤口的抗张强度会增加。在这个阶段，主动关节活动和支具可保护愈合组织并促进手内部的平衡（Fess et al.，2005）。

　　成熟期或重塑期可能会持续几年，但组织的反应发生在较早阶段，而不是后期。重塑期表现为胶原纤维的架构和组织排列的改变，以及相应的组织抗张强度的增高。轻柔的抗阻活动在成熟期是合适的，但是也可能会导致本应避免的炎性反应。在这阶段，也可轻柔地使用动态或静态支具（Fess et al.，2005）。在整个干预阶段，都应密切监控组织对牵拉张力的耐受状况。随着组织愈合，伤口将挛缩，瘢痕会进一步变小。胶原蛋白会像在正常组织那样持续重塑。

　　2. 抗畸形位置　上肢损伤和失用都会带来手的畸形。损伤后常伴随水肿的出现，将导致外在伸肌结构的张力增高。这会导致手肌腱呈"Z"字形不平衡状态，出现以屈腕、掌指关节过伸、近端与远端指间关节屈曲、拇指内收为特征的畸形（Pettengill，2011）。

　　手部关节的僵硬会呈现出基于解剖学可预见的畸形。掌指关节在伸展位置特别容易僵硬，这是因为掌骨头是一个突出的形状，导致侧副韧带在掌指关节伸直位置更加松弛，在屈曲位置更加紧张。相反，指间关节更倾向于在屈曲位僵硬，因为掌板和侧副韧带在屈曲位置更易僵硬（Hahn et al.，2010）。

当需要长期持续的制动时，关节活动度（ROM）有受限风险时，做支具时最好将患手放置在**抗畸形位**，也称内在肌伸展位（图37-1）。该位置腕关节处于中立位或伸展位，掌指关节屈曲，指间关节伸直，拇指外展呈对掌位置。这个位置允许掌指关节的侧副韧带和指间关节的掌板都能维持他们的长度，因此可以对抗肌腱"Z"字形不平衡状态。在一些特定的诊断下，如屈肌腱或伸肌腱损伤修复后，患手则不能摆在该抗畸形位置。必要时，医生可协助做出判断。

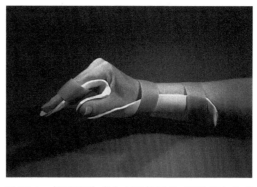

图37-1 抗畸形位或内在肌伸展位；腕关节中立或伸展，掌指关节屈曲，指间关节伸直，拇指外展对掌

3. 没有疼痛就没有进步的神话 针对组织的耐受能力，"没有疼痛就没有进步"的神话必须在手治疗中被完全摈弃。而最佳的理念应该是，"没有疼痛，更有进步"。一些出于善意的治疗师或者过度急切的家庭成员会帮患者进行过度的被动关节活动，常常会超出患者组织耐受范围，从而给患者带来不可逆转的损伤。治疗带来的疼痛也可以导致复杂区域性疼痛综合征（CRPS），将在后文再讨论。

有上肢问题的人来寻求治疗的时候，通常就做好了疼痛的心理准备。一些患者在治疗过程中即使出现疼痛也不告诉治疗师。因此，对患者在这方面进行教育是至关重要的。另外，留意患者的肢体语言和面部表情，这也可以反映出患者是否有疼痛。痛苦的表情和上肢回撤的动作都是明显疼痛的身体语言。患者做出防卫姿态时，也提示出现疼痛。如果有必要，可以尝试一些治疗师"放手"的治疗方法，如让患者在治疗师的指导下自行锻炼。

4. 被动关节活动训练可能是有损伤的 被动关节活动训练可能会对手部的精细组织带来损伤。具体来说，被动关节活动可能会影响组织愈合，引发更严重的炎症反应，导致更多的瘢痕形成。被动关节活动也可导致关节结构的改变，甚至诱发复杂区域性疼痛综合征。非炎性的干预会将组织重塑时间最大化，而炎性的干预手段则会缩短组织重塑的过程。由于这些原因，如果被动关节活动训练是必要的话，需确保手法是轻柔及无痛的。低强度、长时间牵拉的支具对组织重塑及增加被动关节活动度是更安全、更有效的方法（Fesset et al., 2005）。

如果被动关节活动之后再外用热疗，可能带来潜在的损伤。外用热疗，如热敷袋，常用于伸展前的准备。但不幸的是，外用热疗没有在临床上得到足够的关注。热会增加水肿，而水肿的作用就像胶水一样。热可能会降解胶原，造成组织的微小撕裂（Chen et al., 2011）。热也可能会有反弹的效果，在使用之后反而产生僵硬。安全提示：不要对于有水肿的、感觉缺失的或肢体有炎症的患者使用热疗。总的来说，用有氧运动来为手外伤患者进行损伤组织的热身训练是安全的。如果要使用热疗，需要同时抬高肢体，轻柔地进行运动训练，并配合主动活动。此外，还要持续地监控有无即时的和后续的炎症反应状况。

5. 独立的运动训练，有目的的活动和治疗性作业活动 从技术上而言，治疗手部损伤时，有必要用基于组织结构的特定方法去分离和治疗局部损伤。以独立运动的形式去完成这种严谨的干预似乎是最容易的。传统价值中看重高科技临床环境、医疗模式的教导、繁忙的日程，以及经济和物质上的限制可能促使手治疗在一个看起来像运动室的环境中进行。

虽然一些手治疗师确实将有目的的活动作为干预手段，但要把治疗性作业活动的概念变为手治疗的方法，还需要更多的支持。实现该目标的一种方法就是将患者为导向的目标和日常生活活动整合到手治疗的治疗计划和实施中。根据诊断，酌情鼓励患者在日常活动中尽可能地使用上肢。在治疗室帮助患者探索潜在能力，然后指导患者在家里做活动。例如，折叠袜子和内衣可以升级为需要更大的肌力和耐力的折叠重的毛巾和牛仔裤。

单单运动训练不能引起作业活动所诱发的适应性反应。与独立运动相比，有目的的活动或作业更能提升协调能力，促进更优的运动质量（Omar et al., 2012）。例如，一项为提高握力的独立的手治疗训练就是让患者抓捏治疗性橡皮泥或者握力器。而为增强肌力的有目的活动就可能是拿取物品，从轻的物品逐渐过渡到重的物品。

作业活动为治疗手段贯穿了作业治疗的整个特色，否则当下医疗环境可能将是一个较少以功能为导向的（Trombly, 2011）。前面引用的例子透过对人有意义的活动来实现治疗目标，从而变成治疗为本的作业活动。如果患者喜欢烘焙，那么用擀面杖擀面就是一种用来提高抓握功能的治疗为本的作业活动。

四、评　估

（一）既往史

询问既往史作为作业状况的一部分，为建立治疗关系提供了极好的机会。尽可能回顾医疗报告，如可能的话，也包括放射影像资料；还应了解患者的利手、年龄、职业和个人兴趣（Seftchick et al., 2011）。通过询问患者什么是他想做、需要做或期望做，但目前做不到的事，可以评估患者在作业领域的不足。必要时可和医生讨论患者的具体病况。

对于创伤，需要了解受伤日期、所有手术的日期、受伤地点和怎样受伤、受伤的机制、受伤时手的姿势，以及之前所有的干预措施。而对于非创伤性的问题，了解发病日期、症状是否加重、症状的发作顺序、功能影响，以及加重或减轻症状的因素（Seftchick et al., 2011）。

（二）疼痛

疼痛可能是急性或慢性的。急性疼痛是突发和近期发作，通常有确定原因和有限期，可以持续数分钟到6个月。急性疼痛有生理作用，表明需要保护组织不受进一步损伤。慢性疼痛比预期疼痛时间更长，可持续数月或数年，不一定具有生理目的。肌筋膜疼痛，可以是慢性或急性的，源于筋膜、肌肉、肌腱或韧带的局部刺激，具有特定的、可重复的疼痛模式和相关的自主神经症状。疼痛评估可包括疼痛的图示，患者在人形图纸上标记疼痛区域；使用疼痛视觉模拟评分（见第五章）；对关节或肌肉触诊以识别局部疼痛区域或软组织的质变；还有扳机点的敏感性（Klein, 2007a）。

（三）体格检查

在与患者见面前，观察患者在等候区时上肢的位置和使用情况是很有帮助的。在检查时，观察整个未穿衣服上肢的姿势、保护和手势、萎缩和水肿（Klein, 2007a）。因为远端症状通常是由近端问题引起的，因此对颈部进行筛查非常重要，这指的是对颈部和肩部的筛查评估，用来确定需要干预治疗的部位（Butler, 2007）。

（四）伤口

安全提示：始终遵循通用预防措施（见第四十四章）。评估伤口的长度、宽度和深度。

伤口渗出物可能是血性的、浆液状的（透明或黄色）、化脓性的或深红色的（血肿）。还要观察伤口是否有气味存在（Klein，2007a）。

三色概念（红色、黄色或黑色）决定了伤口的护理原则。伤口可以是这三种颜色中的任何一种，也可以是这三种颜色的混合。红色伤口表示正在愈合，未感染，由再生的血管和肉芽组织组成。黄色伤口有渗出物，需要清洗和清创。黑色伤口表示坏死，需要清创。伤口护理的目标是将黄色和黑色伤口转化为红色伤口（von der Heydeand Evans，2011）。

（五）瘢痕评估

观察瘢痕位置、长度、宽度和高度。增生性瘢痕限于原伤口区域，通常在1年内形成。瘢痕疙瘩在创面以外增生，通常不会随着时间变小或颜色变淡。值得注意的是，任何瘢痕牵拉或与皮肤和肌腱粘连均可导致运动受限。任何跨关节的伤口或瘢痕都可能挛缩，从而限制被动运动。未成熟的瘢痕因其血管特性而呈现红色或紫色，这种瘢痕会在触摸按压后变白。成熟的伤疤更平、更柔软，颜色呈中性，不会随触摸按压而变白（Klein，2007a）。

（六）血管评估

发绀、红斑、苍白、坏疽或浅灰色均表示血管受损。要测试手指的毛细血管再灌注状况，只需要在累及手指的指甲或远端施加压力，在压力释放后2秒内，看颜色是否恢复。可将再灌注时间与未损伤手指的时间进行比较（Klein，2007a）。

（七）水肿

当无法使用容积计量器时，测量手指围度是一项可以快速实施的替代方法（Klein，2007a）。测量卷尺的放置要和张力保持均匀一致。有开放性伤口、克氏针、石膏模或血管舒缩不稳定的情况时，禁止使用容积计量器（容积计量器和圆周测量过程见第七章）。

（八）关节活动度

在手治疗中，应评估主动关节活动度和被动关节活动度，并与未受伤的肢体进行比较（见第七章）。每个医疗机构通常都有自己的测量指南。如预期的那样，重复测试的一致性极为重要。

总主动活动度（TAM）或总被动活动度（TPM）分别测量手指完全弯曲和伸展的总和，这种测量方法在一些研究中使用。正常TAM和TPM为270°（Fess，2002/2011）（见实践程序37-1）。

📖 实践程序 37-1

总主动活动度（TAM）和总被动活动度（TPM）

- 将MP、PIP、DIP关节的屈曲角度相加。
- 减去这些关节伸直时缺失的角度。

例如，如果手指AROM为MP：10°～50°，PIP：20°～70°，DIP：0°～40°，则总主动活动度（TAM）=160°（总弯曲）−30°（总伸展的不足）=130°。

（九）握与捏

如果正确校准，因为信度、表面效度和准确性，Jamar 测力计是评估握力的最佳工具之一（见第七章）。手治疗的权威专家建议将测试结果与对侧肢体进行对比，而不是与标准数据进行比较（Fess，2002/2011）。握力和捏力的目标取决于作业活动因素和利手。利手和非利手的力量有 10%～15%的差异，利手通常更强壮。通常测量三种捏力的模式：侧捏、三指捏和指尖捏。与握力一样，需将捏力与对侧肢体进行比较。

握力和捏力的改善与功能的改善之间不存在线性关系。Rice 等（1998）指出，即使是无力的、畸形的手也能发挥出惊人的功能。这些学者还发现握力和捏力与打开家中常用的六种容器所需力之间的关系很弱。因此，握力和捏力测试不能替代具有环境相关性的 ADL 评估（Liepert，2010）。为了促进手损伤患者的作业功能，所实施的干预和设定的目标最好是能反映具有个人独特意义的 ADL 活动，这比单纯考虑改善握力或捏力要更好。

（十）徒手肌力测试

徒手肌力测试对于监测周围神经损伤后的进展特别有用（见第七章）。每个医疗机构通常有其首选的分级方法，可以是数字的或描述性的。

（十一）感觉

检查患者的手是否干燥、湿润和有无硬茧（见第九章）。在感觉缺失时，水疱可以作为一种手部损伤的警报。"磨损痕迹"说明了手哪些部位被经常使用和使用方式如何，也说明了哪些部位不常使用，这也可表明感觉受损的情况（Callahan，2011）。

Semmes-Weinstein 单丝试验和两点辨别测试最常用于手治疗中。Semmes-Weinstein 单丝试验评估压力阈值，两点辨别测试的密度。Moberg 拾物测试（见第九章）是一种适用于正中神经或者正中神经和尺神经合并损伤的功能性试验。尽管上述测试和第九章阐述的测试在临床上非常有用，但没有一个工具可以真正地评估手功能性敏感度（Moberg，1991）。

（十二）灵巧性和手功能

没有一个评估能够涵盖手功能的所有特征（Yancosek & Howell，2009）。目前缺乏与手功能相关的标准术语，并且表明手功能评估可以显示患者在 ADL 中的实际表现的证据有限。因此，手功能测试不能代替 ADL 或其他作业领域的评估。但是，手功能测试可以成为评价表现技巧是否提高的有用措施。

为了使灵活性测试更可靠，治疗师必须使用原始文章或测试手册中的标准程序进行操作，并且必须决定某一特定测试是否能有效地适用于预期用途。本节中描述的测试都需要进一步验证。

1. 箱块测试　箱块测试（box and block test）用于评估手灵巧性，是为测试有严重协调问题的人而研发的（图37-2）。受试者将 1 英寸的方块从盒子的一侧转移到另一侧。最后得分为每只手在 1 分钟内转移方块的数量。实践程序 37-2 介绍了该测试的操作过程（Mathiowetzet al.，1985）。

该箱块测试的重复测量信度和测试者间效度均较高，组内相关系数为 0.99（Yancosek & Howell，2009），也具有已被验证的效度（Faria Fortini et al.，2011；Higgins et al.，2006）。一项系统综述得出结论，该测试提供了"可靠"的数据，并推荐临床使用（Connell & Tyson，

2012）。表37-1列出了20～75岁及以上人群的标准数据。

2. 普渡钉板测试　普渡钉板测试（Tiffin，1968）评估捡起、操作并把小钉子放进小孔的速度和准确性，以测试手指精细运动灵活性（Amirjani et al.，2011）。该测试有一块木板，上面有两排小孔，还有用来放置小钉子、套环和垫圈的储物区。这四个子测试是在坐位下进行的。首先，会进行一个简短的练习。利手、非利手以及双手的子测试要求患者尽快将小钉子放在孔中，分数为30秒内放入的小钉子数。组装的子测试要求患者先插入一个小钉子，然后在钉子上放置一个垫圈、套环和

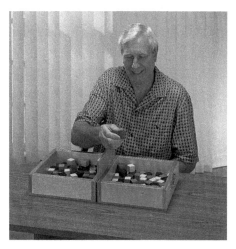

图 37-2　箱块测试
图片引自 Patterson Medical，Bolingbrook，IL.

另一个垫圈，得分为1分钟内组装的物件数。普渡钉板测试的手册提供了成人和不同工种人群的标准数据，以及按不同性别5～15岁儿童的标准数据。

正常人只进行一次普渡钉板测试，是具有较好的重复测量信度，组内相关系数为0.60～0.76，该系数在患者中为0.85～0.9（de la Llave-Rincon et al.，2011）。而三次普渡钉板操作后取均值，则具有极高的信度（>0.80）（Buddenberg & Davis，2000）。在患有多发性硬化症的受试者中，重复测量信度系数非常好，没有显著的练习效应（$r=0.85～0.96$）（Gallusand Mathiowetz，2003）。

3. 九孔测试　九孔测试可以评估所有年龄段患者的手指灵巧性。测试操作很简单，将9个木钉放置在一块5英寸大小的正方形板上的9个孔中，然后移除它们，结果为该过程所耗的时间。九孔测试具有较高的重复测量信度（右手为0.95，左手为0.92）（Wang et al.，2011）。也有学者报告了该测试具有较高的评估者间信度（Higgins et al.，2006）。

手指灵巧度测量中，普渡钉板测试优于九孔测试。其中，普渡钉板测试具有良好的重复测量信度，用时较少，可用于单侧和双侧评估，其正常值范围也反映了更广泛的年龄段（Gallus & Mathiowetz，2003）。

📖 **实践程序 37-2**

箱块测试的操作过程（Mathiowetz et al.，1985）

- 沿标准高度桌的边缘纵向放置测试盒子（图37-2）。
- 150个立方体放在测试盒的隔间内，位于患者的利手侧。
- 测试者面向患者坐着，观察木块搬运。
- 给出如下指导语："我想看看你用右手［左手］一次能多快地拿起一个木块［治疗师指向利手］。请把木块拿到盒子的另一边，然后把它放下，确保指尖跨过隔板。我先示范一次给你。"
- 将三个木块按患者的移动方向转移过隔板。演示结束后，说："如果你一次拿起两个木块，他们会被算作一个。如果你把一个已经跨过隔板的木块掉在地上或桌子上，它仍然会被计算在内，所以不要浪费时间去捡起它。如果你移动木块但是指尖没有过隔板，那

么它们将不会被计算在内。开始前，你将有机会练习 15 秒。你还有什么问题吗？请把你的手放在盒子的一边。到了开始的时候，我会说‘准备’，然后说‘开始’。"

● 在说"开始"一词时启动秒表。15 秒后，说"停止"。

● 如果患者在练习期间出现错误，在开始实际测试之前应纠正错误。

● 完成练习后，将转移的木块放回原隔间。

● 混合木块以确保均匀分布，然后说："这将是实际测试，所有指示均是一样的，尽快地转移。准备；开始。［1 分钟后］停。"

● 计算通过隔板转移的木块数量。这是患者利手的分数。

● 如果患者同时转移两个或更多块木块，则从总数中减去额外木块的数量。

● 计数后，将木块放回原隔间，随机混合。

● 把测试反过来，让非利手进行木块转移。

● 对非利手进行与利手相同的测试操作，包括 15 秒的练习。

引自：Mathiowetz, V., Volland, G., Kashman, N, & Weber, K.（1985）. Adult norms for the box and block test of manual dexterity. *American Journal of Occupational Therapy*，39，386-391.

表 37-1　628 例正常受试者箱块测试的平均表现*

年龄（岁）	男性		女性		年龄（岁）	男性		女性	
	均值	标准差	均值	标准差		均值	标准差	均值	标准差
20～24					50～54				
右手	88.2	8.8	88	8.3	右手	79	9.7	77.7	10.7
左手	86.4	8.5	83.4	7.9	左手	77	9.2	74.3	9.9
25～29					55～59				
右手	85	7.5	86	7.4	右手	75.2	11.9	74.7	8.9
左手	84.1	7.1	80.9	6.4	左手	73.8	10.5	73.6	7.8
30～34					60～64				
右手	81.9	9	85.2	7.4	右手	71.3	8.8	76.1	6.9
左手	81.3	8.1	80.2	5.6	左手	70.5	8.1	73.6	6.4
35～39					65～69				
右手	81.9	9.5	84.8	6.1	右手	68.4	7.1	72	6.2
左手	79.8	9.7	83.5	6.1	左手	67.4	7.8	71.3	7.7
40～44					70～74				
右手	83	8.1	81.1	8.2	右手	66.3	9.2	68.6	7
左手	80	8.8	79.7	8.8	左手	64.3	9.8	68.3	7
45～49					75+				
右手	76.9	9.2	82.1	7.5	右手	63	7.1	65	7.1
左手	75.8	7.8	78.3	7.6	左手	61.3	8.4	63.6	7.4

*表中数值表示 1 分钟内转移木块的数量（Mathiowetz et al.，1985）。

4. TEMPA TEMPA 是源于 "the French for Upper Extremity Performance Test for the Elderly"（法国老年人上肢表现测试）的缩写，该测试由 9 个任务组成，5 个任务需使用双侧上肢，4 个任务需使用单侧上肢，可反映日常活动（Desrosierset et al.，1993）。每个任务由速度、功能等级和任务分析 3 个子分数来衡量。这 9 个任务是拾起和移动一个罐子、打开罐子和挖一勺咖啡、把罐里的水倒进玻璃杯、开锁、取下药盒的盖子、在信封上写字并且贴上邮票、给某人围上围巾、洗牌和发牌、使用硬币和拿起并移动小物体。使用手册中有指导语。未受损的老年受试者的测试时间为 15~20 分钟，受损的老年受试者的测试时间为 30~40 分钟。TEMPA 有以下优点：适合临床使用，尤其是对于 60 岁以上的手部损伤的患者，提供定量和定性分析的数据，模拟了 ADL，适应性、可用性和接受度都高（Rallon & Chen，2008）。近期，年轻人的标准数据也已经确定（Nedelecet et al.，2011）。

TEMPA 是根据 60 岁或 60 岁以上的成年人（n=360）建立的，并按性别和 10 岁一个年龄段来设定的。TEMPA 的测试者间信度在 0.96~1.00。重复测量信度也极高（Rallon & Chen，2008）。与手臂动作测试（ARAT）的同时效度为 0.90~0.95，而与箱块测试的同时效度为 0.73~0.78（Desrosiers et al.，1994）。

五、临床推理与干预

（一）要问的问题

与患者的医生保持密切沟通是非常有必要的，而选择的问题取决于诊断和损伤涉及的结构。一般类型的问题可能包括医生对功能恢复的期望；肌腱状态，如磨损或血管损伤；确定患者在医学层面是否只能进行主动关节活动，或进行主动关节活动和（或）被动关节活动；是否可以进行低强度、长时间的动态支具牵拉。

（二）日常生活活动和作业角色的含义

上肢的功能使用和患者在作业领域的表现能力才是真正重要的。手治疗师必须要注意，不要过于专注于患者损伤的技术层面，以致忽视了患者的功能、个人目标和生活需求。在某些情况下，对于患者，接受僵硬的手指并使用代偿技术继续生活，可能要比中断他们的生活去进行治疗要更好（Merritt，1998）。如果继续治疗的效果是非常缓慢的，或功能没有大幅降低，或者有其他的优先事项（如家庭成员患病），那么终止治疗也可能是正确的。

（三）目标制定

以反映患者作业功能的方式来体现手治疗的目标或预期结果。最终，患者是否能开门、穿好衣服或重返工作岗位要比单纯的关节活动度达到多少重要得多。把具体的和功能性的结果结合起来的一种方法，就是量度患者完成特定合适功能任务所需的运动能力，并将该度数作为制定的目标。例如，如果患者希望能够用水打湿他的脸，但前臂旋后受限无法完成，那么就让患者用对侧的上肢进行这项活动，去评估执行任务所需的旋后要求。在这种情况下，目标可以说是"充分的前臂旋后（60°）以达到洗脸的目的"。

（四）运动质量

运动质量差（也称为协同收缩不协调）可能是拮抗肌协同收缩的结果。原因可能是习惯、害怕疼痛、防护或过度用力。运动质量差看起来笨拙且让人不舒适。能够较早地识别协同收缩不协调，并努力训练达到一个平稳、令人舒适、有效的运动质量，是非常重要的。无痛的作业活动是提高运动质量的最佳途径。震颤是一种有节奏的治疗性运动，可能会有帮助，但它们必须是无痛的。意象，如假设受伤的上肢在水中或胶状液体中运动，也是有帮助的（Cooper，2007）。生物反馈也有助于肌肉再教育。

（五）什么结构受到限制？被动关节活动度是否超出主动关节活动度

手治疗师力求在鉴别和治疗上肢活动受限方面做到肢体结构具体化。但这还不足以鉴别一般性问题，如关节活动度的减少。相反，能够懂得并治疗那些导致活动受限的特定的结构是非常重要的。被动关节活动度受限可能是由关节囊周围的结构导致的，如发生了粘连或韧带短缩，或者是由于关节本身受限，如机械性的阻碍或关节粘连。被动关节活动度大于主动关节活动度可能是由于肌肉肌腱单位本身的损坏，粘连限制了肌腱的滑动或者肌肉本身无力所致。当被动关节活动度大于主动关节活动度时，可以采用以下方法来提升受限结构的主动活动及功能：微分式的肌腱滑动练习、关节阻挡运动、放置及维持训练、功能矫形器（稍后会提及）。当被动关节活动度与主动关节活动度相当时，需要鉴别活动受限是由关节内部、肌腱，又或者是两者都有引起的（详见"关节与肌腱收紧"部分），并且需要同时提升被动和主动关节活动度。

1. 关节与肌腱收紧　关节僵硬时，关节的被动关节活动度不会随着近端和（或）远端关节的位置变化而变化。而肌腱收紧时，被动关节活动度会随着该关节位置的不同而变化（Colditz，2011）。可通过动态支具、静态渐进式支具或连续石膏固定来处理关节僵硬，然后提高主动关节活动度。治疗肌腱收紧与外在肌收紧相同（稍后讨论）。

2. 滞后与挛缩　滞后是指一个关节中的主动活动受限但被动活动可完成。关节挛缩是指这个关节的被动活动受限。有近端指间关节伸肌滞后的患者不能主动伸直近端指间关节，而被动伸展是基本正常的。有近端指间关节屈曲挛缩的患者则不能做到被动伸直。

可以通过瘢痕管理，在有利生物力学的位置上进行关节阻挡运动、放置及维持训练、静态的和功能性的支具固定来改善主动活动受限关节滞后的问题。治疗挛缩与关节紧张相同（稍后讨论）。

测试或者治疗近端指间关节伸肌滞后的有利位置是保持掌指关节屈曲同时，尽可能主动伸展近端指间关节。测试或治疗远端指间关节伸肌滞后的有利位置是保持掌指关节和近端指间关节屈曲同时，尽量主动伸展远端指间关节。急性槌状指禁用这种方法（详见"伸肌腱损伤"部分）。

3. 内在肌和外在肌收紧　分别在掌指关节屈曲和伸展位置，对比远端指间关节和近端指间关节的屈曲被动活动角度。当存在外在肌收紧，在掌指关节处于屈曲状态时，近端指间关节和远端指间关节被动屈曲角度将减少。当存在内在肌收紧，在掌指关节处于伸展状态时，近端指间关节和远端指间关节被动屈曲角度将减少（Colditz，2011）。

内在肌收紧可以使用功能性支具使掌指关节处于过伸状态，而指间关节可以自由活动。换句话说，通过掌指关节过伸来促进指间关节屈曲。治疗外在伸肌收紧时，掌指关节应处于屈曲位，而指间关节可自由活动，训练手指的整体屈曲功能。也可在有利的近端位置进行关节阻挡运动（稍后讨论）。还可尝试使用动态或者静态渐进式支具。

4. 外在屈肌或伸肌收紧　外在伸肌收紧时，保持手腕屈曲，手指被动屈曲的角度会比手腕伸展时更小。相反，外在屈肌收紧时，保持手腕伸展，手指被动伸展的角度会比手腕屈曲时更小（Colditz，2011）。治疗外在屈肌或伸肌收紧可使用放置及维持训练、处于末端角度的静态支具（夜间尤其有用）、日间使用的动态或静态渐进性支具，还有功能性支具。

六、基本干预措施

1. 水肿控制　抬高、主动运动和加压都是控制水肿的主要手段。在治疗水肿的历史上，上肢水肿的治疗还包括向心按摩、缠绳、压力衣和间歇性压力泵等方式。

科学研究表明，手治疗师需要重新审视治疗水肿的解剖学和生理学基础。这产生了一种治疗上肢水肿的新方法，称为徒手水肿移动手法（Artzberger，2007），这种手法通过刺激淋巴系统以清除过量的血浆蛋白，这些蛋白会导致持续水肿、组织纤维化和僵硬。这种手法必须在工作坊中持续学习2天或更长时间，有惊人的疗效（Knygsan-Roenhoej & Maribo，2011；Priganc & Ito，2008）。徒手水肿移动手法与传统的向心按摩有很大不同，在某些方面甚至截然相反。此外，徒手水肿移动手法提出了一个质疑，向心按摩有时是否弊大于利？徒手水肿移动手法是手治疗发展的一个突破性例子，它基于学术质疑和研究，同时还使这一专业保持趣味性。

2. 瘢痕管理　加压（例如，Isotoner™套、Tubigrip™或Coban™wrap）和脱敏通常用于促进瘢痕软化和成熟。硅凝胶应用在瘢痕上有助于促进瘢痕成熟，大概是因为可以保持适度温度的原因。也可以使用其他可插入式的材料，如垫子、OTOFORM或弹性体。微孔胶带贴在切口瘢痕上的应用也越来越受到欢迎，这种方法已经被证明是非常有效的，而且比其他选择更实惠（von der Heyde & Evans，2011）。

尽管按揉摩擦通常被提倡用于软化瘢痕，但值得质疑的是这种比较激进的手法是否会导致炎症，进而导致更多瘢痕组织的积累。徒手水肿移动手法可能是一个更有效的选择，这方面需要再研究。

3. 微分的手指肌腱滑动练习　肌腱滑动练习最大程度地提高了手腕处指屈肌腱的整体滑动和不同肌腱间的滑动（图37-3）（Bardak et al.，2009）。由于肌腱滑动练习能促进手指和关节的活动，所以它们在众多家居训练项目中显得尤为重要。

4. 关节阻挡运动　各种商业化的关节阻挡工具和支具都可以买到，也可以很容易地用支具材料碎片制成（图37-4）。圆柱形指管可以限制指间关节的活动，有助于分离练习掌指关节的屈曲和伸直。掌指关节伸直的阻碍支具能促进指间关节的屈曲和内在肌的伸展。掌指关节屈曲的阻碍支具可以促进外在伸肌的牵伸和完全握拳的恢复（手的所有关节同时弯曲）。近端指间关节的圆柱形指管能促使远端指间关节单独屈曲和指深屈肌腱的滑动。远端指间关节帽状支具有助于近端指间关节屈曲和该处屈肌腱的滑动。

指导患者进行关节阻挡运动，要舒适地运动到最大范围以达到重塑组织的目的。要教导他们经常性地和缓慢地做训练，并且在舒适的范围内保持3～5秒。

5. 放置及维持训练　当被动关节活动度大于主动关节活动度时，放置及维持训练可有效提高关节活动度。操作时，把患手放置在一个舒适的被动关节活动位置（如完全握拳），然后松开辅助手，同时让患者尝试以无疼痛的方式保持该姿势。放置及维持训练可以有效地与

三种握拳方法

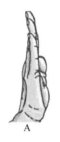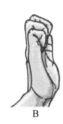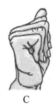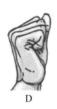

A　　　　B　　　　C　　　　D

图 37-3　不同的屈肌腱滑动练习

A. 伸直。B. 钩状。C. 直角握拳。D. 完全握拳

摘自于 Skirven, T. M., Osterman, A. L., Fedorczyk, J. M., & Amadio,
P. C. [Eds.]. [2011]. *Rehabilitation of the hand and upper extremity* [6th ed.].
Philadelphia: Mosby

图 37-4　关节阻挡支具。掌指关节支具限制掌
指关节的活动，促进近端指间关节和远端指间
关节的活动。手指支具限制近端指间关节活动，
促进掌指关节和（或）远端指间关节的活动

阻碍训练相结合。

6. 镜盒　对神经可塑性领域兴趣的提高，为传统的手治疗师提供了很好的补充。镜盒（也称为镜像视觉反馈或镜像训练）的使用是基于对有意的视觉错觉所产生神经反应的研究，以及对镜像神经元的刺激。镜像训练用于疼痛、感觉和运动问题，可与偏侧化和分级意象结合使用。它已被用于脑血管事故（CVA）的患者，近来被用于有上肢外周或骨科问题的患者（Lamont et al., 2011；Rosén & Lundborg, 2005, 2011）（图 37-5）。

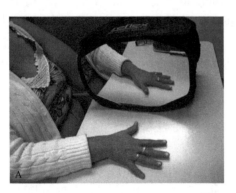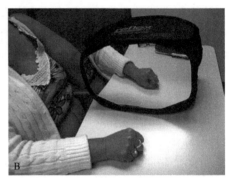

图 37-5　镜盒

A. 手打开。B. 手握拳

7. 末端感觉和支具　如果有**柔软的末端感觉**（在末端范围内有良好的海绵质感，表明有重塑的潜力），可以尝试为病史明确的患者使用低负荷、长时间的动态支具。动态支具必须以持续而柔和的力量来重塑组织。禁止使用强力支具，这会导致疼痛和损伤，并导致炎症和瘢痕形成（Fess et al., 2005）。可以在矫形支具后进行具有挑战性的关节活动训练。对于较硬或较坚固的末端感觉（末端范围内有不易屈服的力量），可以尝试增加矫形器的佩戴时间并且减轻力度。如果是硬的末端感觉，动态支具可能无效，用一系列的石膏塑形或静态渐进式支具将更有用。

8. 支具（矫形器）　有关支具的术语已经改变。现在建议使用术语"矫形器"，尤其是在作业治疗文书和账单方面。这两个术语在本章中可以互换使用。功能性支具（或矫形器）可用于日常活动，以提高受限肢体结构的活动能力。例如，如果示指近端指间关节屈曲不足，且掌指关节活动正常，就能尝试使用一种示指掌指关节固定的支具，可全天使用。使用支具

时，患者在进行正常抓握活动的同时进行近端指间关节的屈曲练习。

Buddy Straps①允许一个手指辅助相邻的手指以达到更好的活动能力。Buddy Straps（图 37-6）能容纳不同指骨长度的相邻两个手指（Jensen & Rayan，1996）。键盘使用者习惯性地保持小指掌指关节过伸或者打字时重复性地小指过度外展，而伙伴式指间带有助于对它们进行训练。

背侧掌指关节屈曲阻碍支具能促进包含掌指关节屈曲在内的手指完全屈曲，当外伸肌收紧时尤其有用。如果患者难以屈曲掌指

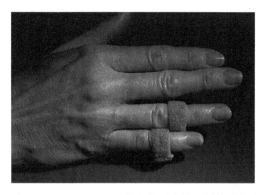

图 37-6　Buddy Straps 指间带可容纳不同指骨长度的相邻两手指。用于允许在一个手指协助下，实现另一手指的活动和保护

关节做完全握拳，反而是在屈曲指间关节的同时伸展掌指关节，那么一个保持掌指关节屈曲的支具可促进屈曲掌指关节做完全握拳功能的恢复（更多训练支具指南见第十五、十六章）。

七、常 见 诊 断

15 年前，手治疗师的手外伤病人多于慢性累积性损伤的病人，外科病例占了很大一部分。如今，手治疗师们见到了大量软组织损伤诊断的患者，如肌腱炎或累积性创伤障碍（资源37-1）。

📖资源 37-1

网站
美国手外科学会
Arthritis Foundation
书籍
Minnesota Hand Rehabilitation, Inc.
Reiner, M. (2004). *The illustrated hand*. St. Paul: Minnesota
Hand Rehabilitation.
Resources 37-1
CD ROM
Primal Pictures Ltd.
Phone: 44-207-637-10100
McGroutier, D. A., & Colditz, J. (1998). *Interactive hand
therapy*. London: Primal Pictures.
考试
Physiopro
TEMPA

---

① 译者注：一种伙伴或指间带。

（一）僵硬手

任何上肢损伤都可能导致严重的、有时甚至不可逆转的僵硬手问题。即使上肢近端损伤，也可能导致手指严重僵硬。手部僵硬是手治疗师需要努力预防发生的。水肿是导致手僵硬一系列事件的主要原因。水肿是对创伤的自然反应，发生在炎症阶段。手治疗的挑战是在休息和活动之间取得平衡，过度休息可能会加重水肿，活动过多可能会加重炎症。

在恰当体位适量的休息可减少炎症并促进愈合。近端活动加上可耐受的手、腕训练和功能使用，特别是在患手抬高的情况下，将有助于减少水肿和促进功能恢复。

鼓励患者通过功能性的使用或锻炼来获得柔和而又完整的活动弧，而不是快速或不完整地完成动作而未达到有效果的活动弧。尽可能进行与作业功能相关的练习或至少进行以目标为导向的练习（如抓取和释放物品）。如果患者的手在使用或活动后出现疼痛或肿胀，则必须暂时减少正在进行的活动量（Colditz，2011）。

避免过度激进的被动关节活动。诱导组织在其舒适范围内伸展是可以的，但要始终考虑到组织的阻力感，不要超过它。如有体征表明，关节牵引应伴随柔和的被动活动，以促进关节面的滑动。持续保持关节在一个姿势要比快速急促牵拉要有效得多，快速牵拉常常会加重炎症。

在急性炎症阶段，静态支具固定通常是最合适的。炎症消退后，当关节表现出柔软的末端感觉时，动态支具固定是有效的。发炎组织没有未发炎组织那样灵活（Glasgow et al.，2011）。仔细观察有无炎症迹象，如有体征，则恢复到静态支具状态。之后，如果出现僵硬的关节末端感觉，很有可能需要使用持续性静态或静态渐进式支具（Glasgow et al.，2010）。许多手损伤的患者抱怨会有晨僵的问题，那么夜间支具固定就有助于解决该问题，也可以改善导致白天活动受限紧绷组织的状态。

（二）肌腱炎/肌腱退变

由肌腱炎/肌腱退变引起的疼痛是十分剧烈的，并影响所有作业活动表现。相关症状包括主动关节活动时疼痛、抗阻时疼痛及被动牵拉累及关节时疼痛。肌腱由结缔组织组成，血液供应情况差。在过去，肌腱炎一直被当作一种炎症反应来治疗。最新的组织学证据表明，肌腱炎的病理学包括组织被紊乱、退化的胶原、非典型血管肉芽组织所替代。这些发现被描述为血管扩张性增生或血管纤维母细胞性肌腱变性。现在认为被诊断患有肌腱炎的患者实际上也患有肌腱退变。由于肌腱炎的病理学并不主要是炎症，所以当前的治疗方法以恢复胶原蛋白营养为主要干预措施（Ashe et al.，2004）。对这个诊断使用哪种治疗方法的讨论变得十分有趣。大多数权威机构报告说，这种方式可有效减轻疼痛，使相关组织的血管状态正常化并减轻炎症。

关于肌肉骨骼问题成因的争论一直在进行中，这些问题是否与工作相关仍存在争议（Seror & Seror，2012）。肌腱是很脆弱的，因为它们的血管供应相对较差。所以细胞损伤会演变成慢性的（Barr，2006）。在生物力学方面的缺损，包括肌肉无力，柔韧性差和瘢痕组织。急性损伤的早期治疗通常比损伤成为长期疾病后具有更好的预后。

1. 评估 引发疼痛的过度评估会使治疗时间显著延后，并影响患者对作业治疗师的信任。评估应该从颈部筛查开始，这是试图在近端肢体找出远端症状的原因，还需要比较双侧肢体。评估包括局部或弥漫性疼痛、肿胀、感觉改变和功能丧失。肌腱炎通常伴有疼痛，可以在主动关节活动时、抗阻或牵拉受累部位时出现。比较主观和客观的发现，但要谨记症状通常是难以捉摸的，动态或间歇性地出现。看起来生气或不友好的患者可能是因失去功能而感到沮丧。

确定能引起疼痛的活动是至关重要的。作业治疗师在作业活动相关的人体工效学与活动改良方面具有独一无二的技巧。观察实际活动是最好的方法。如果条件不允许，可以模拟相关活动。肌腱炎在人体工效学相关的危害因素包括过度用力、快速、重复的动作。如果某个动作每30秒重复一次或者超过一半的总体工作时间，那么这个动作就是重复性动作。其他的危害因素包括软组织损伤病史、压迫及剪切力、压力及肌肉紧张以及过度活动。

2. 干预 急性期可通过使用冷敷、加压、抬高受损组织和休息来控制疼痛。具有抗炎作用的理疗在这个阶段也可能有效（见第十九章），但是需要谨记的是肌腱炎／肌腱退变已经不再被认为是炎症反应了。根据患者个人及医师的偏好，个别定制的支具是必要的。支具作为夜间介入治疗是最有利且不易产生其他问题的，但这就与临床上不制动的原则违背。柔软的保护支具或许十分有帮助。在权衡使用支具的利弊时，最好详细咨询转介患者的医师，并尽量避免疼痛，时刻观察临床反应。无痛的主动运动是促进累及组织恢复血供的最好方法。

在炎性症状改善后，逐渐增加活动减少休息来恢复正常功能。最重要的还是要避免疼痛。指导患者在无痛范围内进行肌腱滑动训练对于累及结构是最适合的。累及结构从轻微等长收缩运动逐渐提升到等张收缩运动（Cooper & Martin，2007）。逐渐使用低负荷，多次数的动作，且运动弧度较小的训练动作。然后，如果适合工作模拟，增加运动弧度并改变近端肢体的位置，使动作更具挑战性。指导患者在无痛的范围内进行温和的灵活性训练。患者通常很难学会进行缓慢无痛的自我被动伸展。有氧运动和近端强化也是必不可少的。

通过宣教尽量避免二次损伤（Cooper & Martin，2007）。模拟和生物反馈（见第十九章）可以促进上肢在生物力学上的有效使用。教导患者避免在伸直肘关节，或屈曲或腕关节尺桡偏时做抓、抬举的动作。首先，解决容易识别的问题，例如在抬举或提物时明显不良的姿势或躯干扭曲。循序渐进的指导避免会导致再次炎症的疲劳。没有支撑的上肢使用起来是十分费力的，同样情况也会出现在非对称性上肢使用，不在正面的躯干或上肢对线活动，以及单侧上肢使用。许多远端症状的患者通过集中干预姿势控制，训练和近端强化都可获得良好的恢复。使用符合人体工效学设计的手工具会很有帮助。即使是细微的人体工效学调整，例如，学习用恰当的身体力学通过双手一起抬起重物，又或是使用电话固定器具而不是歪着脖子抬高肩部来夹着话筒，这些都可以带来显著的改善。

3. 外上髁炎或网球肘 外上髁炎主要累及外在伸肌的起点，桡侧腕短伸肌是最容易受累及的。疼痛主要集中在肱骨外上髁及伸肌起点（伸肌的近端部分）。外上髁炎在临床上需要和桡管综合征鉴别，后者发生在桡骨粗隆的更远端。桡管综合征可使用中指测试（患者保持肘关节伸直，腕关节中立位及掌指关节伸直位时，若在中指近端指骨处抗阻下发生疼痛，则为阳性反应）或者通过由远端向近端的浅表桡神经叩击测试。如果叩击试验引起感觉异常，则为阳性反应（Fedorczyk，2011）。

训练应该包括近端训练及肩胛骨稳定训练。指导患者使用加粗的手柄。如果需要使用矫形器，需将腕关节保持在伸展位，尤其是在夜间使用。支具的腕关节体位建议在中立位到背伸30°之间。也可以使用**压力带**，压力带需固定在伸肌起点以避免肌肉的完全收缩，目的在于减轻肌腱在日间活动中的负荷。安全提示：不要使用过紧的压力带，因为这会引起桡管综合征。

4. 内上髁炎或高尔夫球肘 内上髁炎主要累及外在屈肌的起点，桡侧腕屈肌最易累及。疼痛主要集中在肱骨内上髁及屈肌起点（屈肌的近端部分），并且在前臂抗阻屈曲和旋前时加重。需促进近端训练，避免需要末端发力的活动。还需要提供加粗的手柄。如果使用矫形器，则保持腕关节中立位，并在屈肌起点使用压力带。

5. 拇指腱鞘炎 拇指腱鞘炎是累及背侧拇长展肌和拇短伸肌的肌腱炎。它是上肢最常见的肌腱炎。Finkelstein测试中，如果屈曲拇指时腕关节被动尺偏会有剧烈疼痛，则为阳性（图37-7）。这个病症在高尔夫球手、编织工人和球拍运动员中常见。拇指因长时间保持在计算机键盘的空格键而过度外展也可能会激发该症状。鉴别诊断是腕掌关节炎、舟状骨骨折、交叉综合征和桡侧腕屈肌肌腱炎（Crop & Bunt，2011）。

教导患者尽量避免腕关节的尺偏动作，尤其是捏的动作。需提供加粗的手柄以辅助抓握物体。如果使用支具，用前臂为支撑的拇指固定支具，但指间关节可自由活动，需注意支具在桡侧边缘背部对皮肤的刺激。

6. 交叉综合征 交叉综合征表现为拇长展肌和拇短伸肌肌肉肌腹部的疼痛，肿胀和捻发感，即在手腕近端约4cm处，以上肌肉在此处与腕伸肌腱（桡侧腕短伸肌和桡侧腕长伸肌）相交。该诊断与重复的手腕运动有关，并且经常出现在举重运动员、赛艇运动员身上。鉴别诊断是拇指腱鞘炎，但两种诊断可以同时发生。教育患者避免疼痛或抗阻手腕伸展和用力抓握。可选择与拇指腱鞘炎相同的矫形器（Mellick & Mellick，2012）。

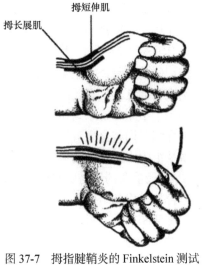

拇短伸肌

拇长展肌

图 37-7 拇指腱鞘炎的 Finkelstein 测试
摘自 Rayan, G., & Akelman, E. (2011). *The hand: Anatomy, examination, and diagnosis.* Philadelphia: Lippincott Williams & Wilkins

7. 拇长伸肌腱鞘病 拇长伸肌腱鞘病也称为鼓手麻痹，拇长伸肌的肌腱病表现在 Lister 结节（桡骨背侧远端骨性凸起，此处有拇长伸肌通过）的疼痛和肿胀。该病比其他肌腱炎少见，但如果不治疗，可能会导致肌腱断裂。拇长伸肌腱鞘病与重复使用拇指和手腕活动相关，如在鼓手中常见。拇长伸肌肌腱断裂可能发生在患有类风湿关节炎或柯氏骨折的人身上（Kardashian et al，2011）。

帮助患者发现并消除诱发疾病的活动。加大使用器具的周径。可选择以前臂为支撑的拇指固定支具，同时还应该固定指间关节。

8. 尺侧腕伸肌腱鞘病 尺侧腕伸肌的腱鞘炎发生率相当高，导致尺骨头远端疼痛和肿胀，与重复的尺偏运动有关。尺侧腕伸肌肌腱半脱位引起前臂旋后和腕部尺偏时的疼痛。鉴别诊断包括远端尺桡关节和尺骨支撑带不稳，或三角软骨复合体撕裂。教导患者避免尺偏活动。可选用基于前臂的尺侧钩状支具或腕伸展支具。

9. 桡侧腕屈肌腱鞘病 对于桡侧腕屈肌腱鞘病，疼痛在手腕外侧皱褶附近的桡侧腕屈肌肌腱上方。鉴别诊断是掌侧腱鞘囊肿或舟骨三角骨性关节炎。选用将手腕维持在中立位或舒适位置的矫形器。

10. 尺侧腕屈肌腱鞘病 尺侧腕屈肌腱鞘病比桡侧腕屈肌腱鞘病更常见，导致手腕的掌面尺侧疼痛。炎症发生在尺侧腕屈肌在豌豆骨的止点部位。鉴别诊断是豌豆骨骨折和豌豆骨三角骨性关节炎（Verdon，1996）或三角纤维软骨复合体损伤。教育患者避免尺偏下伸腕。选择基于前臂的尺侧钩状支具。为了保证舒适，如果尺骨头是突出的，请垫上垫子，以避免让支具摩擦或刺激它。

11. 屈肌腱滑膜炎，或扳机指 扳机指又称指屈肌腱鞘狭窄性腱鞘炎。常见的原因是 A-1

滑车结构狭窄，这是纤维骨性通道的一部分，用于防止指屈肌形成弓形肌腱（Taras et al.，2011）。压痛点位于指屈肌 A-1 滑轮上方（图 37-8），在抗阻抓握时伴有疼痛，在完全握拳时会有手指被锁住的感觉（Lee et al.，2011）。

这种损害的起源可能是炎症，也可能不是，与糖尿病和风湿性关节炎密切相关。医学治疗通常包括类固醇和局部麻醉剂的混合物注射到屈肌腱鞘，注射可以重复几次。治疗包括用支具将掌指关节固定在中立位置，以防止手指完全屈曲（防止发生扳机指），同时促进肌腱滑动，并进行放置和保持握拳的训练。加粗的手柄，加垫手套和节奏策略是有帮助的。指导患者避免扳机指出现，因为这样会破坏肌腱组织（Valdes，2012）。如果症状持续，骨科医生可以通过手术松解 A-1 滑轮。

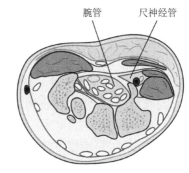

图 37-8　滑轮系统

摘自 Rayan，G.，& Akelman，E. [2011]. *The hand: Anatomy，examination，and diagnosis*. Philadelphia: Lippincott Williams & Wilkins

（三）神经损伤

当上肢的神经结构发生损伤或疾病时，神经病理可能在多个区域都有发生。这种现象被称为双重或多重挤压综合征（Novak & Mackinnon，2005）。深刻理解这个概念可以帮助减少遗漏相关临床症状的可能性。

神经损伤的各种机制包括急性或慢性压迫、牵张性缺血、电击、放射治疗、注射和撕裂伤（Smith，2011）。接下来介绍手治疗师常见的压迫和撕裂损伤。

1. 神经压迫　腕部正中神经受压，或腕管综合征。腕管综合征是上肢最常见的神经卡压，是由腕部正中神经受压引起的。 腕骨形成腕管的底部，腕横韧带也称为屈肌支持带，形成腕管的顶部，在抓握过程中充当屈肌肌腱的滑轮（Amadio，2011）。腕管内有 9 根屈肌腱（4 根指深屈肌，4 根指浅屈肌，以及 1 根拇长屈肌）和正中神经，正中神经最表浅（图 37-9）。肌腱肿胀或增厚可导致神经受压，在正中神经分布区域出现感觉症状（van Doesburg et al.，2012）。

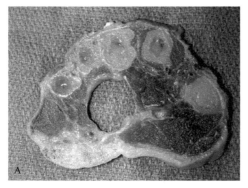

图 37-9　A，B. 腕管横切面

摘自 Rayan，G.，& Akelman，E. [2011]. *The hand: Anatomy，examination，and diagnosis*. Philadelphia: Lippincott Williams & Wilkins.

典型的症状包括手麻木，尤其是在夜间或开车时，以及在正中神经分布区域出现疼痛和感觉异常（拇指到环指的桡侧面）、动作笨拙或无力（Zhang et al.，2011）（研究备注 37-1）。相关诊断包括风湿性关节炎、柯氏骨折、糖尿病、肥胖和甲状腺疾病。短暂性腕管综合征在妊娠期相当常见。腕管综合征可能与反复使用或屈肌腱滑膜炎有关，这是由于肌腱和神经之间的摩擦增加引起的。对这些人来说，干预的重点是解决肌腱炎。

📖研究备注 37-1

Zhang, W., Johnston, J. A., Ross, M. A., Smith, A. A., Coakley, B. J., Gleason, E. A., Dueck, A. C., & Santello, M. (2011). Effects of carpal tunnel syndrome on adaptation of multi-digit forces to object weight for wholehand manipulation. *PLoS One, 6,* e27715. doi: 10.1371/ journal.pone.0027715. Retrieved May 14, 2012 from www.plosone.org.

摘要　手指根据物体的特征进行微妙的力量调整的能力，可能会被一些神经和肌肉骨骼疾病所破坏。腕管综合征（carpal tunnel syndrome，CTS）就是其中之一。这是一种正中神经受到压迫而引发的神经病变，会导致手指的一部分感觉和运动障碍。虽然 CTS 对正中神经生理的影响已经很清楚，但它对全手操作能力的影响程度仍有待研究。CTS 只影响外侧的 3.5 个手指，这就提出了一个问题：中枢神经系统如何整合受影响和未受影响手指的感觉反馈，来计划和执行全手的物体操作。为了解决这个问题，我们要求 CTS 患者和健康对照组连续进行几次抓握、提起和握住一个握力装置（445g、545g 或 745g）。我们发现 CTS 患者能够成功地适应物体的重量。然而，CTS 患者在多种力量协调方面存在以下特点：拿起轻的物体时，调整力量的识别力低；不同试验中，手指力量的变异性较高；连续试验中，会持续使用过大的手指力量；缩小拿起物体时的力矩的能力较低。重要的是，力量和扭矩达到平衡的力学要求，导致 CTS 患者在受 CTS 影响的手指和感觉运动功能完好的手指上都产生了过度的力量。这些结果表明，CTS 引发的触觉障碍干扰了先前形成的准确的感觉运动记忆。因此，CTS 患者使用代偿策略，使用比对照组更大的手指力量，最大限度地提高抓握稳定性。这些防御行为对那些需要操纵轻的或易碎物体的任务尤其不利。

实践提示

● CTS 患者的感觉缺损影响手的灵活性和整只手的使用，而不仅是有感觉障碍的手指。

● 手治疗师应帮助 CTS 患者解决作业任务，包括整只手的使用，而不仅是这些受正中神经支配的手指。

评估。进行颈部的筛查，并评估姿势、关节活动度、握力和捏力，对指深屈肌和指浅屈肌进行单独的徒手肌肉测试。也需要进行 Tinel、Phalen、Semmes-Weinstein Monofilament、两点辨别等测试。如果正中神经受损，轻敲手腕掌侧会引起 Tinel 征象，出现刺痛或电击的感觉。弯曲手腕 60 秒，在正中神经分布区域出现感觉症状，则为 Phalen 测试阳性。为了避免与肘部屈曲试验的结果混淆（参见"肘管综合征"部分），Phalen 测试应在肘部伸直位置进行。腕管综合征的晚期病例显示，拇短展肌和鱼际肌会萎缩，继而引起功能衰弱（Seftchick et al., 2011）。

干预。保守的医学治疗可能包括类固醇药物注射（Amadio, 2011）。腕管综合征的保守治疗包括夜间支具固定腕管，使腕管处于中立状态，因为这种姿势可以最大限度地减少腕管内压力，锻炼手腕正中神经的滑动（图 37-10）、屈肌肌腱的滑动（见图 37-3），有氧运动、近端训练、人体工效学调整和姿势训练（Schmid et al., 2012）。教导患者避免极端的前臂旋转或手腕运动，并避免持续的捏或有力的抓握。提供带有衬垫手套和加粗的手柄，厚垫汽车方向盘套也是有益的。

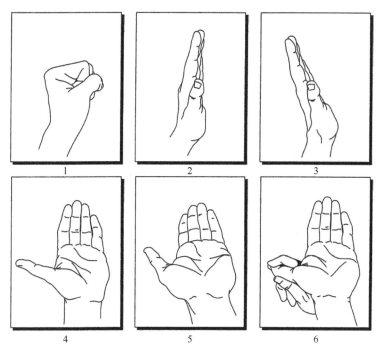

图 37-10 腕部正中神经滑动练习

位置：1. 手腕中立，手指和拇指屈曲。2. 手指和拇指伸直。3. 手腕和手指伸直，拇指保持中立。4. 拇指伸展。5. 前臂旋后。
6. 拇指轻轻地进一步伸展

摘自 Cooper，C. [2007]. Fundamentals of hand therapy. St. Louis:Mosby

　　手术干预对腕横韧带进行松解以降低腕管内压（Amadio，2011）。腕管松解术是美国最常见的 10 种手术之一。必要时，术后治疗包括水肿控制、瘢痕处理、脱敏、神经和肌腱滑动练习（Evans，2011a），以及最终的力量强化训练。许多手治疗师将强化训练推迟到腕管松解后至少 6 周，以避免引发炎症。首次出现和症状轻微的患者预后较好。

　　肘部尺神经卡压，或肘管综合征。肘管综合征是上肢第二常见的神经卡压，肱骨内侧髁和尺骨鹰嘴之间是尺神经最常见的受压部位（Oskay et al.，2010）。典型的症状包括前臂近端和内侧酸痛或锐痛，小指背侧和掌侧及环指尺侧半感觉减退，环指和小指的骨间肌、拇内收肌、尺侧腕屈肌和指深屈肌无力。如果指深屈肌不受影响的话，爪形手畸形将更加明显，这是因为手指长屈肌力量不受对抗，那么患爪形手的情况会更加明显。也可能出现 Wartenberg 征和 Froment 征。Wartenberg 征是小指内收无力；Froment 征指由于拇内收肌无力，拇指侧捏时，拇指指间关节弯曲。握力和捏力也会下降，患者可能出现东西从手中滑落的现象。当肘反复弯曲或保持弯曲时，症状会加重，因为这种姿势会显著挤压肘管内的空间（Porretto- Loehrke & Soika，2011）。如果患者夜间睡觉时肘部弯曲，很显然症状就可能会加重。

　　肘管综合征可能是外伤所致，如肘关节受到打击或肱骨外上髁骨折脱位，也可能是由于肘关节受到慢性轻度挤压所致。与之相关诊断包括骨性关节炎、风湿性关节炎、糖尿病和 Hansen 病。

　　评估。叩击肘管可引起 Tinel 征阳性，但有 20% 的正常人也可能出现 Tinel 征阳性。如果被动屈曲肘部并保持 60 秒，出现感觉障碍，则为屈肘试验阳性。在进行屈肘试验时，保持手腕中立，以免与 Phalen 测试的结果混淆。还需要检查有无爪形手，在虎口、小鱼际、前臂内侧有无肌肉萎缩。进行适当的握力、捏力测试和徒手肌力测试，并做感觉测试。Goldman 等（2009）对尺神经病变的评估提供了一个很好的综述。

干预。肘管综合征的保守治疗包括水肿控制，用支具固定或软垫固定肘部，以及学习体位摆放，避免屈肘姿势或避免高强度的屈肘活动。肘部支具可以防止睡觉时肘部弯曲，可用的类型有肘垫或软支具，枕头，前或后位的热塑性支具。睡觉时，支具固定手肘的位置通常是屈曲 30°。其他治疗包括近端训练、人体工效学姿势训练，以及尺神经滑动练习（Porretto-Loehrke & Soika，2011）（图 37-11）。

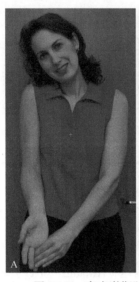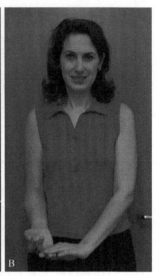

图 37-11　高应激期肘管综合征的神经松动术

A. 前臂保持旋后，肘部伸展，手腕、环指和小指关节伸展的同时，抬高同侧肩胛骨和颈部侧弯。B. 将肩胛骨和颈椎恢复到中立位，并将手腕、环指和小指轻微弯曲。操作时需缓慢而有节奏地进行

摘自 Skirven, T. M., Osterman, A. L., Fedorczyk, J. M., & Amadio, P. C. [Eds.]. [2011]. *Rehabilitation of the hand and upper extremity* [6th ed.]. Philadelphia: Mosby.

桡神经卡压，或后骨间神经综合征。后骨间神经综合征是一种纯运动功能损伤的疾病，有两种临床特征。其一，后骨间神经支配的所有肌肉瘫痪，无法伸展拇指、示指、中指、环指或小指的掌指关节。因为只有手指伸肌和尺侧腕伸肌瘫痪，故保留桡侧伸腕的功能。另一种表现为患者不能伸展一个或多个手指的掌指关节。如果不及时治疗，瘫痪可能会扩散到其他手指（Duff & Estilow，2011）。

后骨间神经卡压的一个常见部位是在穿过旋后肌两个头部的位置。其他致病原因包括软组织肿瘤、类风湿关节炎伴滑膜增生和桡骨头骨折或脱位。治疗的重点是维持被动关节活动度，选择合适的矫形器以预防畸形和促进功能恢复。

2. 神经撕裂　神经撕裂分为完全性撕裂和部分撕裂，撕裂的同时也可能会发生拉伤和挫伤。伤后 48 小时神经重建为一期手术，6 周内手术重建为早二期，3 个月以上则为晚二期手术重建。原发性修复的优点是神经残端回缩有限，电刺激可用于识别远端束（神经束）（Smith，2011）。

神经瘤是一种组织混乱的神经纤维团块，可继发于神经损伤。轻敲神经瘤可以引起明显的神经疼痛，而这种超敏反应也大大地限制了手的功能性使用。脱敏技术对这种问题是有效的，同时用垫子保护疼痛的部位以促进功能性使用。

在神经损伤后，ADL 训练和适应性设备可促进患者作业活动方面的功能表现，支具的使用可以维持被动活动度，预防畸形发生。手治疗为患者提供关于他们的诊断和常规恢复顺序的教育，并给予防护指导，以弥补感觉缺损。手治疗师需密切监测感觉和运动功能的变化，并通过重新评估关节活动度、感觉和肌肉状态来帮助预防关节挛缩和失调。随着病情的变化，支具也需要适当调整。

低位正中神经损伤。腕部正中神经撕裂伤可导致低位正中神经麻痹，并伴有拇对掌肌和拇短展肌，以及示指和中指的蚓状肌的去神经支配。由于骨间肌受到尺神经的支配，所以通常不会发生示指和中指的爪形畸形，但会出现手部桡侧感觉丧失。由于拇指丧失了外展和对掌的功能，休息时拇指呈内收位置，并可能在此位置发生挛缩（图 37-12）。制作一个基于手部的拇指外展支具，可以保持拇指外展的平衡，以替代拇指丧失的功能，还可以防止失去神经支配后肌肉的过度牵伸（Moscony，2007a）。

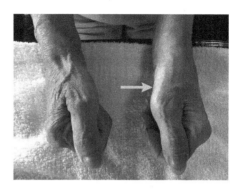

图 37-12　由正中神经问题引起的拇指肌肉萎缩

正中神经撕裂伤导致拇指、示指和中指严重丧失操作和感觉功能。运动功能恢复通常先于感觉功能。如感觉受损时，一定要教育患者避免再次受伤的代偿技巧。指导患者进行被动活动以维持关节活动。还需要制作矫形器以维持拇指外展，手指掌指关节屈曲与指间关节伸展，以促进手的功能使用，并对抗畸形的发生。

高位正中神经损伤。肘关节附近或肘部的正中神经损伤称为高位正中神经损伤。运动功能损伤可较早出现，示指和中指的指深屈肌，所有手指的指浅屈肌，旋前圆肌和旋前方肌均表现出去神经支配。正中神经被认为是最重要的感觉神经，故这种感觉丧失严重损害手的功能。在治疗时，通过使用支具预防畸形和维持旋前、手指掌指关节屈曲、手指指间关节伸展、拇指腕掌关节外展的被动关节活动，为患者可能的肌腱转移手术做好准备。视觉提示、辅助设备和加粗的手柄可有效代偿手功能损失。

低位尺神经损伤。腕部尺神经撕裂伤称为低位尺神经损伤。这种损伤导致大部分手内在肌功能丧失。小指展肌、小指屈肌、小指对掌肌的去神经支配将导致手部扁平，丧失尺侧掌横弓；拇内收肌和拇短屈肌深头的去神经支配导致拇指内收和支撑掌指关节的功能丧失；背侧和掌侧骨间肌的去神经支配将导致手指外展或内收功能丧失；而环指和小指蚓状肌的去神经支配将导致外在肌的不平衡，最终导致环指和小指呈现爪形畸形，掌指关节过伸和近端指间关节屈曲，与尺神经支配的肌肉不平衡有关（图 37-13）。还会连累精细操作，并伴有尺侧手指感觉丧失。

支具干预尺神经麻痹的目的是防止去神经支配的环指和小指内在肌发生过度拉伸。

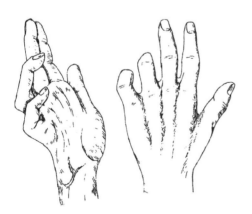

图 37-13　尺神经损伤的爪形手

摘自 Snell，R. S. [2003]. *Clinical anatomy* [7th ed.]. Baltimore: Lippincott Williams& Wilkins.

推荐一种掌指关节固定的支具，该支具可保持掌指关节轻微屈曲并防止掌指关节伸展（Moscony，2007a）（见第十五章）。指导患者代偿感觉丧失的技巧是必要的，还要保持掌指关节屈曲的被动活动度。保持指间关节伸展的被动活动度，并预防掌指关节屈曲挛缩是非常重要的。掌指关节固定支具联合加粗的手柄可能会对患者有进一步的帮助。

高位尺神经损伤。高位的尺神经损伤常与肘关节或肘关节近端的创伤相关。除了前面所提及的肌肉外，还会对环指、小指的指深屈肌和尺侧腕屈肌造成去神经支配。高位损伤的环指和小指的爪形不明显，随着指深屈肌神经支配的逐渐恢复，但内在肌尚未恢复功能，这种爪形畸形将变得逐渐明显。矫形器干预和治疗与低位的尺神经损伤相同。如果失去指深屈肌的功能，需指导患者维持环指和小指指间关节的被动活动度以预防挛缩（Colditz，2011）。

低位桡神经损伤。桡神经下段的深部运动支损伤称为后骨间麻痹。表现各异（见桡神经压迫章节），但肱桡肌和桡侧腕长伸肌的功能通常完整。全力背伸手腕可产生强烈的手腕桡偏动作。还会影响手指掌指关节伸直的功能，以及桡侧手背皮肤感觉功能受损（Wu et al.，2010）。治疗方法类似于对桡神经卡压的治疗，重点维持手腕、拇指和手指伸展的被动关节活动度和支具治疗以促进捏、握、释放的腱效应。

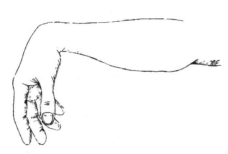

图 37-14　桡神经损伤引起的垂腕
摘自 Snell，R. S. [2003]. *Clinical anatomy* [7th ed.].
Baltimore: Lippincott Williams & Wilkins.

高位桡神经损伤。高位桡神经损伤常见于肱骨骨折，因为该神经围绕肱骨。常导致腕关节和手指伸肌功能缺失（图 37-14）。感觉丧失发生在桡侧手背，但对功能的影响小于手掌面感觉丧失带来的影响。肱三头肌的功能仍然完整，但前臂旋后肌和所有的腕、手指伸肌均丧失功能，腱效应也丧失（Tuncel et al.，2011）。

支具可以恢复腱效应抓握的功能，在等待神经再生的几个月里可能是有用的（大约每个月 1 英寸）。目前有各种静或动态支具可以使用，动态支具在功能上是最有用的，许多患者都能很好地使用这两种支具。因为这些支具的功能价值，患者的依从性往往较好。在等待神经再生或重建手术时，保持关节的柔韧性也是很重要的。

（四）骨折

1. 桡骨远端骨折　桡骨远端骨折是最常见的上肢骨折的一种（Medoff，2011）。手治疗师常处理此诊断的患者。桡骨远端骨折不应与腕骨骨折混淆。其主要的并发症是由关节对位不良导致的创伤性关节炎，还有关节活动度减少，握力下降，腕骨排列改变，不稳可能随之而来。其他并发症还包括肌腱撕裂、正中神经或尺神经受压和复杂区域疼痛综合征（CRPS）（Michlovitz & Festa，2011）。

制动期的治疗。合理的早期介入方案能够在病人整体功能恢复程度上产生很大的影响。如果手指在水肿和僵硬期未经处理将会带来毁灭性的伤害。这些骨折在患有骨质疏松症和存在平衡障碍的老年人中很常见，骨折后暂时的生活依赖会诱发不可挽回的下坡式的作业功能丧失。

柯氏骨折（Colles fracture）的常规医疗方案是石膏固定，通常是肘上固定，肘关节屈曲90°以防止前臂在前 3 周内旋转。当患者更换为短臂石膏固定，肘关节自由活动时，便可开始肘关节主动屈伸活动的练习，但是要避免会影响骨折愈合的抗阻关节活动训练。在没有获得骨科医生的许可时，不要给患者行被动肘关节活动，如果可以，请用轻柔的手法，同时注意肘关节制动导致的肱二头肌收紧的问题。

通常骨折都需要固定，形式可能有所不同。一些骨科医生未能尽早将患者转介到作业治疗师处进行康复干预，这种延迟会导致水肿和关节活动度受限等问题。因此，及时跟骨科医生沟通使患者尽早得到转介和康复干预是必要的。

当病人接受内固定术时，应按照医生处方的无菌技术和防护措施处理固定钢钉伤口处；指导患者手指自主关节活动和肌腱滑动训练，以及告知石膏的注意事项。因为太紧会导致CRPS，务必时刻关注石膏的松紧度，太紧要及时告知医生。由于吊带的使用会引起近端僵硬、失用和自我保护姿势的问题，因此不建议使用。

肩部活动受限是严重问题，应尽量避免，医生应重视治疗师的意见。为了防止冻结肩的发生，优先使用近端关节活动训练（Michlovitz & Festa，2011），即让患者在肩关节前屈、内收、内旋和外旋可允许活动的最大范围内运动。这是在不同阶段均需完成的练习。早期若发现患者有保护性姿势、过度的疼痛反应和自主神经反应，提示CRPS可能发生。

桡骨远端骨折后功能预后取决于活动度和力量的恢复，并最大化指伸肌群和指屈肌群的长度-张力关系（Moscony，2007b）。水肿会导致非石膏固定关节活动减少，患者常为非受伤和非固定的关节出现僵硬而感到惊讶。

制动的早期干预目标是减少水肿以尽量保持未固定关节的主动关节活动度。在这个阶段，内在肌收紧、外在肌收紧和手指关节收紧都可能发生。若切开复位，跟腱粘连的机会增加，同时伴有切口瘢痕。在功能活动和训练中使用各种关节挡挡支具（blocking splints），可以解决关节和肌肉肌腱收紧的问题（见图37-4）。不同的肌腱滑动练习是极其重要的。每日频繁的训练比几次长时间的锻炼更有效，一般建议每1~2小时做一次运动，每次5~10组，保持舒适姿势3~5秒。同时，应将锻炼尽可能地融入日常生活活动中（Moscony，2007b）。

如果存在外在肌肉肌腱收紧的问题，在夜间佩戴渐进性静态牵伸支具或在训练中使用低强度、高时长的动态支具促进外在肌长度正常化都是合适的方案。治疗师在决定支具方案前请先同医生讨论。

制动期后的治疗。当骨折不需要制动后，医生通常会建议患者配置一个手腕掌侧矫形器，这是保护性的，亦可以帮助恢复功能性手腕运动（通常是伸展）。矫形器提供的支持能够有效预防因习惯性手腕屈曲姿势即"狗刨式"引起的掌指关节伸、近端指间关节屈，以及拇指内收和伸，正如我们前面讨论过的。

在这个治疗阶段，通常有可测量的关节活动受限的临床表现，患者主诉动作笨拙困难和无法进行功能性活动（Bruder et al.，2011）。治疗师应先向主治医生咨询治疗的医疗许可和前臂及手腕关节活动训练的方案原则。安全提示：不要在未经医疗许可的情况下就开始被动关节活动训练，很可能引起二次损伤。根据医生的指导原则个别指导患者逐渐脱掉保护性矫形器。水肿控制继续作为伤后处理的首要问题直到它完全被解决，主动活动和日常生活活动参与能够帮助减轻水肿。

任何时候，尤其在早期，过度治疗是有害的，治疗师应对在家中或治疗室里过度训练患者及其家属进行宣教和强调以避免过度干预。使用书面材料和插图指导他们观察软组织的变化和炎症反应，监测炎症发生。手部温度升高或手指关节泛红提示治疗方案引起了炎症反应，需要调整治疗方案（Michlovitz & Festa，2011）。

非常重要的一点是重建患者独立于指伸肌的腕伸肌功能。使患者屈曲手指所有关节，尤其确保掌指关节屈曲，然后练习伸手腕；让患者放松且伸直手指同时屈曲手腕来分离手腕屈肌。因为代偿模式很难克服，因此尽早训练基于生物力学的有效活动是最好的。渐进性抓放活动能强化肌腱活动再训练。同时训练区别于手内在肌的指伸肌独立活动同样重要，可以通过掌指关节伸、指间关节轻度屈来实现。

结合动作和生活活动并逐渐提高难度来恢复关节柔软度和肌肉肌腱长度。使用一些如翻花绳、捡拾木钉等能提高手灵活度的游戏活动来促进自发的功能活动动作。抽屉分类和叠小件衣服是很好的家庭训练活动。明显进展后，在医疗许可下进行功能活动升级和强化，同时注意强度升级后可能引起的患者的过度锻炼，适当升级难度和强度并适时监测训练后的组织反应。

2. 舟状骨骨折　60%的腕骨骨折会累及手舟骨，因此手舟骨骨折是腕骨骨折最常见的类型。损伤机制通常为摔倒时手腕的过度伸展和桡偏，可能伴随韧带损伤。鼻烟壶区的压痛，即位于拇长伸肌和拇短伸肌之间的凹陷处，是典型的指征。因为骨折部位的再吸收作用，舟状骨骨折在初期很难通过影像学确诊或直到受伤 3 周以后才明确显示。当骨折确诊时，拇指也应使用矫形器固定，此时拇指指间关节需要活动自如（Doornberg et al., 2011；Geissler et al., 2012）。

基于血运模式，近端手舟骨骨折有风险进展为缺血性坏死，因此固定时间需要更长。手康复原则同远端桡骨骨折。

3. 非关节性手部骨折　骨折在手部的发生更常见于其他部位的骨折，超过 50%的手部骨折发生在工作中，其他原因包括车祸、家务损伤和休闲活动意外（Feehan, 2011）。

远节指骨骨折（distal phalanx fracture）。远节指骨损伤通常的原因为撞击伤，最常发生的部位在大拇指和中指。指端粉碎性骨折发生在指尖。这种骨折十分疼痛，因为受累部位常伴随指甲下血肿（Moscony, 2007b）。远节指骨骨折的症状还包括感觉过敏、疼痛和远端指间关节活动度受限，时刻观察患者是否出现远端指间关节的伸展不全，或尽管可被动全范围内伸展，但主动伸远端指间关节困难。

中节指骨骨折（middle phalanx fracture）。中节指骨骨折的成角取决于同指浅屈肌附着的位置的关系。不同的医护人员在医疗护理和肢体摆位上有差别。近端指间关节和远端指间关节活动范围减少非常常见，此部位的骨折可能需要更长时间的制动以促进愈合，因此会出现僵硬的问题。当医生告知可以开始康复锻炼时，指浅屈肌的分离训练非常重要。关节屈曲制动仅仅 2 周后即可继发的近端指间关节屈曲挛缩同样是一个严重的并发症。治疗师应向医生咨询关于骨折的稳定性和愈合的治疗指南。

近节指骨骨折（proximal phalanx fracture）。近节指骨骨折有掌侧凸起的成角趋势，这个致畸的力来自于近端骨折碎片附着的内在肌活动。建议在夜晚佩戴内在肌伸展位的手矫形器，白天无训练时佩戴指伸直矫形器。同样，医生提供关于骨折的稳定性和愈合的治疗指南。近端指间关节屈曲挛缩是这类骨折最常见也是最棘手的并发症，重在早期预防，更好的预防方案是及时佩戴合适的矫形器和采取规范的训练方案。近端指间关节近骨折的关节伸肌伸展不全和屈肌肌腱粘连是同样需要注意的并发症　（Moscony, 2007b）。

掌骨骨折（metacarpal fracture）。除了外伤引起的骨折，掌骨底骨折通常是稳定的骨折类型。掌骨干骨折类型可能是横断性的、斜面的或螺旋形的。掌骨颈部骨折比较常见，通常发生在小指。掌骨骨折能够导致手内在肌和外在肌的肌肉关系失衡（Moscony, 2007b）。

掌骨骨折的常见并发症之一手背侧水肿，会导致掌指关节背侧关节囊收紧。若软组织受累，可能发生手内在肌挛缩或指伸肌粘连。早期治疗介入和水肿预防非常重要（Feehan, 2011）。

不稳定的掌骨骨折类型需要及时的固定获取稳定性以便进行早期关节活动训练（Soong

et al.，2010）。**克氏针**是一种用于手骨折固定的常见形式，可以单独使用，也可以结合其他的固定形式使用。其他形式的外固定包括张力带钢丝、方头螺钉、板材及微型外固定架（Belsky & Leibman，2011）。功能恢复同解剖结构的恢复密切相关，为了达到最好的功能结果，最理想的骨折情况是允许早期活动的类型。要优先防止未受累关节僵硬，是极具挑战的。水肿和疼痛的发生与过长时间的制动有关，而持续的水肿会导致关节和肌腱瘢痕的粘连、肌肉萎缩和骨质疏松症。

（五）侧副韧带损伤

1. 近端指间关节扭伤　近端指间关节扭伤的致因通常为球类运动。严重程度可能被低估，且大致可分为级别Ⅰ到级别Ⅲ，级别Ⅰ指韧带无损，但出现个别纤维的断裂；级别Ⅱ，关节囊的主要固定韧带之一完全断裂；级别Ⅲ，其中一条侧副韧带完全断裂并损伤至掌侧或背侧关节囊。级别Ⅰ和级别Ⅱ引发的问题包括疼痛、关节活动减少、屈曲挛缩，而级别Ⅲ常伴随关节不稳定的问题（Little & Jacoby，2011）。

治疗方案注重水肿控制，关节保护和关节活动维持，Buddy Straps 指间带有助于保护或促进活动，它也可以被调整以便合适佩戴（图 37-6）。矫形器干预既有保护的作用，也有纠正关节对位的作用。背侧伸直阻断矫形器常用于早期因背侧近端指间关节脱位引起的掌板损伤（图 37-15）。关节周围常发生持续性增厚，影响关节活动度的恢复。

2. 滑雪者拇指　拇指掌指关节的尺侧副韧带的撕裂常伴随急性的桡偏，且可能导致韧带附着处的骨碎片撕脱，此诊断常见于滑雪时不慎跌倒的人（Ritting et al.，2010）。损伤发生在拇指掌指关节桡侧副韧带仅占 1/10（Tang，2011）。随着手术修复，手腕和拇指将被固定起来。康复治疗开始介入的重点在于指间关节的活动度，因为掌指关节的全范围屈曲度较难达到，尤其对于老年患者来说。获得医疗许可后再开始抗阻训

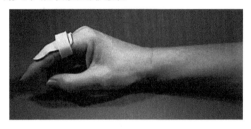

图 37-15　背侧近端指间关节伸直-阻断矫形器，是能够维持近端指间关节轻微屈曲的保护性手指矫形器，用于防止关节过伸，保护掌板损伤

练，接着开始拇指侧捏训练，同样要训练对捏也应得到医生的医疗许可，由于指间对捏会令受损结构十分费力，也许伤后 12 周都不能做对捏的活动。可使用拇指矫形器保护受损关节。由下方桡神经引起的瘢痕过敏也很常见。

（六）屈肌腱损伤

屈肌腱损伤的外科修复是非常复杂的，需要由该领域的专家进行，同样的，此类损伤的手康复也是复杂且是专业的领域。手康复过程耗时，且需要对患者进行大量的宣教，宣教内容包括每次治疗时对矫形器和训练作出细微但重要的改变，以促进功能同时保护脆弱的修复结构。损伤常累及多种结构组织，治疗师要了解手术过程和手术医生的处理方式并清楚知道手康复治疗中的注意事项和禁忌证，因此治疗师与患者的骨科医生保持紧密的沟通交流至关重要。同时治疗师应密切关注患者的治疗和护理过程。

我们用解剖五区法来描述示指、中指、环指和小指的屈肌腱损伤状况（图 37-16）。Ⅰ区是指从指浅屈肌的附着点到指深屈肌的附着点；Ⅱ区是指浅屈肌和指深屈肌都穿过屈肌腱鞘的区域，从 A-1 滑轮到指浅屈肌附着点，该区被称为"无人区"，反映了该区修复的

技术挑战和历来预后不良的问题（Taras et al.，2011）。Ⅲ区描述腕管远端缘到屈肌腱鞘的A-1滑轮处，包括蚓状肌在内；Ⅳ区指屈肌腱穿过腕横韧带的区域，此区域的损伤常累及正中神经和尺神经；Ⅴ区指从前臂屈肌肌腱连接处到腕横韧带边缘（Taras et al.，2011）。

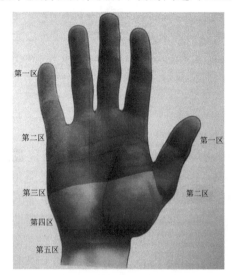

图37-16 图示基于屈肌腱解剖划分的手部五区。第一区包括指深屈肌腱；第二区包括穿行指浅屈肌和指深屈肌的腱鞘；第三区是蚓状肌区；第四区是腕管区；第五区是前臂区

改编许可源自 Rayan, G. M., & Akelman, E. [2012]. *The hand: Anatomy, examination, and diagnosis* [Kindle Locations 704-707]. Philadelphia: Lippincott [Wolters Kluwer Health]. Kindle Edition

医生通常会指导特定合适的术后肢位摆放来保护修复的屈肌腱和修复后的结构。目标是双重的，也是相互矛盾的：即最小化粘连的形成和防止修复肌腱出现间隙和变薄（Korstanje et al.，2010，2012）。双向目标凸显了基于此诊断下的康复治疗的复杂性。许多治疗方案都涉及可控的活动方法，如使用背侧矫形器，将手腕固定在屈曲10°～30°，掌指关节屈曲40°～60°，手指完全伸直（除非手指神经受到损伤）。若手指神经已经修复指间关节应处于轻微屈曲的位置。Duran方案（Duran protocol）需要在佩戴保护性矫形器时被动屈曲和伸展手指关节来实现手指肌腱间3～5mm的滑动（Lalonde & Kozin，2011）。根据此方案，术后大约4周，在医疗许可的情况下开始轻柔的主动关节活动。

被动屈曲主动伸展方案，又称Kleinert方案（Kleinert protocol），使用橡皮筋牵引手指头来提供被动手指屈曲的活动，此活动也应穿戴背侧保护性矫形器完成（图37-17）（Groth，2005）。患者在保护性矫形器范围内进行轻柔的主动伸指和在皮筋拉力下的被动屈指活动，如果能够舒适地进行，训练次数应逐渐增加至清醒时间内每小时10次；在晚上睡觉时，小心舒适地将手指固定在矫形器的背罩上，以防止近端指间关节或远端指间关节屈曲挛缩的倾向。

Chow方案（Chow protocol）结合Duran方案和Kleinert方案。随着缝合技术的进步，对于情况比较好的患者的屈肌腱方案纳入了早期主动运动（Chesney et al.，2011；Grifn et al.，2012）。

当骨科医生允许脱掉背侧保护矫形器时，就可以开始渐进活动方案以促进功能活动恢复了。水肿控制和瘢痕管理依旧是临床处理的首要方向。密切评估以决定特定的组织损伤并制定治疗方案。肌腱滑动训练和放置及维持训练是常用的早期干预技术。矫形器的正确使用，同时进行ADL训练，分级活动训练和合适的升级锻炼是有效的。

（七）分阶段重建屈肌腱

分阶段重建屈肌腱包括复杂的两步程序。非常建议有丰富经验的手治疗师监督整个治疗过程。分阶段屈肌腱手术适用于有严重肌腱瘢痕粘连但仍有功能恢复潜能的患者，也适用于屈肌腱撕裂或一次修复不可能恢复的情况，如涉及骨等

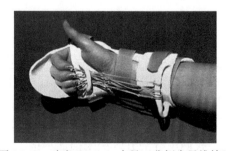

图37-17 改良Kleinert支具。背侧支具维持腕关节于屈曲30°，掌指关节屈曲70°，指间关节伸直的位置。附着的橡皮筋提供被动指屈曲的拉力

多组织损伤的复杂性损伤。在第一阶段，一条肌腱植入替代瘢痕肌腱，关节囊挛缩减轻以及滑轮被重建。这种植入物可以是主动的，也可以是被动的，刺激新的生物腱鞘的形成。在第二阶段，在大约 3 个月后，肌腱瓣替换植入物（Diao & Chee，2011）。

（八）伸肌腱损伤

伸肌腱损伤的康复治疗过程复杂且需要有经验的手治疗师监督整个过程。在伸肌腱修复后，有多种制动、可控的被动运动或主动的短弧运动方案可供选择（Klein，2007b）。

我们可以把手指伸肌用示指、中指、环指和小指区分为 7 个区域，把拇指伸肌区分为 5 个区域（图 37-18）。区域 Ⅰ 和区域 Ⅱ 的损伤导致槌状畸形，即末端伸肌腱断裂，表现为远端指间关节伸展不全（图 37-19）。根据问题的性质，在非手术的情况下，治疗可能包括连续使用矫形器保持远端指间关节伸直位 6～8 周，由医生决定，直至肌腱愈合（Anderson，2011）。在远端指间关节制动时，维持近端指间关节正常的活动范围至关重要。末端肌腱愈合后开始远端指间关节活动时应密切注意远端指间关节伸展不全的再发生，需要的话恢复矫形器的使用以恢复远端指间关节伸展。一些医生建议在远端指间关节开始主动活动后在夜间应继续佩戴矫形器。

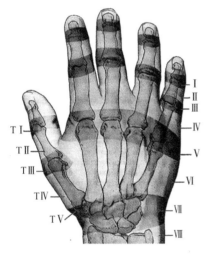

图 37-18 基于伸肌腱解剖结构的手部七区域。奇数区域即第 Ⅰ、Ⅲ、Ⅴ 和Ⅶ区，分别属于远端指间关节、近端指间关节、掌指关节和腕关节。偶数区域即第 Ⅱ、Ⅳ 和 Ⅵ区，分别属于中节指骨、近节指骨和掌骨
改编许可源自 Rayan，G. M.，& Akelman，E. [2012]. *The hand: Anatomy，examination，and diagnosis* [Kindle Locations 742-744]. Philadelphia: Lippincott [Wolters Kluwer Health]. Kindle Edition.

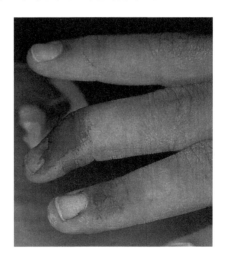

图 37-19 槌状指
改编许可源自 Anderson，M. K.，Parr，G. P.，& Hall，S. J. [2009]. *Foundations of athletic training: Prevention，assessment and management* [4th ed.]. Philadelphia: Lippincott Williams & Wilkins.

第Ⅲ和第Ⅳ区的伸肌腱损伤导致纽扣畸形，即近端指间关节屈曲和远端指间关节过伸的手指关节不平衡姿势（图 37-20）。此畸形的产生是由于继发于中央滑移的侧腱束的掌侧移位（Williams & Terrono，2011）。对于非手术处理的个案，使用矫形器固定近端指间关节在完全伸直位 6 周，同时促进远端指间关节主动和被动屈曲活动防止斜向支持韧带（oblique retinacular ligament）出现僵硬。对于手术处理的个案，在制动和矫形器使用的时机和技术上应遵循医生的建议。当患者被准许可以开始近端指间关节主动活动训练时，应密切观察近端指间关节伸展不全的发生，并相应地调整治疗方案和矫形器。

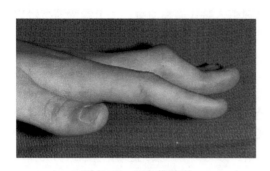

图 37-20　纽扣指畸形

改编许可源自 Anderson, M. K., Parr, G. P., & Hall, S. J. [2009].
Foundations of athletic training: Prevention, assessment and management
[4th ed.]. Philadelphia: Lippincott Williams & Wilkins.

第 V 和第 VI 区损伤的干预可借由制动或者可控的早期活动（Evans, 2011b）（详见证据列表 37-1）。不同的骨科医生建议的具体肢体摆位和活动方案都不尽相同，并会根据患者不同的组织反应而改变，可能需要多个复杂的矫形器来实现平衡适当的休息和运动的方案。

第 VII 区的损伤很可能因为粘连发生而导致活动受限。应与骨科医生密切沟通以提供给患者合理的体位摆放和活动方案。

（九）肌腱松解术

肌腱松解术是一种用于解除限制关节活动的肌腱粘连组织的手术方式。医生通常在受损组织已经成熟、被动关节活动度达到最大，即治疗到达了平台期，才实施此手术。松解术后的康复治疗应在术后几小时后尽早开始。术后头几天十分关键。医生转诊时应提供的患者信息包括肌腱的完整度和基于术中表现预期的关节活动范围目标（Culp et al., 2011）。首要任务是水肿控制和维持关节活动度，观察和适应这些脆弱组织的耐受性。

（十）复杂区域性疼痛综合征

任何上肢损伤，无论是轻微的纸张划伤，还是严重的复杂挤压损伤，都有可能导致毁灭性的交感神经反射障碍症（RSD），由国际疼痛研究协会（the International Association for the Study of Pain）更名为复杂区域性疼痛综合征（complex regional pain syndrome, CRPS）。CRPS I 型继发于有害事件。疼痛并不局限于单个周围神经，它是自发发生的，与引起伤害的事件不成比例。起病后患者疼痛区域出现水肿、肤色异常和汗腺活动异常的表现。CRPS 的诊断应排除其他能够导致疼痛和功能障碍的已存在的病理情况（van de Meent et al., 2011）。

CRPS II 型与 I 型相同，不同之处在于它是在神经损伤后发生的，而 I 型则不涉及神经损伤。CRPS III 型是指一组类型不明确，包括不满足 I 型或 II 型分类标准的人（Veizi et al., 2012）。

与损伤程度不相称的疼痛是 CRPS 的显著特征。对患者疼痛程度和自主神经反应的持续关注，即使不能预防，也可以促进对这一具有挑战性问题的早期医疗管理。越早诊断出这个问题，越有可能成功地解决（Walsh, 2011）。

CRPS 的四个主要症状和体征是疼痛、肿胀、僵硬和肤色改变。继发性症状和体征包括骨性矿物质流失（osseous demineralization）、汗腺活动改变（出汗）、体温改变、萎缩、血管运动不稳定、手掌筋膜炎（手掌筋膜增厚）和毛发活动（鸡皮疙瘩或毛发竖立）。

动物研究表明，通过制动以避免疼痛的自我保护反应本身就是诊断 CRPS 的危险因素。CRPS 患者必须学会以无痛和生物力学有效的方式合理使用肢体。使感官输入正常化也有助于打破疼痛和僵硬的恶性循环（Goebel, 2011）。

复杂区域性疼痛综合征的治疗：最重要的治疗指南为无被动关节活动或无引致疼痛的干预方式。第一要解决的问题为控制疼痛，这包括通过药物治疗、交感神经阻滞（如星状神经节阻滞）和理疗（如经皮神经电刺激）进行管理。同时与专门从事疼痛管理的医学专家密切沟通以达到理想效果（Veizi et al., 2012）。

基于手手损伤作业治疗实践的最佳循证依据

干预措施	所检测干预措施的描述	参与者	治疗量	最佳证据的类型和证据等级	益处/有效性	结果的统计概率和效应大小	参考文献
第V区和VI区手伸肌肌腱撕裂伤术后的治疗方案	制动(IM):完成了3周的矫形器制动,即固定患手手腕于40°~45°、掌指关节于0°位置和手指关节于0°位置。早期被动活动(EPM):矫形器和背侧动态矫形器可控制的被动活动。早期主动活动(EAM):矫形器固定患手和掌侧阻断矫形器的主动活动	从3个机构转介来的27位患者,均为第V区和VI区手伸肌肌腱撕裂伤后5天。他们被随机分配到3个小组(每组9人):平均年龄为30.4岁,33%在第6周流失:5(IM);4(EPM);0(EAM)。缺席者称已经恢复得差不多了,不需要进一步的治疗	IM:矫形器佩戴6周后停止,到12周的过程中逐渐增加抗阻活动和回归重体力工作活动。EPM:矫形器内被动伸展活动训练20次/小时,同时主动掌指关节屈曲练习。治疗师监督下的腕关节固定术和手指关节5周后运动,其间有分级活动。其间有分级活动,其间有分级活动的被动活动。EAM:在延伸至手指关节的掌侧阻断矫形器的情况下,主动关节活动10次/小时。在第3周,矫形器调整至允许掌指关节屈曲70°,同时开始主动和钩状抓握以促进指伸肌腱滑动。在第5周,同EPM方案	随机对照试验(RCT)证据等级:I C2a	是的,EAM组显示有效	在第3、6和12周进行结果评估。试验期间所有患者都在主动关节活动总和(TAM)方面有稳定的改善。($F_{2,46}=75.6$, $P<0.001$),组间的TAM差异在一段时间内同后期组没有体现。EAM组获得更多的主动活动角度,更少的伸肌滞后,更多自觉功能改善,以及更强的推动;然而,这些差异并不明显。II型误差(当一项真正存在时是无差别的)可能发生,因为样本量小。TAM的数值的有效范围为平均数±标准差,确实指出治疗和结局的中等强度关系(EAM versus EPM: r=0.40;EAM versus IM: r=0.48)	Hall et al. (2010)
强化蚓状肌矫形器结合牵伸但强度更少的蚓状肌矫形器牵伸,蚓状肌矫形器牵伸组合	腕关节于位于0°伸展位及掌指关节于0°~10°屈曲位的蚓状肌矫形器。或先制作cock-up矫形器,腕关节于位于0°伸展位,掌指关节无限制蚓状肌牵伸和按摩	124位轻度至中度腕管综合征患者被随机分配到4个小组:蚓状肌矫形器牵伸组(LspLst)n=31;蚓状肌矫形器综合牵伸组(LspGst)n=34;综合矫形器蚓状肌牵伸组(GspLst)n=34	为期4周的方案受试者在夜间佩戴矫形器,平日每次锻炼10次,每天6次,每次牵伸坚持7秒	随机临床试验证据等级:I A2b	在第4周,经DASH(Disabilities of the Arm, Shoulder, and Hand)和腕管问卷测试所得,所有的矫形器结合的牵伸活动的效果相同	在第4周,66%的受试者在症状上取得了有临床意义又的改善,但是只有34%取得了功能上的临床意义的改善。在第12周,68%的受试者在症状上取得了有临床意义的改善,有37.4%的受试者取得了功能上的临床意义又的改善。LspGst、LspLst和GspLst组展示了持续性的改善($P<0.001$),其他组没有变化	Baker et al. (2012)

续表

干预措施	所检测干预措施的描述	参与者	治疗量	最佳证据的类型和证据等级	益处/有效性	结果的统计概率和效应大小	参考文献
强化蚓状肌矫形器结合伸展矫形器/牵伸器伸展或减少蚓状肌的矫形器/牵伸器，矫形器/牵伸器组合	手腕/手的屈曲和伸展的综合牵伸 LspLst：蚓状肌矫形器蚓状肌牵伸伸展组(强化蚓状肌干预) LspGst：蚓状肌矫形器综合牵伸组 GspLst：综合矫形器蚓状肌牵伸组 GspGst：综合矫形器综合牵伸组	$n=34$；综合矫形器综合牵伸组(GspGst) $n=28$。103位受试者留到了第4周(流失率为17%)。95位受试者留到了第12周，流失率为23%。89受试者留了了第24周，流失率为28%*			在第24周，只有GspLst组在功能上改善至临床重要程度。从基线来看(卡方分析 $\alpha=0.05$) 在第24周，25.5%的受试者选择进行手术；组间没有显著差异	在第24周，更大比例的GspLst组的受试者在功能上取得了非常显著的临床改善差异 结论：对于患有轻度到中度腕管综合征的人群，相对于其他组合方案，单独应用矫形器或牵伸或矫形器结合方案，一个cock-up腕矫形器结合针对蚓状肌的牵伸是对于功能改善更为有效的长期方案	
手部骨关节炎(OA)的保守治疗以减轻疼痛，防止关节畸形和(或)提高功能	矫形器，指导关节保护技术和提供适应性设备，定点热疗(蜡疗或湿敷带)，锻炼和家庭训练方案	系统评价了在1986~2009年发表的关于随机对照试验和队列研究的21篇文献，列出以下选择准则：①患者有手部的骨性关节炎；②骨性关节炎的治疗方案为保守治疗。10份为高质量研究文献，10份质量中等，还有1份为低质量文献	没有提及处方	系统评价 等级：I	结论：①高到中度证据支持腕掌关节矫形器的使用可以减轻疼痛和增加功能；②中度证据支持手部锻炼，低度证据及腕掌关节矫形器的使用来提高抓握力；③中度证据支持手部锻炼，关节保护教育和支持辅具的提供，使用腕掌关节矫形器来提高手功能；④中度证据支持手部锻炼能够增加手活动范围；⑤中度证据支持关节活动练习、教育和适应性辅具的提供，低热疗法能缓解疼痛；⑥微弱证据提示对于能减轻疼痛和增加关节活动度和功能 中度证据提示对低水平的激光治疗和对于安慰剂在增加功能或减轻疼痛和僵硬方面更有效果	没有统计数据或影响大小的报告	Valdes & Marik (2010)

* 译者注：原版为29%。

通过压力负荷（stress loading）（后面将介绍）、温度生物反馈和活动期间的姿势变化提供血管舒缩运动的挑战。冷热水浴、振动和脱敏有助于重置感官阈值（见第二十二章）。水中有氧运动和功能性活动是提供包含交互运动的主动运动的极好方法。对有 CRPS 风险的患者可常规使用压力负荷。压力负荷的方法可改变交感神经传出活动，尽管压力负荷的生理机制尚不清楚（Carlson & Watson，1988），但它在手治疗师中很受欢迎，用于治疗活跃期的 CRPS，而非后遗症阶段（Veizi et al.，2012）。

压力负荷的两个组成部分是"擦洗地板"（字面的意思就是尽可能四肢着地）和背着一个加重的公文包。"擦洗地板"一开始是每天 3 次，在短时间内完成，四肢伸展进行。公文包重量应该是轻的和可忍受的，确保一定不要太重。擦洗和搬运可实现上肢的压缩负荷和拉伸。如果不能忍受擦洗活动，可以用舒适的负重运动（weight-bearing exercises）替代。

擦洗动作和搬运活动的频率和时长应随着忍耐度的提高而延长。如果腕关节活动受限或损伤情况不允许患者进行擦洗活动，调整姿势为舒适的负重活动（详见网络章节 A）。同时指导患者练习无痛范围的双上肢近端主动关节活动。

避免被动关节活动或者其他治疗活动直到疼痛和水肿开始减轻，此时也应密切监测患者的病理反应。结合传统手治疗方案，包括矫形器的使用和其他不加重病情的方法，如控制水肿，维持关节活动度，肌腱分离活动，恢复肌肉肌腱长度，强化力量，感觉脱敏，物理因子疗法包括经皮神经电刺激（TENS）和超声波的适当使用，以及在承受范围内的功能活动训练。对于此诊断，徒手水肿移动手法也很有效。

比起其他诊断，也许对于 CRPS 的患者来说以患者为导向（patient-directed）的治疗是必不可少的。短时间但频繁地进行温和、无痛的积极锻炼，比频率少但每次长时间的锻炼效果要好。轻柔的按摩和主动活动有助于打断疼痛循环。锻炼计划应是双侧的且包括上肢的交互运动。允许进展尽可能缓慢，以防止症状恶化。这种诊断可能是难以忍受和令人沮丧的。给病人适当的鼓励和保证，随着时间的推移治疗可以取得进展。

CRPS 是手治疗师试图防止或避免的临床难题的典型。那些进展良好的干预项目可能会被这种紊乱突然而意外的打乱。因此，建议对所有的手部治疗患者进行支持性治疗，并非常仔细地观察，不论他们的诊断如何。早期识别 CRPS 是解决这一问题的关键。

（十一）骨性关节炎

特发性骨性关节炎是骨性关节炎里最常见的类型。在上肢发病常累及近端指间关节和远端指间关节。骨质增生发生在远端指间关节时被称为赫伯登结节（Heberden's nodes），近端指间关节处的骨赘被称为布沙尔结节（Bouchard's nodes）（Beasley，2012）。对于疼痛的远端指间关节结节，小的柱状矫形器或轻柔的弹力绷带包裹可以在减轻疼痛的同时促进功能恢复（Biese，2007）。

骨性关节炎的手康复治疗重点在于通过宣教关节保护技术，使用保护性和支持性矫形器以及提供帮助完成日常生活活动的适应性辅具来减轻症状（Hochberg et al.，2012）（见证据列表 37-1）。对于拇指腕掌关节骨性关节炎的患者，手部拇指矫形器（图 37-21）的使用非常有效（Beasley，2011）。一些治疗师更喜欢使用前臂部拇指矫形器，尤其是当合并腕掌及舟骨-大-小多角骨关节受累时。

拇指腕掌关节成形术是手康复治疗师常遇见的术后诊断。手术处理方法和治疗的时间表因不同的骨科医生而不同。患者在手术几周后便会被转诊到作业治疗配置指间关节不受限的

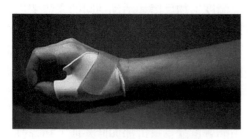

图 37-21　手部拇指矫形器。被用于减轻疼痛和促进功能性捏取动作

静态延长至前臂的拇指矫形器。根据患者接受的不同的手术类型骨科医生会给予相应的主动活动方案。术后康复目标为促进无疼痛下的稳定性提高和功能恢复，改良日常生活活动和关节保护技术仍为最重要的部分。

（十二）类风湿关节炎

不同于骨性关节炎，类风湿关节炎是最初影响滑膜的全身性疾病。它的损害作用会导致致残的严重后果。类风湿关节炎表现为关节和肌腱鞘滑膜的炎症反应，受累部位出现发红、肿胀、疼痛和发热（Alter et al.，2011）。

手指的近端指间关节受累比远端指间关节更常见。若远端指间关节受累时，可能引发槌状指畸形，近端指间关节受累可能导致鹅颈或纽扣畸形（见伸肌腱部分关于槌状指和纽扣畸形的临床处理）。鹅颈畸形表现为掌指关节屈曲、近端指间关节过伸和远端指间关节屈曲（图 37-22）。可配置手指背侧支具使近端指间关节处于轻微屈曲位来减少畸形应力至最低，强化指浅屈肌的功能。在掌指关节水平，畸形通常表现为掌指关节尺侧移位和向掌侧半脱位。拇指畸形包括纽扣畸形（主要是拇指掌指关节受累）和鹅颈畸形（主要是腕掌关节受累）。拇指受累时还会在指间关节、掌指关节或腕掌关节上表现出僵硬、不稳定和疼痛的症状。类风湿关节炎也常累及手腕（Beasley，2012），这点具有重要的临床意义，因为手腕关节的解剖结构对于手功能的运用至关重要。腕关节受累伴有手畸形，腕关节滑膜炎可导致指屈肌腱或伸肌腱断裂（Alter et al.，2011）。

在评估类风湿关节炎患者时，观察畸形和异常姿势、任何萎缩和皮肤状况。鉴别关节或肌腱的骨擦音、可触及的结节、肌腱的完整性和关节的稳定性。询问晨僵、疲劳和疼痛情况。同时留意观察畸形的外观（Beasley，2011）。

类风湿关节炎佩戴上肢矫形器的目标包括减少炎症反应，支持脆弱组织及抵消畸变应力。矫形器干预也提供功能上的帮助。矫形器尤其适用于急性期，此时炎性组织有进一步恶化的危险。延长至前臂的对掌矫形器能够支持手腕和整个手部，手腕和掌指关节或者只支持手腕。

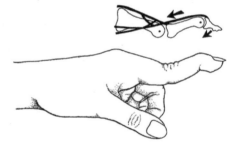

图 37-22　鹅颈畸形：近端指间关节过伸和侧束背侧移位

改编许可源自 Rayan, G. M., & Akelman, E. [2012]. *The hand: Anatomy, examination, and diagnosis* [Kindle Locations 2124-2127]. Philadelphia: Lippincott [Wolters Kluwer Health]. Kindle Edition.

根据疾病的病理机制确定矫形器的设计。例如，掌指关节受累时存在关节出现掌侧半脱位的风险，此时可使用矫形器将手腕固定在中立位或轻微伸展位，掌指关节固定在伸直位，近端指间关节固定在轻微屈曲位（Biese，2007）。腕关节的桡侧偏移会导致掌指关节的尺侧偏移，这是导致腕关节呈"之"字形畸形的原因。用矫形器矫正掌指关节的尺侧偏位可提高手部的生物力学性能。与患者交谈，确定个人在日常生活活动和关节保护方面的偏好和需求。调整矫形器绑带和不断练习以保证患者能够很好地佩戴和脱下矫形器。对于需要使用双侧矫形器的患者，隔夜交替佩戴单只矫形器会更容易适应矫形器的使用。

八、总　结

Wilson（1998）说："手不仅是人性的隐喻或象征，而且往往是现实生活的焦点——成功和真正有意义的生活的杠杆或跳板"。作业疗法可以成为手部残疾人士重建美好生活的跳板。

以患者为中心的活动分析案例

以客户为中心的活动分析：独立吹干头发以提高上肢力量和功能。

📖**案例分析**　V.女士，59岁，右利手，女性，左肱骨远端骨折，接受了延迟切开复位钢板内固定术。作业疗法（OT）评估发现关节活动度（ROM）受限和左上肢力量不足的问题在其进行自理活动包括个人梳洗活动时表现明显。V.女士原来的职业是发型师，她非常关心自己能否独立梳妆打扮。治疗师决定将自我梳洗的任务纳入干预计划来帮助V.女士达到以下康复目标：V.女士能够使用她的左手完成10分钟的吹干头发的任务，其间疼痛评分少于2分（总分10分），以达到改善其左上肢力量和功能的目的。

	作业治疗干预过程	干预计划	临床处理：作业治疗过程的准备和互动	临床推理：治疗师思考内容的举例
选择	确立执行该任务的主要目标	独立地梳理	治疗师选择了一个带有镜子的装置作为梳妆活动的场所	"这个无辅助下的过头活动的治疗性目标是改善V.女士上肢的力量和功能。V.女士告诉我梳洗活动的独立完成对她非常重要。"
	确立执行该任务会挑战患者的主要技能和能力：关节活动度 肌力 运动行为 运用（praxis） 感觉 视觉感知 认知	关节活动度 肌力	治疗师在镜子前的桌子上放置一个吹风机并要求V.女士使用左手举起吹风机到合适的位置来吹干头发。治疗师为V.女士能保持吹风机在合适位置的时间间隔计时，以便于V.女士能够在疲劳前及时得到休息	"就算是够取和提举起吹风机都是很有利于改善患者的关节活动度和力量的。"
分析	根据以下特性评估活动的治疗性价值：1. 内在地唤起期望的反应 2. 能使病人逐步恢复到更高的功能 3. 在患者能够做到的能力范围内 4. 有意义的活动 5. 可重复的	使用强化力量和灵活性的任务，同时该任务与V.女士使用左手来修饰的个人目标有关联	调整吹风机的重量和位置以增加维持拿取和握住的难度	"此任务可被V.女士重复练习，因为她每天早上都想要自己进行梳洗活动。"

续表

作业治疗干预过程		干预计划	临床处理：作业治疗过程的准备和互动	临床推理：治疗师思考内容的举例
分级和调试	明确任务参数以校准调节任务的不同难度水平： 教学方法 提示的性质和等级 物品及其属性（材质，用具） 环境需求 社会需求 顺序和时间 所需的动作和表现技能 所需的身体功能 所需的身体结构 情境或环境	更轻的或者更重的吹风机；更小的或者更大的吹风机；不同尺码的吹风机手柄；位置更高或更低；在休息前持续活动时间越来越长	治疗师时刻关注 V.女士的反应和耐力，并相应地调整任务的身体需求	"V.女士非常渴望能够自己独立吹干头发，因此她可能忽略自己的疲劳程度，我会提供给 V.女士调整节奏的机会以促进她能够成功完成任务，同时不会遗留后续的疼痛问题。"

L.女士：桡骨远端骨折后恢复上肢功能及独立自理、料理家务、完成工作任务

作业治疗干预过程	临床推理过程	
	目的	治疗师思考内容的举例
患者信息 L. 女士是一位 49 岁的竞技性计算机软件经理，右利手，她目前单身且独自居住。L. 女士在国外度假时不慎摔倒，伸手支撑身体时造成右桡骨远端粉碎性骨折。最初她接受了闭合性复位和佩戴了长臂石膏（long-arm cast）。她回家 10 天后，接受了远端桡骨的掌面钢板切开复位内固定术。她的家人即前来照顾她的日常起居。在她受伤期间，她表示非常期待她的皮划艇之旅	明白患者的诊断或病情 了解患者	"L. 女士的利手经历了严重的损伤，需要固定和植骨。手术前的制动时间可能引起多结构的显著僵硬。" "L. 女士是一位独立且活跃的女性，她希望几个月后能够去完成她的划艇之旅。她不习惯日常起居都依赖他人照顾，她喜欢独自生活，开跑车，出差，而现在她生活的这些方面都被打乱了。"
转诊至作业治疗的原因 L. 女士在术后即被转诊至手康复门诊，以实现手功能恢复最大化，在制动期间促进水肿消散，骨折愈合和维持未制动关节的活动度	情境分析	"L. 女士在疾病初期只能使用非利手完成日常生活活动时，她的家人来照顾她，虽然 L. 女士更希望自己独自生活，但是一开始有家人的帮忙是好的。L. 女士内在的作业角色需求更有利于她更好更快地康复。"
OT 评估 L. 女士主诉严重的疼痛（9 分/满分 10 分），明显的水肿，自主反应增加，包括血管舒缩不稳定和右上肢防卫姿势。L.女士存在右手指关节活动受限的问题，右肘关节和肩关节的主动使用也明显减少	作出假设 思考评估方式和方法 解释与观察	"我并不想在评估过程中加重疼痛反应，因此我只以轻柔的方式评估患者的主动关节活动度。我会鼓励 L. 女士并向她解释如何通过无痛关节活动，抬高运动和水肿控制达到自主反应正常化。" "L. 女士有患复杂区域疼痛综合征的风险，还可能存在严重的关节和肌腱僵硬的问题。为了使各组织反应向正常化发展，水肿控制是第一要解决的问题。"

续表

作业治疗干预过程	临床推理过程	
	目的	治疗师思考内容的举例
OT 问题： ● 独立生活模式和工作表现被破坏 ● 日常持续的差旅活动被中断 ● 因为疼痛、水肿和关节活动受限，无法入睡或者无法完成自我照顾和居家活动 ● 随着自主神经体征的增加，功能和临床状态恶化，出现 CRPS 的风险	综合结果	"L. 女士存在许多可能诱发永久僵硬和功能丧失的严重问题。尽管如此，她是一个有着强烈康复动机的成功人士，她渴望康复。"
OT 目标列表： （1）使自主神经症状正常化，改善干扰睡眠和功能的疼痛 （2）在日常生活中促进自然无痛地使用患手 （3）实现独立的自我照顾和家务活动，恢复工作相关的旅行和参与体育活动	拟定干预假设 选择干预方法 考虑在治疗中会发生什么，多久发生一次，持续多久	"我相信循序渐进，慢慢增加任务难度来促进组织愈合和灵活度恢复会比过度施压于脆弱的待愈合组织来的有效的多。" "作业治疗专注于促进组织愈合，恢复正常关节活动，维持肌肉肌腱的正常长度来促进其上肢功能康复。" "L. 女士需要每周升级她的家居训练方案，定期调整矫形器以及锻炼和指导/实践她正确使用右侧上肢进行自我护理和定期修改非辅助性家庭任务。"
OT 干预： L. 女士开始接受一项居家宣教干预，以宣教包括预期的临床过程和恢复；水肿控制；肩关节、肘关节和手指关节的无痛活动范围；强调重点在于肩膀的主动活动和上肢抬高。术后 1 周，L. 女士的自主神经症状问题得到解决，她的手指依然存在水肿问题，除了肩关节功能正常外，整个上肢主动关节活动都受限，轻微的腕关节主动活动开始 术后 2 周，手指主动活动和被动活动虽仍受限但处于缓慢改善中。L. 女士的家庭康复计划更新为水肿控制，功能性抓放活动，矫形器支持下的单肌腱阻断训练，放置与维持训练，夜间佩戴复合指伸直静态矫形器，白天佩戴复合指伸直动态矫形器。同时鼓励 L. 女士使用患手参与到简单的自我照顾、家务活动和桌面工作任务中，以重建其日常生活中手的使用能力。指屈肌腱分离滑动受限于前臂远端掌侧切口处的正在愈合的粘连组织。她还存在外在伸肌收紧、外在屈肌收紧和内在肌收紧。幸运的是，L. 女士没有近端指关节屈曲挛缩的问题，她目前使用左手完成书写和自理活动。手术后不久她便回到工作岗位并开始频繁出差 术后 3 周，手术切口愈合了，开始手法消肿活动，所有的功能活动、矫形器和训练方案都调整为无痛方式进行。夜间用纸胶带贴于切口处控制瘢痕生长。L. 女士缓慢且可测地进步着，她的医生反馈影像学提示骨折愈合对线良好	评估患者的理解力 了解患者在做什么 比较实际和期望的表现情况	"我能确信 L. 女士明白指令因为她很好地完成了活动任务。她自己也在探索以更好地发掘右手的功能，试图在无痛情况下尽可能多地使用右手参与。她展示了正确佩戴矫形器的方法，并明白矫形器对自己来说很有效。她在家里的表现正如我所希望的那样。她知道什么时候让手休息，这样她就不会出现肿胀或疼痛的新症状。"

续表

作业治疗干预过程	临床推理过程	
	目的	治疗师思考内容的举例
术后6周，L.女士的骨折固定装置被移除，她的医生报告了远端桡尺关节良好的复位和稳定性。她的前臂旋前旋后以及手腕的主被动关节活动出现严重的受限，治疗师指导L.女士进行无痛范围的手腕和前臂的主动关节活动。为了矫正L.女士的手腕关节伸展受限，治疗师为其适配了掌侧手腕矫形器。L.女士开始在可耐受的情况下，间歇性地恢复使用右上肢进行书写和家庭活动，尽管她严格按照家居康复训练方案锻炼，但是进展缓慢。目前她非常适应使用左手完成精细的活动		
术后10周，L.女士在组织柔韧性方面表现出了惊人的进步（图37-23）。手指水肿及所有关节活动范围均有明显改善，肘部伸展正常，前臂旋前和旋后有进步，表现为主动关节活动范围和被动关节活动范围相同。腕关节独立伸展得到改善，手指全指握拳以及指深屈肌和指浅屈肌肌腱相对滑动几乎正常，外在屈肌紧张的问题基本解决。L.女士现在能够使用右手完成所有的书写、修饰和开跑车的活动。她很希望开始模拟划艇练习，因为此活动仍在她的计划中。L.女士表示动态矫形器和夜间静态复合伸直矫形器对她很有帮助，因此矫形器方案会被改良和升级。肌力强化训练也会被逐渐谨慎地加大难度		
下一步骤 带着家庭活动和矫形器从作业治疗出院	预测患者目前和未来的担忧 决定患者是否需要继续或停止接受治疗/在将来回访	"L.女士能够继续开始和享受她的划艇之旅，她保持规律的锻炼且明白不能过度，她也学会了如何保持组织灵活和强化力量。"

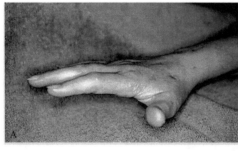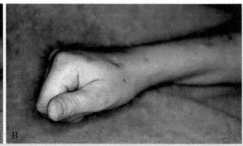

图 37-23　病例在术后 10 周

A. 主动手指伸展。B. 主动手指屈曲

作业治疗实践的临床推理

促进作业活动参与对上肢功能的影响

　　L.女士起初只能依赖健手完成日常自理活动，也不能想象自己能够重新享受自己热爱的活动如划艇。对于她的家居训练计划，应向她提出什么建议，以便尽快纳入以作业为基础的治疗？或者怎样的临床治疗活动能对促进功能性使用患手更有帮助？

思考与总结

（1）为什么要避免有疼痛的治疗？什么是过度干预的指征？

（2）掌握组织愈合的各阶段和大致的时间线。

（3）知道关节和肌肉肌腱紧张，手内在肌和手外在肌紧张，以及外在伸肌和外在屈肌紧张的定义。

（4）描述处于抗畸形位时手腕和手部的位置，并解释为什么使用这个姿势。

（5）桡神经远端损伤时什么功能丧失？哪种矫形器适用于此种情况，为什么？

（6）腕管综合征通常伴随怎样的感觉损伤分布？什么肌肉在晚期案例可能出现萎缩？腕管综合征的患者在夜间最好的矫形器方案是怎样的？为什么？

（7）描述复杂区域疼痛综合征，讨论优先需要解决的问题。

（8）扳机指伴随的症状是什么？

（9）说出对于愈合期的桡骨远端骨折在佩戴短前臂石膏时 4 个安全且有治疗意义的自我照顾活动或居家活动。

术 语 表

抗畸形位（anti-deformity position）（固有的姿势）：掌指关节屈曲和手指关节伸直的位置，以维持侧韧带和掌板的正常长度。

Buddy Straps：将受伤手指和邻近手指相连接的绑带，起到保护和促进活动的作用。

腕管综合征（carpal tunnel syndrome）：神经卡压累及腕部正中神经，引起的感觉症状通常涉及拇指、示指、中指和无名指的桡侧半。

颈部筛查（cervical screening）：在颈肩进行近端筛查，以确定远端症状的原因或诱因。

爪形手（claw deformity）：掌指关节过伸，近端指间关节屈曲，与尺神经支配肌肉不平衡有关。

复杂区域性疼痛综合征（complex regional pain syndrome，CRPS）：曾经被称为反射性交感神经营养不良。CRPS 的特点是疼痛程度与损伤不成比例，同时伴有肿胀、僵硬和肤色改变。汗腺运动（出汗）改变也很常见。

挛缩（contracture）：因为组织短缩引起的被动关节活动度减少。

反作用力绷带（counterforce strap）：用在屈肌或伸肌束上的支撑物或带子，用来支撑肌肉，防止肌肉的最大收缩，减少肌腱的负荷。常用于减轻外侧或内侧上髁炎的症状。

肘管综合征（cubital tunnel syndrome）：神经卡压累及肘部内侧髁和尺骨鹰嘴之间的尺骨神经。感觉症状影响小指和无名指尺侧的一半。感觉症状常影响环指和小指的尺侧，运动症状影响腕屈肌、小指和无名指的指深屈肌、拇内收肌和骨间肌。

拇指腱鞘炎（de Quervain's tenosynovitis）：拇长展肌和拇短伸肌肌腱在第一个背隔间出现炎症。

伸肌滞后（extensor lag）：无法主动伸展而能够被动活动。

硬性的终末感觉（hard end feel）：被动活动至关节活动的终末端会感到关节不能够再弯曲的感觉。提示关节受限已经形成。

　　克氏针（Kirschner wires）：是一种用于手部不稳定骨折的固定装置，可单独使用或与其他形式联用的固定方法。克氏针是穿过皮肤，进入骨头的针。它们可能突出于皮肤外，也可能埋于皮肤表面以下。如果它们突出，医生可能会要求进行针部护理以防止感染。

　　神经瘤（neuroma）：神经损伤后可能出现杂乱无章的神经纤维组织团，在神经瘤上轻敲可引起明显的神经疼痛和相关的超敏反应。

　　震颤（oscillations）：有节奏的运动，可能有助于减少保护反应和痛苦。

　　放置及维持训练（place-and-hold exercises）：轻柔地被动运动以放置患肢于目标位置，然后患者主动保持在那个位置。

　　软性终末感觉（soft end feel）：当被动活动关节至关节终末端时出现的海绵质感，提示良好的组织重塑潜力。

　　肌腱松解术（tenolysis）：松解限制活动的粘连肌腱的外科手术。

参 考 文 献

Alter, S., Feldon, P., & Terrono, A. L. (2011). Pathomechanics of deformities in the arthritic hand and wrist. In T. M. Skirven, A. L. Osterman, J. M. Fedorczyk, & P. C. Amadio (Eds.), *Rehabilitation of the hand and upper extremity* (6th ed., pp. 1321-1329). Philadelphia: Mosby.

Amadio, P. C. (2011). Carpal tunnel syndrome: Surgeon's management. In T. M. Skirven, A. L. Osterman, J. M. Fedorczyk, & P. C. Amadio (Eds.), *Rehabilitation of the hand and upper extremity* (6th ed., pp. 657-665). Philadelphia: Mosby.

Amirjani, N., Ashworth, N. L., Olson, J. L., Morhart, M., & Chan, K. M. (2011). Validity and reliability of the Purdue Pegboard Test in carpal tunnel syndrome. *Muscle & Nerve, 43,* 171-177.

Anderson, D. (2011). Mallet finger. *Australian Family Physician, 40,* 47-48.

Artzberger, S. (2007). Edema reduction techniques: A biologic rationale for selection. In C. Cooper (Ed.), *Fundamentals of hand therapy: Clinical reasoning and treatment guidelines for common diagnoses of the upper extremity* (pp. 36-52). St. Louis: Mosby.

Ashe, M. C., McCauley, T., & Khan, K. M. (2004). Tendinopathies in the upper extremity: A paradigm shift. *Journal of Hand Therapy, 17,* 329-334.

Baker, N. A., Moehling, K. K., Rubinstein, E. N., Wollstein, R., Gustafson, N. P., & Baratz, M. (2012). The comparative effectiveness of combined lumbrical muscle splints and stretches on symptoms and function in carpal tunnel syndrome. *Archives of Physical Medicine and Rehabilitation, 93,* 1-10.

Bardak, A. N., Alp, M., Erhan, B., Paker, N., Kaya, B., & Onal, A. E. (2009). Evaluation of the clinical efficacy of conservative treatment in the management of carpal tunnel syndrome. *Advances in Therapy, 26,* 107-116.

Barr, A. E. (2006). Tissue pathophysiology, neuroplasticity and motor behavioural changes in painful repetitive motion injuries. *Manual Therapy, 11,* 173-174.

Beasley, J. (2011). Therapist's examination and conservative management of arthritis of the upper extremity. In T. M. Skirven, A. L. Osterman, J. M. Fedorczyk, & P. C. Amadio (Eds.), *Rehabilitation of the hand and upper extremity* (6th ed., pp. 1330-1343). Philadelphia: Mosby.

Beasley, J. (2012). Osteoarthritis and rheumatoid arthritis: Conservative therapeutic management. *Journal of Hand Therapy, 25,* 163-172.

Belsky, M. R., & Leibman, M. (2011). Extra-articular hand fractures: Part I. Surgeon's management—A practical approach. In T. M. Skirven, A. L. Osterman, J. M. Fedorczyk, & P. C. Amadio (Eds.), *Rehabilitation of the hand and upper extremity* (6th ed., pp. 377-385). Philadelphia: Mosby.

Biese, J. (2007). Arthritis. In C. Cooper (Ed.), *Fundamentals of hand therapy: Clinical reasoning and treatment guidelines for common diagnoses of the upper extremity* (pp. 348-375). St. Louis: Mosby.

Bruder, A., Taylor, N. F., Dodd, K. J., & Shields, N. (2011). Exercise reduces impairment and improves activity in people after some upper limb fractures: A systematic review. *Journal of Physiotherapy, 57,* 71-82.

Buddenberg, L. A., & Davis, C. (2000). Test-retest reliability of the Purdue Pegboard Test. *American Journal of Occupational Therapy, 54,* 555-558.

Butler, M. W. (2007). Common shoulder diagnoses. In C. Cooper (Ed.), *Fundamentals of hand therapy: Clinical reasoning and treatment guidelines for common diagnoses of the upper extremity* (pp. 151-182). St. Louis: Mosby.

Callahan, A. D. (2011). Sensibility assessment for nerve lesions-incontinuity and nerve lacerations. In T. M. Skirven, A. L. Osterman, J. M. Fedorczyk, & P. C. Amadio (Eds.), *Rehabilitation of the hand and upper extremity* (6th ed.). Philadelphia: Mosby.

Carlson, L. K., & Watson, H. K. (1988). Treatment of reflex sympathetic dystrophy using the stress-loading program. *Journal of Hand Therapy, 1,* 149-154.

Chen, J.-J., Jin, P.-S., Zhao, S., Cen, Y., Liu, Y., Xu, X.-W., Duan, W.Q., & Wang, H. S. (2011). Effect of heat shock protein 47 on collagen synthesis of keloid in vivo. *ANZ Journal of Surgery, 81,* 425-430.

Chesney, A., Chauhan, A., Kattan, A., Farrokhyar, F., & Thoma, A. (2011). Systematic review of flexor tendon rehabilitation protocols in zone II of the hand. *Plastic and Reconstructive Surgery, 127,* 1583-1592.

Colditz, J. C. (2011). Therapist's management of the stiff hand. In T. M. Skirven, A. L. Osterman, J. M. Fedorczyk, & P. C. Amadio (Eds.), *Rehabilitation of the hand and upper extremity* (6th ed., pp. 894-921). Philadelphia: Mosby.

Connell, L. A., & Tyson, S. F. (2012). Clinical reality of measuring upper-limb ability in neurologic conditions: A systematic review. *Archives of Physical Medicine and Rehabilitation, 93,* 221-228.

Cooper, C. (2007). Fundamentals of clinical reasoning: Hand therapy concepts and treatment techniques. In C. Cooper (Ed.), *Fundamentals of hand therapy: Clinical reasoning and treatment guidelines for common diagnoses of the upper extremity* (pp. 3-21). St. Louis: Mosby.

Cooper, C., & Martin, H. A. (2007). Common forms of tendinitis / tendinosis. In C. Cooper (Ed.), *Fundamentals of hand therapy: Clinical reasoning and treatment guidelines for common diagnoses of the upper extremity* (pp. 286-300). St. Louis: Mosby.

Crop, J. A., & Bunt, C. W. (2011). "Doctor, my thumb hurts." *The Journal of Family Practice, 60,* 329-332.

Culp, R. W., Feldscher, S. B., & Rodriguez, S. (2011). Flexor and extensor tenolysis: Surgeon's and therapist's management. In T. M. Skirven, A. L. Osterman, J. M. Fedorczyk, & P. C. Amadio (Eds.), *Rehabilitation of the hand and upper extremity* (6th ed., pp. 555-568). Philadelphia: Mosby.

de la Llave-Rincon, A. I., Fernandez-de-las-Penas, C., Perez-de- Heredia Torres, M., Martinez-Perez, A., Valenza, M. C., & Pareja, J. A. (2011). Bilateral deficits in fine motor control and pinch grip force are not associated with electrodiagnostic findings in women with carpal tunnel syndrome. *American Journal of Physical Medicine and Rehabilitation, 90,* 443-451.

Dell, P. C., Dell, R. B., & Griggs, R. (2011). Management of carpal fractures and dislocations. In T. M. Skirven, A. L. Osterman, J. M. Fedorczyk, & P. C. Amadio (Eds.), *Rehabilitation of the hand and upper extremity* (6th ed., pp. 988-1001). Philadelphia: Mosby.

Desrosiers, J., Hebert, R., Dutil, E., & Bravo, G. (1993). Development and reliability of an upper extremity function test for the elderly: The TEMPA. *Canadian Journal of Occupational Therapy, 60,* 9-16.

Desrosiers, J., Hebert, R., Dutil, E., Bravo, G., & Mercier, L. (1994). Validity of the TEMPA: A measurement instrument for upper extremity performance. *Occupational Therapy Journal of Research, 14,* 267-281.

Diao, E., & Chee, N. (2011). Staged/delayed tendon reconstruction. In T. M. Skirven, A. L. Osterman, J. M. Fedorczyk, & P. C. Amadio (Eds.), *Rehabilitation of the hand and upper extremity* (6th ed., pp. 479-486). Philadelphia: Mosby.

Doornberg, J. N., Buijze, G. A., Ham, J., Ring, D., Bhandari, M., & Poolman, R. W. (2011). Nonoperative treatment for acute scaphoid fractures: A systematic review and meta-analysis of randomized controlled trials. *Journal of Trauma, 71,* 1073-1081.

Duff, S. V., & Estilow, T. (2011). Therapist's management of peripheral nerve injury. In T. M. Skirven, A. L. Osterman, J. M. Fedorczyk, & P. C. Amadio (Eds.), *Rehabilitation of the hand and upper extremity* (6th ed., pp. 619-633). Philadelphia: Mosby.

Evans, R. B. (2011a). Therapist's management of carpal tunnel syndrome: A practical approach. In T. M. Skirven, A. L. Osterman, J. M. Fedorczyk, & P. C. Amadio (Eds.), *Rehabilitation of the hand and upper extremity* (6th ed., pp. 666-677). Philadelphia: Mosby.

Evans, R. B. (2011b). Clinical management of extensor tendon injuries: The therapist's perspective. In T. M. Skirven, A. L. Osterman, J. M. Fedorczyk, & P. C. Amadio (Eds.), *Rehabilitation of the hand and upper extremity* (6th ed., pp. 521-554). Philadelphia: Mosby.

Faria-Fortini, I., Michaelsen, S. M., Cassiano, J. G., & Teixeira-Salmela, L. F. (2011). Upper extremity function in stroke subjects: Relationships between the international classification of functioning, disability, and health domains. *Journal of Hand Therapy, 24,* 257-265.

Fedorczyk, J. M. (2011). Elbow tendinopathies: Clinical presentation and therapist's management of tennis elbow. In T. M. Skirven, A. L. Osterman, J. M. Fedorczyk, & P. C. Amadio (Eds.), *Rehabilitation of the hand and upper extremity* (6th ed., pp. 1098-1108). Philadelphia: Mosby.

Feehan, L. M. (2011). Extra-articular hand fractures: Part II. Therapist's management. In T. M. Skirven, A. L. Osterman, J. M. Fedorczyk, & P. C. Amadio (Eds.), *Rehabilitation of the hand and upper extremity* (6th ed., pp. 386-401). Philadelphia: Mosby.

Fess, E. E. (2002/2011). Documentation: Essential elements of an upper extremity assessment battery. In E. J. Mackin, A. D. Callahan, T. M. Skirven, L. H. Schneider, & A. L. Osterman (Eds.), *Rehabilitation of the hand and upper extremity* (5th ed., pp. 263-284). St. Louis: Mosby. Archived online in T. M. Skirven, A. L. Osterman, J. M. Fedorczyk, & P. C. Amadio (Eds.), *Rehabilitation of the hand and upper extremity* (6th ed.). Philadelphia: Mosby.

Fess, E. E., Gettle, K. S., Philips, C. A., & Janson, J. R. (2005). *Hand and upper extremity splinting: Principles and methods* (3rd ed.). St. Louis: Mosby.

Gallus, J., & Mathiowetz, V. (2003). Test-retest reliability of the Purdue Pegboard for persons with multiple sclerosis. *American Journal of Occupational Therapy, 57,* 108-111.

Geissler, W. B., Adams, J. E., Bindra, R. R., Lanzinger, W. D., & Slutsky, D. J. (2012). Scaphoid fractures: What's hot, what's not. *Journal of Bone and Joint Surgery, 94,* 169-181.

Giambini, H., Ikeda, J., Amadio, P. C., An, K. N., & Zhao, C. (2010). The quadriga effect revisited: Designing a "safety incision" to prevent tendon repair rupture and gap formation in a canine model in vitro. *Journal of Orthopedic Research, 28,* 1482-1489.

Glasgow, C., Tooth, L. R., & Fleming, J. (2010). Mobilizing the stiff hand: Combining theory and evidence to improve clinical outcomes. *Journal of Hand Therapy, 23,* 392-401.

Glasgow, C., Tooth, L. R., Fleming, J., & Peters, S. (2011). Dynamic splinting for the stiff hand after trauma: Predictors of contracture resolution. *Journal of Hand Therapy, 24,* 195-206.

Goebel, A. (2011). Complex regional pain syndrome in adults. *Rheumatology, 50,* 1739-1750.

Goldman, S. B., Brininger, T. L., Schrader, J. W., & Koceja, D. M. (2009). A review of clinical tests and signs for the assessment of ulnar neuropathy. *Journal of Hand Therapy, 22,* 209-220.

Griffin, M., Hindocha, S., Jordan, D., Saleh, M., & Khan, W. (2012). An overview of the management of flexor tendon injuries. *Open Orthopedics Journal, 6,* 28-35.

Groth, G. N. (2005). Current practice patterns of flexor tendon rehabilitation. *Journal of Hand Therapy, 18,* 169-174.

Hahn, S. B., Kang, H. J., Kang, E. S., & Choi, Y. R. (2010). Correction of long standing proximal interphalangeal flexion contractures with cross finger flaps and vigorous postoperative exercises. *Yonsei Medical Journal, 51,* 574-578.

Hall, B., Lee, H., Page, R., Rosenwax, L., & Lee, A. H. (2010). Research scholars initiative: Comparing three postoperative treatment protocols for extensor tendon repair in zones V and VI of the hand. *American Journal of Occupational Therapy, 64,* 682-688.

Higgins, J., Salbach, N. M., Wood-Dauphinee, S., Richards, C. L., Cote, R., & Mayo, N. E. (2006). The effect of a task-oriented intervention on arm function in people with stroke: A randomized controlled trial. *Clinical Rehabilitation, 20,* 296-310.

Hochberg, M. C., Altman, R. D., April, K. T., Benkhalti, M., Guyatt, G., Mc Gowan, J., Towheed, T., Welch, V., Wells, G., & Tugwell, P. (2012). American College of Rheumatology 2012 recommendations for the use of nonpharmacologic and pharmacologic therapies in osteoarthritis of the hand, hip, and knee. *Arthritis Care and Research, 64,* 465-474.

Jensen, C., & Rayan, G. (1996). Buddy strapping of mismatched fingers: The offset buddy strap. *Journal of Hand Surgery, 21,* 317-318.

Kardashian, G., Vara, A. D., Miller, S. J., Miki, R. A., & Jose, J. (2011). Stenosing synovitis of the extensor pollicis longus tendon. *Journal of Hand Surgery, 36A,* 1035-1038.

Klein, L. J. (2007a). Evaluation of the hand and upper extremity. In C. Cooper (Ed.), *Fundamentals of hand therapy: Clinical reasoning and treatment guidelines for common diagnoses of the upper extremity* (pp. 73-97). St. Louis: Mosby.

Klein, L. J. (2007b). Tendon injury. In C. Cooper (Ed.), *Fundamentals of hand therapy: Clinical reasoning and treatment guidelines for common diagnoses of the upper extremity* (pp. 320-347). St. Louis: Mosby.

Knygsand-Roenhoej, K., & Maribo, T. (2011). A randomized clinical controlled study comparing the effect of modified manual edema mobilization treatment with traditional edema technique in patients with a fracture of the distal radius. *Journal of Hand Therapy, 24,* 184-194.

Korstanje, J.-W. H., Schreuders, T. R., van der Sijde, J., Hovius, S. E. R., Bosch, J. G., & Selles, R. W. (2010). Ultrasonographic assessment of long finger tendon excursion in zone V during passive and active tendon gliding exercises. *Journal of Hand Surgery, 35A,* 559-565.

Korstanje, J.-W. H., Soeters, J. N. M., Schreuders, T. R., Amadio, P. C., Hovius, S. E. R., Stam, H. J., & Selles, R. W. (2012). Ultrasonographic assessment of flexor tendon mobilization: Effect of different protocols on tendon excursion. *Journal of Bone and Joint Surgery, 94,* 394-402.

Lalonde, D. H., & Kozin, S. (2011). Tendon disorders of the hand. *Plastic and Reconstructive Surgery, 128,* 1e. Retrieved May 14, 2012 from www .PRSJournal.com.

Lamont, K., Chin, M., & Kogan, M. (2011). Mirror box therapy-seeing is believing. *Explore, 7,* 369-372.

Lee, M. P., Biafora, S. J., & Zelouf, D. S. (2011). Management of hand and wrist tendinopathies. In T. M. Skirven, A. L. Osterman, J. M. Fedorczyk, & P. C. Amadio (Eds.), *Rehabilitation of the hand and upper extremity* (6th ed., pp. 569-588). Philadelphia: Mosby.

Liepert, J. (2010). Evidence-based therapies for upper extremity dysfunction. *Current Opinion in Neurology, 23,* 678-682.

Little, K. J., & Jacoby, S. M. (2011). Intra-articular hand fractures and joint injuries: Part I. Surgeon's management. In T. M. Skirven, A. L. Osterman, J. M. Fedorczyk, & P. C. Amadio (Eds.), *Rehabilitation of the hand and upper extremity* (6th ed., pp. 402-416). Philadelphia: Mosby, Inc.

Mathiowetz, V., Volland, G., Kashman, N., & Weber, K. (1985). Adult norms for the box and block test of manual dexterity. *American Journal of Occupational Therapy, 39,* 386-391.

Medoff, R. J. (2011). Distal radius fractures: Classification and management. In T. M. Skirven, A. L. Osterman, J. M. Fedorczyk, & P. C. Amadio (Eds.), *Rehabilitation of the hand and upper extremity* (6th ed., pp. 941-948). Philadelphia: Mosby.

Mellick, G. A., & Mellick, L. B. (2012). Bilateral intersection syndrome. *Journal of the American Osteopathic Association, 112,* 98.

Merritt, W. H. (1998). Written on behalf of the stiff finger. *Journal of Hand Therapy, 11,* 74-79.

Michlovitz, S., & Festa, L. (2011). Therapist's management of distal radius fractures. In T. M. Skirven, A. L. Osterman, J. M. Fedorczyk, & P. C. Amadio (Eds.), *Rehabilitation of the hand and upper extremity* (6th ed., pp. 949-962). Philadelphia: Mosby.

Moberg, E. (1991). The unsolved problem: How to test the functional value of hand sensibility. *Journal of Hand Therapy, 4,* 105-110.

Moorhead, J. F., & Cooper, C. (2007). Clients with functional somatic syndromes or challenging behavior. In C. Cooper (Ed.), *Fundamentals of hand therapy: Clinical reasoning and treatment guidelines for common diagnoses of the upper extremity* (pp. 117-125). St. Louis: Mosby.

Moscony, A. M. B. (2007a). Common peripheral nerve problems. In C. Cooper (Ed.), *Fundamentals of hand therapy: Clinical reasoning and treatment guidelines for common diagnoses of the upper extremity* (pp. 201-250). St. Louis: Mosby.

Moscony, A. M. B. (2007b). Common wrist and hand fractures. In C. Cooper (Ed.), *Fundamentals of hand therapy: Clinical reasoning and treatment guidelines for common diagnoses of the upper extremity* (pp. 251-285). St. Louis: Mosby.

Nedelec, B., Dion, K., Correa, J. A., & Desrosiers, J. (2011). Upper extremity performance test for the elderly (TEMPA): Normative data for young adults. *Journal of Hand Therapy, 24,* 31-43.

Novak, C. B., & Mackinnon, S. E. (2005). Evaluation of nerve injury and nerve compression in the upper quadrant. *Journal of Hand Therapy, 18,* 230-240.

Omar, M. T. A., Hegazy, F. A., & Mokashi, S. P. (2012). Influences of purposeful activity versus rote exercise on improving pain and hand function in pediatric burn. *Burns, 38,* 261-268.

Oskay, D., Meric, A., Kirdi, N., Firat, T., Ayhan, D., & Leblebiciogly, G. (2010). Neurodynamic mobilization in the conservative treatment of cubital tunnel syndrome: Long-term follow-up of 7 cases. *Journal of Manipulative and Physiological Therapeutics, 33,* 156-163.

Pettengill, K. S. (2011). Therapist's management of the complex injury. In T. M. Skirven, A. L. Osterman, J. M. Fedorczyk, & P. C. Amadio (Eds.), *Rehabilitation of the hand and upper extremity* (6th ed., pp. 1238-1251). Philadelphia: Mosby.

Porretto-Loehrke, A., & Soika, E. (2011). Therapist's management of other nerve compressions about the elbow and wrist. In T. M. Skirven, A. L. Osterman, J. M. Fedorczyk, & P. C. Amadio (Eds.), *Rehabilitation of the hand and upper extremity* (6th ed., pp. 695-709). Philadelphia: Mosby.

Priganc, V. W., & Ito, M. A. (2008). Changes in edema, pain, or range of motion following manual edema mobilization: A single-case design study. *Journal of Hand Therapy, 21,* 326-335.

Rallon, C. R., & Chen, C. C. (2008). Relationship between performance- based and self-reported assessment of hand function. *American Journal of Occupational Therapy, 62,* 574-579.

Rice, M. S., Leonard, C., & Carter, M. (1998). Grip strengths and required forces in accessing everyday containers in a normal population. *American Journal of Occupational Therapy, 52,* 621-626.

Ritting, A. W., Baldwin, P. C., & Rodner, C. M. (2010). Ulnar collateral ligament injury of the thumb metacarpophalangeal joint. *Clinical Journal of Sport Medicine, 20,* 106-112.

Rosén, B., & Lundborg, G. (2005). Training with a mirror in rehabilitation of the hand. *Scandinavian Journal of Plastic and Reconstructive Surgeryand Hand Surgery, 39,* 104-108.

Rosén, B., & Lundborg, G. (2011). Sensory reeducation. In T. M. Skirven, A. L. Osterman, J. M. Fedorczyk, & P. C. Amadio (Eds.), *Rehabilitation of the hand and upper extremity* (6th ed., pp. 634-645). Philadelphia: Mosby.

Schmid, A. B., Elliott, J. M., Strudwick, M. W., Little, M., & Coppieters, M. W. (2012). Effect of splinting and exercise on intraneural edema of the median nerve in carpal tunnel syndrome: An MRI study to reveal therapeutic mechanisms. *Journal of Orthopedic Research*. Retrieved May 14, 2012 from wileyonlinelibrary.com.

Seftchick, J. L., De Tullio, L. M., Fedorczyk, J. M., & Aulicino, P. L. (2011). Clinical examination of the hand. In T. M. Skirven, A. L. Osterman, J. M. Fedorczyk, & P. C. Amadio (Eds.), *Rehabilitation of the hand and upper extremity* (6th ed., pp. 55-71). Philadelphia: Mosby.

Seror, P., & Seror, R. (2012). Hand workload, computer use and risk of severe median nerve lesions at the wrist. *Rheumatology, 51,* 362-367.

Smith, K. L. (2011). Nerve response to injury and repair. In T. M. Skirven, A. L. Osterman, J. M. Fedorczyk, & P. C. Amadio (Eds.), *Rehabilitation of the hand and upper extremity* (6th ed., pp. 601-610). Philadelphia: Mosby.

Soong, M., Got, C., & Katarincic, J. (2010). Ring and little finger metacarpal fractures: Mechanisms, locations, and radiographic parameters. *Journal of Hand Surgery, 35A,* 1256-1259.

Tang, P. (2011). Collateral ligament injuries of the thumb metacarpophalangeal joint. *Journal of the American Academy of Orthopedic Surgeons, 19,* 287-296.

Taras, J. S., Martyak, G. G., & Steelman, P. J. (2011). Primary care of flexor tendon injuries. In T. M. Skirven, A. L. Osterman, J. M. Fedorczyk, & P. C. Amadio (Eds.), *Rehabilitation of the hand and upper extremity* (6th ed., pp. 445-456). St. Louis: Philadelphia.

Tiffin, J. (1968). *Purdue Pegboard: Examiner manual* . Chicago: Science Research Associates.

Trombly, C. A. (2011). Occupation: Purposefulness and meaningfulness as therapeutic mechanisms. In R. Padilla & Y. Griffiths (Eds.), *A professional legacy: The Eleanor Clarke Slagle lectures in occupational therapy 1955-2010* (3rd ed.). Bethesda, MD: AOTA Press.

Tuncel, U., Turan, A., & Kostakoglu, N. (2011). Acute closed radial nerve injury. *Asian Journal of Neurosurgery, 6,* 106-109.

Valdes, K. (2012). A retrospective review to determine the long-term efficacy of orthotic devices for trigger finger. *Journal of Hand Therapy, 23,* 334-351.

Valdes, K., & Marik, T. (2010). A systematic review of conservative interventions for osteoarthritis of the hand. *Journal of Hand Therapy, 25,* 89-96.

van de Meent, H., Oerlemans, M., Bruggeman, A., Klomp, F., van Dongen, R., Oostendorp, R., & Frolke, J. P. (2011). Safety of "pain exposure" physical therapy in patients with complex regional pain syndrome type 1. *Pain, 152,* 1431-1438.

van Doesburg, M. H. M., Henderson, J., Yoshii, Y., van der Molen, A. B. M., Cha, S. S., An, K. N., & Amadio, P. C. (2012). Median nerve deformation in differential finger motions: Ultrasonographic comparison of carpal tunnel syndrome patients and healthy controls. *Journal of Orthopedic Research, 30,* 643-648.

Veizi, I. E., Chelimsky, T. C., & Janata, J. W. (2012). Chronic regional pain syndrome: What specialized rehabilitation services do patients require? *Current Pain and Headache Reports, 16,* 139-146.

Verdon, M. E. (1996). Overuse syndromes of the hand and wrist. *Primary Care, 23* , 305-319.

von der Heyde, R. L., & Evans, R. B. (2011). Wound classification and management. In T. M. Skirven, A. L. Osterman, J. M. Fedorczyk, & P. C. Amadio (Eds.), *Rehabilitation of the hand and upper extremity* (6th ed., pp. 219-232). Philadelphia: Mosby.

Vranceanu, A.-M., Cooper, C., & Ring, D. (2009). Integrating patient values into evidence-based practice: Effective communication for shared decision-making. *Hand Clinics, 25,* 83-96.

Walsh, M. T. (2011). Therapist's management of complex regional pain syndrome. In T. M. Skirven, A. L. Osterman, J. M. Fedorczyk, & P. C. Amadio (Eds.), *Rehabilitation of the hand and upper extremity* (6th ed., pp. 1479-1492). Philadelphia: Mosby.

Wang, Y.-C., Magasi, S. R., Bohannon, R. W., Reuben, D. B., McCreath, H. E., Bubela, D. J., Gershon, R. C., & Rymer, W. Z. (2011). Assessing dexterity function: A comparison of two alternatives for the NIH toolbox. *Journal of Hand Therapy, 24,* 313-321.

Williams, K., & Terrono, A. L. (2011). Treatment of boutonniere finger deformity in rheumatoid arthritis. *Journal of*

Hand Surgery, 36A, 1388-1393.

Wilson, F. R. (1998). *The hand: How its use shapes the brain, language, and human culture* . New York: Pantheon Books.

Wu, Y.-Y., Hsu, W.-C., & Wang, H.-C. (2010). Posterior interosseous nerve palsy as a complication of friction massage in tennis elbow. *American Journal of Physical Medicine and Rehabilitation, 89,* 668-671.

Yancosek, A. E., & Howell, D. (2009). A narrative review of dexterity assessments. *Journal of Hand Therapy, 22,* 258-270.

Zhang, W., Johnston, J. A., Ross, M. A., Smith, A. A., Coakley, B. J., Gleason, E. A., Dueck, A. C., & Santello, M. (2011). Effects of carpal tunnel syndrome on adaptation of multi-digit forces to object weight for whole-hand manipulation. *PLoS ONE, 6,* e27715. Retrieved May 14, 2012 from www.plosone.org.

致谢

衷心感谢 John L. Evarts，BS，感谢他的摄影，有价值的想法，对内容的贡献，以及持续的技术和情感支持。我还要感谢 Cecelia M. Skotak，OTR，CHT，以及 Virgil Mathiowetz，PhD，OTR，感谢他们对本章之前版本的贡献。

第三十八章　脊　髓　损　伤

原作者：Michal S. Atkins

译者：杨　琼　张妍昭

学习目标

通过本章的学习，读者将能够：

（1）为脊髓损伤及其护理的关键术语和概念下定义。

（2）重视与脊髓损伤相关的生理、心理和作业挑战。

（3）描述适合作业治疗评估的测试和程序。

（4）列出作业治疗师在每个治疗阶段的角色和优先次序。

（5）认识不同程度损伤患者的功能期望。

一、概　　述

脊髓损伤（SCI）是一种破坏性极大的事情，它破坏了生活中的每一个层面。体能下降，无法到处走动和处理日常事务，困惑和绝望的感觉，再加上对就业的忧虑和恢复家庭生活能力的质疑。作业治疗师可能会分担这个负担。面对如此惨重的损失，作业治疗师从何着手？我们如何帮助患者重建效能感和自尊？我们如何设定治疗干预的优先次序？

本章提供了这些问题的初步答案。首先介绍脊髓损伤的流行病学资料、定义和分类。其次，讨论受伤后的过程，接着是关于作业治疗评估，干预措施和个案研究的信息。列出了研究数据、资源和建议阅读资料，以帮助作业治疗师在本章概述的材料之外探索脊髓损伤。

二、流　行　病　学

脊髓损伤相对少见，在美国每年约有 12 000 人患病。目前美国脊髓损伤存活人数估计为 23.6 万～32.7 万［National Spinal Cord Injury Statistical Center（NSCISC），2012］。美国国家脊髓损伤统计中心（NSCISC）于 1973 年由美国联邦政府资助成立，用于采集美国的脊髓损伤流行病学数据。美国国家脊髓损伤统计中心从 2005 年开始汇总脊髓损伤的相关数据，总结其病因如下：造成脊髓损伤的原因主要有交通事故（39.2%）、跌倒（28.3%）、暴力（14.6%，主要是枪伤）、运动伤害（8.2%）。其他原因，如非创伤性脊髓损伤，占 9.7%（NSCISC，2012）。非创伤性脊髓损伤由椎管狭窄、肿瘤、缺血、感染和先天性疾病引起（van den Berg et al.，2010）。在美国的大城市地区，暴力，特别是枪支暴力，占脊髓损伤的比例更高（Nobunaga et al.，1999）。其他国家与美国相比，暴力占受伤原因的比例很小。在美国，脊髓损伤患者大多数为男性，男女比例为 4:1（NSCISC，2012）。

以下人口统计数据描述了脊髓损伤的概况。同美国类似，全球范围内脊髓损伤的病因学和年龄分布在过去 10 年中发生了变化，损伤的平均年龄有所上升（稍后将具体论述）。脊髓损伤主要发生在青少年和青壮年（15～29 岁）以及 65 岁以上的老年人中，最常见的创伤性脊髓损伤的原因是交通事故和跌倒（van den Berg et al.，2010）。在美国，66%的伤者是白种人，少数族裔的比例高于普通人口比例：26.8%的伤者是非裔美国人，8.3%的为拉美裔美国人，2%的为亚裔美国人，2.9%的为其他非白种人（NSCISC，2010）。

美国国家残疾康复研究所的脊髓损伤护理模式体系（the National Institute on Disability and Rehabilitation Research SCI Model System of Care）中近一半的患者为高中毕业，57.1%的患者在发病时已就业（NSCISC，2010，2012）。一般来说，SCI 患者的教育水平较低，且失业率较一般人略高。受伤时，51.95%的患者是单身，受伤后结婚的可能性略低于一般人群。

脊髓损伤流行病学数据的临床意义与作业治疗师的工作密切相关。治疗师必须认识到患者的、性别、社会经济和教育背景等可能与他们自己不同（见第三章）。例如：最好的沟通语言是哪种？患者最好的学习方式是什么？应该给一个没有受过什么教育的患者什么样的书面资料？此外，考虑到大多数作业治疗师是女性，而大多数患者是男性，面对性、肠道和膀胱的管理问题确实非常敏感，所以作业治疗师必须令自己在处理这些问题时感到舒适。

三、脊髓损伤后病程

脊髓损伤导致损伤部位的运动和感觉通路中断（图 38-1）。由于神经根是节段性的，对运动和感觉功能的全面评估可以确定病变的程度（图 38-2）。例如，如果脊髓在颈 6 神经根的水平被完全切断，低于这一水平的运动和感觉信息就不能再与大脑传递。这导致肌肉活动瘫痪，在受伤水平以下没有感觉。

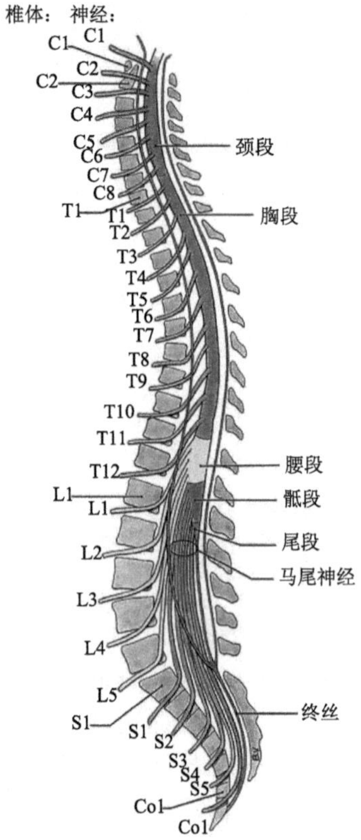

脊髓损伤后立即发生一段时间的脊髓休克，其特征是在损伤水平及以下出现反射障碍。脊髓休克可能持续数小时、数天或数周。一旦脊髓休克消退，低于损伤水平的反射就会恢复并变得异常活跃。在损伤水平上，反射弧中断时反射消失仍然存在。

（一）脊髓损伤的神经学分类

要了解脊髓损伤的典型康复过程，作业治疗师必须熟悉描述脊髓损伤的常用术语，并了解损伤程度与预后的关系。

1. 定义 四肢瘫（tetraplegia）会导致手臂、躯干、腿部和盆腔内器官的功能损害。已取代四肢瘫痪（quadriplegia），定义为脊髓颈段运动和（或）感觉功能受损〔American Spinal Injury Association（ASIA），2011〕。它是由椎管内颈段神经组织受损造成的，这个术语不用于描述周围神经的损伤。截瘫（paraplegia）是指脊髓胸段、腰段或骶段的运动和感觉障碍。同样，它仅指椎管内神经组织损伤。截瘫导致手臂功能减弱，并且根据损伤水平而导致躯干、腿部和盆腔器官受损。过去用于描述不完全性损伤的下肢轻

图 38-1　脊髓与椎骨对应的脊神经
引自 Agur, A. M. R. [1991]. *Grant's atlas of anatomy* [9th ed.]. Baltimore: Williams & Wilkins

瘫（paraparesis）和四肢轻瘫（tetraparesis）不应再使用（ASIA，2011）。

神经水平由医生根据运动和感觉水平来诊断。运动水平通过身体两侧各 10 个关键肌的检查进行确定，感觉水平通过身体两侧各 28 个关键点的检查进行确定（图 38-2）。神经损伤水平（neurological level of injury，NLI）是指在身体两侧有正常的感觉和关键肌的徒手肌力测试（MMT）为 3 级或以上（最高 5 级）的最低脊髓节段，且此水平的**皮节**感觉完好无损。该水平以上感觉和运动功能均正常。例如，颈 6 四肢瘫的患者，桡侧腕伸肌肌力测试为 3 级（最高 5 级），颈 6 皮节的感觉完好。此外，颈 6 以上的运动和感觉状态均完好。骨骼水平是指发现损伤最严重的椎体节段（ASIA，2011）。

功能性水平（functional level）是作业治疗师和物理治疗师使用的一个术语，指重要的肌肉（按 ASIA 的说法是关键肌和非关键肌）的肌力在 MMT 评级（最高 5 级）中达到 3+级或以上，且感觉完好无损的最低水平。这些肌肉可显著改变功能性结果（Zigler et al.，2011）。医生运动检查的 ASIA 肌肉列表（图 38-2）只包括一些被认为是确定功能水平重要的肌肉。

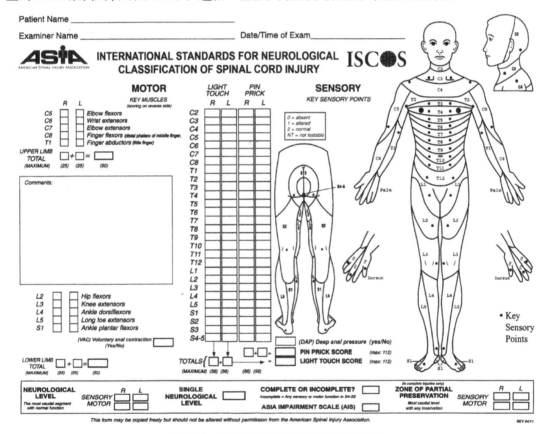

图 38-2　脊髓损伤的神经学分类国际标准

Courtesy of the American Spinal Injury Association.（2011）. *International standards for neurological classification of spinal injury.* Atlanta，GA: American Spinal Injury Association. 此图可自由复制，但未经美国脊椎损伤协会许可不得更改

脊髓损伤患者常用的另外两个术语是完全性损伤和不完全性损伤（定义 38-1）。完全性损伤包括骶下段感觉和运动功能的丧失（S4～S5）（ASIA，2011）。以颈 6 完全性损伤（也称为 AIS A）的患者为例，在 S4～S5 水平没有感觉或运动功能，但在该水平以上保留了一些肌肉和感觉功能。"不完全损伤"一词仅适用于在神经水平以下感觉和（或）运动功能部分保留

的情况，且必须包括骶段（ASIA，2011）。医生在骶神经末段检查神经支配，包括肛门感觉和括约肌收缩。为确保国际诊断的一致性，对完全和不完全损伤患者的损伤程度进行了分类。这个损伤量表被称为美国脊髓损伤协会损伤量表（the American Spinal Injury Association Impairment Scale）（AIS）（参见定义 38-1）。

📖定义 38-1

ASIA 损伤量表（AIS）

AIS A=完全损伤。骶段 S4～S5 没有感觉或运动功能保留。

AIS B=不完全感觉损伤。损伤神经水平以下包括骶段 S4～S5 有感觉而无运动功能保留（S4～S5 节段保留轻触觉、针刺觉或肛门深压觉），且身体任何一侧运动水平以下无 3 个节段以上的运动功能保留。

AIS C=不完全性运动损伤。神经水平以下有运动功能保留**，且该神经损伤水平（NLI）以下，至少有一半的关键肌肌力 <3 级（0～2 级）。

AIS D=不完全性运动损伤。神经水平以下运动功能保留**，且至少有一半（一半或更多）的关键肌肌力在 3 级或 3 级以上。

AIS E =正常。使用国际脊髓损伤神经分类标准检查所有节段的感觉和运动功能均正常，且患者既往有神经功能障碍，则分级为 E。既往无脊髓损伤者不能评为 E 级。

注：如果患者评为 C 或 D 级，患者必须在骶段 S4～S5 具有感觉或运动功能。

另外还需满足下列条件之一：①肛门括约肌自主收缩或②高于 3 个或更多运动水平的运动功能保留。

**如果患者评为 C 或 D 级，即不完全性运动损伤，需满足下列条件之一：①肛门括约肌自主收缩或②骶段感觉保留，同时身体一侧运动水平以下有 3 个节段以上运动功能保留。本标准允许根据运动水平以下非关键肌是否保留运动功能来确定运动损伤完全与否（确定 ASI 为 B 还是 C 级）

注：当根据水平以下运动功能保留的程度来区分 AIS 为 B 或 C 级的时候，需要使用的水平为身体每一侧的运动水平；而区分 C 级和 D 级的时候（根据肌力为 3 级或以上关键肌数量），使用的水平为单个神经水平。

ASIA 损伤量表，经美国损伤协会许可转载（2011）. 脊髓损伤中神经分类国际标准。亚特兰大，GA：美国脊髓损伤协会。

📖证据列表 38-1

表 38-1　比较干预措施及结局

干预措施	所检测干预措施的描述	参与者	治疗量
改善 C4～C7 不完全性脊髓损伤患者的随意手功能的干预措施	两组治疗方法的比较：常规作业治疗和功能电刺激（FES）治疗	C4～C7 不完全性四肢瘫痪患者 22 例；单一的部位	剂量定义为每天 60 分钟，每周 5 天（8 周） 常规作业治疗组：2 小时的常规作业治疗 FES 组：常规作业治疗 1 小时，FES 治疗 1 小时

续表

干预措施	所检测干预措施的描述	参与者	治疗量
改善自我效能感、设定/达成目标的能力,以及独立生活的能力的干预措施	作业治疗师及其他医务人员举办健康推广讲座、小组讨论、身体及娱乐活动	SCI=16 MS=12	为期 5 个月,每月 2 次,每次 10 天

最佳证据的类型和证据等级	益处/有效性	结果的统计概率和效应大小	参考文献
随机对照试验;小组(10人及12人);未接受治疗的对照组 证据等级:ⅠB	接受 FES 和常规作业治疗的组比接受 2 小时常规作业治疗的组有更大提升	FIM^{TM} $P=0.015$;脊髓独立性测量上肢亚量表 $P<0.0001$ 多伦多康复研究所手功能测试:10 个物品 $P=0.054$;矩形块 $P=0.124$;可持木棒 $P=0.065$	Kapadia et al.(2011)
一个组,准实验重复测量;非随机化 证据等级:ⅢC	是有益的。提高了干预参与者的自我效能感,以及制定并达到独立生活技能目标的能力	自我效能感得分 $P=0.007$,差异有统计学意义;$d=0.925$(影响大)	Block et al.(2010)

部分保留区(zone of partial preservation)是指神经水平以下的皮节有部分神经支配,但仅限于脊髓完全性损伤的患者(ASIA,2011)。患者可能是颈 5 AIS A 神经水平,颈 6 支配的桡侧腕伸肌功能正常,这个患者的部分保留区是颈 6。

一些特殊的脊髓损伤引起一种常见的临床表现模式。

● 中央脊髓综合征,是最常见的综合征,是一种不完全损伤,常见原因为摔伤;上肢无力重于下肢。这种损伤主要发生在老年人中,常伴有颈部椎管狭窄(ASIA,2011)。

● 脊髓半断综合征,是一种不完全损伤,脊髓的一半受损,导致同侧损伤水平以下本体感觉和运动控制丧失,以及对侧痛觉和温度觉丧失。这种综合征很少以纯粹的形式出现(ASIA,2011)。

● 前髓综合征是一种罕见的症候群,因脊髓血液供应不足而导致损伤水平以下运动控制、痛觉、温度觉功能丧失。本体感觉和轻触觉保留(ASIA,2011)。

● 马尾综合征是椎管内腰骶神经根的下运动神经元损伤。它导致膀胱和肠无反射,下肢瘫痪或无力(视损伤程度而定)(ASIA,2011)。

● 圆锥综合征临床表现与马尾综合征类似,但除了腰椎神经根损伤外,脊髓也受到损伤,从而形成了混合的躯体症状,一些反射活动得以保留。膀胱、肠道和下肢受到影响(ASIA,2011)。

2. 预后　毫无疑问,患者、家属和工作人员非常关心康复问题。在康复过程中,神经系统的恢复是常见的,可以导致功能的显著改善。在完全性损伤的患者中,部分保留区肌肉得到加强,可能引起功能显著性改变。这是真的,特别是关键肌肉,如桡侧腕伸肌,足够的肌力确保伸展手腕和握住物体。不完全性损伤患者预后较好,其自发性恢复的模式和结局较完全性损伤患者更难预测（Fawcett et al.，2007）。

受伤后，所有的反射器立即停止活动。当脊髓震荡消退时，患者有极好的机会恢复运动和感觉功能。然而，随着受伤后时间的增加，恢复速度逐渐下降。在完全和不完全损伤中，大多数运动和感觉自发恢复发生在发病后的前 3 个月。18 个月以后，恢复速度降低，但仍会持续恢复（Fawcett et al.，2007）。随着研究显示大脑可塑性存在于脑卒中后恢复过程，一些鼓舞人心的新的大脑研究指出类似的情况在 SCI 中的进展过程中也存在。这些研究指出，与受影响肢体长时间重复运动相关的神经产生新的连接有关（Hoffman & Field Fote，2009）。随着时间的推移，它们为未来的身体功能改善打开了一扇窗，但目前尚缺乏全面性研究。

因为患者和其亲友都希望能完全康复，所以治疗师在兼顾他们希望的同时，制定实际的治疗过程是很重要的。既往的研究数据可以帮助临床医师预测康复和预后。在患者最脆弱的时候，治疗师应该小心谨慎地与他们分享这些信息（证据列表 38-1）。

SCI 患者的长期生存率在过去 50 年中有了显著提高，仅略低于一般人群（Fawcett et al.，2007）。其死亡的主要原因是呼吸系统并发症和感染（NSCISC，2010）。

随着对治疗方法的不断探索，许多药物疗法被用来减少脊髓最初的损伤，恢复功能。治疗脊髓的一些研究策略包括神经保护、神经再生、桥接和细胞替换（Maddox，2007）。

患者最常问的问题是"我还能走路吗？"或者"我什么时候能走路？"，在很多情况下，患者可能会向不同的临床医师重复这些问题，我们应试图弄清楚他们的病情，随着病情的变化寻找一线希望并调整适应。我们需要时间去学会以一种真诚、支持而又充满希望的方式回答这些问题。新接手患者的治疗师可以通过与团队其他成员的讨论来帮助回答这些问题。

（二）损伤及其对治疗的提示意义

瘫痪是脊髓损伤最常见的结果。这种损伤伴随着各种常见的并发症。治疗师必须意识到这些损伤，以提供一个安全的治疗环境，并教育患者使其了解如何过既安全又健康的生活。

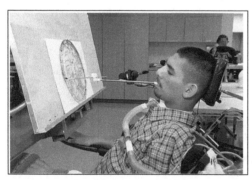

图 38-3 一位依赖呼吸机，正在使用口部操作杆的 C2 完全性四肢瘫患者。注意颈部连接气管造口管的塑料软管。便携式呼吸机使他能够随意移动

1. 呼吸 许多脊髓损伤患者都会出现呼吸困难。这对颈椎受伤的人来说尤其如此。呼吸系统并发症，特别是肺炎，已被确定为脊髓损伤患者第一年死亡的主要原因（NSCISC，2010）。在 C4 以上的损伤中，膈神经损伤导致膈肌部分或完全瘫痪。这些患者需要使用机械通气（图 38-3）（Consortium for Spinal Cord Medicine，2005b）。下段颈椎和胸椎损伤可导致其他呼吸肌麻痹，如肋间肌、腹肌或背阔肌（Kendall et al.，2005）。因此，有这种损伤的患者呼吸功能也受到损害。

采取合适的技术和感染控制标准对呼吸护理很重要。在医生的指导下，物理治疗师、呼吸治疗师及医护团队通力合作，以保持充分的支气管卫生，并促进在休息及活动期间良好的呼吸。与团队的良好沟通使作业治疗师能够支持达到呼吸目标。

2. 自主神经反射异常 自主神经反射异常，血压突然危险性升高，是一种可能危及生命

的并发症，与T6或以上水平的损伤有关（安全提示38-1）。它是由交感神经对伤害性刺激无反应引起的。自主神经反射异常的一些更常见的原因是膀胱膨胀、尿道或其他感染、膀胱或肾结石、粪便嵌塞、压疮、向内生长的趾甲、侵入性操作（如导尿或灌肠），以及疼痛。主要症状是高血压和剧烈头痛（Consortium for Spinal Cord Medicine，1997）。

3. 直立性低血压　　直立性低血压是指当患者直立时血压突然下降（安全提示38-1）。最常见于T6及以上水平损伤的患者，由自主调节功能受损所致。由于血液在下肢淤积，返回心脏的血液供应减少。长期卧床会加重直立性低血压。当患者试图坐起来时，血液会迅速流到腿部。患者可能会有头晕、目眩的症状，从躺着到直立时可能会晕倒。让患者坐起来的时候，治疗师必须小心谨慎，让患者一点点缓慢移动，使血压适应这其中的变化。抬高床头，使用倾斜的卧床，或使用可倾斜的轮椅都可以做到这一点。为了进一步控制这一问题，可推荐患者使用束腹带和弹力袜（Alverzo et al.，2009）。

📖安全提示38-1

脊髓损伤患者的安全问题

1. 自主神经反射异常　　T6或以上水平受伤的患者在受到伤害性刺激时可能会出现危险的高血压。这种情况是由自主神经系统的异常活跃引起的。如果不及时治疗，自主神经反射异常可能导致脑卒中或猝死。收缩压增加20mm Hg或以上是一个必须注意的信号。剧烈头痛是最常见的症状。其他体征和症状包括大量出汗、皮肤发红、起鸡皮疙瘩、视物模糊、鼻塞、焦虑、呼吸困难和胸闷（Consortium for Spinal Cord Medicine，1997）。

采取以下步骤：

（1）让患者停止所有正在进行的活动，因为活动可能会进一步升高血压。

（2）检测血压。如果血压增高：

1）让患者坐起来，头部抬高，以避免脑部血压过高。

2）松开衣服、束腹带和其他任何收紧的装备。

3）检查导尿管有无扭结，若有将其拉直。

4）继续监测血压并寻求医疗帮助，可能包括膀胱冲洗、人工排便和药物治疗。

2. 直立性低血压　　与自主神经反射异常相反，直立性低血压时，患者在直立体位下，血压会降低到危险的水平。如果没有立即治疗，患者可能会失去意识。直立性低血压的症状包括头晕、面色苍白和视力改变。采取以下措施来解决问题：

（1）检测血压。

（2）如果患者卧床，降低床头。

（3）如果患者在轮椅上，抬起他的腿，观察是否有缓解的迹象。如果症状持续，将轮椅倾斜，使头部处于或低于心脏的水平。

（4）如果症状持续，让患者卧床休息。

（5）继续监测血压并寻求医疗协助。在护士或医生到场之前，不要让患者独自一人无人照料。

自主神经反射不良的治疗原则源自脊髓医学联合会（1997）。直立性低血压的治疗原则源自Alverzo等（2009）。

4. 压疮及保持皮肤完整性　　脊髓损伤患者有发展成压疮的持续风险（Jackson et al.，

2010）。大多数患者没有提示他们在床上或轮椅上移动位置的感觉反馈。保持静止不动的姿势而产生的持续压力会导致皮肤破裂。所有 SCI 患者必须坚持重心转移和降低压力的计划。一般来说，在轮椅上，上肢强壮的人可通过身体前倾或左右侧倾来缓解压力。不能执行这些技能的患者必须依靠可向后倾斜的电动轮椅（座位后倾或仅靠背倾）。

虽然大多数的减压措施都是针对臀部，但身体的许多其他部位也容易受损。所有感觉丧失的区域必须每天检查。对于高位四肢瘫的患者，这些区域也可能包括肩胛冈和后脑勺。

只有 SCI 患者在住院后将减压计划纳入日常生活中，减压计划才会成功实施（Jackson et al.，2010）。他们必须自己负责执行减压程序，或为此要求协助。这听起来很容易，但数据表明，大多数 SCI 患者一生中至少会出现 1 次压疮。这充分突显了生活的挑战，同时必须保持警惕，进行例行的皮肤彻底检查，定期转移重心，设备维修保持良好，并每分钟为活动水平和持续时间作出选择（Fogelberg et al.，2009）。最近的研究表明，坐在轮椅上每隔 1 小时需要减压 2 分钟以增加组织氧灌注，而不是之前认为的 1 分钟（Makhsous et al.，2007）。卧床期间，SCI 患者必须每 2 小时更换一次体位。

任何与患者的互动都必须被视为一个"教学时刻"的机会（Wolfe et al.，2004）。教育材料，如《脊髓医学联合会临床实践指南》、《消费者指南-压疮：你应该知道的事》（2002）和一个对患者和治疗师来说很好用的网站 www.PressureUlcerPrevention.com，是加强该计划的有益补充。然而，教育不足以预防压疮。

作业治疗在预防压疮中的作用：

● 运动技能的培训，如在床上和轮椅上检查皮肤。

● 建立日常习惯，如检查易受损部位，如有潮湿，尽快擦拭。

● 评估环境和情境因素，如去超市帮助选择高蛋白、健康的食品（Clark et al.，2006；Jackson et al.，2010）。

● 推荐合适的设备，如座椅系统、坐垫和带衬垫的淋浴椅。

● 帮助创建一个允许休息时间和其他预防措施的典型的一天示范。

5. 肠、膀胱功能管理　肠道和膀胱功能在 S2～S5 脊髓节段受到控制。因此，所有在 S2～S5 及以上水平完全性损伤的患者都丧失了自主排便的能力。在有完整反射活动但缺乏皮质自主控制的情况下，患者会反射性排便。S2～S5 水平的不完全性损伤和破坏，如可见于脊髓圆锥和马尾损伤，可表现为混合感觉和（或）运动受损。例如，患者可能会有冲动，但缺乏自主排便的能力。合理的排便、排尿计划的目标是让患者养成一种支持健康、减少潜在并发症的排便习惯，并让他们在不受干扰的情况下自由地从事自己的生活角色（Consortium for Spinal Cord Medicine，1998；2006）。

在对消化道和尿道的功能和结构进行彻底检查后，医生建立一个安全的排泄计划；大多数计划涉及行为和药物干预（Consortium for Spinal Cord Medicine，1998；2006）。手术通常也是一种在受伤数年后提供的选择，以进一步易化排泄和减少问题。

护士是排便和排尿过程的主要训练者，作业治疗师在支持患者获得这些新技能和习惯方面发挥着至关重要的作用。截瘫患者的典型排便程序包括口服优化粪便黏稠度的药物，建立上厕所的习惯、穿脱衣服、插入栓剂并等待一段时间后在肛门插入手指（称为手指刺激），引起反射性排便。作业治疗师可以帮助视力差和（或）认知缺陷的患者获得这些技能。可以在地板上放置放大镜和灯来帮助患者看到这个过程，这有助于进一步分析活动，更好地加强每一步骤。低位的四肢瘫患者独立排便的挑战增加。只有经过大量的练习，他们才能完成独立或辅助下排便。为了弥补躯干控制的不足，让患者在便椅上排便；为了代偿手指无力，他们需要一种叫做肛门刺激棒（dill stick）的工具来刺激肛门反射排便（图38-4）；为了弥补肛门和（或）手部的感觉缺失，他们需要一面镜子。为了活动安全，作业治疗师会练习便椅上转移和插入肛门刺激棒，并注重有效的视觉代偿。当患者能够熟练地排便时，并发症的风险就会降低。大多数患者在出院后，选择每隔一天早上进行排便，并能在45分钟内完成（Kirshblum et al.，1998）。

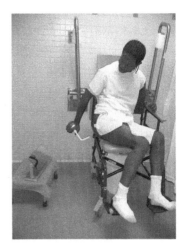

图38-4　低位水平四肢瘫痪（AIS A）患者排便程序的模拟。患者将左臂勾在手柄下以保持稳定。他正在使用一根肛门刺激棒来刺激反射性排泄，并使用一面镜子来补偿肛门区域的感觉缺失

与排便计划一样，排尿计划的目标是在并发症风险最小的情况下形成简单的习惯。复发性尿道感染是SCI患者常见的并发症，也是再次住院最常见的原因（Cardenas et al.，2004）。为了避免并发症，患者必须定期排空膀胱。

留置导尿管是一种停留在尿道内，定期更换的导管，通常是在患者急诊入院不久后插入（Consortium for Spinal Cord Medicine，2008）。尽管一些患者继续使用留置导尿管，但仍在努力寻找其他排空膀胱的方法以减少尿道感染的机会（Consortium for Spinal Cord Medicine，2006）。

一些常见的膀胱操作包括间歇性导尿术（IC）或反射性排尿。间歇性导尿术是每隔4～6小时，人工将导尿管插入膀胱（图 38-5）。反射性排尿是指膀胱充盈时的自发排尿。这种排尿方法需要男性使用阴茎套导尿管和附腿尿袋，女性使用尿布（Consortium for Spinal Cord Medicine，2006）。与排便方案一样，四肢瘫患者的排尿方案需要更多的干预，作业治疗师必须完全熟悉个人技术。干预措施可能包括在轮椅上进行间歇导尿时找到一种控制自己的方法，以及使用有助于将导尿管插入尿道的工具进行训练。相较于男性，女性进行尿道管理时更具挑战。女性的尿道较短，而且开口位于阴唇的皱褶之间，所以女性插入导尿管要困难得多。此外，女性经常需要穿尿布，因为尿道较短，容易渗漏，而且目前没有可接受的能保持皮肤干燥的女性尿液外部收集器。

为了最好地满足患者的环境和情绪需求，作业治疗师在帮助患者排演和重新安排排便和排尿程序时，必须超越医院或者诊所的思维和实践。随着患者重建新的生活习惯，治疗师帮助患者识别并在现实生活场景中嵌入这些新的功能性技能，如在派对上清空一个充满的附腿尿袋，在商场意外发生时换衣服，以及在上学时进行间歇性导尿。

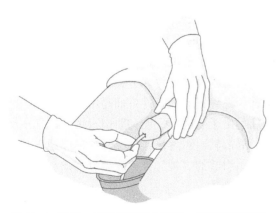

图38-5　导尿：将导尿管插入膀胱，等待尿液流出

6. 性功能　患者在脊髓损伤后，对情感和身体亲密关系的需求并没有减少，关于亲

密关系、性、生育和生殖的问题必须由一组细心的、知识丰富的专业人员来回答。脊髓损伤对性交和生殖都有影响，两方面都取决于损伤的水平和完整度。大多数完全性损伤的男性患者是无法有心因性（自主）勃起和射精。然而，可以通过刺激来控制反射性勃起，比如拉扯阴毛或使用振动器。虽然大多数人无法达到性高潮，但许多人描述了新的性敏感区，如颈部和面部周围（Consortium for Spinal Cord Medicine，2010）。在 S2～S5 水平完全损伤的患者失去肠、膀胱和生殖器反射，并完全丧失勃起功能。与生理表现一样，脊髓损伤后男性的生育能力下降。然而，技术的进步为男性患者提供了维持勃起和提高生育小孩概率的方法（Consortium for Spinal Cord Medicine，2010）。

虽然性和生殖功能对女性的影响较小，但性、生育和更年期仍然是令人关注的问题。与这些问题相关的一些后果是性交过程中的反射障碍和膀胱失禁以及妊娠和分娩的并发症（Consortium for Spinal Cord Medicine，2010）。

对于男性和女性来说，其他的心理、社会和生理问题增加了恢复令人满意的性角色的难度。移动、依赖性和社会角色期望方面的问题是 SCI 患者必须面对的。在医生进行全面评估后，通常由心理学家进行个案咨询。涉及领域包括性满意度：性功能、生育能力和期望值。患者了解到，尽管他们受到了伤害，他们仍然有吸引力，可以有积极的性生活（Consortium for Spinal Cord Medicine，2010）。

最理想的是，跨学科团队中有富经验的性功能专家参与，他们的参与能促进患者坦率地讨论这一主题。在这种背景下，作业治疗师的角色是解决各种个人需求。治疗师可能会帮助患者打扮自己、改善自己的外表、让自己感觉更有吸引力，帮助创造一个让人有亲密感的舒适环境，或者找到设备来弥补手部功能的缺失，或者帮助患者找到最佳的、安全的身体接触的姿势。在讨论性问题时，治疗师必须对个人的需求特别敏感。要了解更多有关性行为和生殖健康的知识，成人脊髓损伤患者的性与生殖健康：卫生保健专业人员的临床实践指南是一个优秀的综合资源（资源 38-1）（Consortium for Spinal Cord Medicine，2010）。

7. 体温调节　许多 SCI 患者不能调节体温，这可能导致体温过低或中暑（Alverzo et al.，2009）。由于感觉减退，患者可能会出现严重晒伤或冻伤。教育中等温度的重要性和防止皮肤暴露在阳光和极端温度中，是作业治疗计划的一个重要组成部分（Hill，1986）。

8. 疼痛　急性和慢性疼痛（持续半年以上）在脊髓损伤后很常见。在估算慢性疼痛的患病率方面，研究差异很大，报道的疼痛范围为 26%～96%，这与损伤的完整性和程度无关（Dijkers et al.，2009）。考虑到大多数损伤的暴力性质和影响脊髓的疾病过程，大多数患者在发病时疼痛，而且疼痛持续很长时间，这并不奇怪。Bryce-Ragnarsson 疼痛分类学和国际疼痛研究协会 SCI 疼痛工作组创建了分类标准和算法，以帮助诊断和治疗患者的疼痛（Bryce &Ragnarsson，2000；Siddall et al.，2000）。这些算法在一定程度上简化了疼痛和脊髓损伤的复杂性。根据损伤的位置或在损伤水平的上下定位，这些算法对疼痛分类提出了一些概念，并提出另外两个主要的疼痛分类：伤害性疼痛和神经性疼痛。伤害性疼痛是由对有害刺激的正常反应引起的，如炎症或组织撕裂。伤害性疼痛是由于肌肉不平衡和肌肉过度使用，从而导致四肢瘫患者肩部常见的损伤或高于损伤水平的局部软组织疼痛。神经性疼痛起源于神经系统，可能是由损伤后被误导的神经生长等不同机制引起的。神经性疼痛很难治疗。枪伤患者通常在损伤水平以下有严重的射击和烧灼性神经性疼痛。

📖资源 38-1

组织

脊髓医学联合会　已出版的临床实践指南提供给临床医生和消费者（参见个别指南的参考列表）。SCI 患者指南。小册子涵盖的主题包括排尿管理、自主反射障碍和排便管理。

Hammond, M. C & Burns, S. C. (2000)。

是的，你可以! 脊髓损伤患者自我护理指南（第三版）。

PVA 杂志

PN

Sport'n Spokes

全国脊髓损伤协会（NSCIA）

美国脊髓损伤协会（ASIA）　向医生和其他卫生保健专业人员提供教育材料。

脊髓损伤统计中心（NSCISC）和脊髓损伤信息网络　包含来自美国模型系统网络的详细报告和数据。主要针对临床医生和研究人员。

Christopher & Dana Reeve 基金会　目标受众：消费者。

脊髓损伤康复证据（SCIRE）　为 SCI 康复干预的最佳实践提供基于证据的合成和建议。主题是上肢、痉挛、花费成本和抑郁。

加拿大 SCI 行动　为脊髓损伤人士提供的在线体育活动指南。

Paralinks

其他出版物　新移动能力

　　因为大多数脊髓损伤患者都有疼痛经历，通常是在一个以上的地方，并且贯穿他们的一生，作业治疗师有很多工具可以帮助患者降低疼痛程度，管理并应对疼痛，包括以下内容：

　　● 倾听对方诉说，观察疼痛的迹象（如面部表情），清楚地表达疼痛。痛苦的经历是主观的，必须尊重它本身。

　　● 修改计划，帮助患者在活动之前减轻疼痛。例如，指导患者在治疗前半小时服用止痛药。

　　● 将导致疼痛的因素列入考虑，如感到悲伤、疲劳或坐得太久，并相应地调整干预措施。

　　● 需要注意的是，没有骶部感觉和运动保护的完全损伤（AIS A）患者可能会感到损伤水平以下的疼痛，这类疼痛必须认真对待，因为它可能是肠梗阻或皮肤破裂等疾病的信号。

　　● 促进积极的和有意义的经历，在减少、管理和应对疼痛方面指导转移能力和有意义的作业。例如，患者可能会因为疼痛而拒绝去购物，但在购物之后，他们会报告说，他们享受到了外出的乐趣，感觉疼痛减轻了。

　　● 教育患者并践行于日常生活，以防止长期并发症，如手动驱动轮椅造成的慢性肩痛。这些项目的指导方针可从《PVA 临床实践指南：脊髓损伤后上肢功能的保留》（Consortium for Spinal Cord Medicine, 2005a）和 2011 年研究：《肩部强化和最佳运动》（Mulroy et al., 2011）中获得。

　　9. 疲劳　生理、心理和环境因素都会导致患者疲劳。持续的疼痛、抗痉挛药物和长期卧床休息是使患者感到疲倦或困倦的生理因素。这些因素往往因医院的生活习惯造成的失眠而变得更为复杂，如给患者变换体位、叫醒他们检查生命体征和用药。作业治疗师必须意识到这些限制并观察倾听患者的意见。他们必须找到最佳的清醒时间进行活动，并报告夜间睡眠障碍、药物可能导致的任何行为变化及其他因素。

10. 痉挛状态和痉挛 脊髓损伤通常会导致突触伸展反射传递的增加，这就导致了痉挛。痉挛在感觉刺激（如突然的触碰）、感染或其他刺激的触发下，发展成阵挛性或张力性痉挛。痉挛的管理对于最大化患者的功能独立性是很重要的。严重的痉挛可能阻碍功能的发挥。例如，髋关节、膝关节内收肌的张力增高会增加穿裤子的难度。减轻痉挛最常见的方法是使用肌肉松弛剂，如巴氯芬或地西泮。重症患者可使用鞘内泵、运动点或神经阻滞（Botte et al.，2011）。痉挛会导致挛缩，因此维持床上（图38-6）、轮椅上的常规体位和关节活动度训练是必不可少的；患者和家属必须参与这些措施，以保持护理的连续性（见第二十章）。

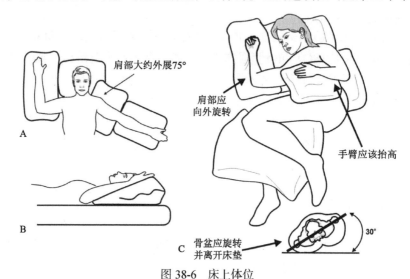

图 38-6 床上体位

A. 交替上肢于肩关节的外展和外旋位。B.A 的侧视图，用以显示泡沫橡胶楔形垫的位置。C.侧卧时，将上背部平置于床上，以保护肩部（经许可打印自 Rancho Los Amigos National Rehabilitation Center）

11. 深静脉血栓 深静脉血栓是最常见的在下肢或腹部或盆腔区域的一种血栓的形成。血栓可能进一步发展并从静脉壁脱落，形成栓子。这种情况对患者构成威胁，因为栓子可能游走并阻塞肺循环（Consortium for Spinal Cord Medicine，1999）。治疗师可通过观察下肢颜色、大小和（或）温度的不对称来帮助预防这种情况。当发现深静脉血栓形成时，患者必须安全卧床休息并使用抗凝药物以预防栓塞（Consortium for Spinal Cord Medicine，1999）。这是一个告诉患者和家人关于深静脉血栓的症状、预防和护理很好的时机。

12. 异位骨化 异位骨化是一种关节的病理性骨形成，在 15%～53%的 SCI 患者中均有记录（van Kuijk et al.，2002）。它是关节周围结缔组织钙化的一种情况。异位骨化通常发生在损伤后 1～4 个月。症状是四肢温度升高、肿胀、发热和（或）关节活动范围受限。异位骨化最常见于髋关节和肩关节，可导致关节挛缩。在床上和轮椅上的体位（图38-6）和每日维持关节活动范围可预防或控制异位骨化。由于异位骨化最典型的指征是活动范围受限，作业治疗师必须在活动范围治疗时间来监测关节活动，特别是肌肉痉挛患者（Garland，1991）。

（三）社会心理调适

脊髓损伤，独立于它的严重性之外，也是一个情感创伤事件。在受伤后的最初几天以及通常在急性康复期间，瘫痪、多种医疗问题以及依赖他人才能完成基本功能的需要是难以应对的。患者可能会经历无数的情绪问题，如困惑、焦虑、失落、希望、悲伤、抑郁和无助。家人和其他亲人也可能经历类似的情绪（Consortium for Spinal Cord Medicine，2008）。尽管缺乏针对脊髓损伤的循证数据，但基于阶段的治疗模式在过去几十年应用很广泛。幸运的是，这已经被更加开放和灵活的个性化的应对过程的理解所取代（Magasi et al.，2009）。

平均而言，脊髓损伤患者比一般人群经历更多的痛苦和抑郁（Post & van Leeuwen，2012）。然而，个体差异是巨大的，通常情绪会随着时间的推移而改善（NSCISC，2010）。随着时间推移，大多数脊髓损伤患者报告说他们过着满意的生活，感觉良好。研究纪要38-1解释了员工态度在使脊髓损伤康复成为尽可能积极的体验中的重要性。社会支持、经济稳定、有意义的作业和充分参与都对提高脊髓损伤患者的生活质量起着至关重要的作用。

📖**研究纪要38-1**

Hammell, K. W. (2007). Experience of rehabilitation following spinal Cord injury: A meta-synthesis of qualitative findings. Spinal Cord, 45: 260-274。

摘要　在这个综述中，作者回顾了描述脊髓损伤后康复主观经验的定性文章。作者进行了专题比较，发现7个确定为塑造康复经验关键因素的概念。这些概念是：①特定工作人员素质的重要性；②需要预见未来生活的各种可能性；③同伴的重要性；④治疗项目的相关性；⑤康复机构的内容；⑥重新连接过去与未来的重要性；⑦满足现实世界需求的重要性（Hammell，2007）。综上所述，作者认为：康复服务要想满足脊髓损伤患者的需求，就必须从脊髓损伤患者的角度出发，做到循证、相关、有效。本综述的结果表明，脊髓损伤患者康复最重要的因素是康复人员的素质和视野（Hammell，2007）。

对实践的启示　这一文献综述表明，工作人员的能力、态度和互动对患者的康复体验有强大的影响。参与者对乐观、真正关心他们的工作人员态度积极，这些工作人员把他们当作个体来对待，听取他们的意见，灵活地满足他们的需求，并且似乎愿意改变规则来满足他们的需要。他们感觉不被把他们看作"数据"的工作人员所支持，他们对未来持悲观态度，且缺乏知识。这些发现与作业治疗的中心原则是一致的，包括强调同理心、以目标为导向、以患者为中心的方法，以及将患者理解为作业的人，他们从参与有意义的活动和独特的环境中获得意义。

作业治疗师必须在整个照护过程中促进积极应对技能的应用。以下是一些在急性期如何做到这一点的例子。

● 培养做决定的自主权（"你今天想穿什么衣服？""两个疗程之间你想休息多长时间？"）。
● 帮助解决问题（"你认为拿笔的最好方法是什么？"）（"你认为什么能让你晚上睡得更好？"）
让他参与对个人相关且有意义的活动中去。
● 在后续的连续照护中，治疗师可以通过帮助患者找到最佳的交通工具、减少环境障碍和帮助他们重返有收入的工作，来促进患者积极应对。

为了理解脊髓损伤患者心理社会适应的复杂性，我们还必须检示与患者相关的其他人的反应。家庭成员和朋友也可能经历痛苦、悲伤、愤怒，或无数的其他情绪。同时，他们可能必须重新评估他们对伤者的未来承诺。例如，一位母亲，在他儿子经历了动荡的青春期后，必须决定是否带着完全依赖她的儿子回家时，可能会感到伤心难过。

　　我们还必须检示我们自己的情绪反应以及这些情绪对患者和治疗过程的影响。例如，有时在与一个新受伤的人进行访谈时，我变得特别悲伤，因为我强烈认同患者生活故事中的一些东西（例如，一个母亲与两个年幼孩子的斗争）。我回想投射到自己，因此患者可能更能接受、更加积极。作为作业治疗师，我们在评估和治疗时，结合以下考虑因素，会促进 SCI 患者伤后心理社会适应能力：

- 不要有先入为主的偏见，不管患者是谁，不管他应该的感受或行为。相反，要专注于了解患者的因素，他们独特的生活环境，以及他们对创伤或疾病的个人反应。

- 提供心理支持。有时，当患者被悲伤的情绪严重影响时，陪伴在他身边是恰当的做法。停止目前的活动，或到外面找一个安静的环境，倾听心声、给予肯定及教育。

- 选择挑战性恰当的活动。经过数周依赖他人的生活，若患者发现他能自己吃饭或独立使用手机，他会看到希望。

- 提供信息时，不要给予过多的细节令患者感到过大的压力。把握适合施教的时机，教育某些特定的资讯内容，并对患者的反应保持敏感，以帮助你决定如何进行、何时停止（Potter et al., 2004；Wolfe et al., 2004）。

- 未加批判下，接受患者的情绪（Hammell, 1995）。未发现患者抑郁或愤怒的证据，并不一定意味着患者对自己的伤害处理得不好。他们可能不是用教科书上的方法来应对。记住不需要以忧伤的态度去学习如何接受和与伤患共存（Magasi et al., 2009）。如果患者有自杀念头，请咨询团队医生和心理健康服务提供者（Magasi et al., 2009）。

- 为同伴教育和支持创造机会。脊髓损伤的同伴在接触患者方面通常非常有效，使他们感觉不那么孤立，从而变得乐观。损伤程度相似的患者可以真正理解脊髓损伤带来的疼痛，并可能有助于治疗过程。

四、评估：了解患者

　　在进行评估之前，作业治疗师会检查病历，以便进行评估。患者常有其他外伤，如内脏撕裂、闭合性头部损伤、骨折等。特别需注意回顾病例，并与医生沟通，以确保患者的安全。最初的评估通常是困难的，因为新受伤的患者可能用了镇静剂、在疼痛期和（或）意识混乱。此外，这种评估可能会被许多医疗程序打断，并可能受到医疗和脊柱预防措施的限制。因此，作业治疗师必须灵活地选择适当的评估时间，在中断中收集信息，以及在患者有空时选择适当的工具。从本质上说，评估过程不应局限于设定预定的时间间隔，治疗师必须将与患者的每次会面视为正在进行的评估的一部分。还应该从其他相关人员和其他团队成员那里收集信息。因此，在评估过程结束时，治疗师将所有信息片段组合成完整的初始评估（American Occupational Therapy Association, 2008）。在评估过程中开始治疗。这防止了进一步的并发症，如活动范围的限制和水肿。治疗师也可以解决患者的直接需求，如让他们在床上更舒服，这进一步建立了融洽和信任的关系。

　　最初的跨学科团队评估有一个积极的趋势，即团队中的一些成员（医生、护士、社会工作者、案例经理、作业治疗师和物理治疗师）一起评估患者，这样就可以有组织地收集信息，不会重复。接下来，作业治疗师单独与患者完成更详细的评估。

（一）作业概况

初评的目标包括开始建立融洽和信任的关系，教育患者了解他们的潜力，了解他们的为人，以及什么事情对他们来说是重要的。从第一次接触开始，治疗师也开始教育患者并计划出院。尤其是在医院住院率被削减到最低限度的今天，情况更是如此。在急性期和损伤后不久，患者对其损伤的性质、恢复预后和功能潜力的认识可能相当有限。重要的是不要让患者在那一刻承受过多的压力。治疗师必须在不欺骗患者的情况下给患者留下希望的空间。

为了更深入地了解患者的角色、活动以及活动背后的意义，可以使用开放式问题。列出受伤前典型的一天的时间表，允许创造性的提问，使治疗师能够勾画出一个人的习惯、日程和其他活动。

加拿大职业表现评估（COPM）是研究脊髓损伤人群的一个很好的工具。它侧重于确定患者的作业目标及其优先事项（Donnelly et al.，2004）（见第三章和第四章）。如果患者在心理上没有准备好制定对出院很重要的目标，那么最初的目标可能是为了更好地控制他们当前的环境。

（二）表现技能评估

在与患者进行任何身体接触之前，必须确定脊柱的稳定性。作业治疗师必须与主治医师确定，在不损害脊柱完整性的前提下，允许多少活动和负荷。

躯体评估包括上肢活动范围、力量、肌肉张力和感觉（见第七章和第九章）。治疗师还应观察患者的耐力、躯干平衡、疲劳和疼痛程度。徒手肌力测试被广泛用于测量力量。这个测试在确定患者的功能水平时很有用。上肢外观可显示复杂区域疼痛综合征的征象，这是一种以剧烈疼痛、肿胀、皮肤变化为特征的慢性肢体疾病。这些发现对于立即开始积极的治疗方案、预防进一步的畸形是至关重要的。

四肢瘫患者的手和手腕　对手和腕关节的评估既是身体上的也是功能上的。在进行了徒手肌力测试、运动范围和肌张力评估之后，大多数治疗师会观察，在患者进行各种活动时手的使用情况，如吃饭、捡硬币或游戏碎片（见图38-9 A～C）。对四肢瘫患者进行的标准化手功能测试，无论是特异性还是非特异性的，通常不在急性康复期进行。其中一些测试是Sollerman手功能测试（Sollerman&Ejeskar，1995）和Jebsen手功能测试（Jebsen et al.，1969）。大多数四肢瘫手测试都是专门用于手部重建和手部神经修复手术前后的手功能评估〔如运动能力量表（Fattal，2004）和抓放测试（Wuolle et al.，1994）〕（van Tuijl et al.，2002）。用握力计测量手部肌肉功能、捏力和握力（van Tuijl et al.，2002）。为了测量微弱的捏力和握力，可使用比标准测力计和握力计更灵敏的仪器。最后，通过让患者列出他们想要和需要用手完成的功能，然后检查他们在这些方面的表现，治疗师可以专注于那些与患者最相关的功能成分。

（三）作业领域的表现评估

选择合适的功能评估是由损伤程度和恢复阶段决定的。作业治疗师依靠观察以及标准化/非标准化评估来评估日常生活活动（ADL）和工具性日常生活活动（IADL）、休闲、教育活动、作业兴趣和资质能力（见第四章）。

1. 日常生活活动和工具性日常生活活动　通常，由于医疗上和脊柱上的限制，ADL 的全面评估被推迟，关于住院时间和功能性结果的预测没有完整的数据。脊髓独立性测量Ⅲ（Catz et al.，2007）是一种在美国被广泛接受的新脊髓损伤特定工具（Anderson et al.，2011）。它测量 ADL、呼吸、括约肌管理和活动能力。临床工作人员使用简单的单页计分表，在患者进行日常活动时对其表现进行评分。四肢瘫功能指数（Gersham et al.，1986）是一种应用较少的四肢瘫特异性工具。在美国被广泛使用的一种非 SCI 专门测量方法是功能独立性测量（FIM™）（见第四章）。

2. 休闲和运动　寻找相关和有意义的休闲活动对于提高生活质量是非常重要的（见第二十九章）。休闲活动评估可能包括 COPM 和兴趣清单。因为脊髓损伤通常发生在年轻男性身上，所以运动对许多患者有意义并成为他们生活的重要组成部分也就不足为奇了。评估受伤后从事体育运动的潜能可能包括一些活动，如郊游和（或）参加轮椅运动项目。大多数身体健全者的运动适合截瘫和低位四肢瘫的患者。为了提高表现和安全性，可以使用专门的设备，如竞技轮椅或专门的手柄来代偿手握力不足（Rice et al.，2009）。由于体力较差，为颈椎高位受伤的人寻找有意义的娱乐活动是一项挑战。不断发展的高科技解决方案，如声控电脑，使四肢瘫患者能够找到并访问社区资源，参与社交网络和游戏等活动。

3. 学校和职业　在急性康复期间很少进行全面的职业评估，因为患者关注的是更直接的挑战。许多人失去了从事先前职业的体力。职业探索从定义患者的能力和兴趣开始。对手功能、工作习惯等因素的观察可为入职前教育小组和职业康复部门提供信息。

4. 家庭和社区　家访对于脊髓损伤患者来说是一个非常有价值的评估工具，越早进行越好。这种访问使治疗师能够评估家庭的无障碍性和安全性，并评估患者及其家人解决问题的能力（Atkins，1989）。

评估交通问题很重要，因为脊髓损伤患者必须经常找到新的交通方式。这种评估可能涉及首次乘坐公共汽车或将患者转到残疾人专用驾驶服务中心（见第十、二十六和三十一章）。

五、设定目标：为有意义和相关的活动安排优先级别

对于患者和治疗师来说，在急性期设定治疗目标似乎都极其困难。并发症阻碍治疗的进展，患者常常对自己的缺陷和能力感到困惑、恐惧和不确定。以下问题的答案可以帮助患者和治疗师在评估仍在进行的情况下确定优先事项、建立短期目标和开始治疗：

- 必须采取什么措施预防进一步的畸形和并发症？
- 患者现在最重要的活动是什么？
- 为了安全回家，患者和护理人员必须具备哪些技能？

短期目标的形成源于治疗师进行活动分析的能力。短期目标可能涉及功能表现领域和任务、潜在问题或活动需求。例如，一个 C4 水平四肢瘫患者，如果他想在电脑上用口棒进行文字处理，首先他必须忍受在轮椅上长时间的直立坐姿。提高对直立坐姿的耐受性是实现独立使用计算机的一个适当的短期目标。

（一）功能的期望

从残疾结果测量中收集的数据向临床医生提供了具有相似临床情况的患者的表现能力的信息。这些信息有助于制定符合实际的目标，并帮助人们选择能够成功完成的最佳活动。

这些数据还可以帮助治疗师预测一个人在康复出院后需要多少帮助。

功能性预后结果表（见附录 38-1）可预测特定水平损伤患者的功能独立性程度。其中一个图表发表在 1999 年的一份文件《创伤性脊髓损伤后的结果：卫生保健专业人员的临床实践指南》（Consortium for Spinal Cord Medicine，1999）中。

在研究这张表时，请考虑以下情况（见附录 38-1）：

● 功能性预后结果表反映了完全性（AIS A）损伤患者的功能表现结果。如前所述，当患者发生完全性损伤（AIS A）时，肌肉瘫痪更加对称，预后在一定程度上更加可预测，更容易设定目标。

● 数据收集于患者受伤后 1 年，因此代表患者完成住院康复治疗后的功能水平。

● 不完全损伤患者（未反映在这个图表中；大多数患者是 AIS C 级和 D 级）在制定目标时面临更大的挑战。对于 AIS C 级和 D 级的患者，肌肉的恢复是不可预测的，也不是对称的，这使得恢复和结果更加个性化、更难预测。

● 功能性预后结果表还有许多任务、活动及个人想要从事的职业没有提到。例如，他们没有告诉我们有关如写作或驾驶汽车的功能需要。

（二）年龄因素

虽然每位患者在制定治疗计划时都有其独特的考虑，但本章强调了青少年和老年脊髓损伤患者的独特需求。

1. 青春期和青年期　青少年脊髓损伤患者必须应对复杂的正常发育因素及新的损伤和残疾（Smith et al.，1996）。青少年对这种伤害的心理适应可能尤其困难，因为这种伤害发生在建立成人自我形象、身份认同和独立性发展的中期。治疗师面临的挑战是，在支持患者和家庭与鼓励年轻人自立这两种竞争之间维持微妙的平衡。警告家人避免过度溺爱，可以使患者更加投入且坚定地参与治疗（Smith et al.，1996）。有时，当青少年表现出对进步不利的想法或反抗行为时，就需要制定严格的行为计划使其积极参与到治疗中去（Massagli & Jaffe，1990）。在确立独立性的同时，青少年的主要目标必须包括以下内容。

● 重新投入学生角色：目标可能包括与学校工作人员见面，与患者一起参观学校（Massagli & Jaffe，1990；Wilkins，2011）。

● 性别角色——必须确保青少年 SCI 患者能够保持性活跃（Massagli & Jaffe，1990）。

● 驾驶者的角色——最初的评估和转诊可能在急性康复阶段进行，也可能在过渡和适应阶段继续进行。如果可能的话，驾驶可以为青少年提供一种有价值的赋权感、独立性和更大的动力。

● 有时很难想起，青少年是未成年人，所有基本决策必须经过家长的参与和同意。必须给予家长支持，而家长必须成为团队的一部分，帮助患者做出适当的选择。家长还必须参加与教育有关的场合，以确保治疗的一致性，如减轻压力。

2. 老年人　随着寿命的延长和老年人参与程度的提高，全世界 60 岁以上的脊髓损伤患者数量正在上升。老年人脊髓损伤的病因主要是跌倒和非创伤性脊髓损伤，如肿瘤、椎体退变、血管问题等。在这类人群中，病因往往不太清楚，因为一些医疗状况可能导致脊髓损伤（van den Berg et al.，2010）。跌倒是这类人群受伤的头号原因，它会导致颈椎损伤，通常会导致脊髓中央综合征。

脊髓损伤和年老可能被认为是一种双重诊断。衰老的生理过程使脊髓损伤患者的康复尤为困难，年龄较大的患者更容易发生并发症（Scivoletto et al.，2003）。考虑到身体和（或）认知的局限性，老年患者可能需要降低预期的功能结果。一些重要的因素是肌力、耐力、精力和体质的下降；关节退行性变；骨脱钙作用；皮肤完整性；认知；视力；情感上的变化。老年患者在 ADL 方面可能需要更多的帮助，因此，康复的重点可能是帮助他们识别社区资源，教他们有效地指导老年患者的护理，并让家庭成员参与治疗（Scivoletto et al.，2003）。

六、干　预

作业治疗师在不同的环境和不同的时间治疗脊髓损伤患者。在整个急性护理、急性康复、过渡和适应的治疗过程中，大多数治疗原则保持不变。然而，随着患者的内在过程（如对创伤的心理调整）和外部环境的改变，治疗的重点也随之改变。

（一）急性康复：注重支持和预防

大多数患者受伤后被立即送入重症监护病房，其重点是维持生命、保持体液和电解质平衡、稳定心肺等重要功能。患者在牵引过程中被固定，等待是否需要手术来稳定脊柱。为了预防压疮，患者被放置在翻身床上（Consortium for Spinal Cord Medicine，2008）。在重症监护室，医疗和外科手术比治疗更重要。治疗师必须是灵活的，经常只占据全天中很短的时间来看望患者。患者可能感到疼痛、容易疲劳，并被电子设备和快节奏的医疗程序弄得不知所措，每天进行 1~2 次 15 分钟的治疗对患者很有帮助。作业治疗师的初次接触应在入院后的最初几天内，并应获得医生的医疗许可。治疗开始于初步评估中，这让治疗师开始理解患者的整体状况（Hammell，1995）。除了正在进行的患者和家庭支持与教育外，急性恢复阶段的治疗重点包括：

（1）提供一些环境控制，以帮助患者获得一些对直接环境的控制，如护士呼叫按钮或床的控制。

（2）对于四肢瘫患者，保持正常的上肢关节活动度，防止水肿和畸形（Consortium for Spinal Cord Medicine，2008）。

为了防止运动范围受限，治疗师使用体位摆放技术并协助进行活动范围的练习。在床上，大多数四肢瘫患者倾向于双臂内收贴近身体、内旋、肘部弯曲（Consortium for Spinal Cord Medicine，2005a）。因此，特别容易发生挛缩的关节必须每天作运动监测。重要的运动包括肩胛旋转、肩胛移动（外展和屈曲之间的功能性运动）、肩关节外旋、肘部伸展和前臂内旋。配备手部休息位支具。上肢外展或外旋放置（见图 38-6A、B）。在这些位置之间依次交替，使所有易受损关节处于牵伸状态。然而，重要的是要注意，尽管目标是保持运动范围，但必须考虑到患者的舒适度，才能让他们睡个好觉。

四肢瘫患者手部的活动以一种特殊的方式进行，以促进腱效应抓握：手腕屈曲时手指会张开，手腕伸展时手指会闭合握紧（图 38-7）（Wilson et al.，1984）。患者、家属和其他人被教导如何进行手臂的运动范围练习和促进腱效应抓握。同样地，运动范围的练习必须通过床上和轮椅上的适当体位来加强。

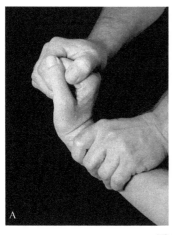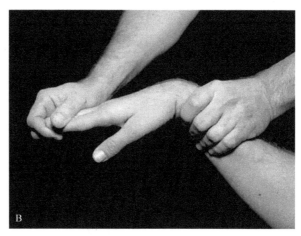

图 38-7　移动以促进腱效应抓握
A. 伸腕时，手指弯曲。B. 屈腕时，手指伸展

在急性期和经医学检查后，作业治疗师还可以评估患者吞咽、坐位的能力，并开始在适当的日常生活活动中进行评估和培训（Consortium for Spinal Cord Medicine，2008）。

（二）急性康复：侧重于支持、教育、获得生活技能和有意义的活动

在 20 世纪 70 年代的美国，急性脊髓损伤康复的平均住院时间为 144.8 天。到 20 世纪 90 年代末，平均住院时间已经减少到 97 天，现在少于 37 天（NSCISC，2010）。这种缩短康复住院时间的趋势也呈世界性的，虽然程度较小。在住院时间很短的情况下，患者在身体机能达到平稳之前就已经出院了。由于康复机构是提供强化治疗的主要场所，这一趋势对患者和临床医师都是困难的，他们必须艰难地选择住院期间最亟待完成的事情是什么。门诊服务的日益普及在一定程度上缓解了这种紧迫感，使患者和治疗师在康复过程中能够将注意力集中在当前和最近的未来需要。

在急性康复期间，作业治疗继续侧重于向患者提供教育和支持，帮助他们开始探索恢复效能感和自尊的有意义的活动。治疗总是要建构在这些重要的目标上。本章提供基本信息，有关具体的详细干预措施，请参阅参考资料和建议的阅读清单。

1. 教育患者及家庭　与患者和家属的每次接触都必须被视为一次教育机会。必须仔细考虑每次会谈的方式、量份和方向（Hammell，1995；Wolfe et al.，2004）。例如，当患者正在学习穿鞋时，治疗师可能会问他们是否检查过皮肤的完整性，并以此提醒他们注意皮肤检查的重要性。此讨论也可提供患者合适的鞋型和尺码、足部水肿、深静脉血栓形成的信息。这些"可教育的时刻"经常出现，有助于嵌入新学习的技能和日常生活的细节（Wolfe et al.，2004）。护士是团队中唯一全天都能见到患者的成员，在执行日常工作中起着关键作用。治疗师必须每天与他们沟通，以确保计划的连贯一致。

教育往往通过与同伴或群体一起学习和解决问题而得到加强（Hammell，1995；Wolf，2004）。在脊髓损伤中心，小组学习被广泛使用，以告知和邀请小组讨论诸如家居改装、易通达权利、服务员管理、自信、旅行和驾驶等主题。体验式的团体活动，如去餐馆就餐，在与同伴建立情感和社交联系的同时，也从彼此的成功和失败中学习。教育材料和录像可通过诸如一些协会等团体获得（参考资源 38-1）。参与自主学习，如上网，可以增强患者的能力。在互联网上，许多脊髓损伤用户网站提供提示、个人故事和聊天室，可以为交流、

自我表达等提供一个活跃的论坛。家庭教育必须增进患者在活动度、体位、减压、辅助设备使用等方面的能力。家居和周末度假为患者提供了一个很好的机会来发展和完善他们的技能。

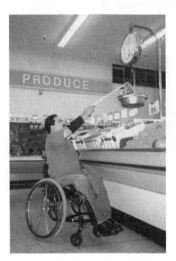

图 38-8　一位截瘫患者使用长柄拾物器在购物时取回难以够到的物品

2. 自我效能感和自我管理能力　患者的医疗和心理状况、身处医院环境一样，会令患者变得被动，服从医院的惯例以及专业人员的护理建议。治疗师和医疗团队的其他成员必须鼓励患者，在医疗管理、行为评估和对失败和成功的自我反思中采取主动的角色（Lorig，2003；Radomski，2000）。此外，我们作为治疗师的挑战是招募、教育，并允许我们的患者成为问题解决者。通过这样做，我们鼓励患者积极参与，归纳信息，并将学习实践到出院后的环境中（Radomski，1998；Wolfe et al.，2004）。例如，在计划外出时，请团队准备项目列表，以供检查确保安全、成功的出行。回到医院后，鼓励大家讨论一下如何改善未来的外出活动（图 38-8）。可能会出现一些实际问题，例如，餐厅是否可供轮椅进入，公共厕所是否可以进行自主导尿。这个讨论也是一个很好的机会来反思在郊游期间的表现，并在一个支持性的环境中分享失败和成功经验。

3. 平衡自我照顾技能和有意义的活动　在急性康复中，大多数患者都在重新学习他们从小掌握的技能，如独立进食和穿衣。这种训练是我们工作的重要组成部分。然而，对许多患者来说，这种训练令人沮丧、厌倦，并不断提醒他们的缺陷和残疾。无论是暂时的还是永久的，治疗师的困难任务，在于帮助患者认识到什么时候再学习技能是有价值的，什么时候该由护理人员来完成这项技能。康复的最终目标不再是达到最大的功能独立性。相反，它是实现最优的患者期望的功能独立性。功能性期望表（见本章末尾的附录 38-1）帮助我们理解，在仅考虑患者运动和感觉的状态下，特定损伤水平的患者的期望范围。这些图表没有回答这样的问题：当他的妻子在 5 分钟内就可以帮他穿好衣服时，为何患者应该花半个小时自己穿衣服？经过足够的训练，还需要那么长的时间吗？当患者的妻子不在时，他怎么办？这种讨论鼓励患者和家属探索他们选择的范围和后果。新手治疗师会发现一些书籍特别有价值，如《脊髓损伤：作业治疗功能预后指南》（Hill，1986）和《四肢瘫患者的身体管理》（Ford & Duckworth，1987），因为这些资料包含照片，照片展示了各种技能、技能的排序及辅助设备的使用（这两本书都已绝版，但可以在图书馆找到或在互联网上购买二手书）。

4. 选择器材　最初，当疼痛、脊柱保护措施和矫形器（如护身衣）阻碍目标实现时，辅助器具可能是方便的促进工具。当障碍减轻时，一些设备，如穿衣棒，可以被淘汰。只有必需器材才应该让患者带回家，因为很多设备都很昂贵，这可能会使患者的生活更加复杂。此外，一个通用器具应该比多种辅助器具更受青睐。

大多数脊髓损伤患者需要终生使用轮椅才能活动自如。选择最理想的轮椅需要大量的专业知识，并且对方便移动、可达到性和参与性有重要的影响（参见第十七章）。治疗师和患者在权衡具体的轮椅利弊时必须考虑许多因素（Consortium for Spinal Cord Medicine，

2005a）。例如，如果一个功能水平为 C6 的年轻人康复后回到大学，想使用手动轮椅使患者看起来感觉残疾程度没那么高，在推荐最佳轮椅之前，必须首先回答有关校园布局、地形和课间距离的问题。在选择手动轮椅或电动轮椅时，患者的耐力、姿势和交通状况都是必须权衡的因素。

患者和家属还应参与购买其他主要器材，如便椅、浴室设备或床。

5. 高位四肢瘫患者：C1～C4 完全性 C1～C3 水平瘫痪患者需要一个外部呼吸装置，因为他们的膈肌要么瘫痪，要么只有部分神经支配（C3）。大多数 C4 水平四肢瘫患者在急性护理期间需要辅助通气，但随着膈肌的加强，他们能够独立呼吸。辅助呼吸最常见的设备是呼吸机，这是一种将室内空气送入肺部的气动电动机。呼气是被动的。该装置通过塑料管直接连接到气管上的一个孔上（见图 38-3）。

完全性四肢瘫患者从颈部以下瘫痪。这些患者需要一个高度专业化的团队来稳定他们的病情，防止进一步的并发症，如呼吸道感染和压疮。为此类患者提供服务的作业治疗师必须熟悉护理程序。这些任务包括吸痰（从气管取出分泌物），用人工复苏器（急救气囊）手动给患者通气，熟练地使用呼吸机（Consortium for Spinal Cord Medicine，2005b）。康复小组也必须进行良好的协调，在患者和家属准备出院时给予照顾。高位损伤的患者在生活的许多领域都有大量的问题需要处理。可能令人惊讶的是，尽管通往成功的障碍看似不可逾越，但许多这类患者都生活得健康且有意义（Whiteneck et al.，1989）。

治疗师在治疗高位颈段损伤患者时可能会扮演一些额外角色，包括教导他们指导自己的护理；帮助他们选择专业复杂的设备（见第十八章）用于维持生命、移动和 ADL；并训练他们使用口部操作杆，这是一种固定在嘴里的长棒，可以让患者进行诸如翻页、素描、打字、绘画和玩棋盘游戏等活动（见图 38-3）（Atkins et al.，2010；Hammell，1995）。

6. 下段颈椎损伤患者：C5～C8 与急性恢复期一样，躯体干预包括床上和轮椅上的体位（见图 38-6）、上肢支具、每天上肢活动度练习和肌力强化。在这一阶段的一个重要目标是增强肌力，可以通过使用重物、滑轮系统、桌面滑板、悬架吊索、移动臂支架（稍后讨论）以及生物反馈神经肌肉电刺激和机器人技术等方式来实现（Hill，1986；Hoffman & Field-Fote，2009）（参见第十九、二十和二十二章）。

神经可塑性的新证据曾被认为是成人大脑无法达到的，但现在显示出了上肢康复的希望。最近的研究表明，大量重复性上肢任务的感官刺激练习可以激发大脑相应部位而使一些功能得到改善（Hoffman & FieldFote，2009）。越来越多的康复中心通过机械手和（或）电子游戏的辅助，对上肢进行高强度的重复性训练，以增强上肢的重复性运动，从而提高功能。

为了增强功能和参与各种活动，治疗师应与患者密切合作，探索腕部和手部的补偿技术和设备，以弥补手功能瘫痪（Curtin，1999）（见图 38-9）。

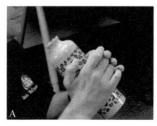 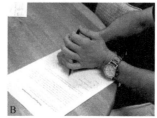

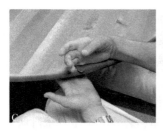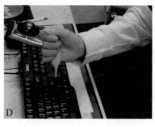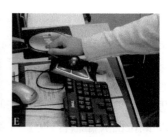

图 38-9　手代偿技术

A.用一只手压着另一只手来举起瓶子。B.用一只手压着另一只手来写字。C.将硬币拖到桌子边上以便捡起。D.使用设备来弥补手指缺乏指向和隔离运动的能力。E.用跟踪球代替鼠标

（1）C5 四肢瘫患者：最初，三角肌和肱二头肌，这一水平损伤的关键肌肉，是无力的，所以上肢需要支撑才能发挥正常功能。这种移动臂支架，也称滚珠轴承式给料机，是一种附在轮椅上的机械装置（参见第十五章进一步讨论该设备）。这种肩部和肘部的支撑承载着手臂的重量（Wilson et al.，1984）。移动手臂支持可以帮助患者驾驶轮椅、进食、进行自我清洁和修饰，以及进行桌面活动，如写作和烹饪（Atkins et al.，2008）。如果三角肌和肱二头肌的力量是 3+/5 或以上，同时耐力很好，患者可以在没有移动手臂支持的情况下参与活动（Zigler et al.，2011）。

C5 完全性四肢瘫痪的患者需要一种方法来抓握物体，因为他们的手腕和手都是无力的。首先，手腕必须用支具或矫形器固定。接下来，在手上连接一个器具，使患者能够执行活动。万用套是一个戴在手上的、简单廉价的握持器（图 38-10）。其他 U 形或 C 形夹子可以夹到物品上，如电话听筒或剃须刀。一些支具、辅具和矫形器将手腕和手作为一个整体。为达到器具最佳的提高功能效果，患者必须有足够的时间进行反复的训练。

大多数 C5 四肢瘫患者能熟练进行桌面活动。然而，他们缺乏躯干控制、肩部以下的肌肉无力，因此他们在穿衣和洗澡活动中很大程度上依赖他人（见附录 38-1）（Consortium for Spinal Cord Medicine，1999）。有足够的情绪和经济资源，C5 四肢瘫患者可从事有意义的、生产性活动。举个例子：L 先生是一名财务顾问，他独自生活，有兼职的看护者。他过着忙碌的生活，经常出差或与朋友一起进行休闲活动。他把他的成功归因于周密的计划和良好的组织能力。

（2）C6、C7 四肢瘫患者：C6 和 C7 四肢瘫患者的独立性明显高于 C5 损伤患者。桡侧腕伸肌的增加使患者可以通过腱固定抓握握紧自己的手指。这是一种关键的功能增强，因为有了它，患者可以拾取、握住并操控轻的物品。腕驱动的腕手矫形器（也称为屈肌腱铰链支具或腱效应支具）是一种金属设备，它可以将力量从伸展的手腕转移到桡侧手指处，从而产生更强的捏力（图 38-11）（Atkins et al.，2010；Consortium for Spinal Cord Medicine，1999）。

患者能更充分地支配肩胛近端和肩部肌肉，如肩袖、三角肌和肱二头肌，这增加了上肢的力量和耐力。患者也可以在床上翻身，他们的手臂加上胸大肌的锁骨部，可以使其更有力地越过中线。肱三头肌是 C7 四肢瘫的关键肌肉，支配肱三头肌，患者能够够到头顶以上的物体，如商店货架上的物品；更容易地转移；手动推动轮椅。

（3）C8 四肢瘫患者：手外在肌和拇指屈肌的加入显著改善了手部功能。由于缺乏内在肌和拇指肌肉，手的灵活性和力量受到限制。C8 完全性四肢瘫患者可将掌指关节伸直，近端指间关节和远端指间关节屈曲来进行抓握。这被称为爪形手或内在肌负手（Zigler et al.，2011）。

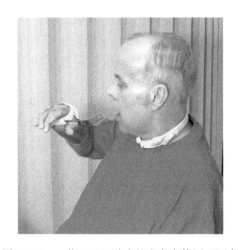

图 38-10 一位 C5 四肢瘫的患者在使用万用套

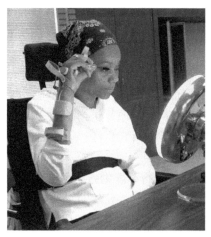

图 38-11 一名 C6 完全性四肢瘫的女性患者使用腕带驱动的腕-手矫形器化妆。这种装置使人即使瘫痪也能紧紧抓住物体

（4）上肢的手术选择：恢复手功能是许多四肢瘫患者的首要任务（Moberg，1978；Snoek et al.，2004）。为改善手部功能，C5、C6、C7 或 C8 损伤的患者可选择手术治疗。这些选项不足以恢复所有的手功能，但旨在恢复捏、抓和够物。肌腱转移手术只建议在完全自发运动和感觉恢复后进行，并且不早于受伤后 1 年，因为大多数手术永久性地改变了肌肉骨骼结构（Waters et al.，1996）。

上肢重建手术虽然不常进行，但可以增加上肢的运动和功能。这些手术可以缩短或改变被动（瘫痪）肌肉肌腱的牵拉方向，为拇指或手指提供机能优势。其他常见的手术可能需要功能性肌肉的肌腱转移。通常，近端功能性肌肉的力量为 4/5 或以上，附着在远端瘫痪肌肉的肌腱上。术后，患者学习收缩近端肌肉以移动远端关节（Waters et al.，1996）。手部肌腱转移手术的一个例子是肱桡肌到拇长屈肌。这项手术通过将有力的（4 级或以上肌力的肌肉）肱桡肌肌腱连接到无力的拇长屈肌来恢复侧捏。为了捏住一个物体，患者需要在前臂旋前位屈肘。为了提高拇指的稳定性，对拇指指间关节进行了融合。

术前和术后评估、教育、伤口护理和肌肉再教育必须由经验丰富的治疗师进行。此外，与手术医生保持一致的沟通对良好的预后至关重要。总体而言，接受过重建手术的患者对自己的手术持积极态度，认为手术改善了他们的功能和外观（Jaspers Focks-Feenstra et al.，2011）。

世界各地的一些中心提供了实现手部功能的复杂程序。其中一个系统是第二代神经假体，这是一种永久性植入的电刺激装置，它可以让 C5～C6 损伤的患者通过移动对侧肩膀来打开、合拢手。这个电子设备由 12 个植入不同肌肉的电极、电极导线、发射器和肩部传感器组成。

一个附加在轮椅上的外部控制盒可以在没有连接线的情况下远程控制设备。通常情况下，神经修复手术是与其他手外科手术相结合或紧随其后，以实现设备的最佳使用（Kilgore，2008）。

7. 截瘫患者　尽管在粗重的家务活动或职业活动中需要帮助，大多数完全性或不完全性截瘫患者都能独立完成自我照顾活动，能实现自我提升、自我发展的角色（Consortium for Spinal Cord Medicine，1999）。相比高位节段损伤，T10 及其以下节段损伤的截瘫患者可以更容易和快速地习得技能（图 38-12）。稳定的躯干控制能使低位截瘫患者弯下腰并由一侧转向另一侧，不怕向前跌倒。当进行身体直立的活动时（如直肠控制、穿下装、脱衣服、洗澡等），需要高位截瘫患者一手支撑身体、另一手完成活动以保护躯干防止跌倒（Zigler et al.，2011）。

　　一般而言，截瘫患者的并发症比四肢瘫患者更少，学习自我照料的技巧也会更快。截瘫患者能很快从急性康复机构出院，重返社区时也能从干预和支持中极大地受益。干预手段通常包括重新评估日常生活，如重新检查自我照顾技巧，促进重返学校，寻找工作及娱乐的兴趣、技巧和机会。

　　8. 患者的行动能力：不完全性四肢瘫或截瘫　　提到脊髓损伤，我们脑中通常浮现的画面是一个使用轮椅的人，然而一些不完全性脊髓损伤的患者是可以行走的（图 38-13）。行走的潜能很大部分由损伤的节段和是否是完全性损伤所决定（Consortium for Spinal Cord Medicine，1999）。其他因素可能包括体重、年龄、上肢受影响程度和疼痛。行走是大多数患者的首要目标，通常给患者和作业治疗师带来许多独特的挑战。

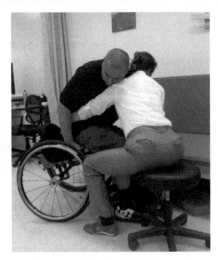

图 38-12　需要协助从轮椅转移到垫子上的患者

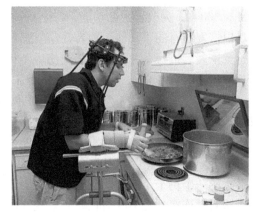

图 38-13　一位不完全（AIS D）四肢瘫的患者使用具有前臂支持的助行器做饭。8～10 磅的头环背心会干扰平衡，影响视野

　　为了制定最有利且相关的治疗，作业治疗师在患者入院后必须清楚地知悉患者的行动目标。早期与物理治疗师讨论，能使目标清晰化，也能让作业治疗师考虑到步行的治疗疗程概要。以下问题的答案能引导制定治疗计划：

　　（1）需要上肢助行器以帮助步行吗（例如，前臂支撑助行器）？如果是这样的话，当双手都被占用时，患者将如何携带物品？

　　（2）需要怎样的下肢支撑器？患者在穿脱托架时需要帮助吗？

　　（3）目标仅仅是短距离行走吗？患者在社区行动时是否需要轮椅？

　　（4）怎样防止跌倒：更佳的照明，移除地毯和延长的电线？

　　毫无意外，四肢瘫的患者因上肢无力，行走更具挑战。在轮椅上，小桌板、扶手、移动式臂托能支持无力的上肢，使其发挥作用。当上肢近端肌肉无力时手功能会变差，因为缺乏将手伸到口腔或面部的机能。有各种各样的器具帮助患者抬起并支撑手臂。支撑手臂的解决方法是根据上肢肌力模式而定的（例如，桌子，或者装有移动式臂托的椅子）。然而，这些辅助器具通常不太理想。

9. 伴随的脑损伤与认知缺陷 临床工作中，我们更多的关注在伤者可见的麻痹症状，而忽视了不可见的创伤性脑损伤。在车祸及摔倒导致损伤的那一刻，我们想一想身体的速度就会清晰地意识到脑损伤也是常见的。脊髓损伤同时伴随脑损伤的发生率可能高达 40%～50%（Davidoff et al.，1992）。损伤可能弥散或局灶，可能轻微或严重。因为第三十四章单独写到了创伤性脑损伤，这里的讨论限于双重诊断的独特情况。

首次接诊患者时，作业治疗师应对脑损伤线索警觉起来。若患者曾有意识丧失和创伤后遗忘症状，这引发了一个危险信号（Consortium for Spinal Cord Medicine，2008）。治疗师应该直接询问患者，是否出现记忆障碍，或感知在思维方面有异常变化。然而患者可能缺乏自知力。家人常常是收集信息的优质来源，因为他们才知道患者损伤前的认知水平。若伴随疲劳、药物副作用、疼痛、抑郁、睡眠剥夺和感觉剥夺等因素，评估患者更具挑战性（Davidoff et al.，1992）。进行一个正式的筛查能判断是否需要更细致的神经心理学评估。在许多医院，如果患者有一段时间的无意识或创伤后失忆症，通常会自动要求进行这样的咨询。

在脊髓损伤人群中，认知缺陷并不仅由此次损伤导致。许多因素如以前的脑损伤、学习障碍、酒精和药物滥用也通常存在，这些因素同样影响患者的认知功能（Davidoff et al.，1992）。尽管脊髓损伤后轻度脑损伤的影响可能会随时间减弱，但从先前的认知缺陷中恢复的预后差（Davidoff et al.，1992）。

（三）过渡：重建在家庭和社区的角色

由于急性康复住院时间短，健康保健团队和作业治疗师需要极富挑战性地将自身角色从保护者迅速转变为"推动"者，要将患者暴露在现实世界中，促进其自主性和自我效能感。这包括给患者提供许多活动机会，使他们评估自身完成一项技能的能力，要求他们独立地准备活动（如外出前准备或上网）。完成活动后，进行反馈单元来鼓励成功反思失败，这能进一步帮助患者建立自我效能感和自主性。

如果治疗师推断康复时间太短而不能取得最佳效果，他们必须做好准备，阐述并记录延长住院时间的必要性。当因住院时间太短而可能危及患者安全时，这一点尤其重要。治疗师也可能需要给患者找到能继续接受治疗、出院后参与作业活动的资源。

如果地域上允许，许多患者能从门诊作业治疗服务中受益。在一项美国前瞻性研究中，Whiteneck 等（2011）发现，损伤 1 年内急性康复单元出院后的患者接受的治疗量，52%的总治疗时间（住院和门诊）是在门诊进行的。不管怎样，在各中心有很大差异；8%的患者由于位置或不能报销等因素未接受门诊治疗（Whiteneck，2011）。并不意外的，这项研究也发现四肢瘫患者无论住院或者在门诊就诊，花在作业治疗上的时间最长。

大多数患者的肌力在损伤后第一年会持续性增加，这使得他们独立性增强。在门诊部，作业治疗师会继续促进患者表现技巧与模式，更深层次探寻有意义的作业活动。门诊项目教导患者练习使用新获得的随意运动，提供给患者额外的 ADL 训练。当患者的肌力、耐力、平衡能力增加时，会重新评估患者、更改目标的优先级别。例如，一位四肢瘫患者以前不能进行排便训练，但现在徒手肌力测定显示肱三头肌、背阔肌肌力正常，躯干控制能力也有所增加，可以开始排便训练。

为了保证更好的适应与功能，支具和辅助器具的使用训练经常在住院最后几天就开始了，并持续到门诊治疗期间。对门诊患者进行其他设备的评估和培训很有帮助，因为患者和家属能在家使用辅具并就其适用性和使用情况提供持续的反馈。

门诊作业治疗师应该开始或继续致力于提升患者技能，使其更好地融入社会这一目标（例如，驾驶和职业评估训练等）。家属和其他照顾者的门诊宣教必须持续进行，以保证连续性和进步。

在社工、联络护士或个案管理员的帮助下，治疗师能将患者出院后接受治疗的障碍减到最小。一个常见的障碍是缺乏交通工具。如果患者不能离开家，探访护士协会等机构可在有限的时间内提供家庭作业治疗服务。

其他过渡性服务，如支持团体和过渡性生活中心，必须得到确认。独立居住中心是美国政府资助的项目，以促进患者融入社会。这类中心一般位于美国的大城市，为经济、职业、康复和社区项目提供资源和途径。

为了进一步简化患者从医院到家的过渡，模式不断地出现和发展，这反映出付款方对减少住院消费、预防并发症、提高健康和生活质量、支持全面参与这一目标的意识增加。这些模式的例子包括：

● 患者与家属或护理人员一起居住在过渡居所数天至数月。患者和家属仅能在不能独立解决问题时寻求帮助。这些项目通常位于急性康复中心的附近。

● 出院以后，患者有时会得到政府过渡服务小组的帮助，这一小组包括个案管理员、作业治疗师、物理治疗师、职业咨询师或其他人员。他们会帮助找到合适的居所，进行家居改造、寻找福利金。

（四）适应：集中于促进全面参与、提升生活质量和全面健康

由一个依赖他人的患者变为一个有自我效能感、自我尊重的人，这是一条漫长而又独立的道路。作业治疗师越来越多地参与到帮助 SCI 患者，意识到自身特殊的健康风险，教会他们怎样预防继发病症、积极参与生产性的有意义的活动、保持高质量的生活。为了应对这些挑战，很多新兴项目应运而生：

● 生活方式重新规划（Lifestyle Redesign®），是一个鼓励参与者选取个体化健康提升目标，并助其达到目标并维持的项目（Mandel et al., 1999）。治疗师帮助患者识别风险、找出可提升健康的行为，建立维持行为的日常习惯。例如，一个喜欢连续打轮椅篮球好几个小时的年轻人，常常忘记进行轮椅上减压。治疗师和患者一起发现问题、找出替代解决方案、进行方案测试并将其融入篮球活动和其他日常活动中。

● 远程医疗：包括所有提升及保持健康的电子科技，近年来变得越来越流行，为医疗干预开启了新的途径（Carson, 2012）。它通过双向计算机显示器、短信、电话等技术，为用户提供实时交流，从而帮助患者发展技能、形成新的常规习惯、与作业治疗师一起解决问题。对于偏远和寒冬地区，患者难以去到医院时，这个项目显得尤为重要（Carson, 2012）。在远程医疗过程中，患者可以要求治疗师来查看突然出现问题的轮椅或坐垫。

● 越来越多的康复医院、独立居住中心、非营利组织和其他机构提供了一些健康项目（wellness programs）。他们提供典型的健康课堂、指导适应性训练项目、社区娱乐项目（如帆船、滑雪）、适应性驾驶项目、电脑使用项目和咨询服务。

● 患者自我管理项目：提供小组支持和对继发病症的健康教育，以促进健康习惯的养成，由同伴和临床医生作为推动者。提出这些卫生保健模式，是为了在最少资源的环境下为患者提供终生服务（Dames et al.，2009）。

充实地生活，慢慢变老 最近几十年，SCI 患者长时间生存率出现显著提升。伴随着正常老龄化带来的衰退，许多独特的问题出现在这类人群中。多种继发病症及反复入院在 SCI 患者中很常见。临床医师必须处理患者整个生命周期中的各类问题（Krause ＆ Saunders，2011）。与预期寿命缩短最相关的问题是压疮、截肢、感染和抑郁症。毫不意外的，再入院、多重健康问题及疼痛，也和削弱个人生存幸福感有关。其他常见的躯体变化，包括骨密度降低引起骨折好发，以及肾脏和肠道的问题。另外的关注点和危险因素包括心血管适应性受损，因为不能行走导致参与有氧运动受限，糖尿病的早期发展。由于久坐，许多患者变得体重超标，这使得参与自我照料和其他活动更具挑战性。为了解决肥胖问题，作业治疗师和临床医师参与创建一个项目，来促进患者坚持健康的生活方式，注重日常运动和营养，提供支持性环境，包括教育课程、锻炼方案和机制，鼓励保持健康的生活习惯（Radomski et al.，2011）。

通常为了达到更好的健康状态，作业治疗师会要求患者做出一些艰难的决定。对大多数人特别是多年来学会了与残疾生活在一起的脊髓损伤患者来说，进行功能性调整、改变日常习惯、降低强度和活动参与度是很困难的。因此，调整日常活动以适应衰退的躯体功能，或增加日常活动的练习，这一需求必须给予最大的尊重并敏感处理。作业治疗师要与患者一起合作，通过对话、实践、解决问题使日常活动最优化。通常这需要进行详细的活动分析，从而更好地理解、改变日常习惯。一个曾经可以独立自我照料的年长患者可能会在早上需要帮助从而为工作保存能量。一位想和她初学走路的孙子交流的祖母，可能不得不教小朋友爬上她的腿，而不是抱起她。

对于很多 SCI 患者，疼痛限制了活动，减少了参与，导致抑郁。现有的治疗包括处方药和非处方药，物理因子治疗，医疗处理如神经阻滞、心理治疗（Widerstrom-Noga，2009）。疼痛管理的作业治疗包括深入的评估和无限可能的干预措施。尽管治疗目标经常指向减少损伤，但我们主要致力于改变习惯和角色、促进全面参与有意义的活动。这一方法是具有特殊价值的，因为大多数患者在一生中都要忍受疼痛，而且随着衰老也会出现新的疼痛。

世界卫生组织提出国际功能、残疾与健康分类（international classification of functioning, disability and health，ICF），反映出全球重视功能障碍人士过一个健康、有生产力的生活并能参与社交、职业和业余活动；感觉良好。这一模式与作业治疗的价值信念相呼应。提出创新的项目，挑战陈旧的模式，为 SCI 患者创造更多的机会，全球的作业治疗师一直走在前列。尽管一些法律（美国残疾人法）鼓励 SCI 患者参与所有社会角色，但很多障碍阻碍了他们充分参与。SCI 患者的失业率明显高于普通人群，且收入较低（Lidal et al.，2009）。

随着所有的健康保健都倾向于向预防性保健和健康生活的方向发展，作业治疗有更多的机会继续研发、塑造、实施新的项目，更好地服务 SCI 人群。为了担负起这一角色，我们要继续在失智老人之家和政府机构寻找工作契机，同时积极参与公共政策的制定（Baum，2000; Hammell，2004）。

作为作业治疗师，我们有机会且有责任教育患者、公众及政策制定者：我们的目标是使 SCI 患者能充分参与、实现他们渴望的角色，过上完整充实而有意义的生活。

📖案例分析

Able：脊髓损伤后优化作业表现

作业治疗干预过程	临床推理过程	
	目的	治疗师思考内容的举例
患者信息 Able，19 岁，3 个月前在一次潜水事故中受伤引起完全性 C$_6$ 脊髓损伤、四肢瘫。他是一个社区大学的大二学生。他获得了足球奖学金，由萨摩亚来到美国读大学。Able 单身，与同学一起住在离学校很近的出租房内。他有很多家人在萨摩亚，也非常支持他。这次手术以后，Able 的妈妈、阿姨和两个姐姐过来陪了他一个月。Able 的英语很流利，他希望待在加利福尼亚继续学业。他没有明确的出院去向 受伤以后，Able 被送到外伤中心接受了后融合手术以固定 C$_4$～C$_7$ 椎体，并佩戴了颈托限制颈部活动。术后医生限制了 Able 脊柱活动以保护手术部位。他只能进行双侧肩部对称性轻度抗阻活动（不超过 3$^+$/5），单侧无阻力的主动活动	了解患者的诊断及状况	"Able 的功能损伤水平是 C$_6$，他应该在很多领域都能独立。不幸的是，他是完全性损伤，肌力和感觉恢复很可能只存在部分保留区（zone of partial preservation，ZPP）。"
术后住院期间，Able 躺在可旋转的床上以预防压疮。作业治疗师进行了日常上肢活动度练习，确立了肩部稳定性治疗方案，配置了手部休息位支具。在与患者及家属的交流中，治疗师开始解释康复的进程。作业治疗师记录发现，家属是积极参与、给予支持的，但患者表现得很安静、消极。受伤 3 周以后，Able 被转到一个康复中心	了解患者	"Able 是消极沉默的，似乎十分沮丧。我知道最好的预测未来行为和性格的指标是发病前的性格和行为，我非常希望当意识到自身重建的能力后，他能马上好起来。他有相当支持他、爱他的家人，这非常好；然而在接下来的康复过程中，我们会要求适当限制家人看望的次数，以便能让 Able 意识到没有家人他也能应付自如，这也能让 Able 更积极地参与康复，鼓励他开始自我照顾。迅速了解出院去向和可能的照护者对设立目标至关重要。因此社工必须尽快处理这些重要问题。"
转介 OT 的原因 Able 被转介给作业治疗师来找出他的表现技巧和模式中的缺陷	了解背景	"Able 过去的成绩和严格的学校/训练日程使他非常遵守纪律，能高效率结构化地利用时间。我认为，这点能在需要艰苦训练的急性康复机构帮到他。更重要的是，他过去的活动参与度显示：他能继续全面参与有意义的作业活动。"
评估过程和评估结果 **作业概况**：访谈包括确立和谐的治疗关系；关于"Able 典型的一天、兴趣、日程、习惯和角色"的深度访谈；进行加拿大作业表现评估。刚开始时，由于 Able 沉默寡言，治疗师在取得他同意后，与他家人就他的生活和家庭目标进行了访谈	评估方法及手段	"进行了两次非正式的接触，与 Able 及家人确立了融洽的关系，找到了 Able 的直接需求。这包括让 Able 在床上更舒适，评估他按键的能力（护士呼叫灯、使用手机、控制床和电视）。按键的安装，能让 Able 短时间地独立待在房间，增加了他的自主性。"
发现：Able 明确地想要留在加利福尼亚继续学习。他的家人几周后将返回萨摩亚。他和家人描述了以前充实的日程安排。足球占据了他学习以外的大部分时间。他也会和室友出去闲逛消遣，一些室友同样来自萨摩亚。社工反映他没有明确的出院去向，也不知道接下来谁会帮助照顾 Able	解释观察结果	"我希望 Able 的室友和朋友能在他家人离开后给予帮助和支持。当他表示想要朋友在身边时，我们会鼓励他们前来拜访并参与治疗。"

作业治疗干预过程	临床推理过程	
	目的	治疗师思考内容的举例
机能评估：包括测量双侧上肢被动关节活动度、肌张力、感觉（疼痛、轻触觉、本体感觉、物体辨别觉），徒手肌力测定（manual muscle test，MMT）。对够物和手部使用的观察包括一些活动，如捡起硬币或纸巾、按按钮 **MMT 结果：** 肩及肩胛骨肌肉：3$^+$或更高/5 肘：屈曲 4/5；伸展 0/5 前臂：旋后 4/5；旋前 2/5 腕：桡侧腕伸肌，右 3$^+$/5，左 3/5；双侧尺侧腕伸肌和腕屈肌，0/5 拇指与四指：0/5 感觉：C$_2$~C$_6$ 感觉完整；C$_7$ 感觉受损，以下感觉缺失（见图 38-2） 双上肢肌张力：正常范围 手使用：可费力地移动物体到桌子边缘；可用双手拾起物品 **上肢调查结果**：优势手为右手。力量对称，右上肢肌力稍强于左侧。肩部肌力 3$^+$/5 以上。上肢远离身体困难，旋前困难。双侧明显腱效应抓握动作；为了抓住、操纵物品开始应用有效的代偿技巧		"Able 受伤之前参与了丰富的活动，他自我效能感很强。他有很大的潜力继续学业。我需要进一步了解他在足球运动中的参与度；当他的技能提升，更加自信并更有能力时，可以与他一起探讨参与运动的方案。例如，做一个观众，或者介绍他参加轮椅运动。" "初期的脊柱保护措施限制了颈、肩胛区和肩部的全阻力训练，仅允许最小阻力的对称性练习。这些动作可以在日常活动中得到锻炼，如洗脸。肘和手腕应进行全范围肌力训练。左手腕可进行桡侧腕伸肌的神经肌肉电刺激（neuromuscular electrical stimulation，NMES）。" "Able 开始学习增进技巧以代偿无力的手指功能。他学习将物品移动到桌子边缘、用双手抓住以代偿无力的抓握。进一步的教学和经验性训练使他学会其他代偿技巧，如在手指间移动物品。"
日常生活活动（ADL）：Able 在急性期得到了一个万用套，因此他能自己使用勺子、叉子进食，使用牙刷刷牙。他在这些活动的准备阶段需要帮助（功能独立性测量为 5/5）。其他自我照料活动都是完全依赖他人的		
OT 问题列表 ●表现技能下降：中度抑郁，在康复小组中缺乏参与，过度依赖家人 ●表现技能下降：上肢无力，感觉缺失，耐力和控制力下降 ●活动中表现模式受限，活动包括 ADL、工具性 ADL、教育、工作、娱乐、社交 ●缺少脊髓损伤（SCI）后自我管理的知识和资源	综合结果	"列出的问题是极其严重的，因为 Able 的损伤是灾难性的，影响到了他的躯体功能和所有作业角色。我必须提醒自己，当我们再次评估 Able 在这个项目中的参与度、进步以及列表中不断变化的优先顺序时，处理这个长长的清单就能解决问题。"
OT 目标列表（急性康复机构） 刚开始 Able 很难找到自己的目标，因为他被瘫痪搞得不知所措，不能确定他还可以做什么。在治疗师、小组和家人的帮助下，他的短期目标包括加强手臂肌力、进食、刷牙、剃胡子、穿上衣、写字、使用电话和电脑 **其他目标包括：** ●学习 SCI 患者日常防护措施，如皮肤护理、减压、膀胱肠道护理、自主神经功能 ●学习引导自我照顾 ●学习社区 SCI 资源 ●选择并试用坐垫和轮椅	选择干预方法 考虑到治疗中会发生什么	"Able 认为他最主要的角色是一名运动员。毫不意外的，锻炼手臂是第一目标。这项活动可能转变 Able 对治疗的态度，使他更多地参与治疗过程。加强无力的肌肉会让他产生可控的感觉、出现新的希望。Able 很容易掌握进食、刷牙、写字、使用电脑的技巧，但学会穿衣很难，特别是穿下半身衣服。现在完成某一任务需要的精力和时间，能帮助 Able 分清轻重缓急，认识到哪些是照护者可以帮助的，哪些是他可以自己做的。" "作业治疗干预方法会集中在代偿性技巧训练上。" "我要时刻记住，急性期的干预仅仅是参与长期的康复过程的开始。急性康复住院期间会提供几周高强度的治疗：一天 3~5 小时的 PT/OT 治疗，一周 6 天，持续 4~5 周。"

续表

作业治疗干预过程	临床推理过程	
	目的	治疗师思考内容的举例
急性康复机构的干预 **前3周:** ● 上肢被动和主动活动（由于脊柱保护，进行非阻力肩关节练习） ● 通过练习、活动和NMES加强腕关节肌力 ● ADL训练，包括使用万能袖带进食、刷牙、剃胡子 ● 尝试训练使用代偿器具写字、使用电脑和手机 ● 日常活动中使用手，如教导刷卡、拿钱、开药瓶的代偿技巧 ● 个人简短的教育会议，重点为具体的干预措施，如怎样使用手，怎样最大程度地发挥手的功能 ● 尝试不同的电动轮椅	实际表现与预期相比	"不考虑抑郁因素，Able发病前的自我修养和高度的作业参与，能预测出他参与治疗的能力。在前几周，他很少说话，虽然没有完全投入，但他还是按照计划行事，就好像在'走过场'。随着他变得独立，他开始更有活力了。他喜欢用电脑，因为意识到自己有可能可以重返学校。一个非常令人振奋的发现是：当Able抑郁消灭，他热情投入的个性开始浮现，他开始主动提出意见，轻松地解决问题，似乎也开始对新介绍的设备感兴趣。他也变得开朗外向，开始与其他患者交往。当Able差不多要从急性康复机构出院时，他的家人需要返回萨摩亚。从家人帮助到朋友支持的转变过程非常自然，因为Able的熟人都理解他的需要而给他支持与帮助。"
第4~5周: ● 解除了脊柱保护设施后，Able可以自由地移动颈部和肩膀，参与全面的增强肌力的训练项目。可采取临床试验，以评估右侧腕-手矫形器的使用（wrist-driven）。预定、检查是否合适、开始训练矫形器的使用。开始上半身穿着训练及下半身穿着训练 ● 扩展学生角色的活动，如使用电脑、iPad，拿起书和纸张 ● 教育：个人和小组形式。小组经验积累训练，如乘坐公共交通、自信心训练、引导自我照顾。个人：日常自我关节活动度练习 ● 通过与同伴的活动（如桌游），在有矫形器和没有矫形器的情况下进行手部使用训练 ● 预定腕关节驱动的腕-手矫形器 ● 预定坐垫和永久型轮椅	评估结果	"Able决定在没有家人陪同的情况下留在加利福尼亚，由于他出院后还不能够独立居住，所以小组决定找到备选的后续照顾方案。Able同意去过渡居住中心这个建议。这能使他在重返学校、独立居住以前获得更多的技能，达到更高的自我效能感。"
出院前目标: ● 安排Able住进过渡居住中心（TLC） ● 训练照护者，帮助Able照顾自己 ● 使Able参与到自我照顾中来 **住院前干预:** 拜访过渡居住中心并与职员会面	准备从急性康复机构出院	"进入TLC需要雇佣一个照护者，因为Able在ADL上需要帮助。他必须学会有效的指挥自我照顾过程，监督照护者的活动，对新的日常活动保持警觉，如日常皮肤检查、膀胱和肠道护理。"
附言: Able被一家过渡居住中心接纳。这个机构可继续提供低强度低消费的康复服务。朋友们的大力支持帮助了Able的过渡。他在这个机构居住了8个月，有一名室友。他一天中需要照护者帮忙2次。在TLC小组和作业治疗师的帮助下，Able制定了每天的日程安排：继续学习新技能、自我照顾自我管理、寻找重返学校的可能。他的照护者早上过来3小时，帮助Able起床、洗澡、穿衣、布置早餐。晚上再过来3小时帮助Able布置晚餐、排便、脱衣服、躺到床上		

续表

作业治疗干预过程	临床推理过程	
	目的	治疗师思考内容的举例
白天 Able 接受 TLC 服务。他的作业治疗项目包括个人和小组治疗项目，参与活动，如学习使用腕-手矫形器、学习间歇性导尿独立排空膀胱。其他活动包括参与大学足球赛，环绕校园以保证轮椅通行无障碍，与失能学生辅导员见面		
在 TLC 期间，Able 养成了新的习惯。就像以前预估的，他非常努力，变得更加独立，可以有效地指导照护者。离开 TLC 之前，Able 找到了一些社区资源来支持他一个健康的生活方式。他找到了可行的交通方式和可进行日常训练的场所。离开 TLC 之后，Able 和他在 TLC 的室友一起租了一间公寓，重返学校		

作业治疗实践中的临床推理

帮助患者雇佣照护者

Able 正雇佣第一位照护者。A. 照护者需要做什么？B. 照护者需要练习哪些重要的防范措施？C. 作为 Able 的治疗师，你怎样促进照护者的学习？

? 思考与总结

（1）列出 SCI 人群 3 个关键的流行病学因素，描述这些因素怎样影响评估和治疗过程。

（2）列出 C5 损伤的患者计划外出时，需要考虑的 3 个注意事项。

（3）什么是腱固定抓握？为什么它很重要？作业治疗师应该怎么促进它的功能？

（4）列出 SCI 患者作业治疗初评的 5 个部分。

（5）列出 C5 四肢瘫患者的典型进食安排。

（6）C7 损伤患者的功能性预后怎样？

（7）从病例里得知，患者在损伤时有意识丧失。你会怎样修改评估计划？描述存在脑外伤时，你会怎样相应地修改治疗目标和干预措施？

（8）在转变期，作业治疗师的角色是什么？

术 语 表

皮节（dermatome）：每个脊髓段感觉神经所支配的相应的皮肤区域（ASIA，2011）。

完全性损伤（complete injury）：脊髓最低节段没有感觉和运动功能保留（ASIA，2011）。

功能水平（functional level）：指关键肌肌力至少 3+，同时感觉完整的最低脊髓节段。

不完全性损伤（incomplete injury）：神经水平以下，包括 S4～S5 保留任一感觉或运动功能（ASIA，2011）。

截瘫（paraplegia）：胸、腰、骶段的脊髓损伤引起感觉/运动缺失，导致的除上肢以外的躯干、下肢、盆腔脏器的功能障碍（ASIA，2011）。

骨骼水平（skeletal level）：椎体损伤最严重水平。

腱效应抓握(tenodesis grasp)：当手腕屈曲时手指被动张开；手腕背伸时手指合拢(Wilson et al., 1984)。

四肢瘫（tetraplegia）：颈段脊髓损伤引起感觉/运动缺失，导致的四肢、躯干、内脏器官的功能障碍（ASIA，2011）。

附录 38-1　功能性预后

以结果为基础的实践指南能预估出康复对改善功能状态和活动限制的影响。在以下功能性预后的表格中，脊髓医学协会根据结果分析与专家意见，提出了针对损伤1年以后的完全性脊髓损伤患者的最合理描述。这些结果指南是在充分认识到结果并不完全在卫生保健提供者的影响或控制之下的情况下提出的。患者的个别差异性，医疗事件的过程，心理、社会、环境的支持，认知功能，这些都对预后有很大影响。

以结果为基础的指南可用来设立目标，给质量改进提供信息，比较相似机构的表现。同时以结果为基础的指南可提供一个基准，用以比较对社区长期运作有持久影响的过程和结果。残疾结果的衡量一般聚焦在个人重要功能或 ADL 活动的完成程度。残疾的定义与世界卫生组织关于失能的模式一致：其程度根据个人日常活动时与环境的互动能力来评定。在 SCI 患者独立完成日常任务中，辅具变成了重要的辅助。

接下来的内容会描述 8 种 SCI 损伤（$C_1 \sim C_3$，C_4，C_5，C_6，$C_7 \sim C_8$，$T_1 \sim T_9$，$T_{10} \sim L_1$，$L_2 \sim S_5$）1 年后的预后功能情况。其结果反映出，理想状况下一个完全性 SCI 患者的独立程度可被预测出来。

以下的分类反映了移动能力、ADL、工具性 ADL、沟通技巧等方面预期的功能性结果。指南是根据临床专家意见、相关文献、数据库系统和美国国家脊髓损伤统计中心（the National Spinal Cord Injury Statistical Center，NSCISC）的数据来制定的。SCI 患者的功能性预后结果列在下表，专家组确定了一系列基本的日常功能和活动，预期的功能水平，以及可能需要的设备和护理，以支持损伤后 1 年预测的依赖性水平。这些成果领域包括：

● 呼吸、肠和膀胱的功能。脊髓损伤后的神经性影响可能导致个体功能的异常。呼吸功能包括在机械状态下或非机械状态下的呼吸和充分清除分泌物的能力。肠和膀胱功能包括排便、保持会阴部清洁、排便前后整理衣物。为达到预期功能，可能需要教导患者调整、促进患者管理这类身体功能的方法。

● 床上移动、床椅转移、轮椅驱动、轮椅姿势/减压。脊髓损伤后的神经性影响可能导致个体移动、活动、保证安全的能力异常。需要教导患者应对这类活动的调整或促进策略以达到预期结果。

● 站立和行走。脊髓损伤可能导致患者站立能力、心理需求，以及功能性行走能力缺失。为达到站立或行走的预期功能，可能需要教导患者调整和促进策略。

● 进食、洗漱、穿衣、洗澡。脊髓损伤后的神经性影响可能导致个体进行 ADL 的能力异常。为达到预期功能，可能需要教导患者调整和促进完成 ADL 的策略。

● 沟通（使用键盘、手写、使用电话）。脊髓损伤后的神经性影响可能导致个体沟通能力异常。为达到预期功能，可能需要教导患者调整和促进沟通的策略。

● 交通（驾驶、陪护驾驶的汽车、公共交通）。对 SCI 患者能在社区里最大程度上独立，交通活动是很关键的。需要调整环境来促进患者满足预期目标的要求。

● 家务活动（计划及准备食物、整理家务）。为了达到预期结果，需要教导患者调整和促进家务活动的技巧。完全性脊髓损伤的患者进行家务活动时需要不同程度的帮助。家务活动中需要帮助的时长已列在表格中。

● 帮助需求。功能性预后表格中已列出了在个人护理和家务活动中需要照护者帮助的时数。个人护理包括个人照护的各个方面、行动和安全保障干预。家务活动的帮助包含在推荐的总帮助时间内，包括之前提到的各种活动。表格和 Craig 残疾评估报告技巧（Craig handicap assessment and reporting technique，CHART）

中建议的工时数，代表了熟练或不熟练的、需付费或不需付费的辅助工时。C_1～C_3 和 C_4 节段损伤的患者需要 1 天 24 小时的帮助，其中包括未付费的陪护以监控保障安全。

SCI 患者需要适当的帮助，以确保达到功能性预后水平。随着 SCI 患者生存时间延长，表格中没有反映出需要帮助的时间的变化（Gerhart et al.，1993）；也没有考虑到个体差异性会影响需要帮助的时长。功能独立性评估（the Functional Independence Measure，FIM™）提示了在数个类别中的极大可变性。没有人知道代表该损伤节段的 SCI 患者是否能达到这一节段特定的功能性预后水平，或者有其他影响因素，如年龄、肥胖或合并损伤，这些情况可解释报告中帮助的可变性。在任何情况下都需要对个性化的需求进行评估。

● 器具需求。在每个功能性类别中确定了耐用医疗器具和辅具的最少推荐。随着对 SCI 康复项目中存在变化的认识，为达到功能性水平使用器具是非常必要的；因此下列出了最常见的辅具。一些辅助设备对大多数特定水平损伤的患者而言不是必需的，但可能被其他人群所需。器具介绍时常较为笼统，但由于多样化的康复项目宗旨与财务资源而各有不同。设备和技术将会产生快速的变化和进步，因此必须考虑这一点。

康复专业人员应该记住，附录 38-1 里提出的建议不是绝对的，更确切地说是参考。在给出辅具建议前应对 SCI 患者进行个体化功能性评估，这点怎么强调都不过分。所有耐用的医疗器械和辅具都必须进行彻底的评估与测试，以确定其不会引起医学并发症（如姿势偏离、皮肤破裂或疼痛），并达到最佳的功能。日常生活电子辅助设备（electronic aids to daily living，EADL）是环境控制单元的新名词；为了安全和最大程度的独立需要进行电话改装，每个患者都需要个体化地评估这一需求。这份文件中不包括一次性的医疗产品推荐。

● FIM™。附录 38-1 提供的不同程度的独立性，不仅依赖于专家意见，还来自美国国家脊髓损伤统计中心进行的大规模前瞻性纵向研究中 FIM™ 的数据。FIM™ 是康复医学中使用最广的评估工具。尽管它不能覆盖 SCI 患者失能的所有特征，但它抓住了许多基础的功能障碍区域。FIM™ 包含了 13 个运动和 5 个认知项目，评分为 1～7。1 分表示完全依赖，7 分表示完全独立。FIM™13 项运动项目的总分，从 13—所有项目完全依赖到 91—所有项目完全独立。FIM™ 是经常由康复专业人员完成的一项评估。不同的观察者，包括患者、家人和照护者，可以提供评级的信息。每一个汇报者可能有不同的误差。要提示的是，尽管 FIM™用于神经组的样本量较小，其数据的一致性增加了对结果解释分析的可信度。其他与功能独立性有关的资料也应作为结果分析的考虑因素，包括医疗信息、患者因素、社会参与、生活质量、环境因素与支持。在附录 38-1 中，FIM™ 的数据，如果可获得的话，分为 3 类。第一组数据，预期的 FIM™ 是根据临床专家意见记录的。第二组数据是由美国国家脊髓损伤统计中心编辑的 FIM™ 分数的中位数。美国国家脊髓损伤统计中心的 FIM™ 数据的四分位差是第三组数值。总的而言，FIM™ 数据表现的是损伤 1 年后的 405 位 SCI 存活者的 FIM™ 评估结果。FIM™ 的样本量和辅助数据可提供给任一节段损伤的案例。不同的预后应该应用于不同的患者亚组和人群。一些人群可能比参考组明显年长。随着年龄的增长，功能性能力也可能受限（Penrod et al.，1990；Yarkony et al.，1988）。

● 环境改造。为了帮助 SCI 患者达到功能性预后的目标，给他们提供一个安全可行的建筑环境是必需的。考虑环境，不限于入口和出口、家里移动、为个人护理和家务进行合理装备。

附录 38-1

功能性预后

C_1～C_3 节段

受神经支配的功能性肌肉：胸锁乳突肌；颈椎旁肌；颈辅助肌群

可能的活动：颈部屈曲，伸展，旋转

弱势：躯干、四肢完全无力；依赖于呼吸机

FIM™/辅助数据：Exp=预期 FIM™ 分数；Med=NSCISC 中位数；IR=NSCISC 四分位差

美国国家脊髓损伤统计中心样本量：FIM™=15；辅助=12

续表

	功能性预后	辅具	FIM™/辅助数据		
			Exp	Med	IR
呼吸	● 依赖呼吸机 ● 不能清除分泌物	● 2 台呼吸机（床边、便携式） ● 吸痰设备 ● 蓄电池备用设备			
肠	完全辅助	有坐垫可倾斜的淋浴坐厕椅（滚入式淋浴）	1	1	1
膀胱	完全辅助		1	1	1
床上移动	完全辅助	有侧轨的特伦德伦伯全电动的医疗床			
床椅转移	完全辅助	● 转移板 ● 电动或机械起重吊索	1	1	1
减压和姿势	完全辅助；器械辅助下可能独立	● 电动倾斜轮椅 ● 轮椅减压坐垫 ● 姿势支撑和头部控制辅具设备 ● 可能需要手部支具 ● 特殊的床或减压垫			
进食	完全辅助		1	1	1
穿衣	完全辅助		1	1	1
洗漱	完全辅助		1	1	1
洗澡	完全辅助	● 手持型淋浴 ● 洗发水托盘 ● 有坐垫可倾斜的淋浴坐厕椅	1	1	1
驱动轮椅	手动：完全辅助 电动：器械下独立	● 用头、下额或呼吸控制的电动倾斜轮椅，活动躺椅 ● 通气管	6	1	1～6
站立、行走	站立：完全辅助 行走：无				
沟通	完全辅助到独立，取决于工作站设置和是否有辅具	● 口操作杆，高科技电脑，环境控制单元 ● 各处放置辅具			
交通	完全辅助	陪护操作的厢式货车（可升起，有束缚带），或可行的公共交通			
家务	完全辅助				
需要帮助	● 24 小时陪护照顾（包括家务） ● 能够指导照顾的各方面		24*	24*	12～24*

*一天的时数

C4 节段

受神经支配的功能性肌肉：斜方肌；膈肌；颈椎旁肌

可能的活动：颈部屈曲，伸展，旋转；肩胛上提；呼吸

弱势：躯干、四肢完全无力；不能咳嗽，继发于肋间肌无力的耐力和呼吸储备降低

FIM™/辅助数据：Exp=预期 FIM™ 分数；Med=NSCISC 中位数；IR=NSCISC 四分位差

美国国家脊髓损伤统计中心样本量：FIM™=28；辅助=12

	功能性预后	辅具	FIM™/辅助数据		
			Exp	Med	IR
呼吸	可能可以脱离呼吸机	若不能脱机，参照 C1～C3 节段			
肠	完全辅助	有坐垫可倾斜的淋浴坐厕椅（滚入式淋浴）	1	1	1
膀胱	完全辅助		1	1	1
床上移动	完全辅助	有侧轨的特伦德伦伯全电动的医疗床			
床椅转移	完全辅助	● 转移板 ● 电动或机械起重吊索	1	1	1

续表

	功能性预后	辅具	FIM™/辅助数据		
			Exp	Med	IR
减压和姿势	完全辅助；器械辅助下可能独立	●电动倾斜轮椅 ●轮椅减压坐垫 ●姿势支撑和头部控制辅具 ●可能需要手部支具 ●特殊的床或减压垫			
进食	完全辅助		1	1	1
穿衣	完全辅助		1	1	1
洗漱	完全辅助		1	1	1
洗澡	完全辅助	手持型淋浴 洗发水托盘 有坐垫可倾斜的淋浴坐厕椅	1	1	1
驱动轮椅	手动：完全辅助 电动：独立	●用头、下颏或呼吸控制的电动倾斜轮椅，活动躺椅 ●通气管	6	1	1～6
站立、行走	站立：完全辅助 行走：不推荐	●倾斜台 ●液压站立台			
沟通	完全辅助到独立，取决于工作站设置和是否有辅具	●口操作杆，高科技电脑，环境控制单元			
交通	完全辅助	●陪护操作的厢式货车（比如，可升降，有束缚带），或可行的公共交通			
家务	完全辅助				
需要帮助	●24小时陪护照顾（包括家务） ●能够指导照顾的各方面		24*	24*	16～24*

*一天的小时数

C5 节段

受神经支配的功能性肌肉：三角肌；肱二头肌；肱肌；肱桡肌；斜方肌；前锯肌（部分支配）

可能的活动：肩外展、内收和伸展；肘屈曲，旋后；肩胛骨内收外展

弱势：缺乏伸肘、旋前、腕和手指活动；躯干和下肢无力

FIM™/辅助数据：Exp=预期 FIM™ 分数；Med=NSCISC 中位数；IR=NSCISC 四分位差

美国国家脊髓损伤统计中心样本量：FIM™=41；辅助=35

	功能性预后	辅具	FIM™/辅助数据		
			Exp	Med	IR
呼吸	继发于肋间肌无力的耐力差、肺活量小；可能需要帮助清理分泌物				
肠道	完全辅助	有坐垫的淋浴椅；坐便器，或留有坐便开口的浴盆	1	1	1
膀胱	完全辅助	可能需要辅具（电动排空的附腿尿袋）	1	1	1
床上移动	完全辅助	●设有特伦德伦伯装置及使用者控制全电动的医疗床 ●侧边扶手			
床椅转移	完全辅助	●转移板 ●电动或机械起重吊索	1	1	1
减压和姿势	器械下独立	●电动倾斜轮椅 ●轮椅减压坐垫 ●手部支具 ●特殊的床或减压垫 ●姿势支撑装置			

续表

	功能性预后	辅具	FIM™/辅助数据		
			Exp	Med	IR
进食	准备过程完全辅助，辅具下独立进食	● 对掌支具 ● 辅助器具	5	5	25～55
穿衣	下装：完全辅助 上衣：部分辅助	● 对掌支具 ● 辅助器具	1	1	1～4
洗漱	部分至完全辅助	● 对掌支具 ● 辅助器具	1	1	1～5
洗澡	完全辅助	● 有坐垫的淋浴椅；坐便器 ● 手持型淋浴	1	1	1～3
驱动轮椅	电动：独立 手动：室内未铺地毯的表面可独立或部分辅助；室外部分或完全辅助	电动：电动可倾斜的和（或）辅助改造过的可手部驱动控制的 手动：重量轻的，固定或可折叠的	6	6	5～6
站立、行走	站立：完全辅助	液压站立台			
沟通	设备安装后完全独立至部分辅助	● 对掌支具 ● 可能需要辅具帮助翻书、写字、按按钮			
交通	高度专业的设备下可独立；无障碍的公共交通情况下，部分辅助；陪护驾驶车辆时完全辅助	● 设有升降机高度专业的厢式货车			
家务	完全辅助				
需要帮助	● 个人护理：每天 10 小时 ● 家务：每天 6 小时 ● 能够指导照顾的各方面		16*	23*	10～24*

*一天的时数

C6 节段

受神经支配的功能性肌肉：胸大肌、旋后肌、桡侧腕长伸肌、前锯肌、背阔肌

可能的活动：肩胛骨背伸、水平内收、前臂旋后、桡侧伸腕

弱势：缺乏腕屈、肘伸展、手指活动；躯干和下肢无力

FIM™/辅助数据：Exp=预期 FIM™ 分数；Med=NSCISC 中位数；IR=NSCISC 四分位差

美国国家脊髓损伤统计中心样本量：FIM™=43；辅助=35

	功能性预后	辅具	FIM™/辅助数据		
			Exp	Med	IR
呼吸	继发于肋间肌无力的耐力差、肺活量小；可能需要帮助清理分泌物				
肠	部分到完全辅助	● 有坐垫的淋浴椅；坐便器，或留有坐便开口的浴盆 ● 其他所需的辅助设备	1～2	1	1
膀胱	部分到完全辅助；若有可排空的附腿尿袋，可能独立	所需的辅助设备	1～2	1	1
床上移动	部分辅助	● 全电动的医疗床 ● 侧边扶手 ● 可能需要大床			
床椅转移	一般：部分辅助/独立 低于一般：部分至完全辅助	● 转移板 ● 机械起重吊索	3	1	1～3
减压和姿势	器械或辅助技术下独立	● 电动倾斜轮椅 ● 轮椅减压坐垫 ● 姿势支撑装置 ● 可能需要减压垫			
进食	独立（需要/不需要辅具，切食物完全辅助）	可能需要辅助器具（U 形袖带、腱固定支具、辅助餐具、加护边的盘子）	5～6	5	4～6

续表

	功能性预后	辅具	FIM™/辅助数据		
			Exp	Med	IR
穿衣	上衣：完全独立 下装：部分/完全辅助	可能需要辅助器具（纽扣钩；装拉环的拉链、裤子、袜子；带魔术贴的鞋子）	1~3	2	1~5
洗漱	器械辅助下部分辅助至独立	可能需要辅助器具（U形袖带、改造手柄）	3~6	4	2~6
洗澡	上半部分：独立 下半部分：部分/完全辅助	●附有坐垫、转移板的浴缸/淋浴椅 ●其他所需的辅具 ●手持型花洒	1~3	1	1~3
驱动轮椅	电动：手臂驱动的轮椅可独立 手动：室内独立；室外部分或完全辅助	电动：电动可倾斜的，或可直立的电动轮椅 手动：重量轻的，固定或可折叠的	6	6	4~6
站立、行走	站立：完全复杂 行走：/	液压站立台			
沟通	独立（需要/不需要辅助设备）	可能需要辅具（腱固定支具；辅助手写板；按按钮、翻页、操作物品）			
交通	独立操作轮椅	●设有升降机的厢式货车 ●手部感应控制器 ●系带			
家务	轻体力的准备食物：部分辅助；其他家务完全辅助	可能需要辅具			
需要帮助	●个人护理：每天6小时 ●家务：每天4小时		10*	17*	8~24*

*一天的时数

C7~C8 节段

受神经支配的功能性肌肉：背阔肌、胸大肌、肱三头肌、旋前方肌、尺侧腕伸肌、桡侧腕屈肌、指深屈肌、指浅屈肌、指总伸肌、拇展肌/拇屈肌/拇对掌肌、蚓状肌（部分支配）

可能的活动：伸肘；尺侧伸腕；屈腕；手指屈曲、伸展；拇指屈、伸、外展

弱势：躯干和下肢无力；由于部分固有肌无力导致抓放及灵活性受限

FIM™/辅助数据：Exp=预期 FIM 分数；Med=NSCISC 中位数；IR=NSCISC 四分位差

美国国家脊髓损伤统计中心样本量：FIM™=38；辅助=35

	功能性预后	辅具	FIM™/辅助数据		
			Exp	Med	IR
呼吸	继发于肋间肌无力的耐力差、肺活量小；可能需要帮助清理分泌物				
肠	部分到完全辅助	●有坐垫的淋浴椅；坐便器，或留有坐便开口的浴盆 ●其他所需的辅助设备	1~4	1	1~4
膀胱	部分到完全辅助；若有可排空的附腿尿袋，可能独立	所需的辅助设备	2~6	3	1~6
床上移动	独立至部分辅助	全电动的医疗床或大床			
床椅转移	一般：独立 低于一般：独立至部分辅助	转移板（需要或不需要）	3~7	4	2~6
减压和姿势	独立	●轮椅减压坐垫 ●姿势支撑装置 ●可能需要减压垫			
进食	独立	可能需要辅助器具	6~7	6	5~7
穿衣	上衣：完全独立 下装：独立/部分辅助	可能需要辅助器具	4~7	6	4~7
洗漱	独立	可能需要辅助器具	6~7	6	4~7

续表

	功能性预后	辅具	FIM™/辅助数据		
			Exp	Med	IR
洗澡	上半部分：独立 下半部分：部分辅助/独立	● 有坐垫、转移板的浴缸/淋浴椅 ● 其他所需的辅具 ● 手持型花洒	3~6	4	2~6
驱动轮椅	手动：室内和室外平坦地形独立；室外不平坦地形部分辅助	手动：重量轻的，固定或可折叠的	6	6	6
站立、行走	站立：部分辅助/独立 行走：/	液压站立台，或标准站立架			
沟通	独立	可能需要辅具			
交通	如果能独立转移，装载及卸载轮椅，即可以独立操作汽车；可独立驾驶改装后的厢式货车	● 改造的车辆 ● 转移板			
家务	轻体力的准备食物和家务：独立； 复杂的烹饪和重体力清洁活动：部分/完全辅助	可能需要辅具			
需要帮助	● 个人护理：每天 6 小时 ● 家务：每天 2 小时		8*	12*	2~24*

*一天的时数

T₁~T₉节段

受神经支配的功能性肌肉：包括拇指在内的手内在肌；肋间肌；竖脊肌；蚓状肌；拇伸肌、拇屈肌、拇展肌

可能的活动：上肢动作完整；上部躯干稳定性受限；肋间肌受神经控制后耐力增加

弱势：下部躯干无力；下肢无力

FIM™/辅助数据：Exp=预期 FIM™ 分数；Med=NSCISC 中位数；IR=NSCISC 四分位差

美国国家脊髓损伤统计中心样本量：FIM™=144；辅助=122

	功能性预后	辅具	FIM™/辅助数据		
			Exp	Med	IR
呼吸	肺活量和耐力一般				
肠	独立	马桶增高座椅或留有坐便开口的浴盆	6~7	6	4~6
膀胱	独立		6	6	5~6
床上移动	独立	大床			
床椅转移	独立	转移板（需要或不需要）	6~7	6	6~7
减压和姿势	独立	● 轮椅减压坐垫 ● 姿势支撑装置 ● 可能需要减压垫			
进食	独立		7	7	7
穿衣	独立		7	7	7
洗漱	独立		7	7	7
洗澡	独立	● 有坐垫、转移板的浴缸/淋浴椅 ● 手持型淋浴	6~7	6	5~7
驱动轮椅	独立	手动固定/可折叠的轻的轮椅	6	6	6
站立、行走	站立：独立 行走：一般不具功能	站立架			
沟通	独立				
交通	使用汽车可独立，包括装载及卸载轮椅	手部操作控制			

续表

	功能性预后	辅具	FIM™/辅助数据		
			Exp	Med	IR
家务	复杂的烹饪和轻体力清洁活动：独立；重体力家务：部分/完全辅助				
需要帮助	家务：每天 3 小时		2*	3*	0～15*

*一天的时数

T₁₀～L₁ 节段

受神经支配的功能性肌肉：所有肋间肌功能正常；腹外斜肌；腹直肌

可能的活动：不受损的躯干稳定性

弱势：下肢无力

FIM™/辅助数据：Exp=预期 FIM™ 分数；Med=NSCISC 中位数；IR=NSCISC 四分位差

美国国家脊髓损伤统计中心样本量：FIM™=71；辅助=57

	功能性预后	辅具	FIM™/辅助数据		
			Exp	Med	IR
呼吸	呼吸功能正常				
肠	独立	有坐垫的或马桶增高座椅	6～7	6	6
膀胱	独立		6	6	6
床上移动	独立	大床			
床椅转移	独立		7	7	6～7
减压和姿势	独立	●轮椅减压坐垫 ●姿势支撑装置 ●可能需要减压垫			
进食	独立		7	7	7
穿衣	独立		7	7	7
洗漱	独立		7	7	7
洗澡	独立	●有坐垫、转移板的浴缸 ●手持型淋浴	6～7	6	6～7
驱动轮椅	独立（室内外）	手动固定/可折叠的轻的轮椅	6	6	6
站立、行走	站立：独立 行走：功能性，部分辅助/独立	●站立架 ●前臂拐或助行器 ●膝踝足矫形器（KAFO）			
沟通	独立				
交通	使用汽车可独立，包括装载及卸载轮椅	手部操作控制			
家务	复杂的烹饪和轻体力清洁活动：独立；重体力家务：部分辅助				
需要帮助	家务：每天 2 小时		2*	2*	0～8*

*一天的时数

L₂～S₅ 节段

受神经支配的功能性肌肉：所有腹肌和躯干肌肉功能正常；根据不同节段，保留以下肌肉功能：髋关节屈肌、伸肌、内收、外展肌肉；膝关节屈肌、伸肌；踝关节跖屈肌、背屈肌

可能的活动：不受损的躯干稳定性；下肢控制（部分至完全）

弱势：部分下肢无力（髋、膝、踝、足）

FIM™/辅助数据：Exp=预期 FIM™ 分数；Med=NSCISC 中位数；IR=NSCISC 四分位差

美国国家脊髓损伤统计中心样本量：FIM™=20；辅助=16

续表

	功能性预后	辅具	FIM™/辅助数据		
			Exp	Med	IR
呼吸	呼吸功能正常				
肠	独立	马桶增高座椅	6~7	6	6~7
膀胱	独立		6	6	6~7
床上移动	独立				
床椅转移	独立	大床	7	7	7
减压和姿势	独立	●轮椅减压坐垫 ●可能需要减压垫			
进食	独立		7	7	7
穿衣	独立		7	7	7
洗漱	独立		7	7	7
洗澡	独立	●有坐垫、转移板的浴缸 ●手持型淋浴	7	7	6~7
驱动轮椅	独立（室内外）	手动固定/可折叠的轻的轮椅	6	6	6
站立、行走	站立：独立 行走：功能性，部分辅助/独立	●站立架 ●膝踝足矫形器（KAFO）或踝足矫形器（AFO） ●可能需要前臂拐或手杖			
沟通	独立				
交通	使用汽车可独立，包括装载及卸载轮椅	手部操作控制			
家务	复杂的烹饪和轻体力清洁活动：独立；粗重家务：部分辅助				
需要帮助	家务：每天0~1小时		0~1*	0*	0~2*

*一天的时数

参 考 文 献

Alverzo, J. P., Rosenberg, J. H., Sorensen, C. A., & Shultz DeLeon, S. (2009). Nursing care and education for patients with spinal cord injury. In S. A. Sisto, E. Druin, & M. Macht Sliwinski (Eds.), *Spinal cord injuries: Management and rehabilitation* (pp. 37-68). St. Louis: Mosby.

American Occupational Therapy Association. (2008). Occupational therapy practice framework: Domain and process (2nd ed.). *American Journal of Occupational Therapy, 62,* 625-700.

American Spinal Injury Association. (2011). *International standards for neurological classification of spinal injury*. Atlanta, GA: American Spinal Injury Association.

Anderson, K. D., Acuff, M. E., Arp, B. G., Backus, D., Chun, S., Fisher, K., Fjerstad, J. E., Graves, D. E., Greenwald, K., Groah, S. L., Harkema, S. J., Horton, J. A., Huang, M.-N., Jennings, M., Kelley, K. S., Kessler, S. M., Kirshblum, S., Koltenuk, S., Linke, M., Ljungberg, I., Nagy, J., Nicolini, L., Roach, M. J., Salles, S., Scelza, W. M., Read, M. S., Reeves, R. K., Scott, M. D., Tansey, K. E., Theis, J. L., Tolfo, Whitney, M., Williams, C. D., Winter, C. M., & Zanca, J. M. (2011). United States (US)multi-center study to assess the validity and reliability of the Spinal Cord Independence Measure (SCIM III). *Spinal Cord, 49,* 880-885.

Atkins, M. S. (1989). *A descriptive study: The occupational therapy predischarge home visit program for spinal cord injured adults* (Unpublished master's thesis). University of Southern California, Los Angeles, CA.

Atkins, M. S., Baumgarten, J. M., Yasuda, Y. L., Adkins, R., Waters, R. L., Leung, P., & Requejo, P. (2008). Mobile arm supports: evidence-based benefits and criteria for use. *Journal of Spinal Cord Medicine, 31,* 388-393.

Atkins, M. S., Clark, D., & Waters, R. (2010). Upper limb orthoses. In V. W. Lin (Ed.), *Spinal cord medicine: Principles and practice* (2nd ed., pp. 663-674). New York: Demos.

Baum, C. (2000). Occupation-based practice: Reinventing ourselves for the new millennium. *OT Practice, 1,* 12-15.

Block, P., Vanner, E. A., Keys, C. B., Rimmer, J. H., & Skeels, S. E. (2010). Project Shake-It-Up: Using health promotion, capacity building and a disability studies framework to increase self-efficacy. *Disability and Rehabilitation, 32,* 741-754.

Botte, M. J., Peace, W. J., & Pacelli, L. L. (2011). Complications of the musculoskeletal system following spinal cord injury. In J. E. Zigler, F. J. Eismont, S. R. Garfin, & A. R. Vaccaro (Eds.), *Spine trauma* (2nd ed.). Rosemont, IL: American Academy of Orthopaedic Surgeons.

Bryce, T. N., & Ragnarsson, K. T. (2000). Pain after spinal cord injury. *Physical Medicine & Rehabilitation Clinics of North America, 11,* 157-168.

Cardenas, D. D., Hoffman, J. M., Kirshblum, S., & McKinley, W. (2004). Etiology and incidence of rehospitalization after traumatic spinal cord injury: A multicenter analysis. *Archives of Physical Medicine and Rehabilitation, 85,* 1757-1763.

Carson, J. (2012). Telehealth opportunities in occupational therapy through the affordable care act. *American Journal of Occupational Therapy, 66,* 131-136.

Catz, A., Itzkovich, M., Tesio, L., Biering-Sorensen, F., Weeks, C., Laramee, M. T., Craven, B. C., Tonack, M., Hitzig, S. L., Glaser, E., Zeilig, G., Aito, S., Scivoletto, G., Mecci, M., Chadwick, R. J., El Masry, W. S., Osman, A., Glass, C. A., Silva, P., Soni, B. M., Gardner, B. P., Savic, G., Bergstrom, E. M., Bluvshtein, V., & Ronen, J. (2007). A multicenter international study of the Spinal Cord Independent Measure, Version III: Rasch psychometric validation. *Spinal Cord, 45,* 275-291.

Clark, F. A., Jackson, J. M., Scott, M. D., Carlson, M. E., Atkins, M. S., Uhles-Tanaka, D., & Rubayi, S. (2006). Data-based models of how pressure ulcers develop in daily-living contexts of adults with spinal cord injury. *Archives of Physical Medicine & Rehabilitation, 87,* 1516-1525.

Consortium for Spinal Cord Medicine. (1997). *Acute management of autonomic dysreflexia: Adults with spinal cord injury presenting to health care facilities.* Washington, DC: Paralyzed Veterans of America.

Consortium for Spinal Cord Medicine. (1998). *Neurogenic bowel management in adults with spinal cord injury: Clinical practice guidelines*. Washington, DC: Paralyzed Veterans of America.

Consortium for Spinal Cord Medicine. (1999). *Outcome following traumatic spinal cord injury: Clinical practice guidelines for health care professionals*. Washington, DC: Paralyzed Veterans of America.

Consortium for Spinal Cord Medicine. (2005a). *Preservation of upper limb function following spinal cord injury: A clinical practice guidelines for healthcare professionals*. Washington, DC: Paralyzed Veterans of America.

Consortium for Spinal Cord Medicine. (2005b). *Respiratory management following spinal cord injury: A clinical practice guideline for health-care professionals*. Washington, DC: Paralyzed Veterans of America.

Consortium for Spinal Cord Medicine. (2006). *Bladder management for adults with spinal cord injury : A clinical practice guideline for health-care professionals*. Washington, DC: Paralyzed Veterans of America.

Consortium for Spinal Cord Medicine. (2008). *Early acute management in adults with spinal cord injury : A clinical practice guideline for health-care professionals*. Washington, DC: Paralyzed Veterans of America.

Consortium for Spinal Cord Medicine. (2010). *Sexuality and reproductive health in adults with spinal cord injury.* Washington, DC: Paralyzed Veterans of America. www.pva.org.

Curtin, M. (1999). An analysis of tetraplegic hand grips. *British Journal of Occupational Therapy, 62,* 444-450.

Dames, T. M., Jackson, G. L., Powers, B. J., Bosworth, H. B., Cheng, E., Anderson, E. J., Guihan, M., LaVela, S., Rajan, S., & Plue, L. (2009). Implementing evidence-based patient self-management programs in the Veterans Health Administration: Perspectives on delivery system design considerations. *Journal of General Internal Medicine, 25,* 68-71.

Davidoff, G. N., Roth, E. J., & Richards, J. S. (1992). Cognitive deficits in spinal cord injury: Epidemiology and outcome. *Archives of Physical Medicine and Rehabilitation, 73,* 275-284.

Dijkers, M. Bryce, T., & Zanca, J. (2009). Prevalence of chronic pain after spinal cord injury: A systematic review. *Journal of Rehabilitation Research and Development, 46*:13-30.

Donnelly, C., Eng, J. J., Hall, J., Alford, L., Giachino, R., Norton, K., & Kerr, D. S. (2004). Client-centered assessment and the identification of meaningful treatment goals for individuals with spinal cord injury. *Spinal Cord, 42,* 302-307.

Fattal, C. (2004). Motor capacities of upper limbs in tetraplegics: A new scale for the assessment of the results of functional surgery on upper limbs. *Spinal Cord, 42,* 80-90.

Fawcett, J. W., Curt, A., Steeves, J. D., Coleman, W. P., Tuszynski, M. H., Lammertse, D., Bartlett, P. F., Blight, A. R., Dietz, V., Ditunno, J., Dobkin, B. H., Havton, L. A., Ellaway, P. H., Fehlings, M. G., Privat, A., Grossman, R., Guest, J. D., Kleitman, N., Nakamura, M., Gaviria, M., & Short, D. (2007). Guidelines for the conduct of clinical trials for spinal cord injury as developed by the ICCP panel: Spontaneous recovery after spinal cord injury and statistical power needed for therapeutic clinical trials. *Spinal Cord, 45,* 190-205.

Fogelberg, D., Atkins, M., Blanche, E., Carlson, M., & Clark, F. (2009). Decisions and dilemmas in everyday life: Daily use by individuals with spinal cord injury and the impact on pressure ulcer risk. *Topics in Spinal Cord Injury Rehabilitation, 15,* 16-32.

Forchheimer, M., & Tate, D. G. (2004). Enhancing community re-integration following spinal cord injury. *NeuroRehabilitation, 19,* 103-113.

Ford, J. R., & Duckworth, B. (1987). *Physical management for the quadriplegic patient* (2nd ed.). Philadelphia: Davis.

Garland, D. E. (1991). A clinical perspective on common forms of acquired heterotopic ossification. *Clinical Orthopaedics and Related Research, 242,* 169-176.

Gerhart, K. A., Bergstorm, E., Charlifue, S., Mentor, R. R., & Whiteneck, G. G. (1993). Long-term spinal cord injury: Functional changes over time. *Archives of Physical Medicine and Rehabilitation, 74,* 1030-1034.

Gersham, G. E., Labi, M. I., Dittmar, S. S., Hicks, J. T., Joyce, S. Z., & Phillips Stehlik, M. A. (1986). The Quadriplegia Index of Function (QIF): Sensitivity and reliability demonstrated in a study of thirty quadriplegic patients. *Paraplegia, 24,* 38-44.

Hammell, K. W. (1995). *Spinal cord injury rehabilitation* . Suffolk, UK: Chapman & Hall.

Hammell, K. W. (2004). Exploring quality of life following high spinal cord injury: A review and critiques. *Spinal Cord, 42,* 491-502.

Hammell, K. W. (2007). Experience of rehabilitation following spinal cord injury: A meta-synthesis of qualitative findings. *Spinal Cord, 45,* 260-274.

Hill, J. (1986). *Spinal cord injury: A guide to functional outcomes in occupational therapy* . Rockville, MD: Aspen.

Hoffman, L. R., & Field-Fote, E. C. (2009). Upper extremity training for individuals with cervical spinal cord injury: Functional recovery and neuroplasticity. In E. C. Field-Fote (Ed.), *Spinal cord rehabilitation* (pp. 259-290). Philadelphia: F. A. Davis.

Jackson, J., Carlson, M., Rubayi, S., Scott, M. D., Atkins, M., Blanche, E., Saunders-Newton, C., Mielke, S., Wolfe, M. K., & Clark, F. (2010). Qualitative study of principles pertaining to lifestyle and pressure ulcer risk in adults with spinal cord injury. *Disability and Rehabilitation, 32,* 567-578.

Jaspers Focks-Feenstra, J. H., Snoek, G. J., Bongers-Janssen, H. M., & Nene, A. V. (2011). Long-term patient satisfaction after reconstructive upper extremity surgery to improve arm-hand function in tetraplegia. *Spinal Cord, 49,* 903-908.

Jebsen, R., Taylor, N., Trieschmann, R., Trotter, M., & Howard, L. (1969). An objective and standardized test of hand function. *Archives of Physical Medicine and Rehabilitation, 50,* 311-319.

Kapadia, N. M., Zivanovic, V., Furlan, J., Craven, B. C., McGillivray, C., & Popovic, M. R. (2011). Functional electric stimulation therapy for grasping in traumatic incomplete spinal cord injury: Randomized control trial. *Artificial Organs, 35,* 212-216.

Kendall, F. P., McCreary, E. K., Provance, P. G., Rodgers, M. M., & Romani, W. A. (2005). *Muscles: Testing and function, posture and pain* (5th ed.). Baltimore, MD: Lippincott Williams & Wilkins.

Kilgore, K. L., Hoyen, H. A., Bryden, A. M., Hart, R. L., Keith, M. W., & Peckham, H. (2008). An implanted upper-extremity neuroprosthesis using myoelectric control. *Journal of Hand Surgery, 33,* 539-550.

Kirshblum, S. C., Gulati, M., O'Conner, K. C., & Voorman, S. J. (1998). Bowel care practices in chronic spinal cord injury patients. *Archives of Physical Medicine and Rehabilitation, 79,* 20-23.

Krause, J. S., & Saunders, L. L. (2011). Health, secondary conditions, and life expectancy after spinal cord injury. *Physical Medicine and Rehabilitation, 92,* 1770-1775.

Lidal, I. B., Hjeltnes, N., Roislien, J., Stanghelle, J. K., & Biering-Sorensen, F. (2009). Employment of persons with spinal cord lesions injured more than 20 years ago. *Disability and Rehabilitation, 31,* 2174-2184.

Lorig, K. L. (2003). Self-management education, more than a nice extra. *Medical Care, 41,* 699-701.

Maddox, S. (2007). *Paralysis resource guide* . Short Hills, NJ: Christopher & Dava Reeve Foundation.

Magasi, S., Heinemann, A. W., & S. Wilson (2009). Psychological aspects of living with SCI: Emotional health, quality of life and participation. In E. C. Field-Fote (Ed.), *Spinal cord rehabilitation* (pp. 211-228). Philadelphia: F. A. Davis.

Makhsous, M., Priebe, M., Bankard, B. S., Rowles, D., Zeigler, M., Chen, D., & Lin, F. (2007). Measuring tissue perfusion during pressure relief maneuvers: Insights into preventing pressure ulcers. *Journal of Spinal Cord Medicine, 30,* 497-507

Mandel, D. R., Jackson, J. M., Zemke, R., Nelson, L., & Clark, F. A. (1999). *Lifestyle redesign: Implementing the Well Elderly Program* . Bethesda, MD: American Occupational Therapy Association.

Massagli, T. L., & Jaffe, K. M. (1990). Pediatric spinal cord injury: Treatment and outcome. *Pediatrician, 17,* 244-254.

Moberg, E. (1978). *The upper limb in tetraplegia* . Stuttgart: Thieme.

Mulroy, S. J., Thompson, L., Kemp, B., Hatchett, P. P., Newsam, C. J., Lupold, D. G., Haubert, L. L., Eberly, V., Ge, T. T., Azen, S. P., Winstein, C. J., & Gordon, J. (2011). Strengthening and optimal movements for painful shoulders (STOMPS) in chronic spinal cord injury: A randomized controlled trial. *Physical Therapy, 91,* 305-324.

National Spinal Cord Injury Statistical Center. (2010). *Annual report for the model spinal cord injury care systems* . Birmingham: University of Alabama.

National Spinal Cord Injury Statistical Center. (2012). *Spinal cord injury: Facts and figures at a glance.* Birmingham: University of Alabama.

Nobunaga, A. I., Go, B. K., & Karunas, R. B. (1999). Recent demographic and injury trends in people served by the Model Spinal Cord Injury Systems. *Archives of Physical Medicine and Rehabilitation, 80,* 1372-1382.

Penrod, L. E., Hedge, S. K., & Ditunno, J. F., Jr. (1990). Age effect on prognosis for functional recovery in acute traumatic central cord syndrome (CCS). *Archives of Physical Medicine and Rehabilitation, 71,* 963-968.

Post, M. W., & van Leeuwen, C. M. (2012). Psychosocial issues is spinal cord injury: A review. *Spinal Cord, 50,* 382-389.

Potter, P. J., Wolfe, D. L., Burkell, J. A., & Hayes, K. C. (2004). Challenges in educating individuals with SCI to reduce secondary conditions. *Topics in Spinal Cord Injury Rehabilitation, 10,* 30-40.

Radomski, M. V. (1998). Problem-solving deficits: Using a multidimensional definition to select a treatment approach. *Physical Disabilities Special Interest Section Quarterly, 21,* 1. Bethesda, MD: American Occupational Therapy Association.

Radomski, M. V. (2000). Self-efficacy: Improving occupational therapy outcomes by helping patients say "I can." *Physical Disabilities Special Interest Section Quarterly, 23,* 1-3. Bethesda, MD: American Occupational Therapy

Association.

Radomski, M. V., Finkelstein, M., Hagel, S., Masemer, S., Theis, J., & Thompson, M. (2011). A pilot wellness and weight management program for individuals with spinal cord injury: Participants' goals and outcomes. *Topics in Spinal Cord Injury and Rehabilitation, 17,* 59-69.

Rice, I., Cooper, R. A., Cooper, R., Kelleher, A., & Boyles, A. (2009). Sports and recreation for people with spinal cord injuries. In S. A. Sisto, E. Druin, & M. M. Sliwinski (Eds.), *Spinal cord injury: Management and rehabilitation* (pp. 455-477). St. Louis: Mosby.

Scivoletto, G., Morganti, B., Ditunno, P., Ditunno, J. F., & Molinari, M. (2003). Effects on age spinal cord lesion patients' rehabilitation. *Spinal Cord, 41,* 457-464.

Siddall, P. J., Yezierski, R. P., & Loeser, J. D. (2000). Pain following spinal cord injury: Clinical features, prevalence and taxonomy . *IASP Newsletter, 3,* 3-7.

Smith, Q. W., Frieden, L., Nelson, M. R., & Tilbor, A. G. (1996). Transition to adulthood for young people with spinal cord injury. In R. R. Benz & M. J. Mulcahey (Eds.), *The child with a spinal cord injury* (pp. 601-612). Rosemont, IL: American Academy of Orthopedic Surgeons.

Snoek, G. J., Ijzerman, M. J., Hermens, H. J., Maxwell, D., & Biering-Sorensen, F. (2004). Survey of the needs of patients with spinal cord injury: Impact and priority for improvement in hand function in tetraplegics. *Spinal Cord, 42,* 526-532.

Sollerman, C., & Ejeskar, A. (1995). Sollerman Hand Function Test: A standardized method and its use in tetraplegia patients. *Scandinavian Journal of Plastic Reconstructive Surgery and Hand Surgery, 29,* 167-176.

van den Berg, M. E. L., Castellote, J. M., Mahillo-Fernandez, I., & de Pedro-Cuesta, J. (2010). Incidence of spinal cord injury worldwide: A systematic review. *Neuroepidemiology, 34,* 184-192.

van Kuijk, A. A., Geurts A. C., & van Kuppevelt, H. J. (2002). Neurologic heterotropic ossification in spinal cord injury. *Spinal Cord, 40,* 313-326.

van Tuijl, J. H., Janssen-Potten, Y. J. M., & Seelen, H. A. M. (2002). Evaluation of upper extremity motor function tests in tetraplegics. *Spinal Cord, 40,* 51-64.

Waters, R. L., Sie, I. H., Gellman, H., & Tognella, M. (1996). Functional hand surgery following tetraplegia. *Archives of Physical Medicine and Rehabilitation, 77,* 86-94.

Whiteneck, G. G., Gassaway, J., Dijkers, M. P., Lammertse, D. P., Hammond, F., Heinemann, A. W., Backus, D., Charlifue, S., Ballard, P. H., & Zanca, J. M. (2011). Impatient and postdischarge rehabilitation services provided in the first year after spinal cord injury: Findings from the SCIRehab study. *Archives of Physical Medicine and Rehabilitation, 92,* 361-368.

Whiteneck, G. G., Lammertse, D. P., Manley, S., & Mentor, R. (Eds.). (1989). *The management of high quadriplegia* . New York: Demos.

Widerstrom-Noga, E. (2009). Pain after spinal cord injury: Etiology and management. In E. C. Field-Fote (Ed.), *Spinal cord injury rehabilitation* (pp. 427-444). Philadelphia: Davis.

Wilkins, J. (2011). *Reentry programs for out-of-school youth with disabilities: Characteristics of reentry programs.* Clemson, SC: National Dropout Prevention Center for Students with Disabilities, Clemson University.

Wilson, D. J., McKenzie, M. W., Barber, L. M., & Watson, K. L. (1984). *Spinal cord injury: A treatment guide for occupational therapists* (2nd ed.). Thorofare, NJ: Slack.

Wolfe, D. L., Potter, P. J., & Sequeira, K. A. J. (2004). Overcoming challenges: The role of rehabilitation in educating individuals with SCI to reduce secondary conditions. *Topics in Spinal Cord Injury Rehabilitation, 10,* 41-50.

World Health Organization. (2001). *International classifi cation of functioning, disability and health* . Geneva, Switzerland: World Health Organization.

Wuolle, K. S., Van Doren, C. L., Thrope, G. B., Keith, M. W., & Peckham, P. H. (1994). Development of a quantitative hand grasp and release test for people with tetraplegia using a hand neuroprosthesis. *Journal of*

Hand Surgery, 9, 209-218.

Yarkony, G. M., Roth, E. J., Heinemann, A. W., & Lovell, L. L. (1988). Spinal cord injury rehabilitation outcomes: The impact of age. *Journal of Clinical Epidemiology, 41,* 173-177.

Zigler, J. E., Resnik, C., Carroll, L., Ramirez, A., Atkins, M. S., & Thompson, L. (2011). In J. E. Zigler, F. J. Eismont, S. R. Garfin, & A. R. Vaccaro (Eds.), *Spine trauma* (2nd ed., pp. 651-699). Rosemont, IL: American Academy of Orthopaedic Surgeons.

推 荐 阅 读

American Spinal Injury Association. (2011). *International standards for neurological classification of spinal injury patients* (Rev. ed.). Chicago: American Spinal Injury Association.

Ford, J. R., & Duckworth, B. (1987). *Physical management for the quadriplegic patient* (2nd ed.). Philadelphia: Davis. (Out of print but can be found in libraries and can be purchased used, on the Internet)

Hammell, K. W. (1995). *Spinal cord injury rehabilitation.* London: Chapman & Hall.

Hill, J. (1986). *Spinal cord injury: A guide to functional outcomes in occupational therapy.* Rockville, MD: Aspen. (Out of print but can found in libraries and can be purchased used on the Internet)

Magasi, S., Heinemann, A. W., & S. Wilson. (2009). Psychological aspects of living with SCI: Emotional health, quality of life and participation. In E. Field-Fote (Ed.), *Spinal cord rehabilitation.* Philadelphia: F. A. Davis.

Sisto, S. A., Druin, E., & Sliwinski, M. M. (Eds). (2009). *Spinal cord injury: Management and rehabilitation* . St. Louis: Mosby.

Whiteneck, G., Charlifue, S., Gerhart, K., Overholser, J., & Richardson, G. Quantifying handicap: a new measure of long-term rehabilitation outcomes. (1992). *Archives of Physical Medicine and Rehabilitation, 73,* 519-526.

致谢

我感谢 Rancho Los Amigos 美国国家康复中心的患者和工作人员，他们多年来激励和教会了我很多东西。我还要感谢我的父母，以色列赫德-哈沙伦的米里亚姆(Miriam)和泽伊夫·施密特（ Zeev Schmidt），他们教会了我热爱学习和从事有意义的职业。最后，我要感谢我的丈夫理查德·阿特金斯（ Richard Atkins ）和已故摄影师保罗·魏因赖希（ Paul Weinreich ）。

第三十九章　类风湿关节炎、骨性关节炎及纤维肌痛

原作者：Alison Hammond
译者：范珺菁　萧玉婷

学习目标

通过本章的学习，读者将能够
（1）描述类风湿关节炎、骨性关节炎及纤维肌痛的主要特征。
（2）鉴别影响作业表现的临床症状。
（3）选择评估工具以优化类风湿关节炎、骨性关节炎以及纤维肌痛患者的作业表现。
（4）描述有助患者继续、恢复或调整新的作业表现目标的有效措施。
（5）描述有助患者理解的方法以及作业表现中的自我管理策略。

类风湿关节炎、骨性关节炎及纤维肌痛患者发现他们在每日的活动中，感觉到疼痛、疲倦和挫败感，从而影响他们的健康与幸福。作业治疗致力于：

● 帮助提高患者日常作业活动的能力（如在工作、家庭、休闲及社交场合中，能体现生活角色价值的活动）
● 减少疼痛感及疲倦感
● 防止功能丧失
● 维持或提升心理健康
● 教导患者如何自我管理病症并在生活方式上做相应的调整
● 实现作业平衡（occupational balance）

生活中的参与限制对个人的心理健康及生理健康都有负面影响。保持或增加生活参与是作业治疗所追求的目标［American Occupational Association（AOTA），2008］。作业治疗能让患者学习到如何通过行为改变来管理自我的病症，例如，学习人体工效学（关节保护措施），疲劳管理，矫形器的使用（如果适用），压力管理，以及增加肢体活动。作业治疗师主要以门诊或社区的形式来接诊类风湿关节炎、骨性关节炎及纤维肌痛患者。

一、类风湿关节炎

类风湿关节炎（RA）是一种自身免疫性，伴随慢性炎症的疾病，主要累及关节。症状包括对称性的、多关节的痛感与肿胀；晨僵；身体不适；疲劳。类风湿关节炎也会影响眼睛、皮肤、肺、心脏、胃肠道、肾脏、神经系统及血液系统。类风湿关节炎至今不能被治愈，但尽早确诊，再配合药物管理可以预防及减缓病情进展。

在美国约有 1500 万名类风湿关节炎患者（Helmick et al., 2008）。发病率为 0.5%～1.0%，40～70 岁是发病高峰。约 60% 是在工龄期被确诊（Symmons et al., 2002）。大部分患者发病过程较为缓慢，首先累及手与脚的关节。20% 的患者起病急骤：某日起床时感觉到多个关节有疼痛及肿胀感，可能在急诊就诊后入院。

（一）病因和病理生理

类风湿关节炎的发病与遗传、激素、环境及生活方式等因素相关。关节损伤可能在症状出现后的数月内发生，包括：

● 滑膜炎：滑囊增厚及关节腔积液（水肿），增高的压力导致关节周围组织内的痛觉感受器被拉伸，从而产生痛感。
● 炎症细胞中释放出降解蛋白的酶。炎性组织（血管翳）破坏关节边缘的软骨和骨组织。软骨及软骨下的组织被逐渐侵蚀。
● 持续的、长期的关节肿胀导致韧带和关节囊被拉伸和弱化，关节稳定度变差。
● 炎症发展过程影响肌肉和新陈代谢使得肌肉重量下降（恶病质）。
● 炎性蛋白质（如肿瘤坏死因子 α）的释放引起严重的疲劳感。
● 韧带功能减弱或结构损坏的关节产生异常活动，可能导致关节畸形发生。

（二）累及关节和发病史

类风湿关节炎累及的上肢关节包含手腕（85%患者）、掌指关节（80%）、肘部（70%）、近端指间关节（65%）和肩关节（60%）。累及的下肢关节包含膝盖（80%）、脚踝（70%）、跖趾关节（70%）和髋关节（30%）。此外，颈椎（35%）及颞下颌关节（25%）也可能受到影响（Arthur & Hill, 2006）。

类风湿关节炎的发病史在相当程度上存在着分别。三种被鉴定的病程为：

（1）单周期性：约 20%的患者在首次发病后的 2～5 年，病情减缓并不再复发。早期诊断和（或）使用改善病情抗风湿性药物（DMARDs）为有效的治疗方案。

（2）复发性（Polycyclic）：约 75%的类风湿关节炎患者病程可持续多年，并且病情反复。

（3）进展性：约 5%的类风湿关节炎患者病情呈持续性并迅速加重或恶化［Centers for Disease Control and Prevention（CDC），2012］。

（三）类风湿关节炎的管理

药物治疗旨在快速抑制炎症，预防或减缓关节损伤，从而缓解疼痛和抑制疲劳感。越早开始使用 DMARDs，像甲氨蝶呤，效果越好。联合治疗（combination therapy）（甲氨蝶呤联合来氟米特/柳氮磺砒啶/硫酸羟氯喹）在治疗中度至重度的病情（Singh et al., 2012）中比单一药物疗法疗效更佳。两者药物耐受性和毒性也并无显著差异［National Institute for Health and Clinical Excellence（NICE），2009］。若 DMARDs 效果不明显，或预期较差，此时该考虑使用生物药物（依那西普，英夫利昔单抗或阿达木单抗）（Singh et al., 2012）。在过去 5 年间，研究表明新确诊的患者应尽早、积极地使用 DMARDs 配合生物药物以确保药物疗效。

多专业团队（MDT）管理、自我管理及疾病宣教是必要的。此外，人体工效学的宣教、运动锻炼和疲劳管理也是关键因素。初期阶段，约 60%的患者在用手及日常生活活动中感到困难，28%～40%的患者在确诊后的 5 年间停止工作（NICE，2009）。一旦失业，想要再恢复工作就变得不太可能（Verstappen et al.，2004）。这也表明大约 2/3 患者在作业治疗的帮助下改善手功能和日常生活活动的表现，还有至少 1/3 的患者得益于职业康复（NICE，2009）。针对类风湿关节炎的临床指南（包括非药物治疗）[已在英国（NICE，2009）与其他欧洲地区（Combe et al.，2007）颁布]。

二、骨性关节炎

骨性关节炎（OA）是最为常见的一种关节炎，也是在世界造成疼痛及残疾的主要病因之一。骨性关节炎的临床症状为关节退行性病变后产生的关节疼痛。仅在美国就有 2700 万的骨性关节炎患者（CDC，2012）。症状包含关节疼痛，初期随活动而加重，休息时则减轻。随着病程发展，持续性疼痛导致睡眠质量受到影响。疼痛感是源于滑膜炎（focal synovitis）使得软骨下骨中的血管压力上升及受累关节周围肌肉的保护性痉挛，从而导致关节囊中的痛觉感受器被牵引而引起的。晨僵或是长时间不活动后形成的僵硬（学名：凝胶现象 gel-phenomenon），通常会持续 5～30 分钟，且因活动的增加而改善。目前无法根治。

（一）病因和病理生理

骨性关节炎发病的因素有多种：

● 遗传性（遗传性占 40%～60%手部、膝盖及髋部的骨性关节炎）。
● 体质因素（女性的发病率高于男性，年龄和体重与发病率呈正相关）。
● 生物力学（如关节受伤，在工作或休闲活动中关节的过度使用，肌肉力量的减弱，关节松弛或关节错位）。

任何带滑膜的关节都有发生骨性关节炎的可能性，但是结构变化并不一定导致症状的产生。骨性关节炎病因复杂，其特点为新陈代谢活跃且病程多变，可累及所有关节组织（软骨、骨骼、滑膜、关节囊、韧带及肌肉）。病理生理学上的病变包括颤动、关节软骨缺失及周围骨骼的重组和骨增生（骨赘）。骨赘和其他关节的病变所产生的刺激也促成了病灶性的滑膜炎。这些病变也表明骨性关节炎是身体自我修复的过程（自限性），虽然关节结构发生了变化，但临床表现可完全缓解。然而，持续性的损伤或是无效的自我修复意味着有症候的骨性关节炎（NICE，2008）。

（二）关节累及和发病史

骨性关节炎的患病情况：

● 手部骨性关节炎：8%为超过 60 岁的患者。
● 膝关节骨性关节炎：12%为超过 60 岁的患者以及 16%为超过 45 岁的患者。
● 髋关节骨性关节炎：4.4%为超过 55 岁的患者（CDC，2012）。

骨性关节炎可能累及单个或多个关节。病程大多缓慢。由于常见于中、老年人，骨性关节炎常被说成是变老的自然过程，病情恶化也是在所难免的。但是，很多人却不知道不同的骨性关节炎的预后也是大相径庭。比如，累及指间关节（IP）的骨性关节炎患者（赫伯登结节与布夏尔结节）通常在患病的几年后症状消失，但遗留的关节病变仍旧影响功能。累及拇指的骨性关节炎多会引致持续疼痛感和导致残疾。累及膝关节的骨性关节炎患者，在患病 5 年后仅有 1/3 的患者病情减缓，另外 1/3 病情依旧，剩下 1/3 病情有所加重。由于病因复杂，对此尚未有很好的解释，但肥胖一直被视为病情加重的重要缘由。累及髋关节的骨性关节炎通常是病情最为严重的，绝大部分的患者在确诊后的 1～5 年间需接受髋关节置换手术（NICE，2008）。

（三） 骨性关节炎的管理

干预措施的核心在于教导患者如何自我管理，以及疾病宣教，包含针对性的肌肉强化，通过有氧锻炼而改善整体健康水平，提供减重建议（如有必要），以及人体工效学的宣教。对乙酰氨基酚（退热净）和非甾体类抗炎药（NSAIDs，如布洛芬凝胶）常被用来镇痛。如有必要，可给予口服的 NSAIDs。如果病情持续发展无法解决，则会使用复方辣椒碱乳膏或是进行关节内注射治疗。

在一项调查研究中，82%寻求医疗照护的患者表明在日常生活活动中遇到困难（74%患有手部骨性关节炎和 83%患有膝与多关节的骨性关节炎）。遇到困难的活动主要为购物（57%）、家务（43%）及穿脱衣服（21%），而在年龄相当的控制组三种活动遇到困难的概率分别为 12%、21%和 13%（Fautrel et al.，2005）。1/5 的患者随着病情发展不得不放弃现有的工作或是提早退休；4/5 的骨性关节炎患者伴随着长期的疼痛（Arthritis Care，2004）。因此，众多的骨性关节炎患者可以从作业治疗中得益。针对骨性关节炎的 MDT 管理的临床指南已在美国颁布（Hochberg et al.，2012），针对膝关节的骨性关节炎（Jordan et al.，2003）、髋关节的骨性关节炎（Zhang et al.，2005），以及手部骨性关节炎（Zhang et al.，2007）的临床指南也已于欧洲颁布（NICE，2008）。

三、纤维肌痛症

纤维肌痛症（FM）是一种神经源性疾病，被视为长期的生理和（或）心理压力过剩所导致的压力系统病症，类属慢性疲劳综合征。主要的临床表现为长期的全身弥漫性疼痛、睡眠障碍、疲劳及精神压力。其他症状包括晨僵；手脚发麻或刺痛；头痛，包括偏头痛、肠易激综合征、精神不振及记忆力减退。在美国境内已有 500 万的成人患者。患病率为 2%～5%，其中 80%的患者为女性（Arnold et al.，2011；CDC，2012）。在男性中，纤维肌痛症似乎缺乏全面性的诊断。最常见的发病年龄为 40～55 岁，但任何年龄都可发病。

美国风湿病学会（The American College of Rheumatology ）制定的诊断标准：疼痛持续时间超过 3 个月且原因不明，弥漫疼痛指数（widespread pain index，WPI），即过去 1 周内身体的 19 个固定区域发生疼痛的数量＞9 以及症状严重程度（symptom severity，SS ）评分＞9/13（特征性症状包括疲劳、认知及全身症状）（Wolfe et al.，2010）。本病的机制尚不清晰，确诊的时机也时常被耽搁（平均延误 5 年），导致预后和治疗效果较差。有些医护人员至今不认为纤维肌痛症是一个“真实存在的”病症，这也进一步加深了患者的焦虑及困惑（Ablin et al.，2011 ）。

（一）病因及病理生理

纤维肌痛症的起因包含多重因素。致病因素包括早年的应激事件、生理性创伤、灾变事件、感染及其他关节病变（如类风湿关节炎或骨性关节炎）。诱发因素可能包括生理性或精神性的过度操劳。家族因素，像是遗传或者社会因素，也与纤维肌痛症的发病息息相关。生理或心理压力影响下丘脑-垂体-肾上腺素的神经通路（脑中的应激反应机制），从而影响神经内分泌的正常工作。**功能性磁共振成像**（fMRI）显示纤维肌痛症患者的中枢神经系统的疼痛处理可能存在异常。疼痛知觉的中枢致敏，像皮肤异常性疼痛和痛觉过敏，导致痛觉通路中的神经递质发生量变，包括 P 物质增多（痛觉增加）、内啡肽的减少（引起痛知觉的增强和情绪低落），以及血清素的降低（引起睡眠、情绪与认知的问题，还导致昼夜节律混乱）。

要是 C 型末梢神经纤维反复地接收到痛觉的输入，脊髓后角内的受体感受到的刺激就越大。这被称为"wind up"（痛觉的感受随着时间增加愈发强烈）。被释放至脊髓后角内的肽物质与附近的生肌节产生突触连接，从而"扩散"疼痛至其他无损伤的组织。疼痛的加重解释了为什么类风湿关节炎及骨性关节炎会演变成纤维肌痛症。疼痛管理因此变得至关重要。负面的想法（惧怕、焦虑、沮丧和低下的自我效能感）都可能加重疼痛感觉（Ablin et al., 2011）。

（二）发病史

以社区为基础的研究表明纤维肌痛症的病程发展相对稳定，生活质量也随着患者学会如何管理病症后有所提升。然而，也有纵向研究表明被转诊到二级照护机构（康复）患者的症状长期以来有所恶化，虽然复发不常见，但众多患者需长期接受医疗服务（Sallinen et al., 2009）（见循证依据 39-1）。

（三）纤维肌痛症的管理

有效的病情管理需要医护人员尽早确诊并提供病情宣教，着重强调自我病情管理，以及严肃对待病症。三种被许可针对纤维肌痛症的药物：普瑞巴林（Pregabalin）用于减缓去甲肾上腺素和肽物质的释放，止痛，提升睡眠质量和降低疲乏感；米那普仑（Minaciprin）和度洛西汀（Duloxetine）为双重的 5-羟色胺和去甲肾上腺素再摄取抑制剂，对于疼痛感、身体机能降低和疲乏感有帮助，副作用相对温和。曲马多（Tramadol）也常用于止痛和提升身体机能。

多专业治疗团队的治疗效果优于单一疗法，应整合药物管理；运动（中等强度的有氧运动包括大动作范围的身体活动，至少一周 2～3 次，持续 6 周以上；可以是地面运动或是水疗，像是走路、打太极等）；渐进式力量训练；认知行为治疗（cognitive-behavioural therapy, CBT）；通过认知行为治疗来进行自我管理的宣教，如压力、疼痛及疲乏（睡眠和时间管理）的管理训练；放松技巧；人体工效学（Glombiewski et al., 2010; Hauser et al., 2009）。

一项美国社区调查显示，90%的女性纤维肌痛症患者表示在进行重家务劳动和重体力活动时感到困难；60%表示进行轻家务劳动，搬运，爬楼梯，多于半英里的走路等活动时感到困难；以及 25%表示在进行生活自理的日常活动中感到困难（Jones et al., 2008）。劳动能力丧失发生率为 23%～66%（Hernriksson et al., 2005）。因此，众多的纤维肌痛症患者可以从作业治疗中受益。针对纤维肌痛症的多学科诊疗模式的临床指南已由欧洲风湿病学会（EULAR）颁布（Carville et al., 2007）。

四、累及手部的类风湿关节炎、骨性关节炎及纤维肌痛症

类风湿关节炎、骨性关节炎及纤维肌痛症通常会影响到手部功能。因此，了解这些疾病如何影响手部会帮助患者理解介入方案的设计原理并提升他们的配合度，包括人体工效学、运动及矫形器的使用。

循证依据 39-1

Sallinen, M., Kukkurainen, M. L., Peltokallio, L., & Mikkelsson, M.（2009）. Women's narratives on experience of work ability and functioning in fibromyalgia. *Musculoskeletal Care*, 8，18-26.

摘要　纤维肌痛症对患者日常生活及工作的长期影响鲜为人知。一项叙述访谈性研究探索了 20 位长期患有纤维肌痛症女性患者的工作能力及身体机能改变的经历体验。四种被总结的体验为困惑、应付症状的波动、处于"中间"状态，以及处于精疲力尽的边缘。剧痛和极度的疲乏感，加上费力的生活状况和自然衰老，导致进一步的工作能力和功能性的丢失。职业康复或对工作任务的调整很少见到，或开始得太晚而变得没有效果。探究女性纤维肌痛症患者的生活故事揭露了切身的病因和临床预后及对工作能力的不利影响。这些出于患者本人的深刻见解可用于设计有效的干预治疗方案，进而帮助提升患者的工作效率并预防提前退休的发生。

实践意义

● 从纤维肌痛症患者的角度来理解病症的影响是必要的。定性研究提供纤维肌痛症如何影响作业表现（occupational performance）的宝贵经验。这些信息揭露了纤维肌痛症患者在寻求医疗系统及社保体系帮助时所面临的障碍和可能来自于雇主的负面态度。

● 失去工作可导致患者的抑郁与焦虑情绪，进一步恶化病症。

● 在作业治疗的过程中（occupational therapy process），必须评估纤维肌痛症对工作的影响，也必须提供相应的职业康复。针对人体工效学和疲劳管理的患者教育也是必要的。

● 一旦失业，患者认为将重新工作是不切实际的想法。因此，尽早开始职业康复有助于防止就业障碍的发生。

（一）手与类风湿关节炎

早期（少于 2 年）女性类风湿关节炎患者，平均手腕伸展减少20°，手腕屈曲减少30°，掌指关节屈曲减少15°，以及丢失 60%的正常握力及捏力（Hammond et al.，2000）。1/3 的患者有手部畸形（Eberhardt et al.，1990）。目前还没有对手部畸形发展情况的最新研究。早期高强度使用改善病情抗风湿药（DMARD）可有效地缓解手部功能的退变。手部畸形的发生是由于多重病症同时发生，包括长期的滑膜炎，关节结构的破坏引起的力学变化，以及正常与不正常的（外部）压力同时造成的手关节负担（Adams et al.，2008）。例如，握力需要掌指关节（MCP）尺偏，特别是环指与小指使弱化的掌指关节产生过多的尺偏。在托举时，掌弓和纵弓承受的外部压力对弱化的手腕韧带添加了负担。用力捏握则增强了手内部的肌肉拉力，使指间关节（IP）变得更不平衡（图 39-1）。

1. 腕关节的变化　腕部尺侧是早期炎症的好发部位。三角纤维软骨（Triangular

fibrocartilage）被破坏，使近端腕骨列向尺侧旋转。远端骨列为了抵消力的走向则渐渐地向手腕桡侧滑移。持久性的滑膜炎让手腕的韧带变得松弛。尺桡骨韧带的松弛进一步加深桡骨和尺骨的旋转，尺骨茎突也变得更凸显。尺侧腕伸肌（extensor carpi ulnaris）往掌侧迁移，从下方穿过手腕的关节轴，转变成腕屈曲的拉力。与这股力伴随的腕韧带松弛以及远端桡骨向手掌的自然倾斜，共同增强了腕关节掌侧半脱位的风险。在腕部的桡偏使屈曲与伸展的肌腱偏离了正常的生物力线，在掌指关节形成了一股偏向桡侧的拉力。

2. 掌指关节的变化　长期的滑膜炎弱化了掌指关节的侧副韧带、掌板和肌腱腱帽（dorsal hoods），使得关节变得不稳定。手指伸展肌向手掌及尺侧滑动，逐渐加强作为弱"屈曲肌"的作用。一旦关节结构被破坏，正常的掌指关节结构特征将导致进一步尺偏。包括：①屈曲肌腱正常时从尺骨的方向连接到示指和中指，形成尺侧扭矩；②从人体解剖结构而言，掌骨头偏向于肌腱沿尺骨方向滑行；③尺骨侧的骨间肌比桡骨侧的拉力更强。

3. 指间关节的变化　长期的滑膜炎也能改变近端指间关节上方伸肌腱中央束与侧索的位置，导致纽扣畸形的发生。掌指关节发炎也能诱发骨间肌保护性痉挛，在掌指关节该伸展时反而变屈曲（内部张力和位置的原因），进一步加深了纽扣和鹅颈畸形。同理，拇指关节也可能发生"Z"形畸形。

（二）手与骨性关节炎

手部骨性关节炎在自我机能修复的过程中会在关节边缘形成骨赘，累及的关节也会有滑膜炎的症状。远端指间关节及腕掌关节是最常累及的手部关节。关节肥大和持续性的滑膜炎也使得关节韧带变松弛。手部使用和因骨性关节炎而产生的生物力学变化在每日生活中是无可避免的，长期如此就造成了关节畸形。近端指间关节处的骨质肥大被称为布夏尔结节（Bouchard's nodes），在远端指间关节处的骨质肥大则被称为赫伯登结节（Heberden's nodes）（图39-2）。槌状指则是在远端指间关节上指伸肌腱止点及附着点，由于骨质肥大而断裂或发生撕脱骨折而形成。拇指腕掌关节的内转、掌指关节过伸和指间关节的屈曲，三者共同作用形成了拇指腕掌关节的形变及拇指的"Z"形畸形。掌侧大鱼际的肌肉萎缩明显，手指和手腕的动作范围也明显减少（Bland et al.，2000）。同时患有拇指和其余四指腕掌关节骨性关节炎的患者的功能减少更为显著。一项研究表明，女性手部骨性关节炎患者的握力降至正常范数的57%（Kjeken et al.，2005）。

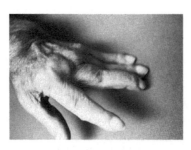
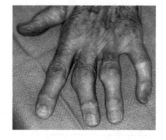
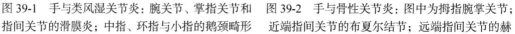

图39-1　手与类风湿关节炎：腕关节、掌指关节和　　　图39-2　手与骨性关节炎：图中为拇指腕掌关节；
指间关节的滑膜炎；中指、环指与小指的鹅颈畸形　　　近端指间关节的布夏尔结节；远端指间关节的赫
　　　　　　　　　　　　　　　　　　　　　　　　　　　　　　　伯登结节

（三）手与纤维肌痛症

手部功能性减退在纤维肌痛症患者中极为常见。这是由于手部的疼痛、肌无力，以及僵

硬共同造就的握力减退。中等程度的女性纤维肌痛症患者，其握力大约为 19.3 公斤；而严重的女性纤维肌痛患者,其握力则降至 16.9 公斤;而无患病的成人女性握力为 29.5 公斤(Aparicio et al.，2011)。纤维肌痛症患者并无滑膜炎或骨性变化，畸形也不会随着病程发生。

五、评估与评价

评估主要关注患者的治疗缓急，患者对于自我管理方案的积极性，以及病症如何影响到他们的生活事项。治疗有效性可通过标准化的、可靠并有效的评估工具来估量。

（一）首次面谈（评估）

需从患者的病史中收集有关患者过去的病程记录以及现正服用的药物清单。对于首次接触作业治疗的患者，特别是在病程前期，需向他们介绍作业治疗的服务范围，因多数患者可能并不了解。向患者解释首次评估的目标是根据患者自身的需求来制定治疗方案。面谈内容应包括:

（1）相关的病史，包括合并症。

（2）目前服用的药物清单。对于类风湿关节炎患者，需进一步了解他已持续服用改变病情的药物的时间。生物制药，要是尽早服用，对于功能性的恢复很有帮助。还有止痛药，是否定时定量服用，以及患者对于服用止痛药的态度。

（3）社会史：患者是独自居住或是与家人合住；住房情况。

首次面谈也应关注作业表现：日常生活活动（个人的以及工具性的日常生活活动）；休息及睡眠的质量;工作(带薪和志愿);教育(正式和非正式的);娱乐、社会及社交活动(AOTA，2008)。加拿大作业表现量表（ the Canadian Occupational Performance Measure，COPM ） 为半结构式的面谈评估工具，可用来收集活动及参与上的限制因素。过程需 20～40 分钟（ Law et al.，2005 ）。在最后，参与者在自我照顾、工作或是娱乐生活中选择五项当下最为棘手的问题，并就这些项目的重要度、表现及满意度一一打分。

治疗师可进一步探究患者的选择从而更好地理解是什么限制了活动的作业表现：是否因为疼痛? 疲乏? 关节僵硬? 生理活动限制（动作限制，力量或耐力的减弱）? 环境因素（障碍或是缺乏所需的工具）? 心理因素如注意力分散、情绪低落、缺乏自信或自我效能? 对于特定活动的惧怕或是伴随的疼痛又或感到吃力? 还是没有替代方法的足够资料?

治疗师也需理解患者通常如何度过工作日和周末的一天。平均一天内有多少时间花费在活动中，又有多少时间在休息? 一天内是否有规律的休息时间，还是当他们疲劳时还不知停歇? 是否很少参与娱乐活动? 他们如何平衡工作与家庭生活的需求? 对他们的日常生活是否感到满足? 对于患病后出现的苦难，是否有信心去处理? 对于引致问题的原因、病症与如何改变现况有多深入的理解? 在 COPM 的面谈过程中，治疗师需关注患者情绪的变化，观察患者的身体语言，仔细聆听并对语调与选词保持敏感度。这些信息可以用来判断患者是否已准备好积极地去配合针对病症的自我管理方案。

主观性的和客观性的评估工具根据患者所定的首要活动限制来选择。主观的评估工具包括患者报告的成效测量方法。有些话题更适合通过面谈来了解（如亲密关系）。美国风湿病学会（ACR）于 2011 年则已发表了一篇针对风湿病学评估与评价的广泛审查，内容包括身体机能、活动限制、参与度及个人因素（评估表 39-1 ）。

评估表 39-1

有关类风湿关节炎，骨性关节炎，纤维肌痛的作业表现评估总结

工具与参考文献	描述	实施用时	效度	信度	敏感度	优缺点
日常生活活动评估问卷（EDAQ）(Hammond et al., 2011, 2012; Nordenskiold, Grimby, & Dahlin-Ivanoff, 1998)	自我评估日常生活的能力；顺序量表（4分）：138项分为14个领域；0~24分或0~56分基于项目数量	30~60分钟	相关性 HAQ r_s=0.72~0.89; SF36 躯体功能=0.57~0.86	内部一致性 r_s=0.89~0.97; 复测信度 r_s=0.54~0.87	变化值=1.60~4.61	优点：患者主观评分；非常详细；免费使用。缺点：长度不被所有人接受
工作单位活动限制量表（WALS）(Gignac, 2005)	对工作能力的自我评估；顺序量表（4分）：0~48分；12项	5分钟	与其他工作测评的相关性：类风湿关节炎患者工作不稳定测评，r=0.77; 工作限制问卷，r=0.61	项目间相关系数测定的内部一致性的：0.81~0.86; 复测信度不详，评定者间信度不详	标准反应值 平均值=−0.79~−0.50	优点：RA与OA相关的数据收集全；免费使用。缺点：测试项目基于文献综述；量表开发过程不包括患者，心理测量未完成；临床试验尚未完成
密歇根手部结果问卷（Chung et al., 1998; Waljee et al., 2010)	对手功能、外表变化、疼痛及满意度的自我评估；顺序量表（5分制利克特量表）：37项，分为6个分量表（整体手功能，日常生活活动、疼痛、工作、美观，以及对手功能的满意度）；分数转换至0（最差）~100（最好）分	30分钟	RA：与关节炎影响测量量表（AIMSs）分量表的相关性 r=0.2~0.77，功能性、日常生活活动、工作、疼痛与AIMS2 物理功能分值最高 OA：与Cohin 手功能量表相关性 r_s=0.82和手部力量 r_s=0.5~0.65	内部一致性；RA同类相关系数（ICC）=0.75~0.94; 复测信度 ICC=0.95（RA）和0.85(OA)	最小临床重要差异值（MCID）：疼痛分量=−3；功能=−11；日常生活活动=−13	优点：针对关节炎的心理测量质量高；包括外观与满意度，适合术后使用；免费。缺点：实施用时较长
手活动表现测量（MAP-HAND）(Paulsen et al., 2010)	自我评估手功能，18项手功能（4分）：顺序量表；18（最好）~72（最差）分	3分钟	与RA的AIMS2相关性：手与指功能，r=0.78；手臂，r=0.66; 疼痛，r=0.65 单方面的	个体差异可靠性指标=0.93; 复测信度 ICC=0.94	不详	优点：由患者主观完成的测试项目；用时短；免费。缺点：只针对风湿性患者

（二）身体机能与活动限制

自陈式问卷调查既省时又能有效地进行综合评价。

1. 日常生活活动评估问卷（EDAQ）　日常生活活动评估问卷包含详尽的评估内容（Nordenskiold et al.，1998），现已被翻译为英文，并参考了类风湿关节炎、骨性关节炎、纤维肌痛症患者的意见，对类风湿关节炎患者进行了心理测量，而作出更新（Hammond et al.，2011，2012），并试用于骨性关节炎、纤维肌痛症及其他五种肌骨疾病。EDAQ 帮助患者自己觉察自身的问题与其轻重缓急，借此治疗师可以与患者共同制定解决问题的方案。患者可以在家独自完成评估问卷。调查问卷一共分为三部分：身体机能，活动限制，以及辅助设备的使用。

患者要是由于严重的认知障碍或是处于术后急性期康复阶段（患者对于自身限制无法确定的阶段），通过直接观察患者日常生活活动的表现比起自我陈述更为妥当。对于情绪低落的患者，面谈则更为妥当。

2. 活动日记　详细记录患者如何度过工作日及一天休息日，将一天按每四个小时划分，这样的日记有助于帮助患者找回作业平衡（occupational balance）。记录的方式可按自我的偏好，如每隔半小时就记录下刚发生的主要活动并将体验到的疼痛感和疲乏程度进行 0~10 的分级，其间是否休息也需记录。

3. 其他活动限制自陈调查问卷

（1）关节炎影响程度测量（第二版）（Meenan et al.，1992）是有效的结果测量指标，但缺乏适用于治疗计划的细节问题（用时 10~20 分钟）。

（2）健康测评问卷（HAQ）（Pincus et al.，1983）。一旦使用辅助设备，使用该问卷的评分则会降低，所以不适合用于作业治疗的结果测量指标。该问卷被广泛运用于风湿病学的门诊，所以适合用于作业治疗的筛选检查（用时 5 分钟）。

（3）纤维肌痛症影响问卷（修订版）（Bennett et al.，2009）是只针对纤维肌痛的结果测量工具（用时 5~10 分钟）。

4. 移动、手与上肢功能　整体的运动能力若有需要，可通过步态、手臂、腿、脊柱测试（the gait arms legs spine，GALS），一种可靠有效的肌骨筛选检查来进行测量（Plant et al.，1993），需要 5~10 分钟。

手与上肢功能测试。在类风湿关节炎中，通过量化疼痛和肿胀的关节数目，来评估手部支具的合适度以及监测病程的进展情况。根据网上视频可看到这个评估为疾病活动测试 28 项（Disease Activity Score 28）（Prevoo et al.，1995）中的一项测试内容。任何疾病导致的肿胀都可以通过容量分析法来进行测试。类风湿关节炎和骨性关节炎患者可以通过照相或是手部的记录表的形式来记录任何手部关节肿胀、疼痛、畸形的病症发展。GALS 的上肢测评表或是临床的关节活动度测量都可用来有效地观察手与上肢的活动范围及外观的变化。

Jamar®测力计是常规用来检测手握力的工具，对于较小的手握力敏感度不高。捏力则使用 B&L®捏力计来测量。使用 Jamar®以及 B&L®测试的手握力与捏力的常模已发布（Crosby & Wehbe，1994）。

其他可靠并有效的手功能评估握力测试（grip ability test），需用时 5 分钟来完成以下几项：用水壶倒水，把回形针夹到信封上，把 Tubigrip®绷带缠绕到手和前臂上（Dellhag & Bjelle，1995）；作业灵巧性测试（SODA）（Van Lankveld et al.，1996）则更为详尽，需用时 15~20 分钟。另外两个自评手功能量表请查阅评估表 39-1。

（三）参与度

关节炎或纤维肌痛症患者的康复过程中很重要的一环是评估工作或其他本人重视的人生角色的参与度。

1. 工作环境调查 — 风湿性疾病 通过约 45 分钟详细的半结构式临床面谈，患者可以自评工作上所面临的困境，如准备上/下班，出入工作场所的方便程度，完成工作活动的障碍（生理上的、心理上的和时间要求），和同事的关系，环境因素，公司政策和工作-生活平衡（Allaire & Keysor，2009）。

2. 关节炎患者人体工效学评估工具（the ergonomic assessment tool for arthritis，EATA） EATA 包含任务描述，设备使用，记录典型的一天工作日所包含的工作活动日记，工作姿势，工作需求，以及工作台的布置。该评估有助于指导在工作探访和工作分析期间的观察、记录；也适用于面谈和患者自评（Backman et al.，2008）。

对未就业患者，则可用工作者角色会谈（worker role interview）来帮助理解患者对于自身工作能力与工作上的限制，对成功的期望，以及工作上的乐趣和对其承担的责任看法（Braveman et al.，2005）。功能性能力评估（the functional capacity evaluation，FCE）则包含观察与基于工作能力的功能性评估，从而帮助理解参与者在执行工作事项上的能力。FCE 是涵盖性术语，其包括一系列的评估体系：如 WorkHab、Isernhagen 工作系统及 Matheson 系统等（Gouttebarge et al.，2004）。

3. 其他工作相关的评估工具 类风湿关节炎患者功能不稳定性测试（Gilworth et al.，2003）是需用时 5 分钟的筛查工具。通过分值区间来评价工作不稳定的风险水平：<10 为低风险；10~17 为中等风险；>17 为高风险，预测将来就业障碍的风险。得分高于 10 分的人群被建议接受职业康复。工作单位活动限制量表评价在执行工作任务时的难易程度（Gignac，2005）（评估表 39-1）。

4. 生活活动价值量表 生活活动价值量表（valued life activities scale）简述评估 33 项生活活动的参与，测试的活动包括一些自我照顾的项目以及娱乐、社交、工作、旅游、照顾他人、家务和园艺（Katz et al.，2009）。

（四）教育评估与心理评估

教育需求评估工具（educational needs assessment tool）（Ndosi et al.，2011）可以测试自我管理教育需求，一共包含 39 项，需用时 5~10 分钟。类风湿关节炎患者，自我病情管理的效能可以通过类风湿关节炎患者自我效能量表（RA self efficacy scale，RASE）来评估（Hewlett et al.，2001）。其他心理测量工具已在 ACR（2011）测量指标综述中回顾。

六、干 预 措 施

实践程序 39-1 总结了干预措施所考虑的内容。干预的选择都基于首要的作业表现障碍，患者随着病程发展的自我调整，以及心理状态和卫教的需求，作业表现会由于以下因素而受到影响：

- 疾病及其发展情况的相关知识
- 在作业表现中，减轻疼痛、疲乏及关节压力的人体工效学调整方法的相关知识
- 一天活动所需的精力或平衡休息与活动的能力

- 关节活动度或畸形情况
- 肌肉力量和耐力
- 自我病情管理和重新设计生活方式来应对病情变化的能力

全面的作业治疗方案可有效地维持功能上的改善（Helewa & Goldsmith, 1991；Steultjens et al., 2004），也可帮助患者学习在早期类风湿关节炎时的病情管理（Hammond et al., 2004）。典型的作业治疗措施包括人体工效学措施，疲劳管理，自我病情管理的教育，社会心理支持，认知行为治疗，手与上肢的锻炼及矫形器的使用。

📖 **实践程序 39-1**

类风湿病的作业治疗干预措施列表

- 日常生活活动康复训练。
- 职业康复：包括现场工作能力评估；人体工效学；工作辅助设备；雇主交流/教育；适应工作环境；身体机能评估；工作能力强化。
- 业余爱好康复：志愿者工作，成人宣教和休闲活动参与机会；休闲活动调整。
- 压力及疼痛管理。
- 放松训练。
- 交流与自信训练。
- 心理辅导（也包括认知行为治疗，治疗师须接受过学位认证培训）。
- 家庭/护理人辅导与支持。
- 提供有关社会保障福利及其他社会资源的资讯。
- 健体强身（如打太极、瑜伽、游泳、走路、低体力强度舞蹈等）。
- 基于认知行为的自我病情管理宣教（个人或小组的形式）。
- 活动/角色计划：澄清目标与设定目标。
- 人体工效学宣教（关节保护）；疲劳管理。
- 辅助设备与设备调整。
- 矫形器（例如，休息或工作时的手支具，肘和颈部的矫形器）。
- 手与上肢功能治疗与锻炼。
- 治疗性活动。
- 住房评估，环境需求与环境改造。
- 助行器（包括轮椅/电动类辅具）；驾驶/出行建议。
- 足部护理及简单的矫形器（如距骨垫、足弓支持、足垫）。

改编自 Hammond, A.（2004）. What is the role of the occupational therapist? *Best Practice and Research in Clinical Rheumatology*, 18, 491-505; NICE, 2009.

（一）人体工效学干预策略

人体工效学干预策略包括：

- 改变运动模式以及使用适当的关节和躯体力学。
- 重新构建活动，简化工作流程，以及调整工作环境。
- 使用符合人体工效学的器具和辅助科技。

●调整活动节奏，预先计划，设定优先顺序和解决问题去调整日常生活活动（参考疲劳管理章节）。

人体工效学干预策略也可被认为关节保护和**节省体力的策略**。关节保护最先是针对类风湿关节炎患者而开发，但现在也已广泛运用到其他导致关节或软组织疼痛及肿胀的风湿类疾病中（Cordery & Rocchi，1998）。另一些疾病，像是纤维肌痛症和软组织风湿病并不直接影响关节，所以"人体工效学"为更妥当的术语。下一部分会讨论如何提供自我病情管理的相关宣教，如何在日常生活中有效地使用相关的技巧。

1. 人体工效学的目标　　对于炎性和退化性的风湿性疾病（如类风湿关节炎和骨性关节炎），采用人体工效学干预策略的目标包括：

●在活动或休息时，减轻因炎症和（或）作用于关节上的机械力，导致压迫关节囊中伤害感受器所产生的疼痛感。

●减少关节的受力：内因（肌肉收缩产生的力，如握紧拳头）或是外因（推/拉或搬运重物时作用于关节上的力）。

●减少本身炎症或结构受损关节的过度使用（超过肌肉耐受度），预防继发的炎症与进一步的软组织伤害。

●降低关节软骨和软骨下的负荷。

●保护关节完整性和避免或减缓畸形的发生。

另外，针对类风湿关节炎、骨性关节炎和纤维肌痛症的患者，人体工效学干预策略也试图：

●减少过度使用已弱化/受累的肌肉（超过肌肉耐受度），从而减少疼痛感。

●通过降低活动所需能量来减少疲劳感。

●维持或改善功能。

人体工效学必须与锻炼配合使用从而帮助维持或提升肌肉力量和耐力。此外，类风湿关节炎和骨性关节炎患者还可通过运动来帮助提升关节稳定度和关节减震的能力。

2. 人体工效学的有效循证证据　　人体工效学能有效减轻类风湿关节炎和骨性关节炎患者的疼痛感和加强人体功能性。然而，必须采用有效的教学方式来帮助人们成功地改变，这样才能从中获益（参阅本章的自我病情管理教育。）许多关于人体工效学教育（关节保护）的随机对照实验（randomised controlled trials）发现，比起传统的教学方式，使用基于认知行为或自我效能提高（self-efficacy-enhancing）方式明显更为有效。在研究结束1年后随访时，之前接受小组行为干预教育的参与者都持续受益，并比接受传统式教育的参与者有更好的结果，包括：更常使用关节保护技能，更好的功能性能力，以及手部疼痛、广泛性疼痛和晨僵的改善（Hammond & Freeman，2001）。两组参与者都在4年后的随访时表示有持续受益，行为干预教育组发生手部畸形的情况更少（Hammond & Freeman，2004）（证据列表39-1）。另外，运用类似干预策略的个别化教育项目中，在3个月的随访时，参与者在使用人体工效学和自我效能方面都有了明显的进步（Niedermann et al.，2011）。Furst等（1987）论证了行为教育比起传统的宣教，在帮助类风湿关节炎患者增加日常生活活动的参与上更为有效。手部患骨性关节炎的患者，在6个月复诊时，遵循手部关节保护干预［根据"照顾好你的关节"项目，Hammond & Freeman（2001）］的患者在手部疼痛、手部残疾、整体的受益，以及自我效能上都有了明显的进步（Dziedzic et al.，2011）。

3. 人体工效学干预方法　　对于类风湿关节炎患者而言，手部人体工效学干预方法应考虑改变固有的运动模式，尽量避免强劲的握持、扭转的动作，以及持续性的抓握来减少掌指关节的用力；避免托举较重的物件和持续性的手腕桡偏，以此减少掌腕及桡侧的用力；避免用力过猛的或过久的捏握，包括二指捏、三指捏和拧动钥匙式的侧捏，以此减少偏向掌腕及尺侧对指关节的作用力。类似于针对骨性关节炎患者的干预策略，不过无须强调减少第 2 至第 5 掌指关节的尺侧应力，因为这些不受影响。手功能水平的快速减退常见于早期 RA 和 OA 这两类手关节炎患者，所以人体工效学宣教理应尽早地被运用到每日生活中从而维持现有的功能并提防其他关节问题的发生。纤维肌痛症患者的关节虽无须特别保护，但手部人体工效学干预策略可帮助减轻疼痛和弥补握持无力的情况。

4. 人体工效学干预的原则

（1）更改动作模式，适当地使用关节和生物力学。手部活动中，尽量使用双手，利用手掌来帮助分散重量（图 39-3 与图 39-4）。

动作/操作模式可做出相应的调整，例如，拧瓶盖时使用拇指、示指、环指及拇指蹼。这样做，手指都保持在正确的解剖位置，还能避免尺侧应力（图 39-5）。

当托抬物件时，物件应尽可能地靠近操作者的躯干并尽量使用强壮的主要关节来帮助完成动作。例如，提购物袋时不要使用钩状抓握，而是使用背带较长的单肩包或是双肩包（图 39-6）。避免久坐或久站。时常改变姿势。有膝盖或足部疼痛的患者，可以坐在高凳上准备食物或熨烫衣服。工作台面与常用的物件放置在伸手可及的范围内。工作和阅读时保持良好的坐姿，避免身体和颈椎前倾，需要时可使用书架、倾斜的写字板及文件夹等工具。脊柱保持直立，可搭配有支持力的办公椅及高背的沙发。坐姿不良和办公区域布置不合理，可使身体持续承受负荷并加深肌肉疲劳与疼痛（实践程序 39-2）。

📖**证据列表 39-1**

作业治疗与风湿性疾病的最佳循证证据

干预措施	所检测干预措施的描述	参与者	治疗量
人体工效学（如关节保护）	标准的关节炎教育计划 vs. 关节保护教育计划（通过教育宣传、行为、动作学习，以及自我效能提升方式）	n=65（关节保护），n=62（常规治疗）类风湿关节炎患者：平均年龄为 50 岁；30 位男性，97 位女性	关节保护组：每周 4×2 小时关节保护训练 常规组：每周 4 × 2 小时（2.5 小时常规的关节保护教育 + 5.5 小时 RA 相关运动，疼痛管理，足部护理）
职业康复	职业康复以及全面的作业治疗 vs. 常规治疗	n=16（职业康复/作业治疗），n=16（常规治疗）；平均年龄为 50 岁；2 位男性，28 位女性；全部都处于就业状态，但存在就业障碍的风险	职业康复/作业治疗组：6~8 次作业治疗：职业康复、支具、卫教、日常生活活动建议、人体工效学措施、工作单位访问（以及常规治疗） 常规组：药物管理及常规复诊
最佳证据的类型和证据等级	益处/有效性	结果的统计概率和效应大小	参考文献
随机对照实验证据等级：I A2a	被验证。治疗开始 4 年后，关节保护组在关节保护措施的使用及日常生活活动的得分上都持续得益	关节保护组在日常生活活动中的进步明显： P=0.04，效应值，r=0.15； 行为测试： P=0.001，r=0.27，与常规小组比较	Hammond and Freeman（2004）

续表

最佳证据的类型和证据等级	益处/有效性	结果的统计概率和效应大小	参考文献
随机对照实验 证据等级：ⅠB2a	被验证。6个月随访时，参与者不管是工作稳定度还是功能性能力和疼痛的管理上都有了明显的进步	6个月随访：职业康复/作业治疗组：工作不稳定性 $P=0.04$，$r=0.31$；COPM 表现 $P=0.001$，$r=0.55$；COPM 满意度 $P=0.001$，$r=0.55$；视觉模拟评分（VAS）$P=0.007$，$r=0.43$。并无中等至大效应的变化	Macedo et al.（2009）

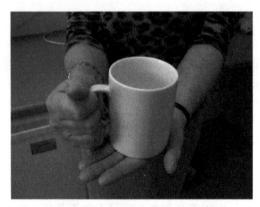

图 39-3　分散重量：用双手拿杯子

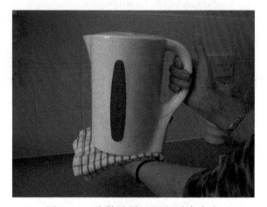

图 39-4　分散重量：用双手拿水壶

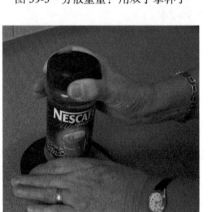

图 39-5　改变动作模式：拧瓶盖

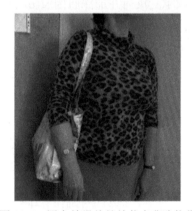

图 39-6　用大并强壮的关节来背购物袋

实践程序 39-2

人体工效学（关节保护）干预的原则

- 重视疼痛。
- 运用多个关节来帮助分散重量。
- 降低完成活动时的用力和精力。
- 使用正确的动作模式。
- 改善体位、姿势、移动和操作方式。
- 尽量使用大而强壮的关节来完成活动。

- 避免长时间保持相同的姿势。
- 使用符合人体工效学的设备、辅助设备，以及省力的工具。
- 合理安排活动：休息与工作的时间需平衡，重作业与轻作业交叉进行，需要时则休息，做出相应调整。
- 简化工作：计划，分优先次序，解决问题。
- 环境和需要的工具的整理应符合人体工效学。
- 维持肌肉力量及关节活动度。

改编自 Cordery, J., & Rocchi, M.（1998）. Joint protection and fatigue management. In J. Melvin & G Jensen（Eds.）, *Rheumatologic rehabilitation series: Assessment and management*（Vol. 1, pp.279-321）. Bethesda, MD: American Occupational Therapy Association; Hammond, A.（2010）. Joint protection. In K. Dziedzic & A. Hammond（Eds.）, *Rheumatology: Evidence based practice for physiotherapists and occupational therapists*（pp. 137-150）. Edinburgh: Churchill Livingstone.

（2）重新构建活动，简化工作，以及环境改造。考虑某些活动是否可以用不同的方式达成？例如，与其全程拿着空的水壶在水龙头下接水，不如用更轻的小水壶往烧水壶里注水（图 39-7[①]）。是否可以改成网上超市购物，省去开车、走路、提重物的消耗？重新安排完成活动所需的步骤来提高效率。尽量去除无用的任务：是否所有的衣物都必须熨烫？经常会用到的工具放置在伸手可及的范围内。重新布置工作台面/区域从而合理简化工作流程并保持整洁。按照人

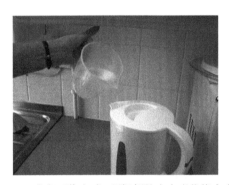

图 39-7　改变工作方式：用轻便的小水壶往烧水壶里注水

体工效学的推荐来布置常用的设备，如外接的键盘，确保使用时关节处于对位最省力的位置。工作台面也最好是可调节高度的。确保有足够的储物空间，例如，在储物柜内放可叠加的架子来增加空间利用或是使用可滑动的储物架，这样可以不费力气地拿到厨具。

（3）使用人体工效学的设备和辅助技术。符合人体工效学的设备或通用设计的产品可有效地帮助患者节能。市面上有众多厨房和家居用品（图 39-8[②]和图 39-9）。

例如，用推车来运输重物；将购物袋放在可折叠的购物小拉车里拖行，不用时可放于后车厢。当选择产品时，建议着重考虑设计特色（实践程序 39-3）。例如，坐在矮凳或园艺跪垫上除草。穿戴缓震的或有减震作用的足垫来帮助减轻走路或站立时对足部关节和膝盖的压力。工作时，也可考虑使用语音激活的软件从而减少打字的需求；使用无线的可免提的手机而非手提电话。

---

① 译者注：原版中为图 39-8。
② 译者注：原版中为图 39-7。

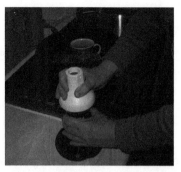

图 39-8　使用人体工效学设备：开罐器

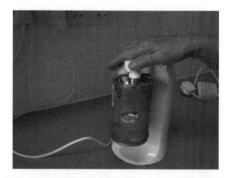

图 39-9　使用人体工效学设备：电动开罐器

📖**实践程序 39-3**

选择合适的人体工效学产品

- 重量轻的、耐用的、简洁的。
- 手柄较大、防滑的。
- 使用时较舒适并简单的。
- 操作者喜欢并愿意使用的。
- 易于操作的、多功能性的。
- 使用时不会造成关节过多压力的。
- 经济实惠的。

（二）疲劳管理

　　患有类风湿关节炎、骨性关节炎及纤维肌痛症的个体都极易处于疲劳的状态。原因可能是生理性的：疼痛，由于关节生物力学的转变而增加的体能消耗，缺乏体能活动造成的机能退化，又或是过度活动消耗（超涨超跌循环）。类风湿关节炎患者因炎症而感到额外的疲累，炎症甚至有可能引起贫血和肌肉性恶病质（muscle cachexia）。导致疲劳的心理因素则包括抑郁情绪、焦虑、无助感、精神压力、低自我效能、缺乏社会支援（例如，家人或朋友对于病症的不理解），或是工作上的负担。在家或工作场所使用人体工效学干预策略，计划并合理安排每日活动，锻炼和压力管理都有助于减轻患者所感受到的疲乏。

　　活动节奏，活动计划，优先顺序及解决问题：

　　（1）活动节奏（pacing）。许多患者因视休息为向病症"屈服"，所以不愿意间接性地休息。休息应该被视为"充电"，它让患者可以更持久地参与到生活活动中。建议是根据个人体验，每5～10分钟休息30秒并拉伸频繁使用的肌肉和关节或是每30～60分钟放松5分钟。肌肉通过放松来恢复，频率取决于个人的疲劳程度。为了养成习惯，患者可以使用电脑屏幕的推送或是烹调定时器、智能手机的闹钟（震动功能等）来设定休息间隔时间。

　　（2）活动计划（planning）。一天和一周内在重体力作业、中等体力作业与轻体力作业中交叉进行。超涨超跌循环是很常见的现象，患者在自我感觉较好的那天过度消耗，导致接下来的几天都受苦于严重的疲劳感。为打破这样的习惯，首先患者得改变自身的态度。许多人担心不履行责任的后果。这时，活动日记可以很好地指出个人的超涨超跌的迹象。通常，治疗师会建议使用已按日期分隔的日记本：一周的每一天都按 24 小时分隔，每页显示一周 7

天；患者使用这样的日记来记录一周以来的活动参与度，高活动量的小时用红色高光笔标记，中等活动量用黄色高光笔标记，低活动量用绿色高光笔标记，休息时用蓝色高光笔标记。用视觉化的方式来解释哪些时间患者趋于过度消耗并导致疲劳。

（3）睡眠卫生（sleep hygiene）。睡眠日记帮助梳理睡眠障碍发生的原因。解决问题的方案可能包括使用更贴合、舒适可靠的床垫和枕头（像记忆棉材质的）；养成良好的作息时间与夜间放松的习惯（如听轻音乐、泡澡、睡前喝温牛奶）；避免睡前饮用刺激性的饮料（咖啡、浓茶、酒精饮料和含咖啡因的软饮料）；降低卧室的刺激源（电视或电脑的蓝光），选用遮光的窗帘；以及在卧室多用柔和的颜色。解压和增加体能活动也有助于疲劳管理。有随机对照实验表明，在6个月随访时，多模式的疲劳管理方案对于中等至严重的类风湿关节炎所引起的疲乏有明显作用（Hewlett et al., 2011）。

（三）自我病情管理教育：从理论到实践

自我管理宣教以问题为中心，注重实践，强调患者有养成解决问题的能力和制定行动计划的能力。这包括通过教育、行为及认知的干预策略去影响患者的卫生知识、态度、信念，以及行为从而增加他的独立性，帮助病人维持或适当地做出生活角色的调整并管理随着病情带来的心理压力（Iversen et al., 2010）。要想改变生活方式并不简单。以下部分会讨论如何在生活中加入人体工效学的介入（如关节保护、疲劳管理，以及手部的运动计划）和计划（"照顾好你的关节"项目）（Hammond & Freeman, 2001, 2004）。提及的技巧可以推广至其他需要自我管理的病症教育。

1. 跨理论模式　治疗师首先需确认患者是否已准备好做出改变并理解人体工效学能为他带来的生活和心理上的益处和障碍。当患者开始改变健康行为时，通常会重复循环以下五个变化阶段（Prochaska et al., 1992），也可能停留在某个阶段：

- 前意向阶段：没有意识到有改变的必要性，或者不知道如何改变。
- 意向阶段：掂量改变的好处和坏处。
- 准备阶段：准备进行改变，可能有些小的尝试，但时常抱着不切实际的想法。
- 行动阶段：真正付诸行动并形成新的习惯。
- 维持阶段：保持良好的健康行为起码6个月的时间。

例如，为了了解患者在疼痛管理上所处的行为改变的阶段，在首次评估时可以询问：

- 你现在生活中会使用哪些方法来帮助你镇痛？
- 在生活中，疼痛和疲劳感是否阻止你做想做的事情？

患者的答案暗示了什么呢？例如，"有疼痛时，我就吃止痛片后再继续工作"示意患者处于前意向阶段，无法有效地管理疼痛。继续提问，观察患者是否不知道该如何做（有限的知识），知道但没信心尝试不同的方法（低自我效能），知道但不相信其他方法会有效（有限的感知利益），或者感觉愤怒/不安或者否认有改变的需要（缺乏态度上的改变）。这些问题帮助你计划干预措施的下一步。

（1）意向阶段和准备阶段。假如患者尚未准备好改变，此时选择认知和情感策略更加有效。渐进性的递增提供有关如何、为什么和具体该怎么做（增加知识、感知的益处和自我效能）或者讨论患者对于疾病的态度，如有需要，提供心理辅导与动机访谈（改变态度），关于动机访谈可参考第十三章。鼓励患者进行自我评估及自我监控。探究什么活动和人生角色对于患者来说最为重要：关节炎如何影响了这些活动，导致了哪些困难（如疼痛、疲劳、僵硬或是挫败感）？一天结束或当有必须要完成的工作时，患者体验到的疼痛和疲劳感又如何？要是病情持续或恶化，1 年或是 5 年后又会变得如何（Mason & Butler，2010）？鼓励患者时常自我反思，这有助于患者衡量改变的好处与坏处。勇敢地面对将来可能发生的负面结果有时反而给予患者改变的决心。一个常用的动机性访谈技巧是询问：

- 以 0～10 打分的话，对于你而言，减轻症状以能继续这些有意义的活动有多重要？
- 以 0～10 打分的话，你有多少信心做出改变？
- 以 0～10 打分的话，你觉得自己准备好做出改变了吗？

0 分就意味着这些活动对于患者而言一点都不重要或自己没有信心或还没准备好做出改变。10 分则表示这些活动对于患者而言极度重要或自己充满信心也已准备好做出改变（Mason & Butler，2010）。要是任何一个问题的回答低于 7 分，那说明他并不觉得有需要或没有意愿去做出改变。如果是这种情况，尝试探究患者自己认为什么有助于他们改变想法又或可以增加他们使用人体工效学措施的信心与准备；讨论人体工效学与疲劳管理等措施的有效性与可能的得益，包括降低疼痛和疲累，有更多的精力与能力可用于参加他视为需要和重要的活动（与孩子一起玩耍，工作，料理家事，以及社交活动），保持独立，减少挫败感，拥有更好的身体和心理健康状态。把话语的主导权交给患者，允许他们表达自己的担忧，通常会有负面的自我形象，感到窘迫，不想使用辅助设备，想要维持现状，不想浪费时间做出改变，或者使用人体工效学措施会难上加难，反而使做事变得更慢更难。

要知道如何“推销”人体工效学。许多人认为人体工效学代表过多的休息和放弃某些重要的活动。治疗师需强调人体工效学是在活动和动作上做出相应的调整从而减少作用于关节和软组织上的压力。人体工效学不等同于放弃参与喜爱的活动或者变得不同，重点在于改变。在初始时，尽量选择改变工作方式、计划，调整节奏，以及重新组建活动（避免辅助设备和护具）。使用较为不明显的措施，这样做使关节炎患者更容易接受。

改变是一个选择。患者也许有充分的理由不使用人体工效学措施，也许是因为有其他优先事项，如使用新的药物、工作事项、照顾儿童、运动量增加，或是心理咨询。确保患者有定期的机会，能够被重新推荐接受教育。

（2）准备阶段与行动阶段。需了解患者已有的知识和技巧，重申他已开始解决问题并会增加改变的时间和程度，从而更进一步地减低压力和疼痛。在这个阶段，治疗师应根据患者的优先次序，教导相关的人体工效学技巧（如烹饪）。教导自我检测：当采用人体工效学方法时，让患者观察自己的行为，以及疼痛与疲劳是否有所减轻。这样的自我评估有助于判断干预的有效性。此阶段不宜设立太大的目标。可以让患者家人与朋友也参与人体工效学的改变方案，例如，送所需的辅助物品给患者作为礼物，或一起读有关人体工效学措施的宣传册来支持行为的转变。

一旦患者开始在生活和工作中使用学到的行为改变，治疗师可使用学习-行为策略来实现在更多的生活活动中使用人体工效学的原则和技巧。运动学习配合指导性的练习和反馈宜于发展精神运动技能。治疗师应教导：

- 任务分析（task analysis）：从而了解需改变的行为和活动。
- 解决问题（problem solving）：通过关节保护原则来产生新的解决方案，克服障碍并预防病情恶化。

●设定目标：定期设定新的目标，回顾行动计划并觉察达到目标时产生的内部奖励。

练习簿、日记和行动计划有助于回顾，记录已改变的活动和使用的人体工效学技巧，以及改变的意向。治疗师应与患者一同制定可经常练习的家居计划以提升个人的自我效能。

（3）维持阶段。进度的跟进与支持包括在几周或几个月后的电话回访、强化训练和风湿病年度复查。帮助患者留意如何应对复发。

2. 整合社会认知理论　教导人体工效学技巧的关键在于增加自我效能。以下是在准备期、行动期、维持期的策略重点（Bandura，1977）：

●掌握经验：例如，成功达成某事。改变的障碍主要为改变自动化的动作模式和惯性的日常活动。创造练习技能的机会，提供及时的反馈，由较简单的技能开始到较复杂的技能。共同计划哪些日常的生活活动可被调整并容纳更多的练习机会。

●替代经验（角色示范）：观察其他关节炎患者成功的示范有助于增强个人的信念并加深自己操作的信心。

●言语劝说：例如，鼓励患者勇于尝试。指导性的训练和示范固然重要，但言语的鼓励也同样有效。

●重新解读生理信号：例如，提供对于病症和由于过度使用而导致的症状恶化的不同解读（包括疼痛、疲乏感和关节肿胀）。向患者解释这些病症是可以通过人体工效学措施和疲劳管理来得到有效控制的。

小组教学更有效地整合了角色示范、问题解决、同伴支持和意见交流。10个小时的6人小组教学比起单独教导每个患者2个小时，花费的时间更少。并且小组形式增加了个人的学习时间总和，有利于个人的转变。

3. 认知-行为干预策略和目标设定　是否选择改变是患者的责任，但治疗师却有职责帮助患者权衡行为改变带来的益处与坏处，并在患者决定改变时提供有效的治疗干预。在准备期和行动期，设定目标和行动方案对自我病情管理有益。首先，为了提升改变的动力，帮助患者设定长期目标，如继续现有的工作。向患者解释人体工效学将如何帮助他达成这个目标。起初在治疗师的指导下学习正确的技术，之后持续地在不同场合练习才能确保习惯的养成。建议患者每周制定一个行动计划，包括与长期目标相关的短期目标。短期目标应声明达成什么、练习量、何时、练习频率及时间期限。行动计划必须是可实现的。基于每个目标和整个计划方案，按照患者个人对于达成他们的信心以0～10分级。低于7分的项目，建议患者对其进行回顾修改（确保是可达成的）。失败的经验降低自我效能。宁愿进程缓慢，也需确保每项都成功达成。每次会谈将结束时，和患者一同制定下一次会谈前的行动计划。每次会谈一开始就先检查进展，看是否已达成上一次制定的目标。要是有没有达成的项目，帮助患者确认障碍并共同解决问题。

4. 关节保护相关的教育　在准备期和行动期，有效的教学技巧增强理解和记忆。视听辅助工具最好保持简单。例如，A3大小的文件夹（一种桌面的演示工具；查阅 http：//www.phillipsdirect.co.uk/a2-easel-presenter-portfolio-p-130.html），加上事先打印的纸张就是一种低成本的、非正式的、简易并不容易出错的教学方式。小组评论可以记录在空白的纸张上。为了加深记忆：

●提前准备：事先准备可供阅读的人体工效学的宣传手册（例如，关节炎基金会的"管理你的疼痛"，页数15～17）（资源39-1）。

● 活动简化：每次小组总结几条关键信息。有必要时解释相关的医疗术语（如炎症）。尽量避免使用术语（如弯手指而不是屈曲手指）。保持简洁明了。

● 明确的分类：以"内容提纲，宣教内容和内容总结"的方式组织信息。每一次开始和结束时，还有当一个话题结束时都需要总结归纳。

● 反复复述：不断地重复重要的关键信息。让患者重述或者概述他们学习到的内容。重复是教育宣传的重要环节，无论是事实资料或者技能都能通过重复而加深记忆。

📖 **资源 39-1**

> 患者和专业教育
>
> **美国关节炎基金会（Arthritis Foundation）** 有关病情和自我病情管理的教育手册可免费下载。网点有售关节炎管理的使用技巧的书籍，像是"Good Living with..."系列（包括类风湿关节炎、骨性关节炎、纤维肌痛症）。美国关节炎基金会在不同州的分支机构发表适合关节炎患者的锻炼计划（例如，*Tai Chi for Arthritis*，*Walk for Ease*，*People with Arthritis Can Exercise*，*aquatic exercise*）并组织了自我病情管理的教育课程。
>
> **加拿大关节炎学会（Arthritis Society of Canada）** 包括疾病介绍与 *Tips for Living Well*（健康生活小贴士）。
>
> **美国风湿病学院（American College of Rheumatology：Arthritis Health Professionals in Rheumatology）** 网站的临床支持板块包含风湿病学职业标准（standards of practice for rheumatology），临床指南和健康评估相关的参考书目，以及临床实践指南和患者资源。教育板块还有一些免费的教育资料供下载。
>
> **美国作业治疗协会（American Occupational Therapy Association）**
> 患者教育：*Tips for Living Life to the Fullest：Living with Arthritis*（2012）
> 太极与关节炎
> 自助书籍

5. 应用在人体工效学的精神运动技术教学 确保有充分的空间，没有障碍物。检查你的患者是否能够清楚地看到。如有需要，可移动家具、设备或人员。拥有你需要的所有设备；熟悉它们的使用方法。将任何不是立即需要的物品放在一边，以避免视觉干扰。向患者说明为什么使用该技术，与患者的相关性，阶段目标，以及他们将如何参与其中。使用以下四个步骤指导技术：

（1）以正常的速度自信地说明整个技术，不需要解释，提供一张清楚的、不会分散注意力的、关于学习内容的图片。

（2）解说演示：一步步分解步骤。使用清晰、简短的说明。过多的信息会分散注意力。

（3）演示的同时要求患者告诉你下一步该做什么。如有需要，可将可开始/继续每个步骤作为一个提示。

（4）该患者通过解说来演示技术。需要更正错误，但允许几秒的时间进行自我纠正。如果没有，则提供识别错误的提示。如果患者不确定，则告诉答案。

这就给患者提供了很多机会，可在自己做之前观察和理解新的动作。在一个小组中，最后两个阶段可以在成员之间共享（成对或三人分组），每位患者依次尝试技术。使用精神运动技术可帮助患者成功完成正确的人体工效学动作，并将其融入日常生活，重复训练有助于这一点。但仅仅知道做什么和为什么做，却不一定会导致行为改变。

在 3~4 次治疗过程中逐步教授技术。从活动的一部分开始练习（例如，重复单个任务，如打开一个罐子）。使用自我监控。在类风湿关节炎（RA）和骨性关节炎（OA）中，强调已有的手部障碍（握力和关节活动范围的降低、任何早期畸形）。解释类风湿关节炎和骨性关节炎中的畸形是如何发生的，例如，在类风湿关节炎中作用于关节的力导致形成尺偏。在治疗阶段之间，要求他们自我监控：在他们平时做的常见活动（如吃饭、工作）中观看动作。发生了什么样的作用力？是否有酸痛、疼痛或疲劳？要求他们思考和比较他们正在学习的人体工效学方法。这些能有帮助吗？在第二阶段，讨论他们做这些的经验。经常"恍然大悟"；患者开始看到人体工效学过程和降低疼痛及疲劳之间的联系。在整个实践进展过程中，例如，如制作热饮和小吃之类的一系列活动，需要整合更多的人体工效学方法，OT 设施可能意味着实践仅限于烹饪和家庭活动，但如果可能的话，也可以尝试工作和休闲活动过程。鼓励患者在其行动计划中应用人体工效学。

（四）体能活动和运动

符合人体工效学的方法不是单独使用的。由于运动范围、肌肉力量和耐力的降低，许多有类风湿关节炎、骨性关节炎和纤维肌痛症的患者都有作业表现的问题。运动和体能活动是必不可少的。在物理治疗师提供量身定制的训练计划的同时，作业治疗师应解释体育活动的优点——如何减轻疼痛，改善体能，以及随着肌力和有氧能力增加提高能量水平，还在类风湿关节炎和骨性关节炎中，如何加强肌力来补偿减弱的韧带，以帮助保护关节。作业治疗师可帮助患者将体能活动融入日常工作中。

作业治疗师应该能够自信地指导进行关于活动范围、力量和有氧运动的家居运动维持方案，如广泛推广的患者应用信息手册所描述的那样。应推荐运动方案，如关节炎基金会的轻松行走方案和关节炎太极方案（见资源 39-1）。为患者定制运动和活动提出建议，以适应他们不断变化的能力，以及如何逐步进步，而不是过度练习。尤其是纤维肌痛症患者不应该过多或过早进行，因为过度刺激引致迟发性肌肉酸痛的发生率很高，因而导致对运动的恐惧。有氧运动计划在类风湿关节炎、骨性关节炎和纤维肌痛症中是安全有效的。那些活动较多的人，疼痛和疲劳较少，功能更好，也更健康（Busch et al., 2011；NICE, 2008, 2009）。有关专家建议，可转介至物理治疗。

（五）手部运动

一些试验证明，运动可有效提高抓握力、捏力和手功能，以及减少类风湿关节炎的疼痛。两项研究采用了高强度运动（例如，重复 10 次，每日至少 15 分钟的抗阻运动，可使用软面团或治疗性胶泥，再加上一系列的运动训练）。研究中无不良影响的报告（Brorsson et al., 2009；Ronningen & Kjeken, 2008）。在手部骨性关节炎中，运动可以提高达 25% 的抓握力和减少疼痛（Valdes & Marik, 2010）。然而必须坚持运动，否则收益不能持续。实践程序 39-4 描述了一个简单的家居计划（图 39-10）。应当有效地指导这些运动，使用上面讨论的策略来促进行为改变。运动日记和目标设定来帮助人们维持训练。当再发病时，应把握机会再提醒

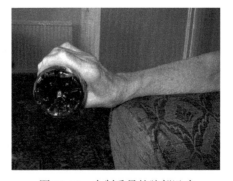

图 39-10　自制重量的腕部运动

人们重新开始这些运动。

📖 实践程序 39-4

家居手部运动计划

找到一个舒适的位置：支撑手臂，以避免肩部疼痛。首先，活动一下关节，或者在温水里浸泡几分钟，进行热身。第一周训练 3 天，每天重复 10 次，在 2~4 周内增加重复次数和天数。

1. 运动范围

● 腕伸/屈。

● 前臂旋后/旋前。

● 肌腱滑动练习。

● 对指练习。

2. 肌力和灵活性练习　使用适合的少量彩泥或治疗性胶泥。从 5 分钟开始，逐渐增加到 10~15 分钟。

● 轻轻揉捏和挤压。

● 将手指推入和推出面团。

● 用每个手指和拇指依次捏下面团。

● 将面团卷成香肠样（双手）。

● 将香肠卷连接形成一个"甜甜圈"，把手指或拇指放进洞里；然后张开。

● 使用橡皮筋套在手指和拇指上，然后张开。

● 抓握一个 0.5L（16.9 液量盎司）的饮料瓶（将水或沙子填充到腰部）。支撑前臂。慢慢举起和放下瓶子，手掌先朝下做 10 次，然后手掌朝上做 10 次。

（六）手矫形器

支具用于：

● 减少局部炎症。

● 降低软组织和关节疼痛。

● 正确定位关节，提高关节稳定性。

● 提高手功能。

穿戴支具的依从性会受到支具是否合身和对支具的信任度而改变。人们可能认为支具会导致肌肉无力和僵硬，因此害怕依赖支具。一项随机对照试验（RCT）显示，穿戴支具的依从性显著改善与治疗师如何解释支具的目的、穿戴方案，以及是否与患者进行积极的互动有关（Feinberg & Brandt，1992）。当提供支具时，应教导手部练习，并建议患者经常进行这些练习。

1. 静态休息支具　在类风湿关节炎中，休息支具通过提供正确的解剖学休息姿势的承托，减少局部疼痛和炎症，可以在晚上和（或）日间休息时佩戴支具。有试验给出了相互矛盾的结果。Adams 等（2008）进行了随机对照试验，对 116 名早期类风湿关节炎患者进行了为期 12 个月的随访。在使用休息支具后，肌力、手功能或尺偏进展方面并没有显著性差异。然而，到研究结束时，依从性已大幅度减少。与之相反，Silva 等（2008a）在随机对照试验中，对 50 名确诊为类风湿关节炎的患者进行了为期 3 个月的随访，确定疼痛、手功能、握力及捏力均有显著性改善。在研究过程中，依从性较好。这表明，穿戴支具的意愿和依从性需要细心关注。这些支具在确诊的类风湿关节炎中是有效的，但在早期的类风湿关节炎中，接受程度可能较低，或是在药物治疗减轻疼痛之前，可能只有短期的需求（图 39-11）。

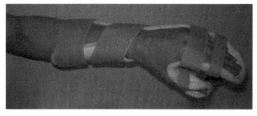

图 39-11　休息位支具

2. 压力手套　由于压力手套在活动中容易穿戴，因此可用于治疗类风湿关节炎、骨性关节炎和纤维肌痛症的夜间疼痛，并且降低日间活动中的疼痛。一些小的随机对照试验表明，在已确诊的类风湿关节炎中手套可减少疼痛和僵硬（McKnight & Kwoh，1992；Oosterveld & Rasker，1990）。患有手部骨性关节炎和纤维肌痛症的人还报告说，日夜穿戴减轻了疼痛，而且日间穿戴改善了功能。在骨性关节炎和纤维肌痛症中没有评估手套的试验。

3. 腕部矫形器　在类风湿关节炎中腕部**矫形器**使用广泛，并有很多设计可供选择。**矫形器**需要十分合身，而不应阻碍掌指关节和拇指活动。如果有腕部疼痛而没有掌指关节或指间关节疼痛，则可以穿戴**矫形器**来缓解夜间疼痛。其主要目的是减少繁重任务中涉及腕部的力矩，并将腕部稳定在有效的功能位（即伸展 10°～15°）。随机对照试验显示，腕部**矫形器**在减少手部疼痛方面有效（Kjeken et al.，1995；Veehof et al.，2008），但不能提高握力或手功能。患者常常表示穿戴**矫形器**对熨烫衣服、园艺、家务和工作等繁重的活动有帮助（图 39-12）。

4. 掌指关节支具　掌指关节支具是基于掌侧的小支具，或者也可能有腕部和前臂的组件。它们的目的在于减少掌指关节的内侧力，并保持手指的正确对位。由于没有进行过试验，因此没有证据表明掌指关节支具有助于预防畸形。一项小的研究表明，它们维持了对位，而且使有掌指关节畸形的类风湿关节炎患者的功能活动更容易进行（Rennie，1996）。

5. 手指支具　鹅颈畸形支具在近端指间关节周围施加三个点的压力，以防止近端指间关节过度伸直之后屈曲，此支具可以用热塑性塑料制作或购买的，也可以用银器制作。后者更普遍，依存性更好（Adams，2010）。试验表明，虽然不是改善疼痛或握力，但它们改善了灵活性和手功能（van der Giesen et al.，2009；Zijlstra et al.，2004）。

6. 拇指支具　在类风湿关节炎和骨性关节炎中，应用拇指支具的目的是减轻疼痛、改善功能和抓握能力。它们是一个短的、基于手的支具，仅用于固定腕掌关节，或者如果疼痛延伸到腕部，也可以是一个长的手或前臂支具。一项系统综述表明，针对骨性关节炎腕掌关节支具可以减轻疼痛和改善功能，并可帮助患者推迟或避免手术。很多人更愿意短的柔性支具而非更长更硬的支具（Valdes & Marik，2010）。类风湿关节炎中的一项试验表明，腕掌关节支具可显著减轻疼痛（Silva et al.，2008b）（图 39-13）。

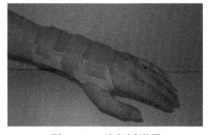

图 39-12　腕部矫形器

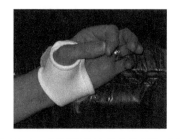

图 39-13　短制腕掌关节（CMC）支具

（七）人体工效学与运动联合干预的效果

一些随机对照试验评估了类风湿关节炎中的综合干预措施。在 8 个月的随访中，进行 12 小时的人体工效学、运动、认知疼痛管理和放松计划，每月进行一次电话随访，这些干预显著改善了患者的疼痛、功能活动和身体状况（Masiero et al.，2007）。在 1 年的随访中，与接受标准关节炎教育组相比，关节炎生活方式管理计划（lifestyle management for arthritis programme，LMAP）（包括人体工效学、运动、疲劳、疼痛和压力管理）显著改善了疼痛、功能和身体活动、自我效能和心理状况（Hammond et al.，2008）。在 1 年的随访中，对手部骨关节患者进行关节保护、手部运动和支具治疗的联合干预计划，使其疼痛、僵硬和日常活动得到显著改善（Boustedt et al.，2009）。

（八）压力管理

压力会引起疼痛、疲劳和不良的心理状态。管理压力是纤维肌痛症管理尤为关键的组成部分，因此通常应优先处理。解释压力、疼痛和疲劳之间的关系，以及压力如何降低神经化学水平，如血清素和去甲肾上腺素，这有助于控制睡眠周期和能量水平。在纤维肌痛症中，这些方面已经降低，而压力使情况更糟。压力管理的方法有助于提高神经化学水平。有效的减压方法包括正念治疗、松弛训练和认知行为治疗（CBT），并结合病症的教育（Glombiewski et al.，2010）。多模式治疗更为有效。尤其是对于纤维肌痛症的患者，进行类似这些技术的额外训练在作业治疗中很有价值。

（九）职业康复

职业康复（vocational rehabilitation，VR）包括：

● 工作调节或"适应"，如人体工效学改变（重建工作任务，辅助技术和适应性，工作场所/地点重新设计，以及支具使用）。

● 社会心理和信息化策略［增加信心以要求工作改进，工作权利，法定的（法律规定的）职业康复服务便利，以及应对策略］。

● 与雇主联系（关于工作和时间的灵活性以及更好地了解工作条件），职业健康和法定服务。

在类风湿关节炎中的两项作业治疗研究已显示出积极的疗效。有一项随机对照试验，是关于患有类风湿关节炎工作者（*n*=32）随机参与到综合性作业治疗和职业康复组（工作评估、工作改进、帮助解决日常生活问题、人体工效学建议、支具及提供超过 6～8 疗程的性教育或是参与候补对照组。6 个月时，患者自我照顾、工作和娱乐、工作不稳定性、工作满意度及疼痛的自我意识能力有显著性提高（Macedo et al.，2009）（见证据列表 39-1）。一项加拿大原理研究的证据将类风湿关节炎患者（*n*=19）分为五个阶段进行职业康复和自我管理课程结合作业治疗，使用关节炎人体工效学评估工具（EATA）评估找到问题（Backman et al.，2008）。在 1 年中，80%的患者表示他们对申请工作的信心增强了，74%至少申请了一份工作，71% 申请成功（Lacaille et al.，2008）。

一项随机对照试验表明，与对照组相比，在干预组中进行工作保留计划的关节炎患者（类风湿关节炎、膝关节骨性关节炎、系统性红斑狼疮或强直性脊柱炎）失业率显著降低。干预组接受了两次 1.5 小时的个人职业康复课程，包括 1 次结构化访谈［工作经验调查——风湿性疾病（WES-RC）］。对障碍进行优先排序，讨论可能的解决方法，并制定行动计划。提供关于就业权利的信息以及关于向雇主表明关节炎和要求工作便利的指导意见（Allaire et al.，2003）。由职业康复咨询师提供干预，但作业治疗师也可提供类似的干预。

七、临床结果

　　所描述的干预措施辅助患者适应他们的生活方式，来改善自我管理和作业平衡。改变习惯和常规并不容易。许多干预措施的依存率平均约为50%。虽然需要时间来提供关于病情的患者教育、动机性访谈和咨询，以帮助人们为改变做准备，之后进行有效的自我管理教育。但是如果不这样做，如果人们不听从所给出的建议，我们就是在浪费时间。因此，有效地提供干预措施是优先考虑的事。

📖案例分析（一）

B女士：类风湿关节炎患者准备回归工作

作业治疗干预过程	临床推理过程	
	目的	治疗师思考内容的举例
患者信息 B女士，45岁，有3年类风湿关节炎病史。她稳定服用缓解疾病的抗风湿药物（DMARDs）。在最近6个月的风湿病预约中，她主诉右侧腕部、掌指关节（MCP）和肩部疼痛增加（她是右利手），而且足部疼痛也增加。她是一名全职的四年级教师，虽然没有请假，但工作也受到了影响。她住在一楼一室一厅的公寓里	了解患者的诊断或病情 了解患者	"B女士有轻微的类风湿关节炎，影响手、足和肩。她的工作问题可能在于由于足痛无法在学校走动，由于手痛无法使用个人电脑（PC）批改作业，由于手臂疼痛无法写板书，以及由于疲劳无法与学生互动。" "她喜欢教书，想要继续工作，也愿意帮助自己。是进行自我管理教育和职业康复的合适人选。"
转介到职业治疗的原因 B女士由她的风湿病医生介绍来评估手功能、帮助解决工作问题和进行自我管理教育。B女士想继续她的全职工作	重视环境 建立临时假设	"她受疲劳的影响有多大？她有精力进行娱乐活动和社会生活吗？" "她可能会做，也有保持工作的动力，喜欢她的工作，并愿意学习。"
评估过程和结果 B女士的首要任务是工作，使用工作环境调查——风湿性疾病（WES-RC）和活动日记评估她。每天，她都会经常使用互动白板和电脑，在教室里走动并且弯腰帮助孩子进行小组活动。她开车去上班，而且有一个满满的公文包要提上车。她在学校的咖啡馆买午餐。工作占用了她所有的时间和精力。她买现成的饭菜（即使喜欢做饭），而且不能做家务。她不喜欢这样，但有支持她的朋友帮忙。她在周末的时候恢复体力，疼痛有所减轻，但她仍然经常感到累。晚上她因手痛而影响睡眠。她的疼痛和疲劳在学校放假时减轻很多。疼痛、疲劳和放弃一些休闲活动有时会让她失望，但教学有助于她保持积极的状态 对B女士的手、腕、肩和足部进行体格检查（使用步态、手臂、腿、脊柱测试［GALS］），以及柔软肿胀的关节评分显示出轻微的炎症而没有畸形。双侧握力为19千克（标准为28千克）。在工作日结束后，B女士在疼痛和疲劳的视觉模拟量表中，10分制评分均为7分 B女士完成了家庭日常活动评估问卷（EDAQ）（见评估表39-1），她存在的问题包括做饭（即打开罐子、给蔬菜去皮、拿起盘子）、打扫（即吸尘）、手工艺和外出社交	考虑评估的过程和方法 观察说明	"她的关节肿胀并不太严重，但握力差，疼痛和疲劳分值让我理解了为什么事很难解决。活动日记显示了出现疼痛的活动，她白天休息不多，睡眠不好，周末做得也不多。工作环境调查——风湿性疾病（WES-RC）和日常活动评估问卷（EDAQ）可确定她困难的活动。" "在做抗阻活动、经常抬高肩部使用白板以及经常站立的时候，她的关节疼痛可能会加重。因为在周末和假期她的疼痛和疲劳感较少，所以过度使用可能是一个原因。如果她的工作变得更容易，她在家里和闲暇时间可以做更多的事情，这样她的心情可能会变好。"

续表

作业治疗干预过程	临床推理过程	
	目的	治疗师思考内容的举例
作业治疗问题清单 （1）右侧手腕、掌指关节、肩部和足部疼痛在工作日加重，尤其是在使用互动白板和电脑，以及站了很久时 （2）家务困难 （3）准备饭菜困难 （4）休闲活动受限制 （5）因为夜间手部疼痛而睡眠不足	综合结果	"如果 B 女士继续过度活动从而在工作中经历疼痛，那么她可能更难继续全职工作、整理公寓、自己做饭。她的休闲活动和社会生活已经受到严重影响。"
作业治疗目标列表 （1）使用人体工效学的方法，减少工作、家庭和饭菜准备活动中的腕部、掌指关节、肩部和足部疼痛 （2）使用疲劳管理（活动节奏）来减少疲劳 （3）在较繁重的活动中佩戴右手腕矫形器，并且在晚上穿戴压力手套以减轻疼痛 （4）每天进行手部练习以提高抓握力和耐力	制定干预假设	"使用人体工效学原理可能会有困难。特别关注于她的目标和帮助解决她的问题，应该有助于她应对出现的新情况。对 B 女士进行关于手部练习和矫形器积极效果的教育，有助于她理解为什么进行这些帮助。"
	考虑证据	"她想继续教书，因此她更想学习如何让工作和日常活动更容易。她似乎陷入了疲劳、疼痛和过度工作的循环中，需要帮助她逐步解决问题，来提高她的自我效能从而管理类风湿关节炎。她正在做一些事情来帮助自己（改变的准备阶段）。"
	选择一种干预方法	"我想我会使用人体工效学，以及使用认知行为和自我效能的自我管理教育的提高方法来促进变化。"
	考虑治疗中会发生什么，频率如何，多长时间	"B 女士将看作业治疗门诊 5 次，一次 1 小时，为期 5 周。课程将集中在人体工效学教学，问题解决，自我管理以及提供矫形器和手部练习。"
干预 （1）确定每天在工作、家庭和社区中，完成哪些活动对 B 女士最重要。一起确定长期目标和制定优先事项；指导如何制定短期目标	评估患者的理解能力	"我们很容易确定长期和短期目标，而且她习惯了有计划地进行活动。寻找人体工效学的方法对她来说很有意义。"
（2）提供人体工效学教育，强调活动的自我分析、解决问题和练习替代方法来减少关节的压力。每节课练习	了解她在做什么	"B 女士发现在课堂活动中很难改掉习惯；想知道孩子们会如何反应。"
（3）探索使用互动白板的替代设备，以减少肩部运动（例如，光笔）；鼠标和键盘的替代设计，使用声控软件，以减少键盘使用时间 （4）探索合适的设备来搬运重的公文包：如轮式公文包、折叠手推车。和孩子们讨论在线评估的使用，以减少笔记和带书本回家	比较实际的表现和预期表现	"使用人体工效学的方法和设备，在夜间佩戴手套和在家里佩戴腕部支具（但不工作），并且发现在学校调整节奏有困难，在一天结束时疼痛和疲劳分值降低至 4 分（10 分）。运动耐受性良好，抓握力增加到 23 千克。"
（5）探索使用带轮子的凳子，可以在教室桌子之间滑动，并且省站立/弯腰的体力 （6）讨论疲劳管理：调整活动节奏，微休息。讨论练习的目标以及如何适应习惯	了解这个人	"B 女士的积极性很高，并且已经做了一些改变。她愿意继续改变。"
（7）检查准备食物的活动；教导人体工效学的方法；检查商场的设备应用，来降低手腕和掌指关节的压力，例如，易开罐和开罐器，Good Grip®刀 （8）检查驾驶：软垫方向盘，手和手臂定位 （9）确定和装配合适的右侧腕部支具，合适的右侧压力手套。解释支具穿戴时间和用途。训练适当的穿戴和常规保养 （10）指导加强手部训练计划（运动范围和强度）：每周练习和升级 （11）检查合适的设备来帮助进行手工艺	提升环境	"在学校里调整节奏很困难；我建议她在大多数课程中增加一些安静的单独工作活动的时间（5 分钟），例如，做自动评分的在线测试。当孩子们在完成这些活动时，她可以稍微休息一下。"

续表

作业治疗干预过程	临床推理过程	
	目的	治疗师思考内容的举例
后续步骤 讨论继续制定每周行动计划。在 6 周内安排检查预约，以评估工作和家庭变化的效果，并给予机会提出她自己未能解决的问题。讨论如何处理在学校调整节奏和对穿戴支具的态度。在 4 周后电话讨论进展。然后停止治疗，如果她在未来需要帮助，可推荐她通过风湿病科联系作业治疗	预测当前和未来患者的问题	"可能持续存在的问题是在学校接受佩戴手腕支具和调整节奏。从长远看，我会鼓励 B 女士关注于怎样的节奏可以帮助她坚持更长的时间，能够为孩子们做更多的事。"
	分析患者的理解力	"B 女士能了解所有概念，但是由于她总是将孩子的需求放在第一位，所以仍然难以接受调整活动节奏。"
	决定他未来是否继续或终止治疗和（或）将来再次接受治疗	"6 周时的预约检查将鼓励她继续制定行动计划及检查进展。最后的跟进电话将检查改变是否融入习惯中。"

📖作业治疗实践中的临床推理

活动分析：做饭

　　B 女士很少做饭，大多依靠准备好的饭菜和在学校食堂吃饭。治疗师在做饭技能中教授人体工效学的方法，但也想要 B 女士能够应用人体工效学原理在未来为自己寻找解决方案。如何教她解决问题的技能？做一顿简单饭菜（汤和奶酪土司）的活动涉及哪些任务？如何使用人体工效学原理使每个任务变得更容易？

📖案例分析（二）

S 女士：骨性关节炎患者日常生活活动和工具性日常生活活动

作业治疗干预过程	临床推理过程	
	目的	治疗师思考内容的举例
患者信息 S 夫人 65 岁，和丈夫住在自己家里。他们拥有并经营一家小型咖啡馆 25 年，直到 5 年前，因为咖啡店位置被重新开发，所以他们不得不退休。S 夫人有双侧膝盖疼痛，现在只能走很短的距离，直到她不得不坐下或躺下。她右侧的腕掌关节（CMC）处有疼痛，尤其是在做饭、做家务和园艺（这些都是她过去很喜欢的）的时候，不过她的丈夫现在帮了很多忙。她使用浴室和厕所一直有困难。她出去的不多。他们没有孩子	了解患者的诊断或病情	"从她的病历发现，双侧膝关节、右侧腕掌关节变窄以及赫伯登结节的 X 线改变，并诊断为骨性关节炎。她的体重超重［14 块石头（196 磅①）］，这使她的膝盖疼痛加重。"
	了解患者	"S 夫人过去在咖啡馆里是个善于交际、忙碌的人。现在她觉得自己的关节炎已经限制了她，并且已经放弃了很多她喜欢的活动。"
转介到作业治疗的原因 由于 S 夫人在个人护理、家庭活动和园艺方面有困难，所以由她的家庭医生介绍过来	重视环境	"考虑到 X 线检查的变化，她的医生认为她的疼痛比预期的要严重。他认为社会心理因素有很大原因。他曾建议她减肥和运动，但 S 夫人没有做。"
	制定临时假设	"情绪低落（因被迫退休、疼痛和无助）、超重（给膝关节带来额外的压力）、体能失调、缺乏体能活动和使用人体工效学的方法，以及作业平衡差，这些使她的疼痛更严重。"

---

　　① 译者注：196 磅约为 88.9kg。

续表

作业治疗干预过程	临床推理过程	
	目的	治疗师思考内容的举例
评估过程和结果 S 夫人在初次面谈时泪流满面。应用加拿大作业表现量表（她没有集中精力做自我报告调查问卷）。她确定自己最重要的五项活动是使用洗手间（浴室和厕所）、做饭、园艺、多走路和外出社交。她对自己的表现评价在 2～4 分之间。她觉得自己在控制疼痛方面无能为力，太依赖丈夫（有心脏问题），因为丈夫帮她从浴盆出来、做饭以及做家务 在膝关节疼痛的视觉模拟评分中，短距离行走后评分 8 分（10 分）；她的手部疼痛是 8 分（10 分）；她的肩手臂快速残疾评估（QuickDASH）手功能评分是 70.5 分（100 分制）（见第九章）；右手握力（B&L®握力计）是 1.5 千克（正常为 4.5 千克）	考虑评估的过程和方法 观察说明	"解决 S 夫人的情绪低落是当务之急。她想做得更多，但感觉很无助。有了帮助，她就能确定目标。她担心丈夫（有健康问题）负担过重是她改变的动力。" "她不知道从哪里开始而不使疼痛加重。她害怕运动，并相信做得更多会使她的关节变得更糟。" "许多身体问题是由于抓握力和捏力差，拇指/手疼痛，以及下肢力量和耐力降低造成的。"
作业治疗问题列表 （1）由于膝关节疼痛、行动不便和抓握力差，所以日常生活活动（如厕和洗澡）困难 （2）由于抓握力和站立耐力差，所以做饭困难 （3）园艺困难：抓握力和站立耐力差，弯腰和跪着困难，缺乏耐力 （4）行动不便：功能衰退以及害怕体育活动的后果 （5）社会活动受限：由于情绪低落和行动不便（退休前是个很会社交的人） （6）缺乏自我管理方法的知识：疼痛管理、人体工效学和体育活动	综合结果	"如果 S 夫人继续这样下去，她的心理和身体问题将会恶化，她的丈夫会有越来越大的困难，他可能会心脏病发作。"
作业治疗目标列表 （1）在个人护理（如厕、洗澡）、做饭、园艺和任何其他有价值的活动中，使用符合人体工效学的方法和适应性设备 （2）提高作业平衡：参与更多的社交、休闲和社区活动 （3）经常进行手部练习，以增加手部肌肉力量 （4）增加体力活动来提高上、下肢的肌肉力量和耐力 （5）佩戴右手腕掌关节支具来降低活动时的疼痛	制定干预假设 选择一种干预方法 考虑治疗中会发生什么，频率如何，多长时间	"S 夫人陷入了疼痛、害怕变得更糟的循环，还因为没法做她喜欢的事情而感到忧愁。我们必须一步一步地制定有价值的与活动相关的目标，并探索新的活动。我会帮助她看到改变是可能的。" "她是被迫退休的，她从未计划过退休，骨性关节炎也妨碍了计划。她情绪低落是由于作业平衡差、社会孤立、恐惧和疼痛造成的。" "我将使用动机访谈来促进变化，并对她进行自我管理方面的教育。当 S 夫人开始准备/行动，我将采用认知行为和提升自我效能的方法开始人体工效学和自我管理的教育。" "S 夫人将看作业治疗门诊 5 次，一次 1 小时，为期 8 周，加上第一个疗程后的家访。"
干预 第一阶段： （1）动机访谈：探索改变/不改变的利弊。（"由于她对丈夫健康的担忧已开始超过对自己的恐惧，所以我相信她会做好准备。"） （2）解释骨性关节炎和自我管理，例如，运动和体力活动不会损害关节；可以通过人体工效学和其他方法来控制疼痛 （3）评估厕所和洗浴辅具：实践技巧 （4）在制作热饮中练习一些人体工效学的方法	评估患者的理解能力 了解她在做什么 比较实际的表现和预期表现	"当尝试人体工效学方法和手部练习时，S 夫人很惊讶她的疼痛并没有加重，拇指支具也起到了作用。" "她现在做得更多了；期待太极（丈夫也去）和休闲中心咖啡馆上课后的聊天。她说'感觉好像回到了过去'。班级的两个成员过去经常去他们的咖啡馆！" "手和移动的疼痛评分降低至 4 分（10 分），肩手臂快速残疾评估提高至 30.8 分，捏力提高至 2.5 千克。每日平均步数从 2000 步增加至 4500 步。"

续表

作业治疗干预过程	临床推理过程	
	目的	治疗师思考内容的举例
（5）家访：适合的洗澡辅助器具和练习；进行厨房和园艺的评估；与 S 夫人和丈夫讨论他如何帮助 S 夫人做出改变；探索他们可能都感兴趣的社交、休闲和体力活动 第二到第五阶段： （6）在厨房活动（如开瓶器、Good Grip®刀和蔬菜去皮器、高位凳子）和园艺活动（易跪凳；长柄工具）中练习人体工效学方法并使用符合人体工效学的设备。提供使房屋和园艺活动更容易想法的小册子 （7）讨论调整活动节奏，帮助设定逐步增加活动时间的每周目标（家务、园艺和休闲活动） （8）讲解体力活动在减轻疼痛和提高肌肉力量方面的重要性。介绍步行计划（计步器监测活动）。介绍太极（热身练习，每次 10 分钟，进行两次）。设定每周目标来增加体力活动，并加入太极班 （9）指导加强手部训练计划（运动范围和力量；逐渐进步） （10）确定和适配腕掌关节支具；解释穿戴时间和目的。训练穿脱和保养支具。训练活动包括支具的使用。	了解患者 提升环境	"她渴望学习更多的方法，也越来越有信心。她现在正在寻找他们可以加入的社会团体。" "她的丈夫非常支持和热衷于与他妻子一起做事情（例如，太极）。他读了小册子，并且正在做一些让家里的事情变得更容易的改变。他喜欢 S 夫人又回到她以前的样子。"
后续步骤 与 S 夫人和先生讨论制定每周行动计划以帮助继续进行改变。在 4 周内安排电话回访，来讨论进展情况、未来计划，并加入社会团体。参考物理治疗的膝关节训练。然后停止治疗并建议将来需要帮助时，通过家庭医生联系作业治疗	预测当前和未来的患者问题 分析患者的理解力 决定他未来是否继续或终止治疗和（或）将来再次接受治疗	"如果 S 夫人的膝关节疼痛加重或她的情绪再次低落（例如，如果丈夫的健康状况恶化），她可能会退缩。因为他们没有子女，未来发展社交网络将有助于提供支持。" "她的担心最初意味着需要慢慢开始，确保她'在船上'。但她一旦决定改变，在我和她丈夫的支持下，她获得了信心。" "回访电话将给 S 夫人和先生一个值得期待的目标；他们热衷于每周告诉我进展情况。"

？ 思考与总结

（1）列出类风湿关节炎和骨性关节炎之间的主要区别。

（2）描述可能会导致类风湿关节炎和骨性关节炎患者作业表现下降的关节问题。

（3）除了关节问题，还有哪些问题影响类风湿关节炎患者的作业表现？

（4）纤维肌痛症导致作业表现下降的主要症状是什么？

（5）哪些评估可用于评估类风湿关节炎、骨性关节炎和纤维肌痛症患者的作业表现？

（6）描述类风湿关节炎中预防或恢复作业表现的人体工效学的干预方法。

（7）描述适合类风湿关节炎或骨性关节炎患者的手部家庭训练计划。

（8）为类风湿关节炎、骨性关节炎和纤维肌痛症患者搜索 3 个相关资源，以找到替代方法和辅助器具从而提高作业表现。

（9）支具如何帮助类风湿关节炎和骨性关节炎患者提高作业表现？

（10）描述作业治疗可以用来帮助人们提高自我管理的策略。

术 语 表

异常性疼痛（allodynia）：对正常无痛刺激有疼痛反应。

布夏尔结节（bouchard's nodes）：由骨性关节炎引起的近端指间关节硬性骨性突出。

纽扣指畸形（boutonniere deformity）：近端指间关节屈曲而远端指间关节过伸。

慢性疲劳综合征（chronic fatigue syndrome）：持续疲劳（持续 6 个月以上）的一种状况，不是由持续的用力引起的，也不会因休息而缓解或已知其他病情引起的。可能由多种原因引起。

抗风湿药（disease-modifying antirheumatic drugs，DMARDs）：影响免疫应答或控制病程的药物（例如，甲氨蝶呤）。

节省体力技术（energy conservation techniques）：将体力活动时间与休息时间分解开，从而增加体力活动的总量（Cordery & Rocchi，1998）。

纤维化（fibrillation）：骨性关节炎最初的退行性改变，其特征是关节软骨软化和软骨细胞组之间垂直分裂的发展。

赫伯登结节（Heberden's nodes）：由骨性关节炎引起的远端指间关节硬性骨性突出。

痛觉过敏（hyperalgesia）：对疼痛刺激的反应升高。

关节保护技术（joint protection techniques）：人体工效学原理在日常活动、工作和休闲中的应用，以减少关节和软组织内外的应力。

槌状指畸形（mallet finger deformity）：由于远端指间关节伸肌腱损伤而导致的畸形。

患者汇报式效果评估方法（patient-reported outcome measures）：自我报告评估有助于了解患者感知到他们的健康，以及治疗或调节生活方式对其能力和（或）生活质量影响的方式。

应激系统（stress system）：神经系统和应激激素之间复杂的相互作用。激素系统被称为下丘脑-垂体-肾上腺轴，是一个反馈回路，通过大脑信号触发激素的释放来应对压力。

鹅颈指（swan-neck deformity）：近端指间关节过伸而远端指间关节屈曲。

滑膜炎（synovitis）：滑膜炎症（滑膜关节囊线，其功能是产生滑液润滑关节）。

容量分析法（volumetry）：手部体积的排水测量，通过将手插入量筒中的特定深度，而排出的特定水量来测量。

拇指的 Z 形畸形（Z deformity of the thumb）：拇指的掌指关节屈曲而指间关节过伸。

参 考 文 献

Ablin, J. N., Buskila, D., Van Houdenhove B, Luyten, P., Atzeni, F., Sarzi-Puttini, P. (2011). Is fibromyalgia a discrete entity? *Autoimmunity Reviews, 11*(8),585-588.

Adams, J. (2010). Orthotics of the hand. In K. D. Dziedzic & A. Hammond (Eds.), *Rheumatology: Evidence based practice for physiotherapists and occupational therapists* (pp. 163-170). Edinburgh: Churchill Livingstone.

Adams, J., Burridge, J., Mullee, M., Hammond, A., & Cooper, C. (2008). The clinical effectiveness of static resting splints in early rheumatoid arthritis: A randomized controlled trial. *Rheumatology, 45,*1548-1553.

Allaire, S., & Keysor, J. J. (2009). Development of a structured interview tool to help patients identify and solve rheumatic condition-related work barriers. *Arthritis Care and Research, 61,* 988-995.

Allaire, S. H., Li, W., & La Valley, M. P. (2003). Reduction of job loss in persons with rheumatic diseases receiving vocational rehabilitation: A randomised controlled trial. *Arthritis & Rheumatism, 48,* 3212-3218.

American College of Rheumatology. (2011). Patient outcomes in rheumatology, 2011: A review of measures. *Arthritis Care and Research, 63(Suppl.),* S1-S490.

American Occupational Therapy Association. (2008). Occupational therapy practice framework: Domain & process (2nd ed.). *American Journal of Occupational Therapy, 62,* 625-683.

Aparicio, V. A., Ortega F. B., Heredia J. M., Carbonnell-Baeza, A., Sjostrom, M., & Delgado-Fernandez, M. (2011). Hand grip strength test as a complementary tool in the assessment of fibromyalgia severity in women. *Archives of Physical Medicine and Rehabilitation, 92*(1),83-88.

Arnold, L. M., Clauw, D. J., & McCarberg, B. H. (2011). Improving the recognition and diagnosis of fibromyalgia. *Mayo Clinic Proceedings, 86,* 457-464.

Arthritis Care. (2004). OA Nation. London: Arthritis Care. Retrieved April 1, 2012 from http://www.arthritiscare.org. uk/@3235/Forhealthprofessionals/OANation.

Arthur, V., & Hill, J. (2006). The musculoskeletal system and the rheumatic diseases. In J. Hill (Ed.), *Rheumatology nursing: A creative approach* (2nd ed., pp. 25-92). Chichester, UK: John Wiley and Sons Ltd.

Backman, C., Village, J., & Lacaille, D. (2008). The Ergonomic Assessment Tool for Arthritis: Development and pilot testing. *Arthritis Care and Research, 59,* 1495-1503. Retrieved April 1, 2012 from http://ergotool.arthritisresearch.ca/.

Bandura, A. (1977). Self-efficacy: Towards a unifying theory of behavior change. *Psychology Reviews, 84,* 191-215.

Bennett, R. M., Friend, R., Jones, K. D., Ward, R., Han, B. K., & Ross, R. L. (2009). The Revised Fibromyalgia Impact Questionnaire (FIQR): Validation and psychometric properties. *Arthritis Research and Therapy, 11,* R120.

Bland, J. H., Melvin, J. L., & Hasson, S. (2000). Osteoarthritis. In J. L. Melvin, & K. M. Ferrell (Eds.), *Adult rheumatic diseases: Rheumatologic rehabilitation series* (Vol. 2, pp. 94-99). Bethesda, MD: American Occupational Therapy Association.

Boustedt, C., Nordenskiold, U., & Lundgren, N. A. (2009). Effects of a hand-joint protection programme with an addition of splinting and exercise: One year follow-up. *Clinical Rheumatology, 28,* 793-799.

Braveman, B., Robson, M., Velozo, C., Kielhofner, G., Fisher, G., Forsyth, K, & Kerschbaum, J. (2005). *The Worker Role Interview 10.1 Manual.* Chicago: University of Chicago Model of Human Occupation Clearing House. Retrieved April 1, 2012 from http://www.uic.edu/depts/moho/assess/wri.html.

Brorsson, S., Hilliges, M., Sollerman, C., & Nilsdotter, A. (2009). Six-week hand exercise programme improves strength and hand function in patients with rheumatoid arthritis. *Disability and Rehabilitation, 41,* 338-342.

Busch, A. J., Webber, S. C., Brachaniec, M., Bidonde, J., Bello-Haas, V. D., Danyliw, A. D., Overend, T. J., Richards, R. S., Sawant, A., & Schachter, C. L. (2011). Exercise therapy for fi bromyalgia. *Current Pain & Headache Reports, 15,* 358-367.

Carville, S. F., Arendt-Nielsen, S., Bliddal, H., Blotman, F., Branco, J. C., Buskila, D., Da Silva, J. A., Danneskiold-Samsoe, B., Dincer, F., Henriksson, C., Henricksson, K. G., Kosek, E., Longley, K., Mc Carthy, G. M., Perrot, S., Puszczewicz, M., Sarzi-Puttini, P., Silman, A., Spath, M., & Choy, E. H. (2007). EULAR evidence based recommendations for the management of fibromyalgia syndrome. *Annals of the Rheumatic Diseases, 67,* 536-541.

Centers for Disease Control and Prevention. (2012). Arthritis-related statistics. Retrieved April 1, 2012 from http://www.cdc.gov/arthritis /data_statistics/arthritis_related_stats.htm.

Chung, K. C., Pillsbury, M. S., Walters, M. R., & Hayward, R. A. (1998). Reliability and validity testing of the Michigan Hand Outcomes Questionnaire. *Journal of Hand Surgery, 23A,* 575-587.

Combe, B., Landewé, R., Lukas, C., Bolosiu, H. D., Breedveld, F., Dougados, M., Emery, P., Ferraccioli, G., Hazes, J. M., Klareskog, L., Machold, K., Martin-Mola, E., Nielsen, H., Silman, A., Smolen, J., & Yazici, H. (2007). EULAR recommendations for the management of early arthritis: Report of a task force of the European Standing

Committee for International Clinical Studies Including Therapeutics (ESCISIT). *Annals of the Rheumatic Diseases, 66,* 34-45.

Cordery, J., & Rocchi, M. (1998). Joint protection and fatigue management. In J. Melvin & G. Jensen (Eds.), *Rheumatologic rehabilitation series: Assessment and management* (Vol. 1, pp. 279-321). Bethesda, MD: American Occupational Therapy Association.

Crosby, C. A., & Wehbe, M. A. (1994). Hand strength: Normative values. *Journal of Hand Surgery, 19,* 665-670.

Dellhag, B., & Bjelle, A. (1995). A grip ability test for use in rheumatology practice. *Journal of Rheumatology, 41,* 138-163.

Dziedzic, K., Hill, S., Nicholls, E., Hammond, A., Handy, J., Thomas, E., & Hay, E. (2011). Self-management, joint protection and hand exercises in hand osteoarthritis: A multicentred randomised controlled trial in the community. *Annals of the Rheumatic Diseases, 70 (Suppl. 3),* 746.

Eberhardt, K. B., Rydgren, L. C., Pettersson, H., & Wollheim, F. A. (1990). Early rheumatoid arthritis: Onset, course and outcome over two years. *Rheumatology International, 10,* 135-142.

Fautrel, B., Hilliquin, B., Rozenberg, S., Allaert, F. A., Coste, P., Leclerc, A., & Rossignol, M. (2005). Impact of osteoarthritis: A nationwide survey of 10,000 patients consulting for OA. *Joint Bone Spine, 72,* 235-240.

Feinberg, J., & Brandt, K. D. (1992). Effect of the arthritis health professional on compliance with use of resting hand splints by patients with rheumatoid arthritis. *Arthritis Care and Research, 5,* 17-23.

Furst, G., Gerber, L. H., Smith, C. C., Fisher, S., & Shulman, B. (1987). A program for improving energy conservation behaviours in adults with rheumatoid arthritis. *American Journal of Occupational Therapy, 41,* 102-111.

Gignac, M. A. (2005). Arthritis and employment: An examination of behavioural coping efforts to manage workplace activity limitations. *Arthritis and Rheumatism,* [now called *Arthritis Care and Research*] *53,* 328-336.

Gilworth, G., Chamberlain, M. A., & Harvey, A. (2003). Development of a work instability scale for rheumatoid arthritis. *Arthritis Care and Research, 49,* 349-353.

Glombiewski, J. A., Sawyer, A. T., Guterman, J., Koenig, K., Rief, W., & Hofmann, S. G. (2010). Psychological treatments for fibromyalgia: A meta-analysis . *Pain, 151,* 280-295.

Gouttebarge, V., Wind, H., Kuijer, P. F. M., Sluiter, J. K., & Frings-Dresen, M. H. (2004). Reliability and validity of Functional Capacity Evaluation methods: A systematic review with reference to Blankenship system, Ergos work simulator, Ergo-Kit and Isernhagen work system. *International Archives of Occupational and Environmental Health, 77,* 527-537.

Hammond, A. (2004). What is the role of the occupational therapist? *Best Practice and Research in Clinical Rheumatology, 18,* 491-505.

Hammond, A. (2010). Joint protection. In K. Dziedzic & A. Hammond (Eds.), *Rheumatology: Evidence based practice for physiotherapists and occupational therapists* (pp. 137-150). Edinburgh: Churchill Livingstone.

Hammond, A., Bryan, J., & Hardy, A. (2008). Effects of a modular behavioural arthritis education programme: A pragmatic parallel group randomized controlled trial. *Rheumatology, 47,* 1712-1718.

Hammond, A., & Freeman, K. (2001). One year outcomes of a randomised controlled trial of an educational-behavioural joint protection programme for people with rheumatoid arthritis . *Rheumatology, 40,* 1044-1051.

Hammond, A., & Freeman, K. (2004). The long-term outcomes of a randomised controlled trial of an educational-behavioural joint protection programme for people with rheumatoid arthritis. *Clinical Rehabilitation, 18 ,* 520-528.

Hammond, A., Kidao, R., & Young, A. (2000). Hand impairment and function in early rheumatoid arthritis. *Arthritis and Rheumatism, 43(Suppl. 9),* S285.

Hammond, A., Tennant, A., Tyson, S., Nordenskiold, U., & Gill, R. (2011). Development of the United Kingdom Evaluation of Daily Activities Questionnaire in Rheumatoid Arthritis using Rasch Analysis. *Arthritis &*

Rheumatism, 63(Suppl. 10), S1000.

Hammond, A., Tyson, S., Tennant, A., Nordenskiold, U., & Greenhill, Y. (2012). Development of the United Kingdom Evaluation of Daily Activity Questionnaire in rheumatoid arthritis: Psychometric testing. *Annals of the Rheumatic Diseases, 71(Suppl. 3),* 753.

Hammond, A., Young, A., & Kidao, R. (2004). A randomised controlled trial of occupational therapy for people with early rheumatoid arthritis. *Annals of the Rheumatic Diseases, 63,* 23-30.

Hauser, W., Bernardy, K., Arnold, B., Offenbacher, M., & Schiltenwolf, M. (2009). Efficacy of multicomponent treatment in fibromyalgia syndrome: A meta-analysis of randomized controlled clinical trials. *Arthritis Care and Research, 61,* 216-224.

Helewa, A., & Goldsmith, C. H. (1991). Effects of occupational therapy home service on patients with rheumatoid arthritis. *Lancet, 337,* 1453-1457.

Helmick, C. G., Felson, D. T., Lawrence, R. C., Gabriel, S., Hirsch, R., Kwoh, C. K., Liang, M. H., Kremers, H. M., Mayes, M.D., Merkel, P. A., Pillemer, S. R., Reveille, J. D., & Stone, J. H. (2008). Estimates of the prevalence of arthritis and other rheumatic conditions in the United States: Part I. *Arthritis & Rheumatism, 58,* 15-25.

Henriksson, C., Liedberg, G., & Gerdle, B. (2005). Women with fibromyalgia: Work and rehabilitation. *Disability and Rehabilitation, 27,* 685-695.

Hewlett, S., Ambler, N., Almeida, C., Cliss, A., Hammond, A., Kitchen, K., Knops, B., Pope, D., Spears, M., Swinkels, A., & Pollock, J. (2011). Self-management of fatigue in rheumatoid arthritis: A randomised controlled trial of group cognitive-behavioural therapy. *Annals of the Rheumatic Diseases, 70,* 1060-1067.

Hewlett, S., Cockshott, Z., Kirwan, J., Barrett, J., Stamp, J., & Haslock, I. (2001). Development and validation of a self-efficacy scale for use in British patients with rheumatoid arthritis (RASE). *Rheumatology, 40,* 1221-1230.

Hochberg, M. C., Altman, R. D., April, K. T., Benkhalti, M., Guyatt, G., McGowan, J., Towheed, T., Welch, V., Wells, G., & Tugwell, P. (2012). American College of Rheumatology 2012 recommendations for the use of nonpharmacological and pharmacological therapies in osteoarthritis of the hand, hip and knee. *Arthritis Care and Research, 64,* 465-474.

Iversen, M., Hammond, A., & Betteridge, N. (2010). Self-management of rheumatic diseases: State of the art and future directions. *Annals of the Rheumatic Diseases, 69,* 955-963.

Jones, J., Rutledge, D. N., Jones, K. D., Matallana, L., & Rooks, D. S. (2008). Self-assessed physical function levels of women with fibromyalgia: A national survey. *Women's Health Issues, 18,* 406-412.

Jordan, K. M., Arden, N. K., Doherty, M., Bannwarth, B., Bijlsma, J. W., Dieppe, P., Gunther, K., Hauselmann, H., Herrero-Beaumont, G., Kaklamanis, P., Lohmander, S., Leeb, B., Lequesne, M., Mazieres, B., Martin-Mola, E., Pavelka, K., Pendleton, A., Punzi, L., Serni, U., Swoboda, B., Verbruggen, G., Zimmerman-Gorska, I., & Dougados, M. (2003). EULAR recommendations 2003: An evidence based approach to the management of knee osteoarthritis: Report of a Task Force of the Standing Committee for International Clinical Studies Including Therapeutic Trials (ESCISIT). *Annals of the Rheumatic Diseases, 62,* 1145-1155.

Katz, P., Morris, A., Gregorich, S., Yazdany, J., Eisner, M., Yelin, E., & Blanc, P. (2009). Valued life activity disability played a signifi cant role in self-rated health among adults with chronic health conditions. *Journal of Clinical Epidemiology, 62,* 158-166.

Kjeken, I., Dagfi nrud, H., Slatkowsky-Christensen, B., Mowinckel, P., Uhlig, T., Kvien, T. K., & Finset, A. (2005). Activity limitations and participation restrictions in women with hand osteoarthritis: Patients' descriptions and associations between dimensions of functioning. *Annals of the Rheumatic Diseases, 64,* 1633-1638.

Kjeken, I., Moller, C., & Kvien, T. (1995). Use of commercially produced elastic wrist orthoses in chronic arthritis. *Arthritis Care and Research, 8,* 108-113.

Lacaille, D., White, M. A., Rogers, P. A., Backman, C. L., Gignac, M. A., & Esdaile, J. M. (2008). A proof-of-concept study of the "Employment and Arthritis: Making It Work" program. *Arthritis Care and Research, 59,* 1647-1655.

Law, M., Baptiste, S. Carswell, A., McColl, M. A., Polatajko, H., & Pollock, N. (2005). *The Canadian occupational performance measure* (4th ed.). Ottawa, Canada: Canadian Association of Occupational Therapists.

Macedo, A., Oakley, S. P., Panayi, G. S., & Kirkham, B. W. (2009). Functional and work outcomes improve in patients with rheumatoid arthritis who receive targeted, comprehensive occupational therapy. *Arthritis Care and Research, 61,* 1522-1530.

Masiero, S., Boniolo, A., Wassermann, L., Machiedo, H., Volante, D., & Punzi, L. (2007). Effects of an educational-behavioural joint protection programme on people with moderate to severe rheumatoid arthritis: A randomised controlled trial. *Clinical Rheumatology, 26,* 2043-2050.

Mason, P., & Butler, C. C. (2010). *Health behaviour change: A guide for practitioners* (2nd ed.). Edinburgh: Churchill Livingstone.

McKnight, P. T., & Kwoh, C. K. (1992). Randomised controlled trial of compression gloves in rheumatoid arthritis. *Arthritis Care and Research, 5,* 223-227.

Meenan, R. F., Mason, J. H., Anderson, J. J., Guccione, A. A., & Kazis, L. E. (1992). AIMS2. The content and properties of a revised and expanded arthritis impact measurement scales health status questionnaire. *Arthritis and Rheumatism, 35,* 1-10.

National Institute for Health and Clinical Excellence. (2008). *Osteoarthritis: National clinical guideline for care and management in adults.* London, UK: Royal College of Physicians.

National Institute for Health and Clinical Excellence. (2009). *Rheumatoid arthritis: National clinical guideline for the management and treatment in adults* . London, UK: Royal College of Physicians.

Ndosi, M., Tennant, A., Bergsten, U., Kukkurainen, M. L., Machado, P., de la Torre-Aboki, J., Vlieland, T. P., Zangi, H. A., & Hill, J. (2011). Cross-cultural validation of the Educational Needs Assessment Tool in RA in 7 European countries. *BMC Musculoskeletal Disorders, 12,*110.Retrieved August 17,2012 from http:// www.biomedcentral.com/1471-2474/12/110.

Niedermann, K., de Bie, R. A., Kubli, R., Ciurea, A., Steurer-Stey, C., Villiger, P. M., & Buchi, S. (2011). Effectiveness of individual resource-oriented joint protection education in people with rheumatoid arthritis. A randomized controlled trial. *Patient Education & Counseling, 82,* 42-48.

Nordenskiold, U., Grimby, G., & Dahlin-Ivanoff, S. (1998). Questionnaire to evaluate the effects of assistive devices and altered working methods in women with rheumatoid arthritis. *Clinical Rheumatology, 17,* 6-16.

Oosterveld, F. G. J., & Rasker, J. J. (1990). The effect of pressure gradient and thermolactyl control gloves in arthritis patients with swollen hands. *British Journal of Rheumatology, 29,* 197-200.

Paulsen, T., Grotle, M., Garratt, A., & Kjeken, I. (2010). Development and psychometric testing of the patient-reported Measure of Activity Performance of the Hand (MAP-HAND) in rheumatoid arthritis. *Journal of Rehabilitation Medicine, 42,* 636-644.

Pincus, T., Sumney, J. A., Soraci, S. A., Wallston, K. A., & Hummon, N. P. (1983). Assessment of patient satisfaction in activities of daily living using a modifi ed Stanford health assessment questionnaire. *Arthritis and Rheumatism, 26,* 1346-1353.

Plant, M. J., Linton, S., Dodd, E., Jones, P. W., & Dawes, P. T. (1993). The GALS locomotor screen and disability. *Annals of the Rheumatic Diseases, 52,* 886-890.

Prevoo, M., Van't Hof, M., Kuper, H., van Leeuwen, M. A., van de Putte, L. B., & van Riel, P. L. (1995). Modifi ed disease activity scores that include twenty-eight joint counts. Development and validation in a prospective longitudinal study of patients with rheumatoid arthritis. *Arthritis & Rheumatism, 38,* 44-48.

Prochaska, J. O., DiClemente, C. C., & Norcross, J. C. (1992). In search of how people change. Applications to addictive behaviours. *American Psychologist, 47,* 1102-1114.

Rennie, H. (1996). Evaluation of the effectiveness of a metacarpophalangeal ulnar deviation orthosis. *Journal of Hand Therapy, 9,* 371-377.

Ronningen, A., & Kjeken, I. (2008). Effect of an intensive hand exercise programme in patients with rheumatoid arthritis. *Scandinavian Journal of Occupational Therapy, 15,* 173-183 .

Sallinen, M., Kukkurainen, M. L., Peltokallio, L., & Mikkelsson, M. (2009). Women's narratives on experience of work ability and functioning in fibromyalgia. *Musculoskeletal Care, 8,* 18-26.

Silva, A. C., Jones, A., Silva, P. G., & Natour, J. (2008). Effectiveness of a night-time hand positioning splint in rheumatoid arthritis: A randomised controlled trial . *Journal of Rehabilitation Medicine, 40,* 749-754.

Silva, P. G., Lombardi, I., Breitschwerdt, C., Poli Araujo, P. M., & Natour, J. (2008). Functional thumb orthosis for type I and II boutonniere deformity on the dominant hand in patients with rheumatoid arthritis: A randomized controlled study. *Clinical Rehabilitation, 22,* 684-689.

Singh, J. A., Furst, D. E., Bharat, A., Curtis, J. R., Kavanaugh, A. F., Kremer, J. M., Moreland, L. W., O'Dell, J., Winthrop, K. L., Beukelman, T., Bridges, S. L., Jr., Chatham, W. W., Paulus, H. E., Suarez-Almazor, M., Bombardier, C., Dougados, M., Khanna, D., King, C. M., Leong, A. L., Matteson, E. L., Schousboe, J. T., Moynihan, E., Kolba, K. S., Jain, A., Volkmann, E. R., Agrawal, H., Bae, S., Mudano, A. S., Patkar, N. M., & Saag, K. G. (2012). 2012 update of the American College of Rheumatology 2008 recommendations for the use of non-biologic and biologic disease modifying antirheumatic drugs in rheumatoid arthritis. *Arthritis Care and Research, 64,* 625-639.

Steultjens, E. M. J., Dekker, J., Bouter, L. M., van Schaardenburg, D., van Kuyk, M. A., & van den Ende, C. H. (2004). Occupational therapy for rheumatoid arthritis. *Cochrane Database of Systematic Reviews, 1,* CD003114.

Symmons, D., Turner, G., Webb, R., Asten, P., Barrett, E., Lunt, M., Scott, D., & Silman, A. (2002). The prevalence of rheumatoid arthritis in the United Kingdom: New estimates for a new century. *Rheumatology, 41* (7),793-800.

Valdes, K., & Marik, T. (2010). A systematic review of conservative interventions for osteoarthritis of the hand. *Journal of Hand Therapy, 23,* 334-351.

van der Giesen, F. J., van Lankveld, W. J., Kremers-Selten, C., Peeters, A. J., Stern, E. B., Le Cessie, S., Nelissen, R. G., & Vliet Vlieland, T. P. (2009). Effectiveness of two fi nger splints for swan neck deformity in patients with rheumatoid arthritis: A randomized, crossover trial. *Arthritis Care and Research, 61,* 1025-1031.

Van Lankveld, W., van't Pad Bosch, P., Bakker, J., Terwindt, S., Franssen, M., & van Riel, P. (1996). Sequential occupational dexterity assessment (SODA): A new test to measure hand disability. *Journal of Hand Therapy, 9,* 27-32.

Veehof, M. M., Taal, E., Heijnsdijk-Rouwenhorst, L. M., & van de Laar, M. A. (2008). Efficacy of wrist working splints in patients with rheumatoid arthritis: A randomized controlled study. *Arthritis Care and Research, 59,* 1698-1704.

Verstappen, S. M. M., Boonen, A., Bijlsma, J. W. J., Buskens, E., Verkleij, H., Schenk, Y., van Albada-Kuipers, G. A., Hofman, D. M., & Jacobson, J. W. (2004). Working status among Dutch patients with rheumatoid arthritis: Work disability and working conditions. *Rheumatology, 44,* 202-206.

Waljee, J. F., Chung, K. C., Kim, H. M., Burns, P. B., Burke, F. D., Wilgis, E. F., & Fox, D. A. (2010). Validity and responsiveness of the Michigan Hand Questionnaire in patients with rheumatoid arthritis: A multicentre, international study. *Arthritis Care and Research, 62,* 1569-1577.

Wolfe, F., Clauw, D. J., Fitzcharles, M. A., Goldenberg, D. L., Katz, R. S., Mease, P., Russell, A. S., Russell, I. J., Winfield, J. B., & Yunus, M. B. (2010). The American College of Rheumatology preliminary diagnostic criteria for fibromyalgia and measure of symptom severity. *Arthritis Care and Research, 62,* 600-610.

Zhang, W., Doherty, M., Arden, N., Bannwarth, B., Bijlsma, J., Gunther, K. P., Hauselmann, H. J., Herrero-Beaumont, G., Jordan, K., Kaklamanis, P., Leeb, B., Lequesne, M., Lohmander, S., Mazieres, B., Martin-Mola, E., Pavelka, K., Pendelton, A., Punzi, L., Swoboda, B., Varatojo, R., Verbruggen, G., Zimmermann-Gorska, I., & Dougados, M. (2005). EULAR evidence based recommendations for the management of hip osteoarthritis: Report of a task force of the EULAR Standing Committee for International Clinical Studies Including Therapeutics (ESCISIT). *Annals of the Rheumatic Diseases, 64,* 669-681.

Zhang, W., Doherty, M., Arden, N., Bannwarth, B., Bijlsma, J., Gunther, K. P., Hauselmann, H. J.,

Herrero-Beaumont, G., Jordan, K., Kaklamanis, P., Leeb, B., Lequesne, M., Lohmander, S., Mazieres, B., Martin-Mola, E., Pavelka, K., Pendelton, A., Punzi, L., Swoboda, B., Varatojo, R., Verbruggen, G., Zimmermann-Gorska, I., & Dougados, M. (2007). EULAR evidence based recommendations for the management of hand osteoarthritis: Report of a Task Force of the EULAR Standing Committee for International Clinical Studies Including Therapeutics (ESCISIT). *Annals of the Rheumatic Diseases, 66,* 377-388.

Zijlstra, T., Heijnsdijk-Rouwenhorst, L., & Rasker, J. J. (2004). Silver ring splints improve dexterity in patients with rheumatoid arthritis. *Arthritis Care and Research, 51,* 947-951.

第四十章　烧　　伤

原作者：Monica A. Pessina，Amy C. Orroth
译者：张莹莹

学习目标

通过本章的学习，读者将能够：

（1）区分表皮浅层、真皮浅层、真皮深层和皮肤全层烧伤的不同。

（2）解释烧伤患者所需的支具佩戴和体位摆放的原理。

（3）列举烧伤康复不同阶段的作业治疗技术。

（4）举例说明以活动为载体在烧伤恢复的急救期和康复期的应用。

（5）描述手部烧伤的潜在并发症和治疗策略。

（6）讨论烧伤对患者心理功能的影响。

一、概　　述

2011 年，在美国约有 450 000 例需要治疗的烧伤患者，有 3000 例患者因火灾或烧伤导致死亡［American Burn Association（ABA），2011］。皮肤烧伤可由火、接触到热的物体或热的液体（烫伤）、辐射物、化学物质或电击引起。根据 2001～2010 年的统计数据，大部分的成人烧伤发生在男性（70%）；最常见的烧伤原因是火/焰（44%）；并且大部分的烧伤发生在家里，其次是工作场所（ABA，2011）。这些数据还显示，热食物和液体溢出是儿童烧伤最常见的原因。近一半的烧伤患者会被送往美国烧伤协会指定的烧伤中心接受治疗；其余的会在当地或地区医院接受治疗（ABA，2011）。因此，每一位作业治疗师应该了解烧伤患者的照护和康复原则。治疗这类损伤需要一支合格的烧伤治疗团队，包括一名娴熟的作业治疗师，提供全方位的方案。本章节会探索作业治疗师在治疗烧伤患者过程中的独特角色，从受伤初始到患者恢复功能独立。主题包含了不同阶段的烧伤康复、瘢痕治疗、心理社会问题及重建手术。我们希望传达针对烧伤患者的、独特并且有益的工作纲领。

二、烧 伤 分 类

以往，烧伤深度分为一度、二度、三度。如今，首选的分类系统更准确地描述了细胞损伤的程度。所使用的名词为**表皮浅层**（superficial）、**真皮浅层**（superficial partial-thickness）、**真皮深层**（deep partial-thickness）和**皮肤全层**（full-thickness）。烧伤的程度常常是混合的，这就要求烧伤团队要仔细地评估每一个创面的外观和愈合情况。皮肤任何部分的损伤都会潜在影响它的正常功能，包括温度调节、排汗、感觉、维生素 D 合成，以及对抗感染和脱水的屏障（Falkel，1994）。作业治疗师可对各级别热损伤的患者提供治疗。区分不同的分类级别对制定合适的治疗方案很重要。

（一）表皮浅层烧伤

表皮浅层烧伤仅损害**表皮细胞**（epidermis）（Malick & Carr，1982；Staley et al.，1994）（图 40-1）。这类损伤会产生疼痛并且使皮肤发红。由于有良好的营养供给并且在毛囊底部有完整的表皮床，这类损伤会在 7 天左右自行愈合并且不会留下永久性瘢痕（Malick & Carr，1982）。

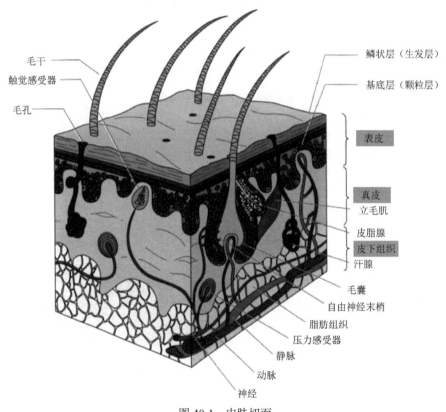

图 40-1　皮肤切面

引自：Willis, M. C.（1996）. *Medical terminology: The language of health care*. Baltimore: Williams & Wilkins.

（二）真皮浅层烧伤

真皮浅层烧伤的是表皮和**真皮**（dermis）浅层（Malick & Carr，1982；Staley et al.，1994）。真皮浅层烧伤最常见的表象是损伤区域有完整的水疱（Staley et al.，1994）。毛囊仍然完整，因为它位于真皮较深层的位置。另外，因为刺激到真皮的神经末梢，这类损伤会产生疼痛。真皮浅层烧伤会在 7～21 天自行愈合，并会留下很小的瘢痕或无瘢痕（Staley et al.，1994）。

（三）真皮深层烧伤

真皮深层烧伤会引起表皮细胞和真皮层的严重损伤（Malick & Carr，1982；Staley et al.，1994）。因为真皮层的血管受损，这类损伤会呈现斑状，伤口处有分散的白色区域（Malick & Carr，1982）。受伤部位会产生疼痛。因为这些感觉感受器各自不同的分布，虽然压力觉完好，但轻触觉减弱（Staley et al.，1994）。因真皮层的血管受损，真皮深层烧伤的自行愈合会较迟缓（3～5 周）。因此，严重瘢痕形成的风险大大增加（Staley et al.，1994）。这就是为什么真皮深层烧伤常常需要植皮来加速愈合及减少瘢痕。

（四）皮肤全层烧伤

皮肤全层烧伤时，表皮和真皮层都会受损（Malick & Carr，1982；Staley et al.，1994）。由于皮下脂肪组织的存在，这些伤口呈白色或蜡状，由于真皮神经末梢完全破坏，这些伤口本质上是麻木的（Malick & Carr，1982）。皮肤全层烧伤需要手术治疗，如植皮（Malick & Carr，1982；Staley et al.，1994），否则没有真皮基底来支撑表皮组织的再生。一些烧伤，如电击伤，会损伤真皮下结构，包括皮下脂肪、肌肉或骨骼。

三、九　分　法

九分法是常用的成人烧伤面积计算方法（图 40-2）。例如，如果一位成人烧伤的部位包括右手臂前侧和后侧（9%），头部前侧和颈部（4.5%），前胸（18%），那么他的烧伤体表总面积（TBSA）为31.5%。儿童和婴儿的烧伤体表总面积的计算，是在此基础上略做调整，使用伦德-布劳德表（Lund-Browder chart）。此外，无论是成人还是儿童，使用手掌面积计算为1%的烧伤体表总面积的算法是被公认的。计算烧伤体表总面积有以下用途：

● 计算营养和体液需求
● 确定严重程度，以建立符合临床需求的层级化治疗（比如，进入重症监护室）
● 将患者分级以选用不同的标准化治疗方案

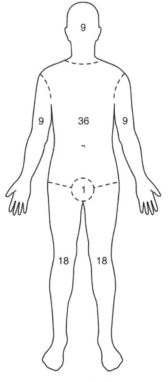

图 40-2　九分法

经授权引自：Malick，M. H.，& Carr，J. A.（1982）. *Manual on management of the burnpatient.* Pittsburgh：Harmarville Rehabilitation Center.

四、烧伤处理和康复阶段

明确烧伤处理的具体阶段有助于对烧伤患者建立作业治疗师的角色。这包括急救期、急性治疗期和康复阶段。每一个阶段作业治疗伴随方式的考量，将会逐一讲述。

（一）急救期

烧伤的急救期是指损伤发生到烧伤后 72 小时左右（Grigsby deLinde & Miles，1995）。

1. 临床治疗　在急救期，医疗团队会努力稳定患者病情。这包括体液复苏，通过机械通气建立充足的组织灌注，以稳定心肺功能。相关损伤，如骨折，也会在这一阶段进行评估和治疗。

（1）吸入性损伤：在急救期的一个重要考量是吸入性损伤的可能性。吸入烟或有毒气体会导致上呼吸道损伤而引起吸入性损伤。这会损伤呼吸上皮并破坏气体交换，吸入性损伤会显著提升死亡率（Cioffi & Rue，1991）。灼烧的眉毛，鼻孔周围的烟灰，以及面部水肿是吸入性损伤的特征（Cioffi & Rue，1991）。通过动脉血气分析、胸部 X 线检查和支气管镜检查可确诊。另外，水肿可在气道内迅速恶化并使呼吸受阻。因此，严重烧伤的患者往往会行气管插管（机械通气）来保持呼吸道畅通，直到水肿引起呼吸道闭合的风险降低。

（2）焦痂切开和筋膜切开术：当烧伤在某个身体部位形成环形损伤时，该部位的血液循环会受到损伤。这是由于**焦痂**（eschar）（烧伤的组织）无弹性，同时筋膜隔室内压增高。肢体末端局部压力增高会压迫血管，使血流量降低（Sheridan et al.，1995）。局部压力增高的症状包括感觉异常、寒冷，以及肢体末端脉搏减少或消失。在躯干部位，无弹性的焦痂好像束腰一样，会限制肺的扩张，阻碍充分的呼吸。在这两种情况下，需要手术治疗（焦痂切开或筋膜切开术）来减压和预防组织坏死。焦痂切开术是手术切开焦痂，而筋膜切开术是更深层的切开筋膜。除非有外露的肌腱，否则在治疗过程中，焦痂切开术部位是可以活动的（Grigsby deLinde & Miles，1995）。

（3）敷料：在初始的烧伤评估之后，护理人员会使用敷料。敷料的作用包括保护伤口避免感染，保持局部药物和伤口的贴合，浅表**清创**（debriding），并使患者更舒适（Grigsby deLinde & Miles，1995）。清创是指清除伤口部位的坏死组织。尽管最常用的是广谱抗菌药，但是创面药物的类型非常广泛，如磺胺米隆（甲磺灭脓），磺胺嘧啶银盐（烧伤宁）和 0.5%硝酸银溶液（Duncan & Driscoll，1991）。通常来讲，由护理人员更换敷料；然而，通过定期参与敷料更换的过程，作业治疗师可以有机会观察伤口愈合的情况。这可帮助治疗师监测愈合情况并随时调整治疗方案。

（4）感染控制：皮肤的功能之一是作为防止感染的屏障（Falkel，1994）。因此，烧伤患者很容易发生感染。所有职员、家属，以及探访者都必须严格遵守感染控制的步骤，这非常重要。这包括勤洗手，必要时戴手套，以及避免接触仪器设备而发生交叉感染（实践程序 40-1）。

实践程序 40-1

1. 手部消毒　正确的手部消毒，无论是使用传统的肥皂和水洗手，还是使用手部消毒剂，都是减少感染的关键。Kampf 和 Loffler（2009）的一项研究指出，适当的手部消毒可以使医院感染率降低40%。医院感染是一种医院获得性感染。

2. 何时需要进行正确的手部消毒
- 接触患者之前和之后
- 脱下用于接触血液、体液或感染物品的手套之后
- 操控有可能感染的仪器设备之后
- 准备和食用食物之前和之后

3. 洗手的大概步骤
- 备好纸巾
- 拉高衣袖
- 浸湿手部和腕部
- 使用抗菌洗手液或肥皂
- 揉搓清洗手指缝、指甲、手掌和手背；有效的清洗至少需要持续20~30秒
- 手部冲洗并擦干
- 使用纸巾关闭水龙头
- 将纸巾丢进正确的垃圾桶
- 如果有洗手机可用无水清洁剂

2. 挛缩形成 烧伤患者出现挛缩的风险很大。**伤口挛缩**（wound contracture）是开放伤口常见的生理学反应（Greenhalgh & Staley，1994；Jordan et al.，2000），再加上长期的制动，为软组织永久性挛缩创造了机会。挛缩趋向于以一种可预测的模式出现，常常是关节屈曲、肌腱短缩位（如肘关节屈曲、肩关节内收或膝关节屈曲）并会很大程度限制患者的日常生活活动（ADL）的能力。比如，肘关节伸展受限会限制患者的穿衣能力。

3. 急救期的作业治疗 在急救期，作业治疗师会筛查患者的需要。全面的评估会推迟到急救期之后，患者的生命体征更稳定时才进行。在筛查时，治疗师会记录下烧伤的分布情况和累及的关节。这能够让作业治疗师设计合适的支具和体位摆放。也是在这个阶段，治疗师会开始收集有关患者入院前的功能状态，包括兴趣爱好和社交支持。

在急救期，作业治疗的干预主要是通过支具的使用和体位摆放，以预防早期挛缩的形成。最理想的作业治疗干预是在烧伤后24~48小时就开始，因为在热损伤应激反应时，胶原开始合成并有挛缩形成（Dewey et al.，2011；Jordan et al.，2000）。

（1）支具：理想状态下，支具应在首次面诊时配备，体位摆放要领也应在同一时间与团队沟通好并开始执行。表40-1列明了常见的挛缩形态、**抗畸形姿势**（antideformity positions）和适合的支具。通常来讲，任何累及真皮浅层或更严重的烧伤，关节都有可能产生挛缩，通常需要使用支具。支具穿戴的时间取决于患者累及肢体的功能状态。也就是说，主动活动减少就意味着所需穿戴支具的时间增加。例如，一位深度昏迷的患者不能进行主动活动，因此则需要在除治疗和换敷料外，余下的全部时间佩戴支具。一位清醒的可使用他累及肢体进行功能活动的患者，如能自主进食或进行规定的运动，可仅在夜晚佩戴支具。支具佩戴在敷料之外，并用纱布套或尼龙搭扣（Velcro®）固定。尽管支具被认为是烧伤治疗的标准治疗手段，但是缺乏循证支持（Richard & Ward，2005）。验证支具应用于挛缩预防的疗效是一个研究方向，且该研究在将来有可能被作业治疗师证实。

（2）体位摆放：抗畸形体位摆放是支具预防挛缩的一个补充治疗方法，可在首次看诊时开始执行。例如，如果患者暂时无法使用成品的腕伸展支具，使用圆形枕支撑手部至少可以

暂时维持良好的关节位置。抬高上肢还可以减轻上肢水肿。可使用楔形泡沫橡胶、枕头或装在床上特殊的吊臂来抬高上肢。抬高上肢的潜在风险是可能会造成臂丛神经的拉伤。臂丛神经拉伤的症状包括刺痛、麻木和手指冰冷。

表 40-1 根据烧伤部位划分的抗挛缩体位摆放

烧伤部位	挛缩趋势	抗挛缩体位和（或）典型支具
颈前部	颈部屈曲	去除枕头；使用半充气床垫来伸展颈部；颈伸展支具或颈圈
腋下	内收	120°外展伴轻微外旋；腋下支具或放置楔形物；观察是否有臂丛神经拉伤的症状
肘前部	屈曲	5°~10°屈曲的肘关节伸展支具
腕背部	腕伸展	维持腕关节在中立位
腕掌部	腕屈曲	5°~10°伸展位的立腕支具
手背部	爪形手畸形	功能位手支具，掌指关节 70°~90°，指间关节最大限度地伸展，虎口打开，拇指处于对掌位（安全姿势；参见第三十七章）
手掌部	掌侧挛缩	手掌伸展支架
	杯形手	掌指关节轻度过伸
髋前部	髋屈曲	俯卧位；仰卧时大腿承重；膝关节制动器
膝	膝屈曲	膝关节伸展位摆放和（或）支具；预防外旋，防止腓神经压迫
足	足下垂	使用足踏板或支具将踝关节维持在 90°；注意观察有无足跟压疮迹象

经准许引自：Pessina, M. A., & Ellis, S. M.（1997）. Rehabilitation. *Nursing Clinics of North America, 32,*367.

（二）急性治疗期

急性治疗期在急救期后开始，通过自行愈合或植皮，直至伤口愈合（Grigsby deLinde & Miles，1995）。根据烧伤程度及所需植皮面积，急性治疗期可持续数日至几个月。例如，一位 10%TBSA 的患者的急性治疗期可能持续 1 周，在此期间患者是可以活动的，并会经历一次切痂和植皮的步骤。然而，一位 70%TBSA 患者的急性治疗期可能会持续数周，在那期间患者会在重症监护室进行治疗并通过多次植皮使伤口愈合。

1. 急性治疗期的心理支持和调适 所有的烧伤患者，无论什么年龄，都会表现出一些类似的心理反应，包括退缩、否认、害怕死亡、退行、焦虑、抑郁，以及悲伤（Wright，1984）。另外，多种因素会影响烧伤患者的心理状态，包括住院引发的情感创伤、住院时长、对身体变化的调适、对他人反应的适应，以及烧伤的部位和深度（Baker et al.，1996；LeDoux et al.，1996）。烧伤患者躯体康复的每个阶段所面临的心理挑战各不相同（Weichman & Patterson，2004）。在急性治疗期，患者需要应对抑郁和焦虑的问题，还可能会同时表现出应激和创伤后遗症的迹象。同样是在此阶段，受伤前的任何精神疾病都可能会变得更加明显（Weichman & Patterson，2004）。

LeDoux 等（1996）指出，烧伤团队可以通过使用以下技术在治疗烧伤患者的同时关注患者健康的应对策略：

（1）了解并强化每一位患者的优势点，提醒他的优势在对抗这段痛苦恐惧的经历中可发挥重要的作用。

（2）接受悲伤和恐惧。

（3）帮助患者完成目标；这有助于展现对未来的希望。

（4）给患者灌输可以成功的信念。

2. 团队沟通 在整个住院期间，与团队所有成员，包括患者和患者家属和（或）支持人员保持沟通是必不可少的。在早期，作业治疗师与烧伤团队的合作非常重要，有以下几方面的原因（Pessina & Ellis，1997）：

（1）提醒团队对可能发生挛缩的预判，并及时做出治疗介入反应。

（2）规划围手术期支具的配备和佩戴计划。

（3）根据植皮的完整性明确关节活动度的训练处方。

（4）教授团队环境改造或交流系统的知识。

（5）提出患者最终门诊治疗的需求。

3. 医疗处理 皮肤移植主要发生在急性治疗期，当真皮基底被完全破坏时，就需要进行皮肤移植，以防止严重损害表皮组织的自发再生（Grigsby deLinde & Miles，1995）。如果烧伤部位在伤后 14 天内没有出现表皮再生或达不到预期，则会考虑植皮（Kagan & Warden，1994）。植皮普遍应用于全皮肤层烧伤以及大面积、真皮深层烧伤。植皮需要切除坏疽（死的）组织，并放置皮肤或皮肤替代品来覆盖伤口。

植皮的类型

烧伤团队可采用多种植皮方法。根据烧伤的面积和患者的临床稳定情况，烧伤团队可能会选择一种或多种植皮方法，接下来会逐一讲述。

1）自体植皮：向患者自身未受伤部位取皮移植的方法称为自体植皮。断层皮片自体移植是最常用的，它是在真皮中层取皮［Institute for Healthcare Quality（IHQ），1997；Staley et al.，1994］。理想的捐皮区的选择需要考虑与受伤区皮肤颜色和纹理具有最大程度的匹配。因为捐皮区会有轻微的瘢痕，所以可能的话，会选择不太明显的部位，比如大腿上侧。切下的皮肤可维持固体片状（皮片移植）或进行穿孔来加大表面积（网状移植）（Staley et al.，1994）。网状可以使皮片的受众面积增加到原有面积的 4 倍。皮片移植和网状移植都各有利弊。皮片移植可获得最佳的外观效果，所以常用于面部和手部（Hazani et al.，2012）。感染和皮下血肿会导致整张皮片的损失并需要再次移植。网状移植，尽管外观稍逊色些（网状会永久保留），但可在捐皮区有限时覆盖更大的面积。另外，网状移植有助于排出血液和分泌液，预防血肿，提高植皮的成活率（Hazani et al.，2012）。

2）暂时性植皮：对于大面积烧伤的个案，没有足够的捐皮区来覆盖所有的受伤区域，烧伤团队会先选择使用暂时性植皮，直至捐皮区愈合可再次取皮。暂时性的敷料为生物制品，如同种异体皮或异种皮（分别来自尸体或牛皮），或是人造皮，如 Biobrane®，由尼龙和硅橡胶构成。这些敷料可通过减轻炎症反应、刺激愈合、调整伤口基底来为自体移植做准备，减轻疼痛，以及保护暴露的韧带、神经和血管来辅助伤口处理（Halim et al.，2010）。

4. 急性治疗期的作业治疗 急性治疗期，作业治疗师会进行详尽的首次评估。这包括通过对病程进行全面的回顾，来确定伤口的详情和相关的伤情。受伤前的健康状况也非常重要。对于可能会限制作业表现的相关临床诊断，如精神疾病、糖尿病或肺部疾病，需要在制定作业治疗计划时予以注意和说明。需要在首次评估中特别注意的方面包括个人因素（如心理功能、认知能力、沟通和社交技能、感觉功能、神经肌肉骨骼和与运动相关的功能，关节活动/稳定性，以及肌肉力量/张力/耐力）和日常生活活动及工具性日常生活活动。

评估可通过观察活动表现和访问患者和家人完成。可能出现的永久性瘢痕和容貌缺陷有引起患者严重焦虑的潜在风险，并会限制患者参与康复的能力。因此，及早评估患者的支持系统有助于治疗师获取资源去提升患者动机并建立目标。

基于许多烧伤的急性临床特征，作业治疗在急性治疗期的干预集中在患者的技能和能力方面，如关节活动度和肌肉力量。通过持续佩戴支具、体位摆放、运动和功能活动来强化能力。无论何时在有可能的情况下，治疗活动应该切合每一位患者的兴趣爱好。例如，运动的方式可鼓励一些患者的主动关节活动，另一些患者可以通过大自然的景象和音乐得到帮助。其他潜在的治疗活动包括环境改造、疼痛处理、环境适应及患者和家属的教育。在急性治疗期，患者参与自我照顾和功能再训练的能力常常会被复杂的临床问题所限制。在康复期的作业治疗部分将会详细讨论这些领域。

（1）支具和体位摆放：在急性治疗期，应持续监测并调整急性治疗期所制定的支具和体位摆放方案。支具使用的时间安排应根据个案参与运动和体位摆放的能力而做出调整。例如，如果患者可以在白天坚持使用患侧肘关节进行进食和其他日常生活活动，那么佩戴肘关节支具的时间减至夜间和休息时间比较合理。相反，如果患者由于缺乏意识或动机而无法完成运动和体位摆放计划，则应在除更换敷料和治疗外，持续佩戴支具。必须经常检查支具的贴合度和功能（Dewey et al.，2011）。另外，指导护士正确地适配和使用支具可减少并发症的发生（Pessina & Ellis，1997）。

（2）运动和活动：在急性治疗期，支具和体位摆放会结合运动和活动进行（Schneider et al.，2012）。运动对于控制水肿和预防肌肉萎缩、韧带粘连、关节僵硬，以及囊膜短缩尤为重要（Dewey et al.，2011；Harden & Luster，1991）。运动类型包括被动关节活动、主动关节活动、辅助主动关节活动和功能性活动。如果患者因健康状况不良或不够清醒而不能够参与主动运动或活动，则需要进行被动关节活动。一旦情况许可，应鼓励主动运动（Burke Evans et al.，1996；Wright，1984），并引导患者恢复功能是治疗师的职责。在一个治疗时段内，患者可能会参与所有这些类型的运动。实际上，功能性活动可用于提升主动关节活动度。例如，套圈游戏就很有趣，而且很容易通过改变高度和距离来适应上肢关节活动度。每天最多可进行 5 次运动和活动项目（Wright，1984）。运动的禁忌包括韧带暴露、近期自体植皮（5～10 天）、急性并发症及骨折（Dewey et al.，2011；Grigsby deLinde & Miles，1995；Staley et al.，1994）。另外，作业治疗师定期检查伤口，以确定伤口的愈合情况和皮肤完整性对于运动耐受力的影响，是非常重要的。

（3）围手术期护理：植皮术后的5～10天是围手术期。大面积烧伤的患者会进行多次植皮手术。每次手术都会开启一个新的围手术期。比如，一位患者需要在躯干、手臂和腿部植皮，则需要进行 3 次手术，每一次的手术部位都需要良好的围手术期护理。作业治疗师在围手术期的职责是定制支具以固定刚刚植皮的部位在抗畸形的位置。理想化的情况是，支具应在手术开始前或手术过程中制作，并在手术完成时佩戴。这些支具常常是与主要敷料一起固定5～10 天（Dewey et al.，2011；Grigsby deLinde & Miles，1995）。在此期间，禁止关节活动度训练以确保植皮黏着。在初次敷料拆除后，烧伤团队会评估植皮的依附性，并确定是否适合开始运动。

（4）疼痛管理：作业治疗师需要处理在治疗过程中出现的疼痛问题。许多在重症监护室的患者不能够通过言语表达对于治疗的主观反应，比如在更换敷料或运动的时候。在这种情况下，治疗师需要监测患者对于疼痛的客观反应，如血压、心跳、呼吸速率，并对治疗做出相应的调整。如有必要，治疗可调整至止痛药发挥作用期间进行。在治疗时段内减少重复次数并延长休息时间也是适当的做法。其他用于在恢复阶段处理疼痛的方法还包括分散注意力策略、放松技巧及预先获知信息（通知/预先告知患者所要进行的步骤）（Connor-Ballard，2009）。活动内容和情绪状态也会影响疼痛感受（Dubner & Ren，1999）。近期，虚拟现实分散注意力技术在减轻烧伤相关疼痛方面的有效性已被报道（Hoffman et al.，2011）。

（5）环境适应：自急性治疗期开始直至整个康复过程，作业治疗师应提供改造的呼叫按钮和床控系统、声控通话系统及改造的餐具（图 40-3）和自我照顾工具。通过对环境的改造，并结合患者、职员和家属的教育，可提高患者的控制力和独立感。环境改造的实施仅受患者的动机和治疗师的创造力制约。

（6）患者和家属教育：作业治疗师为患者支持系统中的成员提供指导，指导他们在康复期间如何与患者进行互动并提供支持。可以鼓励他们录制影片和制作海报或把一些喜欢的音乐或食物带来。他们可能需要学习新的抚摸或安慰他们爱人的方法。此外，如果患者不能够正常沟通，家属和朋友可以提供一些有关于患者的职业、兴趣及社区资源的信息。受过教育的家属和（或）支援系统是很重要的资源，能够确保贯彻运动和支具治疗方案的实施以及鼓励患者参与功能性活动（Duran-Coleman，1991）。

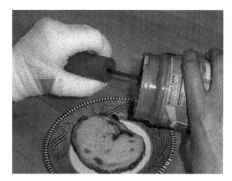

图 40-3　改造的餐具可提高急性治疗期的独立性

5. 出院计划　因为住院时间通常是短暂的，出院计划应在入院后尽早开始制定（Fletchall & Hickerson，1995；Rivers & Jordan，1998）。很多患者在急性治疗期就直接出院回家或离开烧伤中心去康复部门继续治疗。出院计划中应考虑的因素为是否有社区资源可用于门诊或后续护理、患者可用的支持系统以及家庭环境对患者的体能要求。如果大面积烧伤患者不能够回到他接受急性治疗期治疗的医院，那么住院部的作业治疗师与患者所在社区治疗师建立联系并确保康复阶段的持续治疗就显得尤为重要。根据社区治疗师的知识水平和经验，负责出院计划的治疗师应提供适合的文献和报告，拍摄的照片和（或）录制的影片以说明康复方案。建立一个沟通渠道以帮助社区治疗师及时解决问题和困惑。任何可能的情况下，所有来自第三方付款人的授权应在出院之前建立（Fletchall & Hickerson，1995）以避免门诊治疗的延迟。如果患者不能够直接出院回家，那么转介到住院康复机构比较适合；同样的，与接收治疗师早沟通以确保持续的治疗是必须的。无论出院后去到什么机构，充分知情的患者最有利于倡导适当的治疗。

（三）康复阶段

康复阶段从急性治疗期结束延续到瘢痕成熟（Rivers & Jordan，1998）。瘢痕成熟需要 6 个月至 2 年（Rivers & Jordan，1998；Staley et al.，1994）。当瘢痕变白并且胶原蛋白合成率稳定则说明瘢痕成熟了（Grigsby deLinde & Miles，1995）。作业治疗师在此过程中的参与程度是多变的，这会从每天的住院治疗至每周的门诊治疗，直至每年的复诊。

康复阶段的作业治疗

在康复阶段，作业治疗师应持续评估患者的技能和能力，如关节活动度和肌肉力量。另外，针对自我照顾和家居活动的功能性评估对于指导治疗计划和出院准备具有重要价值。作业治疗在此阶段的总目标是帮助患者恢复到他以前的作业表现水平。鼓励患者逐步增加对自我照顾的责任，包括帮助建立有意义的目标。除了关节活动度和肌肉力量，作业治疗还需要关注活动耐受力、感觉、协调性、瘢痕管理及自我照顾和家居管理的技能。

（1）关节活动度：在康复阶段，患者会持续受益于早期治疗所建立的日常伸展运动。在这一阶段的早期，胶原合成率会增高（Staley et al.，1994），需要患者每天频繁地做伸展运动。随着瘢痕成熟和胶原合成减缓，伸展的频率也可减少。任何时候，在伸展的过程中都应注意皮肤的完整性以避免撕裂。应在伸展之前使用非水基的乳液按摩来帮助预防干燥皮肤破裂（Rivers & Jordan，1998）。适当的伸展应使组织变**苍白**（blanching），或者无色，并维持在那个位置数秒。患者应感受到张力但无痛感。过度拉伸会导致组织撕裂和水肿，继而引发关节僵硬。伸展最开始应由作业治疗师来完成。通过培训，也可由患者和（或）照护者来完成。

（2）肌肉力量：抗阻运动和进阶的功能性活动可以提升肌肉力量。可以教患者通过抗阻橡胶带或管，如治疗弹性带（Theraband®）来提升近端上肢力量，独立进行运动。功能性活动也可以分等级来提升肌肉力量。例如，当患者进行自我护理活动时，如从坐着到站着进行洗漱活动时，随着需求的增加，可能会提高肌肉力量。

（3）活动耐受力：康复的一个关键特征是使患者尽可能多地参与活动，从而提升他的活动耐受力。对于一名住院患者来说，这包括增加下床的时间及去锻炼和离开护理病房的次数。如果没有疲劳症状，活动时间可以每两天增加15分钟。疲劳可通过患者的自主汇报和医师观察来监测。对于门诊患者，尽可能多的活动意味着患者可重拾休闲活动和参加社区活动。

（4）感觉：新愈合的皮肤和植皮处的皮肤可能会出现过度敏感，从而严重限制功能表现。系统化的脱敏可以有效地处理过度敏感。这可通过让患者在现实环境中操作不同材质的物品来完成。一开始，患者练习抓握柔软材质的物品，如棉花球或羊毛，然后逐步发展至操作更粗糙材质的物品，如尼龙搭扣（Velcro®）或粗麻布。可以应用一个正式的系统如唐尼脱敏治疗（Downey desensitization program）（Barber，1990）（参见第二十二章）。

（5）协调性：多种因素会损害协调性，包括受限的关节活动度、肌肉力量，或感觉。协调性可通过应用有选择的、渐进的、挑战患者技能的活动来提升。例如，可以要求患者拧开大瓶子的盖子，然后过渡至小瓶子（图40-4）。

患者还可以描画大的字母或形状，然后到精细功能的书写活动如报纸的纵横字谜游戏。

（6）瘢痕管理：瘢痕组织形成是伤口愈合的自然反应（Grisby deLinde & Miles，1995）。它从急性治疗期开始，可能会需要两年的时间

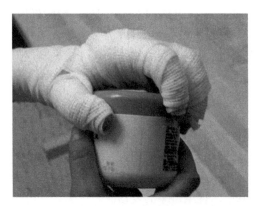

图40-4 协调性可通过模拟的或真实的功能活动来锻炼

直至成熟（Jordan et al., 2000）。增生性瘢痕是正常愈合过程的畸变，表现为发红、突起，且无弹性的瘢痕（Dewey et al., 2011）（图 40-5）。与普通皮肤相比，增生性瘢痕含有大量的纤维母细胞，并且胶原纤维呈结节样排列，而不是平行排列（Abston, 1987）。这可能是由于胶原的合成和分解失衡而引起的（Grigsby deLinde & Miles, 1995）。每个人出现增生性瘢痕的趋势都是不同的。一般来说，皮肤有大量色素沉积的患者和年轻患者出现增生性瘢痕的概率更高。增生性瘢痕也与初始的烧伤创面深度相关（Staley et al., 1994）。除了外貌的影响，增生性瘢痕还会因限制关节活动度而影响功能性技能。

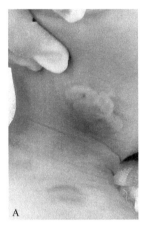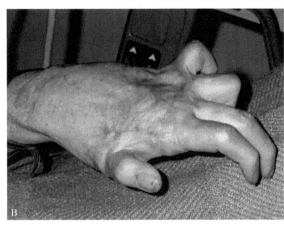

图 40-5　A. 颈部的增生性瘢痕。B. 手部的增生性瘢痕。手背部的增生性瘢痕引起了爪形手畸形

1）瘢痕的作业治疗评估：烧伤瘢痕指数（温哥华瘢痕量表）是最广泛使用的标准化评估工具，被用于评价瘢痕的柔软度、血管分布、厚度和色素沉积（Sullivan et al., 1990）。定期使用烧伤瘢痕指数可以帮助作业治疗师确定有效的瘢痕治疗并评估瘢痕成熟的阶段。其他评估还包括患者和观察者瘢痕评估表（patient and observer scar assessment scale）（Draaijers et al., 2004）、瘢痕类比评估和拍照（matching assessment of scars and photographs）（Masters et al., 2005）。

2）瘢痕管理的作业治疗：作业治疗师试图阻止或限制增生性瘢痕的发展。治疗途径包括各种手段的结合，包括按摩、压力治疗和使用特制的衬垫。

按摩。按摩可能对于减轻瘢痕挛缩有帮助（Roh et al., 2010；Staley et al., 1994）。当确定了受伤部位可耐受轻度摩擦的时候就应开始瘢痕按摩。另外，当受伤部位正常的汗腺和油脂分泌受损时其柔软度很容易被破坏，而瘢痕按摩有助于维持其柔软度。瘢痕按摩还可帮助脱敏。瘢痕按摩每天应进行数次，通过与纵轴垂直或画圈的方式施加深层压力（压力要足够使瘢痕暂时性变白）。按摩师要使用乳液以减少摩擦。为减少对于新愈合皮肤的刺激最好使用无香料的乳液。开始阶段，瘢痕按摩由作业治疗师完成以监测皮肤的完整性和耐受力。一旦形成了一个既定的常规，治疗师就会教导患者和（或）照护者承担起日常瘢痕按摩的责任。

压力包扎和压力衣。压力包扎和压力衣是文献中提倡的另一种形式的瘢痕管理方法（Chang et al., 1995；Li-Tsang et al., 2010；Ward, 1991）。临床上报道了加压后瘢痕变薄、光滑、柔软，但客观支持尚无定论（Bloemen et al., 2009；Grigsby deLinde & Miles, 1995）。作业治疗师通过弹力套（Tubigrip™）、弹力绷带、自粘绷带（Coban™）来开始施加轻度的

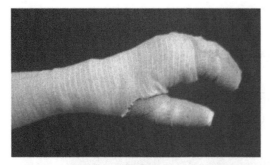

图 40-6 通过弹力套（Tubigrip™）和自粘绷带
（Coban™）施加轻度的压力

压力（图 40-6）。开始阶段，压力包扎每施加两小时休息一次。穿戴时间每次增加两小时，逐步增至可耐受 24 小时。耐受力由不出现水疱和开放伤口决定。在这个时候，可使用定制化的产品，如 Jobst®或 Bioconcepts™压力衣来施加压力（图 40-7）。Staley 等（1994）建议施加 25mmHg 的压力最适用于胶原组织，从而最终帮助减少瘢痕组织形成。定制压力衣在穿脱过程中会造成明显的剪切力，所以必须在皮肤充分愈合足以对抗这些力量时才可使用。如前所述，定制压力衣需要穿戴至瘢痕不再活跃或成熟为止。治疗师的角色是启动订购定制压力衣并监督其使用。大部分定制压力衣的供应商会派培训过的员工过来为患者量身定制。对于面部烧伤，可使用以弹力带固定的透明面具来为患者提供均匀分布的压力。这些矫形器常常是在治疗师的要求下由受过特殊培训的矫形技师来制作。

衬垫常常与压力衣结合使用。衬垫常常由 Otoform®或闭孔泡沫塑料之类的产品制作而成（图 40-8）。使用他们的目的是在凹陷区域，如指缝和胸锁部凹陷部位增加压力。硅酮凝胶衬垫在改善增生性瘢痕的某些特点方面也被发现有效果（Ahn et al., 1989），尽管作用机制还有待进一步证实。瘢痕治疗方案的制定取决于现有的资源、细致的临床观察和患者依从方案的能力（Evans & McAuliffe, 1995）。在整个康复阶段定期地到作业治疗或烧伤诊所的门诊复诊有助于监察和调整瘢痕治疗方案。

（7）自我照顾和家居活动技能：如果神经肌肉的问题阻碍了患者的功能性活动的表现，治疗师可提供辅具，如抓握受损时使用的加大的把手或肘关节屈曲能力下降时使用的加长手柄的餐具。指导适应性技能，如使用双手来提供额外的支撑以完成特定活动，也可以改善功能。

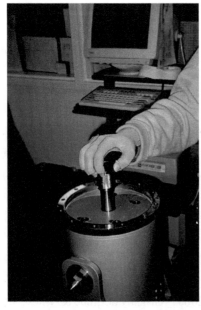

图 40-7 穿戴定制压力衣进行模拟功能性活动

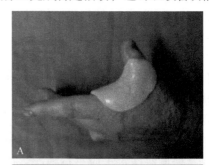
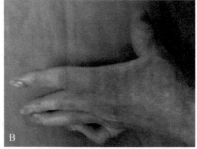

图 40-8 A. 使用 Otoform®衬垫；B. 除去衬垫

（8）患者和家属教育：患者和家属需要明白治疗过程中使用的每一个支具和技术的原理。他们要参与目标制定，这样他们才会为了实现目标而努力付出。皮肤护理是出院指导的重要一环。患者要练习观察他们的皮肤有无破损并要护理皮肤，包括每天使用润肤露。如果进行暴露于太阳光下的活动，他们需要使用防晒指数（SPF）不低于 15 的防晒霜（经常重复涂抹）（Staley et al.，1994）。另外，患者应对伤口愈合和组织对运动的反应以及瘢痕管理技术有基本的了解。

（9）康复阶段的支持和心理调适：尽管患者和家属在烧伤后主要关注存活的问题，但是在康复期许多其他的问题接踵而至。根据 Weichman 和 Patterson（2004）的报道，康复阶段的患者面临三方面的挑战：身体（如功能减退）、社会（如身体形象和角色转换）和心理（如焦虑和抑郁）。康复阶段活动逐渐增多，这不仅可以帮助身体康复，还可以帮助患者发现他们的伤情对日常生活有哪些影响。意识到烧伤带来的损失之后的情绪反应可能会引发一系列的行为，如哭泣或表达愤怒。另外，对于伤情带来的内疚感或窘迫感会使患者退缩。患者还可能会出现有关于创伤后应激障碍的反应，如情景再现。

对于烧伤治疗师最困难的一个挑战就是照顾沉湎于功能受限或容貌改变的患者（Pessina & Ellis，1997）。作业治疗师通过鼓励性问题和用言语抒发对于烧伤的感受来支持患者（Pessina & Ellis，1997）。作业治疗师还可选择可以重拾自信和自尊的治疗项目。小组活动为患者提供在一个安全的环境下进行社交和分享忧虑的机会（Summers，1991）。由于在康复的各个阶段广泛地与患者接触，作业治疗师在鉴别和处理患者的心理问题方面处于一个独特的位置，但是与烧伤团队的其他人员（如护士、家属、社工和心理学家）合作是必不可少的。

（四）潜在的并发症

除了潜在的软组织挛缩和关节活动度减小的风险，还有其他的并发症可能在烧伤恢复的各个阶段出现。

1. 瘙痒　瘙痒（顽固的发痒）是常见的并发症（IHQ，1997；Staley et al.，1994），可能是由神经再生引起的。通常会在受伤后的两年内缓解（Poh-Fitzpatrick，1992）。使用压力衣、润肤霜、冰敷及药物如抗组胺药物，可减轻瘙痒症状（IHQ，1997）。

2. 小口畸形　面部烧伤患者的口部有发生口周挛缩的风险（小口畸形）（Rivers & Jordan，1998），即指嘴唇周围的肌肉紧绷从而限制张口。极端的病例需要手术矫正。如果患者因气管插管或呼吸系统受损导致很长一段时间无法进食和讲话，那么小口畸形的风险会大大增加。除了每天的瘢痕按摩，治疗师还可以指导患者进行面部肌肉伸展运动，如大幅度的张大嘴或咧嘴笑及撅嘴。这些运动可以和佩戴小口矫形支具结合运用以拉伸口周。根据耐受情况佩戴支具时间，通常由 10 分钟开始，逐渐增至每天两次，每次 60 分钟。这些辅具可由作业治疗师购买或制作。因为可能发生无法预料的呼吸道急症的风险，患者的认知水平对于使用小口矫形辅具极其重要。例如，深度镇静或不清醒的患者可能会吞掉辅具。

3. 异位骨化　异位骨化，或骨性肌炎，是指在无骨骼的组织内出现新的骨骼。它在严重烧伤患者中的发病率高达 13%（Dutcher & Johnson，1994）。虽然肩部、膝部和髋部也可能会受累，但是烧伤人群中最常见的发病部位是肘部（Dutcher & Johnson，1994）。异位骨化会引起疼痛、肿胀和关节活动度迅速减小。治疗师必须意识到症状并提醒团队，治疗方案的选择，包括药物和手术，需要依此来探讨。**安全提示：禁忌剧烈的关节活动度训练。**

4. 热耐受不良 热耐受不良是由排汗功能缺失引起的，因为断层皮植皮不包含汗腺（Grigsby deLinde & Miles，1995；Rivers & Jordan，1998）。为弥补此种情况，患者未受伤的部位可能会过度排汗。患者处于极热的季节时家中可能需要额外的空调来保持舒适度（Rivers & Jordan，1998）。汗腺缺失还会使愈合的植皮部位变得极度干燥（Grigsby deLinde & Miles，1995；Staley et al.，1994），所以鼓励患者每天多次使用润肤露。

五、重 建 手 术

烧伤恢复中一项重要的内容就是计划和执行重建程序。尽管烧伤团队和患者勤于努力，但是挛缩还是有可能发生。重建手术可以帮助矫正这些畸形。一旦瘢痕成熟通常便会进行手术；然而，如果出现严重的功能缺失则需要在瘢痕成熟之前进行重建手术（Robson et al.，1992）。例如，腋下挛缩，外展受限至 80°，会严重影响穿衣和个人卫生。可以使用"Z"字整形术（Z-plasty）的手术方法来松解软组织（Robson et al.，1992；Staley et al.，1994）。一旦挛缩松解，可能需要通过植皮来覆盖皮肤不足的部位。

重建手术相关的作业治疗

当功能评估结果显示，患者因挛缩而无法达到自我管理的目标时，作业治疗师会和烧伤团队沟通是否需要进行手术松解挛缩。

手术后，作业治疗师提供一个定制的支具来固定并保护植皮在一个新的延展的位置。10～14 天后，治疗师会启动运动方案，由轻微的主动关节活动开始，在皮肤完整可耐受的情况下，逐步进阶到更有难度的运动和活动。新植皮部位的压力治疗可以最大程度上减少瘢痕。这包括使用压力衣并配备与新植皮的形状相吻合的衬垫。

六、回 归 工 作

在瘢痕最终成熟前回归工作有助于维持患者功能并提升其自我认同感（Rivers & Jordan，1998）。在急救期的首次评估中，作业治疗师会收集有关患者的工作经历和每天所从事工作的具体要求。根据这些信息，作业治疗师可以引导治疗活动来为恢复到受伤之前的功能水平做准备。比如，如果患者受伤前是一名机修工，则应尽早将工具的使用纳入治疗活动中。如果受伤的程度使得原先的工作要求无法企及，患者可能需要重新接受工作培训。在这种情况下，作业治疗师和患者及雇主一起探索可行的工作调整。

回归工作的参数理论上取决于受伤的总面积比例、工作是否会使用到受伤的身体部位及烧伤深度（IHQ，1997）。Fletchall 和 Hickerson（1995）研究了一个出院后即刻开始每天 6 小时门诊治疗计划的有效性。在这个治疗项目中，上肢和手部烧伤且 TBSA 平均低于 25% 的患者平均需要 8 周回归工作；相似情况的参与传统门诊治疗的患者平均需要 19 周回归工作。另外，实验组的方案减低了医疗护理的总费用（Fletchall & Hickerson，1995）。在住院期间分配个案经理也会促进由康复期到回归工作的进程（Fletchall & Hickerson，1995）。

除了身体上的受限，回归工作过程中烧伤患者还会经受心理障碍。这包括做噩梦、情景重现、担心外貌和抑郁。出现这些症状的患者可能会受益于心理干预治疗，如果这些治疗在恢复的早期就开始，可能会促使他们早日重返工作岗位（Esselman et al., 2007）。

七、手部烧伤的特别考量

手部烧伤常常会导致严重的功能受限。因为人们会使用双手来保护自己或扑灭火种，所以手部的受伤率很高（Tanigawa et al., 1974）。手背比手掌受伤的概率更高（Tanigawa et al., 1974）。根据过往经验，严重的水肿常常伴随着热损伤。这会使得手部处于一个拇指内收、掌指关节过伸、指间关节屈曲，以及掌弓平坦（Wright-Howell，1989）的畸形姿势（Sheridan et al., 1995）。如果保持这种姿势，则会导致关节挛缩和严重的功能受限。

（一）手部烧伤的评估

一个全面的手部评估包括判断关节活动度受限是否由关节僵硬、内在肌紧缩、外在肌紧缩或皮肤无弹性造成。其他限制手的灵活性及减低关节活动度的因素包括疼痛、臃肿的包扎、肌腱暴露，以及存在无弹性的焦痂。一旦临床医师确定了限制关节活动度的原因，便可制定有效的治疗计划。

（二）手部烧伤的治疗

作业治疗师必须提供适合的支具和训练项目来预防挛缩并促进烧伤的手部功能性使用。正确的手部支架摆位详见表 40-1。在这个姿势中，掌指关节的侧副韧带、近端指间关节和远端指间关节处于伸长的状态，可预防韧带挛缩，从而最大程度上保护手指的关节活动度。

拇指的位置摆放有两个明显的选择。胫侧外展可维持虎口处于最大的宽度。然而我们倾向于掌侧外展，因为这是功能位。手部烧伤常常在背部。当出现掌侧深度烧伤时，会导致掌侧挛缩。在这种情况下，适用掌侧伸展支具。然而，当使用这个姿势时，需要紧密观察掌指关节屈曲，这对预防侧副韧带短缩很重要。不幸的是，关于特定支具的摆位和使用时长缺乏证据支持。根据 Richard 和 Ward（2005）的发现，"关于支具在烧伤治疗中的分歧并不是基于支具的理论基础和有效性，而是缺乏支具使用的校验"。之前讨论情况的可选支具目录如下（参见第十六章支具示意图）：

● 动态 PIP 伸展支具，如 LMB™，或用于 PIP 僵硬的香蕉支具：开始时每次佩戴 10 分钟，每天 3 次，佩戴时间增加至可耐受的时间，每次最长不可超过 60 分钟。

● 动态屈曲支具，抑制掌指关节充分伸展、指间关节被动屈曲（用于内在肌紧缩）：由每次佩戴 10 分钟，每天 3 次开始，增至穿戴到可耐受的时长，每次最长不超过 60 分钟。

● 前臂支撑的动态屈曲支具，提供掌指关节和指间关节的复合屈曲（图 40-9）（用于外在肌紧缩或皮肤无弹性而导致的复合屈曲受限）：由每

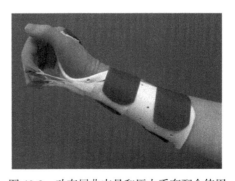

图 40-9　动态屈曲支具和压力手套配合使用

次佩戴 10 分钟，每天 3 次开始，增至穿戴到可耐受的时长，但最长不超过 40 分钟。

● 掌侧前臂支撑的静态伸展支架（用于外屈肌腱紧缩）：晚间佩戴。

● 前臂支撑的动态伸展支架（用于外屈肌腱紧缩）：日间周期性佩戴，由每次佩戴 10 分钟，每天 3 次开始，可耐受的情况下逐步增加至 45 分钟。

通常情况下，个案的关节活动度受限不是因为单一因素；相反，是被多种综合因素所限制。临床医师必须确定哪一种因素是功能障碍的主要原因和相应的治疗。合适的支具会和训练、功能性活动和瘢痕治疗技术配合使用。支具的使用绝不应该限制或阻碍患者日常生活活动的表现。

（三）手部烧伤的潜在并发症

正常的手部解剖可以描述为杠杆和滑轮互相平衡，并协调地工作来实现运动。对这种平衡系统的破坏会造成严重的功能限制。

1. 伸肌腱受损 伸肌腱受损常常与手背烧伤有关，因为伸肌腱位于手背部浅表位置。受限可由直接的热损伤或者肌腱缺血造成（Wright-Howell，1989）。因为结构极为贴近，瘢痕组织的形成会很大程度上限制肌腱活动并引起失衡。这会导致挛缩形成。纽扣指（图 40-10）和鹅颈指畸形是由于伸肌腱受损而造成的（Evans & McAuliffe，1995；Rosenthal，1995；Wright-Howell，1989）。

2. 指缝挛缩 指缝挛缩可由指缝的过度植皮、肌肉短缩（拇指短收肌挛缩引起虎口挛缩）、关节僵硬或组织愈合正常反应的植皮挛缩而引起。支架、瘢痕管理和训练是有效的治疗方式。虎口挛缩（在拇指和示指之间）使用内衬为硅酮凝胶片 Otoform® 的虎口 C 形支架效果很好（图 40-11）。这个常常在夜间使用 6～8 小时。在白天，个体进行牵拉、按摩，以及促进受伤部位充分关节活动的功能活动。例如，一位虎口挛缩的患者可以进行捡起瓶子或不同尺寸物体的活动，通过拇指掌侧外展来促进拇指的充分外展。在第二、三、四指缝使用衬垫加压的动态支架适用于手指指缝挛缩。另一种方法是在 Jobst® 或 Isotoner® 手套中加额外的指缝衬垫。

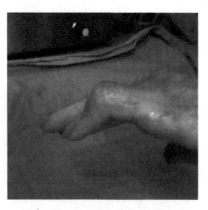

图 40-10 纽扣指畸形

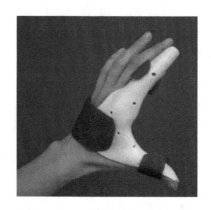

图 40-11 桡侧外展 C 形支具

八、结果研究

严重烧伤后的远期预后和生活质量是烧伤康复领域从业者非常关心的。已建立的可评估这个问题的研究工具是烧伤健康评估表（burn specific health scale，BSHS）（Blalock et al.，1994）。这个量表有 31 条评估项目，包括 7 个类别的内容：简单功能活动、工作、身体形象、人际关系、情感、热敏性及治疗方案。

Kildal 和他的同事（2004）使用简版烧伤健康评估表（BSHS-B）和烧伤应对问卷进行了结合研究，探究受伤特点、社会和经济状态，以及远期功能水平之间的关系。数据来自 161 名成人烧伤患者。作者总结道，对于大部分患者，过度使用逃避应对及较少的情感支持与最差的远期功能水平有关联。这表明应该早期尝试引导患者采用更有效的应对策略。

另一项实验研究了急性手部烧伤后的手功能状况（Sheridan et al.，1995）。实验评估了 659 名患者，共计 1047 例手部烧伤。据报道，97%的表皮浅层烧伤的患者和 81%的真皮深层和皮肤全层烧伤的患者可恢复正常功能。严重烧伤的患者，包括韧带损伤或关节囊或骨骼受损，仅 9%可恢复正常功能，90%可以代偿功能并独立进行日常生活活动（Sheridan et al.，1995）。

另一项实验由 Sheridan 等在 2000 年使用已验证的生活质量量表研究了平均烧伤后 14 年的严重烧伤的儿童（>70%TBSA）的远期预后。作者发现大部分儿童都有满意的生活质量。大部分受试者（72%）为全日制学生或受聘职员。数据分析显示一些核心因素，如较早的回归到受伤前的活动状态及全面的烧伤治疗，包括经验丰富的多学科护理治疗在康复中有重要的作用（Sheridan et al.，2000）。作者谨慎地注释道"严重烧伤后幸存的儿童会出现严重的不能完全恢复的容貌和功能损伤"（Sheridan et al.，2000）。

严重烧伤的成人进行预后评估时，结果也是相似的（Druery et al.，2005）。使用 BSHS 来评估大于 40%TBSA 的成人烧伤患者的功能和生活质量，发现大部分患者可以功能独立并维持较高的生活质量（Druery et al.，2005）。

尽管越来越多的证据表明烧伤患者可以期待一个积极的预后，但是指导作业治疗临床从业者选择具体的治疗途径和模式的证据很少。此领域证据的缺乏限制了对作业治疗实践相关证据的正式评估。这强调了作业治疗师参与结果导向的与烧伤治疗相关的科研的必要性。作为功能评估和治疗的专家，作业治疗师有责任持续加强这一领域的理论基础。证据列表 40-1列明了作业治疗对烧伤患者有益之处的证据。

📖证据列表 40-1

有关烧伤的作业治疗实践的最佳证据

干预措施	所检测干预措施的描述	参与者	治疗量
压力治疗（PG）、硅酮凝胶垫（SGS）和联合治疗（CTG）对增生性瘢痕的作用	四组（PG、SGS、CTG 及对照组）；5 次间隔时间的盲评：治疗前、治疗期间的第 2、4、6 个月，以及治疗后 1 个月，使用多种已验证的仪器进行评估	104 名患者，平均年龄 21.8 岁±18.7 岁（瘢痕面积<16cm²），温哥华瘢痕评价得分>5	每天 24 小时使用压力衣和（或）硅酮凝胶垫（除了洗澡或 15 分钟的日常按摩）
住院烧伤患者的康复	康复治疗方案的标准。检查肩关节、肘关节、髋关节和膝关节的关节活动度（ROM）。使用 Jebsen 手功能测试评估手功能。使用 Berg 平衡评估表评估平衡功能	地区医院的 11 名住院患者。所有患者均>18 岁	全部患者都接受物理治疗和作业治疗，每天治疗 3 小时，每周 5 天

续表

最佳证据的类型和证据等级	益处/有效性	结果的统计概率和效应大小	参考文献
随机双盲，前瞻性的对照临床试验 证据等级：ⅠB1a	CTG在治疗2个月后改善瘢痕的厚度方面最有效。CTG和PG在治疗6个月后都改善了厚度，CTG改善得最多。SGS对缓解疼痛和瘙痒最有效	双向重复分析方差，全部都有显著作用，$P<0.001$	Li-Tsang, Zheng, & Lau（2010）
前瞻性的单一组别、治疗前后的试点实验 证据等级：ⅢC3c	通过康复治疗，患者的关节活动度改善了64%，还提升了手功能和平衡能力	从入院到出院，在ROM、手功能和平衡功能方面有显著改善（$P<0.05$）	Schneider et al.（2012）.

九、未来导向

　　烧伤患者的重建技术上已经取得了鼓舞人心的进展。近期的前沿包括手部和面部的移植。截至今日，全球范围内已经有18例成功的面部移植案例（Singhal et al., 2011），而且已经有患者接受了单侧和双侧的手部移植。在两种案例中，患者都需要经历严格的评估过程以确定是否适合进行手术。移植排斥是这些个案的常见问题，因为目前的执行方案需要移植受体终身服用免疫抑制药物来预防移植排斥。这些药物会带来严重的副作用，包括癌症和器官毒性的发病概率增加。面部和手部移植的主要目标包括功能和感官的改善；但是，潜在的对个体的生活满意度、肢体形象及社交的影响是不容忽视的。作为专注于日常生活活动功能的作业治疗师，我们可以通过支具、运动和环境适应的应用来辅助这些患者得到最大化的功能独立。

📖案例分析

J女士：烧伤康复

作业治疗干预过程	临床推理过程	
	目的	治疗师思考内容的举例
患者信息 J女士，42岁，因家中火灾导致45%TBSA。她被送至急诊室，面部和颈部表皮浅层和真皮浅表烧伤，双侧上肢和手部（仅手背部）、胸部和双侧下肢近端真皮深层和皮肤全层烧伤。她还有吸入性损伤，进行了气管插管和镇静治疗。她被安排进重症监护室。据报告无显著的病史。入院3天后在胸部和大腿上部进行了断层皮移植（STSGs）。入院后10天在上肢和手部进行了STSGs。植皮完成后，J女士被去除气管插管并转入私人病房。她正常进食并可以独立行走。注意到她变得孤僻，并担心是否有能力照顾她3岁的女儿。她的丈夫和姐姐在她住院期间陪护并支持她	了解患者的诊断或病情 认识这个人	"STSGs有挛缩的可能，这就意味着我们需要很努力地去确保她的上肢功能完全恢复。另外，STSGs还会造成一些瘢痕，这意味着需要尽早开始瘢痕治疗方案。" "从她的家人带来的照片可以看出她对照顾自己的女儿非常引以为豪——为女儿梳头发，给她打扮，等等。我可以和她一起制定与照顾她女儿相关的目标，这会激励她，还会使她安心，事实上，她也可以重获照顾她孩子的能力。而且，看起来J女士有很好的家庭支持。我不知道在J女士开始康复训练的时候，她的丈夫和姐姐能够提供多少的支持。常常，在急性治疗期过后，很多家庭成员都需要回归到他们的工作岗位上，至少要部分地回归工作。"

续表

作业治疗干预过程	临床推理过程	
	目的	治疗师思考内容的举例
转介至作业治疗的原因 J女士在早期被转介至作业治疗（OT）以预防有可能导致作业功能缺陷的挛缩，为患者和家人提供教育，并处理与烧伤有关的心理社会问题	鉴别环境 建立临时的假设	"我会建议定期进行团队会议来讨论目标并监督 J 女士的进展。对于团队来说确认她是否会变得更加孤僻或抑郁都很重要。还需要在她准备出院的时候了解她出院后能够获得的服务。我估计作业治疗能够在很多方面帮助她恢复，从恢复技能表现，如关节活动度（ROM），到回归重要的人生角色，如照顾她的家庭。"
评估过程和结果 过渡到康复阶段时进行了以下评估： 评估伤口愈合情况：在双侧前臂和双侧手背出现未成熟的瘢痕 评估认知/社会状态：患者全天会出现多个短暂的清醒和警醒的时段；还显得孤僻，不寻求社交	考虑评估策略和方式 解释观察结果	"J 女士全天会接受很多服务，她的活动耐受力有限。在我看来，观察是在烧伤恢复阶段最有效的收集评估信息的办法。" "J 女士在这一阶段关节活动度受限是预料之中的。幸运的是，作业治疗对这些患者常常效果很好。除了要治疗她的生物力学的受限，我还想尝试通过使用辅助器具尽快改善她的活动独立性。这会帮助她有更多的掌控感和较少的依赖。"
评估过程和结果 生物力学评估—关节活动度和肌肉力量：肘关节屈曲下降、抓握下降（掌指关节屈曲受限）及双侧上肢力量下降 角色和兴趣评估：照顾女儿的能力是首要的 功能评估：观察到患者使用餐具有困难，按护士铃有困难，并且容易疲惫		
作业治疗问题列表 （1）因双侧上肢力量和关节活动度受损而不能独立进食或穿衣 （2）照顾女儿的能力受损 （3）行为孤僻 （4）活动耐受仅5分钟	综合结果	"生物力学受限影响了她独立的活动表现。在火灾之前，J 女士如此能干，而且全盘掌控。我确定她现在的功能状态加重了她的依赖感并伤及自尊。"
作业治疗目标列表 （1）J女士使用支具、体位摆放、运动及活动来预防她的上肢关节活动度减低 （2）J女士可以完成 10 次双上肢的主动辅助关节活动度练习 （3）通过将右手掌指关节的屈曲由 40°提高至 75°来提升J女士抓握餐具的能力 （4）J女士能够独立坐立为女儿梳头发5分钟 （5）J女士可以通过达成目标和提升对烧伤恢复的认识来应对焦虑和孤僻	设立治疗假设 选择治疗策略 考虑治疗过程会发生什么，多久发生一次，以及持续多长时间	"我相信通过进行精心挑选的活动，J 女士可重获基础技能，还可快速获得进行对她来说重要活动能力的自信。" "支具在文献中没有完整的评价，但目前它是标准治疗的一部分。所以我会仔细地评估并记录我的支具方案的效果，并依此调整方案。" "对她的活动表现影响最大的因素是她的生物力学受限。因此我需要首先处理这些。但是，我会通过活动来达成生物力学的目标，同时还可处理心理社会需要。" "在我看来，在 J 女士早期住院期间（2~3 周）作业治疗需要每周进行 6 次。开始时，她可能会受挫并沮丧。但是，我预计，经过适当的鼓励，她会很快重获功能。这就意味着她的目标需要持续的评审和适当的调整。我真的希望她能够意识到她也是制定治疗目标的一分子，继而她可以因治疗中的成绩而骄傲。"

续表

作业治疗干预过程	临床推理过程	
	目的	治疗师思考内容的举例
治疗 作业治疗每周6次。配备了双侧肘关节和手部支具。提供了辅助用具，如改造的呼叫钮和组合餐具。治疗师鼓励家属带一些健康祝福录音，J女士可以用耳机听。J女士尽可能多地被带去作业治疗活动室，还在她的作息时间中增加了与女儿独处的时间	理解她在做什么 了解这个人 鉴别环境	"J女士逐渐开始询问我和其他团队成员有关她治疗的合理问题。她表现出开始意识到这种受伤类型的恢复过程和预后。她意识到她能够重拾对她来说有意义的技能，她有了更多的笑容，似乎更加能敞开心扉。她的家庭对她重获愉悦的反应很好。这是一个很好的循环，可以进一步鼓励J女士。"
下一步 随着瘢痕成熟，J女士得到了口头的和纸质的有关瘢痕治疗和皮肤护理的问题指导。临近出院时，联系了当地的治疗师来进行每周3次的随访	预估患者目前和将来的问题	"因为J女士要逐步回归家庭，她可能会害怕重新开始家居生活，但是我们会计划密切的跟进来迅速地处理新出现的问题。同时，随着她开始胜任她的日常活动，她的关注点可能会转移到她的外貌。她在接下来的几个月可能会有很多问题。我相信她对于瘢痕成熟的过程和瘢痕治疗了解得越多，她越会感到可以掌控。需要的烧伤压力衣，我会在出院前定制，这样J女士可以在有经验的治疗师的监督下试穿。" "我需要确保我和J女士当地的治疗师通信顺畅，那位治疗师也可能会有关于治疗方式、适当的目标等的问题。"
	确定患者是否需要继续或者暂停治疗和（或）将来再复诊	"除了本地的跟进治疗外，我也希望能在烧伤诊所每月见J女士一次，以评估门诊治疗并提供所需要的额外建议。"

作业治疗实践中的临床推理

功能性抓握不良

在治疗中，J女士逐步改善了手腕和手指的关节活动度，包括她的抓握力量也有提升。但是她进行功能性活动有困难，如手持餐具吃饭或扣衬衫的纽扣。她手部的植皮愈合得很好，没有残留开放区域，而且她能够完成的关节活动度对于这些活动看起来是足够的。治疗师要通过什么途径来确定功能性表现的受限原因？

？ 思考与总结

（1）用你自己的语言描述烧伤照护的首要目标是什么？

（2）作业治疗师在烧伤团队的独特角色是什么？

（3）描述表皮浅层、真皮浅表、真皮深层和皮肤全层烧伤的主要区别。

（4）对于腋下、肘部和腕部真皮深层烧伤，重症监护室气管插管的患者，你会提供什么样的支具和体位摆放的方案？

（5）同样的患者在清醒和需监护的情况下，你的干预策略会有什么不同？

（6）描述手背深度烧伤的正确摆位并对你的答案做出解剖学解释。

（7）在为你的患者制定瘢痕管理方案时你会考虑哪些因素？

（8）作为在烧伤中心的作业治疗师，你会如何处理患者的心理社会问题？

（9）列举出你的患者在严重的烧伤恢复后可能发生的 5 种并发症。

（10）作为一名作业治疗师，在治疗烧伤患者时可能会遇到哪些困难？你会如何处理这些问题？

 术 语 表

抗挛缩体位（antideformity positions）：用于预防挛缩的与常见畸形形态相反的体位。

苍白（blanching）：应用足够的压力来暂时阻断血流，一种毛细血流率的评估。

清创（debriding）：清除焦痂和排泄物或坏死组织，预防感染，促进愈合。

真皮深层烧伤（deep partial-thickness burn）：伤及上皮至真皮深层的热损伤。

真皮（dermis）：表皮下层的皮肤，包含血管、神经末梢、毛囊及汗腺和油脂腺；可支撑上皮组织再生。

表皮（epidermis）：最表层的皮肤；作为屏障。它会不断脱落和更换。

焦痂（eschar）：烧焦组织。

皮肤全层烧伤（full-thickness burn）：表皮和真皮全部受损的热损伤。

表皮浅层烧伤（superficial burn）：仅伤及上皮细胞的热损伤。

真皮浅层烧伤（superficial partial-thickness burn）：表皮层和真皮上层受损的热损伤。

伤口挛缩（wound contracture）：伤口基底的肌成纤维细胞收缩来缩小皮肤缺损，是正常愈合的一部分。

"Z" 字整形术（Z-plasty）：通过 "Z" 字形的切口来调换组织增加组织长度的手术步骤。

参 考 文 献

Abston, S. (1987). Scar reaction after thermal injury and prevention of scars and contractures. In J. A. Boswick Jr. (Ed.), *The art and science of burn care* (pp. 359-371). Rockville, MD: Aspen.

Ahn, S. T., Monafo, W. W., & Mustoe, T. A. (1989). Topical silicone gel: A new treatment for hypertrophic scars. *Surgery, 106,* 781-787.

American Burn Association National Burn Repository. (2011). Version 7.0.

Baker, R. A., Jones, S., Sanders, C., Sadinski, C., Martin-Duffy, K., Berchin, H., & Valentine, S. (1996). Degree of burn, location of burn, and length of hospital stay as predictors of psychosocial status and physical functioning. *Journal of Burn Care and Rehabilitation, 17,* 327-333.

Barber, L. M. (1990). Desensitization of the traumatized hand. In J. M. Hunter, E. J. Mackin, & A. D. Callahan (Eds.), *Rehabilitation of the hand* (p. 721). St. Louis: Mosby.

Blalock, S. J., Bunker, B. J., & DeVellis, R. F. (1994). Measuring health status among survivors of burn injury: Revisions of the Burn Specific Health Scale. *Journal of Trauma, 36,* 508-515.

Bloemen, M. C., van der Veer, W. M., Ulrich, M. M., van Zuijlen, P. P., Niessen, F. B., & Middelkoop, E. (2009). Prevention and curative management of hypertrophic scar formation. *Burns, 35,* 463-475.

Burke Evans, E., Alvarado, M. I., Ott, S., McElroy, K., & Irwin, C. (1996). Prevention and treatment of deformity in burned patients. In D. N. Herndon (Ed.), *Total burn care* (pp. 443-454). Philadelphia: Saunders.

Chang, P., Laubenthal, K. N., Lewis, R. W., Rosenquist, M. D., Lindley-Smith, P., & Kealy, G. P. (1995). Prospective, randomized study of the efficacy of pressure garment therapy in patients with burns. *Journal of*

Burn Care and Rehabilitation, 16, 473-475.

Cioffi , W. G., & Rue, L. W. (1991). Diagnosis and treatment of inhalation injuries. *Critical Care Nursing Clinics of North America, 3,* 191-198.

Connor-Ballard, P. A. (2009). Understanding and managing burn pain: Part 2. *American Journal of Nursing, 109,* 54-62.

Dewey, W. S., Richard, R. L., & Parry, I. S. (2011). Positioning, splinting, and contracture management. *Physical Medicine and Rehabilitation Clinics of North America, 22,* 229-247.

Draaijers, L. J., Tempelman, F. R., Botman, Y. A., Tuinebreijer, W. E., Middelkoop, E., Kreis, R. W., & van Zuijlen, P. P. (2004). The patient and observer scar assessment scale: A reliable and feasible tool for scar evaluation. *Plastic and Reconstructive Surgery, 113,* 1960-1965.

Druery, M., La, H., Brown, T., & Muller, M. (2005). Long term functional outcomes and quality of life following severe burn injury. *Burns, 31,* 692-695.

Dubner, R., & Ren, K. (1999). Endogenous mechanisms of sensory modulation. *Pain, 82 (Suppl. 1),* S45-S53.

Duncan, D. J., & Driscoll, D. M. (1991). Burn wound management. *Critical Care Nursing Clinics of North America, 3,* 199-220.

Duran-Coleman, L. A. (1991). Rehabilitation of the burn survivor. *Progress Report: A Rehabilitation Journal, 3,* 1-8.

Dutcher, K., & Johnson, C. (1994). Neuromuscular and musculoskeletal complication. In R. L. Richard & M. J. Staley (Eds.), *Burn care and rehabilitation: Principles and practice* (pp. 576-602). Philadelphia: Davis.

Esselman, P. C., Askay, S. W., Carrougher, G. J., Lezotte, D. C., Holavanahalli, R. K., Magyar-Russell, G., Fauerbach, J. A., & Engrav, L. H. (2007). Barriers to return to work after burn injuries. *Archives of Physical Medicine and Rehabilitation, 88 (Suppl. 2),* S50-S56.

Evans, R. B., & McAuliffe, J. A. (1995). Wound classification and management. In J. M. Hunter, E. J. Mackin, & A. D. Callahan (Eds.), *Rehabilitation of the hand: Surgery and therapy* (pp. 217-235). St. Louis: Mosby Year Book.

Falkel, J. E. (1994). Anatomy and physiology of the skin. In R. L. Richard & M. J. Staley (Eds.), *Burn care and rehabilitation: Principles and practice* (pp. 10-18). Philadelphia: Davis.

Fletchall, S., & Hickerson, W. L. (1995). Quality burn rehabilitation: Cost- effective approach. *Journal of Burn Care and Rehabilitation, 16,* 539-542.

Greenhalgh, D. G., & Staley, M. J. (1994). Burn wound healing. In R. L. Richard & M. J. Staley (Eds.), *Burn care and rehabilitation: Principles and practice* (pp. 70-102). Philadelphia: Davis.

Grigsby de Linde, L., & Miles, W. K. (1995). Remodeling of scar tissue in the burned hand. In J. M. Hunter, E. J. Mackin, & A. D. Callahan (Eds.), *Rehabilitation of the hand: Surgery and therapy* (pp. 1265-1303). St. Louis: Mosby Year Book.

Harden, N. G., & Luster, S. H. (1991). Rehabilitation considerations in the care of the acute burn patient. *Critical Care Nursing Clinics of North America, 3,* 245-253.

Halim, A. S., Khoo, T. L., & Mohd Yussof, S. J. (2010). Biologic and synthetic skin substitutes: An overview. *Indian Journal Plast Surgery, 43 (Suppl.),* S23-S28.

Hazani, R., Whitney, R., & Wilhelmi, B. J. (2012). Optimizing aesthetic results in skin grafting. *The American Surgeon, 78,* 151-154.

Hoffman, H. G., Chambers, G. T., Meyer, W. J., Arceneaux, L. L., Russell, W. J., Seibel, E. J., Richards, T. L., Sharar, S. R., & Patterson, D. R. (2011). Virtual reality as an adjunctive non-pharmacologic analgesic for acute burn pain during medical procedures. *Annals of Behavioral Medicine, 41,* 183-191.

Institute for Healthcare Quality. (1997). *Quality first position paper: Burns.* Minneapolis: Author.

Jordan, R. B., Daher, J., & Wasil, K. (2000). Splints and scar management for acute and reconstructive burn care. *Clinics of Plastic Surgery, 27,* 71-85.

Kagan, R. J., & Warden, G. D. (1994). Management of the burn wound. *Clinical Dermatology, 12,* 47-56.

Kampf, G., & Löfler, H. (2009). Hand disinfection in hospitals: Benefits and risks. *Journal der Deutschen Dermatologischen*

Gesellschaft, 8, 978-983.

Kildal, M., Willebrand, M., Andersson, G., Gerdin, B., & Ekselius, L. (2004). Coping strategies, injury characteristics and long term outcome after burn injury. *Injury, 36,* 511-518.

LeDoux, J. M., Meyer, W. J., Blakeney, P., & Herndon, D. (1996). Positive self-regard as a coping mechanism for pediatric burn survivors. *Journal of Burn Care and Rehabilitation, 17,* 472-476.

Li-Tsang, C. W., Zheng, Y. P., & Lau, J. C. (2010). A randomized clinical trial to study the effect of silicone gel dressing and pressure therapy on post-traumatic hypertropic scars . *Journal of Burn Care and Research, 31,* 448-457.

Malick, M. H., & Carr, J. A. (1982). *Manual on management of the burnpatient.* Pittsburgh: Harmarville Rehabilitation Center.

Masters, M., McMahon, M., & Svens, B. (2005) Reliability testing of a new scar assessment tool, Matching Assessment of Scars and Photographs (MAPS). *Journal of Burn Care and Rehabilitation, 26,* 273-284.

Pessina, M. A., & Ellis, S. M. (1997). Rehabilitation. *Nursing Clinics of North America, 32,* 365-374.

Poh-Fitzpatrick, M. B. (1992). Skin care of the healed burn patient. *Clinical Plastic Surgery, 19,* 745-751.

Richard, R., & Ward, R. S. (2005). Splinting strategies and controversies. *Journal of Burn Care and Rehabilitation, 26,* 392-396.

Rivers, E. A., & Jordan, C. L. (1998). Skin system dysfunction: Burns. In M. J. Neistadt & E. B. Crepeau (Eds.), *Willard and Spackman's occupational therapy* (9th ed., pp. 741-755). Philadelphia: Lippincott.

Robson, M. C., Barnett, R. A., Leitch, I. O., & Hayward, P. G. (1992). Prevention and treatment of postburn scars and contracture. *World Journal of Surgery, 16,* 87-96.

Roh, Y. S, Seo, C. H., & Jang, K. U. (2010). Effects of a skin rehabilitation nursing program on skin status, depression, and burn-specific health in burn survivors. *Rehabilitation Nursing, 35,* 65-69.

Rosenthal, E. A. (1995). The extensor tendons: Anatomy and management. In J. M. Hunter, E. J. Mackin, & A. D. Callahan (Eds.), *Rehabilitation of the hand: Surgery and therapy* (pp. 519-564). St. Louis: Mosby.

Schneider, J. C., Qu, H. D., Lowry, J., Walker, J., Vitale, E., & Zona, M. (2012). Efficacy of in-patient burn rehabilitation: Prospective pilot study examining range of motion, hand function, and balance. *Burns, 38,* 164-171.

Sheridan, R. L., Hinson, M. I., Liang, M. H., Nackel, A. F., Schoenfeld, D. A., Ryan, C. M., Mulligan, J. L., & Tompkins, R. G. (2000). Long-term outcome of children surviving massive burns. *Journal of the American Medical Association, 283,* 69-73.

Sheridan, R. L., Hurley, J., Smith, M. A., Ryan, C. M., Bondoc, C. C., Quinby, W. C., Tompkins, R. G., & Burke, J. F. (1995). The acutely burned hand: Management and outcome based a ten-year experience with 1047 acute hand burns. *Journal of Trauma, 38,* 406-411.

Singhal, D., Pribaz, J. J., & Pomahac, B. (2012). The Brigham and Women's Hospital face transplant program: A look back. *Plastic and Reconstructive Surgery, 129,* 81e-88e.

Staley, M. J., Richard, R. L., & Falkel, J. E. (1994). Burns. In S. B. O'Sullivan & T. J. Schmitz (Eds.), *Physical rehabilitation: Assessment and treatment* (pp. 509-532). Philadelphia: Davis.

Sullivan, T., Smith, J., Kermode, J., McIver, E., & Courtemanche, D. J. (1990). Rating the burn scar. *Journal of Burn Care and Rehabilitation, 3,* 256-260.

Summers, T. M. (1991). Psychosocial support of the burned patient. *Critical Care Nursing Clinics of North America, 3,* 237-244.

Tanigawa, M. C., O'Donnell, O. K., & Graham, P. L. (1974). The burned hand: A physical therapy protocol. *Physical Therapy, 54,* 953-958.

Ward, R. S. (1991). Pressure therapy for the control of hypertrophic scar formation after burn injury: A history and review. *Journal of Burn Care and Rehabilitation, 12,* 257-262.

Weichman, S. A., & Patterson, D. R. (2004) Psychosocial aspects of burn injuries. *BMJ, 329,* 391-393.

Wright, P. C. (1984). Fundamentals of acute burn care and physical therapy management. *Physical Therapy, 64,*

1217-1231.

Wright-Howell, J. (1989). Management of the acutely burned hand for the non-specialized clinician. *Physical Therapy, 69,* 1077-1089.

致谢

感谢麻省总医院萨姆雷砾烧伤中心的患者、医生和工作人员，以及作业治疗部和手治疗部的工作人员。

第四十一章　截肢与假肢

原作者：Sarah Mitsch，Lisa Smurr Walters，Kathleen Yancosek
译者：马婉霞　曾奕

学习目标

通过本章的学习，读者将能够：
（1）设计上肢截肢假肢装配前后管理的治疗方案。
（2）讨论上肢截肢水平以及对应的假肢系统和部件。
（3）探讨下肢截肢患者治疗方案的注意事项。
（4）描述截肢的心理影响和治疗性处理。
（5）讨论治疗多肢缺失患者的障碍。

一、概　　述

截肢可由多种原因引起，包括创伤、血管疾病、肿瘤、感染，或表现为缺损或部分发育肢体的先天性肢体缺陷。本章针对的是成年人的**获得性截肢**，也就是出生后发生的截肢。

二、截肢的发生率、水平和分类

美国有近 200 万人肢体缺失（Ziegler-Graham et al.，2008）。每年，美国有超过 185 000 人截肢，上肢和下肢截肢的比例约为 1 : 3（Goodney et al.，2009）。大约 57%的上肢截肢是**经桡骨的**，也就是说，肘部以下经桡骨和尺骨截肢。成年人上肢截肢的主要原因是创伤（将近 75%）而非疾病，主要发生在 15～45 岁的男性工伤事故中（Esquenazi，2004）。上肢截肢也可由其他原因引起，如枪伤和电烧伤。疾病是下肢截肢的主要原因，其中周围血管疾病和糖尿病是 60 岁以上老年人最常见的截肢病因（Dillingham et al.，2004）。糖尿病患病率的逐渐上升也导致了截肢率的总体上升（Darnall，2009；Johannesson et al.，2009；Rayman et al.，2004）。

当需要截肢时，骨科医生的目标是尽可能多地保留肢体长度，以及健康的皮肤、软组织、血液供应、感觉、肌肉、骨骼和关节（Smith et al.，2004）。无疼痛和功能性残肢是最终的手术目标。

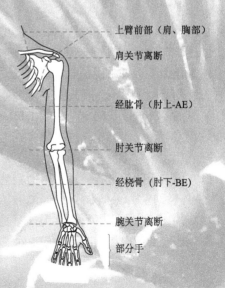

上臂前部（肩、胸部）
肩关节离断
经肱骨（肘上-AE）
肘关节离断
经桡骨（肘下-BE）
腕关节离断
部分手

图 41-1　截肢水平

上肢的截肢水平如图 41-1 所示。上肢切断术指的是手臂、肩胛骨和锁骨的截肢。**经肱骨**指的是通过肱骨的截肢；**经桡骨**指的是经桡骨和尺骨的截肢。截肢水平可能会影响假肢的使用。上肢的截肢水平越高，使用假肢就越困难，因为用于控制假肢的关节和肌肉就越少。此外，假肢越重，就越需要更复杂的系统来进行主动控制。因此，由于各种原因，患者在日常活动中可能会选择不做全日假肢使用者（Biddiss & Chau, 2007）。

三、康复：团队模式

专业团队的成员包括医生、假肢技师、作业治疗师、物理治疗师和患者。也应根据需要咨询社会工作者、心理学家和职业顾问。患者总是积极、平等的团队成员之一，并且必须给予他们机会解释需求、偏好和目标。作业治疗师对于康复过程是不可少的，因为他要与截肢后的患者密切合作。

四、假肢装配前的治疗

假肢装配前治疗方案从术后就应开始，直到患者接受临时（测试）或永久性假肢。这是恢复身体和情绪的准备阶段。

（一）术后护理

术后护理应在手术后立即开始，主要针对伤口护理、皮肤完整性的维持、关节灵活性、水肿的减轻、瘢痕的预防和疼痛的控制（Smurr et al., 2008）。可以在康复医院、康复中心或诊所接受门诊治疗。若发生感染、病情改变或其他并发症，则可能需要住院，同时这些并发症可能延迟假肢装配和训练。

（二）幻肢感觉

治疗师必须让患者明白，在截肢后，他可能会继续有缺失肢体的感觉。这就是所谓的"幻肢感觉"，在肢体缺失的患者中很常见（Eichenberger et al., 2008）。对截肢仍有感知是一种普遍现象，对患者来说是非常真实的。幻肢感觉的成因尚不清楚，有关它的研究仍在继续。尽管已知幻肢感觉发生在发育不全障碍（先天肢体缺失者）中，但它在成人外伤性截肢中是最常见的（Price, 2006）。根据 Melzack（1989）的研究，即使躯体输入因截肢被切断，神经系统仍然存在于大脑中。这些感觉在上肢截肢时最强烈，手和手指部位的感觉比手臂部位更为强烈。

随着时间的推移，患者可能会感到幻肢的远端部分移动到距离截肢更近的地方，这称为"伸缩性幻觉"（telescoping）。幻肢感觉常会保留下来，通常患者可以接受它。如果感觉是轻度烧灼或刺痛，患者可能认为这只是一种烦恼，或者可能发现它是有用的，例如在学习外力驱动假肢的肌电控制时。关于这种普遍现象的讨论和持续患者教育是必要的。

（三）幻肢痛

幻肢痛的机制甚至更不清楚，其原因和处理方案仍然有争议。同样，也需要更多的研究

(Hompland，2004）。这种疼痛常为极度剧烈的烧灼或抽搐的感觉或为残肢中的刺痛，在外伤性截肢中最为常见。至少有90%的肢体缺失患者会经历幻肢痛（Chan et al.，2007）。中枢神经系统改变和外周神经系统损伤被认为是幻肢疼痛的原因（Flor et al.，2006），而心理因素已被确认为幻肢疼痛的触发因素（Desmond & MacLachlan，2006）。

通常，疼痛会随着压力增加而增加，因此建议治疗师尽量避免强调疼痛。严重疼痛的治疗包括止痛剂和手术，如神经阻滞和神经切除术。在康复机构中，有使用肢体敲击法（详见第二十二章）、超声和经皮神经电刺激（transcutaneous electrical nerve stimulation，TENS）（Smurr et al.，2008）方法的，同样也有使用针灸、心理疗法、催眠疗法和放松技术的。然而，没有一种方法被证明是明确有效的。建议同时通过团队合作和以患者为中心的方法来寻找患者最佳的止痛方式，并将其纳入整体治疗计划。

镜像疗法是治疗幻肢痛的另一种可用的治疗方案。15年前，Ramachandran 和 Rogers-Ramachandran（1996）发表了一篇创新性使用镜子来治疗幻肢痛的重要文章。尽管只是一个小病例报告，但60%使用镜像疗法受试者的幻肢痛有明显改善。在2007年，Chan等发表了关于镜像疗法与想象疗法治疗下肢截肢患者幻肢痛的第一篇随机、假对照试验，结果令人印象深刻：100%进行镜像疗法的患者幻肢痛有所改善，而89%从两个假对照因素试验转为镜像疗法的患者同样有所改善。

现在镜像疗法被广泛认为是截肢的标准治疗（Weeks et al.，2010）。镜像疗法的过程包括在身体中线处放置镜子，同时需根据截肢水平将镜子靠着患者的胸部或腹股沟。残肢置于镜后，完好肢体置于镜前，以便患者观察完好肢体在镜中的反射影像；镜子应该放置得离身体足够近，以阻挡残肢的视线，如图41-2所示。在此过程中，需引导患者将注意力集中于完好肢体在镜中的反射，指示他将健侧完好的肢体置于他认为的残肢的位置上。根据耐受程度，患者应缓慢移动完好的肢体，并尝试通过不引起幻肢痛或残肢疼痛的运动来移动幻肢。鼓励患者以能察觉但不会造成困难的速度完成他能用幻肢做的动作。

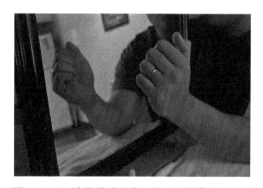

图41-2　经肱骨截肢患者正在进行镜像疗法。将镜子置于患者的中线，残肢放置在镜子后面。指导他在进行镜像治疗的同时持续观察完好肢体的反射影像

通常，当患者感到能够移动幻肢时，治疗师将观察残肢的活动情况。建议在安静的环境中进行镜像疗法以减少注意力分散。

通常，开始镜像疗法的患者很容易疲劳，所以最初患者仅能忍受8~12分钟并不罕见。作为家居计划的一部分，鼓励患者在4周内每天进行15~20分钟的镜像治疗。当幻肢痛扰乱了日常活动如睡眠时，鼓励患者每天根据需要进行镜像治疗。同时，建议患者每天使用**视觉模拟量表**并记录幻肢痛发作的次数和持续时间，以确定镜像疗法是否有益。

（四）肢体缺失的心理因素

失去上肢导致抓握、感觉，操纵物体、社交的参与，通过手势交流等能力的改变。这种缺损会深刻地影响患者的身体图像、自尊心和效能感（Desmond，2007）。肢体缺失不仅影响

身体功能，而且影响患者投入生活角色的能力和满意度：自我管理、家庭和居家；自我强化，如参与娱乐和社区活动；以及作为工作者或学生的自我提升（详见第一章）（Murray，2005）。截肢后的反应和每个人的独特性一样复杂，一个人的个性和信仰体系可能影响他对肢体缺失的反应。通常，早期的反应是震惊和怀疑；此外，对于双上肢截肢患者，无助感也很常见。通过关于截肢心理社会适应的文献回顾，Horgan 和 MacLachlan（2004）发现，截肢后 2 年内，截肢者的抑郁率高于一般人群。焦虑率也较高，但似乎仅适用于截肢 1 年后与一般人群相比较。有时患者可能会将负面情绪投射给治疗师、家庭成员和朋友。作业治疗师能做什么？作业治疗师应鼓励开放式讨论，与患者建立信任和尊重的关系，并与其他治疗团队成员合作，以促进患者的心理调整和重新融入以前的角色。

- 给患者提供资讯。解释治疗过程并建立实际的目标和效果。这可以阐明患者的期望，减少恐惧和焦虑。对于假肢装配前阶段的患者，治疗师可协助展示适合截肢水平的不同假肢及假肢部件。治疗师必须倾听患者的心声，了解他的生活角色和未来目标。治疗师与患者之间的合作关系可以促进患者的信任感和掌控感。

- 把患者介绍给一位有类似截肢经历的同伴访客，促进患者之间关于康复各阶段、康复过程和解决问题策略的讨论。建议患者参加当地截肢者支援小组，并研究合适的可用的互联网资源。

- 向患者提供参考资料；主题可以包括关于应对和适应截肢的信息、关于假肢选择的信息、关于如何独立管理自己日常生活活动（activity of daily living，ADL）的方法及资源列表。

- 在肢体缺失后的生存、恢复和重新融入的心理社会调整期间，与心理学家、精神咨询师和其他团队成员进行交流（必要时将患者转诊给上述人员）（Van Dorsten，2004）。

（五）假肢装配前的程序指南

上肢假肢装配前阶段的作业治疗（occupational therapy，OT）包括提供情感支持、确保最大肢体的收缩和塑形、使残肢脱敏、维持关节活动范围和肌力、促进 ADL 的独立性及转换优势侧。

1. 提供情感支持　与患者和家属建立持续的支持和信任关系，以促进开放性讨论（详见第十四章）。根据患者的需要，与团队合作，并在需要时转诊患者让其获得其他的服务。

2. 指导肢体卫生，加速伤口愈合

- 指导患者每天用温和的肥皂清洗肢体并完全擦干（经过骨科医生的清理，保持残肢湿润）。

- 提供基本的伤口护理，如伤口清洁或清创术。

- 使用乳膏按摩瘢痕以减少瘢痕粘连。

3. 最大化肢体收缩与肢体塑形　目标是收缩和塑造残肢，使残肢在远端逐渐变细，这有利于最佳的假肢适配。实现这一目标有以下干预措施。

- 弹性绷带。教导患者用"8"字形的绷带样式包扎肢体，除非有身体或认知上的限制，患者最好能独立完成。在这种情况下，也要同时教导家庭成员、朋友或照护者。残肢必须以"8"字形的对角线结构包裹，最大压力施加在肢体的末端。安全提示：肢体绝不能以圆形方式包裹，因为这会导致止血带效应并限制血液循环。绷带必须牢固地贴在肢体上，并沿远端向近端方向包裹（图41-3）。绷带包裹应连续穿戴，如果松动应立即重新包扎。安全提示：建议患者每天取下绷带2～3次，检查皮肤是否有红肿或压力过大。至少每2天要更换一条干净的绷带。绷带可以用温和的肥皂洗涤，然后放平晾干，但不能扭干或机械干燥。

● 弹性收缩套。另一种选择是弹性的袜子或收缩套。如果收缩套松动，将需要更小尺寸的收缩套。在不戴假肢和睡觉时，为了保持残肢的形状和大小，应佩戴收缩套。

● 术后早期假肢。对于双上肢截肢，强烈建议术后早期使用假肢（Uellendahl，2004）以减少对自理活动的限制，这种临时假肢可促进永久假肢的接受和使用。研究也支持假肢的早期适配和假肢训练能保证假肢的接受和使用（Fletchall，2005；Lake & Dodson，2006）。如果团队选择术后早期假肢作为介入治疗，那么患者、作业治疗师和假肢技师之间必须进行日常交流，以便保持适当的假肢适配和使用，包括必要的、通常是每天的调整，以改善功能。

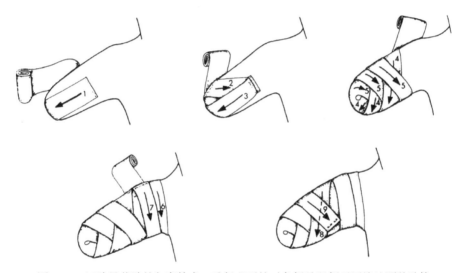

图41-3 经肱骨截肢的包裹技术。重复必要的对角折叠以便无压缩地覆盖肢体

4. 假肢穿戴时间表 在此阶段早期，就假肢穿戴日程和穿戴时间表进行患者和家庭教育是很重要的。穿戴时间是假肢初始适配的一个渐进性过程。在初始阶段，将假肢的穿戴时间限制在15～30分钟，然后脱下来检查皮肤的完整性是很重要的。随着耐受性和皮肤完整性的提高，每天的穿戴时间逐渐增加，日程表将由治疗师和假肢技师共同设定。

5. 残肢脱敏 残肢脱敏是让患者残肢承受触碰和压力以适应接受腔的必要步骤。可通过以下干预措施达到这个目标（见第二十二章）。

● 残肢的包扎或穿戴收缩套。

● 敲击（叩击、摩擦和振动）残肢。

● 按摩以预防或解除粘连并软化瘢痕组织。

● 如果没有禁忌证，患者可以在不同表面覆盖物做肢体末端承重。这些表面覆盖物从很有弹性的材料如软泡沫，到不同的阻力和质地的材料，如毡层、一桶大米和一堆黏土。

6. 保持或增加肢体的活动范围和力量　实施体能训练以增加或维持截肢附近所有关节的运动范围。增加残肢和肩部的肌肉力量也是很重要的。如果注意到对侧有限制，则也要增加对侧肢体的肌肉力量。对于高位截肢的患者，可能会发生体重和重心的转移。加强核心力量将促进姿势的控制、增强平衡和耐力，并预防不对称。肢体的活动也可促进循环并减少水肿。这种方案应该在家里实行，并鼓励单侧肢体缺失的患者在日常活动中多用残肢进行双侧任务。应与患者讨论关于过度使用对侧肢体的风险，特别是如果患者选择单手完成所有任务。这些风险包括生物力学上的过度使用综合征，习得性截肢侧失用，以及截肢部位对应大脑皮质区域的减少。

7. 促进日常生活活动的独立性　重要的是，患者要培养技能，让他们不管有无使用假肢，都能熟练进行日常生活活动。一位患者可能只有一个假肢，而可能有时候患者没有假肢，但仍然需要完成日常任务。

8. 转换优势侧　对于优势侧肢体截肢的患者，必须特别注意优势活动的改变，如书写（Yancosek & Howell，2011）。虽然患者会本能地使用残肢进行 ADL，但治疗师可以介绍各种各样的活动，并提供一些单手技术的方法策略或为家庭管理、交流、办公活动和社区参与推荐辅具（Yancosek，2008）（详见第二十五至二十七章）。一个为期 6 周的"英雄书写"项目已投入市场，并且在无残疾的成年人和有残疾的成年人中进行了测试，对书写技能的提高显示出较好的效果（Yancosek & Gulick，2008）。

（六）双侧截肢

对于双上肢截肢患者来说，拥有某种程度的独立是必不可少的，并且必须迅速解决这个问题以减轻依赖和挫折感（Yancosek，2011）。如果患者在其中一侧残肢中有足够的长度，应立即为患者提供万用套，这对于握持器具或牙刷是有用的；这也是暂时的抓握替代物。将一支小铅笔插入万用套，橡皮末端向下，可以用来操作手机、电话，并允许发短信。对于使用智能手机的患者，可以制造具有热塑性、硅胶、弹性或氯丁橡胶尖端的触笔，安装在残肢周围。然而，为了有效地操作智能手机，触笔必须与皮肤直接接触以接收来自皮肤的自然电荷。

尽早在至少一侧肢体上安装临时假肢是最好的方法。同样，可能需要辅具来协助患者执行基本的自理活动，如进食、如厕、修饰和更衣（Davidson，2002）。对于高位截肢的患者，特别设计的假肢可能有助于完成重要活动，如进食（Hung & Wu，2005）。如果可能的话，可鼓励使用脚，并且可以建议使用其他适应性的改变，如使用下颌、膝盖和牙齿（Edelstein，2004）。治疗师可以和患者一起分析任务和解决问题。通常，较长的残肢将被选择为优势肢体。

五、假肢的选择

作为小组的成员，作业治疗师在假肢装配前阶段已经对患者有了更深入的了解，并能够理解关于患者的社会和文化背景，因此作业治疗师在上肢假肢的推荐中扮演重要角色（实践程序 41-1）。

📖 **实践程序 41-1**

假肢的选择

考虑这些因素：

- 残肢：长度、活动范围、皮肤完整性、力量
- 对外形和功能的偏好
- 优势手
- 功能和活动水平的优先水平
- 工作、家庭、学校、社区和娱乐活动
- 患者的目标、动机和态度
- 经济情况：医疗保险、个人支付能力和其他资金来源
- 学习使用各种部件的认知能力

作业治疗师和假肢技师对患者进行与截肢水平相对应上肢假肢系统的教育。患者、作业治疗师和假肢技师之间需要坦诚地讨论不同类型的假肢和终端设备（terminal device，TD）以及每个系统的优缺点。此讨论有助于患者建立对假肢及其功能的实际期望。

（一）假肢系统

目前最常见的上肢假肢包括***自身动力（body-powered，BP）***、***外部动力***、***混合动力***、活动专用和被动假肢。BP 系统通过运用截肢近端的身体运动来操作 TD。对侧肢体产生张力，同时肩肱运动通过连接线传递到 TD 上。外部动力系统使用身体外部的电源进行操作，这些装置通常被称为肌电系统。肌电系统需要由肌肉收缩产生的电信号来操作电动肘关节和电动 TD。混合动力系统是 BP 和外部动力部件的组合。这种类型的系统通常包括一个 BP 肘关节和一个肌电 TD。对于肘关节离断或经肱骨截肢的患者，这种系统通常是一种选择。活动专用假肢是针对特定功能或活动设计的。被动假肢是另一种选择，它是内骨骼，形状类似于手臂，覆盖着弹性泡沫橡胶，通常重量较轻，包含一个内部塔轴，具有自然手臂和手的物理特性。被动假肢没有功能部件。这些假肢可替换一个肢体的任何部分，从一根手指到整个手臂（Leow et al., 2001）。每个类型都有针对每个截肢水平的专用接受腔设计，以及背带、悬挂选项和可用的 TD。

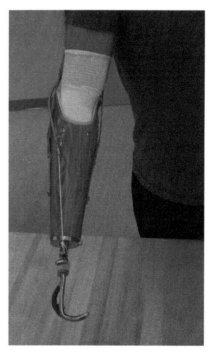

图 41-4 自身动力桡骨截肢假肢，附带 Muenster 接受腔和标准自主开口钩

1. 接受腔设计

（1）经桡骨截肢：残肢被完全地包裹在假肢的接受腔中。一个标准的前臂接受腔包绕残肢的全部长度，但如果患者有较长的残留肢体，该接受腔可以进行修改允许更主动的旋前和旋后，以及更多的肘部屈曲和伸展。髁上窝的接受腔（改良 Muenster）是低位经桡骨截肢后

残肢的常用选择；近端边缘套住肱骨外上髁和内上髁及后鹰嘴（图41-4）。此外，髁上窝设计被广泛用于肌电假肢，因为它是自悬浮的且不需要背带（图41-5）。

（2）经肱骨截肢：传统的接受腔边缘通常刚好在肩峰附近或上方，这取决于残肢长度。如果考虑旋转稳定性，则假肢技师还可以考虑其他变化的接受腔设计。图41-6显示了一个肱骨截肢BP假肢的例子。

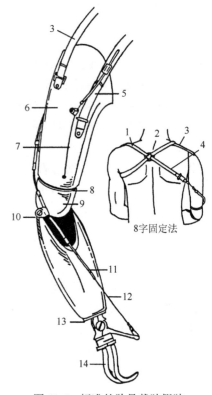

图 41-6　标准的肱骨截肢假肢

1. 腋下环绕带；2. 西北大学（NU）环；3. 侧向支撑带；4. 控制连接带；5. 弹性前支撑带；6. 接受腔；7. 肘部锁定线；8. 转盘；9. 内肘部锁定装置；10. 提升环；11. 外壳；12. 连接线；13. 腕部装置；14. TD（图文来自 Gregory　Celikyol.）

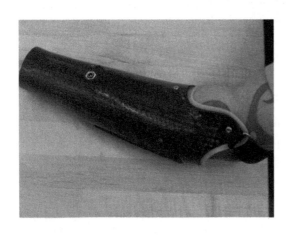

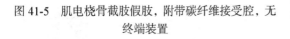

图 41-5　肌电桡骨截肢假肢，附带碳纤维接受腔，无
终端装置

（3）肩关节离断和前肢截肢：大多数这个水平的接受腔设计由塑料叠层的肩帽，或是带有碳纤维增强材料的框架接受腔组成。另一种类型是内骨骼被动臂，重量轻，包含一个内部塔轴。

2. 背带和其他控制系统　该背带有两个目的：①将假肢牢固地悬挂或保持在残肢上；②允许力量（通过身体运动）传递到BP或混合动力系统的控制电缆上。有几种类型的背带可用，包括8字形、9字形和胸带。安装BP假肢的另一个新选择是单手技术方案的皮肤锚固技术。该套件系统通过残肢侧身体激活假肢，从而通过背带消除对侧身体运动的需要。

（1）腕部装置：旋转装置提供一种将TD连接到前臂的方法。它还提供了一个重要的功能，可以在参与活动之前，TD调整到对应旋后、旋前或中间的位置，这被称为预放置，对于旋转受限或无主动旋转运动的前臂来说，是一个重要的替代动作。常见的腕部装置类型包括恒定摩擦腕部装置和快速更换装置。

腕屈曲装置为使用者提供了手动屈曲腕关节的能力，通常在中立位、屈曲 30°或 50°。腕屈曲装置对于双侧截肢者来说是必不可少的，因为它们在到达如厕、穿衣和吃饭活动中线时很有用。

（2）肘部装置：BP 肱骨截肢的假肢有两种肘关节装置，①用于标准或低位截肢的内侧肘关节锁定装置；②用于高位截肢或肘关节分离截肢的外侧肘关节锁定装置。手控肘部件也可以有锁定设置。对于肩关节离断截肢的假肢，肘部锁定也可以使用下巴推杆、手控肘部锁定机制或通过肌电控制激活。对于肘部以上的外部动力假肢，肘关节由电动开关或肌电控制来控制。目前有多种类型。根据公司的设计，一些肘部装置可以与某些可用的外部动力腕部和手部部件以及 TD 相匹配。每个装置将有一个充电机制，如内部或外部电池，电池寿命因产品和制造商而不同。

3. 自身动力终端设备抓握器　用于BP假肢的TD抓握器可分为通过**自主开启（voluntary opening，VO）机制或自主关闭（voluntary closing，VC）机制**来操作。VO 装置的手指通过机械手的弹簧或钩子的橡皮筋保持闭合。通过增加橡皮筋，每条橡皮筋大约 1 磅，或者通过调整手部的弹簧设置，可以增加钩上的夹紧力。在 VC 机制中，捏力的强度随着患者施加在连接线上以闭合 TD 的张力强度而减少或增加。患者应该要意识到手钩的优点，包括小物品的精确抓握，最小化遮蔽的视图（可以使物体更容易被视觉化以便进行抓握或释放）以及重量轻。对于重视外形胜过功能的人，可选择手部 TD。

（1）自主开启终端设备：VO 钩状手现已被广泛使用并且可以在尺寸大小上进行调节。钩子常由铝、钛或不锈钢制成，有些有橡皮内衬的手指。内衬提供了坚实的抓握力和防止打滑。许多可用的钩状手可以承受沉重的机械活动，并能够在活动中方便地夹持工具。VO 机械手的操作类似于 VO 钩状手，除了在手部，当拉连接线时，拇指和前两个手指打开。这些手指在三点抓握模式下是对指的。

（2）自主关闭终端设备：自主关闭终端设备具有强且多变的抓握力，并且由患者所能施加的力的大小来控制，抓握力可超过 30 磅。这个 TD 可能对那些积极参加运动、进行繁重体力劳动或娱乐活动的人很有吸引力。VC 机械手具有拇指，可以手控调节并锁定在两个位置，活动时可达到 1.5 英寸（3.81cm）或 3 英寸（7.62cm）的开放。

4. 电动终端装置抓握器　电动抓握器比 BP 终端设备抓握器更重（约重 1 磅），但可提供更强的抓握力（20～40 磅）（9.07～18.14kg），实例如图 41-7 所示。这些设备可通过肌电或开关控制被激活。这两种速度系统是：①数字控制（恒速），其中肌肉收缩以恒定速度打开和关闭；②比例控制（变速），其中速度和抓握力与肌肉收缩强度成正比。

（1）电动手：奥托博克的 Sensorhand Speed 在手部机制中具有电动机，可驱动拇指和前两根手指作为一个整体来提供手掌（三点）抓握。如果电动手拇指上的传感器检测到滑动，它会自动增加施加在物体上的力。还有许多其他的电动手装置正在开发、测试、销售和制造。这种类型设备的最终目标是设计单独的连接关节，包括对指和不同的抓握、抓捏模式，这些模式可使用户更好地进行日常活动。

电动钩：奥托博克电动 Greifer TD 只有 1 种尺寸，它的两个"手指"相对对称地运动，以便进行精确对捏，而对于柱状抓握则提供了更接近的、扩大的接触区域（图 41-8）。当活动需要 40 磅（译者注：18kg）的抓握力时，可以选择这个设备。

（2）肌电控制和终端设备：现在有许多可用的肌电控制 TD，每个都有各自的优点和缺点，但是通常由用户决定哪个 TD 对于他们来说最有用和最实用。详细阐述所有可用类型的肌电 TD 超出了本章的范围，因为技术快速进步，并且 TD 的操控方法也因 TD 功能和用户偏好而有所不同。为了有效地训练患者操作肌电 TD，治疗师需咨询患者的假肢技师以了解用户选择的专用 TD 的功能和控制机制。

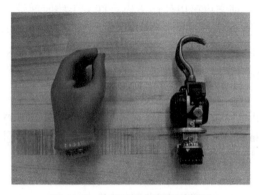

图 41-7 外部动力抓握器的例子

左边是带美容外壳的奥托博克系统电动手，右边是 Motion Control 的电动终端装置

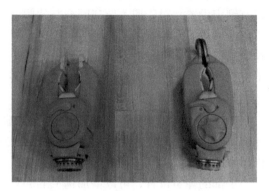

图 41-8 奥托博克 Greifer 终端设备

左边的 Greifer 有可互换的标准钩，正处于打开位置。右边的 Greifer 有可互换的伸展钩，正处于关闭位置

（3）肌电定位测试和培训：对于选择肌电假肢的患者，肌肉定位测试是很有必要的。该测试可以协助找到最佳的肌肉控制位置，目标是找到患者可以保持稳定收缩至少 1～2 秒并放松一段时间的肌肉部位。一般来说选择主动肌和拮抗肌，如经桡骨截肢选择腕伸肌和屈肌，经肱骨截肢选择肱二头肌和三头肌。也可以只用一块肌肉来控制两种功能：强收缩控制一种功能，较弱收缩控制另一种功能；放松关闭系统；然而，这个系统很难学习和正确使用。而作为假肢技师可以编程控制各种各样的替代控制装置。

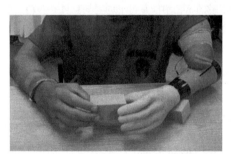

图 41-9 在中线位假肢装配前训练阶段的肌电定位训练

电极放置在患者的肱二头肌和肱三头肌位置上。电极引线与具有奥托博克系统电动手（明尼阿波利斯，明尼苏达州）的通用碳纤维接受腔连接，该奥托博克系统电动手具有覆盖终端设备的标准手壳。使用该演示接受腔可让患者体验控制真实肌电终端设备的感觉。这名患者正在练习抓握和释放泡沫块，这种类型物体的使用通常是在抓握过程中练习比例控制

在肌肉定位测试和训练期间，皮肤电极被绑在残肢上或被包裹在测试的接受腔中。Motion Control（盐湖城，犹他州）的 Myolab Ⅱ 或奥托博克 Myoboy 的肌动测试仪、生物反馈计算机程序（见第十九章）或电子演示手可提供反馈（图 41-9）。一旦确定了用于控制假肢的最佳电极位置，用户就开始根据指令用反馈装置操作电动机。参见第十三章教学的原则和实践。

5. 装饰性手套 假手外部一般有某种类型的橡胶覆盖物或手套。这些手套有各种颜色和大小以覆盖机械手、电动手和被动手。手套损坏时需要更换。

有一种常备手套为常见的假手覆盖物。皮肤颜色选择有一系列选择样本，以匹配肤色。这些聚氯乙烯（polyvinyl chloride，PVC）手套是最便宜的，但是容易接触报纸、服装染料和圆珠笔墨水等物品而被染色。手套在极端温度和暴露在日光下时会变质。

硅胶覆盖物比 PVC 更昂贵，但是有更多可选择的颜色，并且在手套上加上诸如静脉之类

的细节，以呈现更逼真的覆盖物。这些硅胶手套可以承受极端的温度，并且不像 PVC 材质那样容易染色。

有一种定制的雕刻和涂漆的硅胶手套，也称为解剖罩，可以很好地复制患者的健手（图 41-10）。为了制作手套，用硅树脂浇铸健手，硅树脂可以非常细致地复制手套的外形，然后反过来变成截肢侧，再由美容修复师进行雕刻、添加静脉和其他特征增加手的真实性，这种手套比常备手套更贵。

（二）双上肢假肢的考虑因素

双上肢截肢的患者在选择假肢系统时各自会面临不同的困难。许多因素会影响这一选择，并且经常选择组合假肢系统：例如，一种包括具有钩子的 BP 假肢的系统作为一个系统和具有电动手的肌电系统作为另一个系统。对于所有进行双上肢截肢的患者来说，现在没有理想的设置。建议倾听患者以及他的需求和目标，并与其他团队成员协商其他观点。最后，患者会选择最适合自己的假肢系统（图 41-11）。

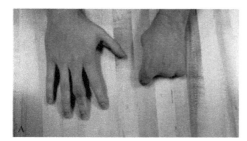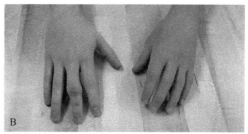

图 41-10 A.左手部分截肢的患者。B.同一个人用左手定制雕刻和涂漆硅胶手套。该定制手套的设计类似于完整的手

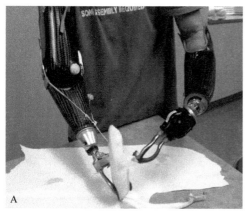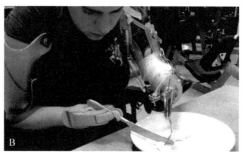

图 41-11 A. 双上肢截肢的患者，使用最终的假肢接受腔。这张照片展示该患者用假肢剥香蕉。在剥香蕉的过程中，需要高水平的比例控制握持香蕉而不压碎它，以及高水平控制假肢和终端设备的技术。该患者右手肘部截肢，戴着 Texas 辅助设备 N-Abler Ⅴ系列 "自身动力五种功能腕关节" 自身动力假肢（布拉佐里亚，得克萨斯州）。在他的左侧，他做了经桡骨截肢，戴着 Motion Control 的电动终端设备（ETD）和可做腕关节屈曲的肌电假肢（盐湖城，犹他州）。B. 双上肢假肢测试接受腔系统。该患者在左边有一个肌电测试接受腔，戴有来自奥托博克的动态手臂和 Griefer（明尼阿波里斯，明尼苏达州）。测试接受腔由透明的重型热塑性塑料制成，可一直使用直到患者肢体体积稳定为止。在右边，该患者有一个 Texas 的辅助设备 N-Abler Ⅴ系列 "自身动力五种功能腕关节" 的自身动力测试接受腔（布拉佐里亚，得克萨斯州）

（三）最后的选择：讨论

"在上肢，假肢遇到了最大的挑战。此处丢失的功能只能模仿……我们不仅要将假肢与患者的肢体适配，而且要适配患者的性格（Kessler，1947，p. 5）"。

舒适度和功能一直是患者接受和使用假肢的重要因素。有研究探索假肢使用的其他预测变量，在一项针对107名上肢截肢者的研究中，56%的人每天戴假肢11小时，平均每月24天；这项研究确定了更长的残肢长度、无幻肢痛，以及已婚状态是与假肢使用相关的变量（Raichle et al.，2009）。患者在手术后对假肢的渴望最强烈，随着时间的推移，这种渴望可能会减弱，特别是对于那些单侧截肢的患者，因为患者通常很快能掌握补偿性单手技术。双上肢截肢的患者需要发挥功能，因此可能接受并使用一个或两个假肢以实现某种程度的独立性。治疗师还可使用标准化测量工具评估患者对假肢的满意度，以及评估患者使用假肢的功能表现（Resnik & Borgia，2011）。

成功的定义是什么？这个定义对每个人来说是独一无二的。当假肢被视为任何活动（如休闲活动或美容）中必不可少或意义非凡时，它提高了生活质量，因此可以被视为成功的。单侧截肢的患者可能使用假肢进行特定的活动，如运动，并且这些兴趣可以随着时间而改变。最终目标是患者自主选择用于活动和任务的假肢类型，并让这些活动和任务有助于提高对患者有意义的生活角色的最高水平的独立性和能力。然而，这并不总是假设在所有的日常活动中使用假肢。团队有责任向患者介绍所有的选择。

虽然使用假肢是一个目标，但另一个重要的讨论话题是颈部/上背部、肩部和剩余肢体肌肉骨骼系统发生过度使用综合征的风险（Ostlie et al.，2011）。

六、假肢训练计划

（一）假肢训练初期阶段

治疗的初期阶段一般可以在1～2个治疗疗程中进行。实践程序41-2为该阶段的治疗指南。

📖**实践程序 41-2**

假肢训练初期阶段的治疗指南

- 评估以确定角色、任务、活动需求和偏好。
- 评估假肢。
- 向患者解释训练目标。
- 描述每个部件的功能；给患者一个带有标记部件的假肢图示说明。
- 指导患者穿脱假肢。
- 与患者讨论佩戴时间表。
- 教导肢体卫生管理。
- 教导假肢的护理。
- 使用终端设备开始控制训练。

1. 假肢的评估　治疗师在训练开始前对假肢进行评估。评估的目的是确定：①处方的依从性；②接受腔及背带的舒适度；③所有部件操作满意；④假肢及其部件的外观（特征）。如果患者安装了肌电控制的假肢，治疗师必须对假肢控制设置有充分的了解，以便指导患者进行假肢控制训练。控制设置是指患者如何在模式之间切换（即肘部控制、腕部控制及手的打开和关闭）。如果有任何关于假肢设置的问题，治疗师应联系假肢技师。

2. 第一次治疗　一般来说，单侧截肢患者按照门诊时间表每周几天进行治疗，因此，第一次就诊很重要，最初的目标是尽量减少患者负面的经验以便于将来更好地接受和使用假肢。除了假肢的评估，第一次就诊还必须包括下列内容：①穿脱假肢；②佩戴时间表；③如果患者没有在临床上接受假肢装配前护理，则进行残肢的卫生管理。

（1）穿脱假肢：尽可能独立地穿戴和脱下整个假肢系统是假肢使用的关键。全假肢系统包括：①残肢袜；②假肢衬垫；③醇基润滑凝胶或粉末；④假肢接受腔；⑤合适的背带（Smurr et al., 2008）。

有许多不同的方法穿脱 BP 假肢，但最常用的两种方法是外套法和套头法。使用外套法时，残肢需插入到接受腔中，由完好的手放在适当位置，而背带和腋窝环悬挂在后面，完好的手臂伸到后面，滑入腋窝环；肩膀向前耸肩帮助假肢就位。对于套头法，患者将假肢放置在他的前面，将残肢放置到接受腔中的同时让完好的手臂穿过腋窝环。当双肢抬起时将假肢和背带举过头部，以便让背带落到位。首先，当患者滑入假肢时，假肢可以放置在床或梳妆台上作为支撑。当穿戴肌电假肢时，患者可以在残肢上使用牵引袜，该牵引袜有助于将残肢引导到接受腔中，并且通过接受腔中的开口被拉进，这可以提供良好的皮肤与接受腔接触（图 41-12）。为了实现穿脱假肢的最高独立性，患者、治疗师和假肢技师可能需要合作来确定最简单或最理想的方法。

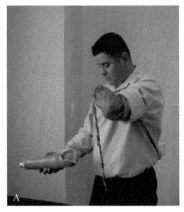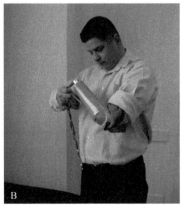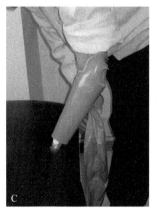

图 41-12　带牵引袜的经桡骨肌电假肢穿戴法。该方法也可用于穿戴肱骨水平的肌电假肢
A. 在残肢上穿上袜子。B. 拉袜子的垫子穿过接受腔开口。C. 将袜子完全拉过，以确保良好的皮肤接触

（2）穿戴时间：患者必须逐渐增加穿戴时间，以形成对接受腔、背带或悬架的耐受性，最初的穿戴时间可以是一天中分为 2～3 个 15～30 分钟的疗程。每次脱下假肢时，必须检查残肢是否有过度发红或刺激症状，并且在任何发红消退之前不得再次使用。安全提示：若皮肤发红在大约 20 分钟后未消失，应报告给矫形技师以调整假肢。在其他情况下，假肢的穿戴时间可以每次增加 30 分钟，直到假肢可以整天穿戴。逐渐增加穿戴时间的重要性怎么强调也

不过分，特别是对于有感觉减退和瘢痕问题的患者（Smurr et al.，2008）。

（3）肢体卫生：残肢包裹在坚硬的接受腔中时，过多的汗水会浸泡皮肤，因此，指导患者在每次脱下假肢时都要检查残肢，寻找任何皮肤变化或刺激区域，每天用温和的肥皂和温水清洗残肢并拍干。如果患者因穿戴假肢而出汗过多，建议患者和治疗师与假肢技师讨论这个问题。讨论可确认假肢穿脱过程中接受腔的改变或袜子、衬垫或特殊止汗剂配方的使用情况，避免影响适配和悬挂或干扰肌肉电极，还可以一起研究用于悬挂的替代扎绑方法。

3. 操作假肢知识：部件与维护

（1）部件知识：对于所有的假肢，患者必须获得并明白假肢组成术语的知识，以及对正确假肢维护有一定的了解。假肢技师可提供关于部件和维护的教育，治疗师应在治疗期间加强这种教育。基本的通用术语包括但不限于：①接受腔和背带设计；②部件识别、操作和护理；③TD 类型；④使用的控制系统类型；⑤基本假肢机制。目标是如果假肢出现故障，患者能够使用正确的术语向假肢技师和治疗师阐明问题。

（2）假肢护理：建议每天使用温和的肥皂和温水清洗接受腔内部，以去除任何粉末、润滑剂和汗液的残留物。如果使用洗手液，请注意不要使用添加香料的。手钩是很坚固的，但在有过多的灰尘、油脂或水的地方使用时必须小心。患者必须特别注意动力部件，并知道哪些部件必须避免接触水或哪些部件可以防水。其他特别关注的是电池的保养、电池充电的方法和开关转换的操作。

不管是哪种类型的假肢，患者需熟悉基本假肢维护程序，包括：①接受腔日常维护（如日常清洁和接受腔检查）；②适合假肢的日常电池充电程序；③部件维护（如日常清洁和润滑）；④背带调整；⑤BP 假肢的橡皮筋更换和连接线系统更换（Smurr et al.，2008）。治疗师需确保患者得到适当的培训，在上述所有过程中获得最大程度的独立，并能够在他的日常环境中熟练地完成每个任务。

（二）假肢训练中期阶段

假肢的治疗方案分两个阶段进行：①假肢控制训练；②假肢功能使用训练。请参阅图 41-13 和图 41-14，图示为按截肢水平对 BP 和肌电假肢进行控制训练的示意性概述。

1. 假肢控制训练 BP 控制训练开始于教授每个控制的操作，一般从 TD 开始。治疗师指导患者练习每个部件的重复激活。经桡骨假肢有一个单一的控制系统，可以通过拉动连接线激活 TD。患者被指示通过肱骨屈曲和肩胛骨外展激活 TD（图 41-15）。经肱骨假肢具有 TD 和肘部的双重控制系统。锁定和解锁肘关节所需的动作是肩胛骨下压、肱骨后伸和外展的组合（图 41-16）。胸廓扩张对于高位截肢或神经受累，或影响残肢的其他损伤的患者也是有用的；然而，可能需要调整背带来获得此动作（Atkins & Edelstein，2006）。TD 激活可以通过与桡骨控制机制相同的方式实现，只是肘部装置必须锁定。使用经肱骨假肢的患者可能还必须学习使用转盘向内侧和外侧旋转手臂。对于非常短的经肱骨截肢，假肢技师也可以给患者适配肩关节，所以此时也应训练使用者运用肩关节，以便更好地适应特定的活动。

目前，肌电假肢是假肢系统的常见选择。理想情况下，患者已经在假肢装配前阶段接受了肌肉定位控制训练。当使用肌电测试仪（也可以使用生物反馈装置）时，其目标是分离肌肉收缩和增加肌力（见第二十章）。图 41-17 描绘了两个状态的经桡骨系统，其中两个独立的肌肉群用于操作 TD。其目的是选择生理上与可产生动作有密切相关的肌肉，并在收缩时产生强烈的电信号。分离不同的收缩也是很重要的。协同收缩可用在功能之间切换（如腕关节旋转和 TD 控制），腕屈伸肌通常用来实现 TD 的打开和关闭；对于经肱骨截肢，常见的选择是肱二头肌和肱三头肌；对于更高水平的截肢，如肩关节离断或上臂前部截肢，控制的选择可以是胸肌或冈下肌。

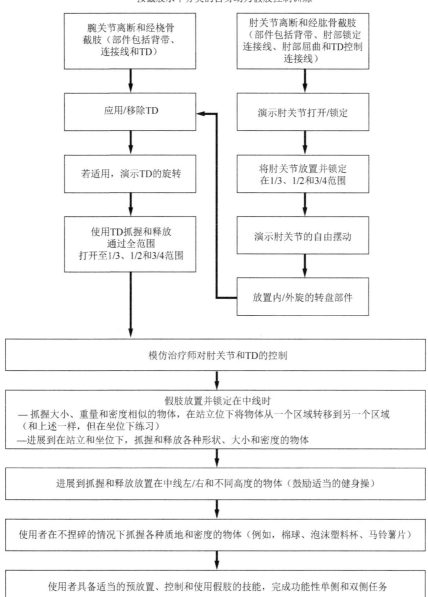

按截肢水平分类的自身动力假肢控制训练

注：此图不包括肩关节离断或上臂前部截肢。这些截肢水平的患者无法通过背带和连接线产生可用来操作自身动力系统的动作，因此临床上很少见到他们。

图 41-13　按截肢水平分类的自身动力假肢控制训练

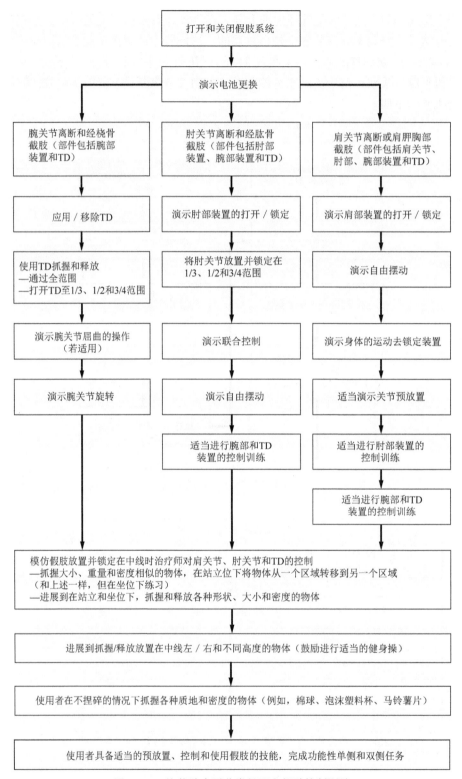

图 41-14　按截肢水平分类的肌电假肢控制训练

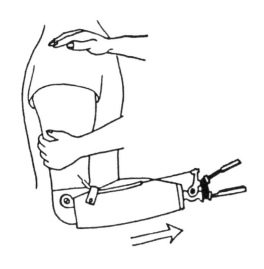

图 41-15　示教自主开启（VO）终端设备（TD）的激活。当肘部装置锁定时，治疗师引导患者的上臂向前以打开 TD

图文来自 Gregory Celikyol

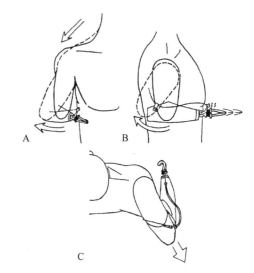

图 41-16　锁定或解锁肱骨假肢的肘关节所需的动作（箭头所示）

A. 向下外展。B. 后伸。C. 后伸、下压和外展的联合运动模式

图文来自 Gregory Celikyol

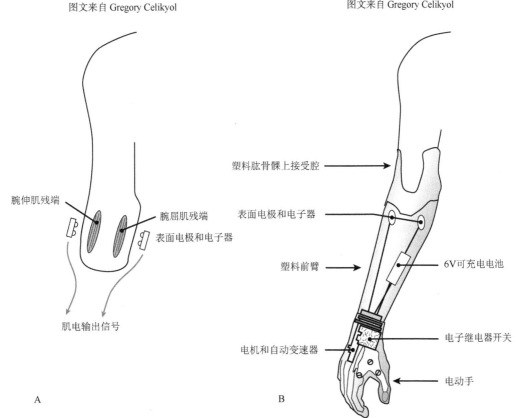

图 41-17　肌电假肢是一个双态系统，其中有两个独立的肌肉群操作终端设备

A.1，肌肉收缩并产生可以用微伏（10^{-6}V）测量的电信号。2，EMG 信号由表面电极检测。3，EMG 信号由电子器处理并传送到手中的电子继电器。B. 1，当电子继电器从腕屈肌接收到 EMG 信号时，电路连通，来自电池的电流驱动电机来关闭手部。2，当继电器从腕伸肌接收到 EMG 信号时，电机向相反的方向运行以打开手

图文来自 Jack Hodgins，CPO，Kessler Institute for Rehabilitation，West Orange，NJ.

治疗方案需从评估假肢开始，其中需特别关注控制系统。使用外部动力假肢需要解决的其他因素包括：

● 电极是否沿肌纤维方向排列，并置于提供最佳肌肉控制的部位？

● 电极和皮肤之间有良好的接触吗？当除下假肢时，在皮肤上应该可以看到压痕，但不应深到足以引起刺激。

● 患者能在不同的水平上打开和关闭手吗？

● 若有内部电池，患者有电池充电策略吗？

● 如果有外部电池，患者是否可以轻松取出和更换电池？

治疗师应咨询假肢技师，以获得有关系统设置和操作的任何问题的指导。

熟练掌握终端设备的应用需要治疗师指导和辅导患者伸展、抓握并释放不同重量、大小、质地和形状的物体。通常，训练的顺序是从大的、硬的物体到小的、软的、易碎的物体。物体的种类受治疗师的创造性和患者的兴趣影响。最初，物体放在桌面上进行抓取练习；然后将物体转移到房间的不同位置。治疗师引导患者在抓握物体之前确定 TD 最自然、最有效的位置，并在腕部装置中旋转它。这就是终端设备（TD）预放置。

最后，治疗师引导患者在远离中线的不同水平上，如越过头顶、在桌面和在地面水平，通过功能性区域执行运动模式。**功能性区域**指的是患者可以操作上肢假肢的空间区域。因背带系统的使用，过头顶使用假肢是最困难的；对于高位截肢的人来说，过头顶使用假肢特别困难，有时甚至是不可能的。双侧截肢患者可能需要使用双侧相连接的背带系统；因此，患者必须在使用一侧假肢时练习放松对侧的肌肉组织。

2. 假肢功能性使用训练　　自发、熟练的假肢使用是功能性使用训练的目标，特别是对于需要双手操作的任务。另一个目标是在合理的时间内完成活动，同时使用最少的外部运动和能量消耗。图 41-18～图 41-24 展示的是功能性任务。治疗师应鼓励患者分析并观察情况之间的相似性，并提醒他们相关的原则。这使患者能够在不可预测的情况下以本能控制做出反应。

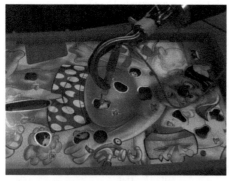

图 41-18　患者正在使用自身动力驱动假肢进行桌面游戏。在游戏期间使用假肢作为主要动力需要高水平的假肢控制和技能。这种类型的活动将适用于高级假肢训练

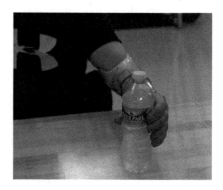

图 41-19　练习使用肌电假肢和电子手握持一瓶水是学习比例控制和建立患者对假肢信心的极佳功能活动

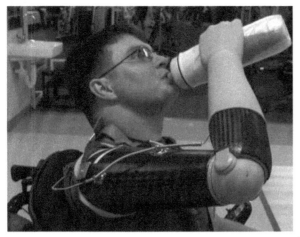

图 41-20　患者正在使用混合动力假肢拿起水瓶喝水。
这表明假肢已融入活动中

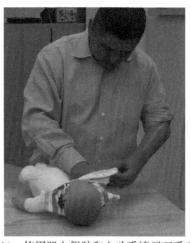

图 41-21　使用肌电假肢和电动手练习双手动作。
这个人在使用他的假肢帮忙给娃娃换尿布和穿衣
服

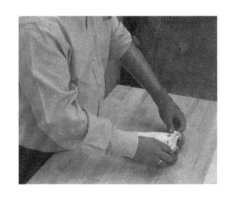

图 41-22　使用带电动手的肌电假肢练习折叠衣物，
在双手任务中学习统合设备

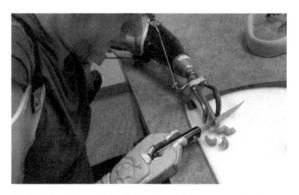

图 41-23　使用自身动力假肢和肌电假肢切蔬菜。对
于双侧上肢截肢患者来说，学习如何运动终端设备握
刀进行切割等功能活动是非常重要的

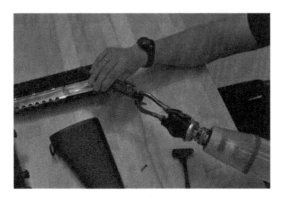

图 41-24　使用具有腕关节旋转和腕关节屈曲部件的肌电假肢来组装模拟武器。对于服务人员来说，这是一
项有意义且有目的的活动

    单侧截肢的人选择使用假肢主要是为了持续性的握持或固定。表 41-1 演示如何完成某些活动；Yancosek（2011）提供了补充的任务建议。成功训练的一个关键因素是使用假肢进行实际、功能性的任务。Lake 于 1997 年进行的一项具有里程碑意义的研究表明，接受过假肢训练的人在假肢使用的效率、技巧和自发性上超过了那些没有接受过训练的人。

表 41-1　体育和娱乐功能活动的建议方法：单侧上肢截肢

任务	假肢	健侧肢体
进食		
切割食物	拿叉子	用刀切
给面包涂黄油	稳定面包	向身体展开
从水龙头下给杯子装满水	拿玻璃杯	转动旋钮或操作杆
拿住托盘	TD 保持在中位并握持	中位握持
给水果削皮	用 TD 固定	削皮
穿衣		
穿上及脱下衬衫	穿上：先穿假肢侧袖子；脱下：先脱健侧	后穿健侧；后脱假肢侧
把衣服挂在衣架上	拿住衣架	把衣服挂在衣架上
系好皮带	稳定皮带	将皮带穿过带扣
系蝴蝶结	稳定带子	操作和打结
扣健侧袖口的扣子	使用纽扣钩（或用弹力线缝纽扣）	使用纽扣钩时，用指尖将袖口固定在适当位置
使用拉链	用 TD 拿住拉链头	拉拉链
办公技能		
写字	稳定纸张	写字
把信装进信封	拿稳信封末端	装信和密封
使用电话、拨号、记笔记	持听筒：用 TD 或用下颏或用肩膀	拨号和写字
用尺子画线；使用回形针	稳定尺子；拿住纸张	画线；应用夹子
通用技能		
从钱包取钱	拿钱包或放稳在桌子上	操作钱包，取出钱
包装和打开包裹	稳定箱子和纸张	操作箱子、纸张、领带
穿针线	持针	穿针线

TD，终端设备。

    影响双侧截肢患者独立程度的因素有很多，主要之一是截肢水平。对于双侧高位截肢患者，可能需要进行一些调整。这些调整可以从简单的纽扣钩或衣帽架——一个附有衣帽钩以放置衣物的架子到高科技解决方案，如用于日常生活的电子辅助设备和通过呼吸、声音或口棒控制的计算机。建议治疗师在患者表现出潜力且灵巧性时鼓励其使用脚。早期就培养这种能力的人具有高度的独立性。脚的优点是灵敏，因此脚在所有活动中都能很好地发挥作用，并可超过假肢使用。

（三）假肢训练最后阶段：工具性日常生活活动

在最后阶段，进一步发展假肢的功能使用技巧，并介绍一些要求较高的日常生活活动。出院计划应包括职业和娱乐兴趣的探索、驾驶、公共交通的使用、社区再融合和适应性体育活动。强烈建议治疗师访问患者的社区、家庭、学校和工作。这可以将患者和治疗师带入真实环境中，远离模拟的、静态的诊所环境；也可以鼓励患者参加截肢同伴支持小组。这些小组的目标各不相同，但大多数都提供了一个论坛，人们可以在这里互动和分享经验。许多小组可提供关于新假肢研发或体育和娱乐活动的持续教育项目。

1. 体育和娱乐 越来越多的截肢患者会从事娱乐和体育活动，因此，一些定制的假肢接受腔和部件可以用于娱乐和体育活动。图 41-25～图 41-28 展示了用于促进参与体育活动的活动专用接受腔和活动专用 TD。互联网是这方面和相关主题的一个很好的信息来源。

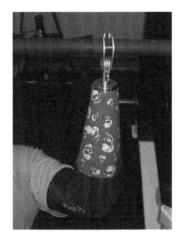

图 41-25 举重活动专用假肢

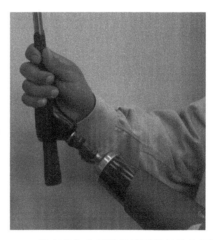

图 41-26 带有高尔夫球附件终端设备的市售活动专用假肢

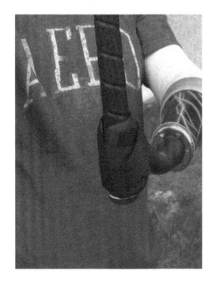

图 41-27 带有棒球拍附件终端设备的市售活动专用假肢

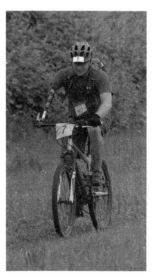

图 41-28 高位肱骨截肢患者戴着一个定制的活动专用假肢在骑山地自行车

由 Disabled Sports USA，Rockville，MD. 提供

2. 驾驶　在当今社会，驾驶是相当重要的。许多患者在上肢和（或）下肢截肢后渴望重返驾驶。安全且独立的驾驶涉及包括身体、视觉、认知和行为能力在内的多个系统间的复杂作用。在适当情况下，治疗师会转介患者去进行全面的驾驶评估。驾驶康复专家将做一个全面的审查回顾、患者访谈和临床评估，其中可能包括轮椅评估。驾驶康复专家将为任何需要的适应性设备或车辆改装提供建议。例如，对于单侧上肢截肢患者，建议使用旋转把手或驱动环。对于右下肢截肢者，安装左脚加速器和踏板可能是必要的。对于双侧截肢患者，可以为其安装手动控制装置（见第二十六章）。有一些公司，为需要多种改造的患者提供车辆改装咨询。鼓励患者联系他们的国家许可机构或机动车部门，以确定截肢患者是否有任何局限或驾驶限制。

七、效果评估

已成立一个由康复专业人员组成的专门兴趣组，称为上肢假肢效果测量（ULPOM）小组，以满足截肢者对有效结果评估的需要（Hill et al., 2009）。由于传统的灵巧度评估（如Box 和 Blocks、9 孔柱测试和 Purdue 钉板）不能为使用假肢进行精细运动的截肢患者提供有意义的数据，因此需要专用的评估工具。有趣的是，作业治疗师可以使用这些传统的评估来评估患者佩戴假肢前后训练表现的变化（图 41-29）；然而，它们不足以用来确定假肢干预有效性的真实结果。经常治疗上肢截肢患者的临床医师感兴趣的是收集关于这类患者群体的规范数据和研究干预选择的证据基础，因此，他们需要更有效的评估工具。虽然在上肢截肢患者的结果评估方面需要做更多的工作，但是有五项评估是值得考虑和使用的。评估表 41-1 提供了关于这些评估的信息。

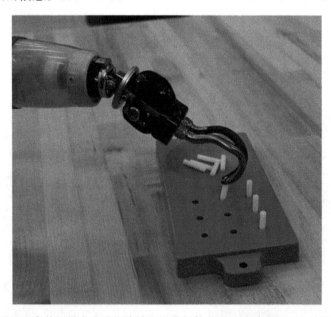

图 41-29　经桡骨截肢的患者使用带有腕关节旋转和屈曲部件的测试接受腔以及电动终端设备正在进行 9 孔柱测试

上肢截肢者假肢使用效果评估总结

工具和参考	描述	执行时间	效度	信度	灵敏度	优点和缺点
Trinity 截肢和假肢体验量表 - 修订版（TAPES-R）（Gallagher & MacLachlan, 2000）	一种自我报告工具，由三个量表（心理社会适应、活动限制和假肢满意度）组成，每个量表包含三个子量表（Gallagher et al., 2010）。分数越高，说明所测因素的水平越高	没有报道	子量表中的表面效度与目标测量量值的相似性（Gallagher & MacLachlan, 2000）建构效度与世界卫生组织生活质量问卷（r>0.618）、事件影响量表（r>0.26）、特质元情绪量表（r>0.337）比较（Gallagher & MacLachlan, 2000）	各量表内部一致性良好。克龙巴赫系数α>0.89（Gallagher et al., 2010），亚量表：假量表：活动限制：0.72~0.94，心理满意度：0.94，活动限制：0.788~0.907（Desmond & MacLachlan, 2005）。未报告评定者一致性信度和重测量信度	没有报道	优点：患者可以自行完成并将结果寄回 http://www.Psychoprosthetics.ie/tapes-r.html 免费获得 缺点：心理测量方面是不完整的
肌电控制能力评估（ACMC）（Hermansson et al., 2005; Hermansson, Bodin, Eliasson, 2006）	ACMC 是根据肌电假肢使用者的临床观察进行管理和评分的（Hermansson et al., 2005）。它测量了在 4 个不同领域的 30 个项目上使用肌电控假肢进行双手操作的能力：抓握、握住、释放和双手协调。每个人的表现以 0~4 分等级评定：0 分为不具备能力，3 分为具备自发的能力	没有报道	适用于 2~57 岁人群。通过 Rasch 分析确定具有内部测量效度（Hermansson et al., 2005）	在经验的评分者中，内部的可靠性非常高（κ=0.81）；在有经验的评分者中，评分者的信度是公平的（κ=0.60）（Hermansson, Bodin, Eliasson, 2006）	没有报道	优点：患者执行选择功能任务；Rasch 分析决定患者相对于任务难度的得分（Wright, 2009）。内部评估的可靠性也是一种优势 缺点：进行评估需要大量的培训和临床经验。分数必须输入 ACMC 数据库，并使用 ACMC 网站（http://acmc.se/）上的 Rasch 测量分析转换为区间级线性测量
矫形器及假肢使用者调查（OPUS）（Heinemann, Bode, & O'Reilly, 2003）	测量上肢和下肢功能状态、与健康相关的生活质量及患者对假肢/矫形器和服务的满意度	没有报道	Rasch 分析认为该调查具有良好的内部一致性和结构效度（Burger et al., 2008; Heinemann, Gershon, & Fisher, 2006）内容有效性基于患者、矫形技师、假肢技师、物理治疗师、作业治疗师和理疗师提供的信息	没有报道	没有报道	优点：存在上肢和下肢功能模块；该工具有版权维护，但可从 Heinemann 博士（a-Heinemann@Northwestern.edu）处免费获得 缺点：没有可用的心理测量数据，包括评分者内部的可靠性

工具和参考	描述	执行时间	效度	信度	灵敏度	优点和缺点
Southampton 手评估程序(SHAP)(Light, Chappell, & Kyberd, 2002)	通过 8 个物体操作和 14 个 ADL 任务评估上肢假肢的使用。生成一个功能配置文件和功能索引	20~30 分钟	内容有效性由专家同行评审确定	利用方差分析和 95%可信区间建立了测试-复测信度和评定者互评信度	没有报道	优点:1 小时的培训(可从网址上获得。缺点:必须购买工具包或聘请评估人员。没有提供心理测量数据
上肢截肢者活动测量(AM-ULA)免费工具该工具的副本	AM-ULA 是对上肢截肢成人 18 项活动表现的观察性测量,它考虑了任务完成情况、速度、运动质量、假肢使用的熟练程度及评分系统的独立性。项目分为0~4分,其中,0 分为不合格,1 分为差,2 分为一般,3 分为好,4 分为优秀求得总分。潜在得分在 0~40	30~45 分钟。近端截肢患者可能需要更多时间	内容:具有上肢截肢成人康复专业知识的作业和物理治疗师,确定并细化内容、评分要素和标准 收敛性:AM-ULA 与大多数灵巧性测试和自我报告功能中度相关 已知组效度:远端肢体缺失水平较高的受试者比近端肢体缺失水平较高的受试者得分更高(P<0.01)	复测信度:一项研究报告 ICCs 为 0.88~0.91 评分间可靠性:一项研究报告 ICCs 为 0.84~0.89 内部一致性:克龙巴赫系数 α 为 0.89~0.91(Resnik et al., 2013)	迄今尚未报告对变化的敏感性。MDC90 为3.7分,MDC95 为 4.4分	优点:AM-ULA 适用于所有类型上肢限肢装置的用户,并满足了对截肢成人活动进行基于干性能的有效测量的需求

注:ICCs,组内相关系数;ADL,日常生活活动;MDC,最小可检测变化。

八、出院计划

出院时，团队会告知患者和家属临床随访的流程，以应对患者对未来作业治疗的需求或出现任何问题需要作业治疗师解决的情况。患者可能需要与假肢技师建立长久关系，以便重新调整假肢或装配新的假肢。当患者回到他们的作业角色和生活时，他们的需求可能会改变，在未来他们可能想要选择不同的假肢和 TD 用于不同的活动。当接受新装置时，可能需要更多的作业治疗方面的治疗和训练。

九、部分手截肢

与任何截肢手术一样，进行部分手截肢的骨科医生试图保留一定的手长度以保证灵敏性。在这个水平上，保留的手指有足够的皮肤覆盖并具有一定程度的灵活性及感觉残余，会优于任何假肢，这也是截肢的目标。安装假肢前的治疗原则（前面讨论过）也适用于这种水平的截肢。用于部分手截肢患者的设备可以描述为美容假肢（美容手）、被动功能或主动功能假肢。

一些手部部分截肢的患者可能想要一种假肢，这种假肢可以最大程度上复制手的外观，并且提供灵巧性。虽然装饰性假肢手套可以很美观，但是一旦覆盖住残留的手，就会失去触觉，这限制了它的功能。被动功能假肢可以是一个针对具体任务的高度专业化装置，或者是一根杆以提供对指的简单装置。ProDigit™（触摸仿生，Hilliard，OH）可为部分手截肢，特别是那些掌骨水平截肢患者提供肌电控制（图 41-30）。触摸仿生公司（Hilliard，OH）生产的每一款

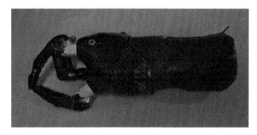

图 41-30　这是一个使用触摸仿生公司的 ProDigit™（Hilliard，OH）作为部分手截肢患者的最终假肢的例子

ProDigit™ 都是一个独立的手指，通过名为电阻式压力感测器（force-sensitive resistor，通常称为 FSRs）的远程电极单独供电。假肢技师决定哪种装置对患者最有效。最终，这些装置提供了精细运动的指捏、触摸、抓握和指向（用手指东西）功能，这些功能是患者之前因截肢而失去的（Harvey et al.，2012）。

十、下肢截肢管理

如前所述，下肢截肢的主要原因是疾病。患者的初步诊断可能为糖尿病或血管疾病，继发并发症影响治疗，如感觉缺陷、肾脏疾病、心血管疾病、慢性感染、呼吸系统疾病和关节炎。其他影响 ADL 功能和安全表现的因素有视力受损和记忆缺陷。下肢截肢患者的治疗方案需要物理治疗师和作业治疗师的合作。这种情况可能发生在截肢后的急性护理环境中，也可能发生在门诊或患者家中。

两位治疗师都将对患者进行评估。物理治疗师负责肢体塑形、核心和下肢肌力强化训练、

关节活动度、假肢安装前、假肢安装后及步态训练。两个学科对患者的治疗初始阶段可能都侧重于 ADL，包括对患者和家庭进行关于伤口护理、肢体包裹、床上活动、转移及基本的轮椅推进和管理技巧的宣教。安全是下肢截肢的一个主要问题，特别是对于有其他合并症的患者。患者和家属接受有关特定活动（如转移）的安全预防知识的宣教。治疗过程可能包括从轮椅到床、厕所、家具和汽车的安全转移。也需要尽早对患者进行残肢脱敏的宣教。

作业治疗师可能也要给患者进行其他自我照顾技能的训练，如在治疗期间的厨房工作、卫生打扫和床铺整理。患者的家庭和社区访问也可能是需要的。在站立活动和行走过程中，要特别注意双下肢的平衡、姿势和均衡负重。这对某些患者来说可能是一个挑战，治疗师应该在必要时使用视觉或语言提示。物理治疗师或作业治疗师将指导患者和家人如何应对跌倒，因为截肢后的安全总是很重要的。

作业治疗师可以给患者和家庭推荐居家改造和设备。设备通常包括用于淋浴和沐浴的转移浴缸长凳或淋浴椅，以及马桶周围的安全扶手。这些扶手提供了一种手臂支撑的方法，帮助如厕时安全地下蹲和起立。

在接受第一个假肢之前，由主管外科或医疗小组决定患者何时开始在他的下肢残肢上穿戴收缩套。患者需要接受正确的关于收缩套的穿戴技术和收缩套及衬垫护理的宣教。应保证收缩套没有皱褶，接缝不超过骨区或瘢痕。患者必须每天观察残肢皮肤，检查收缩套、衬套或假肢佩戴前后皮肤完整性的变化。如果患者检查残肢有困难，可使用长柄镜来辅助。

物理治疗师将评估并推荐下肢假肢佩戴时间表、所需的辅助量和所需的辅助设备，以及任何站立或步行活动的准备工作。患者需要能够独立佩戴和脱下下肢假肢。如果不能，一个家庭成员需要接受宣教，并确保有正确的佩戴和脱下假肢的技术。作业治疗师继续处理患者佩戴假肢或不佩戴假肢时的 ADL。作业治疗师与患者合作，确定如何将假肢融入日常活动，同时评估其体力、努力程度、平衡、转移和移动技能。该方案应包括能量节省技巧，重要的是要认识到消耗受肢体截肢和假肢移动的影响。假肢移动的能量消耗增加百分比如下：单侧胫骨截肢增加 9%～28%、单侧股骨截肢增加 40%～60%、双侧胫骨截肢增加 41%～100%、双侧股骨截肢增加 280%（Shah，2010）。

十一、多肢缺失

多肢缺失患者给康复和假肢团队带来了一系列独特的挑战。早期的重点是基本的日常生活活动，如饮食、洗澡、如厕、转移技术及核心力量强化训练和佩戴假肢前的残肢锻炼。早期应用至少一个肢体的假肢可以促进适应和学习。强烈建议与所有团队成员包括患者和家属在内，召开一次小组会议，讨论上肢和下肢同时截肢患者康复的初始重点、可实现的目标及假肢训练的进展（Harvey et al.，2012a）。

康复团队和患者必须讨论最初的移动方式的选择，如佩戴或不佩戴上肢假肢的行走（Yancosek et al.，2008）、使用电动轮椅或手动轮椅进行移动，同时意识到移动方式的选择对居家改造和车辆选择等领域有直接影响。随着患者的进步和各种假肢系统的安装，整个团队必须就具体治疗进展情况进行开诚布公的沟通，以实现患者的目标，并在 ADL 和工具性日常生活活动（IADL）中获得更高水平的独立性。影响这类截肢患者康复的一般因素包括：①体表面积减少，继发体温升高；②由于制动导致关节挛缩、体重增加、身体机能下降和骨质再吸收的风险增大；③考虑到肌肉骨骼系统的结构变化，需要特定的疼痛管理；④心理社会问题，如接受身体形象和重返工作的重要性；⑤可能持续存在的医疗风险，如心血管疾病、代谢功能障碍、肌肉骨骼疼痛和关节炎（Davidson，2002；Naschitz & Lenger，2008；Ostlie et al.，2011）。

治疗方案必须满足患者的需求。当患者掌握了假肢控制系统的基本知识，治疗师作为一名引导者，引导患者选择他关注的任务，在活动中练习假肢的使用。不管假肢的复杂性，这种分析任务和解决问题的方法应用在如何最好地使用假肢这个工具，服务于患者的整个生命。

十二、假肢的新趋势

数量不断增加的年轻的、先前健康的截肢人群有望通过使用假肢活得更久、更有发展前途。

近期与材料相关的下肢假肢装置的改进，包括改进悬挂套筒和直接接触皮肤的凝胶界面。碳纤维、聚氨酯和钛的使用，结合改进的机械和微处理器部件，已经提高了下肢假肢的技术水平（Harvey et al.，2012b）。像 iWalk BiOM（贝德福德，马萨诸塞州）这样的创新技术通过传感器在行走过程中将信息传递给驱动器，使下肢假肢跖屈。

下一个有望发展的领域是使用模式识别，以允许对假肢进行更自然的（本能的）控制。来自奥托博克（明尼阿波利斯，明尼苏达州）的 C 型腿拥有一个微处理器（计算机化的）膝关节，并具有绊跌恢复能力，可以提高静态和动态平衡应对干扰。奥托博克还开发了新的计算机化假肢，奥托博克 X2（微处理器控制的膝关节）和 Genium™仿生专业系统，这些系统为那些希望向后行走或在崎岖不平的地上行走、负重行走或不需要停下来改变设置就能跑步的运动员提供了更多的功能。为了解决下肢截肢患者常见的下腰痛问题，Ossur 动力膝关节（亚里索维耶荷，加利福尼亚州）提供膝关节伸展动力，并能够减少截肢者的生理和机械做功。假肢内生物力学能量的再生和有目的的引导展现了能够改善下肢截肢患者控制选择的前景（Au et al.，2008；Ha et al.，2011；Hitt et al.，2010）。

上肢假肢的发展方向包括开展（有限的）独立手指运动能力和一些自然动作，如触发假肢手的传感器产生的"反射式反应"后，可以检测物品滑动并自动调整抓握力度，从而减少患者需要用视觉监控抓握力度的心理负担。虽然目前还没有市售的电动肩，但 LTI 已经开发了一种电子锁驱动器来手动锁定已经放置好的肩膀。腕关节屈曲和旋转装置可同时在 BP 和电动 TD 上使用。Motion Control 公司（盐湖城，犹他州）有一个机械屈曲/旋转组件，以配合电子终端设备。

目前研究方向

这种被称为骨整合的手术方法需要在骨头上植入钛钉，然后将假肢附着在钛钉上。据报道，这种方法已经在下肢截肢手术中取得成功，在上肢假肢中具有广阔的应用前景。如果在更高水平的上肢截肢手术中取得成功，就不需要悬吊，因为它为假肢的附着提供了稳定的固定。它还有一个额外的优点，即增强来自假肢的本体感受反馈。自 1980 年以来，这一直是瑞典的一种治疗选择（Hagberg & Branemark，2009），但这种做法在美国仍在调查研究中（Shelton et al.，2011），目前还没有得到食品药品监督管理局的批准。

靶向肌肉神经移植术（TMR）是一种外科技术，用于增加高位截肢中可用的肌电控制点的数量。断肢后，残肢的臂丛神经和周围神经可能保持完整。这项手术通过组织的去神经和神经移植来利用剩余肌肉的可消耗区域。如果成功的话，这能建立连接生理和假肢功能的肌电点：当受试者试图伸肘时，桡神经支配肌肉收缩；远端桡神经移植再支配区域的肌肉收缩张开手；正中神经支配区域的肌肉收缩以关闭手（Kuiken et al.，2009）。此外，在进行 TMR 时，可以进行有针对性的感觉神经移植，使一些来自截肢的感觉神经可直接输入至胸部皮肤（Kuiken et al.，2007）。这可以让患者在接近正常范围内感知到缺失肢体的触觉，并可用于假肢内的感觉反馈。早期迹象表明，可以运用感觉神经移植来增强对人工手臂多种功能的控制（Kuiken et al.，2004）。对于接受 TMR 的截肢患者，现有的 OT 治疗方案应该在治疗这些特定患者时使用（Stubblefield et al.，2009）。

目前，表面 EMG（肌电图）只允许前臂有四个控制通道，但是有 18 个外部肌肉控制手和腕关节。植入式肌电传感器（IMES）的研究正在进行中，其体积小到可以注射，希望将来能同时将肌电控制扩展到手部的多个自由度（Weir et al.，2003）。

美国国防高级研究项目局（DARPA）革命性假肢项目已经设定了它的使命："在这十年内创造一个功能齐全(运动和感觉)的上肢，能对直接的神经控制作出反应"（DARPA，2012）。DARPA 与 DEKA 综合解决方案公司（曼彻斯特，新罕布什尔州）和 Johns Hopkins 应用物理实验室（APL）（罗瑞尔，马里兰州）合作完成其使命。这种合作关系在接受腔设计、电子设备、组件、信号处理和植入式设备方面取得了进步，这些设备可以为肢体缺失或其他影响上肢功能的神经系统疾病患者提供手臂控制。

截至本文发表时，DEKA 手臂系统仍处于研究和开发阶段，尚未投入商业使用。DEKA 手臂系统的目的是提供一种功能远远超过现有假肢的设备。它包括一个灵活的接受腔设计，以提高舒适性，自由度高达 18°，其中动力角度为 10°，具体取决于截肢水平，多手指捏握和多功能的控制输入（Resnik，2010）。期望该设备能给用户提供更强的功能、更好的舒适性、更灵活的控制方案设计和更直观的控制。

DARP APL 手臂项目的目标是确定是否可以通过直接的大脑控制来操作假肢手臂。2011年 9 月，第一位人类志愿者能够通过精神控制来移动 DARPA 资助的手臂。这一成就为今后几年的临床试验奠定了基础。工程学、医学和假肢学方面的未来进展有望在假肢的适用性和功能方面取得技术改进。

血管化异体复合组织移植（VCA）是一个新兴的领域，它提出了手移植的选择，有可能在断肢后替换和恢复组织、功能和几乎正常的美学。美国移植学会（2011）指出，"VCA 是指将肌肉、骨骼、神经和皮肤等多种组织作为一个功能单元（如一只手或一张脸）从已故捐赠者移植到严重损伤患者身上"。截至 2011 年 7 月 1 日，全世界 46 名患者接受了 66 次手移植（American Society of Transplantation，2011）。

目前，大多数手移植是作为批准的临床试验的一部分进行的，因此，广泛的医学、外科和心理筛选过程决定患者是否有资格接受移植。手术和康复是昂贵的和复杂的（Lanzetta et al.，2007）。手移植存在固有的风险，如免疫抑制治疗和可能的移植排斥反应。但是，移植的手不仅可以重建身体手的自然外形，还可以为肢体缺失后患者的完整性和正常性提供心理恢复。VCA 功能性的结果绝不是立即的，需要专门的时间进行强化康复（Dubernard et al.，2003；Lee et al.，2011）。接受手移植的风险收益比仍存在相当大的争议（Schneeberger et al.，

2008），与截肢患者合作的治疗师很好地研究了这一主题，因为这可能会引起患者的兴趣，他们可能会在考虑他的所有选择时寻求指导。匹兹堡大学医学中心的作业治疗师在治疗了 5 名移植了 8 只手的患者后，概述了一项康复方案，以帮助其他治疗师面对这些具有挑战性的患者（Pace & Macguire，2011）。

十三、总　　结

截肢患者的康复需要一个整体的方法，来解决因肢体丧失造成的心理社会适应及身体恢复的问题（Hannah，2011）。这种方法包括与患者一起工作，获得佩戴假肢的耐受性和使用假肢的效率，以促进参与活动和职业。治疗师需要了解这个群体所能使用的技术，这意味着要与假肢技师和其他团队成员进行沟通，以决定假肢的选择。康复进展随着时间而推进，以适应调整、接受、治疗、恢复的阶段和最终掌握所需的技能，以实现更高层次的功能和独立性。假肢的领域正在迅速发展，需要治疗师跟上新兴技术的步伐；然而，以作业为基础，以患者为中心的康复基本原则仍然是成功康复经验的基础。作业治疗师从生物-心理-社会的角度随时准备帮助截肢患者调整、适应和促进成功（Borrell-Carrio et al.，2004）。

📖**作业治疗实践中的临床推理**

假肢的培训

Z. M. 展示了他的自身动力假肢和肌电假肢的有效使用，但同时也表达了他目前面临的挑战，即他希望能够为儿子做一些儿童照顾任务，如换尿布、穿衣、准备食物和奶瓶。治疗师如何将这些问题纳入治疗计划？

？　思考与总结

（1）为什么在残肢上使用收缩套？
（2）后天性上肢和下肢截肢最常见的原因是什么？
（3）上肢假肢系统有哪些类型？
（4）使用自身动力假肢的患者需要做哪些身体运动？
（5）肌电控制是如何工作的？
（6）控制训练和使用训练的目的是什么？
（7）对于假肢的功能性（使用）训练，治疗师可能从哪些任务开始？
（8）为什么患者可能会拒绝假肢？
（9）作业治疗师在下肢截肢患者的康复治疗中扮演什么角色？
（10）什么是 TMR？如何改善假肢的控制？
（11）治疗多肢缺损患者的挑战是什么？

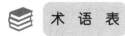 **术　语　表**

后天性截肢（acquired amputation）：出生后因外伤或疾病而进行的外科截肢。

　　驱动器（actuators）：启动设备或系统的电动装置或信号。

　　自身动力（BP）假肢（body-powered prosthesis）：人通过自己身体运动的动力，施加张力在控制连接线上，以激活 TD 和（或）肘部装置。

　　外部动力或肌电假肢（externally powered or myoelectric prosthesis）：电能或其他动能为移动假肢或终端设备提供动力。

　　功能性区域（functional envelope）：患者可以操作上肢假肢的空间区域。

　　混合动力假肢（hybrid prosthesis）：结合自身动力和肌电控制操作系统，仅适用于经肱骨截肢或肘关节离断截肢的假肢。

　　肌电假肢（myoelectric prosthesis）：植入在假肢接受腔中的电极可以接收肌电信号，从而激活假肢部件来打开、关闭或移动。

　　假肢装配前治疗方案（preprosthetic therapy program）：从术后到接受测试接受腔（临时假肢）或正式假肢期间。

　　终端设备（terminal device，TD）：插入到假肢腕部的假肢钩、手或其他适用于抓握的装置。

　　经股骨截肢（transfemoral amputation）：经过股骨轴的截肢；以前称为膝上截肢（AK）。

　　经肱骨截骨（transhumeral amputation）：经过肱骨轴的截肢；以前称为肘上截肢（AE）。

　　经桡骨截骨（transradial amputation）：经过桡骨和尺骨轴的截骨；以两根相邻骨头中的较大骨头的名字命名；以前称为肘下截肢（BE）。

　　经胫骨截肢（transtibial amputation）：经过腓骨和胫骨轴的截肢；以两根相邻骨头中的较大骨头的名字命名；以前称为膝下截肢（BK）。

　　视觉模拟评分（visual analogue scale）：一条 10cm 的直线，0cm 表示没有疼痛，10cm 表示可以想象到的最严重的疼痛；患者在刻度上标出一个与疼痛程度相匹配的点。

　　自主关闭（VC）机制（voluntary closing mechanism）：——TD 保持开启状态，直到张力施加到控制电缆，使其抓握。

　　自主开启（VO）机制（voluntary opening mechanism）——TD 保持关闭状态，直到张力作用于控制电缆，使其打开。

参 考 文 献

American Society of Transplantation. (2011). Vascularized composite allotransplantation (VCA) research: emerging field. Retrieved March 10, 2012, from http://www.a-s-t.org/public-policy/vascularized-composite-allotransplantation-vca-research.

Anderson, R. C., Fleming, M., Forsberg, J. A., Gordon, W. T., Nanos, G. P., III, Charlton, M. T., & Ficke, J. R. (2012). Dismounted complex blast injury. *Journal of Surgical Orthopedica Advances, 21,* 2-7.

Atkins, D. J., & Edelstein, J. E. (2006). Training patients with upper-limb amputations. In K. Carroll & J. E. Edelstein (Eds.), *Prosthetics and patient management. A comprehensive clinical approach* (pp. 167-177). New York: Slack, Inc.

Au, S., Berniker, M., & Herr, H. (2008). Powered ankle-foot prosthesis to assist level-ground and stair-descent gaits. *Neural Networks, 21,* 654-666.

Biddiss, E. A., & Chau, T. T. (2007). Upper limb prosthesis use and abandonment: A survey of the last 25 years. *Prosthetics and Orthotics International, 31,* 236-257.

Borrell-Carrio, F., Suchman, A. L., & Epstein, R. M. (2004). The biopsychosocial model 25 years later: Principles, practice, and scientific inquiry. *Annals of Family Medicine, 2*, 576-582.

Burger, H., Fanchignoni, F., Heinemann, A. W., Kotnik, S., & Giordano, A. (2008). Validation of the orthotics and prosthetics user survey upper extremity functional status module in people with unilateral upper limb amputation. *Journal of Rehabilitation Medicine, 40*, 393-399.

Chan, B. L., Witt, R., Charrow, A. P., Magee, A., Howard, R., Pasquina, P. F., Heilman, K. M., & Tsao, J. W. (2007). Mirror therapy for phantom limb pain. *New England Journal of Medicine, 357*, 2206-2207.

Darnall, B. D. (2009). Self-delivered home-based mirror therapy for lower limb phantom pain. *American Journal of Physical Medicine & Rehabilitation, 88*, 78-81.

Davidson, J. H. (2002). Management of the multiple limb amputee. *Disability and Rehabilitation, 24*, 688-699.

Defense Advanced Research Project Agency. (2012). DARPA website. Retrieved March 1, 2012 from www.darpa.mil.

Desmond, D. M. (2007). Coping, affective distress, and psychosocial adjustment among people with traumatic upper limb amputations. *Journal of Psychosomatic Research, 62*, 15-21.

Desmond, D. M., & MacLachlan, M. (2005). Factor structure of the Trinity Amputation and Prosthesis Experience Scales (TAPES) with individuals with acquired upper limb amputations. *American Journal of Physical Medicine and Rehabilitation, 84*, 506-513.

Desmond, D. M., & MacLachlan, M. (2006). Affective distress and amputation-related pain among older men with long-term, traumatic limb amputations. *Journal of Pain and Symptom Management, 31*, 362-368.

Dillingham, T., Pezzin, L., & MacKenzie, E. J. (2004). Limb amputation and limb defi ciencies: Epidemiology and recent trends in the United States. *Disability and Rehabilitation, 26*, 831-836.

Dubernard, J. M., Petruzzo, P., Lanzetta, M., Parmentier, H., Martin, X., Dawahra, M., Hakim, N. S., & Owen, E. (2003). Functional results of the first human double-hand transplantation. *Annals of Surgery, 238*, 128-136.

Edelstein, J. E. (2004). Rehabilitation without prostheses. In D. G. Smith & J. H. Bowker (Eds.), *Atlas of amputations and limb deficiencies: Surgical, prosthetic and rehabilitation principles* (pp. 745-755). Rosemont, IL: American Academy of Orthopedic Surgeons.

Eichenberger, U., Neff, F., Sveticic, G., Bjögo, S., Petersen-Felix, S., Arendt-Nielsen, L., & Curatolo, M. (2008). Chronic phantom limb pain: The effects of calcitonin, ketamine, and their combination on pain and sensory thresholds. *Anesthesia & Analgesia, 106*, 1265-1273.

Esquenazi, A. (2004). Amputation rehabilitation and prosthetic restoration. From surgery to community reintegration. *Disability and Rehabilitation, 26*, 831-836.

Fletchall, S. (2005). Returning upper-extremity amputees to work. *O&P Edge, 4*, 28-33.

Flor, H., Nikolajsen, L., & Jensen, T. S. (2006). Phantom limb pain: A case of maladaptive CNS plasticity? *Nature Reviews Neuroscience, 7*, 873-881.

Gailey, R., McFarland, L. V., Cooper, R. A., Czerniecki, J., Gambel, J. M., Hubbard, S., Maynard, C., Smith, D. G., Raya, M., & Reiber, G. E. (2010). Unilateral lower-limb loss: Prosthetic device use and functional outcomes in servicemembers from Vietnam war and OIF/OEF conflicts. *Journal of Rehabilitation Research & Development, 47*(4), 317-331.

Gallagher, P., Franchignoni, F., Giordano, A., & MacLachlan, M. (2010). Trinity amputation and prosthesis experience scales (TAPES): A psychometric assessment using classical test theory and Rasch analysis. *American Journal of Physical Medicine and Rehabilitation, 89*, 487-496.

Gallagher, P., & MacLachlan, M. (2000). Development and psychometric evaluation of the Trinity Amputation and Prosthesis Experience Scales (TAPES). *Rehabilitation Psychology, 45*, 130-154.

Goodney, P. P., Beck, A. W., Nagle, J., Welch, H. G., & Zwolak, R. M. (2009). National trends in lower extremity bypass surgery, endovascular interventions, and major amputations. *Journal of Vascular Surgery, 50*, 54-60.

Ha, K. H., Varol, H. A., & Goldfarb, M. (2011). Volitional control of a prosthetic knee using surface electromyography. *IEEE Transactions on Biomedical Engineering, 58*, 144-151.

Hagberg, K., & Branemark, R. (2009). One hundred patients treated with osseointegrated transfemoral amputation prostheses rehabilitation perspective. *Journal of Rehabilitation Research & Development, 46,* 331-344.

Hannah, S. D. (2011). Psychosocial issues after a traumatic hand injury: Facilitating adjustment. *Journal of Hand Therapy, 24,* 95-103.

Harvey, Z. T., Loomis, G. A., Mitsch, S., Murphy, I. C., Griffi n, S. C., Potter, B. K., & Pasquina, P. (2012). Advanced rehabilitation techniques for the multi-limb amputee. *Journal of Surgical Orthopedica Advances, 21*(1), 50-57.

Harvey, Z. T., Potter, B. K., Vandersea, J., & Wolf, E. (2012). Prosthetic advances. *Journal of Surgical Orthopedica Advances, 21*(1), 58-64.

Heinemann, A. W., Bode, R. K., & O'Reilly, C. (2003). Development and measurement properties of the Orthotics and Prosthetics Users' Survey (OPUS): A comprehensive set of clinical outcome instruments. *Prosthetics and Orthotics International, 27,* 191-206.

Heinemann, A. W., Gershon, R., & Fisher, W. P. (2006). Development and application of the orthotics and prosthetics user survey: Applications and opportunities for health care quality improvement. *Journal of Prosthetics and Orthotics, 18,* 80-84.

Hermansson, L. M., Bodin, L., & Eliasson, A. C. (2006). Intra- and inter-rater reliability of the assessment of capacity for myoelectric control. *Journal of Rehabilitation Medicine, 38,* 118-123.

Hermansson, L. M., Fisher, A. G., Bernspång, B., & Eliasson, A. C. (2005). Assessment of capacity for myoelectric control: A new Rasch-built measure of prosthetic hand control. *Journal of Rehabilitation Medicine, 37,* 166-171.

Hill, W., Kyberd, P., Norling-Hermansson, L., Hubbard, S., Stavdahl, O., & Swanson, S. (2009). Upper Limb Prosthetic Outcome Measures (ULPOM): A working group and their findings. *Journal of Prosthetics & Orthotics, 21,* P69-P82.

Hitt, J. K., Sugar, T. G., Holgate, M., & Bellman, R. (2010). An active foot-ankle prosthesis with biomechanical energy regeneration. *Journal of Medical Devices, 4,* 011003.

Hompland, S. (2004). Pain management for upper extremity amputation. In D. J. Atkins & R. H. Meier III (Eds.), *Functional restoration of adults and children with upper extremity amputation* (pp. 89-105). New York: Demos Medical Publishing.

Horgan, O., & MacLachlan, M. (2004). Psychosocial adjustment to lower-limb amputation: A review. *Disability and Rehabilitation, 26,* 837-850.

Hung, J. W., & Wu, Y. H. (2005). Fitting a bilateral transhumeral amputee with untensil prostheses and their functional assessment 10 years later: A case report. *Archives of Physical Medicine & Rehabilitation, 86,* 2211-2213.

Johannesson, A., Larsson, G. U., Ramstrand, N., Turkiewicz, A., Wiréhn, A. B., & Atroshi, I. (2009). Incidence of lower-limb amputation in the diabetic and nondiabetic general population. *Diabetes Care, 32,* 275-280.

Kessler, H. H. (1947). *Cineplasty.* Springfi eld, IL: Charles C. Thomas.

Kuiken, T. A., Dumanian, G. A., Lipschutz, R. D., Miller, L. A., & Stubblefield, K. A. (2004). The use of targeted muscle reinnervation for improved myoelectric prosthesis control in a bilateral shoulder disarticulation amputee. *Prosthetics and Orthotics International, 28,* 245-253.

Kuiken, T. A., Li, G., Lock, B. A., Lipschutz, R. D., Miller, L. A., Stubblefield, K. A., & Englehardt, K. B. (2009). Targeted muscle reinnervation for real-time myoelectric control of multifunction artificial arms. *Journal of the American Medical Association, 301*(6), 619-628.

Kuiken, T. A., Marasco, P. D., Lock, B. A., Harden, R. N., & Dewald, J. P. A. (2007). Redirection of cutaneous sensation from the hand to the chest skin of human amputees with targeted reinnervation. *Proceedings of the National Academy of Sciences, 104,* 20061-20066.

Lake, C. (1997). Effects of prosthetic training on upper-extremity prosthesis use. *Journal of Prosthetics & Orthotics, 9*(1), 3-9.

Lake, C., & Dodson, R. (2006). Progressive upper limb prosthetics. *Physical Medicine and Rehabilitation Clinics of North America, 17,* 49-72.

Lanzetta, M., Dubernard, J. M., & Petruzzo, P. (2007). *Hand transplantation.* New York: Springer.

Lee, J., Garcia, A. M., Lee, W. P. A., & Munin, M. C. (2011). Inpatient rehabilitation challenges in a quadrimembral amputee after bilateral hand transplantation. *American Journal of Physical Medicine & Rehabilitation, 90,* 688-693.

Leow, M. E., Pho, R. W., & Pereira, B. P. (2001). Esthetic prostheses in minor and major upper limb amputations. *Hand Clinics, 17,* 489-497.

Light, C. M., Chappell, P. H., & Kyberd, P. J. (2002). Establishing a standardized clinical assesment tool of pathologic and prosthetic hand function: Normative data, reliability and validity. *Archives of Physical Medicine and Rehabilitation, 83,* 776-783.

McFarland, L. V., Hubbard-Winkler, S. L., Heinemann, A. W., Jones, M., & Esquenazi, A. (2010). Unilateral upper-limb loss: Satisfaction and prosthetic-device use in veterans and servicemembers from Vietnam and OIF/OEF confl icts. *Journal of Rehabilitation Research and Development, 47,* 299-316.

Melzack, R. (1989). Phantom limbs, the self and the brain. *Journal of Canadian Psychology, 30,* 1-16.

Murray, C. D. (2005). The social meanings of prosthesis use. *Journal of Health Psychology, 10,* 425-441.

Naschitz, J. E., & Lenger, R. (2008). Why traumatic leg amputees are at increased risk for cardiovascular disease. *Quarterly Journal of Medicine, 101,* 251-259.

Ostlie, K., Franklin, R. J., Skjeldal, O. H., Skrondal, A., & Magnus, P. (2011). Musculoskeletal pain and overuse syndromes in adult acquired major upper-limb amputees. *Archives of Physical Medicine & Rehabilitation, 92,* 1967-1973.

Pace, M., & Macguire, K. (2011). Hand and upper extremity transplantation: A rehabilitation process. *OT Practice, 16*(8), 17-22.

Price, E. H. (2006). A critical review of congenital phantom limb cases and a developmental theory for the basis of body image. *Consciousness and Cognition, 15,* 310-322.

Raichle, K. A., Hanley, M. A., Ivan Molton, I., Kadel, N. J., Campbell, K., Phelps, E., Ehde, D., & Smith, D. G. (2009). Prosthesis use in persons with lower- and upper-limb amputation. *Journal of Rehabilitation Research & Development, 45,* 961-973.

Ramachandran, V. S., & Rogers-Ramachandran, D. (1996). Synaesthesia in phantom limbs induced with mirrors. *Proceedings of Biological Science, 263,* 377-386.

Rayman, G., Krishnan, T. M. S., Baker, N. R., Wareham, A. M., & Rayman, A. (2004). Are we underestimating diabetes-related lower-extremity amputation rates? *Diabetes Care, 27,* 1892-1896.

Reiber, G. E., McFarland, L. V., Hubbard, S., Maynard, C., Blough, D. K., Gambel, J. M., & Smith, D. G. (2010). Service members and veterans with major traumatic limb loss from Vietnam war and OIF/OEF conflicts: Survey methods, participants, and summary findings. *Journal of Rehabilitation Research & Development, 47,* 275-298.

Resnik, L. (2010). Guest Editorial: Research Update: VA study to optimize DEKA Arm. *Journal of Rehabilitation Research & Development, 47,* ix-x.

Resnik, L., Adams, L., Borgia, M., Delikat, J., Disla, R., Ebner, C., & Smurr Walters, L. (2013). Development and evaluation of the activities measure for upper limb amputees (AM-ULA). *Archives of Physical Medicine and Rehabilitation, 94*(3), 488-494.

Resnik, L., & Borgia, M. (2011). Reliability of outcome measures for people with lower-limb amputations: Distinguishing true change from statistical error. *Physical Therapy, 91,* 555-565.

Schneeberger, S., Ninkovic, M., & Margreiter, R. (2008). Hand transplantation: The Innsbruck experience. In C. W. Hewitt & W. P. A. Lee (Eds.), *Transplantation of composite tissue allografts* (pp. 234-250). New York: Springer.

Shah, S. K. (2010). Cardiac rehabilitation. In W. R. Frontera, B. M. Gans, N. E. Walsh, & L. R. Robinson (Eds.), *DeLisa's physical medicine & rehabilitation: Principles and practice* (5th ed.). Philadelphia: Lippincott Williams

& Wilkins.

Shelton, T. J., Beck, J. P., Bloebaum, R. D., & Bachus, K. N. (2011). Percutaneous osseointegrated prostheses for amputees: Limb compensation in a 12-month bovine model. *Journal of Biomechanics, 44,* 2601-2606.

Smith, D. G., Michael, J. W., & Bowker, J. H. (2004). *Atlas of amputations and limb defi ciencies: Surgical, prosthetic, and rehabilitation principles* (3rd ed.). Rosemont, IL: American Academy of Orthopaedic Surgeons.

Smurr, L. M., Gulick, K., Yancosek, K., & Ganz, O. (2008). Managing the upper extremity amputee: A protocol for success. *Journal of Hand Therapy, 21,* 160-175.

Stubblefield, K. A., Miller, L. A., Lipschutz, R. D., & Kuiken, T. A. (2009). Occupational therapy protocol for amputees with targeted muscle reinnervation. *Journal of Rehabilitation Research & Development, 46,* 481-488.

Uellendahl, J. E. (2004). Bilateral upper limb prostheses. In D. G. Smith, J. W. Michael, & J. H. Bowker (Eds.), *Atlas of amputations and limb defi ciencies: Surgical, prosthetic and rehabilitation principles* (pp. 311-325). Rosemont, IL: American Academy of Orthopaedic Surgeons.

Van Dorsten, B. (2004). Common emotional concerns following limb loss. In D. J. Atkins & R. H. Meier III (Eds.), *Functional restoration of adults and children with upper extremity amputation* (pp. 73-78). New York: Demos Medical Publishing.

Weeks, S. R., Anderson-Barnes, V. C., & Tsao, J. W. (2010). Phantom limb pain: Theories and therapies. *Neurologist, 16,* 277-286.

Weir, R. F., Troyk, P. R., DeMichele, G., & Kuiken, T. (2003). *Implantable myoelectric sensors (IMES) for upper-extremity prosthesis control-preliminary work.* Paper presented at the 25th Annual International Conference of the IEEE EMBS, Cancun, Mexico, September 17-21, 2003.

Wright, V. (2009). Prosthetic outcome measures for use with upper limb amputees: A systematic review of the peer-reviewed literature, 1970-2009. *Journal of Prosthetics and Orthotics, 21*(4s), 3-63.

Yancosek, K. (2008). One-handed backpacks. *inMotion, Nov/Dec,* 33-34.

Yancosek, K. E. (2011). Amputations and prosthetics In T. Skirvin, L. Osterman, J. Fedorczyk, & P. Amadio (Eds.), *Rehabilitation of the hand* (Vol. 2, 6th ed.). Philadelphia: Mosby, Inc.

Yancosek, K. E., & Gulick, K. (2008). *Handwriting for heroes.* Ann Arbor, MI: Loving Healing Press.

Yancosek, K. E., & Howell, D. (2011). Systematic review of interventions to improve or augment handwriting ability in adult clients. *Occupational Therapy Journal of Research, 31,* 55-63.

Yancosek, K. E., Schnall, B. L., & Baum, B. S. (2008). Impact of upper-limb prosthesis on gait: A case study. *Journal of Prosthetics and Orthotics, 20,* 163-166.

Ziegler-Graham, K., MacKenzie, E. J., Ephraim, P. L., Travison, T. G., & Brookmeyer, R. (2008). Estimating the prevalence of limb loss in the United States: 2005 to 2050. *Archives of Physical Medicine and Rehabilitation, 89,* 422-429.

致谢

作者希望感谢这一章以前版本的作者所做的工作：Kathy Stubblefield 和 Anne Armstrong（第 6 版）和 Felice Gadaleta Celikyol（第 4 版和第 5 版）。作者感谢 Catherine Trombly Latham 博士在评估表上的工作。

第四十二章　心　肺　疾　病

原作者：Nancy Huntley
译者：周君　翁弋婷

学习目标

通过本章的学习，读者将能够：
(1) 认识到不能耐受运动/活动时的症状和体征。
(2) 明确常见的心脏疾病的诊断及其作业治疗方法。
(3) 了解各种心脏和肺部疾病的诊断研究，以及这些测试如何指导作业治疗中的治疗计划。
(4) 了解心脏病的可控危险因素及改善其影响的方法。
(5) 指导患有肺部疾病的患者使用呼吸技巧。
(6) 了解更多心肺康复指南的资源。

一、心脏病和肺病的发病率

1998~2008 年，心血管疾病(cardiovascular disease，CVD)死亡率下降了 30.6%〔American Heart Association（AHA），2012〕。然而，心血管疾病仍然是导致死亡的主要原因，在美国每 3 名死去的患者中就有 1 人死于心血管疾病（AHA，2012）。根据 2010 年美国成年人健康统计概述，12% 的美国人被诊断患有心脏病，6% 的人被诊断患有冠心病。年龄与心脏病发病率呈正相关（Schiller et al.，2010 ）。

在美国，肺部疾病也是导致死亡的重要原因。慢性阻塞性肺疾病（chronic obstructive pulmonary disease，COPD）是美国人的第三大杀手（American Lung Association，2012）。肺部疾病不仅是一个杀手，还是一种慢性疾病，给患者的生活带来极大的改变。50% 的慢性阻塞性肺疾病（COPD）患者诉说这种疾病降低了他们的工作能力，70% 的患者诉说这种疾病影响了他们正常的日常生活（American Lung Association，2008 ）。

即使临床医生不从事心脏或肺脏的康复工作，但患者病史中的心脏病或肺病的诊断也会影响作业治疗师的治疗计划。例如，患者的初步诊断为新发卒中，如果这个患者在冠状动脉搭桥手术后不久发生脑卒中，应采取一些预防措施来保护患者的胸骨。当患者有心脏病史时，治疗师还应定期测量静息时和活动时的心率和血压，以确定他的心血管系统对康复的反应。因此，作业治疗师必须了解这些疾病的过程并知道它们将如何影响康复治疗。

二、心　脏　病

心脏病可能是由于冠状动脉阻塞、心肌疾病或心脏结构异常引起的。心肌梗死(myocardial infarction，MI)，或心脏病发作，是由于血栓形成或痉挛引起的冠状动脉阻塞导致心肌缺血坏死。在诊断心脏病发作时，应考虑患者的临床病史及多项诊断检查。患者首发症状发作称为**急性冠状动脉综合征**（**acute coronary syndrome，ACS**），包括急性心肌缺血、不稳定型心绞痛、非 ST 段抬高型心肌梗死（non-ST elevation myocardial infarctions，non-STEMI）和 ST 段抬高型心肌梗死（ST elevation myocardial infarctions，STEMI）（Kim et al.，2008）。患者可能首先出现胸痛或胸闷等症状，这些症状可能会放射至牙齿、下颌、耳朵、手臂或胸背部。这些症状可能伴有出汗、呼吸短促（shortness of breath，SOB）、恶心、呕吐和（或）疲劳。患者可能出现一种或多种症状，严重程度因人而异（并非所有出现这些症状的人都是心脏病发作，但有助于对他们进行分级从而采取适当的治疗）。心电图（electrocardiogram，EKG）将显示心肌损伤发生在哪个部位。同时，对某些结构蛋白和心肌酶的血液检测将确认心脏病发作，并了解其对心肌造成的损伤量。

如果一个人意识到他患有心脏病，重要的是立即寻求治疗。在许多研究中心已经证明，血管造影、血管重建和抗血小板药物的积极治疗能产生很好的效果（Kim et al.，2008）。对于严重的心脏病发作，最大的益处是在症状出现后的最初 60~90 分钟内开始治疗（Antman，2008），患者越早接受治疗，越能保护更多的心肌。

左心室是产生心脏泵血作用的主要结构，它将血液从心脏泵送到身体的其他部位。因为左心室做功多，所以它比心脏的其他部分需要的氧气更多。它通常是心脏第一个出现冠状动脉灌注不足的区域。

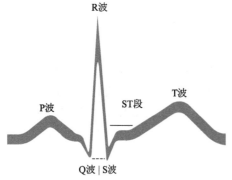

图 42-1　心电图 P 波对应心房的收缩期，R 波对应心室的收缩期，T 波表示心脏复极化。如果 ST 段升高，则对心肌损伤具有重要意义。如果 ST 段下降，则存在心肌缺血。如果 Q 波的深度是 R 波高度的 1/3，则患者先前患过心肌梗死

（一）心肌梗死分类

在评估 MI 时，EKG 是确定 MI 位置和梗死严重程度的重要辅助手段（图 42-1）。涉及心肌全部三层的 MI 称为透壁心肌梗死，它通常在心电图上产生 ST 段抬高，它被称为 ST 段抬高型 MI 或 STEMI。大多数心肌梗死后心电图上会产生一个异常 Q 波（Antman & Braunwald，2008）。Q 波是表示损坏发生位置的识别特征，在 STEMI 中，梗死灶的大小很重要；如果 STEMI 较大或患者既往患过小到中度的 STEMI，则预后较差（Antman，2008）；前壁 STEMI 被认为是最严重的，因为大量心肌丢失以及心室泵作用的有效性降低（Meyers，2005）（有关常见诊断程序，请参见定义 42-1）。

📖定义 42-1

心脏病的常见诊断方法

1. **血液测试**　血液测试通常是针对可能有心脏病发作症状的患者进行的。心脏细胞含有同工酶和结构蛋白，这是该器官具有的特异性。心脏细胞的死亡导致这些同工酶和结构蛋白被释放到血液中，故在血液中可以测量到其水平的增加。肌酸激酶同工酶（CPK-MB）是一种同工酶，在心脏病发作 6 小时内出现在血液中，并在 24 小时内达到高峰（Davis，2008）。肌钙蛋白 I 和肌钙蛋白 T 是随心脏损伤而升高的两种结构蛋白，因为肌钙蛋白 I 对心肌缺血具有特异性和敏感性，所以肌钙蛋白 I 是首选的结构蛋白（Blue Verrier & Hargrove Deelstra，

2010）。肌钙蛋白水平在 3～6 小时后开始升高，并持续升高长达 14 天，从而可以在等待治疗的患者中检测出心肌梗死（Davis，2008）。

B 型利钠肽（BNP）和前 BNP 是在左心室中产生的神经激素，其值随心室壁压力的增加而增加；BNP 是充血性心力衰竭强有力的诊断工具，也是充血性心力衰竭、不稳定型心绞痛和非 STEMI 患者临床结果的预测指标（Canon & Braunwald，2008）。

2. 负荷超声心动图　负荷超声心动图是一种运动测试，通常在跑步机上进行。开始测试之前，要对休息时心脏的功能进行超声记录。然后，患者会以他的最大能力进行运动。运动后，对心脏进行再次超声记录，以显示心脏对运动的反应。它将显示心肌和瓣膜在压力下是否正常工作，或者某些部位是否反应不佳。还可以测量每次心跳时心脏射出多少血液，该数字是射血分数（ejection fraction，EF）。

正常的 EF>60%；EF 在 50%～60%[①]提示轻度受损；EF 在 40%～49%[②]提示中度损害；EF 低于 40%被认为是显著的损害。EF 越低，患者进一步发生心脏事件和并发症的风险就越高。在大多数心脏情况下，EF 对预后有很强的预测作用，有助于确定治疗方法（Connolly & Oh，2012）。EF 并不总能准确地反映个体患者的工作能力，但 EF 有助于作为进行适当的锻炼和活动建议与预防措施的起点。

根据研究队列，负荷超声心动图在预测心血管疾病中的准确率约为 85%（ACSM，2010a）。当在没有超声的情况下进行负荷测试时，预测心脏病的准确率降低到 75%，但患者的最大运动能力和最大心率是已知的。

3. 核素运动负荷试验　当患者在跑步机上锻炼到最大限度时，使用 12 导联心电图（electrocardiogram，ECG）进行核素运动负荷试验。在这个测试中，当患者自觉只能再多运动 1 分钟时，就给其注射放射性同位素显像剂，然后将患者置于称为闪烁相机的特殊仪器下，该仪器可以检测心肌中放射性同位素的存在。这种同位素具有特殊的特性，它可以被健康的心肌细胞轻易地获取，在灌注不良的细胞中吸收很慢，而在梗死的心肌中完全不被吸收。那些血流受限的区域最终会"填充"放射性同位素，据说这些区域有可逆缺陷。没有"填充"的区域是梗死的，而且缺陷是永久性的（Nishimura et al.，2010）。因为这个过程可能需要几个小时，所以核素运动负荷试验通常需要初始扫描，2～3 小时后再进行一次扫描。

4. 经食管超声心动图　经食管超声心动图（transesophageal echocardiography，TEE）包括用 TEE 超声探头插入食管，以显示心脏结构，如瓣膜的状况，包括天然和假体瓣膜，有无畸形、房间隔缺损及先天性畸形（Scordo，2008）。

5. 磁共振成像　磁共振成像（magnetic resonance imaging，MRI）是一种无创技术。它使用无线电波、磁场和计算机来制作心脏图像；它提供有关血管、组织、MI 大小、瓣膜状况和肿瘤的诊断信息（Soine & Crawley，2010）；通常，会与造影剂一起使用。

6. 计算机断层扫描　在计算机断层扫描（computed tomography，CT）中，患者被 360°的 X 线管围绕，可以提供冠状动脉和静脉、瓣膜和支架是否通畅的良好图像，并可以观察肿瘤和先天性异常（Soine & Cawley，2010）。它通常用于评估有症状患者的冠状动脉疾病（coronary artery disease，CAD）。当用于诊断 CAD 时，它具有 95%的敏感性，60%～85%的阳性预测值和 99%的阴性预测值（Vora，2011）。CT 有辐射，也可与造影剂共同使用。

---

① 译者注：原版为 59%。
② 译者注：原版为 50%。

7. 冠状动脉造影术　冠状动脉造影术是目前诊断冠心病最具权威的检查方法。将导管插入腹股沟中的血管并插至心脏，并将不透射线的造影剂通过导管注入冠状动脉。任何冠状动脉的阻塞程度都可以显示出来，阻塞必须大于管腔的70%～75%才被认为是显著的；左主动脉狭窄大于50%的病变被认为相当于双血管疾病；同时应考虑到冠状动脉病变的长度。此外，还可以检测到心脏瓣膜功能、心室壁运动异常和一些心脏缺陷（Paganda & Paganda, 2011）。

当冠状动脉血栓不完全时，造成的损害较小，称为非ST段抬高型MI或非MI。这些MI中的大多数没有出现Q波，这些MI称为非STEMI或非Q波MI（Antman & Braunwald, 2008）。虽然非STEMI患者的预后较好，但由于既往有心脏病史、合并症或其潜在心脏病程度，其死亡或心脏事件的未来风险往往更高（Canon & Braunwald, 2008）。

心脏左主降支或左前降支动脉阻塞会对左心室前部造成损伤，称为前壁心肌梗死。当右冠状动脉受累时，左心室的后部和底部受到损害，这称为下壁心肌梗死。回旋动脉供给心脏的侧壁，并且该动脉阻塞导致外侧MI（图42-2）。

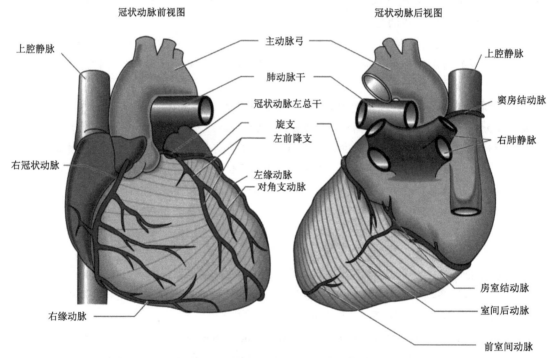

图42-2　冠状动脉。心脏受损的位置取决于哪支冠状动脉被阻塞
引自Willis, M. C.（1996）. *Medical terminology: The language of health care*. Baltimore: Williams & Wilkins.

心绞痛是由于心肌暂时供血不足引起的心脏疼痛，心绞痛可以被描述为疼痛、紧绷感或压迫感。它通常是弥漫性的，并且位于胸部中间，但可能放射至胸背部、牙齿、耳朵、下颌或手臂。通常情况下，心绞痛会在活动时加剧，而在休息时缓解。然而，有些人可能在饱餐后或休息时出现心绞痛。硝酸甘油，口服或含于舌下，通常可以迅速缓解心绞痛。心绞痛是冠心病（coronary artery disease，CAD）的一种表现，心脏病发作后心绞痛并不少见，如果心绞痛的频率或强度发生变化，应通知医生。

经皮冠状动脉介入治疗（percutaneous coronary intervention，PCI）或血管成形术是一种

疏通闭塞动脉，改善血液流动，减少心绞痛症状的方法。血管成形术需要将导管插入到闭塞部位的冠状动脉内，在导管的末端是膨胀的气囊，直到阻塞点处的动脉壁被推出以允许更多的血液流过该区域，当仅在血管上进行血管成形术时，再狭窄率很高。在血管成形术患者中，30%～50%将在第一年内出现再狭窄（Shaffer，2008）。目前，类似于圆珠笔中的弹簧支架通常与球囊一起使用。支架位于球囊上方，当球囊膨胀时，支架打开并将其自身嵌入动脉壁，形成保持动脉开放的结构，没有药物的支架称为裸金属支架，涂有药物的支架称为药物涂层支架。当使用裸金属支架时，手术成功率提高到 70%～80%（Popma et al.，2008）。当使用药物涂层支架时，再狭窄率下降到 5%以下（Bim，2010）。将患有心肌梗死的患者快速送到心导管室进行血管成形术或相关动脉支架植入术，目前被认为是标准治疗。在出现症状后每延迟 30 分钟进行 PCI 治疗，1 年死亡率就会增加 8%（Antman，2008）。

对于那些病变钙化严重而无法插入血管成形术导管的患者，可以采用另一种方法，这种方法就叫作动脉粥样硬化斑块切除术。在动脉粥样硬化斑块切除术中，插入冠状动脉的导管有一个旋转的叶片，可以切除斑块。当切割斑块时，吸力将斑块通过管子吸出体外，通常在进行粥样斑块切除术后放置支架（Barsness & Murphy，2007）。

（二）心脏直视手术

心脏直视手术是一种通常涉及**胸骨切开术**的手术，以便外科医生在心脏上做手术，有几种类型的心脏直视手术。

冠状动脉旁路移植术（coronary artery bypass graft，CABG）是用动脉或静脉移植替代闭塞的冠状动脉。首先将患者置于心肺机上，在外科医生工作时心脏停止跳动，含氧血液将继续被泵入体内，然后将采集的移植物连接到主动脉，并在冠状动脉闭塞处的下方重新连接。有时直接把从主动脉分出的乳内动脉从其最初终点剥离出来用作移植物。另一种动脉移植物是桡动脉，首选动脉作为移植物，因为它们比静脉移植物保持作用的时间更长，静脉移植取自腿部。

由于疾病破坏或先天性畸形引起的心脏瓣膜病变可能需要进行瓣膜置换和（或）修复。如果外科医生无法修复瓣膜，则用假体或组织瓣膜替换。人工瓣膜非常耐用，可以使用一辈子。如果使用人工瓣膜，患者将不得不终身服用溶栓药物，溶栓药将防止血液在通过瓣膜时凝结。组织或生物瓣膜来自人类或猪，这些瓣膜不要求患者接受溶栓治疗。对于 94%的主动脉瓣置换的患者和 78%的二尖瓣置换的患者，生物瓣膜至少需要 15 年才需要更换（Acar & Theodore，2010）。

不同的侵入性旁路或瓣膜手术是一种新技术，其中旁路或瓣膜置换手术通过小切口（微创旁路）完成或在跳动的心脏上进行。在这两种情况下，患者都没有被置于标准旁路手术期间使用的心肺机上（Sabek et al.，2008）。微创手术是通过肋骨之间的几个小切口进行的，在心脏跳动的旁路手术中，患者进行了胸骨切开术，但是特殊的器械会使心脏停止跳动几秒钟。因此外科医生可以将新的旁路移植物缝合到冠状动脉上。在两种类型的不同侵入性手术中，恢复时间比平常要短得多。然而，进行这两种操作的技能水平要求很高，并且它们通常仅可在心脏前方的动脉或主动脉瓣上进行。

房间隔缺损是最常见的先天性缺陷类型（Marelli，2011）。大约 30%的房间隔缺损患者会在 30 岁时出现症状，但 75%的人会在 50 岁时出现症状（Moons et al.，2008）。当心脏长时间试图弥补缺陷时，它可能会代偿性肥厚，患者可能会感到疲劳和呼吸困难。目前的实践标准是在患者出现明显症状或出现心肌损伤之前修复这些心脏缺陷。

（三）其他心脏诊断和程序

充血性心力衰竭（congestive heart failure，CHF）是指心脏无法具备有效泵的功能，心肌的收缩超出其有效收缩的能力，导致肺部或四肢的液体潴留。在西方，60%～65%的慢性心力衰竭是由冠心病引起的（francis et al.，2012）。CHF 也可能是由高血压、瓣膜功能不全和心肌病（cardiomyopathy，CM）等其他疾病过程引起的。CHF 患者感觉呼吸困难与乏力，并且可能出现体重增加和干咳。通常，他们主诉咳嗽或端坐呼吸（见安全提示 42-1 中的症状和体征）。B 型利钠肽（BNP）是一种常规的实验室测试，用于区分慢性心力衰竭和其他原因引起的呼吸困难（Hollenberg & Parrillo，2010）。CHF 患者的药物治疗选择数量显著增加，但CHF 的死亡率很高。在 CHF 患者中，50%将在 5 年内死亡（AHA，2012）。

📖 **安全提示 42-1**

充血性心力衰竭的体征和症状

（1）体重突然增加。
（2）无法平躺入睡。
（3）持续干咳，常伴有白色泡沫痰。
（4）呼吸急促，活动正常。
（5）脚踝、脚、腿肿胀。
（6）活动后疲劳。
（7）食欲缺乏。
（8）难以集中注意力。

CM 是指心肌疾病，CM 的三种主要类型是扩张型、肥厚型和限制型（Wynne & Braunwald，2010）。根据美国心脏协会心脏和脑卒中最新研究进展（2012），扩张型心肌病是最常见的心肌病类型。许多疾病可引起扩张型心肌疾病，其症状是心脏增大，泵血能力下降，通常导致充血性心力衰竭（Mestroni et al.，2012）。根据队列研究，10%～50%的慢性心力衰竭患者在第一年内死亡（Hare，2008），大约有 1/4 的扩张型心肌病患者由于未知的原因，随着时间推移病情改善或稳定（Wynne & Braunwald，2010）。然而，最可靠的预后预测指标是左心室射血功能下降，其表现为心室射血分数降低（EF）（Mestroni et al.，2012）。

三、心脏病康复

心脏病康复通常需要多学科的团队，医生、护士、作业治疗师和物理治疗师、运动生理学家、营养师、牧师、心理学家和社会工作者都可能参与患者的康复。医生、营养师、牧师、心理学家和社会工作者在治疗心脏病患者方面发挥着传统作用。然而，其他专职医疗专业人员都没有接受过专门的心脏康复培训，所以都需要额外的培训。地域传统和工作人员的可用性似乎决定了每个专职卫生人员所起的作用。每个学科的成员在处理心脏病患者时都使用他们自己的特殊技能，但他们的工作期望和责任可能本质上是一样的（有关制定心脏康复政策和认证组织的信息参见资源 42-1，心脏康复的最佳证据见证据列表 42-1）。

□证据列表 42-1

心脏康复的最佳证据

干预措施	所检测干预措施的描述	参与者	治疗量	最佳证据的类型和证据等级	益处/有效性	结果的统计概率和效应大小	参考文献
第二阶段心脏康复(CR)	两组患者有X综合征的妇女。一组被分配到测状态监测，另一组参加了第二阶段CR	64名女性(57.3±8.6)岁，有胸痛表现和正常的冠状动脉(X综合征)	心脏康复组接受了8周CR，另一组监测状态持续8周	随机对照试验 证据等级: I B2a	接受CR的患者在运动耐量、生活质量、心理发病率、症状严重程度和心血管风险方面均有所改善。在症状监测组中未发现这些改进	CR组和症状监测组在症状减轻方面有明显统计学差异($P=0.009$, $r=0.17$)，住院焦虑方面存在显著差异($P=0.008$, $r=0.21$)，抑郁评分差异($P=0.004$, $r=0.24$)，SF-36身体功能差异($P=0.006$, $r=0.20$)，疼痛评分差异($P=0.028$, $r=0.18$)；且参加试验的运动耐量增加($P<0.001$, $r=0.32$)	Asbury, et al. (2008)
与对照组相比，任何形式的有监督或无监督的结构化锻炼计划	住院、门诊或社区设置锻炼计划	6111名患者	不同研究治疗时间各不相同。最低为2周，最短随访时间为12周	34项随机对照试验的Meta分析 证据等级: I	基于运动为基础的心脏康复复计划的患者再梗死、心脏和全因死亡率较低	全因死亡率降低(OR=0.74; 95%置信区间(CI)=0.58~0.95)。心脏病死亡率降低(OR=0.64); 再梗死风险降低(OR=0.53); 95%CI=0.38~0.76	Lawler, Filion, & Eisenberg (2011)
任何形式的有监督或无监督的结构化锻炼计划(与常规护理相比)	住院、门诊或社区或家庭设置锻炼计划，无论是否有社会心理和教育干预	8940名患者	不同研究治疗时间各不相同，中位随访时间为3个月	48项试验的Meta分析 证据等级: I	全因死亡率和总心脏病死亡率显著降低，总胆固醇、甘油三酯和收缩压显著降低，自我报告的吸烟率降低	全因死亡率降低(OR=0.80; 95%CI=0.68~0.93)。心脏病死亡率降低(OR=0.74; 95%CI=0.61~0.96)。总胆固醇水平降低(加权平均差=-0.37 mmol/L; 95%CI=-0.63~-0.11 mmol/L)。总甘油三酯水平降低(加权均数差=-0.23 mmol/L; 95%CI=-0.39~-0.07 mmol/L)。收缩压降低(加权平均差=-3.2mmHg; 95%CI=-5.4~-0.9 mm Hg); 吸烟率降低(OR=0.64; 95%CI=0.50~0.83)	Taylor et al. (2004)

当治疗患有心脏病的患者时，作业治疗师是非常重要的。治疗师能够评估和分析患者的日常生活能力（ADL），治疗师可以在必要时帮助患者调整活动，这样他们可以恢复以前喜欢的活动。在评估和调整治疗方案以满足患者的个人需求时，作业治疗师在康复过程中的专业知识和共病知识非常重要。那些曾经历过生活方式改变和经历过危及生命疾病的患者，亦可从作业治疗干预中获益，以协助他们适应新的情况。

📖 **资源 42-1**

　　两个卫生组织主导心脏康复的管理和政策。其中之一是美国心血管和肺康复协会（AACVPR），该协会出版了《心脏康复和二级预防方案指南》一书。政府机构和第三方支付者使用本出版物确定适当的心脏康复政策和程序。另一个是美国运动医学学院（ACSM），它有多个用于心脏康复工作的出版物。这两个组织都提供心脏康复方面的继续教育课程。这两个组织共同塑造了心脏康复的实践。

（一）心脏病的危险因素

心脏康复各个阶段的主要目标是心脏病的一级和二级预防。一级预防是指预防心脏病的发展，一级预防工作通常仅限于健康博览会和讲座系列，因为健康保险的费用目前不包括在内。这些费用要么由担保人（即医院）承担，要么收取住院费。因此，治疗师的大部分工作方向都是针对二级预防，二级预防旨在阻止或减缓心脏病的进展。心脏病二级预防的方法是改善个体的风险因素。

10 个危险因素增加了一个人发展为 CAD 的可能性，不可控的 3 个危险因素是年龄、家族史和性别。随着年龄的增长，一个人患心脏病的风险更大，父亲、母亲、兄弟或姐妹等一级亲属的家族史，使得男性在 55 岁之前和女性在 65 岁之前患心脏病的风险会增加（Johns Hopkins Health Alert，2010）。如果一个人的父亲患有早发性心脏病，那么男性患心脏病的风险就会增加 1 倍，而女性患病的风险则会增加 70%（AHA，2012）。当兄弟姐妹有一人患有心脏病时，男性和女性患心脏病的风险都会加倍（AHA，2012）。男性比女性早 10～15 年患心脏病，但随着女性接近绝经期，她们失去了雌激素的保护作用，患心脏病的风险也随之增加（Stewart，2008）。虽然心脏病通常被认为是多是男性的问题，但它是一个平等机会的杀手，仍然是男性和女性的头号死因（AHA，2012）。

可控危险因素：人们可以控制的危险因素是吸烟、高血脂、高血压、久坐不动的生活方式、肥胖、糖尿病和心理压力。吸烟是一种主要的可改变风险因素，它可以多种方式导致心脏病。吸烟的人的心脏病发病率是不吸烟者的 2～4 倍（Sohn et al.，2010）。吸烟会损伤冠状动脉的内皮内膜，使其更容易形成斑块。尼古丁引起动脉血管收缩并增加心率，吸烟会使心脏更容易发生致命的室性心律失常，并容易导致冠状动脉痉挛（Ridker & Libby，2008）。香烟烟雾中的一氧化碳会比氧气更快地与血红蛋白结合，从而减少了氧气在组织中的分布。尼古丁改变脂肪的代谢，增加致**动脉粥样硬化**的低密度脂蛋白（low-density lipoprotein，LDL）胆固醇水平，并降低心脏保护性高密度脂蛋白（high-density lipoprotein，HDL）胆固醇水平。吸烟还会使血液凝结得更快，并促进血栓的形成（Ridker & Libby，2008 年）。甚至那些经常在工作或家中接触二手烟的人，患心血管疾病的风险也增加了 25%（AHA，2012）。然而，如果一个人在第一次吸烟之后戒烟，那么好处就会迅速增加。1 年之内，他们患心脏病的风险下降了 50%。他们的风险随着时间的推移继续下降，因此，在戒烟 15 年后，他们患冠心病的风险与从未吸烟的人相当（Sohn et al.，2010）。

高脂血症或高脂质水平是美国人的主要危险因素。已经确定总胆固醇水平低于 200mg/dL 是理想的。对于那些没有心脏病危险因素的人，LDL 或"坏"胆固醇可低于 130 mg/dL。对于那些有心脏病风险的人来说，LDL 应该低于 100mg /dL，而对于那些患有冠心病的人来说，LDL 应该低于 70mg/dL。男性 HDL 或"好"胆固醇低于 40 mg/dL，女性低于 50mg/dL，会显著增加患心脏病的风险。甘油三酯应低于 150 mg/dL 才能被认为是正常的（Mayo Clinic，2012）。胆固醇水平可以通过低脂饮食、定期有氧运动和减肥来降低。如果这些方法不成功，医生会让患者服用降脂药物。其他人服用降脂药物是因为他们无法正常代谢脂质。他们的血液中之所以会含有非常高的脂质水平，是因为较高水平胆固醇的产生。根据降脂药物的多项试验表明，通过降低血液胆固醇药物的使用，患心脏病的风险得以降低（Blaha et al.，2012）。

美国心脏协会"心脏和脑卒中最新动态（2012）"将静息时血压超过 140/90mmHg 的人归类为高血压患者。高血压对动脉壁造成损害，心脏需要做更多的抗高压工作从而导致心肌耗氧量增加（Medline Plus，2012）。与血压正常的人相比，高血压患者患心脏病和心力衰竭的风险是正常人的 2～4 倍（Dennison et al.，2010）。除了服用药物外，还可以通过减肥、低脂饮食、减少钠摄入量、多吃水果和蔬菜、定期有氧运动、适度饮酒及控制其他冠心病危险因素来改善血压（Blaha et al.，2012）。

久坐不动的生活方式是心脏病的又一危险因素。久坐的生活方式导致患心脏病的相对风险与吸烟、高脂血症和高血压相关的风险相当（Sohn et al.，2010）。定期的身体锻炼有助于控制体重，降低血压，改善血脂和糖耐量（Ridker & Libby，2008）。美国疾病控制与预防中心（Centers for Disease Control and Prevention，CDC）和美国运动医学学院（American College of Sports Medicine，ACSM）建议成年人在一周的大多数时间，最好是进行每天 30 分钟或 30 分钟以上的适量身体活动（CDC，2008）。多项研究的荟萃分析结果表明，心肌梗死后接受心脏康复训练的患者因心血管病或其他原因导致的死亡率降低 25%（Clinical Knowledge Summaries，2007），由于运动对心脏、循环系统和其他危险因素的影响，有氧运动是预防心脏病的一种有效方式。

在美国，68%的成年人超重或肥胖（AHA，2012 年）。肥胖现在是第二大可预防的致死原因（Burke et al.，2010），肥胖与心脏病的许多风险因素（如高血压病、糖尿病、高脂血症和缺乏身体活动）密切相关并对其产生负面影响。体脂的分布在疾病的发展中起着重要的作用，中枢性肥胖或腹部肥胖均与 CAD 风险增加有关（Warzeski et al.，2008）。然而，体重仅下降5%～10%就可能对高血压、血脂水平和睡眠呼吸暂停等风险因素产生积极影响（Warzeski et al.，2008）。

糖尿病一直被认为是心脏病的危险因素。在过去的 30 年中，2 型糖尿病的发病率翻了 1 番，与肥胖的增加相一致（AHA，2012）。患有糖尿病的女性失去了激素对心脏病的保护作用，那么她们患 CAD 的风险明显高于非糖尿病女性（Sweeney，2010）。与没有糖尿病的人相比，糖尿病患者的心脏病死亡率是他们的 2～4 倍（AHA，2012）。通过药物、饮食和运动来控制血糖水平可以减少 1 型和 2 型糖尿病患者的微血管疾病的发生，从而降低患心脏病的风险（Cade，2008）。

压力也被认为是心脏病的危险因素，但其影响难以量化。一些研究表明，抑郁、低社会支持和压力会增加 CAD 和其他不良生活事件的风险（O'Connell-Edwards et al.，2008）。长期的压力通过增加心率、血压、血脂水平和血液黏稠度对心血管系统产生负面影响。通过放松技术或行为改变来管理长期压力有助于消除或最小化压力对身体的影响。

作为二级预防的一部分，治疗师必须将相当大的精力用于教育患者，使其认识到这些危险因素的重要性和改善这些因素的方法。教育可以在一对一的过程中进行，如在做家庭项目时对患者进行教育，或者在训练之前、期间或之后对患者进行教育。

（二）住院患者心脏康复或第一阶段

住院患者心脏康复的目的是防止在卧床休息时肌肉流失，监测和评估患者的功能，指导患者进行适当的家庭活动。让患者了解个人的危险因素，并指导减少这些风险的方法。

治疗师每天至少治疗患者 1 次，一旦患者的状况稳定，通常在入院后 24～48 小时内，每天治疗两次。在过去 10 年中，冠状动脉事件的住院时间显著下降。对于单纯 non-STEMI 的平均住院时间为 1 天，STEMI 的为 2～3 天，心脏直视手术者为 3～7 天。

从事心脏康复的作业治疗师在一对一的基础上进行治疗，这样治疗师可以就患者的生活方式与患者面谈，并评估患者对运动的心血管反应。在运动期间，测量心率、血压、心电图反应和症状；从事心脏康复治疗的作业治疗师需要参加心电图阅读课程。有关血压测量和脉搏测量的说明，请参见实践程序 42-1。

虽然所做的运动类型各不相同，但许多运动开始时均为 2 分钟的轻度健身操，然后休息

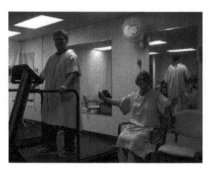

图 42-3　住院患者正在进行心脏康复训练来维持肌肉张力和耐力。通过这些训练，能让治疗师评估从严重的心肌梗死、充血性心力衰竭或者心脏直视手术中恢复的患者，在轻度到中度活动中的心血管反应

1 分钟，供心脏搭桥手术后或 CHF 患者使用。最初，根据患者的承受能力，将健身操加在一起的总时间为 4～8 分钟。随着患者的病情好转，可能花在健身操上的时间通常会增加到 8～10 分钟。只要患者能够忍受搭桥手术和慢性心力衰竭，就会为他们增加大厅行走、跑步机上跑步和（或）上下楼梯。对于患有 non-STEMI、STEMI 或经皮腔内冠状动脉血运重建（percutaneous transluminal coronary revascularization，PTCR）/支架的患者，治疗师通常让其从大厅行走或跑步机开始，并可能增加上下楼梯训练。其他形式，如 NuStep® 和自行车测力计，可以添加到所有耐受的诊断测试中（图 42-3）。无论使用何种方式，每一种方式都是逐步开始的[跑步机以每小时 0.8～2.5 英里（1 英里=1609.3m）或更低的速度行走 3～15 分钟]，并根据患者的耐受性

和疾病进展进行调整。治疗师必须评估患者的心率、血压、心电图和症状，以确定患者对运动的耐受性是非常重要的（安全提示 42-2）。

📖 实践程序 42-1

测量血压和脉搏

1. 测量血压

（1）将血压袖带缠绕在肘部上方 1～1.5 英寸处。

（2）袖带应该服帖稳固地缠绕在手臂上。

（3）袖带的气囊应覆盖臂围的 80%。

（4）触诊手臂内侧的肱动脉搏动。

（5）将听诊器置于肱动脉搏动处。

（6）关闭充气球上的阀门。

（7）充气至听到的动脉搏动音消失后，再升高 20mmHg。

（8）慢慢打开充气球上的阀门，水银或箭头以每秒 2～3mm 的速度下降。

（9）听到的第一声搏动，汞柱所指刻度即为收缩压，并记录数值。

（10）继续听，直到搏动减弱至消失。

（11）搏动消失时，汞柱所指刻度就是舒张压，并记录数值。

（12）一定要多听 30mmHg，以确保你准确听到了最后一次动脉搏动音。

（13）完全解开袖带并从患者身上取下（Berman & Snyder, 2012）。

休息状态下血压低于 140/90mmHg 被认为是正常的，收缩压随运动而升高，舒张压保持不变或略有下降，运动时，舒张压与休息时相比不应升高超过 10mmHg，有高血压病史患者的血压反应可能因运动而被夸大。

2. 脉搏测量

（1）定位在手腕侧面约 0.5 英寸邻近腕横纹处。

（2）用示指和中指触诊桡动脉。

（3）计数 10 秒钟内脉搏跳动的次数。

（4）将这个数字乘以 6，以确定每分钟的脉搏数。

（5）注意脉搏是否规律。

（6）还要注意任何"跳过的"或提早的搏动。

休息状态下的正常心率在 60～100 次/分。有些人非常健康，如跑步者，心率可在每分钟 40～50 次。在心脏直视手术后，患者的心率通常在每分钟 100 次以下。对于接受瓣膜修复或置换的患者来说，出现一种被称为**房颤**的快速心律失常并不罕见。这种节律通常通过药物或心脏电复律来控制。安全提示：如果患者的心率是不受控制的，并且在休息状态下达 120 次/分或更高，运动是禁忌的。

安全提示 42-2

1. 运动不耐受的体征和症状

（1）胸痛或放射至牙齿、下颌、耳部、手臂的疼痛。

（2）过度疲劳。

（3）呼吸短促。

（4）眩晕或头晕。

（5）恶心或呕吐。

（6）在 1～3 天时间内，非正常的体重增加 3～5 磅。

2. 患者是否需要服用硝酸甘油 有硝酸甘油的患者，在胸痛或者心绞痛时应舌下含服一粒硝酸甘油药丸。如果胸痛在 3～5 分钟内没有消失，应该再服用一粒硝酸甘油，并拨打急救电话 911（或者医院内部的急救电话）。如果病情需要，患者可以在 5 分钟后舌下含服第三粒硝酸甘油。当患者第一次出现心绞痛或心绞痛发作的频率或强度发生变化时，应该通知医生。如果其他运动不耐受的症状在休息后仍然存在，请及时通知医生。

1. 家庭计划 每个患者在出院前都有一个家庭计划。提供的计划类型是针对患者及其特定诊断。家庭计划的一般组成部分包括活动和锻炼指南、工作简化、步速、温度预防、社交活动、性行为、运动不耐受的症状和体征和（或）风险因素的讨论。根据诊断，家庭计划的某些方面会被强调或最小化。这些信息应与患者的生活方式有关，包括最喜欢的活动、工作和（或）兴趣爱好，以及恢复这些活动的建议。

（1）心脏直视手术家庭计划：接受过心脏直视手术的患者应得到更具体的指导。在疼痛和镇痛药的影响下，可能影响信息的保留。他们被明确告知要做什么和要避免什么，另外也被建议进行伸展运动和温和运动来协助手术切口疼痛的管理。在这些患者中，胸骨已经断裂，必须像对待其他骨折一样处理。手术患者在6～12周内避免提起、推、拉超过10磅的重物。治疗师应该提出可供选择的活动方式，避免单向的牵拉。举个例子，当拉开一扇很重的门时，最好是用两只手，或者拿起一个很重的咖啡壶，将戴上烤箱手套的一只手放在壶底，另一只手放在把手上。那些有胸骨移动感觉或有"咔哒"声主诉的患者需要被告知要尽量避免做诱发声响的活动，并停止上肢（upper extremity，UE）任何运动。通常，只要稍微小心一点，"咔哒"声就会消失。要知道，关于避免上肢抬起的确切时间和允许手臂的活动量，每个外科医生都有他们自己的观点。步行的时间应该逐渐增加。例如，对于那些身体健康状态非常差的患者每天步行1分钟，那些轻微的心肌梗死的患者每天步行2～5分钟。患者同时还应该了解在康复过程中可能出现的情绪和身体反应的信息，如容易疲劳或抑郁。鼓励患者表达他们的情感和隐私。心脏直视手术术后，一般建议患者等待6～8周后再开始性生活（Levine et al.，2012）。当患者开始恢复性生活时，他们可能希望尝试避免胸骨紧张的姿势，如侧卧或面对面坐在椅子上。

（2）充血性心力衰竭家庭计划：充血性心力衰竭（CHF）和（或）心肌病（CM）的患者通常耐力有限。他们的家庭计划非常强调节奏和工作的简化，它还包括一个温和的运动项目。疾病的诊断信息可以帮助这些患者理解过度劳累可能会使他们再发心力衰竭。CHF的体征和症状是警惕患者出现病情恶化的迹象（见安全提示42-1）。

（3）心肌梗死家庭计划：一个患有ST段抬高型心肌梗死（STEMI）患者的家庭计划将着重强调如何评估活动/锻炼，以及确定患者康复期间正确的体力消耗。心肌的愈合需要2～4周，这取决于持续损伤的程度。在此期间，患者通常被要求将活动控制在2～4代谢当量（MET）范围内（定义42-2、表42-1）。也可以对节奏和工作简化进行解释，当患者有严重的心脏损伤时这点非常重要。步行或骑自行车锻炼计划表已经发行。因为某些心脏药物对情绪和性功能的影响，所以抑郁和性行为是需要讨论的。患者应该被告知，如果他们的性功能或性欲在心脏事件后发生变化，应该与他们的医生探讨任何新的药物在这些变化中的作用。美国心脏协会建议，那些能够忍受3～5个代谢当量之间的活动而没有症状的心肌梗死患者，可以重新开始性生活（Levine et al.，2012）。

📖定义 42-2

代谢当量（MET）

代谢当量，是评定特定活动时所需要氧耗量的计量单位。1MET相当于一个人安静状态下每分钟的氧气消耗量或者每公斤体重每分钟消耗3.5ml氧气（ACSM，2010b）。许多活动进行了广泛的耗氧试验，表42-1中包括了少量的活动抽样调查。这些测量值仍然是近似值，因为他们并没有考虑到环境因素或技能。身体活动及抗阻运动越多，达到的MET水平就越高。

表 42-1　各种活动的 MET 值

项目	休闲与职业	锻炼与运动
1.0～2.5MET		
扫地	摩托艇运动	慢走
清理	捕鱼	接球或踢足球
整理	加油	骑马，步行
供餐	打字、计算机	
餐桌摆放	坐着做轻松的工作	
针织与钩编	打牌，坐着	
收拾食品杂货	棋牌游戏	
铺床	弹钢琴或风琴	
排队	驱动拖拉机	
骑割草机割草	用机器缝纫	
性活动（一般的，适度性）	开汽车或卡车	
穿脱衣服	坐着学习、阅读或写作	
睡觉		
看电视		
洗餐具		
坐浴		
换灯泡		
换发型		
2.6～4.0MET		
儿童护理、洗澡和梳妆	投掷马蹄铁	骑非常轻的固定式自行车
散步，跑步，和孩子们一起玩耍（适度）	家用汽车修理	轻至中度举重
房屋清洁	种植和灌木	伸展运动，瑜伽
下楼	打鼓	坐高尔夫车打球
清扫车库或人行道	家庭布线或管道系统	驾驶机动雪橇
耙草坪	饲养小农场动物	中等速度行走
步行和载重 15 磅	站着做轻至中等强度的工作	水上增氧健身操
	站着调酒	推轮椅行走
	走路和清扫院子	骑自行车（每小时 10 英里）
	帆船运动	中等强度活动视频（即 Wii Fit™ 健美操和举重训练）
	骑摩托车	女性 Curves™ 运动
>4.0～6.0MET		
主要打扫房屋，如使劲擦窗	铺地毯或瓦	中等强度健身操
移动家具	缓慢砍木头	投篮
双手双脚跪着擦地	务农、喂牛	垒球，快速或慢速投球
清洗排水沟	屋外木工	低强度或有氧舞蹈
粉刷屋外	木工，修补表面	闪避球或跳房子
房屋内的油漆粉刷和壁纸铺设	狩猎	骑自行车（每小时 10～11.9 英里）
除草或栽培	修路，搬运重物	步行/慢跑（慢跑部分少于 10 分钟）
载着 15 磅重的货物走路	屋顶修葺	中等强度滑步机
	打高尔夫、携带球杆	
>6.0～10MET		
搬运杂货上楼	农耕，捆绑干草	高强度有氧运动
用箱子移动家用物品	混凝土砌块	每英里跑 10～12 分钟

续表

项目	休闲与职业	锻炼与运动
翻土每分钟超过 16 磅（重） 走路或站立时，负重 50～74 磅	移动沉重的物体，如家具 消防员拿灭火水管	打篮球 跳绳 竞走 以中等速度游泳 以中等速度（每小时 12 英里）骑自行车

引自：Ainsworth, B. W., Haskell, W. L., Herrmann, S. D., Meches, N., Bassett, D. R., Jr., Tudor-Locke, C., Greer, J. L., Vezina, J., Whitt-Glover, M. C., & Leon, A. S.（2011）. Compendium of physical activities: A second update of codes and met levels. *Medicine & Science in Sports & Exercise*, 43, 1575-1581; Ainsworth, B. W., Haskel, W. L., Leon, A., Jacobs, D., Jr., Montoye, H., Sallis, J., & Paffenbarger, R.（1998）. Compendium of physical activities: Classification of energy costs of human physical activities. In J. Roitman（Ed.）, *ACSM's resource manual for exercise testing and prescription*（pp. 656-667）. Baltimore, MD: Williams & Wilkins.

（4）血管成形术家庭计划：确诊急性冠脉综合征（ACS）并经皮冠状动脉介入治疗（PCI）的患者通常需要家庭指导，家庭计划的主要目的是指导患者对危险因素的识别和控制风险的意识。有氧运动对大多数心脏病的危险因素有积极的影响。因此，我们讨论了各种各样的运动方式，目的是找到一种或几种可能患者感兴趣的有氧运动方式。例如，如果患者选择步行，可以选择逛商场、跑步机上跑步和视频步行程序，以及探索户外步行。如果有条件的话，应该指导患者如何开始一个锻炼计划及如何使用 Borg 自觉劳累量表（rating of perceived exertion，RPE）（ACSM，2010a）和心率监测评估运动时的生理反应。此外，治疗师评估运动不耐受的症状和体征。应告知患者减压技巧，并给患者提供减压的其他资源。如果患者抽烟，应该评估他戒烟的意愿。如果患者正处于戒烟的计划或行动阶段，则应提供有关尼古丁对身体影响的信息，以及协助规划如何消除吸烟的冲动和支持团体的资源。并把所有信息写下来以便患者日后参考。

经皮冠状动脉介入治疗、心肌梗死、冠状动脉旁路移植术、瓣膜置换或修复术的患者均转到门诊心脏康复，以继续熟练监测运动和危险因素的教育和修改。门诊心脏康复的医疗保险不包括充血性心力衰竭患者。

2. 出院计划 为使住院时间缩短，出院计划应提前开始。心脏作业治疗师可提供关于患者在出院时可耐受的身体功能水平的信息，还为其进一步的治疗提出建议，并就家庭健康或扩展照护设施的可能需求提出意见。

（三）门诊心脏康复或第二阶段

门诊心脏康复是一项 EKG 监测运动和教育的多方面计划，用于心脏病的二级预防。心脏康复门诊旨在：

（1）继续监测和评估个人对运动的心血管反应。

（2）限制心脏病的生理和心理影响。

（3）指导识别心脏病的危险因素及如何减少其影响。

（4）最大限度地提高社会心理和职业状况。

患者通常在出院后 1～2 周开始门诊心脏康复。每周 3 天，为期 8～12 周。通常，治疗师必须根据患者的 EF 值、住院病程、心率和血压反应，症状和（或）可能的 EKG 运动变化来确定风险等级。风险等级是指根据过去的病史，确定患者发生进一步心脏事件的风险。

在评估患者的风险等级后，治疗师将需要使用以下方法之一确定适当的运动强度。治疗师可以通过确定患者的最大年龄调整心率的 50%～85%（maximum age-adjusted heart rate，

MAHR）（关于如何计算 MAHR 见实践程序 42-2）。然而，如果患者正在服用 β 受体阻滞剂，如托普洛尔或美托洛尔，他的心率反应就会减弱，使心率计算不准确。使用 Borg 自觉劳累量表是衡量患者运动耐受性的另一种方法。通常要求患者在 Borg 量表上评估运动强度，最初患者应尽量将评分保持在 11～13；在康复方案的后期，评分应在 12～15（ACSM，2010a）。患者的心血管反应和（或）症状都有助于制定运动方案。

📖 **实践程序 42-2**

确定最大年龄以调整心率

1. 取值 220。
2. 减去患者的年龄。
3. 差异在于以患者的年龄调整心率最大值（MAHR）。
4. 为了确定他的运动心率范围，将 MAHR 乘以 50%～85% 以获得运动时的靶心率。

例如，一个 50 岁的患者的 MAHR 应该是 170（220-50）。为确定运动靶心率，应将 170 乘以 0.50 和 0.85。这位 50 岁的病人的运动靶心率范围是每分钟 85～145 次[①]。

运动的目标因人而异，取决于他的心脏功能和身体状况。心脏功能和身体状况良好者一般在 5～6MET。然而，在确定患者的运动目标时，也必须考虑患者以前的职业和休闲兴趣。

久坐或功能较低的老年人仍可通过提高其最大 MET 水平而受益。例如，患有 MI 和 CHF 的患者在住院后可具有 2.5MET 的功能能力。如果他们可以将 MET 水平提高到 3.5～4MET，那么可明显增加他们所能做的活动或任务的数量。

实现运动目标的两种主要方法是连续运动和间断运动。对一些人来说，持续运动效果更好。对其他人来说，在各种设备上进行短暂的运动，然后短暂休息 1～2 分钟是很好的选择。

第一步的目标是将持续运动的总持续时间增加到至少 20～40 分钟。然后，强度逐渐增加。持续运动的优点是，需要更少的设备和空间，而且使运动更接近于患者在家里所做的事情。而缺点是，只有某些肌肉群被定位在一件设备上，并且患者仅接触一种形式的有氧运动。

在不连续运动中，患者在一件设备上停留 1 分钟或 1/3 的分配运动时间。患者在一件设备上完成时间之后，然后切换到另一台设备。这个过程可以重复一次或多次。间断运动的优点是患者暴露在各种设备中，尽量减少间断，并作用于多个肌肉群。缺点是不连续运动需要大量的空间和设备，有时难以协调患者转移设备，并且它不能反映患者在家中进行有氧运动所做的事情。然而，通过这两种调节方法，随着时间的推移，患者可以达到相同的 MET 水平。

在门诊心脏康复中，可以使用各种运动设备。根据患者的偏好和考虑患者可能存在的任何骨科问题，可以使用跑步机、自行车测力计、斜躺式自行车、划船机、手臂测力计等。如果使用低于 10 磅的重量进行训练，训练通常在事后 1～2 周开始。例如，搭桥术后患者可以 1～3 磅重量开始，而 non-STEMI 患者可以 5 磅重量开始，并逐渐向上推进。如果项目开始时的重量较重，比如重复次数最多 50%，ACSM 建议在 MI 或旁路手术后至少等待 5 周。患者经皮冠状动脉腔内血管重建术（PTCR）可在术后 2～3 周开始（ACSM，2010）。在进行力量训练之前，患者必须在运动能力、血压控制和心率方面达到一定的标准（ACSM，2010）。

风险因素改变是门诊心脏康复的重点。治疗师协助患者识别他们自己的危险因素，并选

---

① 译者注：原版中为 85～149 次。

择他们想要改变或消除的危险因素。危险因素教育以多种方式进行，一些机构中心在不同的日子里有特定的时间，卫生专业人员将在那里就一个特定的主题进行演讲。其他医院在运动之前、期间或之后都有短时间的教育，这些教育课程的目的是为患者提供他们需要的信息以改变他们的危险因素。

必须与心脏病患者一起评估社会心理问题，心肌梗死后的抑郁与消极结果有关（Madan & Sivarajan Froelicher，2010）。许多机构中心使用标准化问卷来确定抑郁或焦虑，如 Beck 抑郁问卷（Beck depression inventory）或流行病学研究中心抑郁量表（the Center for Epidemiological Studies depression scale）（ACSM，2010b）。测试结果将显示患者是否需要根据他们的情况或偏好转诊给社会工作者或心理学家。

（四）社区心脏康复第三阶段

第三阶段是基于社区的心脏康复治疗，患者群体较多，工作人员较少。第三阶段的项目通常位于社区中心、学校体育馆或青年会。社区心脏康复项目可以在门诊或二期心脏康复后进行。然而，患者可能会跳过第二阶段，如果风险较低并且过去一直活跃，则可直接进入第三阶段。只有一小部分患者在第二阶段后进入第三阶段，因为它通常不包括在保险范围内。由于报销困难，这也意味着这些计划的预算非常低，而且通常很难实现收支平衡。

医生必须向参与者推荐第三阶段的计划，有时需要进行负荷测试，或者医生制定心率指南。训练有素的人员监测血压反应并协助患者监测心率，EKG 监控通常仅限于每月一次。尽管教育可能更加非正式，但风险管理的目标设定仍在继续，教育部分也在继续。参与者也享受到其他人的支持和鼓励，他们有一个共同的目标，就是降低心脏病的发病率。

四、慢性阻塞性肺疾病

慢性阻塞性肺疾病（COPD）是肺气肿和支气管炎的结合（American Lung Association，2010），肺气肿是肺泡壁的持续和不可逆转的破坏（American Lung Association，2010），肺泡壁有弹性纤维，当这些弹性纤维被破坏时，肺将失去一些弹性，导致空气滞留。这种空气滞留降低了肺在呼气时的收缩能力。然后，肺在下一次呼吸时吸入的空气就少了（American Lung Association，2010）。慢性支气管炎的定义为痰液过量产生和连续 2 年至少持续 3 个月的咳嗽。这种炎症也会导致支气管黏液产生的增加。这些过程的结果是患者经历突然的呼吸短促（SOB）并且喘息或咳嗽（Davis，2012），COPD 患者具有所有这些疾病的特征（肺功能测试的描述见定义 42-3）。COPD 是一种慢性进行性疾病（American Lung Association，2010）。药物治疗和良好的健康习惯可以减轻症状，并达至最大功能。

📖定义 42-3

肺功能检查

（1）要求患者尽可能多地呼气入肺活量计。在 1 秒内呼出的空气量称为第 1 秒用力呼气容积（FEV_1），FEV_1 的年龄相关规范是可用的（Celli，2009b）。

（2）动脉血气被用来确定肺对血液进行氧合、清除二氧化碳和维持身体酸碱状态的能力（Tiep & Carter，2009）。运动前和运动后测定血气分析有助于观察氧合在运动中是如何维持的。

（3）脉搏血氧计是一种无创性测试设备，用于测定血液中的氧气含量。探针缠绕在指尖上。光线透过手指照射，到达另一侧的光量表示血液中的氧气量；血红蛋白是红色的，血液中的血红蛋白越多，能够穿透指尖的光就越少（Tiep & Carter，2009）。脉搏血氧计偶尔会给出错误的读数，如果患者贫血、涂指甲油或血液循环不良，脉搏血氧饱和度可能不准确。通常，脉搏血氧计也可确定患者的脉搏。如果触诊的脉搏与脉搏血氧计相匹配，则测得的血氧饱和度（SO₂）很可能是准确的。

呼吸困难是 COPD 的一个关键特征。肺损伤由于肺过度膨胀导致膈肌变平，这种变平阻碍了膈肌在吸气过程中有效地协助肺部扩张的能力（Hill & Schmitt，2010）。为了弥补吸入压力的不足，COPD 患者倾向于使用肩胛带肌肉来扩张肺部，在没有上肢支撑的活动中很难使用这些肌肉（Celli，2009a）。

呼吸困难、疲劳、咳嗽和痰液产生是疾病过程的一部分。仅呼吸便需要大量的体力，以致 COPD 患者通常没有足够的精力去做日常工作，包括 ADL 和职业及休闲活动。他们无法增加足够的通气量以满足生理需要。呼吸短促的不愉快感觉，导致患者身体活动减少，肌肉无力而不能有效地使用氧气（Celli，2009a）。

进食是一种会因缺乏空气而难以进行的活动，对许多 COPD 患者来说，保持充足的营养是一个问题，营养问题是死亡率的独立预测因素［American Association of Cardiovascular and Pulmonary Rehabilitation（AACVPR），2011］。一些患者因为呼吸过度消耗体力而消瘦，其他患者则使用类固醇药物来减少肺部感染，导致体重增加，这又会出现其他问题（AACVPR，2011）。体重增加加剧了缺乏足够的氧气来代谢食物的问题，而额外的体重需要更多的氧气来进行任何活动，包括进食。

在一项针对 7400 多人的大型研究中，COPD 患者抑郁症的患病率为 23.1%，略高于非 COPD 患者的抑郁症的患病率 16.8%（Schneider et al.，2010）。与任何慢性病的过程一样，生活方式的改变，挣扎着完成正常的日常活动，对呼吸短促极端的恐惧及绝望感都会使许多 COPD 患者感到抑郁。

五、肺疾病康复

AACVPR 制定了肺康复的实践标准，由保险公司和医院组织联合委员会使用。AACVPR（2011）出版了《肺康复方案指南》一书，用以指导实践。它还制定了肺康复计划认证（参见资源 42-1）。一支由卫生专业人员组成的团队，包括医生、呼吸治疗师、营养师、药剂师及作业治疗师和物理治疗师，都是肺康复计划的理想参与者。与其他诊断类别一样，团队成员的角色可能在以强化行为来增强功能上的重叠。

肺康复的作业治疗目标是以患者为中心，以患者为导向，包括：

（1）使用日常生活活动（ADL）评估与训练提高功能耐力。

（2）使用 ADL 进行适当呼吸技巧的指导和培训。

（3）上肢功能的评价与加强。

（4）简化工作和节省体力的指导。

（5）评估性设备的需求。

（6）协助适应休闲活动。

（7）压力管理和放松技巧的教育。

证据列表 42-2 列出了有关肺康复的作业治疗实践的最佳证据。

证据列表 42-2

肺康复职业治疗实践的最佳证据

干预	干预测试说明	参加者	剂量	最佳证据类型和证据等级	效益	欧氏统计概率与效应大小	参考文献
8 项研究评估了基于认知行为或心理治疗的干预,1 项研究评估了渐进带式盛肌肉放松法	有详细心理干预治疗 COPD 相关焦患的研究	523 例 COPD 患者。4 项研究对中度至重度慢性阻塞性肺疾患患者进行了研究,1 项研究对轻度至中度慢性阻塞性肺疾病进行研究,其他一项研究未对严重性进行分类	每项研究的治疗节数和时间各不相同	9 项研究的荟萃分析 证据等级:I	荟萃分析发现,焦患程度患义不大,但只有在干预组内进行比较,而不能与对照组进行比较	8 项研究的前后评分提示显著下降(n= 222,CI=-0.419 ~ -0.141,P = 0.00004)	Baraniak & Sheffield (2011)
短期肺康复的疗效比较及建议	康复组:患者入院。课程包括锻炼和教育。建议组:向个人提供关于运动的指导和建议,以及印刷的讲义;他们被要求记录他们的锻炼情况	103 例重度 COPD 患者随机分为康复组或建议组。54 人参加团体计划,48 人参加咨询项目	康复组每周两次,共 6 周。建议组接受了 1 小时的个人咨询教育	随机对照试验 证据等级:I A2a 试验没有致育治疗师或参与者;干预时同的差异	康复组比建议组增加了穿梭行走的距离	在穿梭行走距离方面,康复组和建议组在 3 个月时的统计学差异显著(34.1 m;95% CI3.0~65.3;P< 0.5)	White et al. (2002)

（一）日常生活活动评估和训练

由于呼吸困难，COPD 患者的 ADL 能力往往受到限制。由于失用而导致明显的肌肉萎缩是常见的。治疗师应在 ADL 评估期间注意患者的呼吸模式。通常，COPD 患者屏住呼吸，呼吸浅快，或在呼吸时抬高肩膀，血液中的氧气量或**氧饱和度（SO₂）**也应通过脉搏血氧饱和度测量（实践程序 42-3）。如果患者进行 ADL 时 SO_2 低于 90%，则活动时应考虑使用氧气。目前，SO_2 必须低于 88% 才有资格获得医疗保险或其他补充保险的家庭氧气补偿（Crouch，2009）。作为功能评估的一部分，还应测量心率和血压。

实践程序 42-3

1. 呼吸技巧　指示患者在放松的姿势下练习这些技巧。在休息时使用这些呼吸方法后，患者也应该尝试在做愉快的活动（如阅读或看电视）时使用这些方法。最后，患者应该尝试在做一项困难的任务如爬楼梯时，使用这些技术之一（Coppola & Wood，2009）。

2. 缩唇呼吸

（1）用鼻子吸气。

（2）撅唇，慢慢地呼出空气。

（3）呼气时间是吸气时间的两倍。

主动呼气是指呼气时腹部肌肉的收缩。

根据 AACVPR 肺康复指南（2011 年），由于缺乏有效呼吸的证据，不再使用腹部或膈式呼吸。相反，建议使用主动呼气。

（二）呼吸技巧

重要的是，患者在日常活动中练习使用呼吸技巧。在熟悉缩唇呼吸和主动呼气后，患者应该尝试使用这些呼吸技巧，同时执行以前使他们呼吸困难的任务。利用脉搏血氧计显示血氧饱和度的改善，可有助于加强呼吸技巧。任务时协调呼吸也是有帮助的。例如，患者在推开吸尘器时应呼气，在拉吸尘器时应吸气；呼气时用力举升，不仅对肺部，而且对心血管系统都没有那么大的负担，因为它阻止了闭气（呼吸技巧见实践程序 42-3）。

（三）上肢功能

上肢肌肉力量必须评估。肺部疾病患者经常服用类固醇药物，且全身衰竭，年纪大，缺氧，因此常有肌肉无力（American Association of Cardiac and Pulmonary Rehabilitation，2011）。COPD 患者通常使用肩胛带的辅助肌肉来帮助他们呼吸，这使得他们难以在无支撑的上肢活动中使用这些肌肉（Celli，2009a）。研究发现，可以通过提高工作能力和降低上肢活动的需氧量来强化上肢，从而提高生活质量。使用自由重量、Theraband®、手臂测力计和其他上身强化技巧都有助于提高上半身的力量。当添加腿部训练时，可以看到功能状态的进一步改善（Celli，2019a）。

（四）工作简化和节省体力

由于他们的工作能力显著降低，COPD 患者将受益于简化工作和节省体力的指导。洗澡是一项特别艰苦的活动，因为湿热的空气使呼吸困难。治疗师鼓励患者在洗澡时使用排风扇或保持门打开，以保持低水平的湿度。建议坐在椅子上再淋浴，并在淋浴后穿上厚浴袍，而不是用毛巾擦拭，这是两个有助于减少体力消耗的建议。对于患有 COPD 的患者，没有支撑的上肢活动是非常疲劳的。重要的是指导这些患者在上肢活动（如头发梳理或剃须）期间支撑他们的手臂。有时候，像电动牙刷这样的工具是有帮助的。在使用支气管扩张剂后，再安排需要更多体力消耗的活动，患者是能够完成的（AACVPR，2011）。

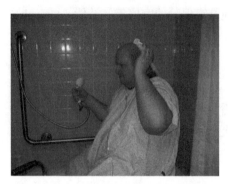

图 42-4　对于那些患有心脏或呼吸系统疾病的人来说，在自我照顾活动中使用辅助设备是节省能量和保持独立的有效方法

并非所有 COPD 患者都需要辅助设备。然而，随着疾病的进展，一些辅助设备是有用的（图 42-4）。慢性阻塞性肺疾病的患者系鞋带或穿裤子可能会引起明显的呼吸短促。有弹性的鞋带、长柄的鞋拔或者用来协助穿宽松裤子的拾物器（reacher）都是有帮助的。

（五）促进自我增强（self-enhancement）的角色

慢性阻塞性肺疾病患者往往感到孤独。他们仅仅是完成日常必要的活动就需要耗费很多体力，几乎没有精力用于休闲活动。许多患者害怕在别人面前呼吸短促或者因使用氧气而感到尴尬，因此作业治疗师可以帮助患者评估以前喜欢的活动，看看这些活动是否适合当前的健康状况。向患者提供有关他们所在社区可实行的项目或活动的信息也很有帮助。有时，有帮手或同伴一起参与可以增加活动的可行性。

（六）压力管理

得不到足够空气的感觉真的很可怕。慢性阻塞性肺疾病患者经常经历因呼吸困难而造成的恐慌感。指导患者如何应对极度的呼吸短促可以减轻他们的恐惧。身体前倾、放松双臂于桌子上可以放松横膈膜使呼吸变得容易。使用缩唇和（或）主动的呼气有助于放慢呼吸的节奏，这样患者就不会出现浅而急速的呼吸。一种压力管理技巧，如形象化（visualization），可以帮助患者通过精神上的转移使他们从紧张的状态中平静下来。因此，患者在实际使用这些策略之前先练习是很重要的。对于因呼吸困难而引起恐慌的患者有一个较好的实践行动计划将会给他们带来信心，让他们相信自己有能力控制处境。

心脏疾病和肺部疾病分别是造成主要健康问题的第一和第三大死因。心脏疾病和慢性阻塞性肺疾病无论是作为一种原发性或继发性诊断，在计划作业治疗干预时都需要特别注意。如果患者有心脏疾病或慢性阻塞性肺疾病的病史，作业治疗师必须评估患者对活动或运动的心血管反应。对患者心脏或肺部问题的预防措施必须纳入治疗计划中。

案例分析（一）

H 女士：心脏康复

作业治疗干预过程	临床推理过程	
	目的	治疗师思考内容的举例
患者信息 H 女士是一名 32 岁已婚的全职医疗卫生工作者，同时也是一个不到 3 岁孩子的母亲。生完第二个孩子的第二天，她突然得了偏头痛，然后她的病情迅速恶化。她变得严重呼吸短促，需要一个 10L 氧气的呼吸面罩来维持她的血氧饱和度。她的心率是 135~140 次/分。随后，她被诊断为前壁心肌梗死（MI）。几天之后，她的肺水肿消失了，做了冠状动脉造影，血管造影显示冠状动脉正常，射血分数（EF）为 25%~30%，随后她被诊断出患有心肌病 最初，她被转介到心脏康复科的住院病房进行综合的调节和指导，以便在家可进行适当的活动。她的运动耐力很有限。她被限制只能举 10 磅（4.54kg）的重物，由于又刚生产，这让她不得不依赖家人和朋友 她接受了几个星期的家庭康复作业治疗 通过锻炼，她增强了运动耐力并学习了节省体力技巧。虽然她变得强壮些了，但全天仍然依赖志愿者做大部分的家务和照顾孩子，因此，这些给她带来了很大的压力。她的治疗师教授她压力管理技巧，并和她一起练习	了解患者的诊断或病情 认识这个人	"妊娠后的心肌病是罕见的。如果她在确诊后 6 个月内有所好转，她之后可能可以过上正常的生活。" "H 女士将会是一个非常忙碌的人，既要工作又要照顾两个 3 岁以下的孩子。她在医疗卫生系统工作，对健康问题有一定的了解。因为 H 女士已经习惯了全职的工作和同时照顾自己、家及家人，对于她来说，不得不依靠别人来完成平时由她自己做的事情的时候，一定很有压力。"
转介至心脏作业治疗第二阶段的原因 H 女士被转介到心脏康复科门诊进行身体调整和教育	理解情境	"我会和她丈夫交谈来了解他对家庭情况的看法，并且了解对他太太的支持情况。我还需要考虑 H 女士是否能从所有的关注中继续获益。"
评估过程和结果 因为 H 女士觉得自己太虚弱了，没法下车步行，所以她是坐着轮椅进入心脏康复科门诊的。她现在可以自己照顾自己，但仍然得依靠志愿者做大部分的家务和照顾孩子。她承认疾病的诊断、家里的志愿者人数及经济上的担忧给她带来了压力。她说她睡得过多及运动使她筋疲力尽。她还说自己有抑郁症病史，并抱怨自己有些抑郁。但是她能够以 2.0 英里/小时（3.22km/h）的速度在跑步机上慢走 20 分钟，并且心血管反应正常。最近的超声心动图显示，她的 EF 目前已达 50%	考虑评估途径和方法 解释观察结果	"一开始，允许 H 女士展示她身体可以舒适地做什么。步行 20 分钟后，她表示身体能很好地耐受这个运动。" "H 女士能轻松地以散步的速度步行 20 分钟，表示她有能力做许多家务，如洗碗、叠衣服、铺床等，这些似乎与现有的能力无关。我将继续评估 H 女士看她是否需要转介到精神科来帮助缓解她可能的抑郁情况。"
作业治疗问题列表 ● 较低的工作身体能力，低于 3MET ● 由于耐力下降，无法从事以前的工作和休闲活动 ● 可能因为依赖和担心心脏的诊断而感到抑郁 ● 大部分的工具性日常生活活动（IADL）依赖于志愿者	综合结果	"H 女士似乎被心肌病的诊断压得喘不过气来，还没有意识到她的心脏功能现在已经恢复到接近正常的水平。通过锻炼计划来提高身体能力，她应该能够回到她的工作岗位和一切工具性日常生活活动中。压力管理技巧训练将帮助她应对疾病带来的困难。"

续表

作业治疗干预过程	临床推理过程	
	目的	治疗师思考内容的举例
作业治疗目标列表 ● 通过 Borg 自觉劳累量表和脉搏监测，学习监测身体对运动和活动的反应 ● 通过有氧运动和力量练习逐渐增加工作能力（2～5MET） ● 逐渐恢复家庭和休闲活动能力（1.5～5MET） ● 学会调整家庭活动 ● 学习压力管理技巧以应对疾病带来的困扰 ● 指导患者了解心脏病的危险因素 ● 确定患者的个人危险因素和改善其影响的方法 ● 开始有规律的家庭有氧运动计划	选择干预方法 考虑在治疗中会发生什么，多久发生一次，持续多久	"随着 H 女士耐力增强，我们可以逐渐转移她的注意力回到与她能力相当的或相同MET水平的一些家务责任上。同时，学习压力管理技巧将帮助她处理目前的情况。告诉她目前的健康问题，这将帮助理解她确实是在好转。" "心脏康复将集中在有氧运动和强化项目上。在她练习时或练习结束后将进行简短的教育环节。" "H 女士有很强烈要改善的动力，但是调整需要时间。我将每周见她 3 次，持续 6 周。在这段时间里，我将帮助她理解跑步机或锻炼周期的运动量与家庭活动工作量之间的关系。我们会一起制定一个计划如何让她重新开始做家务。我也会指导她进行家庭锻炼来帮助她改善身体状况。锻炼之后，我们会练习一些压力管理技巧。"
干预 H 女士通过锻炼慢慢恢复了体力，她开始恢复更多的日常活动，逐渐减少了对志愿者的依赖。治疗师指导 H 女士如何评估自己身体对锻炼和活动的反应，使她有信心能够控制。H 女士在调整节奏方面有困难，治疗师让她每天写日记。然后，他们会一起回顾日记内容，进行简化的工作技巧和调整节奏的方法指导。治疗师还根据她目前的有氧能力范围分配给她任务，以帮助她恢复家庭责任。H 女士还接受了压力管理技巧的指导，使她能够应对疾病带来的压力。由于她之前有抑郁症病史，治疗师回顾了有关抑郁和疲劳之间的关系。同时，作业治疗师与 H 女士一起探讨寻求专业帮助和（或）药物治疗她的抑郁症的可能性。此外，H 女士接受了心脏病危险因素方面的指导，确定了她的个人危险因素，并提供如何改善其影响的信息。H 女士开始了一个步行计划作为降低危险因素的一部分	评估患者的理解力 认识这个人 理解情境	"H 女士是一个学东西特别快的人。当她完全明白自己的心脏功能接近正常时，她真的开始有了信心相信自己的生活可以恢复正常。然而，她需要一些具体的指导来将她所学的转化为行动。增加额外的家庭锻炼计划有助于她更快地提高能力，但抑郁症阻碍了她完全康复。即使她有医疗卫生的背景，但她也没有意识到抑郁症对她身体的影响。随着对抑郁症的更多了解，她也更愿意寻求专业的帮助。"
下一步 心脏康复门诊出院	决定患者是否应该继续或停止治疗和（或）在未来返回进行治疗	"H 女士在恢复到以前的活动水平方面取得了重大进展。她似乎从活动调整、教育和心脏疾病信息中获益良多。她开始了一个步行回家的计划，并计划在 1 个月内重返工作岗位。"

作业治疗实践中的临床推理

诊断的含义

在治疗 H 女士时，什么体征或症状会令你停止治疗和（或）寻找医生？

📖案例分析（二）

M 先生：肺功能康复

作业治疗干预过程	临床推理过程	
	目的	治疗师内在对话的举例
患者信息 M 先生是一个 85 岁患充血性心力衰竭（CHF）、慢性阻塞性肺疾病和糖尿病的男性。他也有冠状动脉疾病（CAD）的病史，过去也有过心肌梗死（MI）。他在家里一直吸氧，但据说，尽管医生给他开了处方，他并不是总使用氧气。他一个人住在有电梯的公寓楼里。在住院不久之前才开始接受护士家访和流动供膳车提供食物。除了这一点，穿衣、如厕、洗澡、洗衣和理财方面他都很独立。他步行不需要辅助设备，但拥有一个前轮助行器和轮椅。他还提到他有一把淋浴椅和一个手持花洒，但不需要用淋浴椅洗澡。他不开车，由不同的家庭成员接送。他目前正在接受 6L 的氧气治疗，并接受类固醇药物和吸入器来改善呼吸。他说过去接受过"一点"关于慢性阻塞性肺疾病/充血性心力衰竭管理的教育 他因为呼吸短促加重而入院，因此他的目标是出院后回到自己的公寓。如果有必要，他愿意接受来自家庭或外部机构的更多帮助	了解患者的诊断或病情 认识这个人	"M 先生在家中长期使用 6L 的氧气，并同时患有其他疾病，在我看来他的耐力可能较差，可能在家管理日常生活活动（ADL）方面存在一些困难。" "M 先生缺乏节省体力技巧的使用和在日常活动中使用氧气处方表明他将受益于这些领域的教育。他女儿报告说，他有些健忘，因此我需要记住，他可能需要反复接受教育，并且以书面形式进行，外加动手实践和演示，这样他才能在学习新信息方面取得最大的成功。"
转介至作业治疗的原因 M 先生因为呼吸短促加重而入院。他被转到作业治疗进行评估和进一步的治疗以提高功能活动的效率。因为 M 先生一个人住，所以让他尽可能地独立返回公寓的目标特别重要	理解情境 发展暂定的假设	"我相信 M 先生将受益于教育和辅助设备使用的结合，以及通过锻炼来提高他在家里的活动耐力。"我希望当 M 先生在使用呼吸技巧方面变得更有能力和信心的时候，他会受到更多的鼓励并与辅助设备的使用结合起来提高他的效率。我很高兴他有一个支持他的家庭，这个家庭正努力让 M 先生尽可能地维持独立。"
评估过程和结果 M 先生的评估是在他的病房里进行的。他通过鼻插管吸 6L 氧气。他休息时似乎很舒服，但活动后，他的血氧饱和度下降到 85%。他能够在有提示的情况下完成缩唇呼吸，休息 90 秒后，他的血氧饱和度增加到 93%。他的上半身力量和活动范围都在功能范围之内。他能够证明自己有能力独立完成梳洗、穿衣和如厕，但受到耐力下降和呼吸短促的限制，他经常不得不停下来休息。因此，他会花额外的时间或选择不完成一些任务。他能够在没有辅助设备的情况下完成基本的转移和在房间里走动。一个基本的认知筛查测试显示 M 先生的认知功能是完好的，但他的女儿确实有说过他最近更健忘了	考虑评估途径和方法	"我的注意力主要集中在 M 先生的功能状况和评估他在执行功能性任务时的疲劳程度。我确实花了一些时间来观察他完成日常生活活动，并询问他的疲劳程度和完成任务的难度 在整个治疗过程中，我一直监测他的血氧饱和度，观察他的呼吸困难程度。" "我们讨论了哪些日常生活活动对他来说是首要的，哪些是相对不太重要的。这样，能够缩小我们的关注点及设定具体的目标。"
作业治疗问题列表 ● 有限的耐力影响日常生活活动的表现 ● 有限的能量储存、简化工作技巧，以及缩唇和横膈膜呼吸技巧的教育 ● 降低对辅助设备资源和氧气使用的认识 ● 轻度记忆受损	综合结果	"在我看来，M 先生显然没有在某些功能性任务中最大限度地节省精力。有时，当他疲惫不堪时，他根本不能完成梳洗或清洁工作。我觉得因为他是一个人住，所以我们需要关注于他能够高效并且独立地完成基本自理活动。在这一点上，他因为疲劳和呼吸短促不能完成所有的自理活动。"

续表

作业治疗干预过程	临床推理过程	
	目的	治疗师内在对话的举例
作业治疗目标列表 （预计的治疗长度：4～5次） ● 患者出院时可以在功能性活动中通过语言表达和示范显示他理解缩唇呼吸和主动呼气 ● 患者出院时可以在自我照顾活动、社区活动、洗衣和其他家务劳动中通过语言表达和示范显示他理解2～3种简化工作和节省体力的技巧 ● 患者出院时可以使用辅助设备，独立完成浴缸转移来增加活动的耐受性 ● 出院时推荐给患者所有辅助设备或用于购买设备的资源 ● 患者将独立进行10～15分钟的上肢锻炼计划，同时使用缩唇呼吸来提高整体耐力和日常生活活动的耐受力	发展干预的假设 选择一个干预方法 考虑在治疗中会发生什么，多久发生一次，持续多久	"我计划向M先生提供呼吸技巧、能量储存、辅助设备建议和资源方面的指导。这种教育可以提高他对活动的耐受性和更强的独立感。我相信这是非常重要的机会，让他优先考虑完成某些任务的重要性和让他参与设定目标的过程。" "我的干预将主要集中在一种辅助的方法上，侧重于患者的教育。" "M先生可能只需要住院5～6天，因此我们需要努力在这段时间内实现我们的目标。在整个治疗期间，我将主要集中于完成功能任务和提供教育。我还将提供书面材料，如果可以的话，尽可能提供家庭教育。"
干预 对M先生的治疗计划包括对特定呼吸技巧的教育（撅起嘴唇和主动呼气）。指导他如何将这些呼吸技巧融入他的日常生活中。随后，教育他能量储存和简化工作技巧从而提高工作效率。和他讨论需要使用辅助设备并提出了建议。指导他进行上肢锻炼计划以增强耐力，并给他一份讲义鼓励他在出院后继续锻炼。由于M先生记忆受损，给他提供了一份包含所有教育知识的书面讲义。如果可能的话，我们还提供重复和亲自实际操作的培训 提供教育是让M先生了解如何更好地控制慢性阻塞性肺疾病症状的关键。在活动中，他能够更好地利用缩唇呼吸结合简化工作和能量储存技巧来控制呼吸短促和疲劳。与M先生讨论辅助设备的使用和融入他日常工作的好处，可以使他能够独立完成更多的任务，而且不那么疲劳。他同意使用淋浴椅、手持花洒和长柄沐浴海绵来减轻之前洗澡带给他的负担。因为他的公寓里已经有了淋浴椅和手持花洒，所以M先生选择在出院前从医院购买一个长柄沐浴海绵。鼓励他在所有活动中使用氧气，包括洗澡，以保持一个合适的血氧饱和度水平从而确保他的安全。M先生通过参加一个日常锻炼计划，耐力得到了提高，这使他在完成日常生活活动时呼吸短促的现象减少及休息时间也更少了。M先生接受了6次的作业治疗，实现了所有制定的目标，最后出院回到了自己的公寓	评估患者的理解力 理解他在做什么	"我能看到M先生最初因为呼吸困难而不能完全完成任务时的沮丧。最初，他不愿尝试缩唇呼吸，因为他觉得这'太令人困惑'，而且他会'忘记怎么做'。然而，在不断的重复和鼓励下，他很快就学会了这种技巧并从中受益。当我们开始结合使用辅助设备（如淋浴椅、手持花洒和长柄沐浴海绵）时，M先生对自己能力的认可显得更加积极和自信。他真的是一个值得帮助的患者，因为他从对日常工作的简单变动取得了显著的进步。"
下一步 推荐出院后回到公寓开展家庭作业治疗的评估和继续使用流动供膳车获取食物	预测患者对目前和未来的担忧 决定患者是否应该继续或停止治疗和（或）在未来返回进行治疗	"我建议进行家庭作业治疗评估，以加强M先生家庭模式的辅助设备和氧气的使用。我感受到M先生能够充分体会到使用缩唇呼吸和氧气来延长他耐力的好处。他对将辅助设备和简化工作的技巧融入日常生活的想法感到满意。他对自己能够独立完成日常生活活动和返回公寓的能力充满信心。他的家人对他自我照顾的能力感到放心，他们觉得他成功拥有所需的资源。"

📖 作业治疗实践中的临床推理

诊断的含义

你怎么告诉 M 先生使用缩唇呼吸能有效地使他血液中的氧气保持在适当的水平？
对中度到重度的慢性阻塞性肺疾病患者，血液中氧分压的适当百分比是多少？

？ 思考与总结

（1）一个人因患急性心肌梗死（STEMI）住进医院。给予溶栓药物以逆转冠状动脉血栓的形成，但溶栓药物会导致脑出血。在评估和治疗与脑卒中相关的损伤时，治疗师应该选择哪些生理参数来衡量患者心脏的负荷？哪些因素可能会增加这些参数？

（2）如果一个有心脏病史的患者不能忍受你为他设置的治疗方法，他可能会出现什么心脏症状？

（3）一个人充血性心力衰竭恶化会表现出什么症状？

（4）在回顾髋关节置换术后患者的医疗记录时，哪些心脏诊断可能会影响你的治疗？哪些心脏诊断测试可以提供信息来帮助你评估他心脏病的严重程度？

（5）详细描述急性心肌梗死、冠状动脉旁路移植术（CABG）和血管成形术患者家庭治疗方案的差异。你将如何定制个性化的方案？

（6）描述门诊患者在心脏康复治疗中的不同方法。每种方法的优点和缺点是什么？

（7）列出造成心脏疾病的危险因素。作业治疗师可以使用什么方法来降低患者患冠状动脉疾病的风险？

（8）描述缩唇呼吸和主动呼气的方法。你会怎么教授慢性阻塞性肺疾病患者呢？

（9）如果你是一家乡村小医院里唯一的一名作业治疗师，在哪里能找到有关心脏疾病或肺病患者治疗的信息呢？

（10）为一位做日常生活活动时有呼吸短促现象的慢性阻塞性肺疾病患者制定治疗计划。

📚 术 语 表

急性冠脉综合征（acute coronary syndrome, ACS）：一个包括不稳定型心绞痛和心肌梗死（MI），非 ST 段抬高型 MI（non-STEMIs）和 ST 段抬高型 MI（STEMIs）的名称。这一名称用于对有心肌缺血症状的患者进行分诊和管理（Kim，Kine，& Fuster，2008）。

心绞痛（angina pectoris）：一种暂时性的心肌供血不足，导致胸痛、丰满、紧绷或有压迫感。心绞痛引起的疼痛或不适可以是牙齿、下颌、背部、耳朵或手臂等处的。硝酸甘油或休息可缓解心绞痛。

致动脉粥样硬化（atherogenic）：导致动脉斑块的形成。

心房颤动（atrial fibrillation）：心脏心房细胞的快速放电与心室的不规则反应，导致快速的不规则心律。心房颤动不受控制时，患者常感到气短和乏力。

心脏复律（cardioversion）：通过电击心脏使严重的心律失常停止，并希望心脏恢复正常窦性心律。

发汗症（diaphoresis）：突然冒出的湿冷的汗。

氧饱和度（oxygen saturation，O₂ Sat）：测量血液中血红蛋白携带的氧气量。正常的血氧饱和度大于 95%。

胸骨切开术（sternotomy）：一种用于心脏直视手术的方法，将胸骨分成两半，以便外科医生进入胸腔。手术后，胸骨被缝合在一起。

参 考 文 献

Acar, C., & Theodore, P. (2010). Surgery for valvular heart disease. In M. Crawford, J. DiMarco, W. Paulus (Eds.), *Cardiology* (pp. 1345-1355). Philadelphia: Mosby Elsevier.

Ainsworth, B. W., Haskell, W. L., Herrmann, S. D., Meches, N., Bassett, D. R., Jr., Tudor-Locke, C., Greer, J. L., Vezina, J., Whitt-Glover, M. C., & Leon, A. S. (2011). Compendium of physical activities: A second update of codes and met levels. *Medicine & Science in Sports & Exercise, 43,* 1575-1581.

Ainsworth, B. W., Haskel, W. L., Leon, A., Jacobs, D., Jr., Montoye, H., Sallis, J., & Paffenbarger, R. (1998). Compendium of physical activities: Classification of energy costs of human physical activities. In J. Roitman (Ed.), *ACSM's resource manual for exercise testing and prescription* (pp. 656-667). Baltimore, MD: Williams & Wilkins.

American Association of Cardiovascular and Pulmonary Rehabilitation. (2011). *Guidelines for pulmonary rehabilitation* (4th ed.). Champagne: Human Kinetics.

American College of Sports Medicine. (2010a). Exercise prescription for patients with cardiac disease. In W. R. Thompson, N. F. Gordon, & L. Pescatello (Eds.), *ACSM's guidelines for exercise testing and prescription* (8th ed., pp. 207-224). Philadelphia: Wolters Kluwer.

American College of Sports Medicine. (2010b). In J. K. Ehrman, A. Dejong, B. Sanderson, D. Swain, A. Swank, & C. Womack (Eds.), *ACSM's resource manual for guidelines for exercise testing and prescription*. Philadelphia: Wolters Kluwer.

American Heart Association. (2012). *Heart disease and stroke statistics—2012 update: A report from the American Heart Association. Circulation, 125,* (pp. e2-220). DOI: 10.1161/CIR.ObO13e31823aco46m.

American Lung Association. (2008). Lung disease data: Chronic obstructive lung disease. In *Epidemiology & statistics* (pp. 41-47). Retrieved January 11, 2012 from www.lungusa.org.

American Lung Association. (2010). Chronic obstructive lung disease. In *State of lung disease in diverse communities 2010* (pp. 35-36). Washington, DC: American Lung Association.

American Lung Association. (2012). Lung diseases: COPD. Retrieved January 11, 2012 from www.lungusa.org.

Antman, E. (2008). ST-elevation myocardial infarction management. In P. Libby, R. Bonow, D. Mann, D. Zipes, & E. Braunwald (Eds.), *Braunwald's heart disease* (pp. 1233-1299). Philadelphia: Sanders Elsevier.

Antman, E., & Braunwald, E. (2008). ST-elevation myocardial infarction: Pathology, pathophysiology & clinical features. In P. Libby, R. Bonow, D. Mann, D. Zipes, & E. Braunwald (Eds.), *Braunwald's heart disease* (pp. 1207-1232). Philadelphia: Sanders Elsevier.

Asbury, E. A., Grant, A., Evans, L., Barbir, M., & Collins, P. (2008). Cardiac rehabilitation for the treatment of women with chest pain and normal coronary arteries. *Menopause, 5,* 454-460.

Baim, D. (2010). Percutaneous coronary intervention. In J. Loscalzo (Ed.), *Harrison's cardiovascular medicine* (pp. 414-421). New York: McGraw Hill.

Baraniak, A., & Sheffi eld, D. (2011). The effi cacy of psychologically based interventions to improve anxiety, depression and quality of life in COPD: A systematic review and meta-analysis. *Patient Education and Counseling, 83,* 29-36.

Barsness, G., & Murphy, J. (2007). Principles of interventional cardiology. In J. Murphy & M. Lloyd (Eds.), *Mayo clinic cardiology* (pp. 1369-1379). Rochester: Mayo Clinic Publishing.

Berman, A., & Snyder, S. (2012). *Fundamentals of nursing* (9th ed.). Boston: Pearson.

Blaha, M., Ketlogetswe, I., Ndumele, D., Gluckman, T., & Blumenthal, R. (2012). Preventative strategies for heart disease. In V. Fuster, R.Walsh, & R. Harrington (Eds.), *Hurst's the heart* (13th ed.). Retrieved March 31, 2012 from http://www.accessmedicine.com/content.aspx?aID=7817557.

Blue Verrier, J. M., & Hargrove Deelstra, M. (2010). Acute coronary syndromes. In S. L. Woods, E. S. Sivarajan Froelicher, S. Adams Motzer, & E. J. Bridges (Eds.), *Cardiac nursing* (pp. 511-536). Philadelphia: Lippincott Williams & Wilkins.

Burke, L. E., Tuite, P. K., & Warziski Turk, M. (2010). Obesity: An overview of assessment and treatment. In S. L. Woods, E. S. Sivarajan Froelicher, S. Adams Moser, & E. J. Bridges (Eds.), *Cardiac nursing* (pp. 861-875). Philadelphia: Lippincott Williams & Wilkins.

Cade, W. T. (2008). Diabetes related microvascular and macrovascular disease in the physical therapy setting. *Physical Therapy, 88,* 1322-1335.

Cannon, C., & Braunwald, B. (2008). Unstable angina & non-ST- elevation myocardial infarctions. In P. Libby, R. Bonow, D. Mann, D. Zipes, & E. Braunwald (Eds.), *Braunwald's heart disease* (pp. 1183, 1319-1351). Philadelphia: Sanders Elsevier.

Cannon, C. P., & Braunwald, E. (2012). Unstable angina & Non-ST elevation MI. In R. Bonow , D. Mann, D. Sipes & P. Libby (Eds.), *Braunwald's heart disease* (9th ed., pp. 1178-1209). Philadelphia: Sanders Elsevier.

Celli, B. R. (2009a). Exercise in the rehabilitation of patients with respiratory disease. In J. E. Hodgkins, B. R. Celli, & G. L. Connors (Eds.), *Pulmonary rehabilitation: Guidelines to success* (4th ed., pp. 129-141). St. Louis: Mosby Elsevier.

Celli, B. R. (2009b). Pathophysiology of chronic obstructive pulmonary disease. In J. E. Hodgkins, B. R. Celli, & G. L. Connors (Eds.), *Pulmonary rehabilitation: Guidelines to success* (4th ed., pp. 18-38). St. Louis: Mosby Elsevier.

Centers for Disease Control and Prevention. (2008). Activity guidelines for adults. Retrieved January 31, 2012 from www.cdc.gov/physicalactivity/everyone.

Clinical Knowledge Summaries. (2007). Myocardial secondary prevention evidence: Evidence for exercise comprehensive rehabilitation following myocardial infarction. Retrieved January 31, 2012 from http://cks.nice. org.uk/mi-secondary-prevention#!supportingevidence1: 6.

Connolly, H. M., & Oh, H. J. (2012). Echocardiography, evaluation of systolic and diastolic dysfunction. In R. Bonow, D. C. Mann, D. Sipes, & P. Libby (Eds.), *Braunwald's heart disease* (pp. 200-269). Philadelphia: Saunders and Elsevier.

Coppola, S., & Wood, W. (2009). Occupational therapy to promote functions and health related quality of life. In J. Hodgkin, B. R. Celli, & G. L. Connors (Eds.), *Pulmonary rehabilitation: Guidelines to success* (p. 199). St. Louis: Mosby Elsevier.

Crouch, R. (2009). Physical and respiratory therapy for the medical and surgical patient. In J. Hodgkins, B. R. Celli, & G. L. Connors (Eds.), *Pulmonary rehabilitation: Guidelines to success* (p. 170). St. Louis: Mosby Elsevier.

Davis, D. P. (2012). *What are the symptoms of chronic bronchitis* ? Retrieved February 9, 2012 from www.medicinenet.com.

Davis, L. (2008). Care of patients with acute coronary syndrome: Unstable angina and non-ST-segment elevation myocardial infarction. In D. Moser, & B. Reigel (Eds.), *Cardiac nursing* (pp. 789-810). St. Louis: Saunders Elsevier.

Dennison, C. R., Miller, N. H., & Cunningham, S. G. (2010). Hypertension. In S. L. Woods, E. S. Sivarajan Froelicher, S. Adams Moser, & E. J. Bridges (Eds.), *Cardiac nursing* (pp. 799-822). Philadelphia: Lippincott Williams & Wilkins.

Francis, G., Wilson Tang, W., & Walsh, R. (2012). Pathophysiology of heart failure: Conclusion. In W. Furster, R. Walsh, & R. Harrington (Eds.), *Hurst's the heart* (13th ed.). Retrieved March 31, 2012 from http://www. accessmedicine.com/content.aspx?aID=7809772.

Google. (2012). Google images: EKG. Retrieved February 1, 2012 from www.google.com.

Hare, J. (2008). The dilated, restrictive and infiltrative cardiomyopathies. In P. Libby, R. Bonnow, D. Mann, D. Zipes, & E. Braunwald (Eds.), *Braunwald's heart disease* (pp. 1739-1762). Philadelphia: Sanders Elsevier.

Hill, N. S., & Schmitt, G. A. (2010). Acute ventilatory failure: Acute ventilatory failure due to airway obstruction. In R. J. Mason, V. C. Broaddus, T. R. Martin, T. E. King, Jr., D. E. Schraufnagel, J. E. Murray, & J. Nadel (Eds.), *Murray and Nadels textbook of respiratory medicine* (5th ed., pp. 2146-2154). Philadelphia: Saunders Elsevier.

Hollenberg, S., & Parrillo, J. (2010). Acute heart failure and shock. In M. Crawford, J. Dimarco, & W. Paulus (Eds.), *Cardiology* (pp. 951-967). Philadelphia: Mosby Elsevier.

Johns Hopkins Health Alert. (2010). The importance of family history in heart disease. Retrieved January 28, 2012 from www.johnshopkinshealthalerts.com.

Kim, M., Kinin, A., & Fuster, V. (2012). Defi nitions of acute coronary syndromes: Non-ST-segment elevation myocardial infarctions. In V. Fuster, R. Walsh, & R. Harrington (Eds.), *Hurst's the heart* (13th ed.). Retrieved March 31, 2013 from http://www.accessmedicine.com/content.aspx?aiD=7819488.

Lawler, P. R., Filion, K. B., & Eisenberg, M. J. (2011). Effi cacy of exercise-based cardiac rehabilitation post myocardial infarction: A systematic review and meta-analysis of randomized controlled trials. *American Heart Journal, 162,* 571-584.

Levine, G. N., Steinke, E. E., Bakaeen, F. G.,Bozkurt, B., Cheitlin, M. D., Conti, J. B., Foster, E., Jaarsma, T., Kloner, R. A., Lange, R. A., Lindau S. T., Maron, B. J., Moser, D. K., Ohman, E. M., Seftel, A. D., & Stewart, W. J. (2012). Sexual activity and cardiovascular disease: A scientific statement from the American Heart Association. *Circulation, 125,* 1058-1072.

Madan, S. K., & Sivarajan Froelicher, E. S. (2010). Psychosocial risk factors: Assessment and management interventions. In S. L. Woods, E. S. Sivarajan Froelicher, S. Adams Motser, & E. J. Bridges (Eds.), *Cardiac nursing* (pp. 769-782). Philadelphia: Lippincott Williams & Wilkins.

Marelli, A. J. (2011). Congenital heart disease in adults. In L. Goldman & A. I. Schafer (Eds.), *Cecil Goldman's medicine* (24th ed., pp. 397-409). Philadelphia: Elsevier Saunders.

Mayo Clinic. (2010). Heart failure symptoms. Retrieved March 20, 2013 from http://www.mayoclinic.com/health/heart-failure/DS00061/DSECTION=symptoms.

Mayo Clinic. (2012). *High cholesterol* . Retrieved January 10, 2012 from www.mayoclinic.com/health/cholesterol-levels/CL00001.

Medline Plus. (2012). Hypertensive heart disease. Retrieved February 1, 2012 from http://www.nlm.nih.gov/medlineplus/ency/article/000163.htm.

Mestroni, L., Gilbert, E., Lowes, B., & Bristow, M. (2012). Dilated cardiomyopathies. In V. Fuster, R. Walsh, & R. Harrington (Eds.), *Hurst's the heart* (13th ed.). Retrieved March 31, 2012 from http://www.accessmedicine.com/content.aspx?aiD7811432.

Meyers, J. (2005). Exercise and activity. In S. Woods, E. Froelicher, S. Motser, & E. Bridges (Eds.), *Cardiac nursing* (pp. 842-860, 916-936). Philadelphia: Lippincott Williams & Wilkins.

Moons, P., Cannobbio, M., Nickolaus, M., & Verstappen, A. (2008). Care of adults with congenital heart disease. In D. Moser & B. Riegel (Eds.), *Cardiac nursing* (pp. 1085-1109). St. Louis: Saunders Elsevier.

Nishimura, R. A., Gibbons, R. D. J., Glockner, J. F., & Tajik, A. J. (2010). Noninvasive cardiac imaging: Echocardiography, nuclear cardiology, and MRI, CT imaging. In J. Loscalzo (Ed.), *Harrison's cardiovascular medicine* (pp. 99-111). New York: McGraw Hill Medical.

O'Connell-Edwards, C. F., York, E., & Blumenthal, J. A. (2008). Psychosocial risk factors and coronary disease. In J. L. Durstine, G. E. Moore, M. J. LaMonte, & B. A. Franklin (Eds.), *Pollock's textbook of cardiovascular disease and rehabilitation* (pp. 235-245). Champagne, IL: Human Kinetics.

Paganda, K. D., & Paganda, T. J. (2011). Cardiac catherization. In *Mosby's diagnostic & laboratory test reference* (pp. 225-231). St. Louis: Elsevier Mosby.

Popma, J. J., Baim, D. S., & Resnic, F. S. (2008). Percutaneous coronary and valvular intervention. In P. Libby, R. O. Bonow, D. L. Mann, & D. P. Zipes (Eds.), *Braunwald's heart disease* (pp. 1419-1449). Philadelphia: Saunders Elsevier.

Ridker, P., & Libby, P. (2008). Risk factors for atherothrombic disease. In P. Libby, R. Bonow, D. Mann, D. Zipes, & E. Braunwald (Eds.), *Braunwald's heart disease* (pp. 1003-1029). Philadelphia: Saunders Elsevier.

Sabek, J., III, Bansilal, S., & Lyle, B. (2012). Coronary bypass surgery: Current operative strategies & risks. In V. Fuster, R. Walsh, & R. Harrington (Eds.), *Hurst's the heart* (13th ed.). Retrieved March 31, 2012 from http://www.accessmedicine.com/content.aspx?aiD=7822960.

Schiller, J., Lucas, J., Ward, B., Peregay, J. (2010). Summary health statistics for U.S. adults: National Health Survey, 2010. In *Vital & Health Statistics* (Series 10, No. 52, p. 16). Retrieved January 23, 2012 from http://www.cdc.gov/nchs/data/series/sr_10/sr10_252.

Schneider, C., Jick, S., Bothner, U., & Meier, C. (2010). COPD and the risk of depression. *Chest, 137,* 341-347.

Scordo, K. A. (2008). Nurse's role in exercise testing and non invasive imaging. In D. Moser & B. Riegel (Eds.), *Cardiac nursing* (pp. 350-374) St. Louis: Saunders Elsevier.

Shaffer, R. (2008). Care of patients undergoing fibrolytic therapy and percutaneous intervention. In D. Moser & B. Reger (Eds.), *Cardiac nursing* (pp. 823-851). St. Louis: Saunders Elsevier.

Sohn, M., Hawk, M., Martin, K., & Sivarajan Froelicher, S. S. (2010). Smoking cessation and relapse prevention. In S. L. Woods, E. S. Sivarajan Froelicher, S. Adams Motser, & E. J. Bridges (Eds.), *Cardiac nursing* (6th ed., pp. 783-798). Philadelphia: Lippincott Williams & Wilkins.

Soine, L. A., & Crawley, P. J. (2010). Nuclear, magnetic resonance and computed tomography. In S. L. Woods, E. S. Sivarajan Froelicher, S. Adams Motzer, & E. J. Bridges (Eds.), *Cardiac nursing* (6th ed., pp. 291-299). Philadelphia: Lippincott Williams & Wilkins.

Stewart, S. (2008). Epidemiology of coronary artery disease. In D. Moser, B. Riegal (Eds.), *Cardiac nursing* (pp. 9-30). St. Louis: Saunders Elsevier.

Sweeney, M. (2010). Therapeutic approaches to the diabetic patient. In M. Crawford, J. Demarco, & W. Paulus (Eds.), *Cardiology* (pp. 59-77). Philadelphia: Mosby Elsevier.

Taylor, R., Brown, A., Ebrahim, S., Jolliffe, J., Moorani, H., Rees, K., Skidmore, B., Stone, J., Thompson, D., & Oldridge, N. (2004). Exercised-based rehabilitation for patients with coronary heart disease: Systematic review and meta-analysis of randomized controlled trials. *American Journal of Medicine, 116,* 682-692.

Tiep, B. L., & Carter, R. (2009). Therapeutic oxygen. In J. E. Hodgkins, B. R. Celli, & G. L. Connors (Eds.), *Pulmonary rehabilitation: Guidelines to success* (4th ed., pp. 115-128). St. Louis: Mosby Elsevier.

Vora, T. (2011). Cardiovascular diagnostic testing. Lecture at Matters of the Heart Women's Health Conference, February 18, 2011.

Warzeski, M., Choo, J., Novak, J., & Burke, L. (2008). Obesity. In D. Moser & B. Reigel (Eds.), *Cardiac nursing* (pp. 446-462). St. Louis: Saunders Elsevier.

White, R. J., Rudkin, S. T., Harrison, S. T., Day, K. L., & Harve, I. M. (2002). Pulmonary rehabilitation compared with brief advice given for severe chronic obstructive pulmonary disease. *Journal of Cardiopulmonary Rehabilitation, 22,* 338-344.

Willis, M. C. (1996). *Medical terminology: The language of health care* . Baltimore: Williams & Wilkins.

Wynne, J., & Braunwald, E. (2010). Cardiomyopathy and myocarditis. In J. Loscalzo (Ed.), *Harrison's cardiovascular medicine* (pp. 241-253). New York: McGraw Hill.

致谢

感谢来自明尼苏达州（Minnesota）底特律湖（Detroit Lakes）的 Stacey Larson、MA、OTR/L 和其他治疗师们提供这个慢性阻塞性肺疾病的个案研究报告。

第四十三章 吞 咽 障 碍

原作者：Wendy Avery
译者：汤继芹 翁弋婷

学习目标

通过本章的学习，读者将能够：

（1）论述正常的吞咽动作。

（2）辨别吞咽障碍的类型及其表现。

（3）描述临床吞咽障碍的评估方法。

（4）采用基本的代偿和康复策略治疗吞咽障碍。

（5）描述吞咽障碍仪器评估程序。

吞咽障碍，即吞咽过程中任何阶段出现困难，很多情况下会干扰作业治疗服务对象的功能独立性。安全吞咽是日常生活中一项至关重要、维持生命的活动。作业治疗师在许多情况下需要处理这个问题，包括急诊和精神病医院、急性和亚急性康复中心、门诊诊所、疗养院、家庭保健机构和学校。吞咽障碍在作业治疗服务的成人群体中很常见，包括81%的急性脑卒中患者（Warnecke et al.，2008），50%的帕金森病患者（Crary & Groher，2003），55%患肺炎的老年人（Cabre et al.，2010）。

作业治疗师帮助吞咽困难的患者进行吞咽能力的康复，包括进食、认知、感知、感觉和运动技能、姿势控制，以及对发生改变的吞咽机能进行康复或代偿，患有急性、慢性、先天性和获得性吞咽障碍的患者在治疗后均有改善。在某些情况下，有经验的作业治疗师担任主要吞咽治疗师 [American Occupational Therapy Association（AOTA），2011]；在其他情况下，言语-语言病理学家是主要的吞咽治疗师。即使作业治疗师不是主要的吞咽障碍治疗师，他们对吞咽康复的贡献也是显著的，对吞咽机能的解剖学和生理学的理解也十分重要。吞咽障碍的治疗由多学科的吞咽障碍治疗团队提供，通常包括作业治疗师、主治或全科医师、护士、呼吸治疗师、言语-语言病理学家，还包括放射科医师在内的专科医师。患者作为自我倡导者和客户也是其中的一员，还包括照护者。

这一章介绍的是成人吞咽障碍评估和治疗所需的基本技能。对吞咽患者进行独立干预需要临床作业治疗师具备先进的知识和技能。美国作业治疗协会（AOTA）（2007）描述了作业治疗师和作业治疗助理进行吞咽障碍照护的初级和高级技能。应该注意的是，吞咽障碍照护是作业治疗师的高级实践领域（AOTA，2007）。本章内容不能替代吞咽障碍护理的正规教育和培训。通过寻求进一步的学习机会、研究新进展、参加工作坊和会议以及接受指导，可以获得更多关于吞咽障碍的信息。

一、正常吞咽

吞咽是一个非常复杂的过程，包括有意识和无意识的行为。脑神经执行构成吞咽的感觉和运动过程。皮质调节因素包括食欲、态度、注意力持续时间、对食物的兴趣及姿势等，这些因素都会对吞咽有影响，在评估和治疗时必须加以考虑。口腔、咽和食管参与吞咽过程，结构如图 43-1 所示。

吞咽的阶段包括口腔前期、口腔准备期、口腔期、咽期和食管期（定义 43-1）。口腔前期、口腔准备期和口腔期是自发的。口腔准备期的时长随食团的类型（Mendell & Logemann，2007）和年龄（Logemann et al.，2002）而异。口腔运送时间，即完成口腔期的时间长度，通常为 1～1.5 秒（Mendell & Logemann，2007）。咽期的阶段是非自主的，虽然意志行动可以改变这个过程。正常咽期传输时间为 1 秒（Mendell & Logemann，2007）。虽然受重力的影响，患者的位置可能会影响食管期，但这个阶段是非自主的。

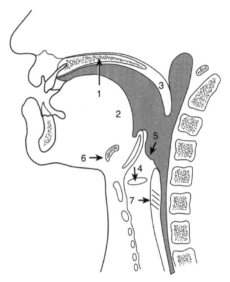

图 43-1　参与吞咽过程的口腔、咽和食管结构
1. 硬腭。2. 舌根。3. 软腭和悬雍垂。4. 声带。
5. 喉前庭。6. 舌骨。7. 上食管括约肌
经许可改编自：Groher, M. E. [1997].
Dysphagia: Diagnosis and management [3rd ed.].
Boston: Butterworth-Heinemann

📖定义 43-1

吞咽的阶段

1. 口腔前期　食物外观极佳，味道鲜美，这会刺激唾液的分泌，口腔会有准备动作，以便接受和移动食物和液体。当一个人伸手去拿并抓住用具、杯子或食物，并把它送到嘴里时，上肢就会自发地运动。

2. 口腔准备期　口腔接受和传送容纳的食物，使其与唾液混合形成食团。呈泥状或液体状的食物不需要太多的咀嚼，很快被舌头和脸颊的肌肉组织集中在嘴里。如果是固体，可能需要嚼碎食物放在嘴里。磨牙以旋转运动的方式咀嚼食团，并在左右磨牙之间移动。颊肌收缩以防止食物进入脸颊和牙齿之间。一旦嚼碎或形成食团，食团就会被带到舌头的中心。

3. 口腔期　当面颊和舌肌将食团保持在口腔中央时，舌头将食团挤压到硬腭下，向后移动到腭弓的水平。

4. 咽期　软腭抬高时关闭鼻咽。喉和舌骨抬高及伸展，当会厌尖端覆盖喉前庭时，使喉前庭（其开口）的尺寸最小化。停止呼吸（称为"吞咽呼吸暂停"），以减少食物或液体吸入呼吸道或喉部渗入。声带闭合后，咽部收缩肌依次收缩以推动食团通过咽部。喉的升高导致食管上括约肌松弛，允许食团通过。

5. 食管期 食管括约肌恢复到正常的状态，食团通过食管蠕动和重力的作用通过食管输送。食管下括约肌松弛，食团进入胃。

二、吞咽障碍概述

许多疾病过程和创伤会导致吞咽障碍，包括那些影响中枢神经系统、周围神经系统、运动终板、肌肉和其他解剖结构的疾病。吞咽障碍会导致脱水（Leibovitz et al., 2007）、营养不良（Foley et al., 2009）、压疮（Westergren et al., 2001），以及由误吸引起的肺部并发症。这些并发症包括吸入性肺炎（Eisenstadt，2010）、气道阻塞（Eisenstadt，2010）和死亡（Eisenstadt，2010）。长期吞咽障碍可导致参与社交和文化活动能力受限，会对个人产生深远的影响。

吞咽障碍有三种类型：麻痹性、假性延髓性和机械性。麻痹性吞咽障碍是由下运动神经元受累引起的，导致口腔和咽结构的弱化和感觉障碍，包括吞咽反射的减弱或缺失。假性延髓性吞咽障碍是由上运动神经元受累引起，导致口腔和咽部结构的低张力或高张力，以及吞咽反射变慢或协调性差。机械性吞咽障碍是由口腔、咽或食管结构的丧失或者缺陷和（或）外伤或手术引起的感觉缺陷而引起。肺部并发症可能会使表现复杂化。身体虚弱、食欲缺乏和整体营养状况不佳会影响患者的耐力，并且影响吞咽障碍和整体康复的能力（安全事项43-1、定义43-2）。

📖**安全事项 43-1**

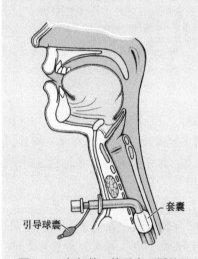

1. 肺部问题 呼吸问题可能导致吞咽障碍，反之亦然，因为呼吸和吞咽的机制有共同的解剖学结构和生理学基础。

2. 分泌物管理 患者的呼吸道必须保持清洁，及时清理过多的分泌物。可能需要通过鼻腔间歇性吸痰或气管造口术来清理气道。吞咽治疗师应与护理和呼吸治疗人员密切合作，评估气道保护和维持氧合的能力是否足够。必要时，相关人员需要清理气道。

3. 气管造口术 气管造口术是导管通过颈部的人造口改变呼吸路线。气切管分临时性或永久性，用于保持气道畅通（图43-2）。气管造口术为吸痰或使用呼吸机提供了方便，但会导致或加重吞咽障碍。由于患者没有通过鼻进行呼吸，因此它们的嗅觉和味觉会降低。如果发生喉部渗入，气管切开会降低清除上呼吸道的能力，这增加了咽部淤积引起误吸的风险，延迟了咽反射的触发，缩短了声带闭合的持续时间，并减少了喉部运动。充气的气切口套囊进一步降低使喉部抬高，增加隐性误吸的风险（Ding & Logemann, 2005）。"开放式"气管造口术，即气切管不覆盖或"加盖"，消除了声门下压力，降低了吞咽反应的力度（Gross et al., 2003）。

4. 机械呼吸机 呼吸机是患者无自主呼吸时辅助呼吸的机器。正压呼吸机可以暂时用

图43-2 气切管。管子有不同的尺寸，可以如图所示带或不带套囊。引导球囊用注射器给套囊充气并标示相对充气量。膨胀的套囊可防止食物或分泌物进一步落入气管

于帮助患者度过疾病急性或慢性期，也可以用于长期呼吸困难的患者。正压呼吸机通过鼻管或口管或气切管辅助患者呼吸。使用呼吸机通过气管造口呼吸的患者可以通过口腔进食。由于吞咽时呼吸停止，需要在吸气和呼气之间协调好吞咽。机械呼吸超过 1 周的患者一旦移除呼吸机，就会出现多重吞咽障碍（Macht et al.，2011）。气管切开依赖呼吸机的患者在进食时容易发生误吸（Macht et al.，2011）。

定义 43-2

1. 各种类型吞咽障碍的临床表现 这里没有列举出引发吞咽障碍的所有医疗诊断，但是包含了临床最常见的发生吞咽障碍的情况。

2. 阿尔茨海默病：假性延髓性吞咽障碍
- 注意力持续时间缩短，出现吞咽失用和自主进食失用。
- 口腔和咽部反应迟缓，自我进食需要身体和语言上的提示。
- 自主进食困难是常见的，开始用餐时启动进食会有困难（Edahiro et al.，2012）。
- 焦虑和行为障碍会阻碍进食过程（Edahiro et al.，2012）。
- 患者更喜欢甜味和糊状食品。
- 疾病后期，患者更易误吸（van der Maarel-Wierink et al.，2011），自主进食也更困难（Edahiro et al.，2012）。

3. 脑损伤：假性延髓性、麻痹性吞咽障碍
- 脑损伤吞咽障碍的类型和严重程度取决于损伤的原因以及大脑病变的位置和大小。
- 行为和认知问题影响自主进食和吞咽。
- 异常的病理反射可影响口腔和咽部控制。
- 肌肉张力的增加或减少可能会导致张口程度变小，或嘴唇闭合困难，流涎液，舌头控制力下降，食团滞留在颊部（Logemann et al.，1994；Mackay et al.，1999）。
- 咽部吞咽延迟触发，鼻反流，舌根运动减弱，喉头抬高不足，可以导致残渣滞留咽部（Logemann et al.，1994）。
- 总体用餐时间增加（Mackay et al.，1999）。

4. 脑血管意外：假性延髓性、麻痹性吞咽障碍
- 右半球和左半球以及皮质下卒中可能导致咽和喉感觉缺损（Aviv et al.，1996）。
- 症状因病变位置和大小而异。
- 右半球卒中（假性延髓性吞咽障碍）患者表现出轻微的口腔运送、咽触发和喉部抬高的延迟。咽部阶段持续时间更长，可能有喉部渗入和误吸（Robbins et al.，1993）。可能忽略或否认吞咽问题，感觉丧失会减慢对食团的运动反应。
- 左半球卒中患者（假性延髓吞咽障碍）表现在口腔期启动和咽期触发时间延后，咽期增长（Robbins et al，1993）。可能会出现进食和吞咽失用。
- 皮质下卒中患者（麻痹性吞咽障碍）显示轻微的口腔转运延后和吞咽触发的延迟。痉挛性吞咽障碍患者存在一个普遍的问题：喉抬高程度不足，舌根后缩减少，单侧咽活动减弱（Horner et al.，1991；Robbins et al.，19933）。食管上部括约肌开口可能减小。

5. 发育/智力残疾：假性延髓性、麻痹性吞咽障碍
- 单独或同时存在脑性瘫痪和智力发育迟缓可能会出现食团形成和转运障碍，吞咽反射延缓，咽蠕动障碍，食管疾病和误吸（Sullivan，2008）。

- 可观察到异常的口腔反应和口腔低敏性或超敏性。
- 姿势、头部、颈部和肢体控制不佳，影响吞咽。
- 进食太快或者进食过多，影响吞咽效率和安全（Samuels & Chadwick，2006）。

6. 头颈癌症：机械性吞咽障碍

- 由于头颈部肿瘤导致的吞咽问题主要受肿块的类型、大小和位置影响。
- 源于唇部手术的食团控制和食团在口腔的保持等问题（Nguyen et al.，2008）。
- 从口腔底部切除肿瘤会引起食团控制困难，喉抬高幅度不足，上食管括约肌扩展降低（Hara et al.，2003）。
- 舌切除术，或切除部分或全部舌头，导致食团的推动难以进行或缺乏；切除术限制了吞咽启动所需的高度（Lazarus，2006）。
- 单侧喉癌可能需要喉头切除术或半喉切除术；这可能会导致声带闭合不足，后舌运动减少，上食管括约肌开口减少（McConnel & O'Connor，1994）。
- 声门上喉切除术使声门关闭、喉部抬高和上食管括约肌打开困难（McConnel & O'Connor，1994）。
- 广泛的喉癌需要进行全喉切除术，将食物通道和气道分开，并建立永久性的解剖气管造口术。术后即使误吸改善，咽、剩余的喉部组织和食管对食团的推动仍会减少（Maclean et al.，2009）。
- 辅助放射治疗导致邻近放射区域结构的水肿、纤维化、唾液减少，还会导致唇或口腔干燥。
- 放射治疗结合化疗、无须手术治疗，可以减少舌根运动、喉部抬高、咽部运动范围和速度（Lazarus et al.，1996）。
- 放射治疗结合手术会延长口腔转运时间，增加咽残留量，减少食管上括约肌的开口（Pauloski，2008）。

7. 多发性硬化症：假性延髓性、麻痹性吞咽障碍

- 吞咽障碍的症状因中枢和外周神经系统硬化斑块的位置而异。吞咽障碍随着疾病的发展而恶化（Poorjavad et al.，2010）。
- 口腔结构和颈部肌肉薄弱（Poorjavad et al.，2010）。
- 出现咽处吞咽减弱、延迟和咽收缩乏力（Poorjavad et al.，2010）。

8. 脑肿瘤：假性延髓性、麻痹性吞咽障碍

- 吞咽障碍可能是由于大脑肿瘤转移或医疗、外科手术造成的。
- 症状随患者肿瘤的位置和程度及干预措施而异，症状可能与脑卒中患者的症状相似（Wesling et al.，2003）。

9. 帕金森病：假性延髓性吞咽障碍

- 冲动和判断力差会影响吞咽。
- 下颌僵硬，头颈姿势异常，舌头运动和咀嚼的协调能力受损。吞咽过程中，咀嚼和面部运动（Bakke et al.，2011）伴随舌头控制（Van Lieshout et al.，2011）均受影响。咽部的改变主要发生在咽部残渣增多和咽抬高延迟。出现异常的头、颈和躯干的姿势伴随上肢协调运动困难。
- 进食和吞咽可能太慢和费力，不能摄入足够的营养。
- 随着进食的进行，面部疲劳会使吃饭和吞咽更加困难（Soloman，2006）。

三、吞咽障碍评估

吞咽障碍评估包括两个部分：临床评估和仪器评估。

（一）临床评估

吞咽障碍的临床评估涉及与吞咽相关各方面的周密检查，最好使用可靠有效的工具（Latella & Meriano，2010）。可靠有效的工具可以提供精确的评估，并且允许不同的测试员进行重新评估，并确保每个测试项目都提供对表现因素的准确评估。吞咽障碍评估方案（1997）是作业治疗师开发的标准化评估的一个例子，图43-3说明了如何使用图表记录评估结果。

吞咽障碍评估方案记录表

患者姓名：Doe，John　　出生日期：1940.1.1　　年龄：73　　入院日期：2013.1.1

主治医师：Dr. Smith　　记录地点：床边　　疾病类型：神经　　评估类型：☑初次评估　　□再次评估

常用辅助设备：轮椅　　诊断：左半球脑血管意外；右侧偏瘫　　发病日期：2012.12.29

转诊原因：吞咽障碍　　最后一次口腔进食：早餐　　治疗师/资质：Wengy Avery　MS　执业注册作业治疗师

病史及观察报告

进食病史

生病前进食功能是否正常？　☑否　□是

出现变化的时间？对功能变化进行描述。

<u>卒中后任何质地饮食均出现呛咳</u>

食物类型有无改变？　□否　☑是

进行代偿的时间和方式？　医嘱：<u>糊状食物</u>

食物摄入量有无改变？　□否　☑是

时间及方式？<u>较少经口进食</u>

体重有无减轻？　☑否　□是

减轻体重数：_____　出现时间：_____

其他变化：_____

营养状况

营养途径：　□禁食　☑经口进食

替代性进食方式：

□NGT（鼻胃管）　□PEG（胃造瘘术）

□TPN（全胃肠外营养）

☑其他：<u>静脉输液</u>

目前饮食：

□普通饮食　☑其他：<u>糊</u>

特殊饮食要求：

□无糖　□低盐　□犹太餐

□其他：<u>无</u>

呼吸状态

一般状态：

警觉性：☑无欠缺　□部分欠缺　□中度/重度缺损

遵照指令情况：　☑言语　□手势

☑3步　□2步　□1步　□无

如果患者无法遵守三步及以上指令，请说明困难的原因：_____

如果患者对遵循两步或者三步指示有困难，请参阅管理指南手册继续评估部分。

对吞咽障碍认知：

☑全面察觉　□部分察觉　□无察觉

观察患者在进食试验部分的表现后，记录此项目的适当评分

知觉/认知的观察：

☑没有缺失　□部分缺失　□严重缺失

补充说明：_____

体格状态：

获得和保持体位所需的协助：

☑独立　□最小/中度协助　□最大协助

补充说明：_____

头颈部控制：

活动范围：　□正常　☑受限

肌力检查：　□正常　☑降低

□非功能性进食

如果头部和颈部控制属于非功能性进食，应立即停止评估，并参照手册获取进一步信息。

联合听诊? ☑否 □是

吸痰需求? ☑否 □是

频次：_____ 途径：_____

气管造口? ☑否 □是

类型：□有套管 □无套管 □有孔

□范围_____

套管位置：□完全充气 □部分充气 □不充气

补充说明：_____

机械通气? ☑否 □是 □不可移动

脱机指标：_____

是否接受胸部物理治疗？ ☑否 □是

治疗类型：_____

补充说明：_____

咽期

喉头抬高 ☑正常 □受损 □缺失

吞咽后音质 □正常 □受损 ☑缺失（吞咽前已缺失）

听诊：

食管上括约肌 □否 □是

滞留 □否 □是

备注：__咽部吞咽反应发动延迟__

重复吞咽： □否 ☑是 吞咽次数：__1__

咳嗽反射： ☑否 □是

□吞咽前 □吞咽中 □吞咽后

其他观察

在进食试验前、中、后,血氧饱和度均可保持在96%。

在进食试验期间记录病人对吞咽问题的认识和记录自行进食时上肢肢体的控制。

补充说明：

患者已意识到不能吞咽液体和可咀嚼的固体。他需要手把手地协助将勺子盛取食物并送至嘴边，且能双手握住硬杯端到嘴边啜饮。

总结：

个案是一位脑卒中后右侧偏瘫伴失语症的 73 岁男士，主要表现为音质下降，右侧舌及面颊控制不佳。他能够进食软的食团，但是需要花额外的时间进行口腔控制且吞咽反应缓慢。吞咽后没有发生食物滞留和呛咳。没有误吸和喉部渗入的临床症状。

功能水平

（在进食体位、手至口运动控制和吞咽方面需要的身

上肢控制：

自行进食： □正常 ☑受限 □非功能性

在进食试验期间记录上肢控制度。

补充说明：__右侧颈部肌张力下降，需要提示以保证颈部直立。右上肢肌力降低，无法控制餐具。__

吞咽的临床评估

观察

- □流口水 □咬舌或咬唇
- ☑过多的口腔分泌物 □吐舌
- □口部干燥 □口腔运动失用症
- ☑口腔卫生不良 □过度咳嗽（超过两次以上）
- □口腔食物残留 □声音沙哑或浊水声
- □嘴唇食物残留 □频繁清喉咙
- □假牙 ☑其他表现：__牙齿完整__

口腔控制

	肌张力 正常	肌张力 受损	关节活动度 正常	关节活动度 受限	肌力 正常	肌力 受损	感觉 正常	感觉 受损	说明
嘴唇		↓右	√		√		√		
面颊		↓右	√		√		√		
下腭	√		√		√		√		
舌		↓右	√		√		√		

原始反射和异常反射

- 下颌反射 ☑缺失 □存在
- 觅食反射 ☑缺失 □存在
- 吸吮反射 ☑缺失 □存在
- 咀嚼反射 ☑缺失 □存在

咽控制

	正常	受损	缺失	说明
软腭功能		√		
呕吐反射		√		
音质			√	因声带无力无法发声
咳嗽控制		√		

进食试验

食欲/参与的意愿 黏稠度：（描述）

□积极 ☑湿润黏稠_____ 苹果酱、布丁

体或言语协助）

患者需要手把手地引导使用餐具,但能够独立地双手握住杯子。他需要口头提示其准备餐具,并监督其转移到轮椅上用餐。

在用餐和食用小吃时,需要间歇性监督患者,建议辅助其使用右手自行进食。

□一般　　　　　□松软易咀嚼＿＿＿＿＿＿

□消极　　　　　□浓稠液体＿＿＿＿＿＿＿

　　　　　　　　□稀薄液体＿＿＿＿＿＿＿

　　　　　　　　□松脆易咀嚼＿＿＿＿＿＿

特殊的工具和技术:手把手引导患者使用右手自己进食;使用左手协助保持口唇闭合并进行右侧面颊按摩;以防止食物在面颊侧残留。＿＿

无食团时的吞咽能力: □正常　□受损　□缺失

口腔期

	正常	受损	缺失	备注
口腔中食团控制		√		
食团形成		√		
食团推进		√		
咀嚼				未行检查

推荐和计划

□禁食（非经口进食）

□营养咨询:＿＿＿＿＿＿＿＿＿＿＿＿＿＿＿＿

☑透视检查　评估液体的安全性

□预进食项目

☑特殊体位,适应性装备:　坐在椅子上进食

□用餐时间监督　　□持续监督　　□间歇监督

□协助准备

☑日常饮食推荐:　糊、试用浓稠液体

☑其他:　短期目标

①试用蜂蜜状浓稠液体

②能够食用软质可咀嚼物,且不发生误吸现象

③能够独立的完成保持嘴唇闭合和防止食物驻留的技术

④能够独立完成声带内收训练

⑤能够使用辅助器具独立进食

图 43-3　从吞咽困难评估方案中获得的对真实案例的完整评估

1. 关注病史、营养和呼吸　临床医师询问患者的病史和手术史,特别注意与吞咽障碍相关的任何诊断和疾病进展。患者本人和照顾者也需要提供关于吞咽障碍的任何历史信息。重视特定的体征和症状的改变,如与进餐时间相关的行为以及食物摄入量和体重减轻的变化等。还需记录当前的营养来源,包括患者接受 NPO 治疗的时间长短,即禁食的时间。治疗师还会记录特殊饮食习惯和做法。关于呼吸状态的信息可以从医院的病历和医生处获得,包括是否存在气管切开和（或）机械通气,以及能否进行分泌物独立管理。

2. 评价认知、感知和体能　重要的认知和感知因素包括警觉和觉醒、定向力,每餐或进餐时注意力,遵循多步指令的能力,任何视觉缺陷或者单侧忽略。治疗人员应记录患者对自己吞咽障碍的洞察力,观察头、颈、躯干、四肢的控制,以及下床进食的活动耐力,评估自

我体位摆放和自主进食的能力，以及对适应性进食辅具的需要或使用。

3. 评估口咽能力　一旦开始直接的身体评估，临床医师必须遵守普遍的预防措施，以防止临床医师和患者暴露于病原体（安全事项 43-2）。作业治疗师评估口腔和咽部控制，包括张力，活动度，肌力，唇、舌、下颌和脸颊的感觉，以及任何异常的口腔反射。为了评估咽部控制，治疗师观察软腭运动、咽反射、声音质量和自主咳嗽。听诊器可以用来听诊声带以上的积液，因为液体在呼吸过程中产生共振。治疗师还会评价患者的饥饿感和对小吃或餐点的热情程度。

📖 **安全事项 43-2**

1. 治疗师和患者的注意事项　在进食过程中，吞咽治疗师与患者保持密切接触，容易接触到患者口腔分泌物和在患者呼吸范围之内。同样，患者暴露于治疗师衣服、双手及呼吸携带的病原体中，因此应使用通用（也称为"标准"）预防措施。治疗师触摸患者面部或口腔内部时，必须戴手套。

　　吞咽障碍患者在进食过程中容易出现气道阻塞和误吸。为了患者的安全，吞咽治疗师应该接受气道吸引、海姆利克操作法和心肺复苏术的培训。

2. 潜在或实际误吸的体征和症状　虽然喉部渗透或吸入可能是隐性的，没有明显的警告信号和症状，但以下情况表明它可能发生或正在发生。如果在吞咽障碍评估期间观察到，这些体征或症状表明不应该开始或应该停止进食尝试。具体关注事项如下（Avery-Smith et al., 1997）：

　　（1）临床评估中患者不能保持清醒。
　　（2）口腔或咽部感觉和运动评估显示操作和控制食团的能力差。
　　（3）食团停留在口腔中，患者无法在合理的时间内启动或完成口腔准备阶段。
　　（4）吞咽前、吞咽过程中或吞咽后有过度咳嗽或窒息。
　　（5）口腔期结束后，没有吞咽反应。
　　（6）吞咽后音质会发生变化，通常是湿的，或者没有声音。
　　（7）听诊或裸耳可听到严重的积水或潮湿；分泌物管理不善。
　　（8）患者脸色和（或）呼吸速率的变化、胸部听诊充血的增加和（或）脉搏血氧计记录的血氧水平的降低提示隐性误吸。

4. 进食试验　进食试验开始前，采取可最大限度促进表现的干预措施（实践程序 43-1）。如果患者已经结束禁食或有诊断或临床影像表明有误吸的高风险时，第一次应尝试用易于咀嚼（或掌控）的食物和浓稠的液体。口腔期，治疗师应观察食团包容、形成、推动和咀嚼情况。咽部期，临床医生评估喉部抬高幅度、音质等。如出现反复吞咽和咳嗽时，尤其是在首次进食试验，治疗师应该观察喉部是否有渗入或误吸的症状和体征（见安全事项 43-2）。评估要附带总结、建议和计划（Latella & Meriano, 2010）。

📖 **实践程序 43-1**

进 食 准 备

　　在进行进食评估试验和食用零食或者进餐前，治疗师必须采取措施来优化患者吞咽功能。因为这些策略不涉及食物的摄取，它们是间接治疗技巧。
● 提供安静的环境，鼓励患者集中注意力。
● 将患者安置在椅子上保持身体直立，以尽量减少误吸的风险。双脚应该有支撑，并且手臂应该可以自由地进食。患有假性延髓性吞咽障碍的患者可能需要特别注意进食前的体位摆放，以及特殊体位辅具的使用；帮助患者保持头颈对位对线，促进刺激口腔和进食前及进食过程中的咽部运动（图43-4）。

●试验前完成口腔清洁，因为这会刺激口腔的感觉和活动度。

●对于有视觉忽视和（或）其他视觉缺陷的患者，提供简单的食物和餐具视觉陈列。对于单侧忽略的患者，用彩色锚点带提示其关注盘子的另一边。

●提供可以引起食欲、具有文化特征的食物、用具和餐具。

●提供适应性的辅具和（或）手把手的指导，以促进独立进食。

●如有必要，提供简单的解释和一步到位的口头指令。

●如果患者吃得太快或对多种食物的选择感到困惑，可一次提供一种食物。

●使用小容量的餐具和口头或手动帮助，只装一茶匙大小的食物。捏住吸管以限制液体摄入量或使用开口小的带盖杯子。

一些特殊技术在进食试验中是有帮助的。比如，吞咽时将听诊器置于喉部外侧听诊（图43-5）可以提示口腔和咽部阶段的效率和安全性（Borr et al.，2007）。吞咽时轻轻触摸颈部（图43-6），便于了解口咽运动的对称性、强度和速度，同时可以进行听诊。脉搏血氧计是一种无创监测设备，进食时用于测量患者血流中的氧饱和度，可以高效地检测出是否发生了误吸或呼吸困难（Salvdor et al.，2009）。血流中正常氧饱和度在93%～98%，吞咽后低于92%的水平表明有误吸可能。如果患者能自己进食，触诊和听诊可以同时进行。如果患者需要辅助进食，听诊和指导进食可以同时进行。

5. 建议和计划 临床评估完成后，就要制定建议和康复计划。如图 43-4 所示，建议包括是否经口进食，是否进行仪器评估，是否需要与营养师进行营养咨询，推荐饮食类型、用餐时的体位和监督，辅具，辅助的类型和程度。随着患者进一步临床观察评估、仪器评估以及其他吞咽障碍治疗团队成员输入的附加信息的变化等，患者的治疗计划和目标也会改变。

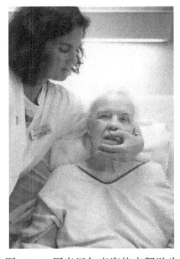 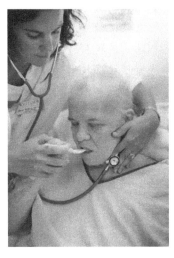 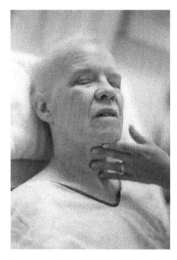

图 43-4　用半尼尔森姿势来帮助头部和颈部控制。治疗师还可以同时帮助控制下颌、脸颊和嘴唇

图 43-5　用听诊器听诊吞咽动作。可能需要治疗师辅助头部控制，引导自主进食，同时对吞咽进行听诊

图 43-6　吞咽时颈部的触诊。第一根手指是在下颌下面，第二根手指在舌根，第三根手指在甲状软骨上，第四根手指在喉底。触摸要轻，以免妨碍运动

（二）仪器评估

临床评估与仪器评估相辅相成，仪器评估使用成像和诊断性研究提供吞咽时口腔期、咽期、食管期等不可视部分的关键信息。定义 43-3 中论述了吞咽困难的各种类型的仪器评估。医生经常和作业治疗师合作进行评估。食物或液体的误吸可能是隐性的（Leder et al., 2011），视频透视镜和纤维内镜吞咽功能检查（FEES）等影像检查是识别误吸的必要条件。由于患者的情况不同，放射影像技术有时候也无法识别出患者误吸的真实情况。尽管如此，这些技术为吞咽质量和吞咽过程的评估提供了有效、重要的补充信息。

📖 **定义 43-3**

吞咽的仪器评估

以下是吞咽障碍的仪器评估所应用的技术。

1. 肌电图 电极通过一根小针插入肌肉，或放在肌肉表面的皮肤上，以记录肌肉的收缩。表面电极用于评估神经性吞咽障碍患者食团管理能力和咽部、喉部和食管活动（Stepp, 2012）。

2. 纤维内镜吞咽功能评估 纤维喉镜是一种顶端装有小摄像机的狭窄的柔性喉管，通过鼻腔进入鼻咽，观察腭、咽和喉在内的结构，以评估其解剖结构和运动功能。以不同浓度的食物喂食，观察进食时口腔后部和咽部功能以及气道保护情况。

3. 测压法 将带有测量压力传感器的导管导入食管。测量食管收缩的力量、时间和频率。

4. 放射元素扫描术 放射性同位素与食物混合，当食团吞下去后，伽马相机追踪放射性元素。该测试测量的是食团通过的速度，可以准确测量吸入的食团量。

5. 超声波检查法 置于下颌下面的超声波换能器产生吞咽的口咽阶段图像，揭示吞咽过程参与的组成和食团的流动性。

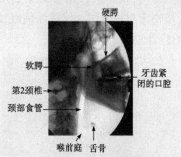

图 43-7 口腔、咽和食管结构的视频透视影像

引自：Videoprint image courtesy of Bette Pomerleau, MS, SLP, and Ray Autiello, LPN, RT, of Universal Mobile Services, Haverhill, MA.

6. 视频透视镜 患者坐在可移动摄像机和荧光屏之间，当吞入钡或钡浸渍的液体和食物时，口腔、咽部和食管结构的放射学图像从照相机传送到屏幕上。这些图像被录在录像带或 DVD 上。图 43-7 显示了口腔、咽和食管上部结构的视频透视镜图像，可以观察吞咽的病理变化以及代偿性吞咽技术和体位的疗效。可以从患者侧位和（或）前后位置察看结构和功能。视频图像可以重复多次评估进展。吞咽治疗师通常在场，来确保测试再现了患者正在使用代偿性动作，以及食物质地，并确保它尽可能精确地模拟真实的饮食，必要时吞咽治疗师可以进行视频透视检查。协助或实施视频荧光检查的治疗师必须是吞咽临床专家，他们必须经过设备使用培训并能熟练应用。吞咽的影像学检查也可以称为"改良钡吞咽"或"MBS"。

四、吞咽障碍干预

（一）修复和代偿性目标

治疗中需要考虑修复和代偿目标。修复，也称为"康复"，治疗重点是恢复正常水平的吞咽功能。当目标是严格的修复性时，部分或全部恢复的潜力是可以预期的。该方法可用于预期完全或接近完全康复的急性脑卒中患者。补偿性治疗通过使用替代策略和技术来规避损伤。这些技术在预计无法完全康复时使用，例如，帕金森病晚期病患。代偿技术也可用在正常吞咽恢复之前进行安全的功能性吞咽，例如，对预期完全恢复的急性肺炎患者。表 43-1 讨论了针对特定吞咽障碍的代偿性和修复性干预措施。代偿性吞咽动作及其适应证在实践程序 43-2 中讨论，仪器干预在定义 43-4 中解释。目标可能一开始是修复性的，一旦到达平台期，又变成代偿性的。

表 43-1　特殊问题的代偿和修复性干预措施

患者问题	代偿性干预	修复性干预
吞咽失用症		提供自然的用餐环境；提高自主进食技能，促进口腔技能；提供各种各样能刺激口腔运动的食团
脸颊，嘴唇缺陷	提供软质食物和厚重的流食，以方便口腔操作；将食物放在口腔后部和较强壮的一侧；头部向较强的一侧倾斜；按摩面颊以防止食物残留；协助口唇闭合；饭后检查口腔是否有残留物	通过敲击、振动和快速拉伸来刺激食团移动；提供全范围运动和拉伸练习，并逐步进展为阻力吸气和吹气练习
异常口腔反射	避免诱发觅食、咬合、挺舌、吮吸或过度活跃的呕吐反射的刺激；引发运动对抗异常反射（例如，鼓励张开嘴以削弱咬力）；让患者坐下使身体得到很好的支撑以最小化近端伸肌张力，避免引起远端运动和反射异常	
面部、口腔超敏反应		为面部和口腔区域提供系统脱敏；如果感觉防御影响全身，应首先实施全身的分级感觉刺激，再对口腔区域进行刺激，然后小心地引入食物；使用系统脱敏和引导想象来减少肌肉紧张以及对饮食和口腔的焦虑
口腔低敏性	将食团放在口腔较敏感的部位；使用较热或较冷的食团和丰富的食物来刺激感觉（Logemann et al., 1998）；使用重的或黏性的食团	提供增强口腔内触觉结构的食物，本体感受输入可以刺激感觉和运动
舌控制减少	引入不需要太多口腔操作的饮食，包括软固体和厚流体；使用后部和（或）侧面把食物放在更强壮的一边；检查口腔有无饭后残留物	引入主动和被动舌运动范围练习、活动；用压舌板或戴手套的手指快速牵伸舌头；提供发音和舌头强化练习（Robinset et al., 2005）
口腔运送减慢	使用冷食团来加快口腔转运时间（注意防止它们融化成难以管理的液体），例如，那些注入柠檬汁的酸性食团，可以加快口腔操作食物的进度	
延迟吞咽	使用酸食团减少吞咽延迟（Logemann et al., 1998）；尝试压下颌以增强气道保护；增加食团体积和黏度以减少咽部延迟时间（Bisch et al., 1994）	尝试热触觉刺激：使用冰喉镜刺激咽弓处（图 43 - 8）加快吞咽的启动和整体速度（Rosenbek et al., 1996）
喉部抬升减少	使用门德尔松手法以延长喉头抬高时间或缩下颏以抬高喉头；使用声门上或超声门上吞咽以清除或尽量减少气道中的任何物质	使用 Shaker 练习（一个颈部屈曲练习方法）来加强舌骨上的肌肉组织和延长食管上括约肌的开放（Shaker et al., 2002）
喉关闭不全	使用声门或声门上吞咽来增强气道保护（Logemann et al., 1998）或下颌收拢以抬高和关闭喉部	声带内收练习（Logemann et al., 1998）
气管造口术	气管造口术导管的阻塞最大限度上减少了误吸，并改善了吞咽生物力学（Logemann et al., 1998）；使用单向发音阀可以降低误吸频率（Dettelbach et al., 1995）；下颌下压方法可能有用	

吞咽治疗师通常必须尝试几种干预方法，最好是借助视频透视镜检查来评估哪种方法最有效。治疗师在使用新技术时，应在有经验的治疗师的指导下工作。

实践程序 43-2

代偿性吞咽手法：目的和应用

以下技术是通过有目的的运动方法来提高咽吞咽的效果。其中大多数是复杂的，需要良好的注意广度和患者遵循复杂指令的能力。

动作	目的	应用方法
下颌后缩	将舌根向后移动，以缩小喉部通道口，保护呼吸道；当喉部降低，吞咽延迟时能够保护气道，提高吞咽质量（Ertekin et al., 2001）	吞咽时下颌朝胸部收拢
用力吞咽	帮助抬高舌根（Lazarus et al., 2002）	吞咽时通过喉部肌肉用力挤压
门德尔松手法	当喉部降低时，延长食管上括约肌的开放时间（Lazarus et al., 2002）	将舌推入上腭；吞咽时尽量将喉结保持在上面
颈部旋转	关闭咽部较弱的一侧，使用更强的一侧咽和（或）声带的肌肉组织；提高吞咽质量（Ertekin et al., 2001）	吞咽时将头转向较弱的一侧
声门上吞咽	弥补声带闭合不良，减少吞咽过程中食物渗入喉中（Lazarus et al., 2002）	屏住呼吸吞咽；然后咳嗽。吞咽后有意咳嗽有助于确保气道中的食物回到咽部被重新吞咽
超声门上吞咽	通过缩小气道开口，减少吞咽时进入喉中（食物的量）（Lazarus et al., 2002）	吞咽时屏住呼吸，向下用力，吞咽后咳嗽

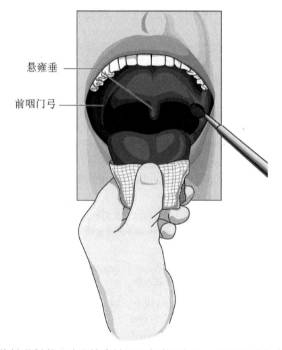

悬雍垂
前咽门弓

图 43-8　吞咽的热触觉刺激。冰喉镜常被用于刺激咽门弓，以引出或提高吞咽反射的强度

📖 **定义 43-4**

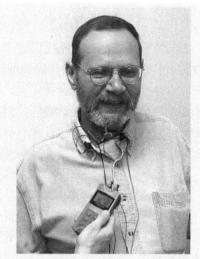

工具干预

表面肌电图为患者改善吞咽功能意识，帮助更好吞咽，这种干预在脑卒中患者中被证明是有用的（Crary et al., 2004；Freed et al., 2001）。例如，VitalStim 治疗工具使用一种特殊设计的带有表面电极的电刺激装置放在颈部（图43-9）。

图43-9　VitalStim，一种特别开发的促进吞咽时肌肉收缩的神经肌肉刺激装置，放在吞咽障碍患者的颈部

引自：©2005 Encore Medical, L.P. VitalStim is a registered trademark of VitalStim, LLC.

（二）间接和直接疗法

另一个考虑因素是所使用的治疗技术类型。间接治疗是指在不摄入液体或不进食的情况下改善吞咽的必备能力。高误吸风险的患者通常只从间接治疗开始。间接治疗包括针对虚弱或低张力口腔和咽部肌肉组织的活动度强化和协调练习；加强咽部和喉部结构；降低或刺激口腔肌肉组织敏感性和改善咽吞咽反射的技术。间接治疗还包括提高患者的觉醒度以实施治疗，以及控制环境以优化影响吞咽的行为（参见实践程序43-1）。

直接治疗是治疗性摄食或膳食期间恢复吞咽所必备的先决条件的能力。这包括练习和（或）使用代偿性吞咽手法帮助摄入食物。直接治疗开始，间接治疗仍可以继续。个别治疗计划通常包括直接和间接技术的选择。干预措施的复杂性取决于患者和（或）照护者处理复杂信息的能力。治疗技术的有效性可以通过视频透视检查或纤维内镜检查进行评估，尤其是在咽部阶段，在该阶段技术的效果是不可视的。尽管这里没有深入讨论，优化自主进食技能与吞咽目标一样都是值得强调的目标。虽然在文献中还没有得到证实，但是感觉输入和运动模式用于自主进食可能与部分自愿吞咽中使用的技术有关，并且促进了这两种技能的增强。

（三）吞咽疗法的饮食进阶

随着间接治疗的开始，一些患者可能通过非口服来源（如静脉或胃造口）获得所有营养、水分和药物。当患者在没有喉部渗入或者误吸的情况下恢复吞咽能力时，治疗师在场的直接治疗就可以从治疗性零食开始，一直到正餐。随着病情的持续改善和患者代偿技术的不断学习，他可在护理人员或经过培训的家人的监督下进食，然后再过渡到独立进食。营养师开始评估是否有足够营养和热量口服摄入，一旦食物摄取量增加，热量充足，非口服喂养可能只用于水合和（或）药物治疗。最后，随着患者病情的好转，食物和药物通过口腔安全摄入，非口腔摄入的方式就可以停止。饮食质地随着技能的发展而升级。根据诊断结果和潜在的康复情况，患者

可能在所述进展的任何点上趋于稳定（参见实践程序43-2）。

（四）吞咽障碍的饮食

吞咽障碍饮食的目的是提供逐步分级的食物和液体结构，以配合患者的口腔和咽部技能的改善。机械软性食品（已切碎或磨碎的食品）形成湿润、黏性的丸剂和浓稠的液体混合物，与泥状食品和稀薄液体混合物相比，可以降低误吸发生率（Groher et al., 2006）。特殊的流质质地刺激口腔和咽部运动最佳。例如，酸性液体可能刺激吞咽反应（Pelletier & Lawless, 2003）。某些疾病患者可能有强烈的饮食偏好，如痴呆的患者更爱吃甜食、拒绝吃需要咀嚼的食物。吞咽障碍患者的饮食需要遵循以下进展顺序：

（1）糊状食物，如布丁和苹果酱。

（2）非常柔软湿润的可咀嚼食品，如软熟蔬菜、水果和软意大利面。

（3）较干燥的可咀嚼食品，如饼干和面包。

（4）需要咀嚼的食物，更坚硬的可咀嚼的食物，如肉类，混合质地的食物，如谷物和牛奶或药丸和水。

液体的进展顺序如下：

（1）完全没有液体。

（2）蜂蜜般黏稠的液体。

（3）富含花蜜的液体。

（4）稀薄的调味液体。

（5）水。

液体很容易用商用增稠剂增稠，这种增稠剂可以与热饮或冷饮混合使用。未加增稠剂或"纯"水有时会提供给吞咽困难的患者，其前提是摄入少量的水不会有造成肺炎的风险，主要是改善水合作用（Carlaw et al., 2011）。然而，作业治疗师应遵守患者的特殊吞咽计划，只提供指定的液体。由于患者口腔内的病原菌可能会被吸入肺部，因此在饭前和饭后的任何口服摄入都需要一丝不苟的口腔卫生，以降低发生肺炎的风险（Yamaya et al., 2001）。值得提醒的是，所有护理人员都要知道并了解患者的饮食，这样就不会提供不允许的食物或液体。

（五）患者和照护者的培训

尽管作业治疗师可以进行单独治疗，但干预计划也包括对患者、护理人员和照护者的教育。患者及其家属应了解患者吞咽障碍的原因和预后，以及在家中实施吞咽技术的重要性。让患者观察影像透视或纤维内镜影像，以充分了解自己的情况，并告知其代偿技术是一种有效的方法。还应教会患者及家属用餐体位摆放、使用适应性辅具，以及帮助的方式和程度。备餐练习和社区活动可以帮助患者强化饮食调整，注意在不同情境下教育患者与家属，激发其积极性。

五、吞咽障碍干预的有效性

许多研究都提到吞咽障碍干预在急性和慢性人群中的有效性。最近的研究侧重于以系统综述的形式研究疗效。一项系统综述显示，急性卒中的吞咽障碍干预降低了吸入性肺炎的发生率（Foley et al., 2008）。另一项研究表明，代偿性吞咽和头部定位动作对神经系统疾病人群有效（Ashford et al., 2009）。证据列表43-1列出了吞咽障碍作业治疗干预益处的证据。

□证据列表 43-1

作业治疗中吞咽障碍干预的最佳证据

干预措施	所检测干预措施的描述	参与者	治疗量	最佳证据的类型和证据等级	益处有效性	结果的统计概率和效应大小	参考文献
修复性	通过视频透视镜评估热触觉刺激的效果	13 名帕金森病吞咽障碍患者	给咽部施加热触觉刺激	前后对照的非实验性设计 证据等级：ⅢC1a	有益 吞咽液体和糊状物质的咽传输时间中位数得到了改善。两种质地食物的口腔传输时间无统计学差异	咽部运输时间：液体 $P = 0.004$；糊状食物 $P = 0.01$	Regan, Walshe, & Tobin (2010)
代偿性	痴呆和（或）帕金森患者三种误吸干预方法的比较：下颌下压姿势；使用花露状液体增稠剂；蜂蜜状增稠剂	711 名发生稀释液体误吸的患者，用视频透视镜评估	1. 下颌下压 2. 花露状增稠液体 3. 蜂蜜状增稠液体	随机对照研究 证据等级：ⅠA	蜂蜜状增稠液体比花露状增稠液体更能有效地消除误吸，且两者均比稀薄液体的下颌下压更有效	1. 下颌下压与花露状增稠液体相比，$P < 0.01$ 2. 下颌下压与蜂蜜状增稠液体相比，$P < 0.01$ 3. 花露状增稠液体与蜂蜜状增稠液体相比，$P < 0.01$	Logemann et al. (2010)

研究还评估了特定干预技术在诊断中的效果。例如，Logemann 等（2008）的结论是，在帕金森病和痴呆人群中，提供蜂蜜稠液是消除误吸的最有效技术。本章前面还介绍了其他经证实的吞咽障碍治疗技术的例子。

许多研究主要从临床角度来看干预措施在多大程度上消除了误吸，但也有一些研究评估了吞咽障碍干预措施如何改善患者的生活质量。SWAL-QOL 和 SWAL-CARE 工具分别评估生活质量和护理质量/患者满意度（McHorney et al.，2002）。自从这些评估和类似评估以其他语言出版以来，世界各地都引入了评估吞咽障碍患者生活质量和护理质量的研究。

随着对循证医学和康复重视程度的提高，临床医师必须学习新的知识。作者鼓励进一步学习吞咽障碍治疗的专业知识。在许多部门中，以问题为导向的康复团队目标正在取代特定学科目标，以提高对出院构成障碍的特定能力为目标，这就产生了对精通吞咽障碍的作业治疗师的需求。急性期医疗机构和康复医院的患者尽早出院和卫生保健机构人员最少化的需求，创造了吞咽障碍干预能力已成为作业治疗从业者必备技能的局面。作业治疗师有许多与进食和吞咽有关的能力和能力背景，因此他们的确应成为主要的吞咽治疗师。

📖案例分析

D 先生：左脑血管意外后吞咽障碍的评估和治疗

作业治疗干预过程	临床推理过程	
	目的	治疗师思考内容的举例
患者信息 D 先生，73 岁，左半球脑血管意外。他因失语症和右上肢无力入院，之前有高血压、短暂性脑缺血发作伴失语症和慢性心力衰竭的病史	了解患者的诊断或病情	"根据我的经验和文献研究，由急性单次脑卒中引起的吞咽障碍患者最终安全吞咽，而无须代偿技术。然而，D 先生之前患过短暂性脑缺血发作（可能有永久性损伤），这可能会限制他吞咽的恢复。我希望他的症状会缓解，至少部分缓解。他确实对口唇、脸颊和舌头有一定的控制力，但他呼吸道保护技能的能力下降，这说明经口进食应谨慎进行。"
	认识患者	"尽管他身体虚弱，但他热衷于改善饮食，并充分参与到吞咽障碍干预活动中。我相信他能完成康复计划。他喜欢在家吃饭，可以协助准备饭菜。他的妻子很支持他，她会帮助他执行进餐时间的建议和锻炼计划。因为他行动无障碍，后续吞咽障碍治疗可以在门诊进行。"
转诊 OT 的原因 D 先生被推荐到作业治疗部进行吞咽障碍干预，以及提高他的上肢技能，包括独立进食。医务人员希望确保他在住院期间不需要其他营养途径（鼻饲或静脉注射）来补充营养和水分，并希望确保他不会有误吸的风险。医生们还想确保他能保持他的营养需求，这样他就能安全出院回家	情境分析	"D 先生之前住院治疗，在这种环境下吃饭和进餐时间与在家有很大不同，但由于疾病的自然恢复，他的功能水平可能会迅速提高，我应该注意到这一点，每天更新治疗目标。我将和营养师一起合作来照顾 D 先生。他会监控他的饮食是否足够，并根据我的建议改变饮食。"
	建立临时假设	"因为他的肌张力很低，我可能会和他一起加强吞咽肌肉和自主进食时上肢肌肉的肌肉活动。"

作业治疗干预过程	临床推理过程	
	目的	治疗师思考内容的举例
评估过程和结果 吞咽障碍评估使用吞咽障碍评估方案进行。评估结果（图43-3）显示，D先生肌张力低，右侧的嘴唇、脸颊和舌头控制力减弱。由于声带无力而不能发声，无法自主咳嗽，吞咽时喉头抬高不足，这些都是气道保护技能下降的表现。他没有失语症。D先生能够吞咽初始阶段吞咽障碍的食物类型，包括质地柔软湿润的食物，如布丁和苹果酱。由于嘴唇控制不佳，食团的形成和运送延迟，以及吞咽触发延迟，食物会从口中轻度溢出。因为他的惯用手右手无力，他很难抓住器具和杯子	考虑评估方法和手段 解释观察结果	"我选择了吞咽障碍技能的标准化评估，该评估还检查了自主进食，包括我需要评估的所有吞咽阶段。" "根据这几餐的评估结果和观察，D先生应该能够自行补充营养和水分（现在不是全部经口）。"
OT问题 （1）口腔、咽部和喉部结构张力不足，导致向后推进食团的协调性不足，吞咽的延迟开始 （2）上肢控制力减弱，利用优势手臂自主进食变得笨拙	综合结果	"吞咽和自主进食过程都显示肌张力降低。"
OT目标 （出院前的5次日常治疗） （1）D先生将接受更高级别的吞咽障碍饮食，添加软质可咀嚼食物，如熟水果和软意大利面 （2）D先生将适应这些食物质地，而没有误吸的临床迹象（见安全事项43-2） （3）D先生将独立进行声带内收练习 （4）在口腔准备阶段，D先生将协助下嘴唇的右侧，并按摩右脸颊，以防止食物溢出和在右颊侧潴留 （5）D先生能使用改良的餐具和水杯通过右手进食，同时用他的右手肘来负重	建立干预假设 选择干预措施 考虑治疗中会发生什么，多久一次，持续多长时间	"我相信在功能性进餐时间集中作业治疗可以有效地解决吞咽和自我进食问题。" "因为D先生的脑卒中是急性的，有很大的改善潜力，最初的治疗方法将是修复性的，尽管仍会应用代偿性吞咽障碍的改善方法以减少在进餐或点心时间误吸或喉部渗入的任何可能风险。" "因为D先生患了急性脑卒中，干预计划应该是强化型的；每天应该锻炼一到两次，为了安全和促进改善，每次吃饭都要采用进餐技术。"
OT干预 在住院的1周时间里，D先生每天都接受作业治疗。用餐时实施了持续的监督，所有的饭菜和小吃都是直坐在椅子上时进行的。作业治疗干预包括增强肌张力和控制口腔运动技能的练习和体位摆放。增强声带和促进喉部抬高的喉部练习，以及促进上肢肌张力和运动以提高自我进食技能。医生和他的护理人员均接受了进食教育，并获得了关于吞咽障碍的性质、锻炼方法、进餐步骤和预防措施的建议	评估患者的理解力 理解他在做什么 比较实际和预期的作业表现 理解患者个人	"患者在妻子的帮助下，能够理解医生所有的说明，并按照治疗计划进行治疗。他急于恢复正常的饮食习惯。他理解用餐和锻炼时的监督将有助于他改善和预防并发症，如误吸。他每天都有新的进步，尽管他的食欲起初很有限，但他在1周内的摄入量都有明显的改善。鉴于他没有出现进一步的医疗并发症，他的进展符合我的预期。令人高兴的是，他在1周内实现了短期目标。"

续表

作业治疗干预过程	临床推理过程	
	目的	治疗师思考内容的举例
下一步计划 D 先生在妻子的陪伴下从医院出院回家。他和妻子被指导在家里使用商业增稠剂。随着他声带力量的恢复，他的自主咳嗽变得更强，他能够逐渐低声说话；喉部强化练习继续进行。当口腔运动控制恢复时，D 先生能够停止使用外部辅助的口唇控制策略。他在自己进食时继续使用改良加粗柄的餐具和肘部负重方法。他将继续门诊作业治疗 4 周。在此期间，实现以下长期目标： （1）D 先生将接受常规饮食，包括各种固体和液体质地、干燥切碎的可咀嚼固体食物和稀液体，且没有误吸迹象或症状 （2）D 先生能够在不使用适应性辅具和代偿活动的情况下，用他的右上肢独立进食	预测当前和未来的患者问题 决定患者是否应该继续或停止治疗和（或）在将来复诊	"我知道 D 先生很可能渴望恢复正常饮食，享受正常性状的食物。我预计，他也会希望能够在餐馆吃饭，或者和朋友一起吃饭时，不用将他的'手肘撑在桌子上'的承重策略来改善上肢控制。出于这个原因，也因为持续的预期改善，我将继续把他视为门诊患者，直到实现修复性的长期目标。一旦他恢复了'正常'功能，我会让他结束治疗。"

📖 作业治疗实践中的临床推理

根据过去对治疗的反应确定治疗方法

在案例研究中患者 D 先生，按时完成了作业治疗师的 6 次门诊吞咽障碍治疗。后续改良钡吞咽显示他能够实现正常吞咽，并用右手进食。1 个月后，D 先生因慢性心力衰竭、肺炎和右侧无力复发而再次住院。在重症期，重新评估了他的吞咽功能，评估结果与他之前入院时的结果相似。他没有表现出进步，并且出现了低水平的误吸，他的面部和口腔右侧出现低张力，使得食团形成和运送困难，并且吞咽持续延迟。你的治疗方法与第二个疗程有何不同？

❓ 思考与总结

（1）吞咽分哪些阶段，每个阶段会发生什么事件？哪个或哪些阶段最适合治疗干预，为什么？

（2）什么是误吸，它的预警信号和症状是什么？

（3）概述吞咽障碍的 3 种类型；将选定诊断的特定吞咽障碍症状与麻痹性吞咽障碍、假性延髓性吞咽障碍和机械性吞咽障碍相应类别的典型表现进行比较。

（4）对于能够遵循多步指令的患者，全面吞咽困难评估的哪些部分是最准确完成的？对于那些对各种认知和知觉缺陷的患者，你将如何改变床边评估策略？

（5）吞咽障碍的仪器评估是什么？每个评估提供的信息如何帮助吞咽障碍患者康复？

（6）吞咽障碍评估能够提供什么建议？

（7）辨别代偿性和修复性以及直接和间接吞咽障碍治疗，并为具体诊断提供各自的示例。

📚 术语表

吸入（aspiration）：食物或分泌物进入声带下方的喉部。

食团（bolus）：嘴里的食物和液体形成的团块。

咽下（deglutition）：吞下和咽下的行为。

直接治疗（direct therapy）：涉及食物或液体摄入的治疗技术。

吞咽障碍（dysphagia）：吞咽任何阶段的困难。

摄食（eating）：摄入食物和液体，包括口腔前、口腔准备、口腔、咽和食管阶段。

进食（feeding）：摄取或给予营养。

吞咽的纤维内镜评估（fiberoptic endoscopic evaluation of swallowing，FESS）：在软管（内镜）末端使用小型照明摄像机直接观察吞咽，软管通过鼻子导入咽部。

间接治疗（indirect therapy）：解决与不摄入食物或液体的吞咽相关的先决能力的治疗。

仪器评估（instrumental evaluation）：使用仪器设备技术评估吞咽的各个方面。

喉部渗入（laryngeal penetration）：食物或分泌物进入声带上方的喉部。

禁食（nil per os，NPO）：拉丁语，意思是"不经过口"，不得口服食物或药物。

吞咽（swallowing）：摄入营养，从食物进入口腔开始，到食物进入胃结束；包括口腔前、口腔准备、口腔、咽和食管阶段。

视频透视（videofluoroscopy）：吞咽相关生理结构和生理学的动态影像，也称为"改良钡吞咽研究"，记录在录像带或 DVD 上。

参 考 文 献

American Occupational Therapy Association. (2007). Specialized knowledge and skills for feeding, eating and swallowing in occupational therapy practice. *American Journal of Occupational Therapy, 61,* 686-700.

American Occupational Therapy Association. (2011). Fact sheet: Occupational therapy, a vital role in dysphagia care. Retrieved from www .aota.org/Practitioners/Resources/Docs/FactSheets/38514.

Ashford, J., McCabe, D., Wheeler-Hegland, K., Frymark, T., Mullen, R., Musson, N., Schooling, T., & Smith Hammond, C. (2009). Evidence-based systematic review: Oropharyngeal dysphagia behavioral treatments. Part III. Impact of dysphagia treatments on populations with neurological disorders. *Journal of Rehabilitation Research and Development, 46,* 195-204.

Avery-Smith, W., Rosen, A. B., & Dellarosa, D. (1997). *Dysphagia evaluation protocol* . San Antonio, TX: Harcourt Assessment.

Aviv, J. E., Martin, J. H., Sacco, R. L., Zagar, D., Diamond, B., Keen, M. S., & Blitzer, A. B. (1996). Supraglottic and pharyngeal sensory abnormalities in stroke patients with dysphagia. *Annals of Otology, Rhinology and Laryngology, 105,* 92-97.

Bakke, M., Larsen, S. L., Lautrup, C., & Karlsborg, M. (2011). Orofacial function and oral health in patients with Parkinson's disease. *European Journal of Oral Science, 19,* 27-32.

Bisch, E. M., Logemann, J. A., Rademaker, A. A. W., Kahrials, P. J., & Lazarus, C. L. (1994). Pharyngeal effects of bolus volume, viscosity, and temperature in patients with dysphagia resulting from neurologic impairment and in normal subjects. *Journal of Speech and Hearing Research, 37,* 1054-1059.

Borr, C., Hielscher-Fastabend, M., & Lücking, A. (2007). Reliability and validity of cervical auscultation. *Dysphagia, 22,* 225-234.

Cabre, M., Serra-Prat, M., Palomera, E., Almirall, J., Pallares, R., & Clavé, P. (2010). Prevalence and prognostic implications of dysphagia in elderly patients with pneumonia. *Age and Ageing, 39,* 39-45.

Carlaw, C., Finlayson, H., Beggs, K., Visser, T., Marcoux, C., Coney, D., & Steele, C. M. (2011). Outcomes of a pilot water protocol project in a rehabilitation setting. *Dysphagia, 27,* 297-306. Retrieved August 15, 2013 from http://www.springerlink.com/content/3r563v645028rj73/.

Crary, M. A., Carnaby Mann, G. D., Groher, M. E., & Helseth, E. (2004). Functional benefits of dysphagia therapy using adjunctive sEMG biofeedback. *Dysphagia, 19,* 160-164.

Crary, M. A., & Groher, M. E. (2003). *Introduction to adult swallowing disorders.* St. Louis: Butterworth-Heinemann.

Dettelbach, M. A., Gross, R. D., Mahlman, J., & Eibling, D. E. (1995). Effect of the Passy-Muir valve on aspiration in patients with tracheostomy. *Head and Neck, 17,* 297-302.

Ding, R., & Logemann, J. A. (2005). Swallow physiology in patients with trach cuff inflated or deflated: A retrospective study. *Head and Neck, 27,* 809-813.

Eckberg, O., & Feinberg, M. (1992). Clinical and demographic data in 75 patients with near-fatal choking episodes. *Dysphagia, 7,* 205-208.

Edahiro, A., Hirano, H., Yamada, R., Chiba, Y., Watanabe, Y., Tonogi, M., & Yamane, G. Y. (2012). Factors affecting independence in eating among elderly with Alzheimer's disease. *Geriatrics & Gerontology International, 12,* 481-490.

Eisenstadt, S. E. (2010). Dysphagia and aspiration pneumonia in older adults. *Journal of the American Academy of Nurse Practitioners, 22,* 17-22.

Ertekin, C., Keskin, A., Kiylioglu, N., Kirali, Y., On, A. Y., Tarlaci, S., & Aydogdu, I. (2001). The effect of head and neck positions on oropharyngeal swallowing: A clinical and electrophysiologic study. *Archives of Physical Medicine and Rehabilitation, 82,* 1255-1260.

Foley, N. C., Martin, R. E., Salter, K. L., & Teasell, R. W. (2009). A review of the relationship between dysphagia and malnutrition following stroke. *Journal of Rehabilitation Medicine, 41,* 707-713.

Foley, N., Teasell, R., Salter, K., Kruger, E., & Martino, R. (2008). Dysphagia treatment post stroke: A systematic review of randomized controlled trials. *Age and Ageing, 37,* 258-264.

Freed, M. L., Freed, L., Chatburn, R. L., & Christian, M. (2001). Electrical stimulation for swallowing disorders caused by stroke. *Respiratory Care, 46,* 466-474.

Groher, M. E., Crary, M. A., Carnaby Mann, G., Vickers, Z., & Aguilar, C. (2006). The impact of rheologically controlled materials on the identification of airway compromise on the clinical and videofluoroscopic swallowing examinations. *Dysphagia, 21,* 218-225.

Gross, R. D., Mahlmann, J., & Grayhack, J. P. (2003). Physiologic effects of open and closed tracheostomy tubes on the pharyngeal swallow. *Annals of Otology, Rhinology, and Laryngology, 112,* 143-152.

Hara, I., Gellrich, N. C., Duker, J., Schon, R., Nilius, M. Fakler, O., Schmelzeisen, R., Ozeki, S., & Honda, T. (2003). Evaluation of swallowing function after intraoral soft tissue reconstruction with microvascular free flaps. *International Journal of Oral and Maxillofacial Surgery, 32,* 593-599.

Horner, J., Buoyer, F. G., Alberts, M. J., & Helms, M. J. (1991). Dysphagia following brainstem stroke. *Archives of Neurology, 48,* 1170-1173.

Latella, D., & Meriano, C. (2010). *Clinical evaluation of dysphagia in dysphagia care and related feeding concerns for adults* (2nd ed., pp. 83-120). Bethesda, MD: AOTA Press.

Lazarus, C. (2006). Tongue strength and exercise in healthy individuals and in head and neck cancer patients. *Seminars in Speech and Language Pathology, 27,* 260-267.

Lazarus, C. L., Logemann, J. A., Pauloski, B. R., Colangelo, L. A., Kahrilas, P. J., Mittal, B. B., & Pierce, M. (1996). Swallowing disorders in head and neck cancer patients treated with radiotherapy and adjuvant chemotherapy. *Laryngoscope, 106,* 1157-1166.

Lazarus, C., Logemann, J. A., Song, C. W., Rademaker, A.W., & Kahrilas, P. J. (2002). Effects of voluntary maneuvers on tongue base function for swallowing. *Folia Phoniatrica et Logopaedica, 54*, 171-176.

Leder, S. B., Suiter, D.M., & Green, B. G. (2011). Silent aspiration risk is volume-dependent. *Dysphagia, 26*, 304-309.

Leibovitz, A., Baumoehl, Y., Lubart, E., Yaina, A., Platinovitz, N., & Segal, R. (2007). Dehydration among long-term care elderly patients with oropharyngeal dysphagia. *Gerontology, 53*, 179-183.

Logemann, J. A., Gensler, G., Robbins, J. A., Brandt, D., Hind, J., Kosek, S., Dikeman, K., Kazandjian, M., Gramigna, G. D., Lundy, D., McGarvey-Toler, S., & Miller Gardner, P. J. (2008). A randomized study of three interventions for aspiration of thin liquids in patients with dementia or Parkinson's disease. *Journal of Speech, Language, and Hearing Research, 51*, 173-183.

Logemann, J. A., Gensler, G., Robbins, J. A., Lindblad, A., Brandt, D., Hind, J., Kosek, S., Dikeman, K., Kazandjian, M., Gramigna, G. D., Lundy, D., & McGarvey-Toler, S, & Gardner, P. J. M. (2010). A randomized study of three interventions for aspiration of thin liquids in patients with dementia or Parkinson's disease. *Journal of Speech Language Hearing Research, 51*, 173-183.

Logemann, J. A., Pauloski, B. R., & Colangelo, L. (1998). Light digital occlusion of the tracheostomy tube: A pilot study of effects on aspiration and biomechanics of the swallow. *Head and Neck, 20*, 52-57.

Logemann, J. A., Pauloski, B. R., Rademaker, A. W., & Kahrilas, P. J. (2002). Oropharyngeal swallow in younger and older women: Videofluoroscopic analysis. *Journal of Speech, Language, and Hearing Research, 45*, 34-44.

Logemann, J. A., Pepe, J., & Mackay, L. E. (1994). Disorders of nutrition and swallowing: Intervention strategies in the trauma center. *Journal of Head Trauma Rehabilitation, 9*, 43-56.

Macht, M., Wimbish, T., Clark, B. J., Benson, A. B., Burnham, E. L., Williams, A., & Moss, M. (2011). Postextubation dysphagia is persistent and associated with poor outcomes in survivors of critical illness. *Critical Care, 15*, 231-236.

Mackay, L. E., Morgan, A. S., & Bernstein, B. A. (1999). Swallowing disorders in severe brain injury: Risk factors affecting return to oral intake . *Archives of Physical Medicine and Rehabilitation, 80*, 365-371.

Maclean, J., Cotton, S., & Perry, A. (2009). Post-laryngectomy: It's hard to swallow: An Australian study of prevalence and self-reports of swallowing function after a total laryngectomy. *Dysphagia, 24*, 172-179.

McConnel, F. M. S., & O'Connor, A. (1994). Dysphagia secondary to head and neck cancer surgery. *Acta Oto-Rhino-Laryngologica Belgica, 48*, 165-170.

McHorney, C. A., Robbins, J., Lomax, K., Rosenbek, J. C., Chignell, K., Kramer, A. W., & Bricker, D. E. (2002). The SWAL-QOL and SWAL-CARE outcomes tool for oropharyngeal dysphagia in adults: III. Documentation of reliability and validity. *Dysphagia, 17*, 97-114.

Mendell, D. A., & Logemann, J. A. (2007). Temporal sequence of swallow events during the oropharyngeal swallow. *Journal of Speech Language and Hearing Research, 50*, 1256-1271.

Nguyen, N. P., Vos, P., Moltz, C. C. Frank, C., Millar, C., Smith, H. J., Dutta, S., Alfi eri A., Lee, H., Martinez, T., Karlsson, U., Nguyen, L. M., Sallah, S. (2008). Analysis of the factors influencing dysphagia severity upon diagnosis of head and neck cancer. *British Journal of Radiology, 81*, 706-710.

Noyce, A. J., Silveira-Moriyama, L., Gilpin, P., Ling, H., Howard, R., & Lees, A. J. (2012). Severe dysphagia as a presentation of Parkinson's disease. *Movement Disorders, 27*, 457-458.

Pauloski, B. R. (2008). Rehabilitation of dysphagia following head and neck cancer. *Physical Medicine & Rehabilitation Clinics of North America, 19*, 889-928.

Pelletier, C. A., & Lawless, H. T. (2003). Effect of citric acid and citric acid-sucrose mixtures on swallowing in neurogenic oropharyngeal dysphagia. *Dysphagia, 18*, 231-241.

Poorjavad, M., Derakhshandeh, F., Etemadifar, M., Soleymani, B., Minagar, A., & Maghi, A. H. (2010). Oropharyngeal dysphagia in multiple sclerosis. *Multiple Sclerosis, 16*, 362-365.

Regan, J., Walshe, M., & Tobin, W. O. (2010). Immediate effects of thermal-tactile stimulation on timing of swallow in idiopathic Parkinson's disease. *Dysphagia, 25,* 207-215.

Robbins, J., Gangnon, R. E., Theis, S. M., Kays, S. A., Hewitt, A. L., & Hind, J. A. (2005). The effects of lingual exercise on swallowing in older adults. *Journal of the American Geriatrics Society, 53,* 1483-1489.

Robbins, J. A., Levine, R.L., Maser, A., Rosenbek, J.C., Kempster, G.L. (1993). Swallowing after unilateral cerebral stroke. *Archives of Physical Medicine and Rehabilitation, 74,* 1295-1300.

Rosenbek, J. C., Roecher, E. B., Wood, J. L., & Robbins, J. (1996). Thermal application reduces the duration of stage transition in dysphagia after stroke. *Dysphagia, 11,* 225-233.

Salvador, R., Watson, T. J., Herbella, F., Dubecz, A., Polomsky, M., Jones, C. E., Raymond, D. R., & Peters, J. H. (2009). Association of gastroesophageal reflux and O_2 desaturation: A novel study of simultaneous 24-h MII-pH and continuous pulse oximetry. *Journal of Gastrointestinal Surgery, 13,* 854-861.

Samuels, R., & Chadwick, D. D. (2006). Predictors of asphyxiation risk in adults with intellectual disabilities and dysphagia. *Journal of Intellectual Disability Research, 50,* 522-527.

Shaker, R., Easterling, C., Kern, M., Nitschke, T., Massey, B., Daniels, S., Grande, B., Kazandjian, M., & Dikeman, K. (2002). Rehabilitation of swallowing by exercise in tube-fed patients with pharyngeal dysphagia secondary to abnormal UES opening. *Gastroenterology, 122,* 1314-1321.

Solomon, N. P. (2006). What is orofacial fatigue and how does it affect function for swallowing and speech? *Seminars in Speech and Language, 27,* 268-282.

Stepp, C. E. (2012). Surface electromyography for speech and swallowing systems: Measurement, analysis, and interpretation. *Journal of Speech Language Hearing Research, 55,* 1232-1246.

Sullivan, P. B. (2008). Gastrointestinal disorders in children with neurodevelopmental disabilities. *Developmental Disabilities Research Review, 14,* 128-136.

Van der Maarel-Wierink, C. D., Vanobbberben, J. N., Bronkhorst, E. M., Schols, J. M., & de Baat, C. (2011). Risk factors for aspiration pneumonia in frail older people: A systematic literature review. *Journal of the American Medical Directors Association, 12,* 344-354.

van Lieshout, P. H., Steele, C. M., & Lang, A. E. (2011). Tongue control for swallowing in Parkinson's disease: Effects of age, rate, and stimulus consistency. *Movement Disorders, 26,* 1725-1729.

Warnecke, T., Teisman, I., Maimann, W., Olenber, S., Zimmersman, J., Kramer, C., et al. (2008). Assessment of aspiration risk in acute ischaemic stroke: Evaluation of the simple swallowing provocation test. *Journal of Neurology, Neurosurgergy, & Psychiatry, 79,* 312-314.

Wesling, M., Brady, S., Jensen, M., Nickell, M., Starkus, D., & Escobar, N. (2003). Dysphagia outcomes in patients with brain tumors undergoing inpatient rehabilitation. *Dysphagia, 18,* 203-210.

Westergren, A., Karlsson, S., Andersson, P., Ohlsson, O., & Hallberg, I. R. (2001). Eating difficulties, need for assisted eating, nutritional status and pressure ulcers in patient admitted for stroke rehabilitation. *Journal of Clinical Nursing, 10,* 257-269.

Yamaya, M., Yanai, M., Ohrui, T., Arai, H., & Sasaki, H. (2001). Interventions to prevent pneumonia among older adults. *Journal of the American Geriatric Society, 49,* 85-90.

致谢

我感谢 Denise Jules 提供本章照片使用的协助，也要感谢马萨诸塞州黑弗里尔市环球移动服务公司的硕士语言病理学家 Bette Pomerleau 和特证临床护士、呼吸治疗师 Ray Autiello 提供本章视频透视影像复制的协助。

第四十四章 人类免疫缺陷病毒

原作者：Karin J. Opacich
译者：艾坤

学习目标

学完本章，读者应具有以下能力：

（1）讲述美国人类免疫缺陷病毒/艾滋病的社会和流行病学史，重点关注高发人群。

（2）概括人类免疫缺陷病毒的自然史及其伴随的社会阶段。

（3）根据疾病轨迹，预测人类免疫缺陷病毒/艾滋病对不同人群职业的影响。

（4）选择评估和治疗工具，以确定人类免疫缺陷病毒/艾滋病患者的个人作业需求。

（5）制定治疗计划来保持、恢复或适应对人类免疫缺陷病毒/艾滋病患者生活有意义的作业活动。

1981 年，与人类免疫缺陷病毒（human immunodeficiency virus，HIV）相关的症状在美国首次被报道（Gottlieb et al.，1981；Masur et al.，1981；Siegal et al.，1981），仅在美国就有 100 多万例病例被记录在案。获得性免疫缺陷综合征（acquired immunodeficiency syndrome，AIDS，又称艾滋病）于 1993 年被正式定义，其概念在持续更新［Centers for Disease Control and Prevention（CDC），1993］。美国疾病控制与预防中心也建立和修订了人类免疫缺陷病毒/艾滋病监测系统（CDC，1999；Nakashima & Fleming，2003），AIDS 作为一种**全球流行（global pandemic）**的疾病，极大地影响到全世界的国家和人们。AIDS 最初被认为是致命的，但由于医疗水平的不断进步，AIDS 患者的预期寿命在增加。现在该病被看作一种慢性病，尽管 HIV/AIDS 相关的医学科学已迅速增加，但是防治这种疾病在很大程度上仍然取决于个人是否采取了规范的防护措施。HIV 的生物学和物理学方面已经被系统地研究和记录，但是多变的**社会轨迹（social trajectory）**是由个人经历疾病的社会政治环境所形成的。因此，确诊为 AIDS 的患者其生活质量在很大程度上取决于他能够获得的与治疗相关的资源、支持和治疗机会的多少，在这些能够影响 HIV/AIDS 患者生活的治疗服务中，作业治疗很有价值。

一、流行病学史

流行病学专家已经确定：人类免疫缺陷病毒和艾滋病是人类在非洲接触了黑猩猩携带的病毒的结果，这种病毒可能早在 20 世纪 20 年代就突变进化了。据推测，由于屠宰和食用灵长类动物的增加以及使用被污染的针头等，这种突变的病毒株在现代已经蔓延，专家在反复检查了储存的病毒样本后提出，艾滋病病毒是在 20 世纪 70 年代的某个时候进入了美国（Armstrong et al.，2005；Vahlne，2009）。在随后的几年中，罕见癌症和机会性感染的发病率不断上升，才引起了医学专家的关注。

二、全 球 状 况

根据世界卫生组织（World Health Organization，WHO）提供的数据，截至 2010 年，有

3400万人感染了HIV，这一数字较之前的估计有所下降（WHO & UNAIDS，2011），在这些HIV感染者中，有340万是妇女和儿童。2011年《全球性进展联合报告，全球HIV/AIDS应对报告》（WHO，2011）指出：2010年新增了240万～290万人感染HIV，对全球HIV/AIDS流行程度的估计因监测方法的差异而变得复杂，尽管新的监测技术增加了对这一流行病更细致的了解，但随时间的推移，这些技术的变化使得对照变得特别困难（Brookmeyer，2010）。不过，与AIDS有关的年度死亡人数在减少，2005年的死亡人数最多，约为220万人，而2010年则减少为180万人。死亡人数减少的原因是患者获得抗逆转录病毒治疗的机会增加，特别是在撒哈拉以南非洲的患者（WHO，2011）。

现在我们所知道的是，受HIV/AIDS影响最严重的人群因在不同的国家差别很大，其流行病学史也同样如此。最常见的传播途径仍然是无保护的性行为和使用注射类毒品，但具体行为也因人而异。这些差异在一定程度上归因于社会、经济和政治条件影响。《全球HIV/AIDS应对报告》中列举了六项有助于改善艾滋病总体世界前景指标，其中第一点也是最重要的一点是新感染病例的减少。虽然许多中等和低收入阶层的人没有接受过检测，也不知道自己的健康状况，但他们获得检测和咨询的机会增加，特别是对孕妇来说。据报道，截至2011年，全球共有22 400个卫生健康机构能够提供抗逆转录病毒治疗，以减少死亡人数和新感染病例。高效的药物干预措施将持续减少母婴传播的概率，感染了HIV的儿童获得药物治疗的机会也将得到提高（WHO，2011）。

毋庸置疑，全球HIV/AIDS的疾病管理和控制取得了较大进展，但与疾病相关的并针对每个参与国所制定的三项联合国千年计划（United Nations，2012）仍未得到落实。中等收入和低收入国家，特别是撒哈拉以南的非洲地区，疾病的流行最为严重。成年妇女的感染率是男性的1.4倍。中东和北非的新感染病例正在增加。欧洲和中亚实现了有关降低婴儿和儿童死亡率的目标，但仍在努力遏制类似人类免疫缺陷病毒和结核病共存的机会性感染（Pontali et al.，2011）。一个由全球机构组成的联合会重申：目前我们需要在医学和卫生基础设施方面进行持续的合作与投资（Stuckler et al.，2010）。

美国的HIV/AIDS

与非洲的流行病学史不同，美国的HIV/AIDS最先发现于男同性恋者中。在美国，艾滋病流行的最初几年，感染风险最大的是同性恋者等，妇女和儿童在感染者中所占比例很小。后来虽然疾病的传播得到了控制，但在所有群体中，男性同性恋（CDC，2012b）仍然是美国HIV/AIDS患者中最大的群体。2009年累计的数据显示：妇女占美国所有HIV/AIDS患者的近25%，占新病例的23%。儿童的发病率同样在上升，直到20世纪90年代末的研究表明，围产期实施的药物疗法可以减少母婴传播，婴儿感染HIV的情况才有所减少，到2009年，13岁以下儿童仅报告了13例新病例（CDC，2011）。据疾控中心统计：在疾病流行期间，美国已有近619 400人死亡，控制疾病流行的最好的措施是预防，但每年美国仍有约5万人新感染HIV。

三、发 病 机 制

HIV是一种逆转录病毒（retrovirus），会逐渐破坏人体免疫系统。一旦该病毒进入人体，它会摧毁人体有抗病毒作用的CD4$^+$T细胞，HIV将自身的RNA转换为一种能够被宿主识别的形式，并利用宿主的 DNA 进行复制，这一细胞机制称为转录。一旦 HIV 释放到细胞质中，这种病毒就会大量自我复制，产生新的病毒蛋白的副本和长链，这些病毒蛋白会成熟变为新的传染性颗粒，并进入其他细胞中［National Institute of Allergy and Infectious Diseases（NIAID），2009，2012］。HIV 最有效的传播方式是血液和接触脆弱的黏膜组织。研究表明：HIV 并不会通过唾液、汗液、眼泪、尿液和粪便的接触而传播。血液检测可以明确 HIV 是否存在，如通过病毒抗体来检测 HIV 的 ELISA 法（enzyme-linked immunosorbent assay，ELISA），或直接检测病毒的 Western-Blot 法。现在也有家庭筛查包可供使用。尽管有实验室检查，但有时直到患者因肺炎、持续腹泻或其他与 AIDS 有关的疾病而住院时，才能作出初步诊断。

　　虽然医护人员很少因为与患者接触或意外针刺感染 HIV（NIAID，2012），但也应采取预防措施（安全说明 44-1），特别是当他们正在处理血液和血液制品时。外科医生（如骨科医生）进行异常严重出血的手术时面临的风险最大。应特别注意避免使 HIV 阳性者接触到传染物，因为他们的免疫力受损，更容易受到严重感染。

安全说明 44-1

标准化的预防措施

　　你必须使用标准的预防措施，以保护自己不与患者的血液或体液接触，无论他们的诊断如何。标准的预防措施包括使用防护屏障，以防止皮肤、衣服和黏膜（眼睛、耳朵和鼻子）受到污染。乙型肝炎病毒、丙型肝炎病毒和人类免疫缺陷病毒是通过血液传播的。传播方式有性接触，包括体液接触，共用针头、黏膜或皮肤破裂后的血液接触、分娩、接受血液或血液制品及器官移植。正确使用防护屏障可防止这些情况的发生。保护自己，请始终遵循以下建议：

- 使用手套，并且不重复使用。
- 不要清洗或消毒一次性手套。
- 当您预计会接触体液时，请穿上防湿长袍、围裙或实验室外套。
- 在可能受到严重污染时，应戴手术帽或头套，穿鞋套或靴子。
- 当有体液飞溅、喷出或溅到眼睛、鼻子或嘴巴上的潜在风险时，应佩戴带侧面护盾的面罩和护目镜。
- 接触患者前后洗手。
- 在给患者做心肺复苏时，请使用袖珍面罩或其他通风防护装置。

　　对职业医师而言，针刺或穿刺是最常见的传播机制。请医务人员遵循以下预防措施以将风险降至最低：

- 处理所有尖锐物品时要小心。
- 不要徒手弯曲、破坏或操作工具。
- 使用一次性锐器后，立即将其放置在防刺穿的容器中。
- 有其他选择的情况下，不要徒手从注射器上拔除针头。
- 尽可能地使用工具，而不是徒手拿起或移除受污染的针头或其他尖锐的物体。
- 将可重复使用的尖锐物体放入防穿刺的并贴有标签的容器中，容器的侧面和底部都应防漏。
- 使用机械设备清理破损的玻璃器皿。
- 及时向您的主管和单位报告所有的接触情况。

四、症　状

在感染后的2～4周内，大多数（不是全部）感染 HIV 的人都会出现发热、头痛、疲劳和淋巴结肿大等流感样症状。在免疫系统完全丧失对抗病毒的能力之前，感染者可能不会出现进一步的症状。在艾滋病全面暴发之前有报告的症状有乏力、体重减轻、发热和出汗、酵母菌感染、皮疹、无法治愈的盆腔炎，以及短期记忆丧失。大多数患者进展到艾滋病需要10～12年，但也有大约10%的 HIV 阳性患者在感染后2～3年内便进展为艾滋病（NIAID，2009，2012）。根据认可度较高的 CDC（1993）的定义，患者每立方毫米体积的血液中 CD4⁺T 细胞的数量少于 200，且至少表现出一种与艾滋病相关的 C 类机会性疾病（**opportunistic illness**），可诊断为艾滋病。随着疾病的发展和并发症的累积出现，HIV 感染者经常会出现认知、运动和行为问题，包括记忆障碍、注意力不集中、运动不协调、虚弱、易怒和抑郁。尤其是在病毒负荷高的情况下，可能会出现更严重的神经系统恶化症状（NIAID，2009，2012）。

五、治疗干预和进展

显然，预防是防治 HIV 的最佳方法。预防措施包括提高公众认识、提供宣教和促进个人避免风险或尽量减少伤害。预防策略可以产生巨大的效果，泰国男同性恋者新感染率的下降就说明了这一点，泰国的安全性行为运动已经取得了成功（Curran，2003）。Bailey 等（2007）证实在异性恋感染发生率最高的撒哈拉以南的非洲，男性包皮环切术在减少 HIV 传播方面是有效的。科学家们在持续致力于研发有效的病毒屏障药物和疫苗，以保护人们免受性传播（Armstrong et al.，2005）。

对于已经感染 HIV 的人来说，药物干预措施的进步对延长他们的生命、改善其生活质量有重要作用。确诊为艾滋病的患者，普遍能继续拥有 15 年以上有质量的生命。妊娠期间使用齐多夫定（CDC，1994）是最成功的进步之一，它大大降低了 HIV 阳性母亲所生婴儿的传染率，约为 1%（NIAID，2009，2012）。即使他们在出生时对新生儿进行 HIV 抗体检测呈阳性，但现在只有极少数的新生儿会发展成这种疾病。因为妇女往往低估自己感染病毒的风险，也因为产前传染给婴儿是可以预防的，2001 年，疾病控制与预防中心建议所有孕妇定期接受 HIV 检测。

对于血清反应呈阳性的患者，目前已经有 3 类药物可用于治疗。逆转录酶抑制剂在病毒增殖早期可以中断病毒周期，蛋白酶抑制剂在后期可以中断病毒周期，第三类药物是融合抑制剂，通过阻断细胞膜，防止 HIV 渗透，干扰病毒的增殖。联合疗法，被称为高活性抗逆转录病毒疗法（highly active antiretroviral therapy，HAART），旨在从 HIV 增殖周期的多个节点来遏制病毒的增殖。对于那些治疗有效并且能够耐受 HAART 的人来说，这些药物可以延缓艾滋病的发展，甚至恢复艾滋病患者的一些免疫功能（NIAID，2009，2012）。不过长期使用 HAART 也可能会产生严重的副作用，包括脂肪重分布、胰岛素抵抗、血脂状况差和心肌梗死风险增加（Armstrong et al.，2005；NIAID，2009，2012）。

六、预后和缓解因素

医学专家已经发现了大量的人类免疫缺陷病毒株，而且这些病毒往往十分容易适应宿主的体内环境。但有些人似乎比其他人更能抵抗病毒在体内快速转录。一些特定的 HIV 病毒株的病毒负荷和强度似乎也与疾病的进展速度有关。如果在感染前健康状况较差则更易被感染，并使医疗干预复杂化。早期发现感染以及坚持药物治疗可以防止或减缓病毒侵占人体整个免疫系统。遗憾的是，并不是每个人都能及时进行病毒检测，药物治疗也不是对每个人有效。对许多感染 HIV 的人来说，社会政治环境为他们的健康设置了障碍。

（一）HIV/AIDS 的有关社会政治背景

最常见的 HIV 感染的原因是无保护的性行为，而这些行为也通常是社会所不能接受的。在全球范围内，HIV 感染最初表现在异性恋人群中，与男性发生性行为的妇女的感染率最高。根据 2012 年的数据，撒哈拉以南的非洲 HIV 感染人数占全球 HIV 感染人数的 68%，其中 59% 的感染者是妇女（WHO，2012）。在资源匮乏的贫穷国家，贫困人口更容易受到 HIV 传播的影响。历史表明，人们往往低估自己接触 HIV 的风险，HIV 感染现在正在渗透到美国的主流异性恋人群中。HIV 感染者报告自己被指责或排斥、歧视的问题是真实的。在美国，男性同性性行为中传播 HIV 仍然是最普遍的。少数民族，特别是贫穷的有色人种妇女，感染比例高，容易受到排斥、侮辱和歧视（Dean et al.，2005；Duffy，2005）。HIV 的分布是全球和美国许多令人不安的**健康差距（health disparities）**中的一个代表。

1. 男同性恋者 尽管对同性恋男性的歧视是个长期存在的问题，但同性恋群体的一些特征，可以产生一些积极的预防反应。较高的教育水平、获得资源的机会和社区动员能力使同性恋群体能推动教育和预防策略（Curran，2003；Fan et al.，2004）。患者担心受到雇主歧视和想要对疾病保密的心理可能会阻碍其获得适当的治疗。为同性恋和双性恋男子提供治疗，作业治疗师要想治疗有效，就必须敏感谨慎地对待这样的社会文化背景。非传统的生活伴侣和家庭成员很可能参与照顾患者，作业治疗师应该意识到同性恋社群已经建立了许多机构、项目和服务网络，可提高艾滋病患者的生活质量。

2. 艾滋病女性 在感染 HIV 的人中，有色人种中贫穷的妇女所占比例非常高。根据 2010 年的人口数据，非裔和拉丁裔美国人加起来约占美国总人数的 30%，但患病率却与此不成正比。治疗师需要特别谨慎详细地了解这些妇女的生活环境，以避免对她们抱有不合理的期望，避免不同情他们的人对他们造成更大的伤害。为了照顾自己的健康，这些妇女可能需要住房和交通援助、儿童保育及伴侣或家庭咨询。

3. 酗酒者 对于那些频繁酗酒者来说，节制这些行为对改善健康至关重要。艾滋病的感染往往会使患者骤然拥有强大的动力去克制这些滥用酒精的行为。

（二）对医卫资源的影响

尽管 HIV/AIDS 对世界各国产生了巨大的社会和经济影响，但现有的资源仍然不足以满足患者需求。历年来涌现的许多项目都考虑到 HIV/AIDS 患者的社会复杂性及其医疗需求，其中美国许多项目依赖于国际、州、联邦和私营机构提供的捐款和资源。要成功地治疗 HIV/AIDS，需要一系列健康和人力服务以及具备相当文化水平的工作人员来提供这些服务。

而劳工统计数据显示，在许多方面我们仍然短缺。

使用 UNAIDS（联合国 HIV/AIDS 联合规划署）开发的会计工具，从 28 个国家收集数据，以确定在感染率很高的撒哈拉以南非洲地区用于预防和治疗 HIV/AIDS 的费用占医疗支出总额的比例，结果显示占医疗支出总额的 19.4%，折价数十亿美元，用于 HIV 预防和治疗的人均支出为 9.34～118 美元（Amico et al.，2010）。在美国，2012 年总统预算用于其国内和全球 HIV/AIDS 相关活动经费一共为 284 亿美元，比 2007 年预算请求增加 34%，不到联邦预算总额的 1%。在这一预算请求总额中，53% 用于治疗，4% 用于预防（Kaiser Family Foundation，2011）。在美国，预防 AIDS 以及其他性传播疾病的工作主要靠疾控中心来资助。根据疾控中心 2009 年的监测数据预计，平均而言，每一个新的 AIDS 患者的终生费用将达到 379 668 美元（按 2010 年美元计算）。2001～2006 年，AIDS 的预防开支节省的资金总额为 1299 亿美元。《艾滋病综合资源紧急法案》（Government Accounting Office，2005）通过国家管理的 2012 年度财政方案，为个人和家庭提供了包括药品补贴在内的超过 23 亿美元的援助。然而，卫生知识普及不足、权利的缺失和污名化仍然可能限制艾滋病患者寻求医疗资源。

七、作业治疗对 HIV/AIDS 的作用

越来越多的专业文献表明，在改善 HIV/AIDS 患者的需求方面，作业治疗具有成功的和潜在的贡献。疾病发展的趋势促进了针对艾滋病患者重返工作岗位所面临的问题以及对女性患者特殊需求的研究。迄今为止，大部分文献都趋向于提供建议方案和教育策略，而不是有效性的实证。利用处理作业表现能力和潜力的工具，并量度其疗效，可以提升作业治疗对 HIV/AIDS 干预的重要性。

（一）神经生物学改变对作业的影响

有时候，很难区分患者的症状到底是因为 HIV/AIDS 本身带来的，还是治疗的副作用带来的，但总而言之这些症状会影响患者的生活质量。多年来，Whalen 症状指数（Whalen et al.，1994）一直被用来表示症状的频繁程度和复杂程度。自 20 世纪 90 年代以来，已经出现了 30 多个旨在同时反映症状严重程度和个人经历的指标。包括改良的人类免疫缺陷病毒体征和症状检查表（Holzemer et al.，2001）、HIV/AIDS 压力测试量表（Pakenham & Rinaldis，2002）、世界卫生组织生存质量评估工具（Fang et al.，2002）、人体图像量表（Martinez et al.，2005），以及身体变化和腹泻量表（Guaraldi et al.，2006）等。结合其他医学数据，这些指数能够为治疗师或其他医护人员提供参考，以便他们帮助艾滋病患者应对这些症状。

根据评估的结果，作业治疗师可以建议患者改变生活方式或者提供代偿策略以应对症状。O'Brien 等（2010）汇编了一份评估 AIDS 患者残疾状态工具的综述，作业治疗师可在报告中找到有用的信息。由 Worthington 等（2012）带领的团队则提供了一份专门针对艾滋病患者能参与的体力劳动的综述，其中提到一些艾滋病患者可选择的职业。

（二）社会心理表现

在治疗 HIV/AIDS 患者方面，治疗师对患者的社会轨迹的认识同样重要。同其他严重疾病一样，通常诊断为艾滋病的患者，最初都会伤心沮丧。在整个疾病进展过程中患者的抑郁

情绪十分明显。而此时疾病的宣教至关重要，因为许多人错误地认为艾滋病的确诊就好像即将到来的死刑。因此有一些项目会指导患者与朋辈的外联工作者之间建立联系，这些外联工作者一方面能够安慰患者，另一方面也会告诉他们一些有用的治疗疾病的资源。如果能够有相关的服务项目，就能减少艾滋病患者在社会上被孤立或边缘化的情况发生。随着疾病的发展，神经系统受累可能使患者容易出现情绪波动、长期抑郁和认知障碍。作业治疗师应采用心理-社会措施，以消除患者因为抑郁伴随而来的精神和运动障碍，促进其参与家庭和社区生活（见第三十章）。

（三）乏力症状及其对作业的影响

艾滋病最令人头痛的症状之一是乏力。这种乏力感与我们平时的劳累感相比更普遍、更持久，这会导致患者在作业时缺乏活力。虽然疲劳与许多疾病和失调有关，艾滋病患者即使在病情稳定、身体状态不错时，这种乏力感也都存在。许多专家试图找出艾滋病患者乏力的原因（Jong et al.，2010），在没有确切的医学证据的情况下，最普遍的结论是因为抑郁和焦虑。一些研究表明，药物治疗如齐多夫定或 HAART，可能是使患者乏力的原因，类似失业这样的生活压力可能也是原因之一，医疗条件不够以及睡眠质量差也可能成为原因。但无论是什么原因，乏力都会导致功能的下降，作业治疗师在治疗患者时必须加以考虑（Stout & Finlayson，2011）。

我们建议治疗师使用相应的评估工具来衡量患者的乏力程度，以确定乏力症状对患者作业参与的影响。其中一个工具是 7 个项目版本的疲劳严重程度量表（Lerdal et al.，2011）。另一项节省体力策略调查（Mallik et al.，2005）已被发现在测试乏力行为表现变化时比较有用。作业治疗师的评估报告中任何定性和定量评估都可以加强对艾滋病患者的生活经历的观察和了解，从而制定出恰当的方案促进患者参与有意义的活动（见第三章中的其他讨论）。

清楚地了解患者的乏力程度，作业治疗师可以帮助患者选择合适的治疗方案。简化工作和节省体力是长期需要考虑的方法，习惯训练和生活咨询也可能是有用的。艾滋病患者需要严格遵守药物治疗方案，还会有频繁的医疗预约，这可能会加剧疲劳。治疗师可以协助患者制定时间表和日程，尽可能地帮他们节省体力。因为有研究表明，体力活动是重要的减少乏力感的措施，所以治疗师可以帮助患者选择和规划更有利于他们的体育活动。

（四）确定作业问题的框架，改进干预措施

人类免疫缺陷病毒侵袭人体并影响患者日常生活的各个方面。虽然艾滋病的诊断对一些患者来说是沉重的打击，但对另一些患者来说，它可以帮助他们生活得更有意义、更有价值。一个人对生活中出现的不幸事件的反应，包括感染人类免疫缺陷病毒在内，取决于这个人拥有的内部的和外部的资源和个人能力。患者的反应可以帮助治疗师在制定作业治疗目标时，考虑患者的**作业角色完整性（occupational role integrity）**、**作业胜任力（occupational competencies）**和**作业相干性（occupational coherence）**等问题。

因为作业的功能包括患者在完成活动、任务和角色时所需要的能力和潜力，所以要解决作业障碍，可能需要多方面的策略。有些作业障碍可能是与艾滋病相关的疾病直接造成的，另外有些作业障碍则可能是由阻碍作业胜任力发展的背景因素或历史原因引起。

1. 完整的作业角色 在治疗师与 HIV/AIDS 患者最初的访谈中，治疗师需要清楚地了解该患者生活中主要承担的角色及其特点。根据收集的**疾病轨迹（disease trajectory）**特点，治疗师可能会发现患者角色压力、角色中断或角色放弃的证据。在作业状况表（表 44-1）上分列出该患者的角色状况，对制定治疗方案和干预措施的基线会有所帮助。

表 44-1　HIV/AIDS 患者的作业状况表

作业领域	作业角色	终止	中断	适应	无改变	扩展
工作	父母/照顾者 家庭主妇 员工 企业家 职业培训生 学生					
休闲	参与者 观众 爱好者 运动员					
自我照顾	ADL IADL 疾病的护理 自我主张 亲密言语或行为 精神表达					
作业情境说明	邻里/社区 家庭环境 医疗环境 社交网络 就业环境					

　　注：在上面的表格中，通过简要说明患者在各作业领域中的某一角色状态，治疗师可以归纳出患者的作业概况，帮助制定治疗目标和优先考虑事项。ADL，日常生活活动；IADL，工具性日常生活活动。

　　（1）角色压力：作业治疗师应确定艾滋病患者是否需要负责照顾他人。如果患者家里有儿童、伴侣、老年人甚至宠物需要照顾，HIV 感染者可能会因为照顾他人而感到压力，因为管理 HIV 带来了额外的负担。此外，无论其家庭组织是怎样的，这个家庭中的其他成员也有可能感染 HIV。

　　大多数人在生活中都扮演着多重角色，都要尽量兼顾优先事项和义务。有些人即使健康受到损害，也仍然对自己的角色非常执着。由于艾滋病患者总是感到疲劳，因此制定合适的休息时间表十分重要。作业治疗师可以帮助艾滋病患者确定角色优先次序，预留时间和精力来满足个人的健康需求。但这个过程可能需要双方的协商，并需要患者将一些职责和任务由其他人代为分担，如家务活动。

　　（2）角色中断：当艾滋病患者免疫系统衰竭而导致疾病时，他们可能在或短或长的一段时间被限制在床上或医院，这应该是预料中的事，因为这不是一个不寻常情况。作业治疗师可以帮助患者规划一些措施来应对突发的疾病。这类措施可能包括找一个保姆、通知家人、寻求邻居的帮助、拨打医疗救助电话、请病假等。在患病一段时间后，艾滋病患者预备恢复从前的角色，作业治疗师需要评估、修改和设计符合该患者健康和能力状况的康复方案。

（3）角色放弃：许多艾滋病患者不得不放弃自己生活中的某一个角色，对生活被毒品或酒精依赖所占据的患者来说，其个人发展可能被限制，他会花费大部分的精力去获得毒品或酒精。对其他艾滋病患者来说，抑郁或羞愧可能会打乱他们的生活计划。而对另一些患者来说，HIV 本身的症状和后遗症可能会阻碍他们充分参与作业活动。无论是何种病例，若想要患者得到一定程度的康复，作业治疗师可能是角色恢复或新角色探索的主要促进者。

2. 作业胜任力 在治疗开始时，作业治疗师需要列出一份与患者角色相关的作业胜任力或技能列表。例如，一份有薪酬的工作，作业治疗师可以帮助患者罗列出执行该工作所需要的技能。一些 HIV/AIDS 患者在患病后无法继续工作，而通过 HAART 一定程度上能够恢复身体的健康状态，再次拥有就业的可能性（Kielhofner et al.，2004a）。治疗师可以为患者提出满足特殊需求的建议，例如，灵活的工作时间、较长的休息时间或有辅助设备的住宿。作业治疗师可能需要帮助患者采取一些措施以补偿患者视力变差或动作协调性欠佳的问题。

如果艾滋病患者是一位家庭主妇，对其日常家务活动制定一项日程安排表是很重要的，如清洁、购物、洗衣服等的日程安排。在厨房里，特别是在处理尖锐的餐具时，安全作业能防止他人接触 HIV 抗体阳性的血液。如果该患者与家人或朋友生活在一起，作业治疗师可以帮助患者同家人或朋友协商家庭责任、休息和隐私的要求，并正确看待艾滋病，了解健康、安全的生活行为。简化工作和节省体力原则，可能有助于应对力量性、耐力性和程序性任务和活动的变化。我们必须承认：许多艾滋病患者是贫穷的，并且生活在条件恶劣的房子和不安全的环境中，这构成了更多的挑战。对于有些患者，关爱艾滋病的社会援助机构可能为其提供新的住房机会，因此作业治疗师可以指导该患者建立自己的家，从获得社会救助过渡到能够自己支付账单，再到为自己准备饭菜。

3. 作业相干性 作业相干性意味着一个人的角色、日程安排、习惯和行为会彼此建立系统的联系，从而构成一个人完整而有意义的生活（Opacich，2004）。协调是社会学家 Antonovsky（1987）提出的一个概念，后来由 Nyamathi（1993）推广。该概念最先被 Christiansen（1999）引入作业治疗中，Christiansen、Little 和 Backman 等将"作业相干性"作为评估人们因健康受损引起的后果的一项指标。一项针对 HIV/AIDS 女性患者的研究——"将生活混乱不稳定和生活和谐的女性患者的生存状态进行对比"，进一步说明了这一概念的科学性（Opacich，2004）。如果一个人感染了HIV，又有严重的毒品依赖，且无家可归，人们就不会认为他的生活在作业方面是一致的。而如果这个人清醒了，依从医生对抑制 HIV 的医疗建议，同时获得了安全住房，恢复了薪酬工作，那么这样看来，他的生活就具有作业连贯性，并以有意义的活动作为基础。对于艾滋病患者进行作业治疗的最终目标很可能是实现作业相干性。

（五）评估

作业治疗师利用定性和定量评估来确定艾滋病患者的作业需求。

1. 定性评估方法 每一种作业理论模式都与制定作业框架的工具和措施相关。一系列反映**自然主义范式（naturalistic paradigm）**的定性评估工具都可以用来揭示患者最本质和最真实的感受。例如，我们在这里提到的，患者身患艾滋病的体验是怎样的？在这些方法中，半结构化访谈可以引导患者对作业活动的叙述。已经出版的叙事工具作业表现历史访问Ⅱ，是人类作业模式的一种反映（Kielhofner et al.，2004b）。这个特定的理论是用来探讨特定的疾病、状况或不愉快的事件是如何塑造或改变人的作业的。那些叙述的数据可以通过多种方式进行分析，并用于制定重建作业的方案和措施。基于同一模式，还有另外两种工具，作业的自我评估（Baron et al.，2006）和工作角色访谈（Braveman et al.，2005）也可能对评估有帮助。

2. 定量评估方法　当所探讨的现象具有明确定义和问题得到集中时，定量评估是有用的。一个对艾滋病患者有用的定量的标准评估工具是运动及过程处理技巧评估（Fisher，2012）。该工具使治疗师能够观察 HIV 感染者从事熟悉任务，量化和比较他的作业表现，并且为他推荐改善作业的策略和安全生活所需要的支持水平。治疗师可能还可以考虑纳入能反映作业、帮助指导决策的生活质量评估（Robinson，2004）。还有正在完善的作业治疗工具是任务的理解、回忆和执行能力评估（PRPS），用于评估神经认知障碍对作业表现的影响（Ranka & Chapparo，2010）。

（六）干预：保持、恢复和适应有意义的作业活动

作业功能模型将角色和自我认知进行组织，形成自我维护、自我发展和自我提升（见第一章）。作业治疗可根据患者在 HIV 感染前后的作业状况，和患者一起解决这些方面的问题。如前所述，一些 HIV/AIDS 患者过着被边缘化的生活，也阻碍了他们作业潜能的发挥。

1. 保持　在 HIV 感染的早期阶段，患者恢复或建立保持健康的生活作息、习惯和行为十分重要。新诊断为艾滋病的患者除了继续履行既定的角色，还必须接受药物治疗，并定期进行检查，治疗还需重新引导患者的生活、给予心理治疗和朋辈支持。如果药物治疗或疾病本身导致一些症状出现，那么患者在工作、养育子女、自我照料或其他职业追求方面可能面临更多挑战。无论患者是儿童还是成年人，保持和适应作业角色对身心健康都至关重要。对于因生活方式导致行为不良的人来说，角色可能在童年或青春期就出现了偏离，或者在成年时被摒弃，作业治疗很可能需要进行角色探索。治疗措施可包括参加育儿班、练习独立生活技能（如洗衣）和就业培训/再培训。

2. 恢复　对人们来说，随着疾病的发展，健康状况不佳和正常生活中断是很常见的。艾滋病患者免疫功能降低，感染的机会增加，容易生病。当药物治疗改善了免疫系统功能，症状得到缓解时，健康就会有所改善。例如，心脏康复，当心脏病患者病情稳定，人体机能开始修复时，作业治疗就可以介入了。在这段时期，治疗的目的是简化活动和重建耐力，妥善调整与工作、自理和休闲有关的角色、日常习惯。当症状持续或功能永久改变时，作业治疗师和艾滋病患者应专注于作业适应。

3. 适应　由于免疫系统不堪重负，患者很可能会失去很多功能。感觉缺陷、虚弱、运动不协调、记忆力受损和其他后遗症会损害作业角色和独立生活能力。在疾病的这一阶段，作业治疗可以促进适应，使患者能够尽可能充分地参与日常生活。这可能需要环境改造、适应性措施或辅助装置、他人的援助或生活方式的改变（见第十八、二十五、二十七和二十八章）。

八、HIV/AIDS 患者作业治疗效果的证据

有关 HIV/AIDS 作业治疗的文献基本上都是现象学研究。它们一般只论述了 HIV/AIDS 患者的经历，提到了疾病的治疗方案和服务方面的信息。以下列举了其中的一些研究。很少有研究旨在检查特定干预措施，定量评估作业治疗干预措施的有效性（见证据列表44-1）。

□证据列表 44-1

HIV/AIDS 作业治疗实践的最佳证据

干预措施	所检测干预措施的描述	参与者	治疗量	最佳证据的类型和证据等级	益处/有效性	结果的统计概率和效应大小	参考文献
四个阶段的职业康复：(1) 8 周自我评估和工作准备 (2) 努力通过经验重新获得生产性角色 (3) 支持就业 (4) 支持持续就业	基于人类作业模式理论，根据个人需求探索和发展技能，寻找工作	HIV/AIDS 的男性和女性 (106 名男性，21 名女性，2 位变性人，平均年龄41岁)，30% 的脱落率 (39 名)	第 1 阶段：8 周，每周 1 次团体座谈加上个人会议；随后的时间长度因个人而异	定性研究参与式，行动研究，以审查和改进方案 证据等级：N	50 名参与研究有 90 名参与者实现了成功 (实现了就业、重返学校或开始志愿服务)；后 6~24 个月参加了志愿者或实习了工作。有精神病史的人受益的可能性更高	是，90 名参与者完成了方案：其中 67% 取得了成功 (实现了就业、重返学校或开始志愿服务)；效应大小未见报告	Kielhofner et al. (2004b)
在受支持的生活环境中实施一项旨在促进生产性参与的方案	实验方案基于 MOHO 和社会残疾模式：ESD (Enabling Self-Determination) 治疗方案旨在实现生产性参与 (就业、学校或就业培训，志愿服务)，包括以赋能和赋权为重点的团体座谈。就业过程中，运用同伴辅导、应要求与治疗师进行单独的面谈。对照组：标准护理：提供与生产性活动有关的教育，关于社区资源的书面材料，选择与治疗师单独面谈	招募了 65 人，其中 38 名 (31 名男子；7 名妇女) 接受了 ESD 治疗，27 名 (21 名男子；6 名妇女) 接受了对照治疗。70%是非洲裔美国人。两组以赋能和赋权为重点的团队座谈。脱落之前或之后无显著差异；共有 29.3%的病例脱落。42 名参与者在干预后继续进行 3~5 个月随访。21 名参与者随访失败	监督。ESD组：2小时的以参与为重点的初步评估，每周 8 次 1 小时的团体座谈，可选择的个人会议，以患者为导向的咨询，同伴辅导。对照组：同时期 8 周每周 1 小时的团队座谈，学习工作和生产性活动 9 个月，提供社区资源的书面材料，可选择性地与治疗师面谈。在 3 个月、6 个月和 9 个月时进行评估	非随机两组对照研究，证据等级：II C2a	是，ESD 组在实验研究的每个阶段都比对照组达到了更高的参与水平	意向处理分析显示，更多的 ESD 组患者有成效地参与了活动 3 个月：$\chi^2_{(df=1)}$=6.08 (P=0.015)，比值比 (OR) =3.89 6 个月：$\chi^2_{(df=1)}$=8.88 (P=0.004)，OR=5.44 9 个月：$\chi^2_{(df=1)}$=5.75 (P=0.018)，OR=3.96 OR 表明 ESD 方案有很大的效应。ESD方案参与者在3个时间点的参与率是原来的 2 倍	Kielhofner et al. (2008)
为期两年的试点项目，将工作技能培训与慢性病自我管理相结合，以改善健康、工作和日常生活的平衡	工作技能培训与参与，增加了 6 次双周课程。以解决疾病自我管理，健康、作业表现和生活质量问题	在两年的时间里，6 组患者参加了该方案。参加了该方案的成年人 (n=53) 包括 28 位女性和 25 位男性	研究时间 6~7 周，每天 6 个小时。6 次 1.5 小时的以自我管理为重点的课程被纳入现有的 11 周重点工作技能培训方案，以帮助患者向工作靠拢。主题包括平衡工作和日常生活、节省体力和营养	6 组患者，每天 6 个非随机的研究组，采用加拿大作业表现测量 (COPM) 评估了 42 人干预前后的数据。证据等级：III b2b	是，保留下来的参与者中，有 52%的人在 2 年内接受相同的干预，工作顺利，另有 41%的人积极寻找工作	结果通过配对 t 检验和效应大小来确定。在 11 个量表中，有 3 个量表在随访中显示出中到大的影响：对平衡健康、工作和日常生活的感知能力 (r=0.46);对健康管理和工作的感知能力 (r=0.61)。然而，对工作的感知能力在治疗前后有显著改善 (P=0.00)，这表明治疗的结果可能不是偶然的	Bedell (2008)

案例分析

N.J.女士：人类免疫缺陷病毒感染后重新确立角色和日常生活

作业治疗干预过程	临床推理过程	
	目的	治疗师思考内容的举例
患者信息： N. J. 女士是一名49岁的非洲裔美国艾滋病女性，她进行了门诊作业治疗评估。发现了以下问题： （1）从事日常生活活动和工具性生活活动（IADL）时耐力不够 （2）轻度记忆障碍，影响自理 （3）无法确定自己的生活角色和日常活动 （4）间歇性失去平衡影响其环境转移 （5）感觉异常影响精细运动	背景介绍 干预方法选择 对能力的反思	评估过程包括确定个人背景资料，在第三至九章中有详细说明 "她的活动耐力差是她长时间住院和康复的直接结果，因为其间她一直卧床不起，靠鼻饲进食。从接受作业治疗开始，她放弃了之前不正常的追求，重新定义自身角色、习惯和日常。不过她仍保留有HIV/AIDS和药物干预的后遗症。" "治疗的首要任务将是确定重要的支持恢复的ADL和IADL项目，如药物治疗、建立间歇性休息时间并规划适当的营养方案。鉴于报告中提到的感觉和认知问题，还要考虑适当的预防措施和代偿策略，以确保患者的安全。最后，也是最重要的，为了最大限度地提高其家庭和社区生活的参与度，患者需要在角色探索和恢复过程中得到支持。" "我是否对相关的流行病学、神经生物学、药理学和精神动力学有足够的了解？我是否有足够的人文学方面的能力？我的方案对这个病人有效吗？我需要收集工具和策略以便于患者的角色探索和实践特定的管理协议。"
推荐： 作业治疗师建议初期每周进行两次家居治疗，为期4周；随后每周1次，为期2个月。通过与N. J. 女士共同探讨，确定了如下治疗目标： （1）N. J. 女士将确定哪些ADL和IADL任务对她的艾滋病管理不可或缺，并将为此建立每日时间表和记录系统 （2）N. J. 女士将学习如何依靠在需要的地方张贴提示卡来实现家居安全性策略 （3）N. J. 女士将探讨两个角色或兴趣，以确保安全和有效地利用时间	考虑治疗中可能会发生的事情、频率和持续时长 确定病人对计划的认可	"自启动HAART方案后，N. J. 女士开始慢慢恢复健康，和往年相比更有希望了。她说自己获得了重生，拥有了完全不同的生活，她说自己其实很感激艾滋病。她认为自己有了某种特殊的使命，因为她曾经拥有许多作业胜任力，也渴望能够实现自己的目标。N. J. 女士目前与女儿和年幼的孙辈居住在一起，他们已同意并支持她去实现这些目标，并应允每周至少参加一次家居作业治疗会谈。"
短期目标和进展摘要： （1）N. J. 女士将确定哪些ADL和IADL任务对她的艾滋病管理不可或缺，并将为此建立每日时间表和记录系统 N. J. 女士和治疗师协商后认为，以下ADL和IADL任务是不可或缺的：早上15分钟的冥想，每天洗澡1次，自己准备早餐和午餐，和家人一起吃晚餐，每6小时服用药物，并在下午小睡1小时。N. J. 女士为自己制定了一个时间表，并放在床边，每完成一个任务后就做上记号。在每次作业治疗期间，治疗师都与N. J. 女士一起探讨作业问题，并解决问题 （2）N. J. 女士将依靠在最需要的地方张贴提示卡的方式来实施家居安全策略 N. J. 女士和治疗师在厨房里练习了安全处理尖锐物体的方法，并将处理程序的照片贴在柜子下方。在治疗师的协助下，家人在浴室安装了扶手。治疗师	了解她常做的事情 评估患者理解能力 了解患者 背景知悉	"当N. J. 女士开始感觉好些了，她很高兴自己有了像样的生活。她会讲述她在生病之前如何变得不正常的故事。即使在她非常疲惫或经历挫折的日子里，她也很感激能来到这里帮助抚养孙辈。" "N. J. 女士觉得，她大部分时间都不需要安全保护措施，但后来也开始接受，因为谨慎总比发生不必要的事故好。就连她的家人也会提醒她'像照片中那样做事'。N. J. 女士离开家的时候带着助行器，因为这会让她在头晕的时候更安全一些。" "N. J. 女士真的很喜欢在教堂唱歌，加入唱诗班让她有机会结交一些非常支持她的新朋友。刚开始在女儿的杂货店工作很累，但N. J. 女士觉得自己能够帮上忙，并且开始修复与大孩子的紧张关系。尽管她和孙子们在最小的女儿的公寓里同住，但她仍然很高兴。"

续表

作业治疗干预过程	临床推理过程	
	目的	治疗师思考内容的举例
还指导 N. J. 女士在平衡不稳定的时候使用助行器。N. J. 女士还在手机中制定了一份紧急号码清单。家人也建立了系统，透过电话检测她的健康状况 （3）N. J. 女士将确定两个角色或兴趣用以安全和有效地利用时间 通过与治疗师的洽谈，N. J. 女士将讲述她过去所做的令自己觉得愉快和充实的事情，在进行作业表现史访谈时，N. J. 讲述了她喜欢唱歌的情况，她开始每周一个晚上参加唱诗班的练习，并在周日的教堂唱诗班唱歌。她还决定尝试午后到女儿的杂货店工作，每周两次，每次 2 小时		
后续步骤： 修订后的短期目标（1 个月）： N. J. 女士将确定她每天负责的一项家务 N. J. 女士将继续保持既定的安全策略，并将向治疗师报告任何似乎对安全构成威胁的问题或其他情况 N. J. 女士将根据自己的健康状况，将在杂货店的工作时间增加到每天最多 3 小时	预测患者当前和未来的问题 分析患者的理解能力	"N. J. 女士在短时间内似乎健康多了。她对教堂合唱团很有兴趣，有女士开始去家里看望她。她清楚地意识到，吃好、休息好、按时吃药对她来说是多么重要。她对医生很坦诚，关系很融洽，她相信医生的建议。不过 N. J.女士有做得过多的倾向，需要提醒她逐渐在时间表中增加一些内容。尽管很多事发生在她身上，但她一点也不痛苦，她似乎已经接受了艾滋病及其对生活的影响。"

📖作业治疗实践中的临床推理

患病一段时间后重返工作岗位的过渡计划：你今天在一家专门研究 HIV/AIDS 护理的医院门诊部评估一个新患者。根据你所获得的资料，C.H.是一名 32 岁的同性恋患者，患病 6 年。他是一家高档酒店的会议和活动策划人，他很喜欢这项工作。虽然他去年病情严重，但他的 HAART 治疗非常成功，他想回归到工作岗位。作为一名备受重视的员工，他去年一直在休假，但他的老板不知道他感染了 HIV。他的工作需要注意细节、管理员工、与供应商协调，且工作时间较长。你需要进一步对他进行哪些评估，并和他一起探讨制定一个过渡计划？

❓ 思考与总结

（1）与其他国家相比，美国的 HIV 流行病学有何特点？

（2）HIV 是通过什么机制摧毁免疫系统的？

（3）HIV 的传播途径是什么？

（4）作业治疗师在与 HIV/AIDS 或其他血液传播疾病患者合作时应注意哪些预防措施？

（5）哪些人群最容易感染 HIV/AIDS，原因是什么？

（6）从具体的定性和定量评价中可以得到哪些有助于为HIV/AIDS 患者制定治疗方案的信息？

（7）HIV/AIDS 如何影响作业角色？

（8）疾病轨迹如何影响作业治疗干预？

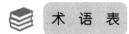 术 语 表

疾病轨迹（**disease trajectory**）：疾病随着时间的推移按规律出现的生物学和生理性表现。

全球大流行病（**global pandemic**）：一种影响许多国家的流行病。

HAART：高活性的抗逆转录病毒疗法的首字母缩写；在病毒发展的不同周期对其采取不同药物的联合干预措施。

健康差距（**health disparities**）：健康状况、健康结果的非预期差异；可能与社会经济地位、教育和获得保健的机会等有关。

自然主义范式（**naturalistic paradigm**）：一种注重人们在自然环境中的生活体验的研究方法，收集到的是定性而非定量的数据，并从中提取主题和意义。

作业相干性（**occupational coherence**）：作业的流动性和互补性使得结果可以预测。

作业胜任力（**occupational competencies**）：能有效执行作业和作业角色的技能和能力。

作业角色整合（**occupational role integrity**）：支持与特定角色相关的任务和活动的技能和能力的集中体现；作业角色能不折不扣地被履行。

机会性疾病（**opportunistic illness**）：由于免疫系统对人体的保护作用被破坏而导致的感染和疾病。

逆转录病毒（**retrovirus**）：一种利用宿主细胞的机制复制自身，将 RNA 转化为 DNA 的病毒。

社会轨迹（**social trajectory**）：随疾病的发展而不断变化的社会和行为反应。

参 考 文 献

Amico, P., Aran, C., & Avila, C. (2010). HIV spending as a share of total health expenditure: An analysis of regional variation in a multi-country study. *PLoS One, 5,* e12997.

Antonovsky, A. (1987). *Unraveling the mystery of health: How people manage stress and stay well*. San Francisco: Jossey-Bass.

Armstrong, W., Calabrese, L., & Taege, A. J. (2005). HIV update 2005: Origins, issues, prospects, and complications. *Cleveland Clinic Journal of Medicine, 72,* 73-78.

Bailey, R. C., Moses, S., Parker, C. B., Agot, K., Maclean, I., Krieger, J. N., Williams, C. F. M., Campbell, R. T., & Ndinya-Achola, J. O. (2007). Male circumcision for HIV prevention in young men in Kisumu, Kenya: A randomised controlled trial. *Lancet, 369,* 643-656.

Baron, K., Kielhofner, G., Iyenger, A., Goldhammer, V., & Wolenski, J. (2006). *The Occupational Self-Assessment (OSA) (Version 2.2)*. Chicago: Model of Human Occupation Clearinghouse, Department of Occupational Therapy, College of Applied Health Sciences, University of Illinois at Chicago.

Bedell, G. (2008). Balancing health, work, and daily life: Design and evaluation of a pilot intervention for persons with HIV/AIDS. *Work, 31,* 131-144.

Braveman, B., Robson, M., Velozo, C., Kielhofner, G., Fisher, G., Forsyth, K., & Kerschbaum, J. (2005). *Worker Role Interview (WRI)(Version 10.0)*. Chicago: Model of Human Occupation Clearinghouse, Department of Occupational Therapy, College of Applied Health Sciences, University of Illinois at Chicago.

Brookmeyer, R. (2010). Measuring the HIV/AIDS Epidemic: Approaches and challenges. *Epidemiological Review, 32,* 26-37.

Centers for Disease Control and Prevention. (1993). *Revised classification system for HIV infection and expanded surveillance case definition for AIDS among adolescents and adults*. Washington, DC: U.S. Government Printing Office.

Centers for Disease Control and Prevention. (1994). Recommendations of the U.S. Public Health Service Task Force on the use of zidovudine to reduce perinatal transmission of human immunodeficiency virus. *Morbidity and Mortality Weekly Report, 43,* RR-11.

Centers for Disease Control and Prevention. (1999). *CDC guidelines for national human immunodeficiency virus case surveillance, including monitoring for human immunodeficiency virus infection and acquired immunodeficiency syndrome.* Washington, DC: U.S. Government Printing Office.

Centers for Disease Control and Prevention. (2001). *Revised recommendations for HIV screening of pregnant women.* Washington, DC: U.S. Government Printing Office.

Centers for Disease Control and Prevention. (2011). Diagnoses of HIV infection and AIDS in the United States and Dependent Areas, 2009, HIV Surveillance Report, Volume 21. Retrieved June 25, 2012 from http://www.cdc.gov/hiv/surveillance/resources/reports/2009 report/index.htm.

Centers for Disease Control and Prevention. (2013). Division of HIV/AIDS Prevention: Fact sheet-HIV/AIDS among women. Retrieved July 18, 2013 from http://www.cdc.gov/hiv/risk/gender/women/index.html.

Centers for Disease Control and Prevention. (2012a). HIV costeffectiveness. Retrieved April 10, 2012 from www.cdc.gov/hiv /topics/ preventionprograms/ce/index.htm#Overview.

Centers for Disease Control and Prevention. (2012b). HIV in the United States: At a glance. National Center for HIV/AIDS, Viral Hepatitis, STD, and TB Prevention, Division of AIDS Prevention. Retrieved April 5, 2012 from www.cdc.gov/hiv/resources/factsheets/us.htm.

Christiansen, C. H. (1999). Defining lives: Occupation as identity: An essay on competence, coherence, and the creation of meaning. *American Journal of Occupational Therapy, 53,* 547-558.

Christiansen, C. H., Little, B. R., & Backman, C. (1998). Personal projects: A useful approach to the study of occupation. *American Journal of Occupational Therapy, 52,* 439-446.

Curran, J. W. (2003). Reflections on AIDS, 1981-2031. *American Journal of Preventive Medicine, 24,* 281-284.

Dean, H., Steele, C., Satcher, A., & Nakashima, A. (2005). HIV/AIDS among minority races and ethnicities in the United States, 1999-2003. *Journal of the National Medical Association, 97 (Suppl.),* 5S-12S.

Duffy, L. (2005). Suffering, shame, and silence: The stigma of HIV/AIDS. *Journal of the Association of Nurses in AIDS Care, 16,* 13-20.

Fan, H. Y., Connor, R. F., & Villareal, L. P. (2004). *AIDS science and society* (4th ed.). Sudbury, MA: Jones and Bartlett.

Fang, C. T., O'Connell, K., & the World Health Organization's Quality of Life Instrument HIV Group. (2002). Initial steps to developing the World Health Organization's Quality of Life Instrument (WHOQOL)module of international assessment in HIV/AIDS. *AIDS Care, 15,* 347-357.

Fisher, A. G. (2012). *Assessment of motor and process skills* (7th ed.). Fort Collins, CO: Three Star Press.

Gielen, A. C., Ghandour, R. T., Burke, J. G., Mahoney, P., McDonnell, K. A., & O'Campo, P. (2007). HIV/AIDS and intimate partner violence: Intersecting women's health issues in the United States. *Trauma Violence Abuse, 8,* 178-198.

Gottlieb, M. S., Schroff, R., Schanker, H. M., Weisman, J. D., Fan, P. T., Wolf, R. A., & Saxon, A. (1981). *Pneumocystis carinii* pneumonia and mucosal candidiasis in previously healthy homosexual men: Evidence of a new acquired cellular immunodefi ciency. *New England Journal of Medicine, 305,* 1425-1431.

Government Accounting Office. (2005). *Ryan White CARE Act: Factors that impact HIV and AIDS funding and client coverage* (GAO-05-841T). Washington, DC: U.S. Government Accounting Office.

Guaraldi, G., Orlando, G., Murri, R., Vandelli, M., De Paola, M., Beghetto, B., Nardini G., Ciaffi , S., Vichi, F., & Wu, A. W. (2006). Quality of life and body image in the assessment of psychological impact of lipodystrophy: Validation of the Italian version of Assessment of Body Change and Distress Questionnaire. *Quality of Life*

Research, 15(1), 173-178.

Holzemer, W. L., Hudson, A., Kirksey, K. M., Hamilton, M. J., & Bakken, S. (2001). The revised Sign and Symptom Check-List for HIV (SSC-HIVrev). *Journal of the Association of Nurses in AIDS Care, 12*, 60-70.

Jong, E., Oudhoff, L., Epskamp, C., Wagener, M. N., van Duijn, M., Fischer, S., & van Gorp, E. C. M. (2010). Predictors and treatment strategies of HIV-related fatigue in the combined antiretroviral therapy era. *AIDS, 24*, 1387-1405.

Kaiser Family Foundation. (2013). U.S. Federal Funding for HIV/AIDS: The President's FY2014 Budget Request. Retrieved July 19, 2013 from http://www.kff.org/search/?s=US+federal+funding+for+HIV/AIDS.

Kielhofner, G., Braveman, B., Finlayson, M., Paul-Ward, A., Goldbaum, L., & Goldstein, K. (2004). Outcomes of a vocational program for persons with AIDS. *American Journal of Occupational Therapy, 58*, 64-72.

Kielhofner, G., Braveman, B., Fogg, L., & Levin, M. (2008). A controlled study of services to enhance productive participation among people with HIV/AIDS. *American Journal of Occupational Therapy, 61*, 36-45.

Kielhofner, G., Mallinson, T., Crawford, C., Nowak, M., Rigby, M., Henry, A., & Walens, D. (2004). *The user's manual for the Occupational Performance History Interview (Version 2.1) OPHI-II* . Chicago: Model of Human Occupation Clearinghouse, Department of Occupational Therapy, College of Applied Health Sciences, University of Illinois at Chicago.

Lerdal, A., Kottorp, A., Gay, C., Aouizerat, B. D., Portillo, C. J., & Lee, K. A. (2011). A 7-item version of the fatigue severity scale has better psychometric properties among HIV-infected adults: An application of a Rasch model . *Quality of Life Research, 20*, 1447-1456.

Mallik, P., Finlayson, M., Mathiowetz, V., & Fogg, L. (2005). Psychometric evaluation of the Energy Conservation Strategies Survey. *Clinical Rehabilitation, 19*, 538-543.

Martinez, S. M., Kemper, C. A., Diamond, C., Wagner, G., & California Collaborative Treatment Group. (2005). Body image in patients with HIV/AIDS: Assessment of a new psychometric measure and its medical correlates. *AIDS Patient Care and STDs, 19*, 150-156.

Masur, H., Michelis, M. A., Greene, J. B., Onorato, I., Stoue, R. A., Holzman, R. S., Wormser, G., Brettman, L., Lange, M., Murray, H. W., & Cunningham-Rundles, S. (1981). An outbreak of community-acquired *Pneumocystis carinii* pneumonia: Initial manifestation of cellular immune dysfunction. *New England Journal of Medicine, 305*, 1431-1438.

Nakashima, A. K., & Fleming, P. L. (2003). HIV/AIDS surveillance in the United States, 1981-2001. *Journal of Acquired Immune Deficiency Syndrome, 32 (Suppl. 1)*, S68-S85.

National Institute of Allergy and Infectious Diseases. (2009). *HIV infection and AIDS: An overview* . Retrieved June 25, 2012 from http://www.niaid.nih.gov/topics/HIVAIDS/Understanding/howHIV CausesAIDS/Pages/howhiv. aspx.

National Institute of Allergy and Infectious Diseases. (2012). *How HIV causes AIDS* . Retrieved June 25, 2012 from http://www.niaid.nih.gov /topics/hivaids/understanding/howhivcausesaids/Pages/cause.aspx.

Nyamathi, A. M. (1993). Sense of coherence in minority women at risk for HIV infection. *Public Health Nursing, 10*, 151-158.

O'Brien, K., Bayoumi, A., Strike, C., Young, N., King, K., & Davis, A. (2010). How do existing HIV-specific instruments measure up? Evaluating the ability of instruments to describe disability experienced by adults living with HIV. *Health and Quality of Life Outcomes, 8*, 88. doi:10.1186/1477-7525-8-88. Retrieved June 25, 2012 from http://www.hqlo.com/content/8/1/88.

Opacich, K. J. (2004). Reconstructing occupation after HIV infection: Lessons from women's experiences. *International Journal of Therapy and Rehabilitation, 11*, 516-524.

Pakenham, K. I., & Rinaldis, M. (2002). Development of the HIV/AIDS Stress Scale. *Psychology & Health, 17*, 203-219.

Pontali, E., Pasticci, M. B., Matteelli, A., Baldelli, F., & Migliori, G. B. (2011). Tuberculosis and HIV Co-infection:

Do we have a surveillance system in Europe? *European Respiratory Journal, 38,* 1258-1260.

Ranka, J. L., & Chapparo, C. J. (2010). Assessment of productivity performance in men with HIV associated neurocognitive disorder (HAND). *Work, 36,* 193-206.

Robinson, F. (2004). Measurement of quality of life in HIV disease. *Journal of the Association of Nurses in AIDS Care, 15(Suppl.),* 14S-19S.

Siegal, F. P., Lopez, C., Hammer, G. S., Brown, A. E., Kornfeld, S. J., Gold, J., Hassett, J., Hirschman, S. Z., Cunningham-Rundles, C., Adelsberg, B. R., Parham, D. M., Siegal, M., Cunningham-Rundles, S., & Armstrong, D. (1981). Severe acquired immunodeficiency in male homosexuals, manifested by chronic perianal ulcerative herpes simplex lesions. *New England Journal of Medicine, 305,* 1439-1444.

Stout, K., & Finlayson, M. (2011). Fatigue management in chronic illness. *OT Practice , 16*(1), 17-19. www.aota.org.

Stuckler, D., Basu, S., & McKee, M. (2010). Drivers of inequality in millennium development goal progress: A statistical analysis. *PLoS Medicine, 7,* e1000241. DOI:10.1371/journal.pmed.1000241.

United Nations. (2012). *United Nations Millennial Development Goals.* Retrieved April 9, 2012 from http://www. un.org/millenniumgoals/.

U.S. Census Bureau. (2010). *American Fact Finder.* Retrieved April 5, 2012 from http://factfi nder2.census.gov/ faces/nav/jsf/pages/index.xhtml.

Vahlne, A. (2009). A historical reflection on the discovery of human retroviruses. *Retrovirology, 6,* 40ff. doi: 10-1186/1742-4690-6-40. Retrieved June 27, 2012 from http://www.retrovirology.com /content/6/1/40.

Whalen, C., Antani, M., Carey, J., & Landefeld, C. (1994). An index of symptoms for infection with human immunodeficiency virus: Reliability and validity. *Journal of Clinical Epidemiology, 47,* 537-546.

World Health Organization & UNAIDS. (2011). *Global HIV/AIDS Response-epidemic and health sector progress towards universal access-Progress report 2011 .* Geneva: World Health Organization.

World Health Organization. (2012). Global Health Observatory: HIV/AIDS. Retrieved June 25, 2012 from http://www.who.int/gho/hiv /en/index.html.

Worthington, C., O'Brien, K., Zack, E., McKee, E. & Oliver, B. (2012). Enhancing labour force participation for people with HIV: A multi-perspective summary of the research evidence. *AIDS and Behavior, 16,* 231-243.

第四十五章　癌　　症

原作者：Mary Vining Radomski，Mattie Anheluk，Kim Grabe，Shayne E. Hopkins，Joette Zola
译者：陈　颖

学习目标

通过本章的学习，读者将能够：
（1）描述关于癌症发病率、癌症类别和癌症照护的一般信息。
（2）领会到作业治疗对癌症康复、存活和姑息治疗的贡献。
（3）确定作业治疗对这一群体的具体评估和干预方法。
（4）解决癌症患者的社会心理和沟通需求。
（5）提倡为癌症患者提供作业治疗服务。

一、癌症：背景

"癌症"是以异常细胞生长为特征的疾病。细胞由于脱氧核糖核酸（deoxyribonucleic acid，DNA）或遗传物质的改变而变得异常，异常的 DNA 是可以遗传的。大多数改变发生在细胞繁殖过程中，或者是由于暴露于环境中的某种物质的结果。但是，特定个体的癌症病因尚无法确定。与正常受损的细胞不同，癌细胞在受损时不会死亡，它们会继续繁殖形成新的异常细胞，并且能够侵入正常组织（National Cancer Institute，2012c）。

（一）癌症分类

肿瘤学家和病理学家用多种方法对癌症进行分类。这种做法使他们能够具体做出诊断，做出治疗计划，确定患者是否能够进行临床试验，并明确预后。其中一种方法是以癌症产生的组织（组织学类型）来分类，组织学分类包括六大类：癌、肉瘤、骨髓瘤、白血病、淋巴瘤和混合类型（National Cancer Institute n.d.[a]）（表 45-1）。癌是最常见的癌症形式，占所有病例的 80%~90%（National Cancer Institute n.d.[a]）。癌症可以通过体内癌症最初发生的位置（原发部位）进行分类，也可以通过癌症的传播特点来进行分类。有时癌细胞能进入血流或淋巴管，转移到身体的其他部位，形成新的肿瘤，被称为癌转移（metastasis）。转移到身体不同区域的癌症以原发部位命名（例如，转移到骨骼的乳腺癌）。

除了细胞类型和原发部位，癌症经常是按级别和分期分类的。肿瘤按分化程度分级，即细胞与源组织的相似程度（Hutson，2004）。分级根据癌症的类型而有所不同，但一般来说，细胞出现异常的程度越高，它的分级就越高。相反，分级越低，预后才越好（National Cancer Institute，n.d.[b]）。分期是根据癌症扩散的程度来确定癌症严重程度的过程（National Cancer Institute，2010a）（定义 45-1）。大多数分期系统会一同考虑原发肿瘤的位置、肿瘤大小和数量，扩散到淋巴结、细胞的类型和级别，以及是否存在转移等因素（National Cancer Institute，2010a）。TNM 分期系统是最常见的方法，包括肿瘤大小的识别（T），淋巴结转移（N）和转移出现，或癌症的远距离扩散（M）（National Cancer Institute，2010a）。分期有助于医师为患者选择最合适的治疗方案，也有助于疾病预后的判断。

表 45-1 按组织起源的癌症分类

类别	起源
癌	皮肤或内脏的内膜
肉瘤	骨骼、软骨、脂肪、肌肉、血管或结缔组织或支持性组织
骨髓瘤	骨髓浆细胞
白血病	造血组织，如骨髓
淋巴瘤	淋巴腺或淋巴结
中枢神经系统	大脑和脊髓的组织

引自：National Cancer Institute.（n.d.[a]）. Surveillance, epidemiology and end result（SEER）training modules:Cancer classification. Retrieved September 20, 2012 from http://training.seer.cancer.gov/disease/categories/classification.html.

📖定义 45-1

分级和分期系统

为了安排评估和干预，作业治疗师必须理解医疗记录中用于描述患者疾病特征的术语。尽管分期标准因癌症类型而异，但对于大多数癌症，TNM 组合对应于五个阶段中的一个（National Cancer Institute，2010a），如以下举例。

分类	TNM 解读	分期（0～Ⅳ期）
T1，N0，M0 乳腺癌	T1：原发性乳腺肿瘤直径小于 2cm N0：没有淋巴结转移 M0：没有远处转移	Ⅰ 期
T3，N1，M1 乳腺癌	T3：肿瘤直径超过 50mm（2 英寸） N1：扩散到附近的淋巴结 M1：在身体的其他部位发现癌症	Ⅳ 期

应用 TNM 系统分期

T	肿瘤大小	T（x）：肿瘤不能评估 T（0）：没有原发性肿瘤的证据 T（is）：原位异常癌细胞没有扩散到周围组织 T（1～4）：数字越大，肿瘤越大，侵袭性越强
N	扩散到淋巴结的范围	N（x）：不能评估淋巴结 N（0）：没有累及淋巴结 N（1～3）：数字越大，累及的淋巴结数量越多
M	转移的出现	M（x）：不能评估转移 M（0）：没有发现远处转移 M（1）：有远处转移

续表

癌症分期（0～Ⅳ期）	
分期	定义
0期	大多数癌症都是原位癌。在非常早期的阶段，癌症只存在于其开始的细胞层，并没有扩散 注意：并非所有癌症都有0期
Ⅰ期	有最小的进一步进展的癌症；患者通常预后良好
Ⅱ～Ⅲ期	癌症涉及更广泛区域，肿瘤增大和（或）癌细胞扩散到附近的淋巴结和（或）器官
Ⅳ期	癌症已经扩散到其他器官

引自：American Cancer Society.（2012e）. Staging. Retrieved November 12, 2012 from http://www.cancer.org/treatment/understandngyour diagnosis/staging；National Comprehensive Cancer Network,（n.d.）. Cancer staging guide. Retrieved Novermber 12, 2012 from http://www. nccn.com/understanding-cancer-cancer-staging. html.

（二）癌症的类型

如前所述，癌症是以它的原发部位作为标记。在本章中，描述了五种类型的癌症，展示的是作业治疗师在急症医院和康复中心经常看到的诊断组（表45-2）。读者可以查阅资源45-1了解更多的网站和文本资料，这些网站和文本资料提供了关于其他癌症类型以及干预方面的大量信息。

表45-2　5种类型的癌症作业功能相关问题

位置	可能干扰作业功能的问题
乳腺癌	虚弱、疲劳、形象问题、疼痛、淋巴水肿、活动范围受限、臂丛神经损伤、认知功能低下
肺癌	疲劳、呼吸困难、虚弱、活动范围受限、耐力下降
脑癌	认知问题、平衡功能受损、感觉减退、言语障碍、偏瘫、协调功能受损、人格改变
头颈癌	颈椎活动度受限、肩关节功能障碍、肩胛稳定性丧失、吞咽困难、语言问题
肉瘤	可能有关于截肢或保肢的问题、身体形象问题

引自：Smith-Gabai, H.（Ed.）.（2011）. Oncology. Bethesda, MD: AOTA Press.

1. 肺癌　肺癌的两种主要类型是源于神经内分泌细胞的小细胞肺癌和源于排列在肺部的上皮组织的非小细胞肺癌（American Cancer Society，2012c）。吸烟是导致肺癌的主要原因。二手烟、石棉、辐射、空气污染和有毒重金属的暴露，也被认为会增加一生中患癌症的风险。

肺癌无论对男性还是女性都是死亡率最高的癌症（American Cancer Society，2012b）。肺癌诊断往往是在晚期，癌症已经转移到其他位置，表现出非常明显并影响患者每天日常活动的症状，如体重减轻、疲劳、疼痛或骨关节病（类似骨性关节炎和关节疼痛）。这些癌症的治疗可能需要手术、化疗和（或）放疗，这取决于癌症的类型和分级及治疗的目标（如治疗或姑息）。肺癌患者大多会转介给作业治疗，因为在病情持续恶化的情况下，需要尽量提升作业表现，以解决与生活质量相关的问题。然而，康复从业人员可能扮演新的角色，因为有证据表明住院康复对肺功能和运动能力是有益的（Spruit et al.，2006）。

2. 乳腺癌　乳腺癌是女性中最常见的癌症，也是女性死亡的第二大病因（Center for Disease

Control and Prevention，2012），每年有超过 250 000 名美国人被确诊为乳腺癌（American Cancer Society，2012a）。自 20 世纪 90 年代以来，乳腺癌的死亡率一直在稳步下降，这是由于早期发现和治疗的改进，也可能是由于发病率的降低（American Cance Society，2012a）。乳腺癌的危险因素包括年龄、遗传、缺乏运动、体重增加、激素替代疗法的使用及族裔。在所有群体和民族中，非洲裔美国妇女的乳腺癌死亡率最高，这可能是她们患癌症后病情进展迅速，难以治疗，也可能是无法获得预防和医疗服务的原因（Centers for Disease Control and Prevention，2012）。遗传基因突变占所有乳腺癌病例的 5%～10%（American Cancer Society，2012a）。有明显乳腺癌家族史的人经常会被建议去寻求基因咨询以确定患病风险，并且确定是否需要采取预防措施。

与其他癌症一样，乳腺癌的治疗也可能会造成作业功能的减退。乳腺癌的治疗通常是通过手术切除肿瘤。选择包括保乳手术（如乳房肿瘤切除术）或乳房切除术（简单的乳房切除术，即整个乳房被切除；改良根治性乳房切除术，腋窝淋巴结被切除，或乳房下的胸肌也被切除的根治性乳房切除术），有时还包括重建手术（American Cancer Society，2012f）。手术可能导致肩部活动度（ROM）减少。如果腋窝淋巴结被移除，患者有淋巴水肿（lymphedema）的危险，淋巴引流系统被破坏导致手臂肿胀。淋巴水肿会引发手臂疼痛、肿胀、紧绷，可能影响肢体的使用、日常活动的表现及服装的选择。

一些乳腺癌幸存者（以及其他类型的癌症患者）报告说，化疗后认知能力下降，他们称之为"化疗脑"或"脑雾"的情况，这可能会导致短期的作业功能障碍，而对某些人来说，会导致更持久的其他问题（Wefel & Schagen，2012）。这种认知功能障碍的原因尚不清楚，但有些人将其归因于大脑与化疗相关的神经生物学变化（Wefel & Schagen，2012）。经常伴随癌症治疗而来的疲劳和疼痛，可能会导致他们自身的认知困难（Kahol et al.，2008；Seminowicz & Davis，2007）。常见的认知缺陷包括注意力、记忆、处理速度、执行功能障碍、语言能力和视觉空间能力障碍（Biglia et al.，2012；Jim et al.，2012；Wefel & Schagen，2012）。

3. 脑癌　在美国，每年有超过 22 000 名成年人被告知他们患有脑瘤（National Cancer Institute，2012a）。病理学家确定脑肿瘤是良性还是恶性。良性肿瘤不含有癌细胞，切除后通常不会再生长。恶性肿瘤含有癌细胞，通常被认为更严重和威胁生命。源发于脑的肿瘤被认为是原发性肿瘤，而那些来自身体其他部位扩散到脑的肿瘤被称为转移性脑瘤（National Cancer Institute，2012a）。转移性脑瘤与原发性脑瘤的数量比为 10∶1，20%～40%的癌症患者发生转移性脑瘤（National Cancer Institute，2012c）。成人最常见的原发性脑肿瘤类型是星形细胞瘤（始发于称为星形胶质细胞的胶质细胞）、脑膜瘤（产生于脑膜）和少突胶质细胞瘤（涉及神经的保护覆盖）（National Cancer institute，2009）。多形性胶质母细胞瘤是星形细胞瘤的一种，是最常见的，也是最致命的原发性恶性脑瘤（Chandana et al.，2008）。

各种各样的脑肿瘤都可能导致功能障碍，这取决于它们在脑中的大小和位置（Smith-Gabai，2011）。需要康复服务的常见障碍包括认知损害、虚弱、视觉感知障碍、感觉缺失和直肠/膀胱功能障碍（Mukand et al.，2001）。这些人可能还需要进行康复干预，以解决疲劳、睡眠问题和角色恢复问题（Vargo，2011）。

📖 **资源 45-1**

癌症康复资源

推荐书籍

Cooper，J.（Ed.）.（1997）. *Occupational therapy in oncology and palliative care*. London：

Whurr Publishers Ltd. Treatment suggestions across the continuum of cancer care。

Lenhard, R. E., Osteen. R. T., & Gansler, T. (2001). The American Cancer Society's clinical oncology. Atlanta: American Cancer Society. Medical overview of various cancers, medical treatment, and symptom management.

Silver, J. K. (2006). After cancer treatment, heal faster, better, stronger. Baltimore: John Hopkins Press. Practical guide to help cancer patients that offers a step-by-step plan for physical healing.

获得更多信息的网站

美国癌症学会 致力于帮助癌症患者，支持研究、患者服务、早期发现、治疗和教育。

乳腺癌组织 提供乳腺癌信息的非营利组织。

癌症网 来自美国临床肿瘤学会的患者信息，包括癌症类型、治疗、生存主张、资源、播客和新闻。

坚强活下去基金会 坚强活下去基金会（前身为 Lance Armstrong 基金会）团结、激励和赋予癌症患者权利。

白血病和淋巴瘤协会 白血病和淋巴瘤协会帮助血癌患者生活得更好、更长久。

美国国立癌症研究所 来自美国政府癌症研究中心的准确、最新、全面的癌症信息。

源自美国国家癌症研究所关于如何找到癌症临床试验，什么是临床试验，最近的研究和研究人员的资源信息。

美国全国癌症生存联盟（National Coalition for Cancer Survivorship, NCCS） 获得处理癌症的帮助，为您的患者订购癌症资源，并了解 NCCS 正在做什么来提倡为所有人提供高质量的癌症护理。

美国国家综合癌症网络 由 21 个世界领先的癌症中心组成的联盟，是全面癌症治疗的权威信息来源。

美国全国淋巴水肿网站 国际公认的非营利组织，为淋巴水肿患者、专业人员和公众提供教育和指导。

生存训练和康复（STAR Program®） 为癌症康复项目和临床医生提供认证。

Susan G.Komen 乳腺癌基金会 资助研究补助金，支持世界各地社区的教育、筛查和治疗项目。

健康社区 提供专业项目和支持团体的非营利组织。

4. 头颈癌 头颈癌始于口腔、鼻腔、甲状腺和咽部的鳞状细胞（National Cancer Institute, 2012b），根据它们起源的具体部位，对它们进行进一步分类。男性患头颈癌的概率是女性的两倍（American Cancer Society, 2012b）。大多数头颈癌是由烟草和过量饮酒引起的（National Cancer Institute, 2012b）。虽然头颈癌的总体发病率一直在下降，但由于人乳头瘤病毒（human papillomavirus, HPV）（National Cancer Institute, 2012b）的增加，在过去的几年里，口咽癌的发病率一直在上升。这些癌的症状最初看起来并不危险，经常被忽视。

头颈癌的治疗（几乎都涉及手术）可能导致毁容、疼痛、虚弱、影响交流和吞咽（Goldstein et al., 2008）。此外，头颈癌患者有时会对癌症的起因和对亲人的影响感到焦虑和内疚（Goldstein et al., 2008）。

5. 肉瘤 作为一组疾病，肉瘤包括软组织肉瘤和原发性骨肿瘤（American Cancer

Society，n.d.）。软组织肉瘤包括由脂肪、肌肉、神经、关节周围的纤维组织、血管和皮肤深层组织发展产生的肿瘤。原发性骨肿瘤由骨和软骨形成。大多数肉瘤发生在上肢和腿上，它们也可能发生在身体的任何部位（American Cancer Society，n.d.）。尽管一些遗传因素和既往的癌症治疗病史已被确定为软组织肉瘤的诱发因素，但其没有明确的病因（Yasko et al.，2001）。

手术是肉瘤的主要治疗方法，在一些骨肉瘤的病例中，受影响的肢体必须被切除。患有原发性骨肿瘤或软组织肉瘤的患者在治疗过程中，尤其是在术后时期，通常需要接受康复治疗专业人员的服务。患肉瘤患者的需求和关注点可能会因肿瘤的性质和位置的不同而有很大差异，包括周围神经病变（peripheral neuropathy）、疲劳、淋巴水肿及由于手术切除肿瘤而无法完成日常工作和有价值的角色。肿瘤生长也可能损害循环功能，导致水肿，可能压迫神经、肌肉或关节结构，引起疼痛或改变了感知觉及限制了关节活动度。

二、癌症历程的不同阶段：对作业治疗的影响

患者和提供者经常使用比喻来描述一个人的癌症经历（Harrington，2012；Penson et al.，2004），用其熟悉的经验进行比喻，来表达其不熟悉的医学概念，从而促进交流（Harrington，2012），建议医生在这方面遵从患者的想法。与癌症的斗争，引起了许多患者和提供者的共鸣。然而，很多提供者都避免使用这个比喻，因为治疗反应不佳可能会推断出"失败"，并暗示患者不再努力去抗争（Penson et al.，2004）。还有许多患者和提供者更喜欢讨论癌症的历程，强调把疾病经历作为较大的讲述部分，而且提倡每个患者的历程都是独特的（Harrington，2012）。现在我们使用历程比喻来讨论癌症经历的阶段，为作业治疗评估和干预提供资料。

（一）诊断

"一开始你简直不敢相信，他们肯定弄错了检查单，这肯定不是我的，这不可能是真的。然后希望癌症不是很严重，希望继续活下去……"（Penson et al.，2007）

大多数人对癌症的诊断感到震惊（Leigh，2006；Penson et al.，2007）。他们必须把自己的身份从健康身份调整为疾病身份，快速收集信息以做出关于治疗过程的决策，并且改变计划、活动和角色来适应。这种潜在的创伤性体验可能伴随着一系列与压力相关的症状（"我睡不着"或"我无法停止思考它"）和（或）情绪逃避与退缩（"我不想谈论它"）（Penson et al.，2004）。

（二）医学治疗

"在诊断之后，我经历了9个月的治疗——手术、化疗、放疗和短距离放射治疗。我觉得自己好像有了一份新的全职工作，这个项目占用了我所有的时间。它是围绕约定而构建的，并通过确定的阶段达到一个明确的最终目标。"（Ennis-O'Connor，n.d.）

癌症的医学治疗通常包括手术切除肿瘤、化疗和（或）放疗。所有这些干预措施都有潜在的后果和影响患者日常功能的副作用（表45-3）。手术和医学治疗可能会影响患者日常生活活动（ADL）、工具性日常生活活动（IADL）和生活角色（包括开车和工作）（Campbell et al.，2012；Hoving et al.，2009；Yuen et al.，2007）。除了患者癌症的性质和程度，治疗期间的工作能力还会受到围绕治疗约定时间灵活安排工作的影响（以及是否有带薪休假），同事的支持以及处理疲劳能力的影响（Pryce et al.，2007）。

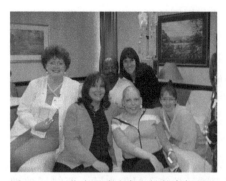

图 45-1 一位白血病患者和她的康复团队

癌症康复可能在手术后开始，并继续与化疗和（或）放疗同时进行，并伴随生存（survivorship）的整个阶段。这些服务在急症医疗机构、住院康复单元或门诊提供。除了作业治疗师、癌症康复团队，还包括理疗、肿瘤护理、心理社会服务、营养支持服务、药学、物理治疗、言语-语言病理学和综合性多学科淋巴水肿服务（Committee on Cancer Survivorship：Improving Care and Quality of Life，2006）（图 45-1）。在化疗和（或）放疗期间，患者也可能被建议去参与运动和健身项目。有证据表明，适度或剧烈运动的干预与减轻患者焦虑、抑郁、疲劳和睡眠障碍及改善身体机能有关（Mishra et al.，2012）。

表 45-3 癌症治疗类型及对作业表现的可能影响

癌症治疗的类型	描述	副作用或可能干扰功能的继发效应
手术	用于诊断、治疗和预防癌症	● 手术并发症：血液转移、内脏损伤、麻醉反应 ● 疼痛（最常见的副作用） ● 伤口感染 ● 淋巴水肿
化疗	用于治疗癌症的药物：可能用于抑制或减缓肿瘤生长或杀死癌细胞	● 发热和发冷 ● 恶心和呕吐 ● 脱发 ● 疲劳 ● 口腔或喉咙溃疡
化疗		● 便秘或腹泻 ● 瘙痒或皮疹 ● 肌肉或关节疼痛 ● 记忆力变化
放疗	利用高能粒子或波长杀死癌细胞并缩小肿瘤	● 疲劳 ● 辐射部位皮肤损伤 ● 发热/寒战

引自：American Cancer Society.（2012d）. Questions people ask about cancer. Retrieved November 25，2012 from http://www.cancer.org/cancer/cancerbasics/questions-people-ask-about-cancer.

（三）生存

"只有当治疗结束，远离那个过程的时候，发生的所有事情才真正冲击到我。我感到漂泊不定。当你在治疗的最后一天走出医院时，你有一种期待，你的癌症故事已经结束了，但现实是，在很多方面你的故事才刚刚开始。"（Ennis-O'Connor，n.d.）

当基本医疗结束时，患者从病患转变到幸存者（Thorne & Stajduhar，2012）。让一些患者和服务的提供者感到惊讶的是，完成医疗护理后相关的情绪缓解可能伴随着不安定感、对复发的恐惧及重新调整生活方向的挑战（Thorne & Stajduhar，2012）。随着正式医疗的完成，癌症幸存者必须清楚如何处理癌症治疗对健康长期的影响，以及身体功能、疲劳和认知方面一系列长期存在的问题。尽管越来越多的人在癌症中幸存，但更多的癌症幸存者报告说，与没有癌症的成年人相比，他们的精神和身体健康状况差很多（$P < 0.0001$）（Weaver et al.，2012）。许多幸存者表现出从癌症经历中恢复的能力，甚至个人成长。但其他人可能会经历心理痛苦，年轻的幸存者尤其危险（Costanzo et al.，2009）。此外，癌症患者可能会面临恢复"正常"生活的障碍。例如，癌症幸存者的失业风险高于健康对照组（Tamminga et al.，2010）。

为了解决这些问题，医学研究所建议制定幸存护理计划，总结癌症类型、接受治疗的方法及其潜在后果、医疗随访的时间和内容、关于预防和健康实践的建议，提供就业的信息及社区内心理社会服务的资源（Committee on Cancer Survivorship：Improving Care and Quality of Life，2006）。然而，这项建议的执行程度尚不清楚。

（四）姑息治疗

"……我想活得像往常一样，但这是不可能的……我不能做饭……我不能去散步……"（Appelin & BerterÖ，2004，p. 68；comments from a recipient of palliative care regarding fatigue）

虽然大多数被诊断患有癌症的人要么完全康复，要么作为一种慢性疾病能生活许多年（American Cancer Society，2012d），但有些患者的病情会持续而且急转直下。许多患者和他们的家人选择接受姑息治疗（palliative care），这是一种通过为面临生命威胁疾病的患者或他们的家人解决癌症带来的情感、身体、实践和精神方面的问题（National Cancer Institute，2010b），从而改善生活质量的方法。这是一个跨学科的团队，包括作业治疗师，提供包括缓解症状，如疼痛、疲劳、失眠，解决恐惧和抑郁，并帮助协调解决与法律、财务和就业有关的服务。姑息治疗可以从癌症诊断开始持续至整个治疗过程。除此之外，还可以一直持续到临终关怀（National Cancer Institute，2010b）。在这一整个的癌症旅程阶段，作业表现可能持续受到病程或者前面所述的医疗因素（疼痛、疲劳、认知变化、肌力和关节活动度及家庭和社区的可及性和流动性）的限制。作业干预可能强调给予照护者支持或者改变环境，来作为优化患者表现的一种手段。

三、作业治疗贯穿癌症治疗的各个阶段

患有癌症的人可能有复杂的需求和不同的需要优先考虑的事情，有时会改变迅速，这取决于疾病的严重程度、对治疗的反应、癌症的阶段和治疗的阶段。癌症和治疗方案的多样性，使得要实践所制定的明确指导方针具有挑战性。不断地重新评估患者的表现、适应能力、护理计划以及保持与他的目标和优先事项协调一致是非常重要的。治疗目标和治疗活动必须与患者和家庭相关，并且被他们理解，因为潜在威胁生命的疾病会使他们的优先事项成为焦点。

这是本书的最后一章，很适宜。因为对癌症患者的作业治疗几乎借鉴了本书的全部内容。例如评估，可能涉及评估患者的上肢肌力、关节活动度或肿胀（第七章）；认知（第六章）；ADL或IADL的角色执行（第四章）和（或）环境方便性（第十章）。同样地，对癌症患者的干预方法将遵循本书干预部分所描述的方法。此外，癌症患者可能会表现出与诊断章节中某些疾病相似的症状，这取决于肿瘤的位置（和手术的结果）。例如，脊髓肿瘤患者可能有与脊髓损伤患者相似的问题（第三十八章）。脑癌患者可能有类似脑卒中（第三十三章）或创伤性脑损伤（第三十四章）的感觉运动、视觉、认知问题。在治疗头颈癌患者时，建议治疗师参考关于吞咽困难的第四十三章。如果护理由于癌症治疗导致截肢的患者时，可参看第四十一章。

在以下部分，我们将提供关于癌症特异性评估和干预措施的附加信息，在为这一群体提供服务时，首先要考虑全局。

（一）注意社会心理和家庭需要

许多人认为他们癌症的经历改变了他们的生活。有些人不管结果如何，把诊断作为成长和发展的跳板。我们在实践中遇到了几乎所有人都经历过的心理社会调整问题，而许多人指出，卫生保健专业人员缺乏干预和支持帮助他们解决这些问题的能力。作业治疗师在与特定患者和家庭接触的过程中，都能很好地解决这些问题。

1. 社会心理调整问题　有效的患者与临床医师的交流是解决患者心理社会问题所有努力的基础，为癌症患者提供治疗的卫生保健专业人员可以从交流技能培训中学到技巧（Uitterhoeve et al.，2010）。与癌症患者的交流和与其他慢性病患者的交流类似。然而，独特的癌症相关因素可能会影响交流。专家建议："很少有其他疾病既危及生命又可能治愈。这种护理涉及众多的临床医师和多种治疗方式（如口服和静脉用药、放疗和手术），常常在治疗后有一个较长时间的不确定性，患者的卫生保健团队组成通常会随着时间而改变"（Epstein & Street，2007）。Epstein 和 Street（2007）开发了一个框架，描述了以下 6 个核心的患者与临床医师交流的功能：培养治疗关系、共享信息、应对情绪、管理不确定性、决策和促进患者自我管理。

作业治疗师在许多方面对心理社会调整有帮助。如上所述，治疗师开始提出关于调整的对话，并在对话中留出时间来倾听（参见第十四章"服务对象与治疗师的和谐关系"），这是很必要的。治疗师也可能鼓励或建议患者和家人进行减压练习，如写日记、锻炼、冥想和瑜伽。此外，在癌症治疗过程中支持休闲活动（既新鲜又熟悉的）可能有助于作业活动的参与，这对社交、保健和健康至关重要。

2. 家庭需求　关注照护者的心理社会需求也是达到作业治疗效果最大化的必要条件。照护者的目标有时可能与患者的优先事项不同，处理方方面面的问题对于他们是很重要的。照护者可能还需要指导，为功能恢复设定现实的期望，并对提升患者最佳参与作业的策略进行培训。

照护者可能以多种方式支持癌症患者，包括饮食、洗澡、使用卫生间、药物管理、购物、清洁、财务管理、参加医疗预约和协调护理（American Cancer Society，2012g）。为了支持他们所爱的人日常生活活动/工具性日常生活活动，照护者可能只有很少的时间来关心自己的需要。在这些日常生活和角色的转换中，照护者经常要面对亲人癌症诊断和作业活动变化带来的不确定性和损失。

作业治疗师帮助照护者获取所需的知识和必需的技能来支持患有癌症的亲人，治疗师支持患者家人和照护者在疾病不同时期的过渡期间，重新获取他们的需求（DuBenske et al.，2008）。治疗师还将照护者的技能培训纳入他们的课程中，并向照护者提供咨询。这两者都已被证明可以减轻照护者的负担，并提高他们的应对能力和自我效能（Northouse et al.，2010）。康复小组也会与患者合作，以确保他的孩子们的资讯和心理需要也能得到满足。

（二）评估

作业治疗师通过解决患者眼前的需求，和了解这个人是谁、过去是谁，想要通过他的叙述与患者建立融洽的关系。选择的评估类型和评估过程的长度取决于个人的医疗情况和认知状态。信息是从重要的人、团队成员和病例回顾中获得的。治疗师需要了解患者的病史，既往对治疗的反应和副作用，预后及疾病和治疗对表现领域目前和潜在的影响。此外，应注意免疫抑制、血小板减少、隔离（防止暴露于抗万古霉素的肠球菌、艰难梭菌、真菌等）和贫血等预防措施，因为这些因素影响功能和作业治疗（安全提示 45-1）。

📖**安全提示 45-1**

治疗中的一般预防措施

1. 如果患者是住院患者

● 在你进入患者的房间之前，阅读病历，并与患者的护士确认，以发现自从上次来访以来发生的任何事件或变化。

● 监测生命体征，因为癌症治疗对心血管和神经系统功能有影响。

● 实施通用预防措施，保护患者，防止传染给其他人。

● 熟悉处理肿瘤急症，并注意必要的预防措施。肿瘤性急症的类别包括阻塞性/压迫性、血液学/免疫学、代谢性、与增加压力或液体积聚有关的疾病和病理性骨折（Garrett & Kirchner, 1995; Hockett, 2004; Tatu, 2005）。虽然某些这种情况/紧急情况可能不会阻止你与患有癌症的人一起工作，但是你应该知道一旦发生应如何应对。

2. 关于物理因子模式的使用

● 在使用时，遵循所有标准的注意事项。

● 不要对活跃的或潜在的恶性肿瘤的部位应用热疗或电疗。

● 避免在皮肤完整性改变的区域（例如，辐射部位、移植物对抗宿主病、化疗烧伤等）使用。

● 不适当的使用方式可能会加重病情，如淋巴水肿。

3. 关于运动的应用

● 考虑受损或状况，剧烈运动可能被禁忌，如脊髓受压、淋巴水肿或病理性骨折。

● 对于转移到骨骼的患者，徒手肌力测试是禁忌的，因为可能会导致骨折。

● 由于血小板水平低和不可控出血的风险，必须要核查后再进行伸展或抗阻活动。

● 如有疑问，请向你的临床指导老师或指导者请教。

加拿大作业表现量表（Law et al., 1998）和作业表现历史访问 Ⅱ（OPHIL-Ⅱ）（Kielhofner et al., 1998）是基于作业活动的评估，有助于识别患者的自我效能感和自尊感，以及对自我维持、自我发展和自我提升中生活角色的满意度。观察患者在执行任务和活动时提供的有关表现层次、能力和习惯的信息。其他评估可能被用来确定满足活动需求能力下降的限制因素和深层原因。

疲劳是癌症患者报告的最常见问题。简短疲劳量表（Mendoza et al.，1999）可快速评估疲劳的严重程度及其对日常功能的影响。Cleeland 等（2000）还开发了一项全面症状评估，即 M. D. Anderson 症状清单，用来衡量许多癌症相关症状的严重程度以及它们对日常功能的干扰程度。这些工具中的任何一种都可以常规地用于监测个人状态的变化、治疗的副作用和康复的有效性。

癌症治疗的功能评估（the Functional Assessment of Cancer Therapy，FACT）衡量接受癌症治疗者的生活质量（Cella et al.，1993），有许多版本的原始工具是 FACIT 测量系统的一部分，所有这些都可以在网上免费获得（FACIT.org，2010）。一些版本已经开发出来，专门针对不同类型的癌症（例如，针对乳腺癌患者的 FACT-B）和各种癌症症状（例如，针对患者认知问题的 FACT-Cog）。

作业治疗师最近也制定了特定癌症的评估量表。肿瘤学-20 中的徒手能力测量（the Manual Ability Measure，MAM）是一种自我测量表，由一系列需要手操作的常见任务组成（如写作、修剪指甲），使用与患者感受的困难程度相关的 4 点顺序量表（Hill & Chen，2012）进行评分，这可能对接受过乳腺癌或脑癌手术的患者特别有用。较早的一个 36 项 MAM 版本被用于评估患有与神经和肌肉骨骼疾病相关手部功能障碍的患者（Chen & Bode，2010），显示了可接受的线性和心理性测量特性。癌症成年人价值活动量表（the Valued Activity Inventory for Adults with Cancer，VAI-AC）是一种自我报告工具，由正在进行化疗的患者来评估任务中活动的限制（Lyons et al.，2012）。患者自我评估每天各种任务的重要性和难度水平。VAI-AC 证实的复测信度中等，而且结构效度的评估证明了它与其他相关措施之间存在逻辑关联（Lyons et al.，2012）。

（三）干预计划：贯穿于连续性照护的目标设定

治疗的目的是使患者能够通过从事有意义的作业来优化他们的生活质量，促进生活，而不管预期寿命如何。许多对癌症患者有意义的目标与那些患有其他疾病患者的目标是相同的。然而，对于癌症，不同的情况变化可能会影响现实的目标设定。癌症患者在整个照护的过程中，医疗和功能经历了快速的变化。有时候，患者和治疗师很难确定这些变化的持续性。疾病的严重程度及患者对功能和康复的期望可能是不一致的。作业治疗师应该不断地监控这些变化，并帮助患者相应地修改有价值的目标和角色。与此同时，治疗师必须小心行事，避免打击患者的积极性。

作业治疗师的角色根据他介入患者治疗过程的时间点而有所不同。治疗时间取决于病情的严重程度，以及患者的意愿。无论如何，治疗计划应该是个性化的，并且要考虑到连续照护过程中发挥作用所需要的表现技能。患者的长期目标应该引导他恢复工作、开车、休闲、社交、玩耍和教育等活动。大多数患者能够恢复正常的活动，如果有例外，也很少有长期的限制。

医疗和（或）癌症康复小组的组成会影响作业治疗干预计划的制定。所有组员都被建议练习自我照护策略，以优化他们自己的专业生活质量，使他们能够为患者提供最好的服务（实践程序 45-1）。

📖**实践程序 45-1**

保持同情满足，避免同情疲劳

专业生活质量是当今卫生保健的一个重要概念，其意义越来越受到研究人员、卫生保健管理者和卫生保健专业人员的关注。同情满足（compassion satisfaction）是专业生活质量的积极特征，涉及帮助他人的理想效果（Stamm，2010）。在癌症康复的不同阶段和时期，促进患者的作业活动和角色的参与，提供许多有回报的机会，可以提高同情满意度（Prochnau et al.，2003）。一项对从事姑息治疗工作的作业治疗师的定性研究结果表明，临床医生从他们的工作中获得了高满意度，并将其视为个人成长的根源，部分原因在于与患者和家人的关系令人满意（Prochnau et al.，2003）。

作业治疗师是卫生保健专业人员中的一员，他们也面临同情疲劳的风险，这是源于专业照护中涉及消极方面。专业生活质量量表（the professional quality of life scale，ProQOL）是一种经常用于探讨专业生活质量积极和消极正反两方面的量表。ProQOL 是在互联网上可以获得的免费用于研究的工具，可以监控组织中工人们的专业生活质量，也可以监测个人自我状态（Stamm，2010）。

对作业治疗师来说，监测和预防同情疲劳和培养同情满足感是很重要的。这可以通过习惯性使用预防和自我保健策略来实现。Costa（2005）向作业治疗师推荐以下自我照护技巧：

- 保持与同事、家人和朋友的关系。
- 在你的个人和工作关系中实践健康的界限。
- 培养提升和耗尽你精力活动的自我意识。
- 寻求生活的平衡。
- 实践有效的时间管理。
- 实践积极的自我对话。
- 关注你的身体健康。
- 当患者提醒你冲突的根源时，从经验中学习。
- 花时间反思自己的价值和优势。
- 找一位导师。
- 参与教育和职业的机会。
- 为你的个人、专业和工作生活设定可测量的、适时的目标。

（四）干预

作业治疗师利用他们一般知识和专业知识，治疗有身体功能障碍的癌症患者。以下突出介绍在作业治疗师实践范围内的干预领域，举例说明对于特定癌症的干预措施。

1. 手臂功能　作业治疗师处理癌症相关手术引起的手臂功能问题，利用运动和活动改善关节活动度、肌力和协调性（Campbell et al.，2009；Penfold，1996）。接受过淋巴水肿处理专业培训的作业治疗师，使用如人工淋巴引流、缠绕和适合治疗淋巴水肿的衣服等技术（Longpré，2012）。一项针对癌症相关淋巴水肿女性的作业治疗项目的研究结果表明，结合运动和教育可以改善上肢肿胀、手臂灵活性和情绪（McClure et al.，2010）（为进一步讨论参见证据列表 45-1）。

□证据列表 45-1

癌症作业治疗干预的最佳证据

干预措施	所检测干预措施的描述	参与者	治疗量	最佳证据的类型和证据等级	益处/有效性	结果的统计概率和效应大小	参考文献
乳腺癌恢复计划（BCRP）治疗淋巴水肿	BCRP 包括关于淋巴组织管理的教育和放松技术的指导（深膈呼吸、渐进式肌肉放松）。对照组接受常规治疗	I 期或 II 期患有癌症相关淋巴水肿的乳腺癌（BCRL）的女性患者，与正常侧手臂相比，手臂大小增粗 >10%（每组 16 人）	每两周 10 次，每次 1 小时，持续 5 周	随机对照试验，证据等级：I C3b	与对照组相比，接受 BCRP 的患者表现出显著的治疗效果（细胞外液、手臂灵活性、运动范围和情绪）	患者手臂细胞外液（生物阻抗测量）：$P=0.049$，$r=0.43$ 总肩关节活动度：$P=0.034$，$r=0.50$ 情绪用 Beck 抑郁测量表：$P=0.03$，$r=0.41$ SF-36 测量的生活质量：$P=0.03$，$r=0.52$（一般健康）	McClure et al. (2010)
通过运动来消除癌症相关的疲劳（CRF）	各种运动干预（24 项有氧运动研究、6 项关于抗阻运动的研究、11 项联合研究、6 项是如瑜伽、太极等其他运动的研究）	3254 名不同类型和分期的癌症参与者	平均干预疗程为 11.5 周。平均每周运动 3.5 天，每次平均 48.5 分钟	44 项研究纳入 Meta 分析。证据等级：I A1a	CRF（所有癌症）有统计学意义的改善	$d=0.31$（95% CI 0.22~0.40）	Brown et al. (2011)
问题解决作业治疗（PST-OT）	PST-OT 帮助受试者识别和分析有问题的活动，设计补偿方法。对照组接受常规护理	农村乳腺癌患者（分期 I~III），他们正在接受化疗，PST-OT 组（$n=15$），对照组（$n=16$）	每周进行 6 次 PST-OT 电话会话干预	确定 PST-OT 的可行性研究	确定干预的可行性	97%的计划已经完成，92%的参与者报告说，PST-OT 有助于克服功能障碍；81%的研究保留率	Hegel et al. (2011)

2. 疲劳 作业治疗师经常为正在经历疲劳的癌症患者提供节省体力和压力管理技术的指导（Longpré，2012；Penfold，1996；Vockins，2004）。一项最近循证回顾的 27 个心理社会干预措施来解决癌症相关疲劳（包括在节省体力、放松和压力管理的指导）的研究表明，这些干预措施有效地降低了疲劳，尤其是那些相较于一般的社会心理干预而言更针对于疲劳的项目（Goedendorp et al.，2009）。也有越来越多的证据支持适当强度的运动在调整癌症相关疲劳和改善整体功能方面的益处（Anderson et al.，2012；Brown et al.，2011），这也是作业治疗干预疲劳的另一个重要考虑因素。

3. 认知 作业治疗师处理脑部手术（Campbell et al.，2009）或与患者自我描述的"化疗脑"有关的记忆力、注意力和任务执行的问题。许多癌症患者，包括乳腺癌患者，化疗后在注意力、学习、执行力和信息处理速度等方面出现轻度认知障碍（Joly et al.，2011；Wefel et al.，2010）。对一些人来说，这些问题一直持续到化疗结束和康复之后（Wefel et al.，2004）。虽然化疗和神经心理测试的缺陷之间似乎有联系，但其病因和与情绪因素和疲劳的联系仍不清楚（Poppelreuter et al.，2004）。经历过"化疗脑"的癌症幸存者表明，"化疗脑"对他们的生活产生了经济、情感和人际交往方面的影响（Boykoff et al.，2009）。尽管这一问题很普遍，而且有可能扰乱日常功能，但没有基于科学研究的确定或具体的干预措施（Joly et al.，2011）。作业治疗的干预主要集中在指导患者调整他们的方法或环境，以最小化认知负荷，并实施补偿性认知策略（参见第二十四章），但目前支持这种方法的科学文献很少。

4. 解决活动受限的干预措施 作业治疗师通过向癌症患者提供日常生活活动、工具性日常生活活动和转移训练来减少活动受限（Campbell et al.，2009；Penfold，1996；Vockins，2004）。这可能包括在家里提供设备和改善家庭的无障碍设施，特别是为接受姑息治疗的患者（Kealey & McIntyre，2005；Keesing & Rosenwax，2011）。值得注意的是，尽管癌症患者似乎存在与驾驶有关的问题（Yuen et al.，2007），但在目前的文献中并没有对这方面的工具性日常生活活动能力的描述。

5. 解决角色恢复和防止作业脱离的干预 最终，对癌症患者的所有作业治疗干预都应有助于角色的恢复和有价值作业活动的参与。这个重点与许多癌症幸存者想要的和需要的是一致的，正如参加临终关怀日计划的人进行的定性研究所强调的那样（Lyons et al.，2002）。这些人描述了保持社会参与、为自己做事和尝试新事物的重要性，即使患有危及生命的疾病也一样（Lyons et al.，2002）。不幸的是，在很多情况下，这些参与相关的需求没有得到满足（Taylor & Currow，2003）。在一项针对癌症中心接受癌症治疗或姑息治疗 1 年多患者的调查中，超过 30% 的患者报告说他们的工作、休闲和驾驶需求未得到满足（Taylor & Currow，2003）。值得注意的是，该中心 19% 的患者接受了作业治疗，当中的 31% 患者也报告其需求未得到满足。

新的项目，如解决问题作业治疗（PST-OT）显示了作业治疗师在减少参与受限方面的潜在贡献（Hegel et al.，2011）。PST-OT 是一种针对正在接受化疗的乳腺癌患者进行为期 6 周 6 个疗程的电话会话干预。每次会话都集中在患者设定的目标上，使用人-环境-作业（Law et al.，1996）作为解决问题的基础。常见的由患者认定的任务包括维持有氧运动、IADL（打扫房间、购物和照看孩子）和工作。研究人员发现，参与者对与治疗相关的行动计划的满意度和使用程度较高（Hegel et al.，2011）。

最后，越来越多的癌症幸存者认为，能否成功重返工作岗位是一个问题（Pryce et al.，

2007）。文献中描述了一种以工作为导向的干预，包括与职业专家的早期接触，以及制定一项重返工作的计划（Tamminga et al., 2010），但目前还没有该计划的结果报道。作业治疗师具有教育背景和专业知识来处理功能的重要问题。

四、倡 导

随着越来越多的人在癌症中幸存（American Cancer Society, 2012b），癌症康复服务，包括由作业治疗师提供的服务，在治疗疾病和与治疗有关的后遗症，以及帮助人们恢复个人所重视有价值的角色和活动方面，将变得越来越重要。而且，有证据表明，我们还可以做得更多，因为许多癌症幸存者报告说，康复需要没有得到满足（Taylor & Currow, 2003；Thorsen et al., 2011）。随着我们更好地阐述我们对癌症治疗潜在贡献的广度，并开展研究以提供证据证明我们服务的影响，作业治疗师已准备好对癌症康复领域作出实质性贡献。

📖 **案例分析（一）**

<table>
<tr><th colspan="3">S 女士.：一位乳腺癌患者的评估与治疗</th></tr>
<tr><th rowspan="2">作业治疗干预过程</th><th colspan="2">临床推理过程</th></tr>
<tr><th>目的</th><th>治疗师思考内容的举例</th></tr>
<tr>
<td>**患者信息**
医疗
S 女士（Sarah）是一名 32 岁的女性，被诊断为 II 期乳腺癌，有乳腺癌家族史。她接受了双侧乳房切除术，现正准备进行乳房再造手术。目前她的胸壁上已经安装了扩张器，希望在 6 周内完成手术。她报告说，她的两边胸壁都感到不适，影响了睡眠。她目前正在接受化疗，还有 4 个周期中的两个需要完成。她在 1 周后将接受药物治疗，然后休息 2 周</td>
<td>了解患者的诊断和病情

了解这个人</td>
<td>"如果我是她，我会不知所措。她已经习惯了健康的身体，能够完成这么多的生活角色。"

"我想知道疼痛和睡眠不足对她的功能有多大影响。我想知道她是如何忍受化疗的。我还想知道她采取了什么应对策略。"

"我需要联系她的物理治疗师。她有很多生活要求和约会。我们需要看看我们当中哪一位既会处理睡眠中断，又兼顾她的步行计划的定位问题。"</td>
</tr>
<tr>
<td>**社会**
Sarah 结婚 12 年了，有一个 6 岁的女儿和 18 个月大的儿子。在她被诊断出癌症的 6 个月前，另一个 3 岁儿子死于未确诊的心脏病。她姐姐住在城里，但其他家人都住在外地。她说，丈夫很支持她，但他由于工作而经常出差。她主要负责家务管理和照顾孩子</td>
<td></td>
<td>"在过去的 1 年里，她不得不承受如此多的损失：她的儿子、她的健康及她暂时的全职工作。我希望她被安排见辅导员。"

"她似乎是 A 型人格。我不敢相信她在化疗期间还在做志愿者和照顾她的家庭与孩子。她可能很难加入疲劳的管理策略。"</td>
</tr>
<tr>
<td>**职业**
Sarah 在当地一家医院的人力资源部做全职工作，她一直希望医生给她做医疗许可让她尽快回到工作岗位。她已经休了 12 个星期的假，用完了她的家庭病假。她说她的经理很支持她。她计划 1 个月后重返工作岗位。Sarah 自己开车去赴约，并报告说没有社区移动或者社区交通问题</td>
<td></td>
<td>"我很担心她 1 个月后是否能重返工作岗位。她仍将接受化疗，需要完成重建手术。我想知道开始工作的日期是工作要求还是她个人要求？"

"我要确保她对自己的驾驶技术有信心，特别是当她感到疲劳的时候。"</td>
</tr>
</table>

续表

作业治疗干预过程	临床推理过程	
	目的	治疗师思考内容的举例
转介作业治疗的原因 Sarah 和她的物理治疗师在一个约会中谈到,她担心过度疲劳、记忆错误及一些令人沮丧的事情,如丢失东西、忘记自己在做什么。她担心这些会影响她的作业表现。她最近开始在手机上使用日程表,但这让她很沮丧,因为她以前从来没有这样做过。她开始列清单,但经常把清单忘在家里 她最近接受了脑影像诊断,没有任何转移 她报告说她正在管理她所有的医疗需求,还在照顾她的孩子,并于上周恢复了她志愿教授课程的角色。在化疗的几周里,对于承担所有的角色她有更大的困难,但她很有信心,并且能够独立完成所有的工作。尽管她感到很累,还因为扩张器难以入睡。但她不想服用任何安眠药,她觉得化疗已经有太多的毒素了。她告诉医生她不确定是否需要作业治疗(OT),并担心她返回工作的时间表	理解情境 发展临时假说	"她展示了与癌症治疗相关的轻度认知障碍的常见症状。听起来她不愿使用那些以良好记忆力为骄傲的人的典型策略。我需要一些快速的胜利来让她乐于改变。当我遇到她的时候,我真的需要听她的故事,关注她最关心的方面。" "我很欣慰她没有脑转移。我们可以把重点放在向她展示,通过使用好的策略,她能再次对事物进行把控。" "在她的治疗中,我需要很快地解决疲劳管理问题。她似乎是一个一生都在努力工作的人,她需要一些技巧和支持,才能更聪明地工作,并且兼顾好自己的需求。" "我认为她会有一个好的结果。我可能需要在 1 个月内每周去看她 1 次,然后在她回来工作后再去随访。我将和她谈谈推迟工作的可能直到她完成化疗,然后逐渐增加工作时间。"
评估过程和结果 FACT-Cog 量表:得分 44.83 分(最高为 131.78 分),得分越高表明生活质量越高 通过加拿大作业表现量表确定目标	考虑评估方式和方法	"我认为如果用认知测试来强调她的认知效率下降会适得其反。我需要确定她看重哪些角色,找出她感到沮丧的地方,并给她一些方法来更好地应对。"
(1)持续有效地养育子女 (2)持续有效的家庭管理 (3)有效率/精准的工作者 (4)持续照顾自己 (5)减少志愿工作	解释观察结果	"她的 FACT-Cog 量表测试得分表明她正经历着与认知变化相关的压力。她真的只关注她做得不好或不准确的地方。我真的需要她参与选择,令她愿意接受使用这些策略。" "她真的是把别人放在第一位,我需要确定她先和她的辅导员谈谈把自己照顾好的重要性。" "如果我开始给她一些有关掌控和策略去养育孩子的概念,我可能会让她把精力投入到解决方案上。"
作业治疗问题列表 (1)睡眠中断,持续疲劳 (2)信息管理困难 (3)中断惯例/习惯 (4)很难持续地照顾他人 (5)社区参与的减少,包括志愿者工作和职业追求 (6)在活动能力的范围内有时间管理上的困难	综合结果	"她没有始终如一地首先管理自己的需求,这导致了疲劳和效率降低,影响了她生活角色的质量。如果我不能让她意识到她的选择所带来的影响,她会继续走下坡路。" "我认为我应从她生活中需要管理的部分开始,以获得最佳的功能:睡眠、营养、身体锻炼和减轻压力。"

续表

作业治疗干预过程	临床推理过程	
	目的	治疗师思考内容的举例
作业治疗目标列表 （1）患者会坚持为她的孩子和她自己安排就寝时间，4周中，每周7天有5天是在同一时间睡觉和起床 （2）患者将独立且一致地使用她手机上的日历，包括闹钟选项，没有错过约会就是证据 （3）患者会根据自己的任务进行优先排序，并根据手机上的警报提示开始休息，从而有效地管理自己一天或一周的疲劳 （4）患者会自发地管理环境中的干扰物，准确地完成一些重要的任务，如在有一定的干扰安静的环境中支付账单	发展干预假设 选择一个干预方法 考虑在治疗中将会发生什么，有多频繁，会持续多久	"我想，当Sarah能够控制自己的疲劳并采取一些新的认知策略时，她会意识到自己的认知功能得到了改善。如果我能给她一些策略来帮助她减少错误和（或）挫折，她可能会开始发展自己的策略，需要更少的作业治疗。" "我知道她很重视照顾她的孩子，当她太累而无法与他们相处时，她会感觉很糟糕。我认为改变就寝时间对每个人来说都是快速见效的。我会建议她把孩子们和她的就寝时间提前45分钟。我也会帮助她考虑一天中可能需要的线索或改变，以促成这一切。我想知道她是否会尝试使用计时器。如果她愿意，我就送她一个带回家。" "在初步评估后，我会每周进行5次治疗。在她回去工作的时候，可能需要1个月的随访。"
干预措施 （1）规律/习惯重要性的教育 　a. 为不同的日常生活活动（ADL）任务制定日程/核对表：准备好睡觉、离开家、每日计划 　b. 制造一个每周活动样本 （2）疲劳管理策略教育 　a. 制定/采用有助于她有效使用精力的策略：节奏、计划、优先考虑和休息 　b. 计步器使用/步行计划来提高她的精力水平 　c. 良好营养教育 　d. 睡眠卫生教育，减少因扩张器引起的睡眠不适 （3）信息处理教育 　a. 在她的手机上开发/使用与日历闹钟相关的策略 　b. 当她重新开始工作时，制定/使用策略来管理会议的信息，探索可能有用的技术	评估患者的理解 了解她在做什么 实际与预期表现的比较 了解这个人 理解情境	"我必须确保她总结了她所学到的东西，并在每一节课结束时了解下周将集中做什么。她很容易不知所措，什么也不做。我不想让她觉得治疗失败。" "我会给她发一个表格，这样她就可以检查她是否每天使用这个策略，我需要确保她明白她可以改变策略来满足她的需求，或者如没有帮助就决定不使用它。她每周回来的时候，我会通过查看表格来回顾她策略的使用情况，她可以决定是继续使用还是放弃这些策略。" "我需要确保随着她对概念的理解和信心的增长，我让她真正独立地找到了自己的策略或解决方案。" "我需要确保这些概念和策略不会给她的生活带来压力，而是随着她更明智地使用自己的精力，有助于减少压力。" "我将使用动机性访谈技术来帮助她想出自己的策略或改进方案。"
4. 时间管理技能教育 　a. 开发/运用帮助她管理ADL角色的策略 　b. 开发/运用处理家庭管理角色的策略 　c. 开发/运用管理她的职业角色的策略		
下一步 （1）Sarah决定在化疗结束两周后再回去工作，以确保她有足够的活动耐受性。作业治疗可以帮助她模拟工作场景 （2）随访1个月，以确保她习惯使用她的策略和有效地管理她的生活角色 （3）一旦她回到工作岗位，她可能需要额外的几次治疗，以制定新策略使她能顺利工作	预测患者现在和未来的关注点 判断患者是否需要继续治疗和（或）未来是否需要再次治疗	"她很有可能学会如何充分利用自己的精力，像以前一样坚持照顾孩子和家庭。我需要确保她明白，当她第一次回到工作岗位时，她可能会注意到更多的认知困难。需求的增加可能会再次导致疲劳。她需要为此做好计划，要么把更多的时间安排在家里，要么回到兼职岗位，逐渐增加工作时间。" "我将在她返回工作岗位前1周安排一次后续治疗，以帮助她思考这些挑战，并制定一些可以用来减少错误的策略。在那次治疗中，我们可以确定她是否需要额外的1个月的随访，或者她是否准备好出院。"

📖案例分析（二）

K夫人：评估一个人的临床能力

作业治疗干预过程	临床推理过程	
	目的	治疗师思考内容的举例
患者信息 K夫人是一名50岁女性，诊断左乳房切除术后淋巴水肿合并多重感染及纤维化。K夫人于15个月前因左乳腺癌接受乳房切除术，并在左侧切除20个淋巴结。她接受了化疗和放疗，现在没有任何疾病的迹象。最近，她去看她的肿瘤医生抱怨说，左上肢肿胀，手臂、胸部和背部疼痛沉重。她说左边的衣服不合身，这让她在工作中越来越尴尬。她的睡眠也因为左臂不适而受到干扰。她被转到门诊作业治疗来评估和治疗淋巴水肿，包括人工淋巴引流、压力绷带、定制压力衣、指导居家锻炼和皮肤护理	理解情境 发展干预的假说 反思能力	"我想知道K夫人对淋巴水肿了解多少，以及如何应对。我想知道她从事什么工作，同时还做其他什么活动。一旦得到控制，这些治疗方法是否需要改进以防止淋巴水肿复发？K夫人是否有支持系统，可以将工作委托给别人以防止淋巴水肿的进一步恶化？" "看来K夫人需要一种专门的干预方式。" "我是一名作业治疗师，在中西部一家郊区医院的一个小型残疾机构工作。我有5年的工作经验，1年做长期护理工作，在目前职位工作了4年。我通常为住院和门诊患者工作，主要是处理骨科或神经科的患者。我担心的是，对这个患者，我不具备进行徒手淋巴引流或合适压力衣制作的专业知识。"
虽然这位作业治疗师以前有治疗癌症患者的经验，并指导过自我护理、家庭管理和简化工作策略，但她在淋巴水肿治疗方面没有接受过专业或专门的培训。由于这一新的实践领域使她感兴趣，她在网上搜索信息。她很容易就找到了关于淋巴水肿及其治疗的信息（www.cancer.org），并接触到了淋巴水肿治疗中心的指南、培训计划的信息和专门培训医生的名字（www.lymphnet.org）。她在美国国家医学图书馆（www.nlm.nih.gov）上搜索了关于淋巴水肿治疗的研究摘要		

📖作业治疗实践中的临床推理

建立治疗联盟

在他们一起工作的早期，治疗师能做些什么来与Sarah建立融洽的关系和治疗联盟？

 建 议

有了一些初步的信息，作业治疗师使用美国作业治疗协会持续能力标准（American Occupational Therapy Association, n.d.）来评估她治疗K夫人的能力，得出的结论是她缺乏对K夫人评估和治疗所需要的必要技能知识，没有批判性推理。她利用网络搜索的信息为K夫人提供建议，以帮助减少她日常生活中淋巴水肿的影响，并将K夫人转到另一个有经过专业训练的治疗师的机构。她还决定继续训练自己，以便在她的医院为患者提供这些服务。

? 思考与总结

（1）定义两种癌症分类方法以及作业治疗师如何使用这些信息。

（2）描述乳腺癌的常见医疗治疗方法。

（3）列出可能干扰作业表现的癌症治疗的潜在副作用。

（4）总结临床实践，以帮助预防同情疲劳。营造自我照护策略的特殊氛围，这对参与癌症照护的作业治疗师特别重要。

（5）解释为什么照顾癌症患者的照护者的需求是重要的。

（6）讨论3种你可以采用的满足照护者需求的策略。

（7）描述癌症患者在癌症治疗过程中可能遇到的潜在作业需求。

（8）总结疲劳和认知的作业治疗干预措施。与接受姑息治疗的患者相比，这些干预措施对处于医疗或生存期阶段的患者有何不同？

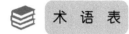 术 语 表

同情满足（compassion satisfaction）：作业生活的积极特征包括很好地帮助他人的效果（Stamm，2010）。它的反面是同情疲劳。

淋巴水肿（lymphedema）：是皮肤下脂肪组织中淋巴液的堆积，引起肿胀。它通常是手术和（或）辐射的后遗症，涉及一个或多个淋巴结，并且仍然是癌症幸存者的终生风险（American Cancer Society，2011）。

转移（metastasis）：用来描述癌细胞进入血液或淋巴系统，转移到身体其他部位并形成新肿瘤的情况。

姑息治疗（palliative care）：是一种旨在改善面临生命威胁的患者及其家属生活质量的方法。它可以缓解疼痛和其他痛苦的症状，并提供支持，帮助患者尽可能积极地生活，以及应对丧亲之痛（World Health Organization，2012）。

周围神经病变（peripheral neuropathy）：神经损伤引起的麻木、刺痛和（或）疼痛。

幸存（survivorship）：癌症旅途的阶段，从患者完成治疗开始并贯穿他的一生。

参 考 文 献

American Cancer Society. (2011). Understanding Lymphedema. Retrieved November 17,2012 from http://www.cancer.org/treatment/treatmentsandsideeffects/physicalsideeffects/lymphedema/index.

American Cancer Society. (2012a). Breast cancer. Retrieved November 14, 2012 from http://www.cancer.org/cancer/breastcancer/detailedguide /breast-cancer.

American Cancer Society. (2012b). Cancer Facts & Figures 2012. Retrieved November 23,2012 from http://www.cancer.org/research /cancerfactsfigures/cancerfactsfigures/cancer-facts-figures-2012.

American Cancer Society. (2012c). Lung cancer. Retrieved November 25,2012 from http://www.cancer.org/cancer/lungcancer/index.

American Cancer Society. (2012d). Questions people ask about cancer. Retrieved November 25,2012 from http://www.cancer.org/cancer /cancerbasics/questions-people-ask-about-cancer.

American Cancer Society. (2012e). Staging. Retrieved November 12, 2012 from http://www.cancer.org/treatment/understandingyourdiagnosis /staging.

American Cancer Society. (2012f). Surgery for breast cancer. Retrieved November 13,2012 from http://www.cancer.org/cancer/breastcancer/detailedguide/breast-cancer-treating-surgery.

American Cancer Society. (2012g). What you need to know as a cancer caregiver. Retrieved November 23,2012 from http://www.cancer.org/treatment/caregivers/caregiving/whatyouneedtoknow/index.

American Cancer Society. (n.d.). Sarcoma—Adult soft tissue cancer. Retrieved November 11,2012 from http://www.cancer.org/cancer/sarcoma-adultsofttissuecancer/index.

American Occupational Therapy Association. (n.d.). Occupational therapy practice areas in the 21st Century.

Retrieved November 25, 2012 from http://www.aota.org/Practitioners/PracticeAreas.aspx.

Anderson, R. T., Kimmick, G. G., McCoy, T. P., Hopkins, J., Levine, E., Miller, G., Ribisl, P., & Mihalko, S. L. (2012). A randomized trial of exercise on well-being and function following breast cancer surgery: The RESTORE trial. *Journal of Cancer Survivorship, 6,* 172-181.

Appelin, G., & Berterö, C. (2004). Patients' experiences of palliative carein the home. *Cancer Nursing, 27,* 65-70.

Biglia, N., Bounous, V. E., Malabaila, A., Palmisano, D., Torta, D. M., D'Alonzo, M., Sismondi, P. P., & Torta, R. R. (2012). Objective and self-reported cognitive dysfunction in breast cancer women treated with chemotherapy: A prospective study. *European Journal of Cancer Care, 21,* 485-492.

Boykoff, N., Moieni, M., & Subramanian, S. K. (2009). Confronting chemobrain: An in-depth look at survivors' reports of impact on work, social networks, and health care response. *Journal of Cancer Survivorship, 3,* 223-232.

Brown, J. C., Huedo-Medina, T. B., Pescatello, L. S., Pescatello, S. M., Ferrer, R. A., & Johnson, B. T. (2011). Efficacy of exercise interventions in modulating cancer-related fatigue among adult cancer survivors: A metaanalysis. *Cancer Epidemiology, Biomarkers, & Prevention, 20,* 123-133.

Campbell, C. L., Pergolotti, M., & Blaskowitz, M. (2009). Occupational therapy utilization for individuals with brain cancer following a craniotomy: A descriptive study. *Rehabilitation Oncology, 27 ,* 9-13.

Campbell, K. L., Pusic, A. L., Zucker, D. S., McNeely, M. L., Binkley, J. M., Cheville, A. L., Harwood, K. J. (2012). A prospective model of care for breast cancer rehabilitation: Function. *Cancer, 118(Suppl.),* 2300-2311.

Cella, D. F., Tulsky, D. S., Gray, G., Sarafi an, B., Linn, E., Bonomi, A., Silberman, M., Yellen, S. B., Winicour, P., Brannon, J., Eckberg, K., Lloyd, S., Purl, S., Blendowski, C., Goodman, M., Barnicle, M., Stewart, I., McHale, M., Bonomi, P., Kaplan, E., Taylor, Samuel IV, Thomas, C. R. Jr., & Harris, J. (1993). The functional assessment of cancer therapy scale: Development and validation of the general measure. *Journal of Clinical Oncology, 11,* 570-579.

Centers for Disease Control and Prevention. (2012). Breast cancer disparities. Retrieved November 14, 2012 from http://www.cdc.gov/features/vitalsigns/breastcancer/.

Chandana, S. R., Movva, S., Arora, M., & Singh, T. (2008). Primary brain tumors in adults. *American Family Physician, 77,* 1423-1430.

Chen, C. C., & Bode, R. K. (2010). Psychometric validation of the Manual Ability Measure-36 (MAM-36) in patients with neurologic and musculoskeletal disorders. *Archives of Physical Medicine and Rehabilitation, 91,* 414-420.

Cleeland, C. S., Mendoza, T. R., Wang, X. S., Chou, C., Harle, M., Morrissey, M., & Engstrom, M. C. (2000). Assessing symptom distress in cancer: The M. D. Anderson symptom inventory. *Cancer, 89,* 1634-1646.

Committee on Cancer Survivorship: Improving Care and Quality of Life, National Cancer Policy Board (2006). *From Cancer Patient to Cancer Survivor: Lost in Transition .* Washington, DC: National Academies Press.

Costa, D. M. (2005). Compassion fatigue: Self-care skills for practitioners. *OT Practice, 10,* 13-20.

Costanzo, E. S., Ryff, C. D., & Singer, B. H. (2009). Psychosocial adjustment among cancer survivors: Findings from a national survey of health and well-being. *Health Psychology, 28,* 147-156.

DuBenske, L. L., Wen, K. Y., Gustafson, D. H., Guarnaccia, C. A., Cleary, J. F., Dinauer, S. K., & McTavish, F. M. (2008). Caregivers' differing needs across key experiences of the advanced cancer disease trajectory. *Palliative & Supportive Care, 6,* 265-272.

Ennis-O'Connor, M. (n.d.). Journeying beyond breast cancer. Retrieved November 22,2012 from http:// journeyingbeyondbreastcancer. com/about/.

Epstein, R. M., & Street, R. L. (2007). *Patient-centered communication in cancer care: Promoting healing and reducing suffering* (NIH Publication No. 07-6225). Bethesda, MD: National Cancer Institute.

FACIT.org. (2010). Questionnaires. Retrieved November 25,2012 from http://www.facit.org/FACITOrg/Questionnaires.

Garrett, K., & Kirchner, S. (1995). Oncologic emergencies: The role of physical therapy and occupational therapy.

Rehabilitation in Oncology, 13, 10-24.

Goedendorp, M. M., Gielissen, M. F., Verhagen, C. A., & Bleijenberg, G. (2009). Psychosocial interventions for reducing fatigue during cancer treatment in adults. *Cochrane Database of Systematic Reviews, (1),* CD006953.

Goldstein, N. E., Genden, E., & Morrison, R. S. (2008). Palliative care for patients with head and neck cancer: "I would like a quick return to a normal lifestyle." *Journal of the American Medical Association, 299,* 1818-1825.

Harrington, K. J. (2012). The use of metaphor in discourse about cancer: A review of the literature. *Clinical Journal of Oncology Nursing, 16,* 408-412.

Hegel, M. T., Lyons, K. D., Hull, J. G., Kaufman, P., Urquhart, L., Li, Z., & Ahles, T. A. (2011). Feasibility study of a randomized controlled trial of a telephone-delivered problem-solving-occupational therapy intervention to reduce participation restrictions in rural breast cancer survivors undergoing chemotherapy. *Psychooncology, 20,* 1092-1101.

Hill, A. E., & Chen, C. (2012). The Manual Ability Measure in oncology: An occupation-based hand assessment. *OT Practice, 17,* CE-1-CE-7.

Hockett, K. (2004). Oncologic emergencies. In C. Varricchio, T. B. Ades, P. S. Hinds, & M. Pierce (Eds.), *A cancer source book for nurses* (8th ed., pp. 447-465). Atlanta: American Cancer Society.

Hoving, J. L., Broekhuizen, M. L., & Frings-Dresen, M. H. (2009). Return to work of breast cancer survivors: A systematic review of intervention studies. *BMC Cancer, 9,* 117.

Hutson, L. M. (Ed.). (2004). *Breast cancer* (8th ed.). Atlanta: American Cancer Society.

Jim, H. S., Phillips, K. M., Chait, S., Faul, L. A., Popa, M. A., Lee, Y. H., Hussin, M.G., Jacobsen, P. B., & Small, B. J. (2012). Meta-analysis of cognitive functioning in breast cancer survivors previously treated with standard-dose chemotherapy. *Journal of Clinical Oncology, 30,* 3578-3587.

Joly, F., Rigal, O., Noal, S., & Giffard, B. (2011). Cognitive dysfunction and cancer: Which consequences in terms of disease management? *Psychooncology, 20,* 1251-1258.

Kahol, K., Leyba, M. J., Deka, M., Deka, V., Mayes, S., Smith, M., Ferrara, J. J, & Panchanathan, S. (2008). Effect of fatigue on psychomotor and cognitive skills. *American Journal of Surgery, 195,* 195-204.

Kealey, P., & McIntyre, I. (2005). An evaluation of the domiciliary occupational therapy services in palliative cancer care in a community trust: A patient and carers perspective. *European Journal of Cancer Care, 14,* 232-243.

Keesing, S., & Rosenwax, L. (2011). Is occupation missing from occupational therapy in palliative care? *Australian Occupational Therapy Journal, 58,* 329-336.

Kielhofner, G., Mallinson, T., Crawford, C., Nowak, M., Rigby, M., Henry, A., & Walens, D. (1998). *A user's manual for the Occupational Performance History Interview* (Version 2.0). Chicago: University of Illinois at Chicago.

Law, M., Baptiste, S., Carswell, A., McColl, M. A., Polatajko, H., & Pollock, N. (1998). *Canadian occupational performance measure* (3rd ed.). Toronto, Canada: Canadian Association of Occupational Therapists.

Law, M., Cooper, B., Strong, S., Stewart, D., Rigby, P., & Letts, L. (1996). The person-environment-occupation model: A transactive approach to occupational performance. *Canadian Journal of Occupational Therapy, 63,* 9-23.

Leigh, S. (2006). Cancer survivorship: A first-person perspective. *American Journal of Nursing, 106(Suppl.),* S12-S14.

Longpré, S. M. (2012). Breast cancer: A holistic perspective. *[AOTA] Physical Disabilities Special Interest Section Quarterly, 35,* 1-3.

Lyons, K. D., Hegel, M. T., Hull, J. G., Li, Z., Balan, S., & Bartels, S. (2012). Reliability and validity of the Valued Activity Inventory for Adults with Cancer (VAI-AC). *Occupational Therapy Journal of Research, 32 ,* 238-245.

Lyons, M., Orozovic, N., Davis, J., & Newman, J. (2002). Doing-being becoming: Occupational experiences of persons with life- threatening illnesses. *American Journal of Occupational Therapy, 56,* 285-295.

McClure, M. K., McClure, R. J., Day, R., & Brufsky, A. M. (2010). Randomized controlled trial of the Breast

Cancer Recovery Program for women with breast cancer-related lymphedema. *American Journal of Occupational Therapy, 64,* 59-72.

Mendoza, T., Wang, X. S., Cleeland, C. S., Morrissey, M., Johnson, B. A., Wendt, J. K., & Huber, S. L. (1999). The rapid assessment of fatigue severity in cancer patients: Use of the Brief Fatigue Inventory. *Cancer, 85,* 1186-1196.

Mishra, S. I., Scherer, R. W., Snyder, C., Geigle, P. M., Berlanstein, D. R., & Topaloglu, O. (2012). Exercise interventions on health-related quality of life for people with cancer during active treatment. *Cochrane Database of Systematic Reviews, (8),* CD008465.

Mukand, J. A., Blackinton, D. D., Crincoli, M. G., Lee, J. J., & Santos, B. B. (2001). Incidence of neurologic deficits and rehabilitation of patients with brain tumors. *American Journal of Physical Medicine and Rehabilitation, 80,* 346-350.

National Cancer Institute. (2009). What you need to know about brain cancer: Types of primary brain tumors. Retrieved November 17, 2012 from http://www.cancer.gov/cancertopics/wyntk/brain/page3#c2.

National Cancer Institute. (2010a). Cancer staging. Retrieved November 10, 2012 from http://www.cancer.gov/cancertopics /factsheet/detection/staging.

National Cancer Institute. (2010b). Palliative care in cancer. Retrieved November 6, 2012 from http://www.cancer.gov/cancertopics/factsheet/Support/palliative-care.

National Cancer Institute. (2012a). General information about adult brain tumors. Retrieved November 14, 2012 from http://www.cancer.gov/cancertopics/pdq/treatment/adultbrain/HealthProfessional#Section_619.

National Cancer Institute. (2012b). Head and neck cancers. Retrieved November 17, 2012 from http://www.cancer.gov/cancertopics/factsheet/Sites-Types/head-and-neck.

National Cancer Institute. (2012c). What is cancer? Retrieved November 10, 2012 from http://www.cancer.gov/cancertopics/cancerlibrary/what-is-cancer.

National Cancer Institute. (n.d.[a]). Surveillance, epidemiology and end results (SEER) training modules: Cancer classification. Retrieved September 20, 2012 from http://training.seer.cancer.gov/disease/categories/classification.html.

National Cancer Institute. (n.d.[b]). Tumor grade. Retrieved November 11, 2012 from http://www.cancer.gov/cancertopics/factsheet/detection/tumor-grade.

National Comprehensive Cancer Network. (n.d.). Cancer staging guide. Retrieved November 12, 2012 from http://www.nccn.com/understanding-cancer/cancer-staging.html.

Northouse, L. L., Katapodi, M. C., Song, L., Zhang, L., & Mood, D. W. (2010). Interventions with family caregivers of cancer patients: Meta-analysis of randomized trials. *CA: A Cancer Journal for Clinicians, 60,* 317-339.

Penfold, S. L. (1996). The role of the occupational therapist in oncology. *Cancer Treatment Reviews, 22,* 75-81.

Penson, R. T., Gu, F., Harris, S., Thiel, M. M., Lawton, N., Fuller, A. F., Jr., & Lynch, T. J., Jr. (2007). Hope. *Oncologist, 12,* 1105-1113.

Penson, R. T., Schapira, L., Daniels, K. J., Chabner, B. A., & Lynch, T. J., Jr. (2004). Cancer as metaphor. *The Oncologist, 9,* 708-716.

Poppelreuter, M., Weis, J., Kulz, A. K., Tucha, O., Lange, K. W., & Bartsch, H. H. (2004). Cognitive dysfunction and subjective complaints of cancer patients. A cross-sectional study in a cancer rehabilitation centre. *European Journal of Cancer, 40,* 43-49.

Prochnau, C., Liu, L., & Boman, J. (2003). Personal-professional connections in palliative care occupational therapy. *American Journal of Occupational Therapy, 57,* 196-204.

Pryce, J., Munir, F., & Haslam, C. (2007). Cancer survivorship and work: Symptoms, supervisor response, co-worker disclosure and work adjustment. *Journal of Occupational Rehabilitation, 17,* 83-92.

Seminowicz, D. A., & Davis, K. D. (2007). Interactions of pain intensity and cognitive load: The brain stays on task. *Cerebral Cortex, 17,* 1412-1422.

Smith-Gabai, H. (Ed.). (2011). *Oncology* . Bethesda, MD: AOTA Press.

Spruit, M. A., Janssen, P. P., Willemsen, S. C. P., Hochstenbag, M. M. H., & Wouters, E. F. M. (2006). Exercise capacity before and after an 8-week multidisciplinary inpatient rehabilitation program in lung cancer patients: A pilot study. *Lung Cancer, 52,* 257-260.

Stamm, B. H. (2010). The Concise ProQOL Manual (2nd ed.). Retrieved June 13, 2013 from http://proqol.org/uploads/ProQOL_Concise_2ndEd_12-2010.pdf.

Tamminga, S. J., de Boer, A. G., Verbeek, J. H., Taskila, T., & Frings-Dresen, M. H. (2010). Enhancing return-to-work in cancer patients, development of an intervention and design of a randomised controlled trial. *BMC Cancer, 10,* 345.

Tatu, B. (2005). Physical therapy intervention with oncological emergencies. *Rehabilitation Oncology, 23,* 4-17.

Taylor, K., & Currow, D. (2003). A prospective study of patient identified unmet activity of daily living needs among cancer patients at a comprehensive cancer care centre. *Australian Occupational Therapy Journal, 50,* 79-85.

Thorne, S. E., & Stajduhar, K. I. (2012). Patient perceptions of communications on the threshold of cancer survivorship: Implications for provider responses. *Journal of Cancer Survivorship, 6,* 229-237.

Thorsen, L., Gjerset, G. M., Loge, J. H., Kiserud, C. E., Skovlund, E., FlØtten, T., & Fosså, S. D. (2011). Cancer patients' needs for rehabilitation services. *Acta Oncologica, 50,* 212-222.

Uitterhoevew, R. J., Bensing, J. M., Grol, R. P., Demulder, P. H. M., & Achterberg, T. V. (2010). The effects of communication skills training on patient outcomes in cancer care: A systematic review of the literature. *European Journal of Cancer Care* , *19,* 442-457.

Vargo, M. (2011). Brain tumor rehabilitation. *American Journal of Physical Medicine & Rehabilitation, 90(Suppl. 1),* S50-S62.

Vockins, H. (2004). Occupational therapy intervention with patients with breast cancer: A survey. *European Journal of Cancer Care, 13* , 45-52.

Weaver, K. E., Forsythe, L. P., Reeve, B. B., Alfano, C. M., Rodriguez, J. L., Sabatino, S. A., Hawkins N. A., & Rowland, J. H. (2012). Mental and physical health-related quality of life among U.S. cancer survivors: Population estimates from the 2010 National Health Interview Survey. *Cancer Epidemiology, Biomarkers, & Prevention, 21,* 2108-2117.

Wefel, J. S., Lenzi, R., Theriault, R. L., Davis, R. N., & Meyers, C. A. (2004). The cognitive sequelae of standard-dose adjuvant chemotherapy in women with breast carcinoma: Results of a prospective, randomized, longitudinal trial. *Cancer, 100,* 2292-2299.

Wefel, J. S., Saleeba, A. K., Buzdar, A. U., & Meyers, C. A. (2010). Acute and late onset cognitive dysfunction associated with chemotherapy in women with breast cancer. *Cancer, 116,* 3348-3356.

Wefel, J. S., & Schagen, S. B. (2012). Chemotherapy-related cognitive dysfunction. *Current Neurology and Neuroscience Reports, 12,* 267-275.

World Health Organization. (2012). WHO definition of palliative care. Retrieved November 6, 2012 from http://www.who.int/cancer/palliative/defi nition/en/.

Yasko, A. W., Shreyaskumar, R. P., Pollack, A., & Pollock, R. E. (Eds.). (2001). *Sarcomas of soft tissue and bone.* Atlanta: American Cancer Society.

Yuen, H. K., Gillespie, M. B., Barkley, R. A., Day, T. A., Bandyopadhyay, D., & Sharma, A. K. (2007). Driving performance in patients with cancer in the head and neck region: A pilot study. *Archives of Otolaryngology: Head & Neck Surgery, 133,* 904-909.

致谢

我们感谢 Margarette L. Shelton、Joanna B. Lipoma 和 E. Stuart Oertli 等本章的前作者的贡献。

索 引